Leitfaden Physiotherapie

Bernard Kolster, Gisela Ebelt-Paprotny

W0105235

Mit Haut und Herz

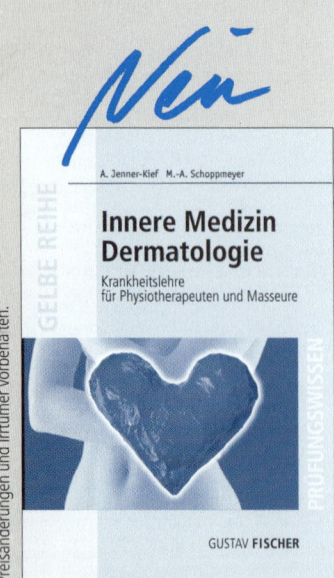

Neu

A. Jenner-Kief   M.-A. Schoppmeyer

GELBE REIHE

Innere Medizin Dermatologie

Krankheitslehre
für Physiotherapeuten und Masseure

PRÜFUNGSWISSEN

GUSTAV **FISCHER**

1998. Ca. 384 S., 35 Abb., kt.
DM 38,– / ÖS 277,– / 35,–
ISBN 3-437-45850-7

- Verständliche und übersichtliche Darstellung der prüfungsrelevanten Krankheitsbilder zum Thema mit Ursache, Diagnostik und Therapie
- Der Inhalt orientiert sich an der Ausbildungs- und Prüfungsordnung und den Curriculum-Empfehlungen der Berufsverbände
- Die wichtigsten Gesichtspunkte sind in einer Randleiste zusammengefaßt, so kann das Gelernte schnell wiederholt werden
- Übungsfragen zu jedem Themengebiet ermöglichen eine optimale Lernkontrolle und Prüfungsvorbereitung

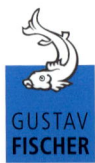

GUSTAV
FISCHER

Befund, Techniken, Behandlung, Rehabilitation

Physiotherapie
Leitfaden

Herausgegeben von Dr. Bernard Kolster, Marburg
und Gisela Ebelt-Paprotny, Marburg

Lektorat: E. Imbery

Unter Mitarbeit von P. Appenroth, Schwalmstadt;
Dr. M. Baumgart, Marburg; S. Blüggel, Marburg; A. Debray,
Köln; Dr. U. Buck, Lüneburg; W. Dahlgrün, Marburg;
I. Dittrich-Scherer, Marburg; S. Eifel, Trittenheim;
A. Frank, Marburg; H. Herbst, Preußisch Oldendorf; G. Groot
Landeweer, Stockelsdorf; K. Horvat, Marburg; A. Jenner-Kief, Lü-
beck; C. Kiesewetter, Hamburg; T. Klamberg, Marburg; W.
Kraus, Hachborn; V. Kruft, Marburg; M. Lindemann, Schwart-
buck; H. Marquardt, Königsfeld-Burgberg; J. Müller, Heyen; B.
Neumann, Marburg; H.P. Ogal, Gießen; M. Plefka; Marburg; C.
Rock, Zürich; J. Rohde, Mahlow/Berlin; B. Sonnwald, Köln; S.
Stehmeyer, Luzern; H.E. Umstadt, Marburg; W. Wenk,
Marburg; Dr. A. Wilke, Marburg; U. Wolf, Marburg

Graphiken von Susanne Adler, Lübeck

Mit einem **Geleitwort** von Frau Antje Hüter-Becker, Heidelberg

3., neu bearbeitete Auflage

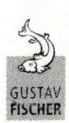

GUSTAV
FISCHER

Gustav **Fischer** Verlag

Zuschriften und Kritiken an
Gustav Fischer Verlag, Lektorat Physiotherapie, Fleischhauerstr. 37, 23552 Lübeck

Wichtiger Hinweis
Die Erkenntnisse in der Medizin unterliegen laufendem Wandel durch Forschung und klinische Erfahrungen. Die AutorInnen dieses Werkes haben große Sorgfalt darauf verwendet, daß die gemachten (therapeutischen) Angaben – insbesondere hinsichtlich Indikation, Dosierung und unerwünschten Wirkungen – dem derzeitigen Wissensstand entsprechen. Das entbindet die BenutzerIn aber nicht von der Verpflichtung, anhand der Beipackzettel zu verschreibender Präparate zu überprüfen, ob die dort gemachten Angaben von denen in diesem Buch abweichen, und seine Verordnung in eigener Verantwortung zu bestimmen.

Die Deutsche Bibliothek- CIP-Einheitsaufnahme

Physiotherapie-Leitfaden : Befund, Techniken, Behandlung, Rehabilitation / hrsg. von Bernard Kolster und Gisela Ebelt-Paprotny. Unter Mitarb. von P. Appenroth ... Graphiken von Susanne Adler. Mit einem Geleitw. von Antje Hüter-Becker. - 3.; neubearb. Aufl. - Lübeck ; Stuttgart ; Jena ; Ulm : G. Fischer, 1998
    ISBN 3-437-45160-X

Gedruckt auf elementar chlorfrei gebleichtem Papier

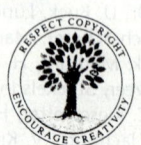

Satz: Medienkontor Lübeck, medienkontor.com
Graphik: Susanne Adler, Lübeck; Gerda Raichle, Ulm; H. Zaender, Köln
Umschlag: Pre Press, Ulm
Druck: Clausen & Bosse, Leck
Printed in Germany

98 99 00 01 02   5 4 3 2 1

Geleitwort

Der Umfang dessen, was Krankengymnasten/Physiotherapeuten wissen müssen, um ihr praktisches Be-Handeln theoretisch zu untermauern, nimmt ständig zu. Alle wesentlichen Informationen aus allen Fachgebieten ständig „parat" zu haben, ist fast nicht mehr möglich.

Begrüßenswert ist daher die Absicht der Autoren dieses Klinikleitfadens, eine Hilfe zur raschen Orientierung über Krankheitsbilder und Behandlungsschritte anzubieten.

Mit den hier zusammengestellten Kurzinformationen werden die Eckpunkte der krankengymnastischen Therapieplanung markiert, sie sind sozusagen die Schlüssel zum abgespeicherten Wissen des Therapeuten.

Berufsanfänger, Wiedereinsteiger oder auch Kolleginnen und Kollegen, die das Fachgebiet wechseln wollen, werden diesen Leitfaden dankbar aufgreifen. Das jedenfalls wünsche ich den Autoren!

Antje Hüter-Becker

Ausbildungsleiterin der Krankengymnastikschule Heidelberg

Vorwort zur 3. Auflage

Auch für die 2. Auflage erreichten uns wieder sehr viele Zuschriften von aufmerksamen und interessierten Therapeuten. Gut zweieinhalb Jahre haben wir benötigt, um die 3. Auflage des Leitfadens Physiotherapie in einer aktualisierten, komplett überarbeiteten und erweiterten Form herauszubringen. Angeregt durch zahlreiche Leserbriefe haben wir uns entschlossen, den „Leitfaden" um folgende Themen zu ergänzen:

- Osteopathie
- E-Technik
- Kieferchirurgie
- Allgemeinchirurgie
- Geriatrie.

An dieser Stelle bedanken wir uns bei allen Therapeuten, die durch ihre konstruktiven Vorschläge dazu beigetragen haben, dieses Werk weiter zu optimieren. Wir hoffen, daß auch die neue Auflage des Leitfaden Physiotherapie sich bei PhysiotherapeutInnen und ÄrztInnen im Praxisalltag bewährt. Gleichzeitig möchten wir allen beteiligten Autoren unseren Dank für ihre Mitarbeit aussprechen.

Marburg, im September 1998   Die Herausgeber

Vorwort zur 1. Auflage

Mit dem Leitfaden Physiotherapie stellen wir ein Kompendium vor, in dem das Stoffgebiet der gesamten Physiotherapie übersichtlich und umfassend darge-stellt wird. Ziel ist, dem in diesem Gebiet tätigen Behandler alle im Arbeitsall-tag benötigten Daten in komprimierter Form zur Verfügung zu stellen. In den letzten Jahren hat das Fachgebiet der Physiotherapie eine rasante Entwicklung vollzogen. Viele neue Techniken sind hinzugekommen, so daß ein enormes Potential an Behandlungsmöglichkeiten zur Verfügung steht. Das vorliegende Buch orientiert sich konsequent an der physiotherapeutischen Praxis. Neben der Darstellung der Methoden war es für uns eine besondere Herausforderung, die Teilgebiete der Medizin mit den wichtigsten Techniken der Physiotherapie zusammenzuführen. Der Leitfaden versteht sich jedoch nicht als Lehrbuch und räumt deshalb den theoretischen Grundlagen weniger Raum ein.

Der Leitfaden Physiotherapie gliedert sich in folgende Teile:
- Tips für die tägliche Arbeit, z.B. Organisation der Arbeit auf Station und in der Praxis, Verbandslehre, Hilfsmittelversorgung.
- Ausführlicher Methodenteil mit Befunderhebung, Basistechniken, Masssage, Hydro- und Balneotherapie, Elektrotherapie, zahlreichen speziellen Techni-ken usw.
- Klinischer Teil, gegliedert nach Fachgebieten.

Wir wenden uns an Physio- und Ergotherapeuten in der Ausbildung und im klinischen Alltag. Aber auch alle Ärzte, die sich einen fundierten Überblick über den großen Bereich der Physiotherapie verschaffen wollen, möchten wir ansprechen.

Dieses Kompendium ist mit dem Fachwissen von vielen Physiotherapeuten und Ärzten entstanden. Diese Zusammenarbeit sollte auch im täglichen klini-schen Leben realisiert werden, so daß die Kooperation beider Berufsgruppen den Patienten zugute kommt.

Therapieempfehlungen haben wir nach bestem Wissen und Gewissen gegeben. Es sei jedoch darauf hingewiesen, daß häufig viele Wege zum (Therapie)-Ziel führen. Kein Buch kann letztendlich die persönliche Erfahrung ersetzen.

Marburg, im Juli 1994   Die Herausgeber

Danksagung

Für die Durchsicht der Manuskripte danken wir:

Herrn Dr. med. Th. Lemke, Chirurgie, Universitätsklinik Marburg

Herrn Dr. med. Herpertz, Asdonk-Klinik, St. Blasien

Frau Inge Berlin, PNF-Instruktorin, Berlin

Frau Meggi Maaß, Physiotherapeutin, Marburg

Frau Dr. med. Heidi Siefken, Norderney

Herrn Dr. med. Gottschalk, Köln

Frau Ursula Ackermann, Physiotherapeutin, Marburg

Frau Christine Mächler, Physiotherapeutin, Marburg

Unser Dank gilt auch der Grafikerin Frau Susanne Adler, Lübeck sowie Frau Sigrun Zühlke und Herrn Andreas Geisteier für den Satz.

Zuletzt möchten wir den Mitarbeitern des Gustav Fischer Verlages, Frau Elisa Imbery, Lektorat, und Frau Ute Landwehr, Herstellung, aus Lübeck für ihre kompetente und kritische Bearbeitung des Manuskripts danken. Ohne diese hervorragende, engagierte und kontinuierliche Zusammenarbeit wäre das Werk in seiner vorliegenden Form nicht denkbar.

Bedienungsanleitung

Der Leitfaden Physiotherapie ist ein Kitteltaschenbuch. Wir haben daher versucht, auf engem Raum das für die Praxis der PhysiotherapeutInnen wichtige Wissen darzustellen. Der Schwerpunkt liegt dabei auf den „Essentials", d.h. den für die Therapie relevanten Daten. Die anatomischen, physiologischen und pathophysiologischen Grundlagen finden nur dann Berücksichtigung, wenn sie zur Begründung oder Verdeutlichung einer Methode unumgänglich sind.

Von Abkürzungen wurde aufgrund der Fülle von Informationen reichlich Gebrauch gemacht. Ein Abkürzungsverzeichnis findet sich vor dem 1. Kapitel. Folgende Symbole erleichtern die Übersicht:

 Physiotherapeutische Maßnahmen und physiotherapeutische Befunderhebung. Die erforderlichen Techniken werden nach Therapiezielen gegliedert dargestellt.

 Zusatzmaßnahmen, die die physiotherapeutische Therapie ergänzen.

 Ärztliche Therapie

 Tips & Fallen

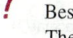 Besonderheiten, z.B. bei der physiotherapetischen oder ärztlichen Therapie

Querverweise auf Abschnitte oder Abbildungen, in denen das Stichwort ausführlich dargestellt wird, oder in denen wichtige Ergänzungen stehen, sind mit einem **Händchen** ☞ gekennzeichnet.

Der Leitfaden bietet drei Zugangswege:
- Informationen zu einem Krankheitsbild werden benötigt. Hier gibt die Inhaltsübersicht, die den jeweiligen Fachkapiteln vorangestellt ist, weitere Auskunft.
- Eine bestimmte physiotherapeutische Methode oder Technik wird gesucht. Diese sind in Kapitel 2 „Physiotherapeutische Methoden" dargestellt. Das Inhaltsverzeichnis befindet sich auf der ersten Umschlagseite.
- Der Index: Er ersetzt ein komplettes Inhaltsverzeichnis und ermöglicht das schnelle Auffinden aller wichtigen Stichworte.

Der Bildnachweis befindet sich auf Seite 753.

Abkürzungsverzeichnis

KB	Kreuzband	**R**e.	rechts
KI	Kontraindikation	rez.	rezidivierend
KO	Komplikation	RL	Rückenlage
kons.	konservativ	RM	Rückenmark
		Rö	Röntgen
L	Lendenwirbel, lumbal	RPR	Radius-Periost-Reflex
lat.	lateral	RR	Blutdruck nach Riva-Rocchi
LDH	Lactatdehydrogenase		
li.	links	**S**	Sakralwirbel
Lig.	Ligamentum	s.c.	subcutan
Ligg.	Ligamenta	Sek.	Sekunde
Lj.	Lebensjahr	SL	Seitlage
LWS	Lendenwirbelsäule	SRD	Sympatische Reflexdystrophie (M. Sudeck)
M	Männer	stat.	statisch
M.	Muskel, Morbus	Std.	Stunden
m	männlich	STH	Somatotropes Hormon
max.	maximal	SSW	Schwangerschaftswoche
MCD	Minimale cerebrale Dysfunktion	s.o.	siehe oben
MCP	Metacarpo-Phalangealgelenk	s.u.	siehe unten
med.	medial		
Min.	Minute	**T**bc	Tuberkulose
Mon.	Monate	Temp.	Temperatur
Mm.	Muskuli	TENS	Transkutane elektrische Nerven-Stimulation
ms	Millisekunde	TEP	Totalendoprothese
MT	Manuelle Therapie	tgl.	täglich
MTT	Medizinische Trainingstherapie	Th	thorakal
		Th.	TherapeutIn
N.	Nervus	Ther.	Therapie
NaCl	Natriumchlorid	TSR	Trizeps-Sehnen-Reflex
Nn.	Nervi		
NYHA	New York Heart Association	**U**rs.	Ursache
		UTN	unaufgebohrter Tibianagel
OP	Operation	USG	unteres Sprunggelenk
oper.	operativ	UV	Ultraviolett
OS	Osteosynthese	UWA	Unterwassermassage
OSG	oberes Sprunggelenk		
		Va	Vordacht auf
Pat.	Patient/Patientin	VK	Vitalkapazität
paCO$_2$	Kohlendioxidpartialdruck	VKB	vorderes Kreuzband
paO$_2$	Sauerstoffpartialdruck		
pAVK	Periphere arterielle Verschlußkrankhoit	**W**	weiblich
PEEP	Positive endexpiratory pressure	Wirk.	Wirkung
		WK	Wirbelkörper
PFN	proximaler Femurnagel	Wo.	Woche
PNF	Propiozeptive Neumuskuläre Fazilitation	Wdhl.	Wiederholung
PIP	proximales Interphalangeal- gelenk	**Z**.n.	Zustand nach
		ZNS	Zentrales Nervensystem
prox.	proximal	ZVD	Zentraler Venendruck
PSR	Patellar-Sehnen-Reflex		
PT	Physiotherapie		

1

Claudia Kiesewetter

Tips für die tägliche Arbeit

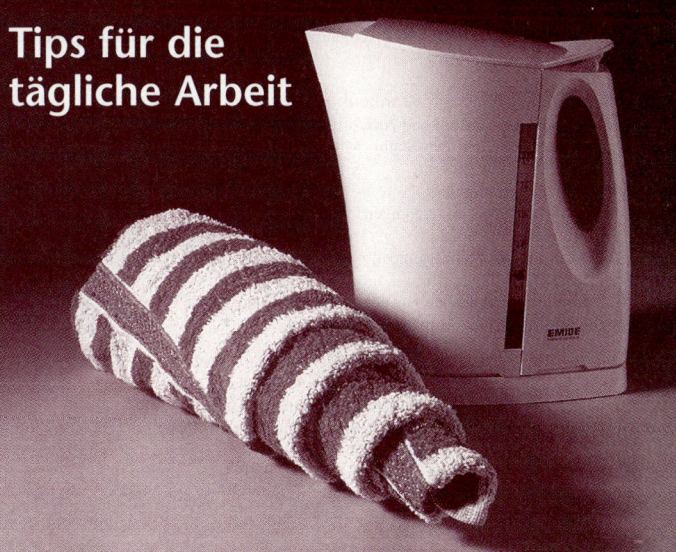

1

1.1 Verordnung und Abrechnung

1.1.1 Verordnung

Eine Verordnung erfolgt außerhalb des Krankenhauses auf einem Rezept (☞ Abb. 1.1), im Krankenhaus auf einem krankenhausinternen Formular. Ausstellungsberechtigt sind nur ÄrztInnen.

Angaben auf Rezept, Krankenhausformular

- Name, Geburtsdatum und Anschrift des Pat.
- Krankenkasse und Pat.-Status: Mitglied, Familienangehöriger
- Ausstellungsdatum
- Versicherungsnummer
- Diagnose, Nebenerkrankungen
- verordnete Therapie
- Praxis-, Krankenhausstempel, mit Anschrift der ÄrztIn
- Unterschrift der ÄrztIn
- abweichende Angaben auf dem Krankenhausformular: ÄrztInunterschrift, Vermerk der Station sowie Aufnahmenummer des Pat.

Außerdem werden in der ärztlichen Verordnung festgelegt:

- Gesamtanzahl der Behandlungen bzw. Behandlungsserie
- wöchentliche Anzahl der Behandlungen bzw. Turnus
- Art der Behandlung: vorbereitende Maßnahmen und Therapie
- evtl. Angabe des Therapieziels.

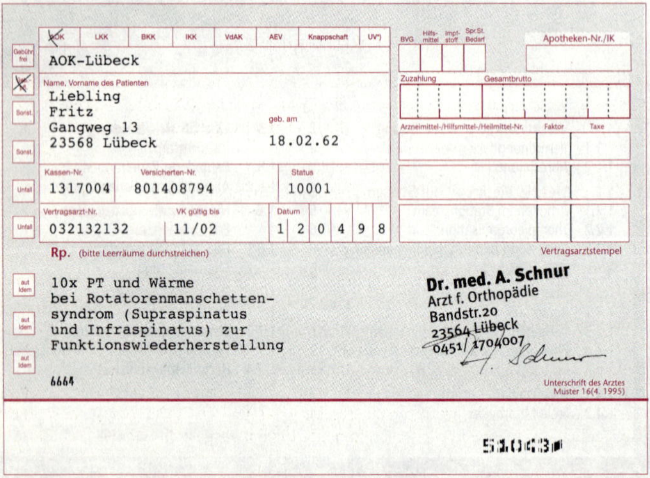

AOK LKK BKK IKK VdAK AEV Knappschaft UV*)

BVG Hilfsmittel Impfstoff Spr.St. Bedarf Apotheken-Nr./IK

Gebühr frei

AOK-Lübeck

Zuzahlung Gesamtbrutto

Name, Vorname des Patienten

Liebling
Fritz
Gangweg 13
23568 Lübeck

geb. am 18.02.62

Sonst. Sonst.

Arzneimittel-/Hilfsmittel-/Heilmittel-Nr. Faktor Taxe

Kassen-Nr.	Versicherten-Nr.	Status
1317004	801408794	10001

Vertragsarzt-Nr.	VK gültig bis	Datum
032132132	11/02	1 2 0 4 9 8

Unfall Unfall

Rp. (bitte Leerräume durchstreichen)

Vertragsarztstempel

aut idem

10x PT und Wärme
bei Rotatorenmanschetten-
syndrom (Supraspinatus
und Infraspinatus) zur
Funktionswiederherstellung

6664

Dr. med. A. Schnur
Arzt f. Orthopädie
Bandstr.20
23564 Lübeck
0451/1704007

Unterschrift des Arztes
Muster 16(4. 1995)

51043

Abb. 1.1: Rezeptbeispiel [A300–157]

Behandlungsserie und Turnus

- Praxis, Ambulanz: meist 6, 8 oder 10 Behandlungen. Der wöchentliche Behandlungsturnus, z.B. 2 x pro Woche, kann festgelegt sein. Erkrankungen mit rasch wechselndem Erscheinungsbild, z.B. PcP, benötigen einen individuellen Behandlungsturnus
- Krankenhaus: meist keine Festlegung der Behandlungsanzahl, da von einer täglichen Behandlung bis zur Entlassung oder Verlegung ausgegangen wird. Nur, wenn keine tägliche Behandlung nötig ist, Turnus mit ÄrztIn festlegen.

Art der Behandlung

- Vorbereitende Maßnahmen, z.B. Heiße Rolle, Fango, Heißluft, werden von der eigentlichen Physiotherapie unterschieden. Die Anwendung erfolgt i.d.R. vor der physiotherapeutischen Behandlung
- Die physiotherapeutische Behandlung ist i.d.R. eine Einzeltherapie. Die Durchführung einer Gruppentherapie muß auf dem Rezept vermerkt sein, z.B. „6 x Physiotherapie in der Gruppe". Ausnahmen sind z.B. Orthopädisches Turnen, Psychomotorik, bedingt Präventivmaßnahmen (z.B. Geburtsvorbereitung), Koronarsport
- Rechtlich ist die Verordnung von „Physiotherapie" ausreichend. Die Maßnahmen können dann von TherapeutIn frei ausgewählt werden
- Bei konkreten Therapieangaben, z.B. Atemtherapie, Physiotherapie nach BRÜGGER, ist nur der Einsatz der entsprechenden Techniken und Maßnahmen möglich
- Zusatz „auf neurophysiologischer Basis": wird oft bei neurologisch erkrankten Pat. verwendet. Hier können verschiedene, auf neurophysiologischer Basis arbeitende Methoden, z.B. BOBATH, VOJTA, PNF, eingesetzt und entsprechend der komplexeren Behandlung höher abgerechnet werden. Bedingung für einen erhöhten Abrechnungssatz ist die durch Zertifikatskurs erworbene Qualifikation und der Nachweis gegenüber der Krankenkasse. Rezeptierbeispiel: „10 Behandlungen auf neurophysiologischer Grundlage nach BOBATH"
- Bei Kindern bis 14 J. mit zerebralen Bewegungsstörungen kann mit dem Zusatz „auf neurophysiologischer Grundlage für Kinder nach BOBATH" bzw. nach „VOJTA" ebenfalls entsprechend der Zusatzleistung höher abgerechnet werden.

Nebenerkrankungen

Zusätzlich zur Diagnose sollten die für die Physiotherapie relevanten Nebenerkrankungen aufgeführt werden. Sie geben wichtige Hinweise z.B. auf:
- KI für bestimmte Therapieformen
- Aufbau der Therapie
- evtl. Hygienemaßnahmen, z.B. bei ansteckenden Erkrankungen.

Tips & Fallen

- ohne Verordnung keine Behandlung
- Verordnung auf Vollständigkeit kontrollieren. Das Rezept ist sonst nicht abrechnungsfähig → von ÄrztIn ändern, unterschreiben und abstempeln lassen
- Entspricht die Verordnung nicht den benötigten Anforderungen: Rücksprache mit ÄrztIn
- in der Praxis, Ambulanz: Therapiebeginn binnen 14 Tagen ab Ausstellungsdatum, ansonsten ist das Rezept ungültig → von ÄrztIn ändern, unterschreiben und abstempeln lassen. Behandlungsunterbrechung max. 10 Tage, sonst muß die Behandlung ganz abgebrochen und ein neues Rezept ausgestellt werden

1

- im Krankenhaus:
  - mündlich vereinbarte Therapieänderungen von ÄrztIn in der Akte vermerken lassen (rechtliche Absicherung; ☞ 1.7.3)
  - Verordnungsformulare für Physiotherapie: handschriftlich auszufüllendes Formular, z.B. Diagnose und Behandlungsart. Bei unvollständigen Angaben ÄrztIn darauf aufmerksam machen. Ungünstig: Ankreuzverfahren z.B. von Krankheitsbildern und Therapieformen → führt zu wahl- und kritikloser Verordnung.

1.1.2   Abrechnung

Die Abrechnung von Physiotherapie ist im Krankenhaus eine interne Angelegenheit und dient statistischen Zwecken. In den Praxen werden die Rezepte mit dem jeweiligen KV-Träger abgerechnet. Entweder rechnen die Praxen selbst ab, z.B. mit einem PC-System, oder sie beauftragen eine Abrechnungsfirma damit.

Gesetzliche Krankenkassen
Die Abrechnungsbedingungen, z.B. allgemeine Abrechnungsgebühren, höher abrechenbare Therapien, sind unterschiedlich geregelt, je nach
- Bundesland
- Kasse: Die Primärkassen (ehemals RVO-Kassen, z.B. AOK) haben abhängig vom Bundesland unterschiedliche Abrechnungssätze, die VdAK-Kassen (Ersatzkassen, z.B. BEK) haben jeweils in den neuen und alten Bundesländern einheitliche Sätze.

Beendete und abgebrochene Rezepte werden i.d.R. monatlich abgerechnet. Die Abrechnung erfolgt mit den gesetzlichen Krankenkassen oder bei Privatpatienten mit dem Pat. selbst.

Gebührensatz
Bei den gesetzlichen Krankenkassen richtet sich das Honorar nach den sogenannten „Positionen". So hat z.B. die „Physiotherapie" einen geringeren Gebührensatz als „Physiotherapie auf neurophysiologischer Basis nach Bobath". Ist eine Position nicht eindeutig formuliert, fehlt z.B. „auf neurophysiologischer Basis nach Bobath", erstattet die Krankenkasse eventuell nur den einfachen Satz einer allgemeinen „Physiotherapie".

! Bei ungenau ausgestellten Rezepten (s.o.) rechtzeitig Rücksprache mit ÄrztIn halten, evtl. Rezept ändern lassen.

Rezeptgebühr
Nach Verabschiedung der 3. Stufe der Gesundheitsreform wurde seit dem 1.7.97 die Zuzahlung der Pat. auf 15 % angehoben. Bei weiteren Erhöhungen der einzelnen KV-Beiträge werden die Zuzahlungen der Versicherten entsprechend weiter angehoben. Die Zuzahlung muß durch die Leistungserbringer, den Praxen, vom Pat. kassiert bzw. bei Behandlungsabbruch erstattet werden. Von der Zuzahlungsregelung sind Pat. folgender Krankenkassen ausgeschlossen: Postbeamten-Krankenkasse A und B, Berufsgenossenschaft (bei Arbeitsunfall), Privatversicherte, Angehörige der freien Heilfürsorge (z.B. Polizei), Sozialhilfeempfänger und Pat. ≤ 18 Lj.

⌐rhöhte Abrechnungsfähigkeit

Um mehr abrechnen zu können, müssen spezielle Kurse mit Prüfung absolviert werden. Hierzu gehören BOBATH- und VOJTA-Kurse sowie Manuelle Therapie und PNF. In einzelnen Bundesländern gelten besondere Vereinbarungen zwischen den GKV und den Berufsverbänden, in Hamburg und Schleswig-Holstein z.B. für Sensorische Integration und Psychomotorik.

Abrechnungsfähigkeit wird mit einem formlosen Antrag und Fotokopie des Zertifikates bei den Spitzenverbänden der Krankenkassen beantragt. Genauere Auskünfte erteilen die Berufsverbände und die Krankenkassen.

PrivatpatientInnen

- Das Privatrezept ist kein Standardformular wie die Kassenverordnung. Die verordnende ÄrztIn hat eigene Gestaltungsmöglichkeiten. Die Angaben auf dem Rezept weichen ebenfalls ab. I.d.R. sind nur der Pat.-Name, Ausstellungsdatum, Geburtsdatum, Diagnose und die verordnete Therapie sowie ÄrztIn-Daten angegeben
- Privatpat. sind in keiner gesetzlichen Krankenkasse versichert. Die Abrechnung erfolgt direkt mit dem Pat., der die erhaltene Rechnung bei dem Versicherungsträger (i.d.R. private Krankenkasse) einreichen muß. Die Rückerstattung erfolgt entsprechend dem vom Versicherungsträger zugrunde gelegten Satz
- Bei Privatpat. ist das Behandlungshonorar individuell festzulegen. I.d.R. liegt es aufgrund des bei Privatpat. höheren Verwaltungsaufwands über dem Kassensatz. Die schriftliche Vereinbarung kann durch Formulare erleichtert werden.

✎ Tips & Fallen

- Privatpat. sind daran interessiert, daß die Gebührensätze ihres Versicherungsträgers nicht überschritten werden
- Honorar vor erster Behandlung schriftlich mit Pat.-Unterschrift festhalten. Nach Behandlungsbeginn ohne Honorarfestlegung kann der Pat. auf den „ortsüblichen Satz" (Krankenkassensatz) bestehen.

1.2 Tips für die Arbeit auf Station

1.2.1 Arbeiten im Stationsteam ──────────────────

Häufig besteht anstelle der fachübergreifenden Teambildung eine Abgrenzung der einzelnen Berufsgruppen. Kommunikation hilft, dieses Problem zu vermeiden.

Kontakt zu ÄrztInnen

Regelmäßiger Informationsaustausch, z.B. durch Teilnahme an Visiten. Feste Termine für Besprechungen, mind. 1 x pro Woche, einrichten. Demonstration einer Behandlung, um Therapieerfolge und -möglichkeiten aufzuzeigen.

1

 Tips & Fallen

- dringende Probleme umgehend mit ÄrztInnen besprechen
- In Gesprächen erklären und begründen: z.B. wie Therapieprobleme aus physiotherapeutischer Sicht zu beurteilen sind, welche Problembewältigungen durch Physiotherapie möglich sind. Sachlich und fachlich argumentieren
- Häufig halten sich ÄrztInnen mit Verordnungen aus Unsicherheit oder Unkenntnis zurück → Therapievorschläge z.B. während der Visite machen.

Zusammenarbeit mit dem Pflegepersonal

- Informationsaustausch, z.B. durch Teilnahme an den Übergaben (Schichtwechsel) und stationsinternen Planungen
- Optimierung der physiotherapeutischen Versorgung des Pat. durch entsprechende Information des Pflegepersonals: korrektes Patientenhandling, optimale Lagerung, beim Bestellen von Lagerungsmitteln beraten, Lagerungen demonstrieren, Pat. durch Alltagstätigkeiten (ADL) aktivieren. Erreichten Leistungsstand der Pat. in die Krankenpflege integrieren. Negativbeispiel: Pat. wird trotz Gehfähigkeit noch gestützt
- Hilfsmittelbestellungen für die Station (z.B. Rollstühle) mit organisieren. Auf physiotherapeutische Eignung achten, d.h. nach therapeutischen und funktionellen Kriterien aussuchen → ein „Ausleihen" für das Pat.-Training ist dann möglich
- Optimierung der Pflege durch Integrieren der PhysiotherapeutInnen in pflegerische Maßnahmen, z.B. bei Umlagerungen: Physiotherapie so planen, daß die nächste Umlagerung im Anschluß an die Therapie durchgeführt werden kann
- Einarbeitung der PhysiotherapeutInnen in die Pflegestandards (soweit nötig)
- Zusammenarbeit klar definieren. Abgrenzung der Tätigkeiten von Pflegepersonal und PhysiotherapeutInnen anhand von Tätigkeitsmerkmalen. Tätigkeiten mit typisch pflegerischen Merkmalen sind z.B.: den Pat. in den Sessel setzen oder mit ihm über den Flur gehen, Gang zur Toilette und Umlagerungen
- Ein Tätigkeitskatalog mit Kennzeichnung der Tätigkeiten, die als „typisch pflegerisch" einzuordnen sind, ist bei der Pflegedienstleitung erhältlich.

 Tips & Fallen

- Verständnis für das Pflegepersonal aufbringen, das den verschiedensten Anforderungen gerecht werden muß
- Schulungen, Fortbildungen, z.B. Handling von Hemiplegiepat., für das Stationspersonal anbieten.

1.2.2   Therapieorganisation ───────────────────

Einzeltherapie

- Patientenakte, v.a. „Kurve", vor Therapiebeginn einsehen, um Veränderungen des Zustandes des Pat. zu erfahren
- Therapiegestaltung und eventuelle Änderungen vor der Behandlung planen
- benötigte Geräte und Utensilien in ausreichender Zahl bereitlegen
- Räumlichkeiten einplanen und vorbereiten:
  - im Pat.-Zimmer ausreichend Platz schaffen, z.B. Betten umschieben
  - Belegung der Behandlungsräume der PT-Abteilung über ausgehängte Listen zum Eintragen für die TherapeutInnen wöchentlich planen.

Tips & Fallen

- Störungen reduzieren: verschiedene Behandlungstermine des Pat., z.B. Masseur, Logopäde, erfragen. Überschneidungen vermeiden, evtl. Änderungsmöglichkeiten klären. Vor Behandlungsbeginn Namensschild der TherapeutIn an die Tür des Patientenzimmers hängen
- Tips zur Müllvermeidung: Statt einer Einmalunterlage bei der „Heißen Rolle" eine Gummiunterlage verwenden, Nutzung normalerweise für inkontinente Pat. Sie kann nach dem Trocknen für den Pat. wiederverwendet werden. Statt Pappnierenschalen Edelstahlnierenschalen verwenden.
- Lungenerkrankungen: alle Geräte, Utensilien, z.B. Pustefix-Bär für Seifenblasen, die der Pat. anpustet, bei diesem lassen, um Keime nicht zu verteilen.

Gruppentherapie

Gruppenzusammensetzung und Patientenmotivation sind unter anderem ausschlaggebend für das Erreichen eines möglichst guten Therapieerfolges des einzelnen Pat.

Gruppenarten
- geschlossene Gruppe: Feste Teilnahmebedingungen, z.B. Anzahl der Behandlungsstunden, Vorteil: vieles planbar, z.B. Behandlungsaufbau, benötigtes Material. Die Kontaktaufnahme untereinander wird erleichtert
- offene Gruppe: Teilnahmebedingungen sind nur teilweise festgelegt, Pat. entscheiden selbst über die Anzahl und Kontinuität der Teilnahme. Nachteil: geringere Planbarkeit, Kontaktaufnahme der Pat. untereinander wird erschwert
- halboffene Gruppe: Geschlossene Gruppe mit „Gastteilnehmern".

Regeln für die Gruppenzusammensetzung
- gleicher Leistungsstand bzw. gleiche Fertigkeiten der Pat.
- gleiche oder ähnliche Krankheitsbilder
- Altersunterschied möglichst gering
- bei Kindergruppen max. 6 Kinder pro Gruppe, Altersunterschied < 3 Jahre.

Motivation
- Kennenlernspiele fördern persönliche Kontakte
- Geräteauswahl entsprechend der Dynamik der Gruppe: in eine ruhige Gruppe zur Aktivierung z.B. einen Ball geben. In einer temperamentvollen Gruppe zum „Beruhigen" mit „Spürhilfen", z.B. Sandsäcken, Igelbällen, arbeiten, Eigenaufmerksamkeit und Wahrnehmung fördern
- Geräteauswahl nach den Fertigkeiten der Gruppenmitglieder treffen: Ball nur für manuell geschickte Pat., ansonsten springt er häufig weg, Keulen als „Schwunggeräte" für Pat. mit entsprechender Disziplin und Koordinationsfähigkeit (Schlaggefährdung).

 Tips & Fallen

- Gruppenteilnahme nur auf freiwilliger Basis, kein indirekter „Zwang", da sonst die gesamte Gruppe gestört wird, z.B. schwächere Gruppenleistung, Chaos
- Keinen Ball als „Tempomacher" in eine „hyperaktive" Gruppe geben
- Überforderung der Pat. mit Geräten führt zu Frustration.

Lagerung von Geräten
- „Vorräte" anlegen: z.B. in der Chirurgie Unterarmgehstützen, Handstöcke
- Zur Dauerlagerung von Geräten auf Station Geräteraum oder -regal beantragen.

1

1.2.3   Entlassung und Anschlußbehandlung

Grundsätze

- Normalerweise bekommen die Pat. von weiterbehandelnder ÄrztIn ein Rezept für PT
- Pat. muß die Anschlußbehandlung aber selbst organisieren. Zur Orientierung für Pat. eine Liste der ortsansässigen PT-Praxen, aufgeschlüsselt nach Anschrift und Therapieschwerpunkten, bereithalten
- Pat. eine Therapiebeschreibung, z.B. Formular, mitgeben → Arbeitserleichterung für die KollegInnen in der Praxis. Bei schwierigen Behandlungsverläufen zusätzlich um telefonische Rücksprache bitten: Mitteilung schriftlich auf der „Kurzbeschreibung" und mündlich an den Pat.

1.3   Auf der Intensivstation

Claudia Kiesewetter, Klaus Horvat

Der Gesetzgeber unterscheidet Intensivüberwachungs- und Intensivbehandlungsstationen. Auf den Überwachungseinheiten werden unter anderem verschiedene Organfunktionen überwacht, z.B. postoperativ, während auf den Behandlungseinheiten Organinsuffizienzen und -versagen behandelt werden.

Die Einteilung der Intensivbehandlungsstationen in Fachbereiche, interdisziplinär oder fachspezifisch, wird i.d.R. durch die Versorgungsaufgaben des Krankenhauses bestimmt. Auf der interdisziplinären Station sind alle medizinischen Fachgebiete vertreten, im Gegensatz zu fachspezifischen Stationen, z.B. kardiologische oder nephrologische Intensivstation.

1.3.1   Überwachung

Überwachung der Vitalfunktionen (Monitoring) sowie Diagnostik, Ernährung und Therapie erfolgen auf der Intensivstation über unterschiedliche Zugangswege:

- Elektroden an der Brust des Pat. dienen der Überwachung der Herztätigkeit. Bei Ausstreichungen, Dehnungen oder Bewegungen im Bereich der Elektroden kann es zu Artefakten kommen: abwarten, ob es sich normalisiert und ggf. Pflegepersonal bzw. ÄrztIn benachrichtigen
- invasive Blutdruckmessung durch Katheterisierung einer Arterie, z.B. A. radialis, A. femoralis
- Pulmonalisdruckmessung durch Katheterisierung einer Vene und Vorschieben eines Katheters bis in die A. pulmonalis. I.d.R. wird die V. jugularis interna, die V. subclavia oder die V. brachialis punktiert
- Hirndruckmessung durch Implantation eines entsprechenden Katheters oder Sonde. Die Messung erfolgt subdural, intraventrikulär (2. Hirnventrikel) oder intrazerebral (Gewebedruck). Nie den Kopf von Pat. mit zerebralen Kathetern bewegen, keinen

Druck oder Zug auf den Katheter ausüben → Gefahr der Kompression von Hirngewebe
- Messung der venösen Sauerstoffsättigung i.d.R. über einen Empfänger an einem Finger oder Ohrläppchen. Rücksprache mit Pflegepersonal bzw. ÄrztIn halten, ob zur Behandlung Klemme abgenommen werden kann, bzw. zeigen lassen, wie man sie wieder befestigt. Zur Atemtherapie nicht entfernen, da ein Anstieg der O_2-Sättigung beweist, daß die Therapie erfolgreich war
- Nasensonden oder Gesichtsmasken zur Insufflation von Sauerstoff
- parenterale Ernährung über einen zentral liegenden venösen Katheter, enterale Ernährung über eine Magen- oder Dünndarmsonde
- Katheter: z.B. Harnblasenkatheter, entweder transurethral oder durch suprapubische Punktion, Peritonealkatheter z.B. zur Therapie eines Nierenversagens, Periduralkatheter im Bereich des Rückenmarkskanals zur Schmerztherapie
- Urostoma: künstlich geschaffene Verbindung zwischen Nierenbecken und Körperoberfläche
- Drainagen: z.B. Wunddrainagen, Gallengangsdrainagen, Hirnventrikeldrainagen zur Ableitung von Liquor, Drainagen des Pleuraraumes z.B. bei Pneumothorax.

1.3.2   Beatmung

Indikationen
- Atemfrequenz ≥ 35/Min.
- art. O_2-Partialdruck ≤ 50 mmHg bei O_2-Gabe
- CO_2-Partialdruck ≥ 55 mmHg (Hyperkapnie), Ausnahme: chronische Erhöhung des CO_2-Partialdruck z.B. bei COLD
- Orthopnoe und Schwitzen: Erschöpfung des Patienten durch erschwerte Atmung.

Intubation
- oropharyngeale Intubation: Tubus wird durch Mund und Rachen in die Luftröhre geschoben
- nasopharyngeale Intubation: Tubus wird durch Nase und Rachen in die Luftröhre geführt. Wird v.a. zur Langzeitbeatmung angewendet
- Tracheotomie: Luftröhrenschnitt mit Trachealkanüle bei absehbarer Langzeitbeatmung.

Maschinelle Beatmung

Respiratortypen
- druckgesteuerter Respirator: Inspirationsphase endet, wenn der vorgegebene Beatmungsdruck erreicht ist. Dann wird automatisch auf passive Exspiration umgeschaltet
- volumengesteuerter Respirator: Inspirationsphase endet, wenn vorgegebenes Atemzugvolumen erreicht ist. Dann wird auf Exspiration umgeschaltet
- zeitgesteuerter Respirator: Umschaltung von Inspiration auf Exspiration, wenn vorgegebene Zeit erreicht ist. Ober- und Untergrenze von Beatmungsdruck und Atemvolumen sind festgelegt, innerhalb dieser Grenzen können beide Werte variieren.

1

Beatmungstechniken

- kontrollierte Beatmung (controlled mandatory ventilation, CMV): Ohne Mitwirkung des sedierten Pat. durch IPPV (intermittent positive pressure ventilation). In der Inspirationsphase wird durch Überdruck Luft in die Lungen gebracht, Exspiration erfolgt passiv. Ziele: Sauerstoffzufuhr zur Optimierung des Säure-Basen-Haushalts, Eröffnung von Atelektasen, Sekretolyse, Verminderung der Atemarbeit. Einsatzbereiche: Dauerbeatmung bei Bewußtlosigkeit, bei COLD zur Verringerung der Atemarbeit, postoperativ in Kombination mit Vernebler und Sekretolytika, Prophylaxe pulmonaler Komplikationen
- mechanisch assistierte Spontanatmung
  - assistierte Beatmung (ASB): Pat. leitet Inspiration selbst ein, dann hilft die Maschine, den vorgegebenen Druck zu erreichen
  - CPAP (continuous positiv airway pressure): durch Hilfsdruck bei EA (ASB) und positiven endexspiratorischen Druck (PEEP) wird Spontanatmung des Pat. unterstützt. Die EA wird erleichtert und während der AA die Atemwege, v.a. die kleinen und kollabierten Alveolen, freigehalten
  - PEEP-Maske (positive endexspiratory pressure): positiver Druck am Ende der Ausatemphase bei maschineller Beatmung. Ziel: offene Bronchiolen und Alveolen in dieser Phase, Vermeiden von Atelektasen
  - IMV (intermittent mandatory ventilation): 2–8 Atemzüge/Min. werden vorgegeben, v.a. bei noch ungenügend spontan atmenden Pat.
  - SIMV (synchronized intermittent mandatory ventilation): jeder 2.–3. Atemzug löst eine maschinelle Zusatzbeatmung aus, Mindesthübe/Min. werden eingestellt
- BIPAP (biphasic intermittent positiv airway pressure): Mischung aus Spontanatmung und zeitgesteuerter druckbegrenzter Beatmung.

Weaning

Entwöhnung vom Respirator. Voraussetzung sind u.a. ausreichende Spontanatmung, stabile Herz-Kreislaufverhältnisse und Atemfrequenz ≤ 35/Min.

Extubation

Voraussetzungen s.o. Außerdem muß der Pat. in der Lage sein, Sekret abhusten zu können.

1.3.3   Verhalten auf der Intensivstation ⎯⎯⎯⎯⎯⎯⎯

Eine Einweisung und Einarbeitung auf einer Intensivbehandlungsstation durch erfahrene Kollegen ist unumgänglich. Sie ist die Grundlage für eine patientengerechte Arbeitsweise und einen sicheren Umgang mit den Geräten.

Allgemeines Verhalten

- Hygieneregeln beachten: Bereichskleidung anziehen, bei jedem Pat. einen frischen Kittel überziehen, Hände vor und nach jeder Behandlung desinfizieren, lange Haare zusammenbinden
- bei Pat. mit Infektionserkrankungen auch Handschuhe und, bei aerogen übertragbaren Erkrankungen, Haube und Mundschutz

- Vor Behandlungsbeginn Informationen sammeln, dazu Patientenakte einsehen und mit Pflegepersonal und ÄrztIn sprechen, wenn möglich an Visiten und Besprechungen teilnehmen. Wichtige Informationen sind:
  - Erkrankung, OP, evtl. Komplikationen
  - Atemfunktion: spontan oder beatmet, Meßdaten, Röntgenbefund, z.B. Atelektasen, Vorerkrankungen und Risikofaktoren, z.B. Raucher, Befunde bei der Auskultation z.B. Sekret, Atemgeräusche
  - Kreislauffunktion
  - Infekt, Fieber
  - Erkrankungen bzw. Einschränkungen des Bewegungsapparates, z.B. Paresen, Kontrakturen, Dekubiti
  - Bewußtseinslage, z.B. sediert, Durchgangssyndrom.
- Pat. über alle Tätigkeiten informieren, z.B. bei Bewegungsabläufen verbale Bewegungsaufträge erteilen, auch wenn er durch die Erkrankung oder therapiebedingt (Analgesie, Sedierung, Relaxierung) nicht ansprechbar erscheint
- In Gegenwart des Pat. nur mit ihm und nicht über ihn sprechen!
- Mit dem Pflegepersonal und ÄrztIn über Therapieerfolge, Beobachtungen, Probleme usw. sprechen.
- *!* Bei Unsicherheiten immer erst Rücksprache mit einer kompetenten Person halten.

Vorsichtsmaßnahmen während der Behandlung

- Grundsätzlich nicht an Schläuchen oder Kabeln ziehen, da Sonden, Elektroden, Katheter, Drainagen ihre Position verändern können oder Unterbrechungen entstehen mit Gefahr der Funktionseinschränkung und erhöhtem Infektionsrisiko. Wurde versehentlich eine Sonde, Elektrode, Katheter, Drainage deplaziert, Pflegepersonal bzw. ÄrztIn sofort benachrichtigen
- An Sonden, Elektroden, Kathetern, Drainagen nicht direkt manuell arbeiten: erhöhte Infektionsgefahr
- Liegen Sonden, Elektroden, Katheter, Drainagen bei Bewegungen im Arbeitsbereich, z.B. an der zu bewegenden Extremität, abwägen, ob und wie weit der Bewegungsausschlag durchzuführen ist, ggf. Rücksprache. Bei Schmerzen im Bereich der Sonde, Elektrode, Katheter, Drainage Bewegungen nicht durchführen. Übungen vermeiden, bei denen am „Zugang" gezogen wird
- Überwachungsmonitore stets beobachten, um vegetative Reaktionen möglichst früh zu erkennen, z.B. Veränderungen von HF, RR und Atmung. Vor Beginn der Behandlung Ausgangswerte (Atemfrequenz, HF, RR) notieren. Vorsicht bei:
  - Abfall des Blutdruckes
  - Pulsanstieg (Schmerzen?), Artefakten im EKG (schlecht sitzende oder lose Elektroden, Kabel?), Pulsabfall. Die absolute Höhe des Pulsanstiegs ist u.a. altersabhängig
  - Abfall der O_2-Sättigung
  - Steigerung der Atemfrequenz über 20–30 % des bei dem Pat. bestehenden Normwertes. Ursachen z.B. Schmerzen, Sauerstoffmangel, kardiale Probleme, Angst. Dies gilt nicht bei beatmeten und relaxierten Pat.
  - Zusätzliche vegetative „Alarmzeichen" sind z.B. Kaltschweißigkeit (Patientengesicht beginnt zu glänzen, seine Stirn fühlt sich feucht und kalt an), abgeflachte Atembewegungen, weißes Munddreieck.

1

1.3.4   Physiotherapie auf der Intensivstation ──────

Aufgabe der Physiotherapie ist, einige negative Auswirkungen der Intensivtherapie zu lindern, Komplikationen einer Intensivtherapie zu verhüten und den Heilungsverlauf zu beschleunigen.

Das „Erleben-Müssen" einer schweren Krankheit und invasiven therapeutischen Maßnahmen kann zu psychischen Reaktionen führen, z.B. Ängste, Erregung, Stupor (geistig-körperlicher Erstarrungszustand), delirante Zustände und Bewußtseinsstörungen. Sie sind zum Teil Ausdruck einer individuellen Verarbeitungsstrategie.

Bei der Tätigkeit am Pat. versuchen, diesen zu verstehen und auf die spezielle Problematik einzugehen. Viele Verhaltensweisen sind Ausdruck seines Leidens. Von diesen sind die Symptome seiner primären Erkrankung zu unterscheiden.

Wiederherstellung der Lungenfunktion und Pneumoniefreiheit (☞ 2.2.7, 2.2.8)

Bei beatmeten und sedierten Patienten
Umlagerungen und Dehnlagerungen kombiniert mit Vibrationen, Klopfungen, Kontaktatmung und Thoraxkompression, Hautrollungen und Packegriffe, Ausstreichungen. Evtl. thermische Reize, z.B. kalten Waschlappen, verwenden.

Soll der Patient extubiert werden, muß 2 x täglich intensive Atemtherapie v.a. mit atemvertiefenden Maßnahmen (☞ 2.2.7) durchgeführt werden.

Bei extubierten Patienten
Atemerleichternde ASTE, Dehnlagerungen, modifizierte Drainagelagerungen, atemvertiefende und sekretlösende Maßnahmen, Hustentechniken, z.B. Huffing (☞ 2.2.7).

Kontraktur-und Dekubitusfreiheit (☞ 2.2.8)

Bei beatmeten und sedierten Patienten
- Alle Gelenke selektiv und endgradig in alle Bewegungsrichtungen passiv durchbewegen, auch Zehen und Fingergelenke. Größere Gelenke in funktionellen Bewegungsmustern, z.B. PNF-Muster, bewegen (☞ 2.3.17). Schulterblatt nicht vergessen
- ⚠ Vorsichtig bewegen, da die natürliche Muskelspannung herabgesetzt ist
- Lagerung der Gelenke in Funktionsstellung, z.B. Spitzfußprophylaxe und Lagewechsel ca. alle 2 Std.
- ⚠ Bei der Umlagerung können erhebliche Kreislaufschwankungen auftreten.

 Tips & Fallen
Durchbewegen mit Kontaktaufnahme kombinieren: dazu z.B. Hand des Pat. zu seinem Kopf führen und über Haare, Gesicht, Hals, Brust streichen.

Bei wachen Patienten
Assistives und/oder aktives Durchbewegen aller Gelenke. Bei eingeschränkter Beweglichkeit am Bewegungsende manuelle Techniken einsetzen.

Optimale Kreislaufsituation und Mobilisation

Aktive Bewegungsübungen so bald wie möglich. Pat. im Bett und an der Bettkante aufsetzen. Wenn möglich in einen Sessel setzen. Aufstehen evtl. mit Stehbrett, auch schon möglich mit beatmeten Patienten, wenn Pflegepersonal und ÄrztIn zur Überwachung anwesend sind.

Außerdem die individuelle Therapie des Krankheitsbildes, z.B. bei Schädel-Hirn-Traumen, nicht vergessen.

1.4　Tips für die Arbeit in den Praxen

1.4.1　Arbeitsablauf

Der Arbeitsablauf ist individuell unterschiedlich. Die Behandlungszeit pro Pat. beträgt 20, 25 oder 30 Min., bei neurologischen Behandlungen, z.B. Hemiplegiepatienten, i.d.R. 30 Min. Mit einem abrechnungsfähigen Zertifikatskurs (☞ 1.1.2 höhere Abrechnungsfähigkeit) kann bis zu 45 Min. behandelt werden, z.B. Bobath-Kinder. Vor der eigentlichen Behandlung sind teilweise vorbereitende Maßnahmen durchzuführen, aber auch „Verwaltungstätigkeiten", z.B. Inkasso der Rezeptgebühr (☞ 1.1.2), Telefongespräche annehmen, Termine planen, Karteikarten anlegen, Vorlage des Rezeptes zur Patientenunterschrift vor jeder einzelnen Behandlung.

Probleme und Lösungsvorschläge
- Verspätungen bei einem 20minütigem Behandlungsrhythmus sind schwer aufzuholen
  → vormittags und nachmittags je einen Termin als „Zeitpuffer" freihalten
- Zeitknappheit: Zeit optimal organisieren, z.B. bei zeitlichen Freiräumen die Karteikarten heraussuchen und in Terminreihenfolge legen
- „Verwaltungstätigkeiten" erleichtern, z.B. bei zeitlichen Freiräumen Routinetätigkeiten für gerade behandelnde KollegInnen, z.B. Telefondienst, Terminvergabe, übernehmen
- Vorbereitende Maßnahmen können auch Kollegen durchführen, die zeitliche Freiräume zwischen ihren Behandlungen haben. Im Terminbuch entsprechende Abkürzungen neben dem Pat.-Namen vermerken, z.B. HR = Heiße Rolle.

Zusammenarbeit mit anderen PhysiotherapeutInnen
- Räume aufgeräumt hinterlassen
- bei Vertretungen, z.B. im Krankheitsfall, Fortbildungen und Kenntnisse der vertretenden PhysiotherapeutIn berücksichtigen, wenn möglich: Übergabe.

Zusammenarbeit mit TherapeutInnen anderer Praxen
Zur Optimierung der Therapie Kontakte zu anderen PT, MasseurInnen, LogopädInnen, ErgotherapeutInnen usw. pflegen, z.B. „Stammtisch".

Zusammenarbeit mit ÄrztInnen
- Zusammenarbeit zum Informationsaustausch, zur Rückmeldung bei Therapieproblemen usw., i.d.R. telefonisch
- ÄrztInnen evtl. zu praxisinternen Fortbildungen einladen.

Haus- und Heimbesuche
- Hausbesuche: Durchführung der Behandlung beim Pat. zu Hause. Durch reduzierte Behandlungsmöglichkeiten, z.B. keine Behandlungsbank, muß improvisiert werden. Ersatz für die Behandlungsbank kann z.B. das Patientenbett, ein Sofa oder der Boden sein. Vorteil beim Üben der ADLs: direktes Erarbeiten an Ort und Stelle möglich

1

- Heime und andere Institutionen: Die Einsätze verlangen die Zusammenarbeit mit anderen Berufsgruppen wie Pflegern, Schwestern, ErzieherInnen, und unterliegen dem Tagesrhythmus der jeweiligen Institution
- Bei langen Heimaufenthalten verlernen die Pat. häufig Eigeninitiative zu ergreifen und sie können Schwierigkeiten haben, sich auf Leistungserbringung (z.B. PT) einzulassen.

 Tips & Fallen

Hausbesuche finden im privaten Bereich des Pat. statt. Um Mißverständnisse und Unstimmigkeiten zu vermeiden, allgemeine Umgangsregeln beachten:

- erst nach Rückfrage handeln: Wohnung mit Schuhen betreten (evtl. auszuziehen), andere Räume betreten, Schränke öffnen, um z.B. Wäsche zu entnehmen
- Den evtl. gewohnten großzügigen Umgang mit Wäsche und Materialien den Gegebenheiten anpassen und ggf. einschränken
- Keine wertenden Äußerungen über den Pat. oder sein Umfeld, z.B. die Wohnung.

1.4.2   Freie Mitarbeiter

Der „Freie Mitarbeiter" (Freiberufler) übt seine selbständige Tätigkeit in den Räumen des Praxisinhabers aus. Für die Nutzung der Einrichtung und des Patientenpotentials sowie die Abrechnung der Rezepte erhält der Praxisinhaber einen prozentualen Anteil (vertraglich regeln) des Abrechnungsbetrages. Voraussetzung für die „Freie Mitarbeit" ist eine 2jährige Berufserfahrung innerhalb der letzten 10 J. bei Vollzeitbeschäftigung als angestellte PT oder vergleichbare Fristen, z.B. 4 J. bei Halbtagstätigkeit.

Der Freiberufler ist zur Anmeldung beim Finanzamt, Gesundheitsamt, der Berufsgenossenschaft und der Rentenversicherung (bei BfA Berlin) verpflichtet. Der Abschluß einer eigenen Berufshaftpflichtversicherung (Deckungssumme 1 Mio. DM mind.) ist erforderlich. Eine Krankenversicherung ist nicht Pflicht, aber empfehlenswert, evtl. mit Krankenhaustagegeld. Im Krankheitsfall kein Honorar.

 Tips & Fallen

- Der größte Unterschied zum Angestellten ist, daß der freie Mitarbeiter nicht weisungsgebunden arbeitet und selbst bestimmt, wann und wieviel er arbeitet
- Er erhält nur für die tatsächlich erbrachte Behandlungsleistung Honorar, für alle sozialen Absicherungen muß der freie Mitarbeiter selbst sorgen, z.B. Arbeitslosigkeit, schlechte Auftragslage, Urlaubs- und Krankheitsrücklagen
- genauere Auskünfte bei den Berufsverbänden sowie den Krankenkassen (auch für die Rente)
- Bei Arbeitslosigkeit kein Anspruch auf Arbeitslosengeld, da Zahlung einer Arbeitslosenversicherung an das Arbeitsamt nicht möglich ist.

1.5   Tips für den Umgang mit PatientInnen

Wichtig für ein gutes PatientInnen-TherapeutInnen-Verhältnis ist eine ausreichende Vertrauensbasis. Bei Problemen möglichst auf Pat. eingehen und versuchen, die Ursachen zu klären. Viele Probleme lassen sich durch ein Gespräch lösen. Eigenen Ärger zurückstellen. Ggf. mit KollegInnen über Schwierigkeiten sprechen. Kann ein Pat. aus persönlichen Gründen nicht akzeptiert werden, diesen von anderer PhysiotherapeutIn weiterbehandeln lassen.

Zusammenarbeit mit PatientInnen

Die Situation des Pat. zu Hause ist anders als im Krankenhaus. Alltagsfaktoren wie Beruf, Familie und Freizeit bestimmen das Leben. Folge: Die Gesundheit und damit auch die Physiotherapie spielt evtl. eine untergeordnete Rolle.

- geringe Motivation des Pat.: Wenig Engagement, z.B. versäumte Termine, häufiges Zuspätkommen, Hausaufgabenprogramme werden nicht durchgeführt. Lösungsvorschlag: wertungsfreies Gespräch mit Pat. führen. Ursache solcher Probleme sind häufig Überforderungen in Beruf, Familie oder Therapie
- verändertes hygienisches Verhalten: Pat. direkt ansprechen, auch wenn dies unangenehm ist. Hilfreich für die Fußbehandlung: ein Handtuch vom Pat. mitbringen lassen, das in der Praxis deponiert wird. Evtl. Pat. vor der Behandlung die Füße waschen lassen
- Hartnäckige „Problemfälle", z.B. Pat., die sich nicht an Anweisungen halten. Lösungsvorschlag: Rücksprache mit ÄrztIn halten, in Extremfällen evtl. Behandlung abbrechen.

! Um die Umweltbelastung zu reduzieren, sollen die Pat., die häufig oder langfristig zur Behandlung kommen, ihr Badehandtuch als Lakenersatz für die Behandlungsbank mitbringen bzw. in der Praxis deponieren, z.B. Baumwollbeutel mit Namen versehen.

Verängstigter Patient

Ursachen für die Ängste in einem Gespräch klären. Tip: bei Schmerzen Pat.-Probleme ernstnehmen (nicht bagatellisieren). Die Therapie in kleinen Schritten erarbeiten, Gefühl der Überforderung vermeiden, unterhalb der Schmerzgrenze arbeiten und Alternativtechniken suchen.

Psychischer Hospitalismus (Deprivationssyndrom)

Pat., die lange ohne individuelle Zuwendung, z.B. Besuch im Krankenhaus oder Altersheim, gewesen sind, können ihre eigenen Bedürfnisse, z.B. der Körperhygiene, „verlernt" haben oder Pflichten und Notwendigkeiten, z.B. der Therapie, nicht mehr erkennen. Die Pat. sind u.a. schwer zur Physiotherapie zu motivieren.

Tip: Pat. insbesondere durch „Freude an der Bewegung" zum Mitmachen anregen, z.B. durch ansprechende Geräte (Pezzi-Ball) oder Musik. Korrekturen nicht zu früh und zu häufig einbringen (Motivationsverlust).

1

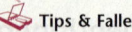 **Tips & Fallen**

- Pat. umfangreich und verständlich über Ziele, Möglichkeiten und Konsequenzen der Therapie aufklären
- Indirekter Zwang in Form von Mahnen, Drängen usw. kann zum Vertrauensverlust führen
- Bei größeren Problemen auch mit behandelnder ÄrztIn Rücksprache halten, z.B. Änderung der Therapie oder Absetzen der Behandlung erwägen. Eine Notiz der ÄrztIn in der Krankenakte muß zur rechtlichen Absicherung erfolgen.

1.5.1   Behinderte PatientInnen ─────────────────

Nach der WHO (Weltgesundheitorganisation) werden 3 Arten von Behinderung unterschieden.

Schädigung (impairment): jede Abweichung von der Norm, die sich in einer fehlerhaften Funktion, Struktur, Organisation oder Entwicklung des Ganzen oder einer, bzw. mehrerer, seiner Organe, Teile, Glieder auswirkt.

Behinderung (disability): Einschränkung und Verlust im Funktions- und Aktivitätsbereich, die eine Person infolge einer Schädigung erfährt, gemessen an den „normalen" Möglichkeiten einer nicht geschädigten Person.

Benachteiligung (handicap): Beeinträchtigung im sozialen Bereich infolge einer Behinderung oder Schädigung gemessen an den „normalen" Möglichkeiten von Personen gleichen Alters, Geschlechts und soziokulturellen Hintergründen.

Im Umgang mit behinderten Menschen ist es wichtig, die Behinderungen und ihre Folgen, z.B. funktionelle und soziale Einschränkungen sowie evtl. Hilfsmittelversorgungen, genau zu kennen, um individuell und situationsgerecht auf den Pat. einzugehen:

- erwachsene Pat. als vollwertige Partner der Therapie behandeln und nicht wie Kinder
- bei eigener Unsicherheit über Hilfestellungen den Pat. danach fragen
- Geistig behinderte Menschen verfügen häufig über ein ausgeprägtes Gespür anderen Menschen gegenüber. In der Zusammenarbeit mit ihnen die eigenen Gefühle nicht verstecken, sondern sich „ehrlich" verhalten
- Bei geistig behinderten Pat. berücksichtigen, daß sie evtl. Übungsanweisungen nicht verstehen und sie fehlerhaft umsetzen. Alternativen: Bewegungen führen, Geräte oder Spürhilfen verwenden
- Erscheint ein Pat. nicht ansprechbar, trotzdem mit ihm reden, ihm Dinge wie Bewegungsabläufe erklären
- bereits angewandte Rehabilitationsverfahren abklären → bei physiotherapeutischen Maßnahmen Erfolg erfragen, gibt Hinweis auf evtl. geeignetere Behandlungsmaßnahmen
- Einstellung des Pat. zur Behandlung erfragen: Besserung, Halten des momentanen Zustandes oder Behandlung erfolglos?

1.5.2   Alkoholkranke PatientInnen

Bei Alkoholmißbrauch kann der Alkoholkonsum zu körperlichen und/oder psycho-sozialen Schäden führen.

Auswirkungen

- neurologische Schäden: Polyneuropathie, insbesondere Funktionsausfälle in den Beinen, Myopathien, Sehstörungen (Schädigung des N. opticus), Schädigungen des Gehirns (Neigung zu intrakraniellen Blutungen, Atrophien, Gewebsnekrosen, Anfallsleiden). Abhängig vom Stadium Wahrnehmungsstörungen, Reduzierung der Geschicklichkeit z.B. des Gleichgewichtssinnes, spastische Lähmungen, Ataxien. Wernicke-Enzephalopathie (☞ 6.2.13)
- psychoorganische Auswirkungen: z.B. Dämmer- und Erregungszustände, Situationsverkennungen, Desorientierung, Verwirrung, hochgradige Angst, Aggressivität, Halluzinationen und Wahnvorstellungen
- internistische Schäden: z.B. Magen-, Leber-, Stoffwechselerkrankungen.

Konsequenzen für die Physiotherapie

- Umfangreiche Kommandos können u.U. nicht verstanden werden. Mangelndes Umsetzen nicht für Weigerung halten. Tip: einfache, klar strukturierte Aufträge und Übungen, Geräte als „Übungshilfen" einsetzen
- TherapeutInnenverhalten:
  - bei unzulänglicher Ausführung der Übungen den Pat. nicht „ständig" korrigieren oder ungeduldig werden. Der Pat. erfaßt i.d.R. seine Situation
  - Treten durch das Verhalten des Pat. Probleme auf, Rücksprache mit ÄrztIn, Pflegepersonal oder KollegInnen halten
  - den Pat. nicht provozieren (Affektlabilität, Vertrauens- und Motivationsverlust)
- Pat. generell nicht im Bewegungsbad behandeln: Gefahr des Ertrinkens während eines Krampfanfalls
- kein Abklatschen und Einreiben mit alkoholhaltigen Mitteln, z.B. Franzbrandwein: Alkohol kann vom Pat. inhaliert werden.

1.6   Hausaufgabenprogramm und Elternanleitung

1.6.1   Hausaufgabenprogramm

Ein Hausaufgabenprogramm ist eine Auswahl von Übungen und Maßnahmen, die der Pat. eigenständig bzw. mit fremder Hilfe außerhalb der Behandlungszeiten durchführt. Einsatz:

- zur Begleitung und Unterstützung der Therapie
- zur Verlängerung von behandlungsfreien Zeiträumen
- als Hilfemaßnahme bei auftretenden Beschwerden.

1

Planung

- Lernniveaus des Pat. feststellen: Welche Übungen kann er gut ausführen, wobei hat er Verständnisschwierigkeiten?
- Entsprechende Auswahl möglichst wenig aufwendiger Übungen festlegen. Schwerpunkte der bisherigen Therapie weiterverfolgen
- Eine Übung auswählen und in Lernschritte unterteilen. Anzahl der Wiederholungen der Lernschritte festlegen und Übungsabschnitte in den Behandlungsaufbau integrieren
- Einfachere Alternativübung in gleicher Weise planen. Dies dient der Absicherung während der Behandlung, falls die geplante Übung zu schwierig ist.

Weitere Planungskriterien

- Umfang: weniger ist häufig mehr! Wenige (max. 3) Übungen bei der Gesamtplanung auswählen. Pro Behandlung die Erarbeitung nur einer Übung einplanen, dies hilft Verwechslungen zu vermeiden. Bei Langzeitpat. Erweiterungen des Hausaufgabenprogramms mit zusätzlichen Übungen in kleinen Schritten vornehmen
- Integration in die Behandlung: Es gibt keine spezielle Regel zur Plazierung innerhalb der Behandlung. Kriterium ist u.a. der Behandlungsaufbau, z.B. zu Beginn als Basis neuerer komplexerer Übungen, am Ende als Wiederholung
- Abbildungen oder Beschreibungen der Übungen einplanen, z.B. durch Merkblätter wie ,,Gymnastik nach der Geburt", Bücher (z.B. ADL in der Brüggertherapie) oder vorbereitete Aufzeichnungen. Der Pat. sollte sich zusätzlich eigene Notizen anfertigen
- Einsatz von Geräten anhand der Zweckmäßigkeit, z.B. als Spürhilfe → deutliche Spürinformation erleichtert die Bewegungsausführung
- Wiederholungen ,,altbekannter" Übungen einplanen. Korrekte Ausführung anhand einer selbständigen Demonstration der Übungen durch den Pat. überprüfen (schnelles Sichtbarwerden von Fehlern).

Durchführung

Eigenmotivation des Pat. wecken. Bei Problemen mit dem Erlernen einer Übung bereitgehaltene Alternativlösung durchführen. In der Behandlung und den Folgebehandlungen Wiederholungen, Kontrollen und Anpassungen des Hausaufgabenprogramms vornehmen.

TherapeutInnenverhalten

- nicht zu ,,streng" mit dem Pat. umgehen → Motivationsverlust
- Pat. ist sich selbst gegenüber verantwortlich. Erachtet er die Durchführung des Hausaufgabenprogrammes als nicht notwendig, sollte dies akzeptiert werden.

Tips & Fallen

- Nur Übungen zu Hause durchführen lassen, die der Pat. in der Behandlung korrekt ausführt. Viele Pat. haben wenig Erfahrung im Umgang mit dem eigenen Körper (Ursache für wiederholte Fehler)
- Durchführungsmöglichkeiten im Alltag mit Pat. gemeinsam überlegen. Der Pat. kennt seine Möglichkeiten und die häuslichen Gegebenheiten am besten. Das Hausaufgabenprogramm nicht als eine ,,feste Übungseinheit" an einer Stelle des Tages einplanen. Günstiger ist es, die Übungen über den Tag zu verteilen (Motivationsschwierigkeit ist geringer). Überlegen, wo im Tagesablauf welche Übungen am besten plaziert werden können. Einflüsse wie Beruf, Familie bedenken.

1.6.2   Elternanleitung

Integration der Eltern in die physiotherapeutische Therapie ihrer Kinder durch Schulung. Dies ermöglicht z.B.:
- Hausaufgabenprogramme für Kinder, z.B. orthopädisches Turnen
- funktionelles Handling des Kindes, z.B. innerhalb des Bobath-Konzepts
- kindgerechten Umgang mit dem Handicap, z.B. bei Wahrnehmungsstörungen.

Problematik der Elternanleitung
Die Eltern sind zwar an den therapeutischen Maßnahmen beteiligt, sie sollen jedoch keine Co-Therapeuten im engeren Sinne werden, d.h. sie nehmen auch in der Therapie primär ihre Rolle als Eltern wahr. Hauptsächliches Ziel der Elternanleitung ist die Unterstützung des Kindes und die Förderung seiner Eigenmotivation und Eigenaktivität, d.h.:
- Förderung der Zuwendung zum Kind
- Förderung verantwortungsbewußten Verhaltens, z.B. durch Vermittlung von Informationen zu der jeweiligen Störung
- Unterstützung der Eltern durch Austausch von Ideen
- Auswahl eines entsprechenden Spielangebotes.

Planung und Durchführung
- Die Elternanleitung nach dem Schema des Hausaufgabenprogramms planen und durchführen (☞ 1.6.1). Die PhysiotherapeutIn soll sich individuell auf die Eltern einstellen und deren Lernniveau berücksichtigen
- Die Elternanleitung in kleinen Schritten und in ruhiger, entspannter Atmosphäre durchführen. Das Kind ist dabei weiterhin der ,,Mittelpunkt" und kein Demonstrationsobjekt.

Fähigkeiten, die die Eltern erlernen müssen
- Beim Handling (☞ 9.1.1) kindliche Bewegungsreaktionen beobachten und die entsprechenden Handling-Maßnahmen durchführen können. Fernziel ist der routinemäßige Übergang des Handlings in den Alltag der Eltern (☞ 9.1)
- Beim Hausaufgabenprogramm, z.B. für ein Schulkind: korrekte Ausführung der Übungen beobachten und Korrekturen geben. Motivieren, z.B. durch kindgerechte Korrekturen, also viel Lob, keinen bis wenig Tadel, spielerisches Gestalten der Übungen, z.B. als Abenteuergeschichte, in der verschiedene Aufgaben in Form von Übungen zu bewältigen sind. Wichtig ist auch die Motivation der Eltern: eine ablehnende Haltung der Eltern überträgt sich auf das Kind. Hausaufgabenprogramm als Chance sehen, gemeinsam zu spielen und den Kontakt mit dem Kind zu fördern
- Umgang und Verhalten bei Kindern mit veränderter Wahrnehmung: Eltern zugrundeliegende Problematik erklären, hilft, die Verhaltensweisen des Kindes zu verstehen, und entsprechend zu reagieren. Umgehensweisen demonstrieren.

Beispiel Down-Syndrom
Viele Eltern empfinden die Kontaktaufnahme zu ihrem Kind (insbesondere anfänglich) erschwert, da u.a. die Reaktion auf Reize nicht eindeutig ist.

! Tip: im Umgang mit dem Kind klare, deutliche und intensive Reize verwenden, z.B. Ansprechen des Kindes zusammen mit Drucktapping auf das Sternum.

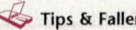 **Tips & Fallen**

- Planung der Therapie, Vermittlung neuer Übungen, Überprüfung des Erfolges durch die PhysiotherapeutIn!
- bei Therapieänderung die Eltern neu einweisen
- Verständnis der Eltern durch Erklärung der Gründe für die Auswahl der jeweiligen Übung wecken
- Nur von den Eltern sicher durchgeführte Übungen zuhause ausführen lassen
- Den Eltern nicht das Gefühl vermitteln, mit dem Kind besser umgehen zu können als sie
- Wird die Anleitung von den Eltern im täglichen Leben nicht umgesetzt, klärendes Gespräch führen. Konfrontationen vermeiden. Signalisieren die Eltern gegenüber der TherapeutIn Ablehnung, besteht die Gefahr, daß das Kind sich ebenfalls von Th. distanziert
- Eltern chronisch kranker Kinder fixieren sich leicht auf die Behinderung ihres Kindes und die entsprechenden therapeutischen Maßnahmen. Das Kind als „Kind" kann dabei zu kurz kommen
- Lassen sich Eltern zu sehr in eine therapeutische Position drängen oder tragen sie einen „physiotherapeutischen Leistungszwang" in die Familie, so kann dies zu erheblichen Eltern-Kind-Problemen führen. Kranke oder entwicklungsgestörte Kinder brauchen primär eine verläßliche und solidarische Begleitung durch die Eltern und erst an zweiter Stelle die körperliche Beübung
- Einen besonderen Stellenwert hat die Elternanleitung in der Therapie von Säuglingen und Kleinkindern. Bestimmte Maßnahmen, z.B. ein 24stündiges konsequentes Handling (☞ 9.1.1) und ein entsprechend förderndes Verhalten der Eltern, verbessern den Therapieerfolg.

1.7 Rechtliche Aspekte

1.7.1 Berufsgesetz

Gesetz über die Berufe in der Physiotherapie (Masseur- und Physiotherapeutengesetz) vom 26. Mai 1994.

Berufserlaubnis
Die Erlaubnis zur Berufsausübung ist mit der Genehmigung zur Führung der Berufsbezeichnung „Masseur/in und medizinische/r Bademeister/in" oder „Physiotherapeut/in" gegeben. Wer ohne Genehmigung eine dieser Berufsbezeichnungen führt, begeht eine Ordnungswidrigkeit (Geldbuße bis zu 5000 DM). Früher erteilte Berufsbezeichnungen (z.B. KrankengymnastIn) sind den jetzigen Berufsbezeichnungen gleichgestellt (z.B. PhysiotherapeutIn). MasseurInnen können ihre Berufsbezeichnung weiterführen oder nach einer 12monatigen Berufstätigkeit z.B. in einem medizinischen Badebetrieb (mit medizinischer Massage) die Berufsbezeichnung „Masseur/in und medizinische/r Bademeister/in" beantragen. Genauere Informationen bei den Berufsverbänden (☞ 13).

Berufsausbildung

- MasseurIn und medizinische/r BademeisterIn: 2jährige Ausbildung an staatlich ermächtigten Schulen. Anschließend 6monatige praktische Tätigkeit an ermächtigten Einrichtungen (z.B. Krankenhäusern). Wird die praktische Tätigkeit länger als 4 Wo. unterbrochen, muß die darüber hinausgehende Zeit nachgeholt werden (bei verkürzter praktischer Tätigkeit 2 Wo.). Zugangsvoraussetzung: Vollendung des 16. Lebensjahres (Ausnahmeregelung auf Antrag möglich), gesundheitliche Eignung, Hauptschulabschluß oder gleichwertige Schulbildung oder mind. einjährige, abgeschlossene Berufsausbildung
- PhysiotherapeutIn: 3jährige Ausbildung an ermächtigten Schulen
  - Verkürzungsregelung: bei staatlich anerkannten Turn-, Sport- und GymnastiklehrerInnen 6 Mon. kürzere Ausbildungszeit. Für staatlich anerkannte MasseurInnen und medizinische BademeisterInnen gibt es unterschiedliche Regelungen (Auskünfte erteilen die Berufsverbände; ☞ 13)
  - Zugangsvoraussetzung: Vollendung des 17. Lebensjahres (Ausnahmeregelung auf Antrag möglich), gesundheitliche Eignung, Realschulabschluß oder gleichwertige Schulbildung oder 2jährige, abgeschlossene Berufsausbildung.

Antragsstellung

- Den Antrag zur Führung der Berufsbezeichnung bei der zuständigen Landesbehörde (z.B. Bezirksregierung), in dem die staatliche Prüfung bestanden wurde, stellen
- Ausnahmegenehmigungen, die die Ausbildung betreffen (z.B. Ausbildungsverkürzungen) bei der zuständigen Behörde (z.B. Bezirksregierung) des Landes, in dem die staatlich anerkannte Schule liegt, beantragen.

1.7.2 Schweigepflicht [StGB 203]

Die Schweigepflicht betrifft die Wahrung von Privatgeheimnissen der PatientInnen oder des Betriebes, die bei der Berufsausübung bekannt geworden sind. Sie besteht über den Tod der Pat. hinaus. Verstöße können mit Freiheitsstrafe bis zu einem Jahr geahndet werden.

- Schweigepflicht beinhaltet: alle Privatangelegenheiten des Pat., die Krankheit des Pat. (z.B. Rö-Aufnahmen, eigene Notizen über die Behandlung), innerbetriebliche und geschäftliche Angelegenheiten
- Schweigepflicht besteht gegenüber: Familienmitgliedern, Freunden und Bekannten des Pat., nicht am Behandlungsgeschehen beteiligten Personen, z.B. Kollegen, Vorgesetzte
- Schweigepflicht wird eingeschränkt: zur Verhinderung von Straftaten (→ Meldung bei der Polizei), zu Forschungszwecken und anderen wissenschaftlichen Erhebungen (Nutzung von Befunden, soweit keine berechtigten Patienteninteressen berührt werden)
- Schweigepflicht gilt nicht: gegenüber Personen, die an der Behandlung beteiligt sind, wenn die betroffene Person den Th. von seiner Schweigepflicht schriftlich entbindet, bei Aussagen vor Gericht, wenn der Th. selbst angeklagt ist, bei meldepflichtigen Krankheiten (Bundesseuchengesetz).

Tips & Fallen
- Auch telefonisch keine Auskünfte über Pat. erteilen
- Keine Gespräche mit entsprechenden Inhalten vor anderen Pat. führen, Privatsphäre des Pat. wahren
- Bei Befundbesprechungen möglichst keine Patientennamen nennen.

1.7.3 Weisungspflicht und Direktionsrecht

Der Arbeitgeber oder eine von ihm beauftragte Person haben das Recht, Art, Umfang, Zeit, Ort und Verhalten des Arbeitnehmers im Betrieb einseitig zu bestimmen, soweit es für den Betriebszweck erforderlich ist und es den bestehenden Verordnungen und Gesetzen entspricht.

Weisungsberechtigte Personen sind: Vorgesetzte (z.B. leitende PT), zuständige ÄrztIn bei Therapieanordnungen, Abteilungsschwester auf Station. Beispiel:
- Für die Praxis: PraxisinhaberInnen können festlegen, wann, wo und wieviele Hauspat. von Angestellten besucht werden (Zeit, Ort, Arbeitsumfang)
- Für das Krankenhaus: Leitende PhysiotherapeutInnen können den Einsatz der PhysiotherapeutInnen auf den Stationen festlegen (Ort).

Einer Weisung braucht nicht Folge geleistet zu werden, wenn sie:
- von einer nicht weisungsberechtigten Person erteilt wird, z.B. KollegIn
- gegen bestehende Vorschriften oder Rechtsgrundlagen verstößt, z.B. Schweigepflicht
- unzumutbar ist z.B. fehlende Fachkompetenz, Überlastung wegen zu hoher Patientenzahl
- inhaltlich falsch ist, z.B. falsche Ther.-Maßnahme mit vermutlichen Folgeschäden.

 Tips & Fallen
Die Verweigerung einer rechtmäßigen, zumutbaren Weisung ist Arbeitsverweigerung und somit ein Kündigungsgrund.

1.7.4 Haftpflichtansprüche

Jeder Betrieb (Krankenhaus, Arzt- bzw. Physiotherapie-Praxis) ist verpflichtet, für seine Angestellten und Arbeitskräfte in nichtselbständiger Tätigkeit eine Betriebshaftpflichtversicherung abzuschließen. Sie regelt alle Berufshaftpflichtansprüche im Schadensfall (Übernahme finanzieller Lasten). Wer auf eigene Rechnung arbeitet, z.B. Freiberufler, ist selbst haftpflichtig und verpflichtet, sich ausreichend zu versichern, z.B. durch eine eigene Betriebshaftpflichtversicherung.

Beispiel
Berufshaftpflichtansprüche bestehen z.B. bei einer nicht fahrlässigen Schädigung des Pat. Bei Nachweis einer fahrlässigen Schädigung, z.B. Durchführung von Maßnahmen trotz bekannter KI, Verletzung der Aufsichtspflicht, entfällt der Versicherungsschutz.

 Tips & Fallen
- Der Arbeitgeber haftet für das Verschulden seiner Angestellten. Ausnahme: unerlaubte Handlungen, z.B. Behandlung ohne Rezept
- Arbeitgeber kann Schadensersatzansprüche gegen seinen Angestellten geltend machen.

Physiotherapeutische Methoden

2

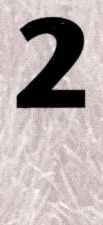

2.1   Befunderhebung

Claudia Kiesewetter

Systematische Begutachtung des menschlichen Körpers zur möglichst genauen Beurteilung seines Zustandes.

Befundgliederung	
Abschnitte des Befundes	**Aufgabe**
Befunderhebung	Erkennen der Problematik als Grundlage der Behandlung
Physiotherapeutischer Behandlungsplan	Planung der erfolgversprechendsten Maßnahmen und deren günstigsten Aufbau in einer Behandlung
Wiederbefundung	Kontrolle der Effektivität der Behandlung

Es gibt mehrere Varianten der Befunderhebung. Viele Methoden folgen einem standardisierten Schema (MAITLAND, CYRIAX usw.). Wichtig ist die übersichtliche Darstellung der Fakten durch einen zweckbezogenen Dokumentationsaufbau (z.B. in den verschiedenen Fachbereichen).
Die Befunderhebung erfolgt vor der ersten Behandlung (Grundlage für die Planung der Behandlung) sowie im Verlauf einer oder mehrer Behandlungsserien (Überprüfung des Behandlungserfolges).

Durchführung
In einer Behandlung nicht alles auf einmal befunden. Die wichtigsten Punkte auswählen:
• persönliche Daten
• Anamnese: Eigenanamnese und jetzige Anamnese
• Allgemeinbefund: Körperhaltung, Belastbarkeit, Hilfsmittelversorgung, Beschwerden
• spez. Befund: Sicht- und Tastbefund der als betroffen anzusehenden Strukturen
• funktioneller Befund: Testauswahl für die als betroffen anzusehenden Strukturen.
! Pat. vor jeder Maßnahme informieren.

TherapeutInnenverhalten
Ziel ist das Erhalten möglichst genauer Patientenaussagen:
• offen sein und Atmosphäre der Zuversicht schaffen (→ Patientenmotivation)
! Keine Vorurteile → ablehnendes Verhalten blockiert Pat.
• Ziel- und zweckgerichtete Wortwahl nutzen, um genaue und umfangreiche Beschreibung zu erhalten:
  – Pat. mit eigenen Worten genau beschreiben lassen, um Detailinformationen zu erhalten
  – Nachfragen wertungsfrei gestalten. Keine Suggestivfragen stellen, z.B.: ,,Ihre Schmerzen sind doch besser geworden?"
  – Aussagen der Pat. wiederholen (Feedback, ob alles richtig verstanden wurde)
• Gestik und Mimik (nonverbale Kommunikation) zur Informationsgewinnung nutzen (z.B. Schmerz)
• Erkenntnisse dürfen nur auf der Befundung beruhen. Keine Spekulationen! Das klinische Bild nicht durch theoretisches Wissen verfälschen.

Dokumentation

- Informationen, die unter zwei Unterpunkte eingeordnet werden können, zum relevanteren einordnen und beim anderen einen Querverweis setzen
- Nutzen einer Bodychart (☞ Abb. 2.1) zur schnelleren Übersicht. Eintragen der Beschwerden z.B.:
  - Ausbreitung („Felder")
  - „Felder" beschreiben (z.B. Schmerzqualität)
  - Numerieren mehrerer „Felder" (z.B. nach ihrem Auftrittsdatum)
  - Treten Beschwerden (einzelne „Felder") voneinander abhängig auf, dieses notieren (z.B. wenn „Feld" Nr. 1, dann auch „Feld" Nr. 3).

„Textverarbeitung"

- relevante Informationen mit Textmarker anstreichen
- „Alarmdaten", die Kontraindikationen beinhalten (z.B. Bluter, Osteoporose, überschießende Milchproduktion, usw.), mit Rotstift zusätzlich unterstreichen
- Tests wichtiger Befundergebnisse (z.B. Nutzen für die Wiederbefundung) mit einem Sternchen markieren.

Vorbereitung

- Pat.-Akte sichten und wichtige Informationen notieren (☞ 2.1.1–2.1.3)
- kontraindizierte Befundmaßnahmen feststellen
- „Fragenkatalog" und Tests zur Befundung (z.B. über die Beschwerden des Pat., den Krankheitsverlauf) erstellen
- benötigte Befundutensilien, z.B. Maßband, Winkelmesser einplanen und bereitstellen
- Behandlungsraum reservieren, falls Pat. Zimmer verlassen darf
- bei Unklarheiten Rücksprache mit ÄrztIn, KollegIn und Pflegepersonal.

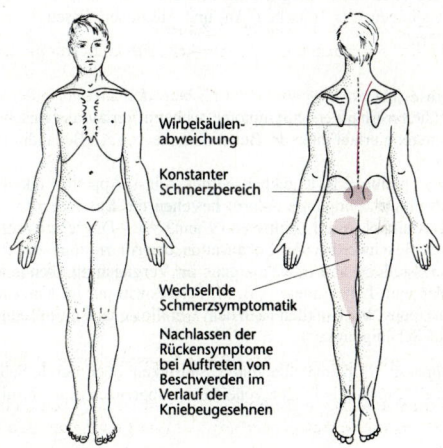

Wirbelsäulen-
abweichung

Konstanter
Schmerzbereich

Wechselnde
Schmerzsymptomatik

Nachlassen der
Rückensymptome
bei Auftreten von
Beschwerden im
Verlauf der
Kniebeugesehnen

Abb. 2.1: Beispiel zur Benutzung einer Bodychart [A300–157]

2.1.1   Basisinformationen

2

Persönliche Daten

Sie vermitteln einen ersten Überblick über die Pat. und ihre Situation. Die Darstellung erfolgt schlagwortartig und tabellarisch auf dem Deckblatt des Befundes.

Daten aus der Patientenakte und der Patientenbefragung sind: Name, Geburtsdatum, derzeitiger Beruf, Aufnahmetag, Aufnahmekrankenhaus, Einweisungsdiagnose, jetzige Diagnose, Zeitpunkt und Art der verordneten Physiotherapie. Abhängig vom Fachbereich können weitere Daten aufgenommen werden (z.B. Größe, Gewicht → Erkennen von Übergewicht).

Anamnese

Erhebung der Krankengeschichte (aus Patientenakte und/oder Patientenangaben).

Familienanamnese (FA)

Erkrankungen der Großeltern, Eltern und evtl. Geschwister, die vererbbar (z.B. Diabetes mellitus, Anlage zu Allergien) oder schwerwiegend sind (z.B. Tbc).

Eigenanamnese (EA)

• Schwerwiegendere und/oder relevante Erkrankungen, Unfälle, Verletzungen. Bei Frauen auch Geburten, bei alten Pat. Kriegsverletzungen (z.B. Granatsplitter als Risikofaktor für die Elektrotherapie) notieren. Rauchverhalten (Was? Konsumbeginn, tägliche/wöchentliche Menge)
• Auf chronologische Reihenfolge achten. Im Kindesalter beginnen (z.B. Kinderkrankheiten). Zusammenhängende Darstellung längeranhaltender Erkrankungen (Verlauf, Ausgang)
• Situation vor Erkrankung, Krankenhausaufenthalt:
  – Welche Tätigkeiten waren möglich/nicht möglich?
  – Alltagsbewegungen, z.B. Waschen, An- und Ausziehen, Essen
  – Haushalt/Beruf
  – Freizeit.

Jetzige Anamnese (JA)

• jetziger Krankheitsverlauf: erste Symptome, weiterer Verlauf der Beschwerden, erste Diagnose, weiterer Verlauf unter der Behandlung (evtl. auch Behandlungsarten) usw.
• Beschwerden
  – Allgemeinsymptome: z.B. Krankheitsgefühl, Angst, Appetitlosigkeit
  – krankheitsbedingte Symptome: Worin bestehen die Beschwerden? (Schmerzen, Schwindel, Atemnot, usw.); Auftreten (Wann? Wie? Dauer?); Lokalisation; Veränderung der Beschwerden (der Lokalisation, der Ausbreitung, der Intensität, von der Ausgangsstellung abhängig, morgens im Vergleich zu abends?). Passen die Beschwerden zum Lebensalter? (z.B. M. Perthes tritt nur im Kindes-/Jugendalter auf), Beruf/Hobby, bei Unfällen nach dem Unfallmechanismus fragen (z.B. Rückschlüsse auf Schädigungsart).

! Bewegungsapparat: Probleme, die durch Steifigkeit oder durch Schmerzen entstehen, durch entsprechende Fragen voneinander abgrenzen (Pat. vermischen häufig beides).

Patientenangaben zur Erkrankung
Der Pat. beurteilt seine Krankheit, z.B. Situation, Leistungsstand, bisheriger Therapie-
verlauf:
- momentane Situation: Wird die Lebensqualität durch die Erkrankung reduziert? Kann
  der Pat. seinen Interessen folgen?
- Einstellung zur Erkrankung z.B. verdrängt/akzeptiert der Pat. seine Erkrankung?
- Bereitschaft zur Mitarbeit (Kooperation, Engagement, Motivation)
- Bewertung der Krankheitsätiologie: Wie kam es zur Erkrankung?
- Bewertung der bisher durchgeführten Therapie (Effektivität, Probleme bei der
  Durchführung).

! Auf Motivation achten, insbesondere bei „Langzeiterkrankungen", wie z.B. primär
chronischer Polyarthritis.

Informationen aus der Patientenakte
Information aus ärztlicher Sicht:
- Aufnahmebefund: relevante Daten des ärztlichen Aufnahmebefundes notieren
- Krankheitsverlauf: wichtige Merkmale bzw. Veränderungen des Zustandes (Datum
  und Schlagwort) notieren, z.B. Gipsanfertigung und Art des Gipses, Operationen
- OP-Bericht: relevante Daten, z.B. Art der OP, OP-Technik, Komplikationen
- Röntgenbefund, Ultraschall, Perkussions- und Auskultationsbefund, usw.: relevante
  Befundergebnisse notieren
- bisherige Behandlung/ärztliche Anordnung: relevante Medikamente (β-Blocker,
  Antikoagulantien, usw.), Physiotherapie (Seit wann? Was? Änderungen?), physika-
  lische Therapie (Seit wann? Was? Änderungen).

Information aus pflegerischer Sicht: z.B. Kooperationsbereitschaft, Verhalten in der
Nacht, Mobilisation, Lagewechsel.

 Tips & Fallen
Medikamentenwirkungen beachten, z.B.:
- β-Blocker: Begrenzung der körperlichen Leistungsfähigkeit
- „Schmerzmittel": Schmerz (Warnsignal) ist herabgesetzt → Gefahr zu hoher
  Belastung, Überdosierung passiver Techniken.

2.1.2 Allgemeinbefund

Beschreibung des allgemeinen Zustandes, ohne näher auf das Krankheitsbild einzugehen.

Haltung
- allgemein: In welcher Position/Haltung betritt Pat. das Zimmer?
- spezifisch: körperliche Probleme, die z.B. durch die Haltung kompensiert werden:
  Welche Körperstellung/-lagerung nimmt Pat. bevorzugt ein? Z.B. Rückenlage/Seit-
  lage im Bett bei erhöhtem Oberkörper mit über dem Kopf abgelegten Armen, oder
  Sitz mit vor dem Körper gehaltenem Arm.

2

Konstitution
- Größe und Gewicht (Übergewicht, Normalgewicht, Untergewicht)
- Erscheinungstyp, z.B. muskulös, grazil, untersetzt, stämmig, schlank, hager, ausgezehrt, adipös, groß, klein.

Bewußtseinszustand und Verhalten
- Bewußtsein: klar, getrübt, bewußtlos; zeitliche, räumliche, persönliche Orientierung
- Gedächtnis, Wahrnehmung
- Verhalten: z.B. unauffällig, ängstlich, gespannt, temperamentvoll, hyperaktiv. Auf Gestik und Mimik achten: Finger schlagen „Trommelfeuer", Hand ist gefaustet oder hält sich z.B. an der Bettdecke fest, Lippen werden immer wieder fest aufeinander gepresst, schnelle oder verlangsamte Bewegungen usw.
- *!* Veränderungen sind täglich möglich.

Belastbarkeit und Leistungsstand
- Art der möglichen oder erlaubten Belastung (Liegen, Sitzen, Stehen; Gehen, z.B. Zimmer, Flur, Gelände, Treppensteigen; Fahrradergometrie, in der Chirurgie übungsstabil, teil- oder vollbelastbar oder Belastung nur mit Korsett usw.), Angabe der Belastung (Watt, Kilogramm)
- Gefühl des Pat. bezüglich der Leistung (unterfordert, keine Probleme, fühlt sich wohl, überfordert bzw. Schmerzen), Ermüdung (schnell ermüdbar, keine Probleme, unterfordert), andere Probleme.

Hilfsmittelversorgung, apparative Versorgung
Versorgungsart notieren, ab wann wurde sie eingesetzt und ggf. ab wann soll sie aufgehoben werden:
- Brille, Kontaktlinsen, Blindenstock, Hörgerät usw.
- Orthesen und Prothesen (auch Zahnprothesen!)
- Lagerungsmaterial, Katheter, Infusionen, Überwachungsgeräte.

Allgemeine Daten
Daten, die erhoben werden müssen, aber für die Erkrankung nicht relevant sind, z.B.: Puls, Blutdruck. Diese Faktoren können auch Kontraindikationen für Behandlungstechniken sein.

2.1.3   Spezifischer Befund ——————————————————

Spezielle Befundung anhand der Basisinformationen planen. KI festhalten.

▎Lokalbefund

Sichtbefund (Inspektion)
- allgemein: Offensichtliche, unabhängig vom Krankheitsbild bestehende Körperveränderungen (Narben, grobe Körperfehlstellungen, usw.). Pat. muß entkleidet sein, da ansonsten keine ausreichende Beurteilung möglich ist
- speziell (z.B.):
  - Orthopädie, Chirurgie: Inspektionsbefund möglichst aus 2 ASTE (Rückenlage, Bauchlage, Sitz, Stand von allen Seiten). Zusätzlich Gangbild und/oder grobe Funktions-/Gebrauchsbewegungen

- Innere (☞ 3.1.1): bei Lungenerkrankungen und Herzerkrankungen z.B. Atemweg, Atembewegung, Atemhilfsmuskeleinsatz, Atemfrequenz, Atemrhythmus (unter Ruhe und Belastung).

Tastbefund/Palpation
Palpable Strukturen: Haut, Unterhaut; Muskeln, Sehnen; Knochen, Gelenke; Nerven, Gefäße.
! Die Hauttemperatur mit den Handrücken palpieren!

Beispiele von Tastbefunden
- Wärmehaushalt: Hauttemperatur im Seitenvergleich und i. Vgl. Körperstamm zu den Extremitäten überprüfen
- Hautbeschaffenheit: trocken, feucht, schuppig usw.
- Spannungszustand der Haut: z.B. altersentsprechend, fest, schlaff
- Narben: auf Unterlage verschiebbar, druckempfindlich, usw.
- Schwellungen: Konsistenz (hart, fest, weich usw.)
- Muskeltonus: erhöht, normal, herabgesetzt
- Puls: Frequenz, Rhythmus, Füllung.

▌ Funktioneller Befund

Krankheitsrelevante Auswahl von:
- Messungen, z.B. Winkelmessung, Beinlängenmessung, Atemdiagramm
- Tests (Belastungstests, Durchblutungstests wie RATSCHOW und Gehstrecke; ☞ 3.3.1)
- Funktionsprüfungen, z.B. Muskelfunktionsprüfung
- pathologische Zeichen (TRENDELENBURG, LASEGUE, BRAGARD; ☞ 5.8.8, 6.1)
- Elektrodiagnostik (☞ 2.8.3)
- neurologischer Befund: Sensibilitätsbefund, Motorik und Reflexe usw. (☞ 6.1).
! Messungen und Funktionsprüfungen im Seitenvergleich.

▌ Beschreibung des Patienten

Zusammenfassende Beschreibung und Beurteilung der Pat.-Kriterien:
- Einstellung zu Krankheit und Behandlung
- Selbständigkeit
- seelisches Befinden und Übungsbereitschaft
- subjektives Ausmaß der Behinderung und Einschränkungen.

2.1.4   Physiotherapeutischer Behandlungsplan ──────

Ziele
Die gesetzten Ziele sollen für den Pat. erreichbar sein:
- Fernziele: Wieweit kann Pat. durch Physiotherapie wieder gesunden? Welche Erkrankungen sollen abgewandt werden? Beispiel: Pat. soll seine Hand bei voller Funktionsfähigkeit und Schmerzfreiheit wieder im Alltag einsetzen können
- Nahziele: Wie sollen die Fernziele erreicht werden? Welche Verbesserungen können durch die Physiotherapie als nächstes erreicht werden? Beispiele:
  - 1. Nahziel: Schwellung im Hand-Unterarm-Bereich beseitigen
  - 2. Nahziel: Beweglichkeit der Daumengelenke, Fingergelenke der Finger 4 und 5 sowie des Handgelenkes der rechten Hand erhalten

   – 3. Nahziel: Kontraktur der Fingergrundgelenke, PIP- und DIP-Gelenke der Finger 2 und 3 der rechten Hand lösen.

Auswahl der geeigneten Behandlungstechniken

- Gewonnene Informationen durch strukturiertes Denken und Handeln sinnvoll nutzen → Befundergebnisse interpretieren, Behandlungstechniken auswählen, Behandlung planen und die Behandlung anhand der Planung durchführen
- Behandlungstechniken anhand des Befundes auswählen (keine festen Behandlungs-schemata)
- Behandlungstechnik durch erneute, zielgerichtete Wiederbefundungen überprüfen:
  - Befragung nach Veränderungen bei schmerzhaften Alltagsbewegungen
  - Befundtechniken, die das Problem testen.

Maßnahmen und Behandlungsaufbau

- Gesichtspunkte: Maßnahmengruppen (Thromboseprophylaxe, Atemtherapie, usw.) zuordnen, die zu den Zielsetzungen (Nahziel) gehören. Beispiele:
  - 1. Nahziel: Wärmeanwendung
  - 2. Nahziel: Kontrakturprophylaxe
  - 3. Nahziel: Mobilisation
- Maßnahmen auswählen, die zu den Gesichtspunkten gehören, beschreiben und begründen. Es werden vorbereitende Maßnahmen von Behandlungsmaßnahmen unterschieden. Vorbereitende Maßnahmen gehören u.a. zu den Bereichen der Massage, Elektrotherapie, Hydrotherapie usw.
  Beispiel für eine vorbereitende Maßnahme zum 1. Gesichtspunkt (s.o.): Um die Schwellung in der Hand-Unterarm-Region zu reduzieren, mit einer Heißen Rolle (☞ 2.7.2) die Halsregion, die vordere Schulterregion bis in die betroffene Region abtupfen. Durch den proximalen Beginn werden die proximalen Lymphgefäße aktiviert und ermöglichen ein Nachströmen der Lymphe aus den distalen Bereichen. Unterstützend den Arm erhöht lagern (Schwerkraftgefälle)
- *!* Die Auswahl der Maßnahmen erfolgt anhand der Symptome und Probleme sowie den festgelegten Zielen. Für Pat. müssen die Übungen durchführbar sein!
- Aufbau einer Behandlung und evtl. Steigerungsmöglichkeiten beschreiben und begründen
- Übungsprogramm für die behandlungsfreie Zeit und Tips für zu Hause entwerfen und begründen.

Wiederbefundung

Wie bei der Befunderhebung. Bei Zeitmangel zumindest die relevanten Punkte (z.B. Tastbefund der betroffenen Strukturen, Sensibilitätsbefund, Atemdiagramm) wieder-befunden. Änderungen zum Erst- und Folgebefund in einem gesondertem Unterpunkt herausstellen.

 Tips & Fallen

Bei erheblichen Diskrepanzen zwischen den Beschwerdeangaben der Pat. und dem ärztlichen Befund Rücksprache mit ÄrztIn → Evtl. erneute ärztliche Untersuchung vor Therapiebeginn.

Literatur

LIST, M.: Physiotherapeutische Behandlung in der Traumatologie. Springer Verlag, Berlin 1996
MAITLAND, G.D.: Manipulation der peripheren Gelenke. Springer Verlag, Berlin 1996
MAITLAND, G.D.: Manipulation der Wirbelsäule. Springer Verlag, Berlin 1994
WINKEL, VLEEMING, FISCHER, MEIJER, FROEGE: Nichtoperative Orthopädie, Gustav Fischer Verlag, Stuttgart 1985–1995

2.2 Basistechniken

Grundlagen der Belastungsgestaltung

Pause
- Lange Pausendauer (vollständige Erholungspause) führt zu einer völligen Erholung. Die Dauer einer kompletten Erholung (Puls erreicht wieder Ausgangswert/Ruhewert) beträgt i.d.R. 3–5 Min., u.U. auch länger. Ind.: stark reduzierte Belastungsfähigkeit, z.B. bei Bettruhe

! Je höher die Belastung und je schlechter die Leistung, desto länger die Pause.

- Kurze Pausendauer (unvollständige Erholungspause) führt zu keiner vollständigen Erholung. Das 1. Viertel einer vollständigen Pause liefert 2/3 an Erholung (kurze Pause → ,,lohnende" Pause). Der Körper befindet sich dabei noch in Arbeitsbereitschaft. Die Dauer ist u.a. abhängig von der Belastungsdauer und der Intensität der Belastung und beträgt ca. 10–180 Sek. (Beispiele s.u.). Nutzung z.B. im Intervalltraining. Ind.: geringe Belastungsintensität der Übungen oder geringe Einschränkung der Belastungsfähigkeit des Pat., z.B. zum Leistungsaufbau (Mobilisation)
- Aktive Pausengestaltung durch die Beanspruchung von Muskelgruppen, die während der Belastungsphase nicht aktiviert wurden, oder durch eine Temporeduzierung beim Laufen und Gehen. Eine ,,Temporeduzierung" kann auch das Stehen sein (10 % mehr Sauerstoffverbrauch als im Liegen)
- Passive Pausengestaltung durch Ruhen im Liegen oder angelehnten Sitzen. Zusätzlich Entspannungs- und Lösungstechniken durchführen. Indikation bei reduzierter Belastungsfähigkeit (in Kombination mit vollständigen Erholungspausen).

Reizintensität
Stärke der Belastung. Trotz gleicher Übungen kann die Reizintensität unterschiedlich ausfallen. Gründe sind z.B.:
- unterschiedliche Konstitution (Über- oder Normalgewicht)
- Trainingszustand
- Motivation, Bereitschaft, die Übungen aktiv mitzumachen
- Lebensalter.

Reizintensität wird z.B. durch den Anstieg der Pulsfrequenz ermittelt.

Reizdauer
Zeit der einzelnen Belastungsphasen, z.B. einer Bewegungsserie oder einer Laufstrecke.

Reizdichte
Abhängig vom Verhältnis von Belastungs- und Pausendauer:
- große Reizdichte bei kurzen Pausen
- mittelgroße Reizdichte bei längeren Pausen (vollständige Erholungspause)
- kleine Reizdichte bei Pausen, die doppelt oder dreifach so lang sind wie die Reizdauer.

Reizumfang
Zeit aller Belastungsserien, Laufstrecken und Pausen zusammen.

2.2.1   Aktive Techniken

Claudia Kiesewetter

2

Die physiotherapeutischen Basistechniken unterteilen sich in die zwei Hauptbereiche: aktive Techniken und passive Techniken (☞ 2.2.2).

In der Therapie sind aufgrund der Komplexität der zu behandelnden Strukturen und des großen Anwendungsspektrums der Physiotherapie meist Kombinationen aus beiden Techniken zu finden.

Aktive Techniken führen zu einer Muskelaktivität. Sie werden anhand der Art ihrer Muskelaktivität (motorischen Vorganges) in drei Formen gegliedert:
- Techniken, die dynamische/phasische Kontraktion (Bewegung) bewirken
- Techniken, die statische/tonische Kontraktion (Halten) bewirken
- Techniken, die wechselweise dynamische und statische Kontraktionen (Bewegen und Halten) bewirken.

Begriffserklärung zu den Grifftechniken
- proximale Hand: Th.-Hand, die „am dichtesten" am Rumpf der Pat. arbeitet
- distale Hand: Th.-Hand, die „weiter entfernt" vom Rumpf arbeitet.
- *!* Grifftechnik so handhaben, daß eine ökonomische Haltung und Arbeitsweise möglich ist. Dazu Griffe nötigenfalls abändern.

▌ Bewegung

In den Gelenken verursachte Bewegungsausschläge führen zu Stellungsveränderungen von Körperteilen. Therapeutische Grundformen des Bewegens sind assistives Bewegen, aktives Bewegen und resistives Bewegen, sowie passives Bewegen (☞ 2.2.2).

Bei Bewegungen wird anhand von Freiheitsgraden unterschieden:
- isoliertes Bewegen: um eine Achse (ein Freiheitsgrad) in einem Gelenk
- komplexes Bewegen: um mehrere Achsen (mehrere Freiheitsgrade) in einem oder mehreren Gelenken.

! Weiterlaufende Bewegungen in proximal gelegene Körperabschnitte vermeiden. Wenn keine muskuläre Sicherung möglich ist, manuell fixieren. Beispiel: bei Bewegungen im DIP-Gelenk Mittelphalanx fixieren.

Assistives Bewegen
Bewegungen werden unter Abnahme der Eigenschwere von Körperabschnitten durchgeführt. Ziel ist, den Schwerkrafteinfluß zu reduzieren. Dies kann z.B. ermöglicht werden durch:
- manuelle Unterstützung
- Geräte, z.B. den Schlingentisch (☞ 2.3.22)
- Wasserauftrieb, z.B. im Bewegungsbad (evtl. Auftriebskörper nutzen; ☞ 2.6.9).

Beispiel Hüftgelenk (☞ Abb. 2.2)		
Ausgangsstellung	**Grifftechnik**	**Bewegungsausschläge**
Seitenlage, unteres Bein ist gebeugt, oberes Bein gestreckt oder gebeugt, Th. steht hinter Pat. und unterstützt das oben liegende Bein.	proximale Hand: Becken an der Crista iliaca fixieren distaler Arm: unter dem oben liegenden Bein (gebeugt oder gestreckt) durchführen und von der Innenseite unterstützen.	Flexion und Retroversion Ab- und Adduktion Innen- und Außenrotation.

Weitere Grifftechniken (☞ resistives Bewegen sowie passives Durchbewegen; ☞ 2.2.2).

Aktives Bewegen

Bewegungsabläufe, die ohne Unterstützung oder zusätzliche Widerstände ausgeführt werden. Das aktive Bewegen erfolgt in den unterschiedlichsten Formen, z.B. aus verschiedenen Ausgangsstellungen, mit und ohne Geräte/Musik, in verschiedenen Tempi sowie in Kombination mit unterschiedlich langen Pausen. Typische Formen sind die allgemeine Gymnastik und die sog. Stoffwechselgymnastik. Ziel des aktiven Bewegens ist u.a. die Verbesserung der lokalen Muskelausdauer oder der allgemeinen Ausdauer (Herz-Kreislauf-Leistungsfähigkeit). Als Trainingsmethoden bieten sich die Dauer- und Intervallmethode an.

Aktives Bewegen in intermittierender Dauerform

Innerhalb einer Bewegungsserie Beanspruchung derselben Muskelgruppen über einen Zeitraum von mindestens 5 Min. Wesentlich ist der Wechsel von Erholungs- und Belastungsphase.

Bewegungsserien kleiner, mittelgroßer und großer Muskelgruppen

• Bewegungsserien der Extremitäten (kleine bis mittelgroße Muskelgruppen): im Tempo von 1–2 Bewegungen pro Sek., 5–20 Bewegungswiederholungen, Pausendauer 10–30 Sek. ASTE Liegen oder Sitz.
  Beispiel: Bewegungsserie mit einem Arm. Reizintensität: 10 x Hand öffnen und Arm strecken, 10 x Hand fausten und Arm beugen, Reizdauer 20 Sek., Pausendauer 10 Sek., Reizdichte: groß (Pause ist halb so lang wie Belastungszeit), Reizumfang: ca. 80 Sek. (3 x 20 Sek. + 2 x 10 Sek.)
• Bewegungsserien des Oberkörpers (große Muskelgruppen): Einleitung der Bewegung über die Arme oder Beine. 3–5 Bewegungswiederholungen und Pause von 30–60 Sek. (u.U. länger). ASTE: Sitz z.B. auf dem Hocker, Pezzi-Ball
• Bewegungsserien der unteren Extremität (mittelgroße bis große Muskelgruppen); unterschiedliche Anzahl von Bewegungswiederholungen (aufgrund der ASTE Stand ist der statische Anteil an Muskelaktivität von der Pat.-Konstitution abhängig) ca. 1–3 Min. (unvollständige Pause) im Stehen, Kombinationen Sitzen und Stand, evtl. Gehen
• „Stoffwechselgymnastik": Schnelles Bewegen der Extremitäten mit 15–20 Bewegungswiederholungen, langsam beginnen und dann das Tempo steigern. Die Pausendauer beträgt 20–30 Sek., 2–3 Behandlungsserien durchführen. Indikation und Wirkung sind umstritten.

2

Gehen (große Muskelgruppen)
Gangtempo 60–80–100–120 Schritte/Min., Belastungsphase ca. 1–10 Min., Pausendauer ca. 1–5 Min. Bsp.: langsames Gehen. Reizintensität 80 Schritte/Min., Reizdauer 1 Gangstrecke von 4 Min., Pausendauer 2 Min., große Reizdichte, Reizumfang ca. 16 Min.

Treppengehen
Belastungsbeginn bei gering belastbaren Pat. z.B. mit 6–12 Stufen bei einer Reizintensität von 1 Stufe/Sek.. Pausen variabel einlegen (Sitz oder Stand).

! Treppauf gehen ist eine größere Kreislaufbelastung als treppab gehen.

Laufen und Gehen im Wechsel
Laufen, auch auf der Stelle (federnde Unterlage), oder Wechsel von Laufen und Gehen (Intervallform) bei niedriger Arbeitspulsfrequenz (z.B. 110/Min.), z.B. als Kreislauftraining bei Pat. ohne Herzerkrankung. Die Reizintensität wird durch Anstieg der Pulsfrequenz gemessen. Sie wird von ÄrztIn vorgegeben oder beträgt 180 minus Lebensalter.

Aktives Bewegen in kontinuierlicher Dauerform
Bewegung mit gleichbleibender, dynamischer Belastung über einen Zeitraum von mindestens 5–10 Min. Die Belastung liegt unterhalb oder im Bereich der individuellen Grenze der Dauerleistung.

* Sitzen (sog. Dauergymnastik): Extremitäten (mit Integration des Rumpfes) im mäßigen Tempo bewegen. ASTE: Sitz auf dem Hocker. Die Wirkung ist umstritten
* Gehen: Auf ebener Strecke im gleichbleibenden Tempo für 5–10–20–30 Min. gehen. Ein Trainingseffekt entsteht, wenn der Pat. 50 % seiner maximalen Kreislaufleistung überschreitet, z.B. bei kardial oder pulmonal eingeschränkten Pat.
* Laufen: Auf ebener Strecke, mit mehr als 50 % der maximalen Kreislaufleistung, bei einem gleichbleibenden Tempo für 5–10–20 Min. laufen oder traben. Parameter für die Reizintensität eines belastbaren Pat. ist die Pulsfrequenz (von ÄrztIn angegeben).

! Bei eingeschränkter Dauerleistungsfähigkeit zur Erweiterung der Kreislaufleistungsfähigkeit mit dem Bewegen in intermittierender Dauerform beginnen.

Resistives Bewegen
Resistives Bewegen ist das Bewegen gegen einen Widerstand, zusätzlich zum Eigengewicht und dem Schwerkrafteinfluß. Der Widerstand wird gegen die geforderte Bewegungsrichtung gegeben, z.B. durch:
* manuellen Widerstand
* Geräte, z.B. Thera-Band, Knetmasse, Schlingentisch (☞ 2.3.4, 2.3.22)
* bewegungsabhängiger Widerstand des Wassers (z.B. Bewegungsbad; ☞ 2.6.9).

Manueller Widerstand
Auf ökonomische Ausgangsstellung und Arbeitsweise (z.B. aufgerichtete WS, rumpfnahes Arbeiten) achten.

Isolierte Bewegungen gegen manuellen Widerstand
Das Bewegen erfolgt um eine Bewegungsachse. Den Widerstand entsprechend der Muskelkraft der Pat. dosieren und so geben, daß die Bewegungsrichtung für Pat. eindeutig ist. Fortlaufende Bewegungen nach proximal z.B. durch entsprechende Grifftechnik oder Aktivitäten der Pat. begrenzen (Fixation).

Komplexe Bewegungen gegen manuellen Widerstand

Das Prinzip der komplexen Bewegungen gegen Widerstand wird u.a. in den PNF-Techniken umgesetzt (☞ 2.3.18). Eine einfachere Form ist z.B. eine Bewegung um zwei Achsen in mehreren Gelenken. Beispiel Bewegung:

- Flexion – Supination und Extension – Pronation im Ellenbogengelenk
- ASTE und Th.-Stellung: Rückenlage, Pat.-Arm liegt seitlich neben dem Rumpf. Th. befindet sich neben dem zu bewegenden Arm
- Grifftechnik: mit der proximalen Hand den distalen Pat.-Oberarm nahe des Ellenbogengelenkes von dorsal umfassen. Mit der distalen Hand für das Setzen des Widerstands in die Pat.-Hand greifen.

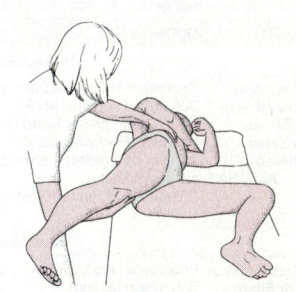

Abb. 2.2: Unterstütztes Bewegen- Hüftgelenk. ASTE: Seitenlage. [A300–157]

Manueller Widerstand – Hüftgelenk ASTE, Therapeutenstellung und Grifftechnik (☞ Abb. 2.2)		
Bewegung	**Widerstand**	**Anmerkung**
Ab-/Adduktion	Gegen die Adduktion mit Untergriff am medialen Unterschenkel. Gegen die Abduktion mit Aufgriff am distalen Oberschenkel oberhalb des Malleolus lateralis	Kommando: Ferse fußwärts herausschieben und Bein Richtung Decke bzw. Richtung Unterlage bewegen
Flexion/ Retroversion	Mit der Hand am distal-ventralen Oberschenkel und zugleich mit dem Unterarm am distal-dorsalen Unter-schenkel	Beckenfixation durch aktive Aufrichtung des Beckens
Rotation	Mit der Hand ventral oder dorsal des medialen Femurcondylus	Kommando: Bei gestrecktem Bein die Fußspitze Richtung Unterlage bzw. Richtung Decke drehen

2

Manueller Widerstand – Schultergelenk			
ASTE Sitz; Stellung der TherapeutIn: hinter Pat., mit der Hüfte und dem Oberschenkel Pat.-Rücken Halt geben (☞ Abb. 2.3 und Abb. 2.4).			
ASTE	**Grifftechnik**	**Widerstand**	**Anmerkung**
Anteversion – Retroversion			
Pat.-Arm hängt seitlich am Körper herab ☞ Abb. 2.3	Proximale Hand: Griff auf die Schulter (Fixation), ab 90° Anteversion gleitet Hand auf Scapula (Rückweg: ab 90° Anteversion gleitet sie wieder auf die Schulter). Distale Hand: umfaßt distalen Unterarm	Den Widerstand von der radialen bzw. ulnaren Seite des distalen Unterarmes geben	Kommando: Gestreckten Arm vorwärts, aufwärts Richtung Decke bzw. abwärts, rückwärts Richtung Boden führen
Abduktion – Adduktion			
Pat.-Arm im Ellenbogen gebeugt	Proximale Hand: Griff auf die Schulter (Fixation). Distale Hand: Abduktion: im Aufgriff Hand/Unterarm auf Unterarm des Pat. legen. Adduktion: im Untergriff Hand/Unterarm von der Beugeseite auf Unterarm des Pat. legen	Den Widerstand von der Streck- bzw. Beugeseite des Unterarmes geben	Bewegungsausschlag bis 90° Abduktion Kommando: Ellenbogen Richtung Decke bzw. Richtung Boden bewegen
Horizontale Abduktion – Adduktion			
Pat.-Arm 90° abduziert und im Ellenbogen flektiert ☞ Abb. 2.4	Proximale Hand: Griff auf die gegenseitige Schulter (Fixation). Distale Hand: wie Ab-/Adduktion Untergriff	Horizontale Adduktion: Widerstand vom Handgelenk der Pat. geben Horizontale Abduktion: Widerstand von Pat.-Ellenbogen geben	Kommando: Ellenbogen nach hinten, bzw. Hand nach vorne in Richtung gegenseitige Schulter führen
Rotation			
Pat.- Arm in 90° Abduktion und im Ellenbogen flektiert	Proximaler Arm: Ellenbogen ruht vor der Pat.-Schulter, Unterarm vor dem Pat.-Oberarm, die Hand hält den Pat.-Ellenbogen Distale Hand: von der Kleinfingerseite das Handgelenk auf seine Beugeseite fassen	Innenrotation: den Widerstand von der Beugeseite des Handgelenkes geben Außenrotation: den Widerstand von der Dorsalseite des Handgelenkes geben	Kommando: Unterarm Richtung Boden bzw. Decke bewegen

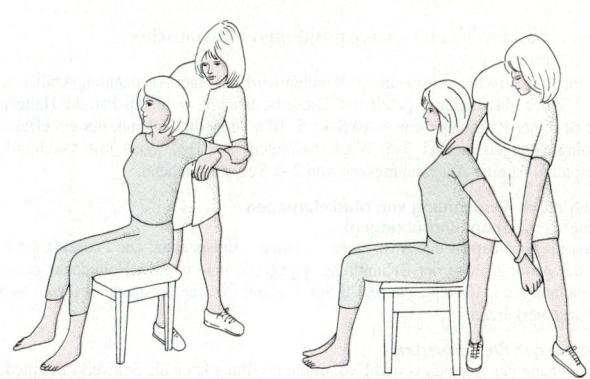

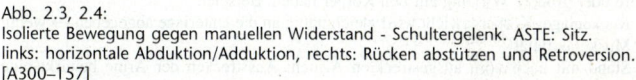

Abb. 2.3, 2.4:
Isolierte Bewegung gegen manuellen Widerstand - Schultergelenk. ASTE: Sitz.
links: horizontale Abduktion/Adduktion, rechts: Rücken abstützen und Retroversion.
[A300–157]

Bewegung gegen Widerstand in intermittierender Dauerform

Es gelten die Grundsätze des Bewegens in intermittierender Dauerform. Der Widerstand wird durch Geräte (Thera-Bänder, Baligerät, Miniexpander) über die Extremitäten gegeben. Ein manueller Widerstand ist häufig zu aufwendig. Die Rumpfmuskulatur arbeitet stabilisierend und wird so vermehrt belastet.

Formen
- Bewegungsserien kleiner, mittelgroßer und großer Muskelgruppen gegen Widerstand, z.B. durch Manschettengewichte für die Extremitäten
- Gehen im Wasser in unterschiedlichen Tempi. Im langsamen Tempo wirken Auftriebskraft (Heben des Beines) und Widerstand (Absetzen des Beines). Bei Steigerung des Tempos nimmt der Reibungswiderstand zu. Langsames Gehen entspricht ca. 1 Schritt pro 2 Sek. (Bein heben, wieder aufsetzen und Körpergewicht auf das Bein verlagern)
- Radfahren auf ebener Strecke oder mit dem Standfahrrad.

Bewegung gegen Widerstand in kontinuierlicher Dauerform

Es gelten die Grundlagen des Bewegens in kontinuierlicher Dauerform. Die Belastungszeit beträgt mindestens 5–10 Min. Den Widerstand gegen das Gerät kontinuierlich und gleichmäßig ausführen. Bei hohem Bremswiderstand des Gerätes wird die Muskulatur überwiegend im anaeroben Bereich trainiert (nicht sinnvoll). Folge: Pat. bricht die Bewegung meist vorzeitig aufgrund von Ermüdung ab. Formen: Gehen im Wasser, Radfahren (ebene Strecke oder mit dem Standfahrrad).

2

▌ Halten

Halten von Körper- und Gelenkpositionen mit statischer Muskelkontraktion

Bei den isometrischen Anspannungsübungen wird mit einer Anspannungskraft von ca. 50–70 % der Maximalkraft gearbeitet. Diese ist erreicht, wenn der Pat. die Haltespannung bei einer Haltedauer von 5–10 Sek., 5–10 x wiederholen kann. Für ein effektives Training genügen hierbei 3–5 Wiederholungen pro Tag. Wird mit Maximalkraft angespannt, ist eine Anspannungszeit von 2–3 Sek. ausreichend.

Halten durch Anspannung von Muskelgruppen (isometrische Spannungsübungen)

Behandlungsprinzip ist das Anspannen – Halten – Entspannen. Die Pausenlänge während der Anfangsphase der Behandlung doppelt so lang wie die Haltedauer gestalten (Anspannung: ca. 10 Sek., Pause: 20 Sek.). Kann Pat. die Anspannungsdauer halten, die Pause verkürzen.

Halten gegen die Schwerkraft

Entsprechend der Ausgangs- und Extremitätenstellung kann die Schwerkraft eine kleinere oder größere Wirkung auf den Körper haben. Beispiel:

• Rückenlage: Körpergewicht wird gleichmäßig an die Unterlage abgegeben → wenig Muskelaktivität
• Stand mit nach vorn ausgestreckten Armen: Ausstrecken der Arme bewirkt eine zusätzliche Haltearbeit im Rumpf.

Anspannungen über 50 % der Maximalkraft sind mit geringerem Aufwand erreichbar. Beispiel: ASTE Bauchlage, Oberkörper und Beine sind von der Unterlage abgehoben, Blick ist in Richtung Unterlage gerichtet.

Halten gegen manuellen Widerstand (selbst oder fremd gegeben)

Den Widerstand in nicht zu überwindender Form geben. Bei fremd gegebenem Widerstand erfolgt die Grifftechnik wie beim resistiven und passiven Bewegen.

Stemmen gegen feststehende Gegenstände (z.B. Wand, Boden)

Das Stemmen der Extremitäten gegen einen fixen Widerstand erfolgt häufig mit nahezu Maximalkraft → anaerobes Muskeltraining. Bei der Stemmführung nach BRUNKOW (☞ 2.3.5) wird das Stemmen gegen einen fixen Widerstand (Einstemmung von Ferse und Handwurzel mittels Schub auf die Unterlage) zur koordinativen Schulung der Muskelanspannung genutzt.

Halten unter Konzentration auf den Spannungswechsel (☞ 2.3.11)

Aufmerksamkeit auf die Empfindungen lenken, die beim Anspannen und Entspannen entstehen. Das Spüren sollte vor, während und nach der Anspannung erfolgen. Pat. durch eine entsprechende Frageform aufmerksam machen auf:

• Veränderung der Atemform
• Lageempfinden der Körperabschnitte/des Körpers
• Empfinden des Gewichtes der Körperabschnitte/des Körpers
• Anspannungs- und Entspannungsempfinden.

Durchführung

• langsam (ausreichend Zeit für die Wahrnehmung)
• Spannungsauf- und Spannungsabbau sind zeitgleich (je ca. 10 Sek.)
• vor, in und nach der Anspannung den jeweiligen „Zustand" erspüren lassen (ermöglicht einen Vergleich der einzelnen „Zustände")

- Fragetechnik:
  - vergleichend: „Ist die Hand leicht oder schwer?" Wichtig: Pat. soll die Fragen „für sich selbst beantworten" (keine tatsächlichen Antworten)
  - suggerierend: „Der Bauch geht vor und zurück."
- Alle Formen des Haltens (z.B. isometrische Anspannung, Halten gegen die Schwerkraft) sind aus jeder ASTE nutzbar. Bei der gewählten Form bleiben
- Unterteilung eines Spannungsaufbaus in mehrere Lernschritte (ca. 3). Beispiel:
  - ASTE Sitz auf dem Pezzi-Ball, Hände liegen auf den Oberschenkeln
  - 1. Lernschritt: Füße dorsalextendieren, Fersen auf die Unterlage stemmen
  - 2. Lernschritt: Spannungsaufbau wie Lernschritt 1, zusätzlich Hände auf die Oberschenkel stemmen
  - 3. Lernschritt: Spannungsaufbau wie Lernschritt 2, zusätzlich Kopf in Richtung Scheitel zur Decke herausschieben (Kinn bewegt sich Richtung Kehlkopf)
- Spannungsaufbau bei einer Ganzkörperspannung so gestalten, daß die aufrechte Haltung geschult wird
- Spannungsabbau erfolgt durch schrittweises Lösen der Muskelgruppen (kann auch Pat. selbst gestalten). Bei einer Ganzkörperspannung können auch alle Muskeln zugleich gelöst werden.

 Tips & Fallen
- Techniken des Haltens (insbesondere bei Ganzkörperspannungen) sind kontraindiziert bei Erkrankungen, die eine Steigerung des peripheren Gefäßdrucks nicht tolerieren (z.B. bei fortgeschrittenen Herz- und Lungenerkrankungen, Blutungsneigung, Antikoagulantientherapie)
- Beim Anhalten und Pressen der Atemluft Pat. zum Weiteratmen auffordern. Pat. soll leise zählen („Wer redet, der atmet.") oder beim Spannungsaufbau ausatmen.

▌ Bewegen und Halten

Nutzung dynamischer und statischer Arbeitsformen der Muskulatur durch das Anhalten einer Bewegung an einem beliebigen Punkt des Bewegungsausschlages. Das Anhalten kann verschiedene Wirkungen haben (u.a. abhängig von dem Punkt, an dem die Bewegung angehalten wird):
- Verstärkung der Muskelaktivität
- Stabilisation, z.B. von Körperstellungen und Gelenkstellungen
- Auslösen und Verstärken von Gleichgewichts- und Stellreaktionen. Bei den Gleichgewichtsreaktionen erfolgt eine Widerlagerung der Primärbewegungen durch Gegenaktivität (Muskelanspannung) und Gegenbewegungen (z.B. reaktive Bewegung der Arme zur Unterstützung der Balance). Die Gegenbewegungen verlaufen entgegen der Bewegungsrichtung der Primärbewegung
- Mobilisation.

Unterstütztes Bewegen und Halten

An einem beliebigen Punkt der unterstützten Bewegung Pat. auffordern, die Stellung zu halten, und die Unterstützung (manuell oder mit Geräten) aufheben. Wirkung: Verstärkung der Muskelaktivität, Stabilisation von Gelenkstellungen (s.o.). Im Bobath-Konzept wird ein Führen der Bewegung mit spontanem Lösen des Griffes zur Beurteilung des Muskeltonus genutzt (Placing ☞ 2.3.2).

2

Freies Bewegen und Halten

Das Anhalten in Bewegungsabläufen kann unterschiedlich genutzt werden (☞ Tab.).

Freies Bewegen und Halten		
Wirkung	**Anwendung**	**Bewegungsbeispiel**
Stabilisation von Körperstellungen; Schulung des koordinativen Anspannens der Muskulatur	Übergang von einer Körperstellung in die andere, bevor der Bewegungsübergang instabil wird	Bewegungsübergang RL in BL: Die Bewegung kurz vor dem Punkt anhalten, an dem ein Zerfall der Körperhaltung einsetzt. Taktile Techniken zur Stimulation der Muskulatur einsetzen
Auslösen von Stell- und Gleichgewichtsreaktionen;Gegenaktivitäten (Muskelanspannung) und Gegenbewegungen	Mangelnde Stell- und Gleichgewichtsreaktionen, z.B. bei einer Hemiplegie; Auslösen von Muskelaktivität zum funktionellen Muskeltraining; Indirekte Mobilisation von eingeschränkten Bewegungen	ASTE Sitz an der Bankkante mit frei schwebenden Füßen. Pat. soll Gewicht auf eine Gesäßhälfte nehmen. Aufgrund der Gleichgewichts- und Stellreaktion verkürzt sich reaktiv die Rumpfseite, an dem das Gesäß abgehoben ist (Gegenaktivität), die Arme und das Bein der angehobenen Gesäßhälfte werden abduziert, das Bein der anderen Gesäßhälfte adduziert (Gegenbewegung)

Übungsbeispiele

- ASTE: aufrechter Sitz auf dem Hocker (gleichmäßiges Belasten beider Sitzbeinhöcker). Die Füße stehen so unter/vor den Knien, daß die Kniegelenke auf dem Niveau der Hüftgelenke oder tiefer sind
- Aufgabe: mit den Fingern der einen Hand Symphyse (Kleinfinger) und Bauchnabel (Daumen) und mit den Fingern der anderen Hand Bauchnabel (Kleinfinger) und Brustbeinspitze (Daumen) erfassen. Während der Durchführung der Übung den Abstand zwischen diesen Punkten konstant halten
- Durchführung:
  - Prinzip der Bewegung: im Hüftgelenk eine extensorische Bewegung so ausführen, daß sich die Einheit von Rumpf und Kopf nach hinten neigt. Die Abstände vom Becken zum Brustkorb und vom Brustkorb zum Kopf bleiben stets gleich. Am Ende der Bewegung kurz anhalten. Durch flektorische Aktivität im Hüftgelenk wieder in die Ausgangsstellung zurückkehren
  - Bewegungsausschlag: Einheit Rumpf und Kopf wird soweit zurückgekippt, daß kein Gewicht mehr auf den Füßen ruht oder die Füße sich vom Boden lösen
  - Wirkung: bei Rückneigung erfolgt eine Verkleinerung der Unterstützungsfläche, ohne wesentliche Zunahme der Kontaktfläche des Gesäßes mit dem Stuhl (Stellung wird instabiler). Reaktiv wird eine vermehrte Haltearbeit ausgelöst, z.B. der Bauchmuskulatur
  - Anwendung: funktionelles Bauchmuskeltraining.

Bewegen gegen Widerstand und Halten

Während des Bewegungsweges Widerstand erhöhen, bis die Bewegung vollständig anhält.

2.2.2 Passive Techniken

Claudia Kiesewetter

Passive Techniken sind Maßnahmen, die an Pat. durchgeführt werden. Dazu gehören z.B. Lagerungen, entlastende Ausgangsstellungen, Traktion und passives Bewegen in verschiedenen Formen.

▮ Lagerung

Lagerung von Körperabschnitten oder dem Körper in bestimmten Positionen mittels Lagerungsmaterialien (Kissen, Fell, Schienen, spezielle Betten usw.). Der Einsatz von Lagerungen dient unterschiedlichen Zielen, z.B.:

- Neurologie: Funktionen vorbereiten (☞ 2.3.3)
- Bewegungsapparat: Entspannung, Entlastung
- Haut: Dekubitusprophylaxe (☞ 2.2.8)
- Gelenke: Kontrakturprophylaxe (☞ 2.2.8), Schmerzlinderung
- Kardiologie: Entlastung des Herzens
- Lunge: z.B. Drainagelagen (☞ 2.2.7)
- Kreislauf: Hochlagerungen der betroffenen Extremitäten bei Ödemen, Umlagerungen nach RATSCHOW bei art. Verschlußerkrankungen (☞ 3.3.2).

Entlastung des Bewegungsapparates

Mit Lagerung von Körperteilen und Körperabschnitten erfolgt eine Reduzierung bzw. Aufhebung der Muskelaktivität, die gegen die Schwerkraft (fallverhindernd) arbeitet. Zusätzlich werden bei der Lagerung Kopf, Brustkorb und Becken bestmöglich in die Körperlängsachse eingeordnet.

Rückenlage, Arme liegen neben dem Körper
- Unterschenkel unterlagern, damit Gewicht der Beine nicht auf Becken und LWS einwirkt
- Bei verstärkter Kyphose der unteren BWS mit Beteiligung der LWS (Hyperlordose) die LWS unterlagern
- LWS, BWS, Schultergürtel und den Kopf mit einem großen dicken Kissen unterlagern. Ind.: reduzierte Kyphose der unteren BWS und reduzierte LWS-Lordose (Flachrücken) bei gleichzeitiger Flexionsstellung des Beckens in den Hüftgelenken. Ziel ist der Ausgleich eines vorhandenen Extensionsdefizits der Hüftgelenke
- Zur Entlastung der BWS Ellenbogen so unterlagern, daß sie sich auf gleicher Höhe wie die Schultergelenke befinden. Die gefalteten Hände auf den Bauch legen.

Rückenlage, Arme liegen neben dem Kopf
- Wenn möglich die unteren Extremitäten in Nullstellung des Hüftgelenkes und 90° Flexion der Kniegelenke lagern. Pat. legt sich so an das Ende der Behandlungsbank, daß die Kniekehlen diese berühren und die Unterschenkel herabhängen. Die Füße stehen auf dem Boden oder werden ggf. so unterlagert, daß die Oberschenkel horizontal stehen
- Alternativ die Füße so mit einem quadratischen Kissen (z.B. Schaumstoffquader) und einer Rolle unter den Fußballen unterlagern, daß die Oberschenkellängsachsen senkrecht im Raum stehen
- Kopf nur unterlagern, wenn ein Rundrücken oder eine ausgeprägte Nackenkyphose zu Haltearbeit oder Schubbelastungen der WS führt

- HWS unterlagern, wenn der Kopf auf der Unterlage ohne Probleme abgelegt werden kann (→ angenehmes Lagerungsgefühl)
- Arme (auf genügend Platz oberhalb des Kopfes achten) so unterlagern, daß die Unterarme auf einem höheren Niveau liegen. Wichtig ist die Unterstützung der Unterarme und Hände. Die Schultergelenke sind in nahezu endgradiger Flexion sowie Innenrotation und mäßiger Abduktion, die Ellenbogen in Flexion und die Unterarme in Pronation. Die Stellung entlastet die HWS und oberen Kopfgelenke. Ind. z.B. Überlastungssyndrome der Unterarm- und Handregion (Arthrose des Daumengrundgelenkes, Karpaltunnelsyndrom, Epicondylitis).

Bauchlage
- Arme sind neben dem Kopf abgelegt (☞ Abb. 2.5)
- für neutrale Rotationsstellung der Beine die Fußrücken unterlagern
- Bauch, evtl. auch den Brustkorb unterlagern, um zu starken Extensionsstellung der LWS (z.B. bei Extensionsdefizit im Hüftgelenk) zu vermeiden
- Stirn unterlagern.

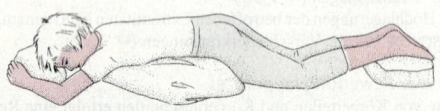

Abb. 2.5: Lagerung in Bauchlage [A300–157]

Seitenlage (☞ Abb. 2.6)
- Obenliegendes Bein und Arm auf einer höheren Unterlage lagern (horizontale Lagerung auf dem Niveau des Hüft- bzw. Schultergelenkes) → Entlastung der WS
- Kopf unterlagern, damit der Brustkorb nicht rotatorisch nach ventral oder dorsal kippt
- Schmale Taille mit einem Kissen unterlagern, um ein Durchhängen der LWS zu vermeiden
- Seitlichen Thorax durch ein großes, flaches Kissen unterlagern, wenn die Beckenbreite (Trochanterabstand) im Verhältnis zum frontotransversalen Brustkorbdurchmesser überdurchschnittlich breit ist.

Halbseitenlage (☞ Abb. 2.6)
In dieser Lage stellt sich die Ruheatmung automatisch ein. Bei Pat. mit Meteorismus wirkt sie entblähend.

- Bauch und Oberschenkel (z.B. durch mehrere dicke Kissen) so unterlagern, daß der Rumpf um ca. 45° zur Horizontalen gekippt ist. Der Bauch erhält zur Vermeidung des Durchhängens der LWS einen Gegendruck in Richtung Extension. Den ventralen Brustkorb bei Flachrücken unterlagern (Vermeiden einer Gewichtsabgabe an die HWS). Das Material muß so gelagert sein, daß die ventrale Brustkorbseite aufliegen kann, ohne einen unangenehmen Druck auf die untere Schulter auszuüben
- Evtl. HWS unterlagern. Der Kopf liegt frei auf der Unterlage. Hat der Kopf die Tendenz zum Abrutschen, ist diese Lagerung für eine HWS-Entlastung ungünstig

- Arm der tiefliegenden Seite bequem nach hinten auf die Unterlage ablegen, ohne unangenehmen Druck auf die Schulter. Unterlage so in Position bringen, daß der Brustkorb auf ihr liegt (Schulterdruck kontrollieren)
- Obenliegenden Arm (Beugeseite und ventrale Schulter) so unterlagern, daß der Ellenbogen nicht rutscht. Der Unterarm liegt auf der Unterlage etwa parallel zur Körperlängsachse. Zur HWS-Entlastung den Oberarm auf ein hohes Kissen lagern
- Das untere Bein liegt mit seiner Vorderseite auf der Unterlage. Hüft- und Kniegelenk sind bequem gebeugt
- Unterschenkel des oben liegenden Beines unterlagern (verhindert, daß das Knie nach ventral rutscht). Hüft- und Kniegelenk sind in bequemer Flexion.

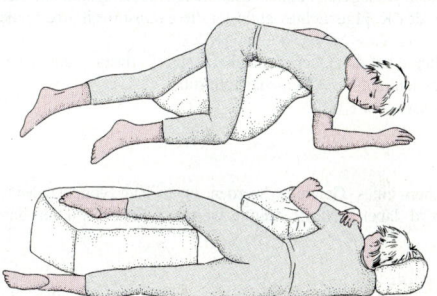

Abb. 2.6: Lagerung in Halbseitenlage (oben) und Seitenlage (unten) [A300–157]

❚ Entlastende Ausgangsstellungen

Entlastende ASTE wirken durch die Reduzierung der körperaufrichtenden Muskelaktivität. Eine ökonomische Belastung (Einreihung der Körperabschnitte Becken, Brustkopf und Kopf in die Körperlängsachse) minimiert die Belastung zusätzlich.

LWS
- Sitz am Tisch auf dem Schreibtischstuhl: Stuhl so um 180° drehen, daß die Rückenlehne zum Tisch zeigt. Zur Abpolsterung für den Bauch ein Kissen vor die Lehne legen („Bauchlehne")
- Freier Sitz: gefaustete Hände auf der Sitzfläche abstützen. Der Brustkorb wird so an die Arme „gehängt" und die LWS entlastet. Bei Steigerung der Druckaktivität der Hände bewirkt das Becken einen Zug auf die LWS (Selbsttraktion)
- Freier Sitz: Abstützen der Ellenbogen auf den Oberschenkeln (Kutschersitz) führt zur Entlastung des lumbo-sakralen WS-Bereichs
- Stand: mit dem Rücken (Schulterhöhe) an eine Wand lehnen. Das Hüftgelenk des Standbeines ist extendiert, die Längsachse von Becken und Brustkorb ist zur Wand geneigt. Ab dem Abstützpunkt die Körperlängsachse wieder senkrecht einstellen
- Stand: mit gefalteten Händen an eine geöffnete Tür hängen. Füße in leichter Schrittstellung oder auf gleicher Höhe. Die Tür befindet sich zwischen den Knien. Das Sternum lehnt an die Türkante und der Kopf seitlich an eine der Türflächen. Die Hände liegen auf der Tür.

2

BWS

- Sitz am Tisch: „Bauchlehne" (wie bei LWS). Zusätzlich die Ellenbogen auf den Tisch stellen (Entlastung der BWS vom Schultergürtelgewicht)
- Freier Sitz: gefaustete Hände auf der Sitzfläche abstützen. Der Brustkorb wird an die Arme „gehängt" und entlastet so die BWS
- Stand: Schrittstellung vor einer Wand. Mit dem vorderen Knie die Wand berühren, den Körper vorneigen und die Stirn an die Wand lehnen. Die Arme so auf dem Kopf ablegen, daß sie gleichzeitig auch an der Wand anlehnen und ihr Gewicht abgeben.

HWS

- Sitz am Tisch: einen Ellenbogen aufstützen, mit der Hand dieses Armes den Kopf am Kinn (nur von ventral, nicht von kaudal) oder der Stirn abstützen. Beim Abstützen am Kinn mit dem Handgelenk einen zusätzlichen Abstützpunkt am Sternum suchen. Die Abnahme des Kopfgewichtes entlastet die·extensorisch arbeitende HWS-Muskulatur
- Freier Sitz: Hände auf den Oberschenkel ablegen (Entlastung der HWS-Muskulatur, da das Armgewicht auf den Oberschenkeln ruht)
- „Bauchlehne" (wie bei LWS).

▌ Traktion

Die Gelenkflächen eines Gelenkes werden unter Zug voneinander entfernt. Die Gelenkkapsel wird dabei gestrafft. Geräte werden v.a. zur Traktion der Wirbelsäule eingesetzt.

Manuelle Traktion

An jedem Gelenk einsetzbar. Am distalen Gelenkpartner unter Fixation des proximalen Gelenkpartners einen Zug setzen, der die Gelenkflächen voneinander entfernt.

Beispiel: Traktion des PIP-Gelenkes des 1. Fingers:
- Grifftechnik:
  - Mit der prox. Hand die Grundphalanx fixieren, dazu auf die radiale und ulnare Seite der Phalanx greifen. Strecksehne auf der Dorsalseite der Phalanx freilassen
  - Mit der distalen Hand radial und ulnar die Mittelphalanx greifen
- Durchführung: mit der proximalen Hand den proximalen Gelenkpartner fixieren und zugleich mit der distalen Hand einen Zug an der distalen Phalanx geben, bis die Gelenkkapsel gespannt ist.

! Um den Bewegungsausschlag besser einzuschätzen, Griff beibehalten und mit dem Zeigefinger einer Hand den Gelenkspalt ertasten. Die Fingerkuppe dort liegen lassen, um bei Durchführung des Zuges das Auseinanderbewegen der „Gelenkränder" zu erspüren.

▌ Passives Bewegen

Gelenke werden ohne willkürliche Muskelaktivität (Pat. läßt locker) bewegt. Das passive Bewegen kann, bei bestimmten Gelenken auch durch Pat. selbst (z.B. bei den Fingergelenken) oder apparativ (z.B. Motorschienen) erfolgen. Ziel ist z.B. eine Kontrakturprophylaxe, Mobilisation oder Prüfung der Gelenkbeweglichkeit.
Das Durchbewegen kann in verschiedenen Formen (z.B. isoliertes Bewegen) angewandt werden.

„Durchbewegen"	
Anwendungsform	**Indikation**
Isolierte Bewegungen	Erreichen definitiv-endgradiger Bewegungen in einem Gelenk (z.B. Fingergelenke)
Komplexe Bewegungen	Einüben von Bewegungsabläufen (☞ 2.3.15), Bewegungen in mehreren Gelenken zugleich (Zeitersparnis)
Passive Bewegungen	Kontrakturprophylaxe, z.B. bei bewußtlosen Pat., peripheren Lähmungen
Aktiv-assistive Bewegungen	Unterstützung wiederkehrender Muskelfunktionen, z.B. bei peripherer Lähmung, Muskelatrophie mit Kraftverlust

Beispiel: isoliert-passives Durchbewegen
Kriterien des isoliert-passiven Durchbewegens zur Pat.-Entspannung:
- entsprechende Lagerung durchführen (s.o.)
- Gewichte der durchzubewegenden Körperteile vollständig übernehmen (auf sichere Grifftechnik achten)
- Fixation proximal des durchzubewegenden Gelenkes setzen, um eine fortlaufende Bewegung nach proximal zu unterbinden
- Bewegung langsam und rhythmisch ausführen
- Bewegung exakt um die entsprechende Bewegungsachse führen
- Bewegung unter leichtem Zug durchführen, um Gelenkflächenkontakt (Reibung) zu vermeiden
- gesamten Bewegungsweg nutzen
- Gelenk in alle Bewegungsrichtungen durchbewegen.

! Vor dem Durchbewegen überlegen, wie die Bewegungsachse im Gelenk verläuft.

2

Passives Durchbewegen – Schultergelenk

ASTE Rückenlage, Lagerung: Unterlagerungskissen des Kopfes soweit zur Seite verschieben, daß der Bewegungsweg des durchzubewegenden Armes nach kranial nicht behindert wird.

Stellung der Therapeutin	Grifftechnik	Anmerkung
Elevation		
Th. steht seitlich des durchzubewegenden Armes	Proximale Hand: distalen Humerus umfassen Distale Hand: Handgelenk von der Beugeseite umfassen, Zeigefinger liegt in der Pat.-Handinnenfläche	Bei Schultergürtelbewegungen Grifftechnik ändern: Die prox. Hand greift von kranial auf das Akromion und die angrenzende Klavikula der Schulter des durchzubewegenden Armes; Retroversion ist aus dieser ASTE nicht korrekt ausführbar
Abduktion - Adduktion		
Th. steht seitlich der durchzubewegenden Schulter	Proximale Hand: Fixation der durchzubewegenden Schulter durch Aufstützen der Hand auf die Bank oberhalb des Akromions Distaler Arm: Hand greift distaldorsalen Oberarm; Pat.-Unterarm ruht auf Th.-Unterarm; lockere Pat.-Hand liegt auf dem distalen Th.-Oberarm	Bewegungsweg der Abduktion geht ohne einen Bewegungsausschlag des Schultergelenkes bis max. 90°
Rotation		
Th. steht oberhalb der durchzubewegenden Schulter	Pat.-Arm steht in 90° Abduktion und 90° Ellenbogenflexion Proximaler Arm: Ellenbogen fixiert die Schulter von ventral (unterhalb der Klavikula); Hand unterstützt den Oberarm (Griff auf den distalen Oberarm) Distale Hand: Handgelenk von der Beugeseite umfassen. Zeigefinger ruht in der Pat.-Handinnenfläche	Die Außenrotation ist erreicht, wenn der Brustkorb sich Richtung Decke zu heben beginnt (Beobachtungspunkt Brustbein)
Horizontale Abduktion - Adduktion		
Th. steht seitlich der durchzubewegenden Schulter	Proximaler Arm: Den distalen Oberarm nahe des Ellenbogengelenkes umfassen Distale Hand: Handgelenk von der Beugeseite umfassen, Finger liegt in der Pat.-Handinnenfläche	Darauf achten, daß beim Durchbewegen der Schultergürtel nicht mit hochgezogen wird
Zirkumduktion		
Th. steht seitlich der durchzubewegenden Schulter	Proximale Hand: Liegt in Ellenbogenbeuge Distale Hand: Das Handgelenk von der Beugeseite umfassen. Der Zeigefinger liegt in der Pat.-Handinnenfläche	Mit der Bewegung aus der Adduktionsstellung in Richtung medial-kranial beginnen

Passives Durchbewegen – Ellenbogengelenk

ASTE: Rückenlage, TherapeutIn steht am Ende des durchzubewegenden Armes. Lagerung: Der Arm der zu bewegenden Seite liegt in Mittelstellung

Bewegung	Grifftechnik	Anmerkung
Flexion/Extension	Proximale Hand: von lateral auf den distal-dorsalen Oberarm fassen Distale Hand: Das Handgelenk von der Beugeseite umfassen, der Daumen liegt dabei in der Handinnenfläche und Daumengabel	Schulterfixation bei Ausweichbewegungen der Schulter: Th. steht oberhalb der Schulter des durchzubewegenden Armes Proximaler Arm: Fixieren der Schulter von ventral durch den Ellenbogen, mit der Hand von der Beugeseite auf den distalen Oberarm fassen Distale Hand: Handgelenk von lateral umfassen
Pro-/Supination (Bewegung in der Articulatio radioulnaris dist. et prox.)	Proximale Hand: s.o. Distale Hand: s.o.	Der Unterarm befindet sich in 90° Flexion

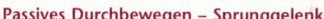

Passives Durchbewegen – Sprunggelenk

ASTE: Rückenlage, TherapeutIn steht am Fußende der Bank. Lagerung: Entfernen der Knierolle unter dem durchzubewegenden Bein

Bewegung	Grifftechnik	Anmerkung
Dorsalextension, Plantarflexion	Proximale Hand: Griff auf dem distalen Unterschenkel von der lateralen Seite Distale Hand: Mittelfuß von der medialen Fußseite umfassen. Der Daumen stützt das Fußlängsgewölbe	Die Lagerung des Knies (durchzubewegendes Bein) in Flexion vergrößert den Bewegungsausschlag im Sprunggelenk und erschwert zugleich die Fixation des Unterschenkels
Pro-/Supination (Die Bewegung erfolgt in der Articulatio subtalaris und Articulatio talocalcaneonavicularis)	Proximale Hand: Fixieren der Ferse (Ferse ruht in der Handfläche) Distale Hand: Mittelfuß vom Fußrand her umfassen	Griffwechsel: Bei Supination und Pronation erfolgt ein Griffwechsel der distalen Hand; bei Supination von lateral, bei Pronation von medial greifen

2

„Freies" Kniegelenk

Voraussetzung für die Beweglichkeit des Kniegelenkes ist eine frei bewegliche Kniescheibe und ein nicht verklebter Recessus suprapatellaris. Die Überprüfung bei gestrecktem Kniegelenk durchführen. (Technik wie bei Mobilisation)

Maßnahme	Grifftechnik	Durchführung
Mobilisation der Patella	Patella von proximal und distal zwischen Zeigefinger und Daumen beider Hände umschließen	Patella nach kranial/kaudal und lateral/medial verschieben. Keinen Druck auf die Patella Richtung dorsal ausüben
Lösen des Recessus suprapatellaris	Proximale Hand: ca. 10–15 cm oberhalb der Patella mit abgespreizten Daumen quer auf den Oberschenkel greifen. Diese Hand dient der distalen Hand als Widerlager Distale Hand: gestreckte Finger mit den Fingerkuppen oberhalb der Patella auf dem distalen Oberschenkel aufsetzen	Die distale Hand (Fingerkuppen) verschiebt durch stärkeren Andruck die Haut und Unterhautschichten unter die (gegenhaltende) proximale Hand, soweit das Gewebe diese Bewegung ermöglicht. Schmerzgrenze respektieren!

Passives Durchbewegen – Kniegelenk

ASTE: Rückenlage, Th. steht auf der Seite des durchzubewegenden Beines. Bewegungsausschlag: Flexion/Extension.

ASTE und Lagerung der Beine	Grifftechnik	Anmerkung
Nur Knie des nicht zu behandelnden Beines mit einer Rolle unterlagern. Das zu bewegende Bein liegt gestreckt auf der Bank	Proximale Hand: liegt in der Kniekehle Distale Hand: Hand umfaßt Ferse, Beugeseite des Unterarmes hat Fußsohlenkontakt (Fersenuntergriff)	Griffwechsel: Die proximale Hand gleitet bei Flexion auf die Knieaußenseite und bei Extension wieder zurück
Unterschenkel des zu behandelnden Beines hängt über die Bankkante, anderes Bein in der Kniekehle mit einer Knierolle unterlagern	Proximaler Arm: Unterarm wird von lateral unter das Knie geschoben (Verlängerung der Unterstützungsfläche zur Vermeidung einer Außenrotationsstellung des Oberschenkels) Distale Hand: Fersenuntergriff	Weicht bei der Bewegung der Oberschenkel nach ventral aus oder wird das Becken gekippt, gegenseitiges Bein anstellen lassen oder mit der proximalen Hand das Becken Richtung dorsal fixieren (Griff auf Spina iliaca ant. sup.)

Passives Durchbewegen Fingergelenke (PIP- und DIP- Gelenke)		
Die TherapeutIn befindet sich vor der durchzubewegenden Hand. Lagerung: Pat.-Unterarm liegt auf der Ulnarseite in Mittelstellung.		
Bewegung	**Grifftechnik**	**Anmerkung**
Flexion/Extension	Proximale Hand: Daumen und Zeigefinger fassen (von dorsal) auf die laterale und mediale Seite der Phalanx, die proximal des zu bewegenden Gelenkes liegt. Zur Blockierung des nächstgelegenen proximalen Gelenkes den Mittelfinger von dorsal gegen dieses Gelenk legen (☞ Abb. 2.7). Beim Durchbewegen des PIP-Gelenkes noch zusätzlich das Handgelenk sichern: Ringfinger liegt in der Pat.-Daumengabel und Kleinfinger umfaßt den Pat.-Daumen in Höhe des Daumengrundgelenkes. Distale Hand: Mit Zeigefinger und Daumen die distal des zu bewegenden Gelenkes liegende Phalanx von lateral und medial fassen.	Weitere Grifftechniken (☞ 2.2.1), Griffe nach Bedarf modifizieren.

▌ Widerlagernde Mobilisation

Manuell ausgeführte passive Bewegung. Beide Gelenkpartner eines Gelenkes so bewegen, daß die Mobilisation auf dieses Gelenk begrenzt wird. Die TherapeutIn übernimmt (soweit möglich) das volle Gewicht der zu bewegenden Körperteile. Zusätzlich soll Pat. die ausgeführten Bewegungen wahrnehmen.

Prinzipien der Durchführung

- Bewegungsausschlag: 1 Freiheitsgrad (2 Bewegungen: z.B. Flexion/Extension)
- Bewegungsausschläge werden anhand ihrer Mechanik in Bewegungstypen unterteilt (z.B. Scharnierbewegung, Rotationsbewegung). Entsprechend diesen Bewegungstypen die gelenkbildenden Knochen (Hebel bei Scharnierbewegung, Zeiger bei Rotationsbewegung) bewegen
- Hebel/Zeiger gleichzeitig so bewegen, daß ihre Bewegungsrichtung gegenläufig ist, z.B. Rotation oder Flexion/Extension: sie bewegen sich aufeinander zu bzw. voneinander weg → endgradiger Bewegungsausschlag in diesem Gelenk
- Bewegung des geplanten Bewegungsausschlages mit dem proximalen Hebel bzw. Zeiger einleiten, da er eine geringere Bewegungsmöglichkeit in dem zu bewegenden Gelenk besitzt
- Bei der Durchführung nach Möglichkeit Körperteile nicht gegen die Schwerkraft heben, sondern Bewegungen horizontal führen
- pro Mobilisation ca. 10–15 Bewegungen im Tempo von 120 Bewegungen/Min.

Scharnierbewegung

- Bewegungsausschlag ist die Flexion/Extension oder Abduktion/Adduktion
- Günstigste Form ist das Bewegen beider gelenkbildenden Knochen (Hebel) mit Verschiebung des Gelenkes im Raum (Bewegen von 3 Punkten): Die Hebel laufen aufeinander zu und das Gelenk weicht aus, bzw. sie laufen voneinander weg und das Gelenk bewegt sich zwischen sie
- Bewegen von 2 Punkten ist indiziert, wenn ein Verschieben von 3 Punkten unmöglich wird (z.B. durch zu große oder zu schwere Hebel). Es wird in der Regel das Gelenk selbst und einer der Hebel bewegt.

2

Beispiel rechtes Ellenbogengelenk
- Scharnierbewegungen: Flexion/Extension
- ASTE: Seitenlage links, TherapeutIn steht ventral vor Pat. in Höhe des Pat.-Bauches
- Grifftechnik: mit der rechten Hand den distalen Pat.-Oberarm umfassen und mit dem eigenen Unterarm den restlichen Pat.-Oberarm unterlagern. Die linke Hand umfaßt den proximalen Pat.-Unterarm. Zugleich mit dem Unterarm den Pat.-Unterarm unterlagern
- Durchführung: Bewegung verläuft horizontal um die vertikal stehende Bewegungs-achse des Gelenkes. Die Bewegung vom Unterarm und Ellenbogengelenk (2 Punkte) aus der Nullstellung einleiten:
  - Flexion: Ellenbogengelenk nach dorsal führen und zugleich das distale Ende des Unterarmes Richtung Pat.-Schulter bewegen
  - Extension: Ellenbogengelenk nach ventral bewegen und zugleich den distalen Unterarm Richtung Pat.-Füße bewegen. Bei beiden Bewegungsausschlägen den Oberarm so mitbewegen, daß er am Ende der Flexion nahezu in einer Transver-salebene und am Ende der Extension in einer Frontalebene des Pat.-Körpers steht.

Rotationsbewegung
- Bewegungsachse ist die Drehachse
- die gelenkbildenden Knochen (Zeiger) gegeneinander drehen
- Ist dies nicht möglich, von einem Zeiger den Bewegungsausschlag initiieren. Den anderen Zeiger fixieren
- Beide Zeiger gemeinsam so verschieben, daß die Drehachse bei der Mobilisations-bewegung erhalten bleibt und die Zeiger in der Drehachse bleiben (vgl. Beispiel).

Beispiel rechtes Schultergelenk
- ASTE: Seitenlage links, der zu mobilisierende Arm (rechter Arm) liegt seitlich auf dem Rumpf, die Beine sind angewinkelt, der unten liegende Arm ist gebeugt und die Hand unter den Kopf geschoben. Die TherapeutIn befindet sich hinter dem Pat., Richtung Pat.-Kopf schauend
- Grifftechnik: rechte Hand umfaßt den distalen Oberarm im Bereich der Epicondylen von ventral. Der Th.-Unterarm liegt dabei so vor dem Pat.-Unterarm, daß er diesen unterstützen kann (tragen oder mit Druck am Th.-Körper fixieren). Die linke Hand ruht auf der Scapula und die Fingerspitzen an der Margo medialis scapulae
- Durchführung: Bewegung von einem Hebel/Zeiger einleiten.
  - Außenrotation: mit der rechten Hand den Oberarm in Außenrotation drehen. Zugleich die Drehachse nach dorsal verschieben, indem die Scapula mit der linken Hand an die BWS herangeführt wird
  - Innenrotation: mit der rechten Hand die Innenrotation vom Oberarm einleiten. Zugleich die Drehachse nach ventral verschieben, indem die linke Hand die Sca-pula von der BWS wegbewegt.

Translationsbewegung
- Beide Gelenkkörper bewegen sich auf einer Ebene und nicht um eine Bewegungs-achse
- Gelenkbildenden Knochen (Verschiebekörper) werden translatorisch gegeneinander verschoben. Der Bewegungsimpuls kann von einem oder von beiden Verschiebekör-pern ausgehen.

Traktions-/Pressionsbewegung

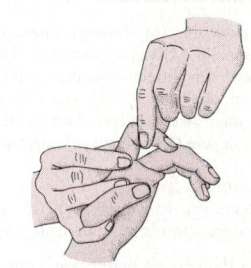

- Kontaktflächen eines Gelenkes können auseinandergezogen oder zusammengedrückt werden. Es kann auch eine Kontaktfläche fixiert und die andere heran bzw. weggeführt werden.
- ! Vor Beginn der Mobilisation Achsen im Gelenk festlegen, um die die Bewegung läuft.
- Immer nur einen Bewegungsausschlag (z.B. Extension) mobilisieren
- Müssen mehrere Bewegungsrichtungen mobilisiert werden, die „wichtigste" zuletzt mobilisieren
- Nach jeder Mobilisation die Bewegungen aktiv ausführen lassen.

Abb. 2.7: Passives Bewegen - Flexion/Extension im PIP-Gelenk [A300–157]

Indikationen und Kontraindikationen der widerlagernden Mobilisation

Indikationen
Bewegungseinschränkung/Ausweichbewegung eines Gelenkes, z.B. durch Störung der Gelenkmechanik. Störungen der gelenkumgebenden Muskulatur, Kontraktionsschmerz (exzentrisch oder konzentrisch), reaktiver Hypertonus (z.B. Schultergelenkmuskulatur bei HWS-Syndrom), Periostschmerz (Muskelansätze).

Kontraindikationen
Frische Frakturen. Blutgerinnungsstörungen, Antikoagulation, Hämophilie, Hämarthros, entzündliche Gelenkerkrankungen.

2.2.3   Patiententransfer

Claudia Kiesewetter

Das Pat.-Umsetzen ist mit vollständiger, teilweiser oder keiner Unterstützung möglich. Grundsätzlich eine körpergerechte Hebe- und Tragetechnik zum Schutz vor Überlastung anwenden.

▌ Prinzip der Hebetechnik

Die Wirbelsäule ist während des Hebevorgangs aufgerichtet, die Ausgangsstellung ist stabil (z.B. leicht abduziert auf beiden Füße stehen). Die benötigte Kraft wird durch den Einsatz der Beine und Gewichtsverlagerung erreicht.

Merkmale eines ökonomischen Hebe- und Tragevorgangs:
- große Unterstützungsfläche (breitbeiniges Stehen oder Schrittstellung)
- tiefe Verlagerung des Körperschwerpunktes (Knie- und Hüftgelenke beugen)
- Tragen des eigenen Schwerpunktes und der Last innerhalb der Unterstützungsfläche (möglichst im Zentrum)
- kurzer Lastarm (rumpfnahes Tragen von Lasten) → geringerer Kraftaufwand
- ökonomische Handhabung des Pat. (z.B. Griff an Knochenvorsprüngen).

2

▌Transfertechniken

Pat. aktiv in den Transfer einbeziehen (→ Entlastung der Hilfeleistenden und funktionelle Aktivierung der Pat.). Die Techniken entsprechend den Fähigkeiten der Pat. und der Hilfeleistenden auswählen (wenn möglich, Pat. ohne Fremdhilfe transferieren; abhängig vom Grad der Immobilisation den Transfer jedoch zusammen mit einer oder zwei weiteren TherapeutInnen ausführen). Ein sicheres Ausführen (z.B. durch sichere Grifftechniken) minimiert die Verunsicherung der Pat.

Transfer im Bett
Problem: Pat. ist an das Bettende gerutscht. Vorbereitung: Kopfteil flach stellen. Höhenverstellbares Bett in arbeitsgerechte Höhe stellen.

Keine Patientenaktivität: Pat. wird in Rückenlage von 2 Th. transferiert. Th.-Position: stehend, seitlich neben dem Bett (jeder auf einer Seite) auf Rumpfhöhe des Pat., den einen Unterarm unter dem Becken durchstecken, den anderen unter den Schulterblättern. In der Rumpfmitte Hände fassen und Pat. heben. Pat. hebt seinen Kopf selbständig.

Geringe Patientenaktivität: Pat. in den Langsitz bringen und im Schinkengang rückwärts rutschen lassen. Stimulation des Schinkenganges rückwärts über die Sitzbeinhöcker. Th.-Position: stehend am Bettrand, seitlich vor Pat. (oder hockend hinter Pat. auf der Bank). Hände seitlich unter das Becken stecken und die Sitzbeinhöcker fassen. Oberkörper der TherapeutIn drückt den Oberkörper des Pat. beim Schinkengang vor. Bei 2 TherapeutInnen stehen diese seitlich am Bettrand auf Patientenhöhe und fassen mit beiden Händen je einen Sitzbeinhöcker. Mit der zum Pat. zeigenden Schulter den Patientenoberkörper nach hinten schieben.

Transfer Bank-Stuhl
Pat. sitzt an der Bankkante (Bettkante). Heranrutschen an die Bankkante im Schinkengang vorwärts. Transfer über den Stand.

Keine Patientenaktivität: Th.-Position stehend, frontal zum Pat., Füße umfassen die Patientenfüße seitlich von vorne (V-Stellung), Knie umklammern die Pat.-Knie seitlich von vorne, Arme umschlingen Pat. unterhalb der Achseln und Schulterblätter. Pat.-Arme liegen über den Schultern der TherapeutIn. Pat. durch Gewichtsverlagerung nach hinten anheben und auf der Stelle zum Stuhl drehen (dosierter Schwung). Durch erneute Gewichtsverlagerung und Flexion der Beine Pat. absetzen.

Geringe Patientenaktivität: Transferprinzip s.o., Griffvariante: Pat. hält sich mit Armen an den Schultern der TherapeutIn fest, Th. greift unter die Sitzbeinhöcker. Achtung: Ängstliche Pat. „klammern" bei Panik und reißen evtl. die TherapeutIn um („Schwitzkastenprinzip").

Tragen oder Heben vom Boden
Transfer erfolgt durch 2 Th. Pat. in den Langsitz/Sitz bringen.

Th.-Position: stehend (Schrittstellung oder Einbein-Knie-Stand), seitlich neben Pat. Die dem Pat. zugewandte Hand umfaßt von medial den Oberschenkel, mit anderer Hand auf eigenem Oberschenkel abstützen. Pat. legt seine Arme über die zueinander zeigenden Schultern der TherapeutInnen. Beim Anheben des Pat. mit der Hand vom eigenen Oberschenkel hochstützen. Im Tragevorgang faßt die freie Hand an das Gesäß oder Becken des Patienten.

Tips & Fallen

- Verunsicherte Pat. nicht zu Aktivitäten bewegen, die sie sich nicht zutrauen (hohes Sturzrisiko). Erarbeitung durch Vorübungen und/oder in Teilschritten
- Vor jedem Transfer Pat. informieren: Durchführung und benötigte Eigenaktivität
- Evtl. Hilfsmittel einsetzen (z.B. Drehscheibe)
- Erst Hebevorgang beenden, dann Pat. transferieren.

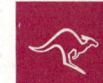

2.2.4 Mobilisationstechniken

Udo Wolf, Gisela Ebelt-Paprotny

Mobilisationstechniken werden zur Verbesserung der Beweglichkeit, Tonusnormalisierung, Muskelentspannung und -dehnung angewandt. Ihr gemeinsames Ziel ist die „Mobilisation" des Patienten. Viele Methoden, z.B. BRÜGGER, CYRIAX, Manuelle Therapie, enthalten Elemente, die zur Mobilisation eingesetzt werden können.

Entscheidung für eine (oder mehrere) der unten beschriebenen Techniken nach komplettem Funktionsbefund und Strukturdiagnose. Überprüfung des Erfolgs nach Probebehandlung. Ggf. erneute Strukturdiagnostik und andere Technik wählen.

▌ Durch intraartikuläre Strukturen verursachte Hypomobilitäten

Bewegen unter Traktion
- Ziel: Aufhebung einer schmerzhaften Gelenkblockierung infolge verlagerter Binnenstrukturen oder freier Körper
- Ausführung: in schmerzfreier ASTE bei fixiertem proximalem Gelenkpartner in Traktionsstufe III gehen und vorsichtig bewegen (☞ 2.3.16)
- Beispiel Blockierung des Knies mit federndem Anschlag: in aktueller Ruhestellung aus Bauchlage trahieren und kleine wechselnde Rotationsbewegungen durchführen
- Ind.: freie Gelenkkörper, Meniskus-Korbhenkelrisse, freie kleine Fragmente nach Abschluß der Frakturheilung oder bei Pseudarthrosen
- KI: reflektorische Blockierungen bei Luxationen, unbewegliche Hindernisse (z.B. Osteophyten).

Außerdem bieten sich aus der OMT (☞ 2.3.16) und aus Cyriax (☞ 2.3.7) verschiedene Maßnahmen wie „Traktionsmanipulation" und „Manipulation-Gapping" an, die jedoch nur von entsprechend ausgebildeten Therapeuten ausgeführt werden dürfen.

▌ Durch extraartikuläre Strukturen verursachte Hypomobilitäten

Betontes Arbeiten an der Bewegungsgrenze (☞ Durch Muskelgewebe verursachte Hypomobilitäten).

Endgradiges anguläres Bewegen (Rotationen)
- Ziel.: Verlängerung von kollagenem Gewebe bei strukturellen Bewegungseinschränkungen
- Ausführung: aktiv (Pat.) und/oder passive (Th.) Bewegungen um die anatomischen Achsen mit max. Bewegungsausschlag, weiterlaufende Bewegungen verhindern (Widerlagerung). Am Bewegungsende halten. Häufig üben
- Beispiel elngeschrankte Knieflexion: Knie max. flektieren und dort halten

2

- Ind.: Bewegungseinschränkungen mit Kapselmuster
- KI: Arthritis, starke Schmerzen.

Gleitmobilisation (Translationen)

- Ziel.: Verlängerung von kollagenem Gewebe bei strukturellen Bewegungseinschränkungen unter weitgehender Vermeidung von Kompression; Lösen von Verklebungen
- Ausführung: max. mögliches Bewegungsausmaß einstellen, fixieren, einen Gelenkpartner parallel zur Behandlungsebene verschieben
- Beispiel eingeschränkte Knieflexion: Knie in max. Flexion bringen und dort halten. **Kondylus** passiv – **parallel zu seinen Gelenkflächen** – **nach dorsal schieben** und dort halten
- Ind.: Bewegungseinschränkungen mit Kapselmuster
- KI: Arthritis, starke Schmerzen.

Traktionsmobilisation (Translationen)

- Ziel.: Verlängerung von kollagenem Gewebe bei strukturellen Bewegungseinschränkungen unter weitgehender Vermeidung von Kompression
- Ausführung: max. mögliches Bewegungsausmaß einstellen, fixieren, einen Gelenkpartner parallel zur Behandlungsebene verschieben
- Beispiel: Eingeschränkte Knieflexion. Knie max. flektieren und dort halten. **Tibia** passiv – **rechtwinklig zu den Gelenkflächen** – **nach distal ziehen** (Stufe III; ☞ 2.3.16) und dort halten
- Ind.: Bewegungseinschränkungen mit Kapselmuster
- KI: Arthritis, starke Schmerzen.

▌ Durch Sehnen und Sehnenscheiden verursachte Hypomobilitäten

Querfriktionen ☞ Durch Muskelgewebe verursachte Hypomobilitäten

Funktionsmassage ☞ Durch Muskelgewebe verursachte Hypomobilitäten

Weichteilmanipulation

- Ziel: Wiederherstellung der normalen Gleitfähigkeit der Sehnen in der Sehnenscheide
- Ausführung: max. Vorspannung der Sehne durch entsprechende Endstellung der beteiligten Gelenke. Traktionsmanipulation an distalen Gelenkpartner. Ggf. von proximal annähern
- Beispiel: eingeschränkte Ulnarduktion der Hand. Daumen flektieren und in der Faust fixieren, Radialduktion mit Volarflexion einstellen. Traktionsimpuls auf den Carpus. Evtl. Ellenbogen flektiert einstellen
- Ind.: M. Quervain, chronische Tendovaginitis
- KI: akute Entzündungsreaktion, frische Ruptur, Rheuma.

▌ Durch Muskelgewebe verursachte Hypomobilitäten

Haut-Muskel-Reflex nach BRÜGGER (☞ 2.3.4)

- Ziel: Tonussenkung des Antagonisten (kontrakte Funktionsgruppe über reziproke Memmung), Tonusregulation des Agonisten
- Ausführung: mit rauhem Eisball oder Crushed-ice-Salzmischung unter kräftigem Druck kurz auf dem Agonisten reiben; evtl. zusätzlich Hitze auf den Antagonisten. Gut zu kombinieren mit AeK

- Bsp.: eingeschränkte Knieflexion. Eis auf die Kniebeuger, evtl. Hitze auf die Extensorengruppe
- Ind.: Störfaktoren, z.B. Kontrakturen
- KI: Kontraindikationen zur Thermotherapie; (☞ 2.7)

Querreiben
- Ziele: Muskeltonussenkung, Durchblutungsverbesserung
- Ausführung: Muskel in eine schmerzfreie Dehnstellung bringen, Extremität in dieser Stellung unterstützen. Quer zum Faserverlauf mit dem Handballen bei gleichbleibendem Druck flächig und langsam reiben. Bei sicht- oder spürbarer Tonussenkung weiter in die Dehnstellung gehen
- Bsp.: eingeschränkte Knieflexion. ASTE: max. Knieflexion; auf dem M. quadrizeps wird quergerieben. Anschließend wird vorsichtig in die Flexion weiter gedehnt (passiv)
- Ind.: schmerzhaft eingeschränkte Beweglichkeit
- KI: direkt über Osteosynthesematerial; bei Schmerzzunahme.

Querfriktionen (Deep frictions) nach Cyriax (☞ 2.3.7)
- Ziele: Tonussenkung, lokale Durchblutungsverbesserung, Schmerzlinderung (durch Stimulation der Mechanorezeptoren), Mobilisation von Verklebungen, Stimulation der Bildung von zugfesten, längsgerichteten Fasern, Auslösen von Entzündungsreaktionen (bei chron. Insertionstendopathien)
- Ausführung: Vorbehandlung mit Hitze (Fango, Heiße Rolle) oder Ultraschall. Gelenk nach Reizzustand der betroffenen Struktur einstellen: Muskeln/Sehnen mit direktem Ansatz am Knochen entspannt, bei indirektem Ansatz gespannt. Je gereizter die Muskulatur, desto mehr den Muskel in Annäherung bringen; dann auch nur jeden zweiten Tag behandeln. Im akuten Zustand 3–5 Min, bei chron. Insertionstendopathien 10–15 Min. Friktion quer zum Faserverlauf (mit Druck in nur eine Richtung), bis Tonusreduzierung oder Schmerzlinderung erreicht ist. Dosierung so, daß der Schmerz gut erträglich ist
- Ind.: schmerzhafte Sehenenansatzreizungen, Verklebungen, eingeschränkte Beweglichkeit, während des Heilungsprozesse
- KI: lokale Kortisoninjektion in den letzten 5 Tagen, Kalkdepots.

Funktionsmassage nach Evjenth/Terrier
- Ziele: Muskeltonussenkung, Durchblutungsverbesserung, kontrollierte Stimulation der betr. Strukturen, Stimulation der Ausrichtung von zugfesten, längsgerichteten Fasern bei Heilungsprozessen. Schmerzlinderung durch Aktivierung der Mechanorezeptoren
- Ausführung: Vor Beginn das Gelenk einige Male passiv durchbewegen, um das schmerzfreie Bewegungsausmaß zu testen. In Annäherung des Muskels Handballen der einen Hand proximal aufsetzen, den Muskel längs zum Faserverlauf gegen seine trockene Unterlage drücken und nach proximal schieben (Hautreserve geben), gleichzeitig mit der anderen Hand im Muskel über die Extremität in Dehnung bewegen; dann den Muskel wieder annähern. So den ganzen Muskelbauch durcharbeiten
- Bsp.: eingeschränkte Knieflexion. Das Knie befindet sich in Extension; die Funktionsmassage wird auf dem M. quadrizeps gleichzeitig mit endgradiger, passiver Flexion durchgeführt
- Ind.: eingeschränkte Beweglichkeit, Narbenverklebungen
- KI: direkt über Osteosynthesematerial; bei Kalkdepots und bei Schmerzen.

2

Agistisch-exzentrische Kontraktionen (AeK) nach BRÜGGER (☞ 2.3.4)

- Ziel: Erweiterung des Bewegungsausmaßes über reziproke Hemmung des funktionellen Antagonisten (verkürzter Muskel)
- Ausführung: Pat. geht aktiv ans Bewegungsende; Th. bewegt den betroffenen Körperabschnitt exzentrisch vom Bewegungsende weg (Kommando: „bremsen"); anschließend wird konzentrisch in die eingeschränkte Richtung bewegt. Wiederholungen so oft wie nötig, abhängig von der Kraft des Pat.
- Bsp.: eingeschränkte Knieflexion. Aus bestmöglicher Knieflexion bremsen die Kniebeuger (exzentrische Bewegung) die Knieextension ab. Anschließend konzentrisch in die max. Knieflexion bewegen
- Ind.: Störfaktoren z.B. Kontrakturen
- KI: Ausweichmechanismen, Schmerzen (nur im schmerzarmen Bereich arbeiten).
- ! Bei übungsstabilen Frakturen Hebelverhältnisse beachten (☞ 4.2).

Postisometrische Relaxation

- Ziel: Bewegungserweiterung
- Ausführung: Pat. spannt den antagonistischen Muskel am Bewegungsende mindestens für 30–60 Sek. an. Anschließend erst entspannen, dann den betroffenen Teil mit der Eigenschwere sinken lassen
- Bsp.: eingeschränkte Knieflexion. Knie max. flektieren; der M. quadrizeps wird statisch minimal angespannt. Anschließend entspannen und den Unterschenkel mit der Eigenschwere in die Flexion sinken lassen
- Ind.: schmerzhaft eingeschränkte Beweglichkeit
- KI: keine.

Ermüden der Antagonisten (Sherrington 1)

- Ziel: Bewegungserweiterung
- Ausführung: Pat. spannt den antagonistischen Muskel am Bewegungsende max. ca. 10 Sek. an. Anschließend erst entspannen, dann weiter in die eingeschränkte Bewegungsrichtung bewegen: aktiv (gleichzeitig reziproke Hemmung) oder passiv
- Bsp.: eingeschränkte Knieflexion. Max. Knieflexion, max. Anspannung des M. quadrizeps. Anschließend Entspannung und passiv oder aktiv weiter in die Flexion bewegen
- Ind.: eingeschränkte Beweglichkeit
- KI: Schmerzen.
- ! Bei übungsstabilen Frakturen Hebelverhältnisse beachten (☞ 4.2).

Reziproke Hemmung (Sherrington 2)

- Ziel: Bewegungserweiterung durch Tonussenkung der Antagonisten
- Ausführung: am Bewegungsende den Agonisten einige Sekunden statisch anspannen lassen, anschließend merklich oder unmerklich („der listige Therapeut") durch Nachlassen des Widerstandes in die gewünschte Richtung weiterbewegen
- Bsp.: eingeschränkte Knieflexion. In max. Knieflexion werden die Kniebeuger statisch angespannt. Anschließend aktiv weiter in Flexion bewegen
- Ind.: eingeschränkte Beweglichkeit, hypertone Muskelspannung des Antagonisten
- KI: keine.
- ! Bei übungsstabilen Frakturen Hebelverhältnisse beachten (☞ 4.2).

Betontes Arbeiten an der Bewegungsgrenze

- Ziel: Bewegungserweiterung
- Ausführung: Pat. geht aktiv ans Bewegungsende. Th. bewegt etwas aus Bewegungsende heraus (vorsichtig exzentrisch). Pat. bewegt aktiv weiter in die gewünschte Bewegungsrichtung. Einige Male wiederholen
- Bsp.: eingeschränkt Knieflexion. Pat. bewegt das Knie gegen leichten Widerstand des Th. konzentrisch in die max. Flexion, dann exzentrisch etwas in die Extension, anschließend wieder konzentrisch in die Flexion usw.
- Ind.: schmerzhaft eingeschränkte Beweglichkeit
- KI: keine.

Manuelles Querdehnen

Technik ist gut anwendbar bei Gelenken, die durch Strukturveränderungen oder ärztliche Anordnungen in ihren Bewegungen limitiert sind.

- Ziel: Bewegungserweiterung
- Ausführung: ASTE so wählen, daß Th. mit der Schwerkraft dehnen kann. Gelenk in möglich/erlaubte Stellung bringen (Vordehnung). Muskelbauch mit einer Hand flächig fassen, andere Hand hält die Gelenkstellung. Muskel quer zum Faserverlauf verschieben. Pat. spannt den Muskel einige Sek. gegen Widerstand an. Anschließend erst entspannen, dann weiterdehnen
- Bsp.: verkürzte Hüftadduktoren. Das Bein in Abduktion einstellen, die Adduktoren großflächig umfassen und nach Anspannung und anschließender Entpannung der Adduktoren diese querdehnen
- Ind.: eingeschränkte Beweglichkeit an Gelenken, die nicht bewegt werden können oder dürfen
- KI: stark ansatzgereizte Muskeln.

Längsdehnen

- Ziel: gedehnte Muskulatur
- Ausführung: manuelles Dehnen über ein oder mehrere Gelenke (betroffenes Gelenk einstellen, über Nachbargelenk dehnen). Unterstützung durch vorherige Hitzeanwendung Fango, Heiße Rolle; ☞ 2.7.2)
- Bsp.: verkürzter M. rectus femoris. Kniegelenk in max. Flexion, Hüftgelenk in max. Extension einstellen und Längsdehnen
- Ind.: verkürzte Muskulatur, Vorbereitung zum Sport
- KI: stark ansatzgereizte Muskulatur.
- ! Eher bei Sportlern einzusetzen, weniger bei Patienten.

2

Indikationsübersicht	funktionelle Hypomobilität		strukturelle Hypomobilität	
	schmerzhafte Muskel-verspannung	Muskel-verspannung	schmerzhafte Muskel-verkürzung	Muskel-verkürzung
Haut-Muskel-Reflex Hitze	x	x	x	-
Haut-Muskel-Reflex Eis	x	x	-	-
Querreiben	x	x	-	-
Querfriktionen	x	-	x	-
Funktionsmassage	x	x	x	(x)
Agistisch-exzentrische-Kontraktionen	x	x	-	-
Postisometrische Relaxation	(x)	x	-	-
Ermüden der Antagonisten	(x)	x	-	-
Reziproke Hemmung	-	x	-	-
Betontes Arbeiten an der Bewegungsgrenze	(x)	-	-	-
Manuelles Querdehnen	-	x	-	x
Längsdehnen	-	(x)	-	x

■ Durch Nervengewebe verursachte Hypomobilitäten

Bewegen des Nerven
- Ziel: Wiederherstellung der normalen Gleitfähigkeit des Nerven
- Ausführung: Nerv über alle beteiligten Gelenke in schmerzfreie Vorspannung bringen. Dann ein Gelenk wiederholt bewegen
- Beispiel: N. ischiadicus: Wirbelsäule flektieren, LWS seitneigen, Hüfte flektieren, Knie und Sprunggelenk extendieren. Dann Nackenflexion und -extension ausführen bzw. Dorsal- und Plantarflexion im Sprunggelenk
- Ind.: eingeschränke Beweglichkeit von Nerven bei frei beweglichen Gelenken nach Immobilisation und/oder Trauma
- KI: radikuläre Symptomatik, akute Bandscheibenvorfälle, frische Nervennaht.

Bewegen des umgebenden Gewebes
- Ziel: Wiederherstellung der normalen Gleitfähigkeit des Nerven
- Ausführung: Nerv durch alle überzogenen Gelenke in schmerzfreie Spannung bringen und so fixieren. Dann Weichteile über bzw. Gelenke passiv unter dem Nerven bewegen
- Beispiel: N. ischiadicus: Pat steht vor Bank und legt Oberkörper darauf. Th bewegt Lumbalwirbel über kleine Impulse auf Quer- oder Dornfortsätze bzw. bewegt die ischiokrurale Muskulatur quer zum Nervenverlauf
- Ind.: eingeschränke Beweglichkeit von Nerven bei frei beweglichen Gelenken nach Immobilisation und/oder Trauma
- KI: radikuläre Symptomatik, akute Bandscheibenvorfälle, frische Nervennaht.

▌ Durch Hautgewebe verursachte Hypomobilitäten

Massage
- Ziel: Lösen von Adhäsion zwischen der Haut und darunter liegenden Gewebeschichten
- Ausführung: Haut im betreffenden Bereich durch Gelenkeinstellung und/oder manuell unter Spannung setzen. Friktionen, Rollungen etc. ausführen
- Beispiel: eingeschränkte Volarflexion. Hand volarflektieren und Haut in dieser Stellung quer zum Verlauf der Unterarmknochen rollend verschieben
- Ind: nach Immobilisation, nach Verletzung und Verbrennungen
- KI: Wundheilungsstörungen, Hautkrankheiten, Diabtetes, rheumatische Veränderungen.

2.2.5 Gangschulung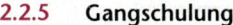

Gisela Ebelt-Paprotny, Werner Wenk

Die Ziele der Gangschulung sind einerseits Erreichen bzw. Erhalten eines physiologischen, harmonischen Gangbildes, andererseits das Vermeiden (oder Behandeln) sekundärer Erkrankungen (z.B. LWS-Syndrom), welche aufgrund von abnormen Bewegungsmustern auftreten können.

Ganganalyse (☞ Abb. 2.8)
- Fußstellung (funktionelle Fußachse)
- Fußbelastung (3-Punkte-Belastung)
- Abrollbewegung (am Belastungsende Pronation im Vorfuß)
- Schrittlänge, Schrittrhythmus, Spurbreite
- Knie, Hüfte, Becken
- Rumpf
- Schultern, Ellenbogen
- reaktiver Armschwung.

Muskeltests
- Trendelenburg: Stand auf dem betroffenen Bein, Absinken der kontralateralen Beckenseite. Urs.: Schwäche oder aktive Insuffizienz der kleinen Glutaeen auf der betroffenen Seite, Schwäche der Adduktoren auf der kontralateralen Seite, Verkürzung der Adduktoren auf der betroffenen Seite
- Duchenne: Stand auf dem betroffenen Bein, Absinken des Rumpfes auf der betroffenen Seite. Urs.: Schmerz- oder Entlastungshinken, Kompensation eines Trendelenburg, Schwäche des M. quadratus lumborum auf der betroffenen Seite.

2

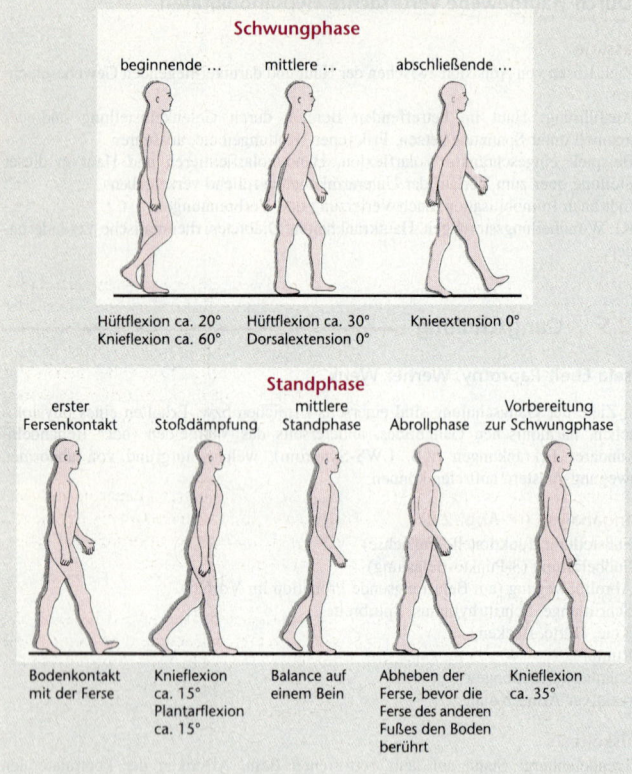

Schwungphase

beginnende ...   mittlere ...   abschließende ...

Hüftflexion ca. 20°   Hüftflexion ca. 30°   Knieextension 0°
Knieflexion ca. 60°   Dorsalextension 0°

Standphase

erster Fersenkontakt	Stoßdämpfung	mittlere Standphase	Abrollphase	Vorbereitung zur Schwungphase
Bodenkontakt mit der Ferse	Knieflexion ca. 15° Plantarflexion ca. 15°	Balance auf einem Bein	Abheben der Ferse, bevor die Ferse des anderen Fußes den Boden berührt	Knieflexion ca. 35°

Abb. 2.8: Normaler Gang [A300–153]

▌ Gehhilfen

Ind.: z.B. Belastungsunfähigkeit der unteren Extremität, allgemeine Unsicherheit, schlechter AZ.

Gehwagen
Voraussetzung: ausreichende Kraft, um sich darin zu halten und die Beine vorzusetzen. Nutzung für alle Gangarten. Totalentlastung, Teil- oder Vollbelastung sowie unbelasteter Sohlenkontakt möglich. Wird v.a. bei älteren, unsicheren Pat. benutzt; wegen der besseren Selbständigkeit so schnell wie möglich auf Unterarmstützen übergehen.

Gehbock
Zwei Ausführungen: starr und beweglich. Die bewegliche Ausführung ermöglicht einen reziproken Gang. Voraussetzung: ausreichende Kraft zum Stützen, Stehen und Gehen sowie Koordinationsfähigkeit. Totalentlastung, Teil- oder Vollbelastung sowie unbelasteter Sohlenkontakt möglich.

Rollator
Voraussetzung: Kraft zum Stützen, Stehen und Gehen. Koordination der Arme und das Gleichgewicht müssen nicht voll ausgeprägt sein. Nutzung häufig als Gehilfe, wenn das Gehen an Unterarmgehstützen nicht möglich ist, z.B. bei alten, gangunsicheren Pat. oder Pat. mit infantiler Cerebralparese. Ermöglicht einen 3-Punkte-Gang bei Totalentlastung, Teil- oder Vollbelastung sowie einen unbelasteten Sohlenkontakt.

Deltarad
Einsatz ähnlich wie Rollator. Durch die Räder rollt es schneller weg. Seine dreieckige Unterstützungsfläche bewirkt eine gewisse Instabilität (starkes Aufstützen nur unter sicherer Gleichgewichtskontrolle). Voraussetzung: selbständiges Stehen, leichte Gangunsicherheiten. Gute Eignung für Vollbelastung, häufig Einsatz bei älteren Pat., die für die Anwendung des Fritzstocks zu starke Gangunsicherheiten haben. Bei älteren Pat. kontrollieren, ob sie die Bremsen ausreichend kräftig und schnell bedienen können (Bedienung zeigen lassen) → Sturzrisiko. Varianten mit 4 Rädern sind stabiler, dafür weniger wendig.

Achselstützen
Werden nur selten verwendet (nur bei Pat., die aktiv nicht stützen können oder dürfen, z.B. Pat. mit gleichzeitiger Arm- und Beinfraktur). Einsatz wie die Unterarmgehstütze, insbesondere bei nicht ausreichender Armkraft, um mit Unterarmgehstützen zu laufen. Gefahr von Nervenläsionen und Durchblutungsstörungen der Arme.

Unterarmgehstützen
Voraussetzung: volles Gleichgewicht, volle Koordination, ausreichend Kraft für die Steh- und Gehfähigkeit, den Armstütz und die Rumpfaufrichtung. Nutzung für alle Gangarten und Be- und Entlastungsformen. Einsatz nur einer Unterarmgehstütze auf der nichtbetroffenen Seite möglich. Nachteil: Verschiebung der Körpermittellinie zur Seite der Unterarmgehstütze. Folge: unphysiologischer Gang (Änderungen in der Stand- und Spielbeinphase).

Vierfußgehstütze
Voraussetzung: ausreichende Kraft für das Gehen und Stehen sowie den Armstütz, ausreichende Koordination, ausreichendes Gleichgewicht. Durch seine vier Füße ist sie stabiler als eine Unterarmgehstütze oder der Fritzstock. Nachteil: höheres Gewicht, umständlicher Umgang sowie bei einseitigem Einsatz Veränderungen des Gangbildes.

Fritzstock (Handstock)
Voraussetzung: volle Koordination, volles Gleichgewicht sowie einen sicheren Stand und Gang. Nutzung für alle Gangarten (mit ein oder zwei Stöcken). Einsatz häufig bei arthrotischen oder arthritischen Beschwerden der Beingelenke. Abwägen, ob ein einseitiger Einsatz des Fritzstockes zu größeren Beschwerden führen kann → Einsatz von 2 Fritzstöcken.

Gehbarren
Einsatz zum Training vieler Gang- und Standfunktionen sowie des Auf- und Hinsetzens. Erlaubt ein sicheres Üben, vor allem auch der Standbeinphase; geeignet zur PNF-Gangschulung.

2

Einstellung der Höhe von Gehhilfen

- aufrecht, in Schrittstellung stehender Pat., Schulter nicht hochgezogen, Arm locker herunterhängend, Ellenbogen gestreckt
- Stütze/Stock seitlich an den Pat. halten, der Gummipuffer steht auf Vorfußhöhe des vorderen (zu entlastenden) Beines
- Griff des Handteiles wird auf Handgelenkshöhe eingestellt.

! Einseitig genutzte Gehhilfen immer auf nichtbetroffener Seite einsetzen.

▌ Praktische Durchführung

- Pat. und TherapeutIn gehen barfuß oder tragen feste Schuhe
- Dosierung der Belastung: Höhe ist abhängig von der Verletzung und wird vom Arzt angegeben, z.B. Gangschulung mit 30 kg Belastung
- Einübung der Belastung: Pat. steht mit beiden Beinen auf je einer Personenwaage; er verlagert sein Körpergewicht so weit auf die betroffene Seite, bis er die erlaubte Belastung erreicht hat, z.B. 30 kg.

! Pat. übt die Belastung auf der Waage erst mit, später ohne Blickkontakt.

Gangformen

- Schwunggang: das betroffene Bein wird im Gehrhythmus in der Luft nach vorn genommen und bewegt (heute nur noch selten gebräuchlich)
- Unbelasteter 3-Punkte-Gang (☞ Abb. 2.9): das betroffene Bein wird mit Bodenkontakt zwischen die Stützen gesetzt, Belastung geht je nach Klinik vom reinen Sohlenkontakt (kein Gewicht) bis zu 15 kg Belastung (Eigenschwere des Beines)

! Vorteile gegenüber dem Schwunggang: das normale Gangbild bleibt eher erhalten, und die minimale Belastung bewirkt eine geringere Entkalkung des Knochens.

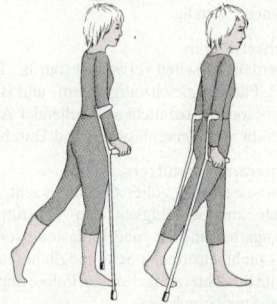

Abb. 2.9: 3-Punkte-Gang [A300–157]

- Teilbelasteter 3-Punkte-Gang (☞ Abb. 2.9): wie unbelasteter 3-Punkte-Gang; Belastung wird nach Angabe des Arztes gesteigert.

Für die folgenden Gangformen muß Vollbelastbarkeit, mindestens aber die Belastung mit der Hälfte des Körpergewichts erlaubt sein.

- 4-Punkte-Gang (☞ Abb. 2.10): Pat. setzt nacheinander re. Stütze, li. Bein, li. Stütze, re. Bein vor. Ind.: Pat. z.B. mit beidseitiger Coxarthrose, die schmerzbedingt viel Entlastung brauchen, Zerebralparetiker, Paraplegiker
- 2-Punkte-Gang (☞ Abb. 2.10): Pat. setzt gleichzeitig re. Stütze + li. Bein, li. Stütze + re. Bein vor

! Der 2-Punkte-Gang ist dem 4-Punkte-Gang vorzuziehen, weil er ein flüssigeres Gangbild erlaubt.

- Kreuzgang mit 1 Stütze (☞ Abb. 2.11): wird immer auf der nicht betroffenen Seite gleichzeitig mit dem betroffenen Bein vorgenommen

! Weicht Pat. hierbei in eine Lateralflexion im Rumpf aus, empfiehlt es sich, weiterhin im 2-Punkte-Gang zu gehen.

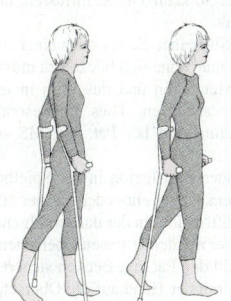
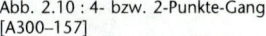
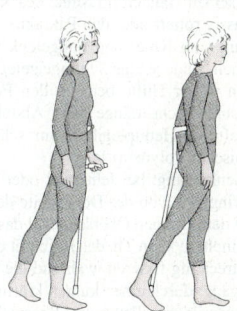

Abb. 2.10 : 4- bzw. 2-Punkte-Gang   Abb. 2.11: Gang mit einer Stütze
[A300–157]   [A300–157]

Treppensteigen (☞ Abb. 2.12)
Im 3-Punkte-Gang
- Hinauf: gesundes Bein geht voran, beide Stützen (oder eine Stütze, eine Hand am Geländer) und betroffenes Bein werden auf die gleiche Stufe nachgeholt oder alternierend eine Stufe hochgesetzt
- Hinunter: beide Stützen (oder eine Stütze und eine Hand am Geländer) und betroffenes Bein gehen voran, gesundes Bein wird auf die gleiche Stufe nachgeholt oder geht alternierend eine Stufe weiter. Beim Heruntergehen der Treppe immer schräg vor Pat. stehen (gibt Sicherheit).
! Merksatz für das Treppensteigen: „Gesund geht's aufwärts, krank abwärts." D.h. beim Hinaufgehen immer das gesunde Bein vorsetzen und beim Heruntergehen das kranke Bein.

Aufstehen von einem Stuhl (günstig sind anfangs Armlehnen)
Pat. stützt sich mit weit nach vorn verlagertem Oberkörper vom Stuhl hoch und ergreift nacheinander die Stützen.

Hinsetzen auf einen Stuhl (günstig sind anfangs Armlehnen)
Pat. dreht sich vor dem Stuhl und geht mit Stützen soweit zurück, bis er mit den Beinen den Sitz berührt. Nacheinander legt er die Stützen ab, faßt die Armlehnen und setzt sich mit weit nach vorn verlagertem Oberkörper hin.

! Beim Aufstehen und beim Hinsetzen stehen die Beine entweder
- in Schrittstellung: Anfangs steht das betroffene Bein vorn
- in Parallelstellung: Pat. muß die Hälfte seines Körpergewichts belasten dürfen.

Sonderformen bei Paraplegikern
- Zuschwunggang: beide Beine gleichzeitig bis zu den Stützen schwingen
- Durchschwunggang: beide Beine gleichzeitig vor die Stützen schwingen

2

Sonderformen bei anderen neurologischen Patienten

- Rotationsgang: Th. geht hinter, vor oder seitlich vom Pat. und rotiert den Pat.-Oberkörper von den Schultern, von den Armen oder von Brustbein und BWS her mit seinen Händen im Sinne des Kreuzganges. So kann Th. beeinflussen, ob er mehr passiv rotiert oder den Pat. aktiv arbeiten läßt
- Zügelgang: um Knie- und Fußgelenk wird mit Hilfe eines Seiles oder einer nicht elastischen Binde je eine Schlinge gelegt, Th. kann nun, ohne sich bücken zu müssen, das Bein in der Hüfte beugen, den Fuß dorsalextendieren und das Bein in jeder gewünschten Schrittlänge und Abduktionsbreite aufsetzen. Dies ist besonders vorteilhaft bei Hemiplegikern im schlaffen Stadium und bei Pat. mit MS oder idiopathischer Polyneuritis
- Oberschenkelgang: bei fehlender oder ungenügender Hüftflexion in der Spielbeinphase bringt Th. von der Dorsalseite des Oberschenkels her entweder mit der Hand oder mit dem eigenen Oberschenkel das Bein in Hüftflexion. In der darauf folgenden Standbeinphase kann Th. das Knie mit der Hand oder mit dem eigenen Oberschenkel in der Streckung fixieren, während die andere Hand den Pat. am Becken sichert
- Klatschgang: durch einen kurzen kräftigen Impuls mit der Hand auf die Oberschenkelrückseite in der Pre-swing-Phase (Vorbereitung zur Schwungphase) wird der Oberschenkel nach vorne ,,geschleudert''. Durch diesen schwunghaften Impuls wird das Knie passiv gestreckt und kann zur Standbeinphase ansetzen
- Sturmgang: Pat. muß gegen einen verhältnismäßig starken Widerstand des Ther. ventral an Becken oder Schultern laufen, so, als ob er gegen einen starken Sturm laufen würde. Hierbei wird sehr gut die aktive Rumpfrotation im Sinne des Kreuzgangs geübt. Zusätzlich kann kurz vor der beginnenden Spielbeinphase auf der gleichen Seite ein Stretch gegeben werden. Der Widerstand am Becken ist generell nicht so positiv, da jeder Pat. geneigt ist, in den Paßgang (Arm und Bein der ipsilateralen Seite werden gleichzeitig vorgeholt) zu verfallen.

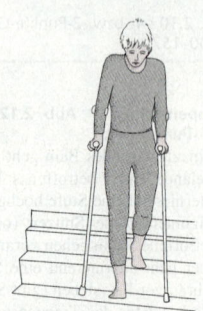

Abb. 2.12: Treppe abwärts; 3-Punkte-Gang [A300–157]

2.2.6 Haltungschule (nach BRÜGGER)

Astrid Frank

Übungsprogramme zur Bewältigung von alltäglichen motorischen Anforderungen (Sitzen, Stehen, Gehen, Alltagsbewegungen) mit dem Ziel, alle Strukturen des Körpers optimal zu belasten.

Bedingt durch äußere Faktoren (z.B. enge Kleidung, ungünstige Alltags- und Arbeitsumgebung, Narben) und/oder innere Faktoren (z.B. Erkrankungen der inneren Organe) kommt es zu Fehlhaltungen und -belastungen und damit zu Überbelastungen aller Strukturen des Bewegungsapparates. Es treten z.B. Biegespannungen im Wirbelsäulenbereich auf, die großen Körperhöhlen werden eingeengt, dadurch wird z.B. die Atmung beeinträchtigt, Muskeln werden in ungünstiger Arbeitssituation beansprucht. Vom Ort der Störung gehen Nozizeptorensignale („Schadensmeldungen") aus, die bei entsprechender Intensität zum Gehirn weitergeleitet werden. Hier wird ein Reflexgeschehen zum Schutz der gestörten Strukturen aktiviert, in dessen Folge es von Ausweichmechanismen bis zur vollständigen Blockierung, evtl. auch verbunden mit Schmerzen, im Bewegungsablauf kommt („circulus vitiosus").

▌ Ziele

Zur Vorbeugung bzw. Behandlung dieser Störungen, und um alle Strukturen entsprechend ihrer Funktion optimal zu beanspruchen, sollte eine aufrechte Haltung eingenommen werden. Wichtig ist die Übertragung auf Bewegungsmuster im täglichen Leben. Hierbei sind die Biegespannungen auf ein Mindestmaß reduziert, alle Strukturen erhalten ihren spezifischen, optimalen Bildungsreiz (z.B. Knochen: optimale Zug- und Druckverhältnisse) und die Muskulatur befindet sich in einer optimalen Arbeitssituation. Behandlungserfolge sind nur mit einer positiven Einstellung und aktiven Mitarbeit der Pat. zu erreichen.

▌ Durchführung

Aufrechte Haltung im Sitz nach BRÜGGER (☞ Abb. 2.13)

Voraussetzung für die optimale Haltung im Sitz sind:
- Beckenkippung: Beckenkämme nähern sich den Oberschenkeln, die Belastung liegt vor den Sitzbeinhöckern, ohne daß diese sich von der Unterlage heben
- Brustkorbhebung: Schambein- und Brustbeinspitze entfernen sich voneinander; das Brustbein wandert im Raum nach vorne oben

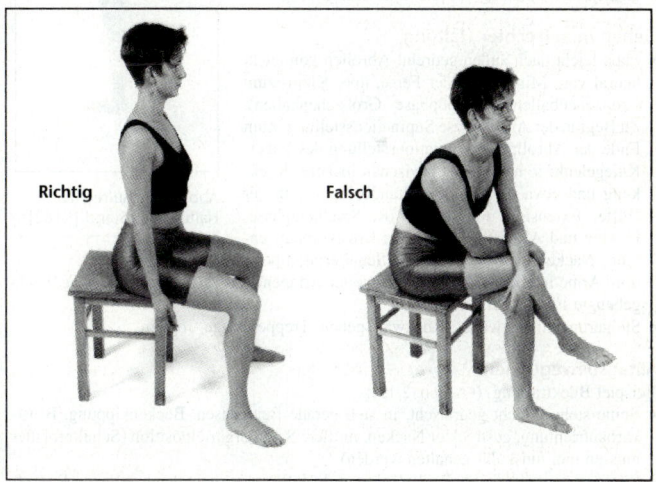

Richtig   Falsch

Abb. 2.13: Aufrechte Haltung im Sitz [K162]

2

- gleichzeitige Beckenkippung und Brustbeinhebung bewirken eine gleichmäßig hochgezogene Lordose bis Th5
- Gestreckter Nacken: den Nacken lang machen (= Hinterhauptschub); das Kinn nähert sich dabei der HWS
- ! Die HWS darf dabei nicht in Flexion kommen.
- mittlere Schultergürtelposition: großer Schulter-Ohr-Abstand; die Arme hängen seitlich in Rotations-Null-Stellung neben dem Körper
- Bei Armbewegungen werden die Schulterblätter muskulär in die posteriore Depression stabilisiert, um den Schultergürtel in mittlerer Position halten zu können
- kein Zusammenklemmen und Hochziehen der Schulterblätter
- Beinstellung, Beinachsen, Fußstellung: Beine stehen in Abduktion (dadurch wird die Beckenkippung erleichtert), die Oberschenkelachse zeigt nach außen; Die Sprunggelenke stehen unter oder leicht vor den Kniegelenken (von der Seite gesehen) und die Fußspitzen zeigen leicht nach außen.

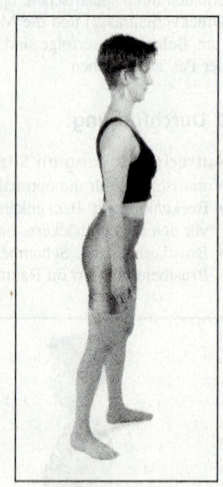

Abb. 2.14: Aufrechte
Haltung im Stand [K162]

Aufrechte Haltung im Stand (☞ Abb. 2.14)
Voraussetzung für die aufrechte Haltung in Stand sind:
- Beckenkippung: Beckenkämme nähern sich etwas den Oberschenkeln
- Brustkorbhebung (s.o.)
- gestreckter Nacken (s.o.)
- mittlere Schultergürtelposition (s.o.)
- Beinstellung, Beinachsen, Fußstellung: Füße stehen unter den Hüftgelenken, die Fußspitzen sind leicht nach außen gedreht, die Kniegelenke sind locker gestreckt.
- ! Keine Überstreckung in Hüft- und Kniegelenken!

Gehen in aufrechter Haltung
- Füße leicht nach außen gedreht; Abrollen von leicht lateral vom Mittelpunkt der Ferse, über Klein- zum Großzehenballen (Abstoßphase Großzehenballen). Zu Beginn der Abrollphase Supinationsstellung. Zum Ende der Abrollphase Pronationsstellung des Fußes. Kniegelenk: je nach Phase zwischen lockerer Streckung und etwa 60° Flexion. Standbeinphase in der Hüfte: Extension und leichte IR, Spielbeinphase: Flexion und AR; Beckenkippung; Brustkorbaufrichtung; Nackenstreckung; mittlere Schultergürtelposition; Arme in leichter AR, schwungvoller Armpendel (reaktiv) im Kreuzgang, leicht gebeugte Ellenbogengelenke
- Steigerungen: Seitwärts-, Rückwärtsgehen, Treppengehen, Joggen.

Alltagsbewegungen
Beispiel Bücktraining (☞ Abb. 2.15):
- Beine stehen leicht gegrätscht, in sich gerade Beinachsen, Beckenkippung, Brustkorbaufrichtung, gestreckter Nacken, mittlere Schultergürtelposition (Schulterblätter müssen nun muskulär gehalten werden)
- Bückbewegung erfolgt durch Knie- und Hüftflexion bei gleichzeitigem Rumpfabsenken und Beibehalten der Beckenkippung (individuell leicht verschieden;

abhängig von Ober- und Unterlänge, überwiegend horizontal eingestellt) bei Ausnutzung
des Bewegungssektors, der durch die Beinachsen und die Abduktion der Beine begrenzt wird
(Aktivität innerhalb dieses Sektors ermöglicht
optimale Belastung der WS-Strukturen). Der
Teil-Körperschwerpunkt (ca. in Höhe des
Bauchnabels) befindet sich ca. über den Kniegelenken
- Bewegungsverhalten in allen Alltagssituatio-
  nen wie Beruf (Arbeitsumgebung, z.B.
  Schreibtisch, Friseurarbeitsplatz), Haushalt,
  Hobby, Sport analysieren und verändern.

! Haltungsänderung = Verhaltensänderung; Mit
viel Mühe und sehr vielen Wiederholungen
verbunden, um die neuen Bewegungen zu
automatisieren.

Literatur
BRÜGGER, A.: Gesunde Körperhaltung im Alltag. Verlag
Dr. A. Brügger, Zürich 1990

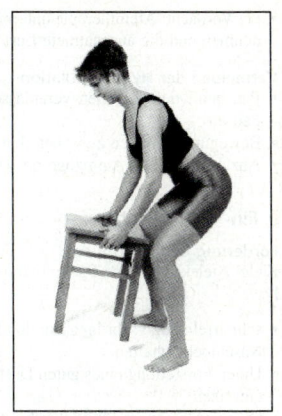

Abb. 2.15: Bückbewegung beim
Anheben von Lasten [K162]

2.2.7   Atemtherapie (AT)

Angela Debray

Die Auswahl atemtherapeutischer Maßnahmen orientiert sich primär an den im Befund erhobenen Symptomen, weniger an der Art der Erkrankung.
Die Techniken dienen der Pneumoniefreiheit, Thoraxmobilität, verbesserten Vitalkapazität, Lösung und Transport von Sekret, Stabilisierung des Normotonus in Haut,
Bindegewebe und Muskulatur des Rumpfes sowie der erleichterten Atemarbeit und
verbesserten Entspannungs- und Körperwahrnehmungsfähigkeit. Somit findet die
Atemtherapie Anwendung:
- prä- und postoperativ zur Verbesserung der Lungenfunktion
- prophylaktisch in allen Fachbereichen
- therapeutisch bei obstruktiven und restriktiven Lungenerkrankungen, vegetativen und
  psychophysischen Dysfunktionen und Wirbelsäulenerkrankungen (Skoliosen, M.
  Bechterew).

Hyperventilation
Vorsicht bei forcierter Durchführung der Ein- und Ausatemtechniken. Es kann zur
Hyperventilation mit vermehrter Abatmung von Kohlendioxid kommen:
- erste Anzeichen: Bewegungsunruhe, Kribbel- oder Taubheitsgefühl an Händen,
  Füßen und Mundregion, Schwindel, Sehstörungen
- im weiteren Verlauf Atemnot aufgrund eines Spasmus der glatten Atemwegsmusku-
  latur. Muskelspasmen an Händen (,,Pfötchenstellung"), Füßen und Mundregion
  (,,Karpfenmaul")

- bei Verdacht: Atemtherapie unterbrechen, Pat. beruhigen, Hände vor Mund und Nase nehmen und die ausgeatmete Luft einatmen lassen, evtl. Arzt verständigen.

Vermeiden der Hyperventilation
- Pat. beim tiefen Atmen veranlassen, langsam zu atmen; lange endexspiratorische Pausen
- Bewegungsübungen zwischen den Atemtechniken
- Anzahl der tiefen Atemzüge pro Übung begrenzen (auf ca. 8–10).

▌ Ein- und Ausatmung

Förderung der Einatmung
Ziele: Atelektasen- und Pneumoniefreiheit, Thoraxmobilität, verbesserte VK, Sekretolyse.

- schnüffelnd und sehr langsam durch die Nase einatmen bis zum Max., evtl. dabei ein Nasenloch zuhalten
- Unter Vorstellung eines guten Dufts tief und sehr langsam einatmen. Evtl. Aromaöle einsetzen
- bei geschlossenem Mund durch die Nase gähnend einatmen (reflektorische Erweiterung der Bronchien)
- Bewegungen einer auf dem Thorax oder Bauch liegenden Hand wahrnehmen, anschließend die Bewegungen in beide Richtungen vergrößern. Langsam atmen
- „Wegatmen" einer Hautfalte: Hautfalte im Thorax- oder Bauchbereich abheben, Pat. auffordern, sie der Th. durch tiefes Ein- und langes Ausatmen aus der Hand zu nehmen
- Langsames, ausgiebiges Ausatmen, evtl. mit Lippenbremse, und Abwarten der endexspiratorischen Atempause führen reflektorisch zu vertiefter Einatmung. Zusatzmaßnahmen: Abklatschen mit Alkohol
- Aufforderung zu „leisem Atmen" führt zu einem langsameren Einströmen der Luft.

Förderung der Ausatmung
Ziele: Sekrettransport mundwärts, Pneumoniefreiheit, Thoraxmobilität, verbesserte Vitalkapazität, Sekretolyse.

- gedachte Kerzenflamme durch Anblasen lange flackern lassen
- mit der Ausatemluft Zahlen, Namen oder Figuren schreiben, auf max. AA achten
- vorgehaltenes Tuch durch Anblasen lange zum Flattern bringen
- langes tönendes Ausatmen: auf Vokale wie „aah", „ooh" (Staunen) oder „huh" (Sturm)
- Konsonanten wie „ffff..", „ssss..", „schschsch..", „mmm.." bremsen den Ausatemstrom und fördern den nächsten tiefen Einatemzug
- Lippenbremse: blasen bei leicht aufeinandergehaltenen Lippen (Weithalten der Luftwege durch Rückstau). Luft max. ausatmen
- gedachte Scheibe, Spiegel behauchen.

▌ Atmung und Bewegung

Bewegungen von Rumpf und Extremitäten, die weiterlaufend eine Rippenhebung oder
-senkung bewirken; Pat. zum tiefen Ein- oder Ausatmen auffordern.
Ziele: Pneumoniefreiheit, Thoraxmobilität, verbesserte Vitalkapazität, Sekretolyse.

Aktive oder passive Dehnzüge
Extremitäten bei der Einatmung dehnen
(Arme in max. Flexion), bei der Ausatmung entweder lockerlassen, am erreichten Platz halten oder weiterdehnen. Beispiele:

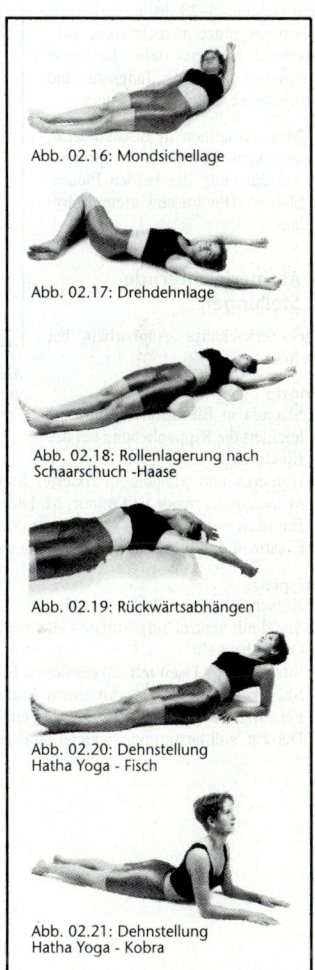

Abb. 02.16: Mondsichellage

- Mit einem Arm und evtl. gleichseitigem
  Bein in Mondsichellage (☞ Abb. 2.16),
  unterlagerter Seitenlage, Sitz oder Stand
- Mit beiden Armen in Rückenlage (BWS
  in Extension unterlagert), Sitz oder
  Stand.

Aktive Bewegungen
- Bewegungen mit Geräten im Sitz oder
  Stand. Geeignete Geräte: Stäbe, Reifen,
  Gymnastik- und Therabänder, Schwung-
  tuch

Abb. 02.17: Drehdehnlage

- PNF (☞ 2.3.17): Armdiagonalen uni-
  oder bilateral; Scapula-Pelvis-Diagonalen in SL; Stretch am Sternum nach der
  Ausatmung; Chopping, Lifting.

 Tips & Fallen

Bei älteren Pat. abnehmende Thoraxelastizität und zunehmend fixierte BWS-Kyphose bedenken und die Dehnung entsprechend dosieren.

Abb. 02.18: Rollenlagerung nach
Schaarschuch -Haase

▌ Dehnlagen und -stellungen

Ziele: Sekretolyse und Sekretabtransport,
Pneumoniefreiheit, Thoraxmobilität, verbesserte Vitalkapazität, anschließend erleichterte Atemarbeit.

Abb. 02.19: Rückwärtsabhängen

Dehnlagen nach HAASE
Mondsichellage (☞ Abb. 2.16), Dreh-
dehnlage (☞ Abb. 2.17), Rollenlagerung
(☞ Abb. 2.18), Rückwärtsabhängen
(☞ Abb. 2.19). Günstig: Kombination mit
Grifftechniken am Thorax.

Abb. 02.20: Dehnstellung
Hatha Yoga - Fisch

Dehnstellungen (z.T. modifiziert aus
dem Hatha Yoga)
,,Fisch'' (☞ Abb. 2.20), ,,Kobra''
(☞ Abb. 2.21), ,,Rutschbahn vorwärts und

Abb. 02.21: Dehnstellung
Hatha Yoga - Kobra

Abb. 2.16–2.21 [K 162]

rückwärts" (☞ Abb. 2.22), „Vogel"
in BL und Stand (☞ Abb. 2.23).

Ausführung
Stellungen langsam einnehmen, auf
Ext. der BWS und Beschwerdefrei-
heit achten, 5–20 Min. verharren,
Leistungsgrenze respektieren, sub-
maximal mehrere tiefe, langsame
Atemzüge, Stellung langsam und
schrittweise verlassen, ausruhen.

! Max. Ausatmen in Einatemdehn-
stellungen bewirkt eine optimale
Verschiebung der beiden Pleurablätter (Pleuraschwartenprophylaxe).

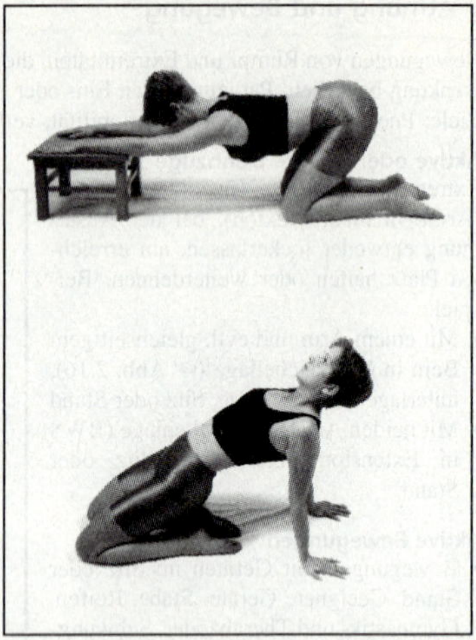

■ **Atemerleichternde
Stellungen**

Ziel: erleichterte Atemarbeit bei
Luftnot.

Abb. 2.22: Dehnstellung „Rutschbahn
vorwärts/rückwärts"[K 162]

Prinzip
• Skapula in Elevationsstellung er-
leichtert die Rippenhebung bei der
Einatmung
• Humerus und Skapula in fixierter Stellung ermöglicht die Rippenhebung durch
M. pectoralis major und minor, M. latissimus dorsi und M. serratus anterior
• Ein nach vorn geneigter Oberkörper erleichtert das Absenken des Zwerchfells beim
Einatmen durch Vorfallen des Bauches mit Hilfe der Schwerkraft.

Beispiele:
• Kutschersitz (☞ 2.2.2)
• Stand mit ventral aufgestützten Händen oder Ellenbogen am Tisch oder den eigenen
Oberschenkeln
• Sitz vor dem Tisch mit aufgestützten Ellenbogen
• SL, Oberkörper erhöht, mit einem Arm nach vorn abgestützt
• Fersen-Ellenbogen-Sitz mit gespreizten Knien.
! Der Pat. soll bestimmen, welche Stellung seine Atmung am besten erleichtert.

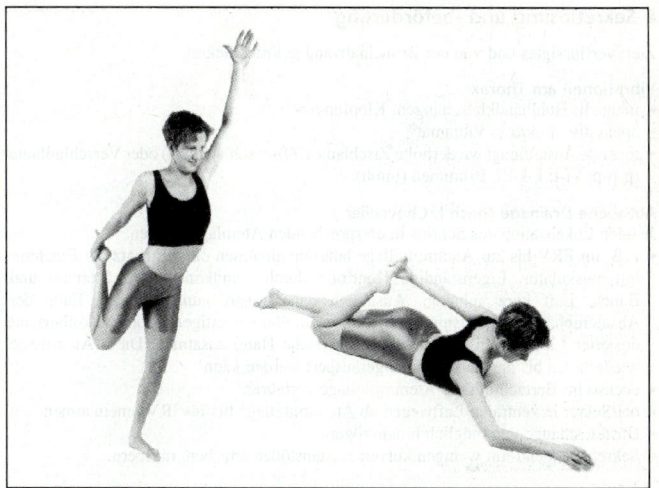

Abb. 2.23: Dehnstellung (Hatha Yoga): Vogel in Bauchlage und Stand [K 162]

▌ Grifftechniken am Thorax

Massagegriffe
Ziele: Normotonus in Haut, Bindegewebe und Muskulatur, erleichterte Atemarbeit, verbesserte VK.

Ausführung:
- Ausstreichungen und Einfingerzirkelungen in den Interkostalräumen
- Hautabhebegriffe, Hautrollungen
- Erhöhung der Effektivität bei Einnahme von Dehnlagen (s.o.)
- an den Thorax grenzende Gebiete mitbehandeln: Nacken, Schulter, Bauch, Lenden-region.

Passive Hilfe beim Ausatmen
Ziele: erleichterte und verlängerte Ausatmung, Sekretolyse und Sekretabtransport, reflektorisch tieferes Einatmen.
- Hand über Hand auf dem Sternum, Druckrichtung: kaudal, dorsal
- Hände jeweils seitlich auf den Rippen (ca. 5.–7. Rippe), Druckrichtung: kaudal, medial.

Ausführung: Th. soll sich zunächst am Atemrhythmus des Pat. orientieren, dann die Ausatemphase verlängert dirigieren, aber nicht gegen den Widerstand des Pat. arbeiten.

2

▌ Sekretlösung und -beförderung

Ziel: verflüssigtes und von der Bronchialwand gelöstes Sekret.

Vibrationen am Thorax
- manuell: Hohlhandklatschungen, Klopfungen
- apparativ: Vibrax®, Vibramat®
- tönende Ausatmung: wiederholte Zischlaute (ß-ß-ß; sch-sch-sch) oder Verschlußlaute (p-p-p; t-t-t; k-k-k), Brummen (mmh).

Autogene Drainage (nach J. Chevaillier)
Je nach Lokalisation des Sekrets in entsprechenden Atemlagen atmen:
- Z.B. im ERV bis zur Atemmittellage langsam einatmen ohne Einsatz der Einatemhilfsmuskulatur. Eigenständige Kontrolle durch Handkontakt auf Sternum und Bauch. Luft kurz anhalten. Ausatmen ohne Anstrengung, erst am Ende der Ausatemphase Atemhilfsmuskulatur einsetzen. Bei vorzeitigem Bronchialkollaps mit dosierter Lippenbremse oder gegen die flache Hand ausatmen. Diese Atemweise wiederholen bis abgehustet, bzw. geräuspert werden kann
- ebenso im Bereich um die Atemmittellage verfahren
- bei Sekret in zentralen Luftwegen ab Atemmittellage bis ins IRV hinein atmen
- Husten solange wie möglich hinauszögern
- Sekret schonend mit wenigen kurzen Hustenstößen abgeben, räuspern.

⌕ Zusatzmaßnahmen

Inhalation, Salben, warme Getränke, feuchtheiße Wickel (☞ 2.6.3) oder Heiße Rolle (☞ 2.7.2); körperliche Aktivität innerhalb der zulässigen Belastbarkeit halten.

▌ Hustentechniken

Ziele: Sekretfreiheit, erleichterte Atemarbeit.

Ausführung:
- Hustenreiz dämpfen, wenn ein trockener Reizhusten besteht: kurz Luft anhalten; langsam atmen; oberflächlich atmen; durch die Nase einatmen, sich auf etwas konzentrieren, z.B. Atembewegung, Auflagefläche; warmes Getränk; Hustenbonbon
- schonende Sekretabgabe: vor dem Husten etwas Luft abatmen, räuspern oder hüsteln statt husten, wenn möglich gegen die geschlossenen Lippen hüsteln. Autogene Drainage (s.o.) statt Dauerhusten
- Huffing: Hustentechnik ohne Verschluß des Kehlkopfes. Submax. durch die Nase einatmen (ca. 70 % der VK.). Mit 4–5 schnellen Luftstößen ausatmen (hauchen). Nur wenige Wiederholungen wegen hoher Anstrengung.

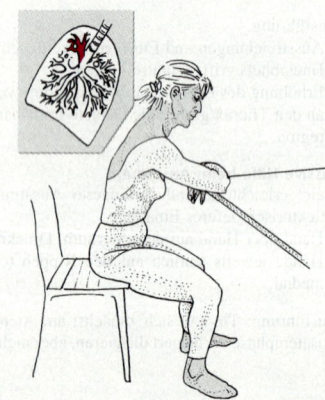

Abb. 2.24: Drainagelagerung für die kraniodorsalen Lungensegmente [A300–114]

Tips & Fallen

Narben oder andere schmerzhafte Stellen am Rumpf mit Hilfe eines weichen Handtuchs oder Kissens fixieren.

▌ Drainagelagerungen

(☞ Abb. 2.24–Abb. 2.26)

Lagerungen, die den Sekretabfluß aus einzelnen Bronchialabschnitten durch Einwirkung der Schwerkraft begünstigen; besonders effektiv in Kombination mit Vibrationen und tiefer Atmung.

Ziele: Sekretfreiheit, erleichterte Atemarbeit.

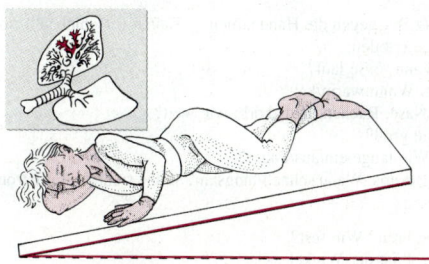

Abb. 2.25: Drainagelagerung für die mittleren Lungensegmente [A300–114]

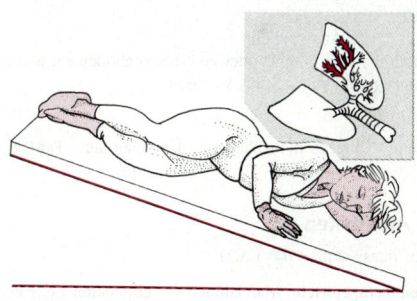

Abb. 2.26: Drainagelagerung für die unteren Lungensegmente [A300–114]

2

▌ Umlagerungen

Wechsel zwischen Seitenlagen, Rückenlage, Sitz und evtl. Bauchlage ca. alle 30–60 Min. Erforderlich bei Bettlägerigkeit.

Ziele:
- Blutumverteilung der Schwerkraft folgend in die jeweils unten liegenden Lungenabschnitte
- optimales Belüftungs- Durchblutungsverhältnis
- Unterstützung des Sekrettransportes in Richtung der zentralen Bronchien.

▌ Zwerchfellatmung (Bauchatmung)

Ziele: physiologisches Atmen, Normotonus der Muskulatur, Wahrnehmungs-, Konzentrations- und Entspannungsfähigkeit, innere Gelassenheit.

Atemwahrnehmung
Keine Bewegungsaufträge (z.B. „gegen die Hand atmen", „Bauch verschieben"), sondern Wahrnehmungsaufträge erteilen:
- Geräusch des Atmens: Wann? Wie laut?
- Temperatur der Atemluft: Wann warm/kalt?
- Räume des Atemweges: Nase, Rachen, Brustkorb; wie weit?
- Atembewegung: Wo? Wie groß?
- Dauer der Atemphasen: Wie lange ein/aus/Pause?
- Geschwindigkeit des Luftstroms: Wann schnell/langsam? Wann steht der Luftstrom?

Körperwahrnehmung
- Auflageflächen: Wo? Wie breit? Wie fest?
- Gelenkstellungen: Wie groß ist der Winkel zwischen?
- Hauttemperatur: Wie warm/kalt?
- Körperräume: Wie groß?
- aktive und passive Bewegung: Wie gut fließt sie, wie weit geht sie, wie ist das Ende?

Bildhafte Vorstellungen
- Atem kommen lassen, gehen lassen und warten, bis er von alleine wiederkommt (ILSE MIDDENDORF)
- Licht strömt mit jedem Atemzug ein
- Luft strömt durch die Achselhöhle oder zum Beckenboden ein und aus
- mit jedem Atemzug ein kleines Stück wachsen.

🔎 **Zusatzmaßnahmen**
Entspannungs- und Konzentrationsübungen, Übungen aus Tai-Chi, Traumreisen, Massagen.

▌ Apparative Atemhilfen

Beatmung auf der Intesivstation (☞ 1.3.2)

Wenn andere atemtherapeutische Maßnahmen die gesteckten Ziele ebenso gut erreichen, sind sie den apparativen Hilfen vorzuziehen. Dauer und Häufigkeit der Anwendung, wenn nicht angegeben, sind für jeden Pat. individuell festzulegen. Sie richten sich nach: Schweregrad der Atemfunktionsstörung und Kräftezustand der Pat.

IPUP (Intrapulmonale Perkussion oder Jet-Inhalation)
Kombination von Inhalation mit Vibration in den Atemwegen. Mit Hilfe von Druckluft werden vibrierende Gasimpulse erzeugt. Pat. atmet durch ein Mundstück (Maske oder Tubus) für 5–10 Minuten. Ziel: Verflüssigung von Bronchialsekret.

„Atemtrainer"
Ziele: eröffnete Atelektasen, optimale Sauerstoffverteilung und Diffusion, Sekretolyse, verbesserte Vitalkapazität.

- Atemflußorientierte Geräte, z.B.: Triflo II®: Kunststoffgerät, 3 unterschiedlich gefärbte Bälle in 3 Kammern. Pat. atmet über ein flexibles Rohrstück durch diese Kammern ein, durch den Sog steigen die Bälle auf. Zur Ausatmung Mund vom Gerät absetzen. Ein zu schnelles Einatmen wird verhindert, da einer der Bälle unten bleiben soll. Pat. zum langsamen und lang anhaltenden Einatmen motivieren. Mediflo®: Im Unterschied zum Triflo II® ein Ball in einer Kammer. Die Floweinstellung kann zwischen 200 und 1200 ml/Sek. variabel eingestellt werden. Pat. soll den Ball über möglichst lange Zeit oben halten (SMI = sustained maximal inspiration).
  Verwendung beider Geräte möglichst stündlich über mind. 10–20 Atemzüge. Unbedingt auf ruhiges Ausatmen und endexspiratorische Atempause hinweisen
- Volumenorientierte Geräte z.B. Coach® oder Voldyne®. Die Geräte sind einem Spirometer vergleichbar. Die Anzeige des eingeatmeten Volumens motiviert zur Steigerung. Anwendung stündlich, jedoch wegen Hyperventilationsgefahr nicht mehr als 6–8 x maximal ausatmen lassen und auf langsames Atmen und lange endexspiratorische Pausen achten
- Flutter (VRP 1): trillerpfeiffenähnliches Instrument mit einliegender schwerer Metallkugel. Pat. atmet durch das Gerät aus. Die Metallkugel erzeugt durch kurze Unterbrechung des Luftstromes einen positiv schwankenden Druck. Ziele: offene Bronchiolen und Alveolen in der Ausatemphase, Sekretolyse
- Blubberflasche: Einfach herzustellen aus z.B. einer 500 ml Flasche NaCl und dem Schlauch eines Urinbeutels. Ziele: verlängerte Ausatemphase zur Vertiefung der EA, s. Flutter
- Giebelrohr (Totraumvergrößerer): Pat. erhält eine Nasenklemme und atmet durch ein Kunststoffrohr (Länge variabel, einzelne Segmente à 100 ml) aus und ein. Durch die Vergrößerung des Totraumes erfolgt eine Erhöhung des CO_2-Partialdruckes im Blut, die als zentraler Reiz für eine vermehrte Atemtätigkeit dient. Die Anzahl der Teilstücke darf nur so hoch sein, daß Pat. bei einer Anwendung von 3–5 Min. eine Atemfrequenz von 24/Min. nicht übersteigt. Wiederholungen stündlich. Ziele: Pneumoniefreiheit, Thoraxmobilität, verbesserte Vitalkapazität, Sekretolyse.
- ! Nicht einsetzen bei einer Atemfrequenz in körperlicher Ruhe von mehr als 24/Min., hochgradiger Herzinsuffizienz, Asthma und Emphysem mit Zyanose und Dyspnoe.

Atemtrainer für Kinder
Windmühlen, Seifenblasen, Blasinstrumente.

Inhalationsbehandlung (Aerosoltherapie)

Jürgen Rohde

Zerstäubung von Medikamenten und Heilwässern sowie deren Transport in die Atemwege mit Hilfe der normalen Inspiration. Ziel ist die Sekretolyse, Spasmolyse, Befeuchtung und Abschwellung der Bronchialschleimhaut.

2

Inhalationstherapie

Erforderliche Tröpfchengröße, um die Atemwege zu erreichen:

- 12 µm: Rachen, Mund und Nase
- 6–12 µm: große Bronchien
- 3–4 µm: mittlere bis kleine Bronchien
- 1–3 µm: kleinste Bronchien bis Lungenalveolen.

Applikationsformen:

- Sprays (Tröpfchengröße 10–40 µm)
- Aerosole (Tröpfchengröße 0,5–5 µm) mit verschiedenen Formen
- Düsenaerosol
- Ultraschall-Aerosole
- Elektroaerosole; Dosieraerosole (Treibgasaerosole); Vibrationsaerosole; Ultraschall-Druckstoß-Vibrationsaerosole

Dosierung: Tägl. 10–15 Min. bei normaler Atmung, 2–4 Wo. lang.

Inhalationsmittel und ihre Wirkungen		
Mittel	**Handelsname/Herkunft**	**Wirkungen**
Heilquellen	Solequellen, leicht hypertone NaCl-Lösung	Befeuchtung und Reinigung der Schleimhäute, zur Vermeidung der Sekreteindickung und Schleimhautaustrocknung
Sekretolytika	Bromhexin®-Inhalat, Mucosolvan®, Tacholiquin® 1 %,	Sekretolyse, Förderung des Schleimabtransportes
Broncho-spasmolytika	Berotec® 200, 100, Broncho-spasmin®, Sultanol®, Bricanyl®	Abschwellung der Bronchial-schleimhaut und Spasmolyse der Bronchialmuskulatur
Antibiotika	Nebacetin®, Amphotericin B®	Sanierung von Infekten
Kortikoide	Als Dosieraerosol: Beclomed®, Inhacort®, Pulmicort®	Entzündungshemmend

Informationen

Arbeitsgemeinschaft Atemtherapie im ZVK e.V. (Adresse ☞ 13).

Literatur

BRÜNE, L.: Reflektorische Atemtherapie. Thieme Verlag, Stuttgart 1994
CEGLA, U. H.: Atem-Techniken. Trias, Stuttgart 1992
EDEL, H., KNAUTH, K.: Atemtherapie. Ullstein Mosby, Berlin 1993
GILLERT, O.: Hydro- und Balneotherapie. Pflaum, München 1992
HAASE, H.: Lösungstherapie. Pflaum Verlag, München 1985
HENTSCHEL, H.-D.: Naturheilverfahren in der ärztlichen Praxis. Deutscher Ärzte-Verlag, Köln 1996
HÖFLER, H.: Atemtherapie und Atemgymnastik. Trias, Stuttgart 1995
LODES, H.: Atme richtig. Goldmann, München 1996
MANG, H.: Atemtherapie. Schattauer, Stuttgart 1992
MIDDENDORF, I.: Der erfahrbare Atem. Junfermann, Paderborn 1995.

2.2.8   Prophylaxen

Bernard Kolster, Gisela Ebelt-Paprotny

Prä- und postoperative Behandlung (☞ 4.1.1)

Längere Immobilisationsphasen (> 1 Tag) können zu typischen Komplikationen, z.B. Dekubitus, Kontrakturen, Pneumonien und Thrombosen führen. Ihre Verhütung ist ein wichtiges Behandlungsziel bei Bettlägerigkeit, aber auch prä- und postoperativ. Ziel ist der Dekubitus-, Kontraktur-, Pneumonie- und Thrombose-freie Pat. (DKPT-freier Pat.). Die entsprechenden PT-Maßnahmen dienen der Prophylaxe von Sekundärschäden und werden zusätzlich zur gezielten PT angewendet.

▌ Dekubitusprophylaxe

Dekubitusursachen
Längere Druckbelastung (≥ 2 Std.) führt zu einer ischämischen Nekrose (Druck-geschwür) des betroffenen Hautbezirkes:
- Druck von außen: z.B. ungepolsterte Lagerungsschienen oder Falten im Bettlaken
- Druck von innen: Knochen, die unmittelbar unter der Haut liegen
- Risikofaktoren: Immobilität (Hemiple-gie, polytraumatisierte PatientInnen, RollstuhlfahrerInnen). Sensibilitätstö-rungen (z.B. ED, Diabetes mellitus), Kachexie.

Druckgefährdete Körperstellen (☞ Abb. 2.27)
- Rückenlage: Steißbein, Kreuzbein, Schulterblatt, Dornfortsätze, Hinter-kopf, Fersen, Ellenbogen
- Bauchlage: Stirn, Spinae iliacae ant. sup., vorderer Thorax, Schienbein, Kniescheiben, Zehen, Schultergelenk
- 90° Seitlage: seitlicher Kopfbereich, seitlicher Thorax, Beckenkamm, Knie-gelenkseiten, Wadenbein, Trochanter major (besonders gefährdet durch er-höhten Auflagedruck), äußerer Fuß-knöchel.

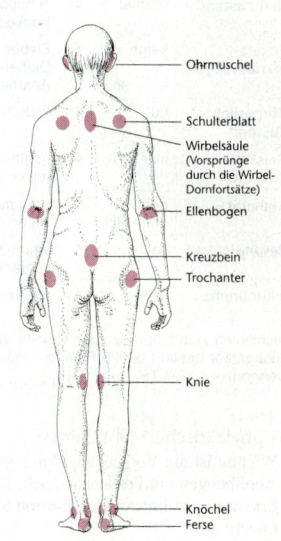

Ohrmuschel

Schulterblatt

Wirbelsäule (Vorsprünge durch die Wirbel-Dornfortsätze)

Ellenbogen

Kreuzbein

Trochanter

Knie

Knöchel
Ferse

Abb. 2.27: Dekubitusgefährdete Körper-stellen [A300–190]

2

Einteilung des Dekubitus	
Stadium	**Klinischer Befund**
Stadium 1	Begrenzte Hautrötung bei sonst intakter Haut
Stadium 2	Hautdefekt mit freiliegendem Subkutangewebe
Stadium 3	Beteiligung aller Weichteilschichten (Haut, Unterhaut, Fettgewebe, Muskeln, Sehnen, Bänder)
Stadium 4	Zusätzliche Beteiligung des Knochens

Erweiterte Norton Skala zur Erkennung der Dekubitusgefahr							
Kooperations-bereitschaft/ Motivation	voll	4	wenig	3	teilweise	2	keine	1
Alter	< 10	4	< 30	3	< 60	2	> 60	1
Hautzustand	normal	4	schuppig-trocken	3	feucht	2	Allergie, Risse	1
Zusatz-erkrankungen	keine	4	Fieber Diabetes, Anämie	3	ED, Ca, Kachexie, Adipositas	2	Koma Lähmung	1
Körperlicher Zustand	gut	4	leidlich	3	schlecht	2	sehr schlecht	1
Geistiger Zustand	klar	4	apathisch-teilnahmslos	3	verwirrt	2	stupurös-stumpfsinnig	1
Aktivität	geht ohne Hilfe	4	geht mit Hilfe	3	rollstuhl-bedürftig	2	bettlägerig	1
Beweglichkeit	voll	4	kaum einge-schränkt	3	sehr einge-schränkt	2	voll einge-schränkt	1
Inkontinenz	keine	4	manchmal	3	meistens Urin	2	Urin und Stuhl	1

Richtlinien zum Gebrauch der Tabelle: Beschreibung wählen. Ergebnis addieren. Dekubitusgefahr besteht bei 25 Punkten und weniger. Dokumentation, Kurve wöchentlich verwenden.

Prophylaktische Maßnahmen

! Wichtig ist die Vorbeugung durch gute Zusammenarbeit mit dem Pflegepersonal.
- Abreibungen mit Frotteehandtuch, Bürstungen
- Erkennen gefährdeter Pat. (Norton Skala)
- Lagerung:
  - Falten- und krümelfreie Unterlage
  - Regelmäßige Umlagerung (mind. alle 2 h) in Zusammenarbeit mit dem Pflegepersonal, Umlagerungsplan am Patientenbett (Nachttisch) zur Dokumentation der Umlagerung
  - Große Druckverteilung anstreben: Freilagern der Ferse durch Kissen unter dem ganzen Bein
  - In Spezialfällen Einsatz einer Unterlage, deren Druck kleiner als der im Körper herrschende Kapillardruck ist (Clinitron® -Einheit)
- Lagerungsbeispiele:
  - Prophylaxe: Rückenlage → 30°-Lage links → evtl. Bauchlage → 30°-Lage rechts → Rückenlage usw.

- Fersendekubitus: Umlagerung wie bei Prophylaxe
- Sakraldekubitus: 30°-Lage links → 30°-Lage rechts → evtl. Bauchlage
- Trochanterdekubitus rechts: Rückenlage → 30°-Lage links → evtl. Bauchlage
- Hautpflege: Haut trocken halten. Waschen mit alkalifreier Seife (nicht zu häufig). Keine Fettsalben verwenden, besser sind W/O Emulsionen (z.B. Nachtcremes)
- Ernährung: Eiweiß- und vitaminreiche Kost, ausreichende Flüssigkeitszufuhr.

Ärztliche Therapie

Konservativ: Vorbeugung durch gute Zusammenarbeit mit dem Pflegepersonal, Druckentlastung (Spezialmatratzen, geeignetes Lagerungsmaterial, Umlagerungsplan. Verbände (sog. „aktivierende" Wundversorgung z.B. mit Hydrogel-, Hydrokolloid-, Kollagen und Alginat-Verbänden bzw. -kompressen).
Evtl. Lokalbehandlung: Entfernung nekrotischer Bezirke durch Verbandmaterialien mit proteolytischen (eiweißabbauenden) Eigenschaften (z.B. Fibrolan®, Varidase®), Granulationsförderung (Granugenol®).

Operativ: (Stadium 3–4) Abtragung der Nekrosen und plast. Defektdeckung.

Physiotherapie

Zusätzlich als Ergänzung zu den pflegerischen Maßnahmen: Kontrolle der gefährdeten Körperstellen (☞ Abb. 2.27), Erarbeiten des selbständigen Lagewechsels, z.B. mit PNF: Rollen von Rückenlage in Seitlage, Bauchlage und zurück; Bridging (☞ 2.3.17); im Rollstuhl Stütz zur Sitzentlastung erarbeiten.

Tips & Fallen

- Kein Eisen und Fönen! (Wirkungslose Maßnahme, Keimzahlvermehrung, Verbrennung, Kälteschäden)
- Keine prophylaktische Anwendung von Hautdesinfektionsmitteln (Zerstörung der natürlichen Hautflora, Resistenzbildung)
- Wirkung von prophylaktischen Maßnahmen nicht durch Gummiunterlagen und ähnliches aufheben.

▌ Kontrakturprophylaxe

Sammelbegriff für anhaltende Bewegungseinschränkungen. Häufig werden Kontrakturen durch Immobilisation verursacht. Sinnvoll für das therapeutische Management ist eine Unterscheidung in strukturelle und funktionelle Bewegungseinschränkungen. Die letzteren sprechen auf konservative Maßnahmen an.

Entstehung und Ursachen von Kontrakturen		
	Entstehung	**Ursache**
Funktionell	Immobilisation, Schonhaltung, reflektorische Muskelverkürzung	Schmerzen
Strukturell	Gelenkdeformität, Gelenkverklebung, Muskel und Kapselschrumpfung; Narbengewebe	Posttraumatisch, degenerative Veränderungen, Immobilisationen, Lähmung, Mißbildung

2

 Physiotherapie (☞ 2.2.1, 2.2.2)

- Endgradige aktive und passive Bewegungen, ein- oder mehrdimensional (auch in PNF-Diagonalen) über mehrere Gelenke gleichzeitig ausgeführt
- Lagerung, z.B. Spitzfußprophylaxe: Fuß in Nullstellung lagern, Fußkiste ans Bettende; Umlagerungen
- aktive und passive Fußbewegungsübungen mehrmals täglich
- Frühmobilisation: so bald wie möglich aufstehen.

▌ Pneumonieprophylaxe

- Salbeneinreibungen, z.B. mit Transpulmin®, Alkoholabklatschungen, dabei zum tiefen Atmen auffordern
- stündlich Inhalationen (Hygiene beachten!)
- stündliche Benutzung von Atemtrainern (☞ 2.2.7)
- bettlägerige Pat. stündlich umlagern
- Frühmobilisation nach Operationen
- Sekretfreiheit (☞ 2.2.7) nach Vollnarkose (Nährboden für Keime).
- bei Wunden im Thorax- oder Bauchbereich Pat. zum Abhusten motivieren
- Bewegungstherapeutische Maßnahmen so dosieren, daß eine sichtbar tiefere Atmung erforderlich wird, z.B. isometrische Ganzkörperspannungen über mindestens 8–10 Sek., dynamische Muskelkontraktionen möglichst vieler Muskelgruppen (bilaterale PNF-Diagonalen) oder die Verrichtung von Hubarbeit (Kniebeugen, Treppensteigen). Auswahl der Maßnahmen am Kräftezustand der Pat. orientieren.

▌ Thromboseprophylaxe

Kompressionsstrümpfe, Hochlagerung der Beine, statisches Anspannen und dynamisch rhythmisches Bewegen der Füße und der Beine mit Kompression, Ausstreichungen in Abflußrichtung der Venen, tiefe Atemzüge, Frühmobilisation (möglichst oft Aufstehen und Gehen mit Gummistrümpfen oder elastischen Binden).

▌ Krafterhalt

Max. statische und dynamisch konzentrisch/exentrische Muskelarbeit in Muskelketten.

▌ Obstipationprophylaxe

Bauchmuskelspannung, Zwerchfellatmung, allgemeine aktive Bewegungen; ballaststoffreiche Ernährung, viel trinken.

▌ Optimale Kreislaufsituation

Allgemeine aktive Bewegungen (angepaßte, gesteigerte Atem- und Herzfrequenz), evtl. Bettschräglage, notfalls vor dem Üben nach Rücksprache mit StationsärztIn „Kreislauftropfen", dann erst aufstehen (Beine wickeln), evtl. in Etappen.

2.3 Spezielle Techniken

2.3.1 Alexander-Technik

Angela Debray

Der Alexander-Technik liegt kein naturwissenschaftlich-theoretisches Konzept zugrunde. Sie ist aus den Erfahrungen und Selbstbeobachtungen von FREDERICK MATTHIAS ALEXANDER (1869–1955) hervorgegangen. Der australische Schauspieler und Rezitator fand einen Zusammenhang zwischen der Stellung des Kopfes gegenüber dem Rumpf und der Funktionstüchtigkeit der Organe wie Atmung, Verdauung, Durchblutung und Bewegung.

Verspannte Nackenmuskeln erhöhen den Tonus der Rumpfmuskeln und verschlechtern ihre Sensorik und Koordination. Das bewußte Lösen der Muskelspannung, die Ausrichtung des Kopfes nach vorn oben und das Längen und Weiten des Rückens sollen schädigenden Verhaltensmustern entgegenwirken. Dabei gilt als pädagogisches Prinzip, nicht bestimmte korrekte Verhaltensweisen zu vermitteln, sondern Störendes zu unterbinden. Es werden Bedingungen hergestellt, die den Körper das Richtige von selbst tun lassen. Auch Gedanken und Gefühle werden ins Bewußtsein genommen und in Zusammenhang mit den Ursachen von Funktionsstörungen gestellt.

Indikationen: chronische Schmerzen, Atemfunktionsstörungen, Migräne, Depressionen.

Kontraindikationen: bei sachgerechter Anwendung keine.

Ziele
- optimale Funktionstüchtigkeit des Körpers („Gebrauch des Selbst")
- schmerzfreie, ökonomisierte und koordinierte Bewegung
- optimale Organfunktionen (Stimme, Atmung, Verdauung, Durchblutung)
- Leichtigkeit in der Ausübung einer Kunst, z.B. Singen, Musizieren, Jonglieren
- Bewußtheit über eigene körperliche und geistige Fähigkeiten
- innere Ausgeglichenheit.

Durchführung
Nach dreijähriger Ausbildung arbeiten Alexander-LehrerInnen vorwiegend in Einzelunterricht mit folgenden Inhalten:
- wiederholte Durchführung von alltäglichen Bewegungen wie Schreiben, Gehen, Aufstehen-Hinsetzen oder Bücken; dabei behutsame manuelle Führung
- Wahrnehmungsaufträge, z.B. im Stand: „Spüre deine Knie, sind sie festgehalten oder frei?"
- Selbstbetrachtungen im Spiegel, Vergleich des realen mit dem vorgestellten Bild
- mentales Training, z.B.: Wie begrüße ich jemanden? Wie fest ist mein Händedruck? Nehme ich Blickkontakt auf?
- Imaginationen, z.B. den eigenen Körper als Haus vorstellen und es nach Belieben einrichten
- bildliche Vorstellungen von Gegenständen, Wegstrecken oder Menschen
- eigene Motivationen ergründen, z.B. berufliche oder familiäre
- Bewußtmachen schlechter Gewohnheiten, bes. Atem-, Bewegungs- oder Eßverhalten
- Bewußtmachen von Körpersprache

2

- Bewegungs- und Dehnübungen
- Stimmschulung, Leseübungen
- Geschicklichkeitsübungen
- Kontrolle bei der Ausübung von Kunstfertigkeiten.

Weitere Informationen
Gesellschaft der Lehrer der F.M. Alexander-Technik e.V. (G.L.A.T.), Adresse (☞ 13).

Literatur
ALEXANDER, F.M.: Der Gebrauch des Selbst. Goldmann, München 1993
ALEXANDER, F.M. (Hrsg. E. Maisel): Die Grundlagen der F.M. Alexander-Technik. Arbor 1985
BARLOW, W.: Die Alexander-Technik. Goldmann, München 1993
GRAY, J.: Die Alexander-Technik. Bastei-Lübbe, Bergisch-Gladbach 1992
LEIBOWITZ, J. und CONNIGTON, B.: Die Alexander-Technik. Rowohlt, Reinbek 1993
STEVENS, C.: Alexander-Technik. Sphinx Medizin Verlag, Basel 1993

2.3.2   Bobath-Konzept für Kinder

Sabine Stehmeier

Das Bobath-Konzept wurde von dem Ehepaar Bobath entwickelt. Die Behandlung beruht auf der Hemmung abnormaler Bewegungsmuster und der Bahnung physiologischer Bewegungsmuster.
Nach dem Konzept werden Kinder mit zerebralen Koordinationsstörungen behandelt, aber auch Kinder mit sensomotorischen Störungen und genetisch bedingter Behinderung.
Eine Störung des ZNS bedeutet immer, daß motorische und sensorische Störungen vorliegen. Daher ist es wichtig, die kleinen Patienten auf den verschiedenen Ebenen anzusprechen.
Eine Hirnschädigung bzw. eine Fehlentwicklung des kindlichen ZNS tritt häufig im frühesten Entwicklungsstadium ein und hat eine zerebrale Koordinationsstörung zu Folge. Der normale Reifungsprozeß wird gestört und die sensomotorische Entwicklungsfähigkeit des Kindes beeinträchtigt.

Das Erscheinungsbild einer zerebralen Bewegungsstörung beinhaltet immer (nach BOBATH):
- einen abnormen Haltetonus: Hypertonus (Spastizität, Rigidität oder intermittierende Spasmen wie bei der dystonen Athetose) oder Hypotonie → keine Basis für koordinierte Bewegungsabläufe
- eine gestörte reziproke Innervation: entweder gesteigerte Kokontraktion (Anspannung von Agonist und Antagonist) oder reziproke tonische Hemmung (bei Aktivität des Agonisten erschlafft der Antagonist total) → aufgrund der fehlenden proximalen Stabilität können keine selektiven Bewegungen stattfinden, bzw. nur sehr eingeschränkt und mit schlechter Bewegungsqualität, da die automatische Tonusanpassung und die dosierte Kontrolle des Bewegungsablaufes fehlt
- abnorme Haltungs- und Bewegungsmuster als Enthemmung von untergeordneten tonischen Reaktionen (assoziierte Bewegungen engen die Willkürbewegungen ein).

Behandlungsprinzipien

Eine wichtige Voraussetzung für eine individuell abgestimmte Behandlung ist eine genaue Befunderhebung und die exakte Beobachtung der Bewegungsabläufe im Verlauf der Behandlung. Die festgelegten Ziele werden somit immer wieder neu überdacht und dem aktuellen (Entwicklungs-) Stand des Patienten angepaßt.

Im Bobath-Konzept wird mit drei Behandlungstechniken gearbeitet, die in der Therapie je nach Behandlungsschwerpunkt ineinander übergehen.

- Stimulation: Vorbereitung und Einleitung von Bewegung durch zwei unterschiedliche Stimulationstechniken, die unmittelbar die Nahsinne ansprechen. Es wird die hemmende (inhibitorische) von der aktivierenden (facilitierenden) Stimulation unterschieden. Durch die Stimulation werden die unterschiedlichen Wahrnehmungssysteme angesprochen.
- Inhibition: Hemmung von Tonus und pathologischen Bewegungsmustern, um eine bessere Ausgangssituation für aktive Bewegungen zu schaffen. Durch die totale Hemmung gewohnter (pathologischer) Bewegungsmuster kann der Patient unsicher werden. Deshalb besser nur partiell inhibieren, um dem Patienten soviel Eigenkontrolle wie möglich zu überlassen.
- Fazilitation: Anbahnen physiologischer Bewegungsmuster. Eine wichtige Voraussetzung, um die Variationen der Bewegungsmuster zu kennen, ist eine gute Bewegungsanalyse der normalen sensomotorischen Bewegungsentwicklung.

Bei der Inhibition und Fazilitation gilt das Prinzip der abnehmenden Hilfe: so viel aktive Kontrolle wie möglich dem Patient überlassen und so wenig Führung für physiologische Bewegungsmuster wie nötig.

Stimulationstechniken

Wahrnehmungssysteme der Nahsinne			
Wahrnehmungs–system	Rezeptoren	Reizart	Beispiel
Taktiles System	Haut	taktil	Berührung, z.B. Streichen
Proprizeptives System	Gelenke, Muskeln, Sehnen	propriozeptiv	Druck, Zug
Vestibuläres System	Labyrinth	vestibulär	Bewegung und Beschleunigung, hoch/runter, vor/zurück, rechts/links, Drehbewegung.

Sensorik (Wahrnehmung) und Motorik (Bewegung) stehen in untrennbarem Zusammenhang. Das Zusammenspiel dieser 3 Systeme ermöglicht die Entwicklung des Körperschemas (Bewegungs- und Wahrnehmungserfahrung).

Schlüsselpunkte

Schlüsselpunkte sind Zonen des Körpers, von denen aus Haltetonus beeinflußt und physiologische Bewegungsmuster angebahnt werden können.

Proximale Schlüsselpunkte befinden sich an Sternum, Schulter oder Becken. Distale Schlüsselpunkte sind z.B. Hand und Fuß.

Tips & Fallen

Je proximaler der Schlüsselpunkt liegt, von dem aus gearbeitet wird, desto stärker ist die hemmende Wirkung und desto mehr Führung erfolgt für die Bahnung physiologischer Bewegung. Der Patient braucht nur wenig Eigenkontrolle und Aktivität aufzubringen. Je distaler der Schlüsselpunkt liegt, desto weniger hemmende Wirkung und desto mehr Eigenkontrolle und Aktivität muß vom Patient ausgeführt werden.

▌ Durchführung

Säuglinge und Kinder mit zerebralen Koordinationsstörungen und anderen sensomotorischen Störungsbildern können nach dem Bobath-Konzept behandelt werden.

Am Anfang steht die Anleitung der Eltern im Umgang mit ihrem Kind (Handling). Das Ziel der Behandlung eines Säugling und größerer Kinder ist, die bestmögliche Bewegungsqualität zu erreichen.

Die Auswahl der Behandlungstechniken (Inhibition, Stimulation, Fazilitation) trifft die TherapeutIn aufgrund der Bewegungsbeobachtung und der daraus resultierenden Zielsetzung.

Für das Fazilitieren und die Inhibition wird von Schlüsselpunkten aus mit dem Kind gearbeitet. Die Auswahl der Schlüsselpunkte ist abhängig von der Eigenkontrolle des Säuglings oder Kindes, und welches Ziel mit der Inhibition in einer Ausgangsstellung und der folgenden Bewegungsanbahnung verfolgt wird. Proximale Schlüsselpunkte für die Inhibition geben dem Kind mehr Kontrolle und fordern weniger Eigenaktivität. Distale Schlüsselpunkte fordern vom Kind mehr Eigenkontrolle und Stabilität in einer Position.

Handling

Entwicklungsfördernder Umgang mit dem Säugling und Kleinkind. Bei einem größerem Kind bedeutet Handling, Hilfen im Alltag zu geben. Immer wiederkehrende Haltungs- und Bewegungsmuster hemmen pathologische Bewegungsmuster und bahnen physiologische.

Durch das Handling werden die Bezugspersonen (Eltern, Therapeuten, Pflegepersonal) und das Kind unterstützt. Es ist eine Beratung und Anleitung für die Bezugspersonen. Die therapeutische Wirkung des Handlings soll in den alltäglichen Umgang mit dem Säugling übernommen werden. Es bedeutet keine Mehrarbeit für die Bezugspersonen. Natürlich bedarf es zu Anfang eine gewisse Phase des Übens.

Bedeutung
- für das Kind: Durch das Anfassen erfährt das Kind Begrenzung und somit Sicherheit. Durch Hautkontakt/Körperkontakt wird dem Kind Nähe, Sicherheit und Geborgenheit vermittelt. Damit das Kind Vertrauen aufbauen kann, muß der Griff sicher und bestimmt sein
- für die Bezugspersonen: Durch eine gute und korrekte Handlingsanleitung sollen sie sicher im Umgang mit ihrem Säugling werden. Die Sicherheit soll durch eine elterngerechte Erklärung der unterschiedlichen Griffe unterstützt werden.

Inhalte
- An- und Ausziehen
- Wickeln
- Hinlegen, Aufnehmen

- Baden
- Lagern zum Schlafen
- Lagern zum Spielen
- Tragen
- Füttern.

Säuglingsbehandlung (☞ 9.1.1)

Die Säuglingsbehandlung ist ein wichtiger Bestandteil innerhalb des Bobath-Konzeptes. Die Frühbehandlung oder Säuglingsbehandlung wurde wesentlich beeinflußt durch die Arbeit von Frau Dr. Köng und Frau M. Quinten (Physiotherapeutin) in Bern.

Wichtig ist die Frühdiagnostik in den ersten drei Monaten, damit sich entwickelnde Bewegungsstörungen so frühzeitig wie möglich erkannt werden und die Förderung sofort beginnen kann. Das gilt v.a. für zu früh geborene Kinder.

Innerhalb der Säuglingsbehandlung wird eine Tonuskontrolle mit anschließender Bewegungsanbahnung durchgeführt. Für die Behandlung ist es wichtig, eine günstige ASTE zu wählen, damit die einwirkende Schwerkraft genutzt werden kann.

Die Bewegungsanbahnung beginnt mit der Kopfhaltung und setzt sich über Rumpfhaltung, Drehen bis zum freien Stand und Laufen fort.

Die Säuglingsbehandlung kann auf dem Schoß, der Behandlungsbank oder auf der Matte mit einer kleinen Rolle durchgeführt werden.

Beispiel
- Verbesserung der Kopfhaltung: Der Säugling befindet sich seitlich sitzend auf dem Oberschenkel und von proximal wird mit beiden Händen ventral und dorsal am Rumpf intermittierende Approximation in der Mittellinie gegeben. Die Sitzposition ist so gewählt, daß der Säugling an der Innenseite des Oberschenkels Kontakt hat. Die Position ist wichtig, damit durch eine Extension in den Hüften das Kind nicht aus der Position herausrutschen kann
- Verbesserung der Hand-Handkoordination: Der Säugling liegt mit einer guten Beckenflexion und seitlichen Begrenzung mit Kopfmittelstellung. Beide Hände umgreifen die Schultern von dorsal und leiten die physiologische Nackenextension mit Schulterdepression und Protraktion ein. Jetzt kann der Säugling mit seinen Händen vor dem Körper in der Mittellinie spielen.

Behandlung älterer Kinder

Der alltägliche Umgang, sowie die Behandlung älterer Kinder ist immer auf die Bedürfnisse der Kinder und der Bezugspersonen, sowie auf die individuellen Ziele in der Therapie abgestimmt.

Die Auswahl der Techniken innerhalb der Therapie wird immer wieder den kurz- und langfristigen Zielen entsprechend ausgewählt und verändert.

Innerhalb der Therapie werden einzelne Entwicklungsstufen und die Qualität der Bewegungsabläufe ausgeschöpft. Die aktuellen Bedürfnisse der älteren Kinder erfordern viel Flexibilität und Einfühlungsvermögen von den Therapeuten und Bezugspersonen.

Die Hilfsmittelversorgung erfolgt in Absprache mit Ärzten, anderen Therapeuten und den Bezugspersonen im Hinblick auf die funktionelle Notwendigkeit und Unterstützung der Selbstständigkeit.

2.3.3   Bobath-Konzept für Erwachsene

2

Sabine Eifel, Claudia Kiesewetter

Es wurde speziell für Pat. mit Läsionen des ersten motorischen Neurons entwickelt. Die Behandlung basiert auf einer konzeptspezifischen Befunderhebung und Behandlung der Störungen im Bereich Tonus, Bewegung und Funktion.

Indikationen und Kontraindikationen
Besonders bewährt hat sich das Konzept bei zentral bedingten, schlaffen sowie spastischen Hemiparesen. KI. sind nicht bekannt.

Ziele
Die durch eine Störung im ZNS verursachte zentrale Dysregulation soll durch aktive Änderung typisch pathologischer Bewegungsmuster korrigiert werden. Die Verbesserung der Haltungskontrolle und der selektiven Bewegung mit Fazilitation bewirkt:
- Verbesserung der Tonusregulation durch Erlernen und Fühlen von selektiven Bewegungen
- Unterstützen der Wahrnehmung
- Regulation abnormer Bewegungs- und Haltungsmuster
- Bahnung physiologischer Bewegungsmuster
- Umgang mit Spastizität.

▌ Grundlagen

Klinisches Bild der Hemiplegie
- abnormer Haltungs- und Bewegungstonus: Lähmung einer Körperseite, zuviel Tonus nicht-plegische Seite
- abnorme Haltungs- und Bewegungsmuster: unkoordiniert, ohne Rotation
- Mangel bis Verlust des Bewegungsgefühls
- Mangel bis Verlust der Körper- und Raumorientierung
- Störung der Balance (Gleichgewicht), evtl. durch abnormen Tonus
- Handlungs- und Planungsstörungen: Apraxie, Dyspraxie
- Störungen der Oberflächen- und/oder Tiefensensibilität
- Neglect: Vernachlässigung einer Körperseite, Nicht-wahrnehmen der Geschehnisse auf der betroffenen Seite
- ! Pat. werden oft als „nicht reha-fähig" eingestuft.
- Sehstörungen, z.B. Hemianopsie (wenn Hirnstamm betroffen)
- Sprach- und Sprechstörungen: Aphasien, Dysarthrien
- psychische Störungen: kognitiv, willkürlich
- Blasen- und Darmprobleme (besonders i.d. Akutphase).

Tonus
Eine Läsion des oberen motorischen Neurons stört normale Haltungsmechanismen. Statische Haltungsmuster (erstarrte Haltung) mit abnormalen Haltungsreflexen (assoziierte Reaktionen) sind die Folge. Grad der Fixation hängt von Intensität des Tonus ab.
- schlaffer Tonus: kein Tonus auf der plegischen Seite (bei Insult selten, evtl. in den ersten 48 Std), kein Placing auf nicht-plegischer Seite möglich. Behandlung: mehr Unterstützung der plegischen Seite durch Th. Fähigkeit, Tonus zu rekrutieren, ist vorhanden, aber abhängig vom Posturalen Set (s.u.). Problem: Kompensation (Hyperaktivität) auf der nicht plegischen Seite

- hypoton: Innervation und Tonus auf der plegischen Seite vorhanden. Behandlung: Pat. nach Insult zügig Richtung Stand mobilisieren, da Wahrnehmung und Haltungskontrolle dort am größten sind
- hyperton: Tonus ist auf der plegischen Seite erhöht, Muster ohne Befund
- spastisch: Tonus ist auf der plegischen Seite erhöht, Musterabweichung.

Tonusbeeinflussung
Durch möglichst viele periphere Informationen, z.B. Berührung, Bewegung, Approximation werden die Tonusverhältnisse mit Hilfe aktivierender präsnaptisch hemmender Mechanismen gesenkt. Das Ausrichten der proximalen Extremitätengelenke in das Alignement (Gelenke in physiologischer Stellung) verringert den Spasmus und ermöglicht eine normale Bewegung. Um möglichst effektive afferente Inputs zu setzen, muß Th. u.a. geeignete Posturale Sets und Schlüsselpunktkontrolle beachten.

Wichtig ist die Fazilitation von korrekten physiologischen Bewegungsabläufen, da dies hemmend auf die abnormalen statischen Reflexmuster wirkt.

Kompensationsmechanismus
Die Kompensation verläuft in einem bestimmten Mechanismus (Circulus vitiosus): Sicherung der Haltung auf nicht-plegischer Seite durch Fixation → keine physiologische Bewegung der nicht-plegischen Seite → kein Lösen von Muskelgruppen, damit andere Muskelgruppen mehr arbeiten können (keine reziproke Innervation) → keine physiologischen Bewegungen der plegischen Seite → Sicherung der Haltung auf nicht-plegischer Seite → usw.

Therapieansatz
Selektive Bewegungen immer auf der nicht-plegischen Seite einleiten, um eine reziproke Innervation für beide Körperhälften zu erhalten. Belastet man zuerst die plegische Seite, würde dies zu einem „Bohren/Drücken" der plegischen Seite in die Unterstützungsfläche führen. Beispiel: Einleiten der selektiven Hüftgelenksextension, ASTE Stand: Pat. erst auf nicht-plegische Seite nehmen, um plegische Hüfte durch geringe selektive Arbeit im Tonus aufzubauen (ABD/AR für plegisches Hüftgelenk). Später Steigerung durch Belasten der plegischen Seite. Würde zuerst das plegische Bein belastet, würde der Pat. das Bein mit Druck in die Unterlage belasten (Massenaktivität).

Kompensation begünstigt einerseits das Auftreten assoziierter Reaktionen, andererseits beeinträchtigt sie die Bewegung auf der nicht-plegischen Seite. Je schlechter die Hemiplegieseite, desto mehr Kompensation der nicht-plegischen Seite.

Sprouting-Theorie
Sprouting ist die Fähigkeit von intakt gebliebenen Nervenfasern durch Aussprossungen von Axon-Kollateralen (sog. Sprouts) neue, funktionell kompetente Synapsen zu bilden (ZNS-Ebene). Durch diese Aussprossungen werden auf segmentaler Ebene die exzitatorischen Reflexwege und nicht die inhibitorischen gefördert, so daß es zu einer übersteigerten Erregung des α-Motoneurons in der Vorderhornzellen kommt → Tonussteigerung. Die Erforschung der Spastizität (Entwicklung, Ausmaß) ist noch nicht abgeschlossen. Die Entwicklung von Spastizität sollte als eine Kompensationsmöglichkeit des Körpers auf zentrale Läsion gesehen werden (Selbstheilungseffekt). Die Spastik tritt im allgemeinen erst 3–6 Wo. nach einer Läsion ein.

Das spastische Muster und Massenmusterreaktionen
Man spricht nicht vom typisch spastischen Muster, eher von einer Gruppierung von Abweichungen, die individuell unterschiedlich sind: Massenmusterreaktionen. Daher

2

ist es nicht möglich, ein allgemein gültiges Behandlungskonzept zu erstellen. Die Behandlung erfolgt nach dem täglich aktuellen Befund und beginnt immer am Ort der Auslösung.

Es wird unterschieden zwischen proximalen und distalen „Quellen", d.h. dem Ort der Auslösung der Reaktion, wobei das Reaktionsmuster gleich aussehen kann:

- Kopf: zur betroffenen Seite geneigt und zur Gegenseite gedreht → Gefahr der Vernachlässigung der betroffenen Seite
- Schulter: Skapula ist in der Frühphase zur WS herangezogen und nach kaudal gesenkt, in der Spätphase meist nach kranial hochgezogen. Das Schultergelenk ist adduziert und innenrotiert
- Unterarm: Ellbogen ist flektiert und der Unterarm proniert (manchmal auch supiniert)
- Hand: Handgelenk ist nach ulnar gebeugt. Finger und Daumen sind gebeugt und adduziert
- Rumpf: zur betroffenen Seite und im ganzen (en block) nach dorsal geneigt
- Becken: nach hinten rotiert und nach kranial gezogen
- Hüftgelenk: Extension, IR, ADD. Achtung: durch eine extreme Beckenposition erscheint die Stellung im Hüftgelenk (IR und Ext.) evtl. als AR und Flexion
- Knie: Hyperextension
- Fuß: Plantarflexion und Inversion. Die Zehen sind in Flexion und Add. (bei sehr starkem Babinski kann die Großzehe gestreckt sein).

Proximale Quellen
- Extensorreaktion: Steigerung des Extensorentonus vom Rumpf ausgehend und weiterlaufend nach distal. Gefahr: Verlust selektiver Bewegung des Rumpfes und der Extremitäten, Kontrakturen. Gefahrenquelle: zu häufige RL → pathologischer Tonusaufbau über Druck des Kopfes auf die Unterlage oder des oberen Rumpfes auf die Unterstützungsfläche in Richtung Extension, ständige Kommandos: „gerade sitzen" ohne ausreichende Unterstützung, z.B. auf zu weicher Unterlage (Rollstuhl)
- Flexorenreaktion: Steigerung des Flexorentonus vom Rumpf ausgehend weiterlaufend nach distal. Gefahr: s.o. Gefahrenquelle: Pat., die häufig über längere Zeit sitzen mußten → Annäherung Bauchmuskulatur, Hüftflexoren → Tonuserhöhung → bei Dehnung reagieren Pat. mit assoziierten Reaktionen → Flexionsmuster Bein, Rumpf.
! Je mehr sich die Flexoren verkürzen, desto schneller ist der Dehnreiz auslösbar.

Distale Quellen
- positive Stützreaktionen: Steigerung des Extensorentonus vom Fuß ausgehend nach proximal. Gefahrenquelle: Druck, Berührung des Vorfußes verursacht Tonussteigerung von distal nach proximal in Ext. → Hypersensibilität
- Greifreaktion: Steigerung des Flexorentonus von der Hand ausgehend nach proximal. Gefahrenquelle: Druck, Berührung des Handballens, Dehnung der Handinnenfläche
- Therapieziel: Reizannahme und entsprechende Verarbeitung → Hyposensibilisierung
- Techniken: langsame Reizeingabe, z.B. mit der Hand über Tische streichen, leichte Dehnungen, Querreibung der Handinnenfläche, Bürsten.

Assoziierte Reaktionen
Assoziierte Reaktionen sind die sichtbaren Zeichen der Spastizität, die als Parameter für den behandelnden Th. dienen. Andauernder Reiz, d.h. ständiges Auslösen der assoziierten Reaktion führt zur Manifestierung dieser spezifischen Massenmuster. Daher ist eine Verminderung der assoziierten Reaktionen während der Therapie oberstes Ziel, d.h. Modulation der spastischen Bewegungen in physiologische Bewegungen. Durch Kontrolle der assoziierten Reaktionen wird die Pathologie gehemmt und

der Weg für die Fazilitation von normaler Bewegung frei. Sichtbar wird dies an Pat., die nach und nach immer mehr Kontrolle über die assoziierten Reaktionen bekommen. Treten während der Therapie vermehrt assoziierte Reaktionen auf, ist dies ein Zeichen der Überforderung des Pat. Idealerweise sollte man nur an der Belastungsgrenze des Pat. arbeiten. Das Bobath-Konzept sieht die Kontrolle der assoziierten Reaktionen als ein Erfolgsparameter der Behandlung.

Carry over
Das Übertragen der in der Therapie erarbeiteten Bewegungen in den Alltag (carry over) stellt häufig ein Problem dar. Die Pat. nutzen Massenmusterreaktionen. Ursachen dafür können sein:
- Situationen, in den spontan reagiert werden muß (Pat. findet spontan nicht entsprechende Bewegungen)
- Hirnleistungsstörungen (kognitiv, Affektlabilität)
- Verlangsamung (Schrittfrequenz, Handlung, kognitiv)
- Pat. wird von z.B. dem Ehepartner aus Handlungen „herausgedrängt" (Ehepartner übernimmt zunehmend alle Aufgaben. Pat. wird passiv).

Die Verarbeitung der Krankheit durch den Pat. wird häufig erst zu Hause begonnen (oder verdrängt). In der Behandlung versuchen, die Ursache mit einzubeziehen (z.B. Handling mit dem Ehepartner erarbeiten). Dem Ehepartner die Problematik erklären und Lösungen erarbeiten (Versorgerverhalten abbauen).

Wahrnehmungsstörungen
Die Wahrnehmung ist ein komplexes Leistungssystem und dient der Verarbeitung aller Reize, z.B.:
- der Sinnesorgane
- der höheren Organisationsebenen des Gehirns
- der entsprechenden Speichersysteme des Gehirns.

Sie ist u.a. verantwortlich für die Wiedererkennungsleistungen des Menschen und Planung komplexer Handlungen. Wahrnehmungsstörungen sind „nur" am Verhalten des Pat. erkennbar (Handlungsunfähigkeiten, z.B. sich anzuziehen). Im Gegensatz zum spastischen Muster sind sie deshalb nicht immer offensichtlich und direkt und sofort zu erkennen.

❗ Eine Hemiplegiebehandlung ist nur dann erfolgreich, wenn auch die Wahrnehmungsprobleme erkannt werden → Therapie so anlegen, daß die Probleme, die aus den Wahrnehmungsstörungen resultieren überwunden werden (☞ Techniken des Führens).

▌Maßnahmen

Im Bobath-Konzept werden Techniken eingesetzt, die die Primärprobleme (Ursache direkt durch Insult) und die Sekundärprobleme (Kompensationen, muskuläre Veränderungen, Kontrakturen) angehen.

Schlüsselpunkte
Schlüsselpunkte sind spezifische Regionen im Körper, von denen aus der Haltungstonus und Bewegungsmuster beeinflußt werden können.
- CSP → centraler SP: Th7/Th8
- PSP → prox. SP: Schultern, Hüften
- DSP → distaler SP: Hände, Füße.

2

Aufgrund der gehäuft auftretenden Propriozeptoren an den Schlüsselpunkten werden dort vermehrt Informationen (Nervenimpulse) über die Axone zum ZNS geleitet. Der Einsatz der Schlüsselpunkte bahnt ein spezielles Muster und gibt auch die nötige Stabilität für unabhängige Mobilität an anderer Stelle.

PSP beeinflußt distal Tonus und Bewegung. DSP beeinflussen proximal, so daß Rumpf und Kopf frei und aktiv für Stellreaktionen und Gleichgewicht werden.

Schlüsselpunkte sind austauschbar und sollten den Reaktionen eines Pat. angepaßt werden. Jede Änderung der Schlüsselpunkte bewirkt eine Änderung der Gesamthaltung.

Spezifisch inhibitorische Mobilisationstechnik (nach MARY LYNCH)
Lösungstechniken (Querdehnung) am betroffenen Muskel. Durchführung während der funktionellen Bewegung.

Wirkung
Wiederausrichtung der Muskelfasern (Re-alignement), da nur ein beweglicher Muskel sensibel für propriozeptive Reize ist (Aufnahme seiner physiologischen Funktion). Steigerung des Proteinflusses und der Proteinsynthese im Axon. Steigerung der Zirkulation im Muskel (Sauerstoff, Glucose). Mobilisation des Muskels (rezeptiv, adaptisch, dynamisch).

Technik
- Th.-Hand im direkten Kontakt mit dem Muskel (propriozeptiver Input)
- graduierte Dehnungen (Adaptation des Muskels, Vorbeugen assoziierter Reaktionen)
- Fazilitation der rotatorischen Bewegung: im Muskel, in den Muskelketten der Extremität, im Schlüsselpunkt/-en. → Th. bewegt die Extremität vom distalen Punktum und führt zugleich mit anderer Hand die Muskeldehnung aus. Beispiele:
  - M. triceps surae: ASTE Sitz, Th. kniet vor Pat. und hebt die Ferse an, 1. Hand greift den M. triceps surae im Lumbrikalgriff quer zur Faserrichtung. Während die Ferse auf den Boden sinkt (Längsdehnung), wird der Muskel durch sanftes Ablösen nach dorsal quergedehnt

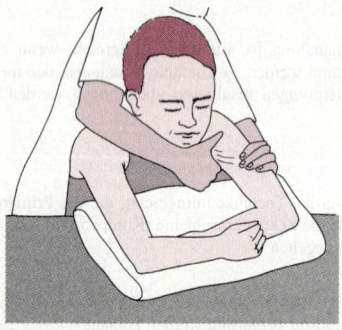

Abb. 2.28: Spezifische inhibitorische Mobilisation des M. pectoralis [A300–157]

– M. pectoralis: ASTE Sitz mit aufgelegten und unterlagerten Armen an vorgestellter Bank. Der Arm wird durch diesen hypertonen Muskel in die IR gezogen. Elevation und Abd. werden unmöglich. Der Ellbogen ist bei diesem Pat. schon gelöst, Th. kniet hinter Pat., 1. Hand greift den M. pectoralis durch Lumbrikalgriff. Während der Arm in die ABD/AR bewegt wird (Längsdehnung), dehnt die Hand am M. pectoralis diesen gleichzeitig sanft.

Alignement

Alle Gelenkanteile stehen während einer Bewegung oder Haltung in einer exakten Ausrichtung zueinander (physiologische Stellung). Dies ermöglicht einen ,,flüssigen" Tonus.

Das Alignement der Schlüsselpunkte (Verbund der Gelenke) bewirkt eine Optimierung des Tonus der gewünschten Bewegung/Haltung.

Alignement eines Schlüsselpunktes bedeutet, daß Gelenkpartner (z.B. Knochen, Bänder, Muskulatur) in jeder Stellung einer Haltung oder Bewegung in einer ganz bestimmten Position zueinander stehen. Ist die Stellung nur eines Gelenkes verändert, so ändern sich kompensatorisch die gesamten Haltungs- und Bewegungsmuster. Wenn ein Schlüsselpunkt sein Alignement verliert, muß eine Bewegung kompensatorisch erfolgen.

Negativbeispiel:
Pat. mit niedrigem Tonus in ASTE RL (wenig Tonus durch ASTE): auf plegischer Seite ,,rutschen" das Hüftgelenk und Schultergelenk nach außen → Disalignement auf plegischer Seite bewirkt: reduzierte Warnehmumg/Informationsstop, keine Reaktionsmöglichkeit, reduzierter Tonus auf plegischer Seite mit Tonusaufbau auf nicht-plegischer Seite.

Posturales Set und Tonusregulation

Die Stellung/Ausrichtung der Schlüsselpunkte im Schwerkraftfeld zueinander und zur Unterstützungsfläche bestimmen die Einstellung des Tonus für den Beginn und die Fortsetzung von Bewegungen. Posturale Sets sind eine wichtige Behandlungsgrundlage. Es werden Situationen (ASTE) genutzt, die den Pat. so stimulieren, daß er gerade soviel Tonus aufbaut, um Bewegungen ohne assoziierte Reaktionen zu ermöglichen (,,physiologischer Stress"). Hierzu die verschiedenen Postural-Sets den Tonusverhältnissen anpassen. Bei großen Unterstützungsflächen sinkt der Tonus, da wenig Einsatz gegen die Schwerkraft gefordert ist. Bei kleineren Unterstützungsflächen steigt der Tonus, da viel Einsatz gegen die Schwerkraft gefordert wird.

Bei der Wahl des Postural-Sets ist zu berücksichtigen, welcher Tonuslevel gefördert werden soll, z.B. RL provoziert Extensionstonus, BL → Flexionstonus, Sitz → Flexionstonus, Stand → Extensionstonus.

Hypotonie

Behandlungsprinzip: Stimulation + Fazilitation.

Es ist wichtig, Aktivität auf der betroffenen Seite aufzubauen und einen Haltungshintergrund vom Rumpf zu schaffen, damit selektive Bewegungen entstehen können. Mit kleineren Unterstützungsflächen arbeiten, da diese Stimulatoren für die Aktivität gegen die Schwerkraft sind.

2

Bei zu großer Unterstützungsfläche wird wenig Aktivität gefördert → Gefahr, daß der Grundtonus noch weiter sinkt → positiv ist die Auswirkung auf den Tonus von hyperaktiven Körperabschnitten. Eine große Unterstützungsfläche ermöglicht die Abgabe von Gewicht (Bewegungserleichterung).

Hypertonie
Behandlungsprinzip: Inhibition + Fazilitation

Für diese Pat. ist es wichtig, den Hypertonus abzubauen, um die darunter evtl. versteckten selektiven Bewegungen zu ermöglichen. Um eine Tonusregulierung zu erzielen, große Unterstützungsfläche nutzen, so daß wenig Aktivität gegen die Schwerkraft gefördert wird und dies zur Senkung des Tonus beiträgt.

Techniken des Führens
Beim Handhaben von z.B. Gegenständen, die Pat.-Hände so halten und führen, daß nur die Pat.-Hände Kontakt mit dem Gegenstand haben. Der Ablauf der Bewegung erfolgt in normalem Tempo und Rhythmus. Entsprechend der Bewegungssteuerung des Pat. unterstützt der Th. die entsprechenden Schlüsselpunkte nur so stark wie nötig. Fühlt der Th. eine starke Bewegungssteuerung durch den Pat., verringert er seine Unterstützung. Kann der Pat. hingegen die Bewegung nicht weiter steuern, wird die Bewegungsführung verstärkt. Dieser Prozeß muß so fein durchgeführt werden, daß der Pat. nicht in seiner Handlung gestört wird.

Bei Pat. mit Wahrnehmungsstörungen oder sens. Aphasie keine verbalen Anweisungen oder Feedback erteilen → Pat. kann dadurch abgelenkt werden und erhält evtl. Informationen für einen demnächst durchzuführenden Bewegungsablauf, den er selber planen soll.

Mit Hilfe dieser Technik können auch andere Körperteile geführt werden, z.B. das Becken (Crista iliaca) beim Balancieren eines Tabletts und/oder Gehen durch den Raum. Selbst Hilfestellungen im täglichen Leben ermöglichen dem Pat. durch diese Technik eine Informationsspeicherung. Bsp.: Trifft der Th. den Pat. in einer Situation an, in der er z.B. die Tür nicht öffnen kann, führt der Th. die Bewegung des Türöffnens. Öffnet der Th. dem Pat. nur die Tür, würde der Pat. in ähnlichen Situationen immer jemanden bitten, die Tür zu öffnen.

Wirkung
Durch das Führen von Bewegungen entsteht ein normales, reibungslos ablaufendes Bewegungsmuster. Der Pat. erhält eine normale Erfahrung der durchgeführten Bewegung → Pat. kann auf einer höheren Planungsebene (komplexere Handlungen) arbeiten. Der Pat. hat außerdem ein Erfolgserlebnis, da er ohne Führung wahrscheinlich einige Fehlschläge erfahren und evtl. die Handlung abbrechen würde.

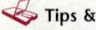 **Tips & Fallen**
- „Th.-Hände" stellen propriozeptive Reize in Form von Hemmung oder Fazilitation dar. Sie arbeiten als Rückmeldesystem auf Rückenmarksebene über die Schlüsselpunkte
- verbale Info an Pat. unterstützen die Fazilitation sowie „kognitiv-willkürliche" Aktivitäten z.B. selektive Bewegung, Geschicklichkeit
- non-verbale Info an Pat.: bei unwillkürlichen Aktivitäten z.B. Gleichgewicht, Gehen.

▌ Therapieschwerpunkte in der Frühphase

In der Frühphase sind noch keine Kompensationen enstanden.

Ziele
Langfristig: Reorganisation des ZNS. Plastizität ist in der Frühphase am größten, da:
• noch keine assoziierten Reaktionen manifestiert sind
• Wachstumshormon Reiz bietet, mehr synaptische Verbindungen einzugehen, also zu lernen.

Kurzfristig: das frühzeitige Erreichen des Standes, da dort die Wahrnehmung und Tonusregulation am größten ist. Außerdem: Spitzfußprophylaxe.

 Tips & Fallen
• Gefahr in der Frühphase: zuviel Gewichtsverlagerung auf betroffene Seite ohne ausreichende Hilfestellung führt zur Kompensation (Hyperaktivität) auf der gesunden Seite und zur vermehrten Spastik der betroffenen Seite. Außerdem wird Pat. dadurch überfordert
• Behandlungsbeginn in der Frühphase so gestalten, daß innerhalb der Therapie ein ständiges „Jonglieren" mit Schwerkraft bzw. Unterstützungsfläche erfolgt. Optimaler Tonusaufbau: Stand mit viel Unterstützungsfläche, z.B. mit Becken frontal an der Bank, Aktivitäten im Stand
• Stand evtl. mit zwei Personen und Schienen.

Lagerungsplan
Lagerungswechsel in der Arbeitsphase alle 2 Std: 50 % betr. Seite, 25 % nicht betr. Seite, 25 % RL. Plan sollte für alle einsehbar an Bett/Wand befestigt sein (Übersicht welche Seite wann). Transfer über betroffene und nicht betroffene Seite!

Wichtig: entspanntes Liegen des Pat. muß möglich sein.

Nestlagerung in Rückenlage
• Brustbein soll zwischen die Kissen auf die Unterlage sinken, Kopf und Schultern liegen leicht erhöht
• Der gesamte Rücken soll ohne Freiraum auf der Unterlage aufliegen, ist dies nicht möglich, Beine mit Kissen, Kiste o.ä. unterlagern und/oder Kissen unter LWS legen
• Fußsohlen haben entweder vollständigen oder keinen Kontakt.

Seitlage auf der betroffenen Seite
• Kopf bequem lagern, Kinn zum Brustkorb bewegen
• Betroffene Schulter weit so weit vorbringen, bis das Schulterblatt hinten nicht mehr zu tasten ist, Arm und Hand in entspannter Position
• untenliegendes Bein in Hüftext., Knie leicht flektiert in Verlängerung des Oberkörpers bringen
• oben liegenden Arm nach Wunsch positionieren
• oben liegendes Bein leicht gebeugt, in bequemer Lage auf einem Kissen ablegen
• zur entspannteren Lagerung ein Kissen in den Rücken oder Bauch legen.

Seitenlage auf der nicht betroffenen Seite
• Kopf bequem lagern, Kinn zum Brustkorb bewegen
• oben liegendes Bein vollständig gebeugt auf einem Kissen (in 90° ABD, Skapula vor) ablegen

- unten liegendes Bein in gestreckte Stellung in Verlängerung des Oberkörpers bringen
- oben liegenden Arm vor dem Bauch auf einem Kissen positionieren
- unten liegenden Arm nach Wunsch positionieren.

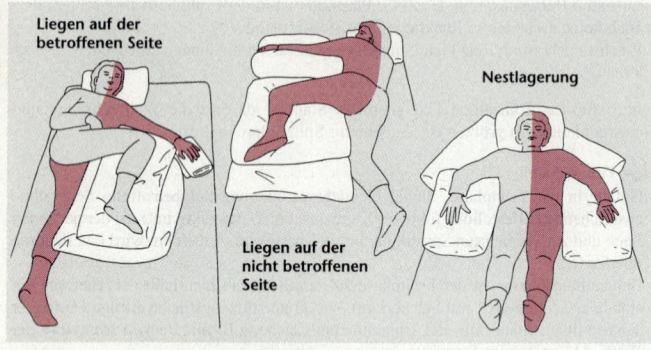

Abb. 2.29 Patientenlagerung bei Hemiplegie [A300–157]

Gestaltung des Patientenraumes
Bei allen gewohnheitsmäßigen Aktivitäten Zuwendung zur betroffenen Seite erreichen (☞Abb. 2.30):
- Bett so im Raum plazieren, daß die betroffene Seite zur Raummitte zeigt
- Nachtschrank/-tisch auf betroffener Seite plazieren usw.

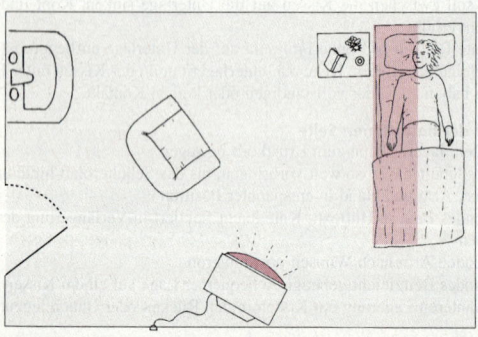

Abb. 2.30: Raumgestaltung nach dem Bobath-Konzept (betroffene Seite hinterlegt) [A300–157]

▌ Therapieschwerpunkte der Spätphase

In der Spätphase etablieren sich Kompensationen.
Prinzipien und Maßnahmen der Frühphase werden fortgesetzt.

Hypertonie
Tonusregulierung durch Rumpfaktivität, Ziel ist die Rumpfrotation. Aufbau:
1. Ext./Flex.
2. Lateralflex.
3. Rotation.
Damit wird bereits der pathologischen Tonus in der Extremität „gehemmt" (Vorbereitung).

Als nächstes die Gewichtsübernahme auf das betroffene Bein durch selektive Beinbewegungen vorbereiten, danach die Gewichtsübernahme. Beispiel:
Pat. im Sitz nach Rumpfaktivitäten: aktiv-assistive Bewegungen des betroffenen Beines. Pat. macht soviel er kann, ohne assoziierte Reaktionen auszulösen, z.B. Bein hoch, zur Seite absenken, zurück. Anschließend Stand vor der Bank, Gewicht auf nicht-plegisches Bein, plegisches Bein und Knie aus nach vorne „fallen" lassen, wieder langsam kontrolliert strecken (aktiv-assistiv), dann erst Gewicht zur Mitte, anschließend Gewicht auf plegisches Bein übernehmen. Durch die Mobilität werden phasische Anteile der Muskulatur stimuliert → komplexer Tonusaufbau.

Armaktivitäten
Bei starker Tonuserhöhung im Arm/Handbereich empfiehlt es sich, Arm/Hand zunächst als Punktum fixum einzusetzen, Rumpf als punktum Mobile. Beispiel Sitz vor der Bank:
- Arm/Hand ca. 90° auf Bank ablegen mit Hyposensibilisierung der Hand (Tonussenkung durch sensorischen Input)
- aktiv-assistiv Rumpfaktivitäten in Ext./Flex./Lateralflex.: Skapulamobilisation, Schultermobilisation, automatische Tonusanpassung. Indiziert auch bei Pat. mit schmerzhafter Schulter (Pat. realisiert nicht, daß Arm behandelt wird - psycholog. Aspekt „Angst").

Anschließend Armaktivitäten so durchführen, daß die Hand immer einen „Input" erhält (wie im Alltag auch). Übungen so wählen, daß konkrete Funktionen geübt werden (z.B. Pat. sitzt vor dem Tisch, „Legen Sie die Hand auf den Tisch" Th. begleitet aktiv-assistiv).

Selektive Arm-Handaktivität
Ideale ASTE für Armaktivitäten ist der Stand, da hier die besten muskulären Voraussetzungen vorhanden sind:
- ko-kontraktiver Hüfte/Becken/Bauch-Bereich: Sockelfunktion unterer Rumpf → Voraussetzung für Skapulafixation und Skapulaführung
- nur mit ausreichendem Tonus Rumpf/Hüfte gute Armaktivitäten möglich → je weniger Ko-kontraktion im Hüftbereich, desto mehr pathologischer Tonusaufbau im Schulter/Arm/Handbereich.

Möglicher Aufbau
- Tonusregulation durch Rumpfaktivitäten (☞ Aufbau Rumpfaktivität)
- Vorbereitung Stand durch selektive Mobilität im Sitz
- Tonusaufbau Hüfte: 1. Stand, 2. selektive Beinarbeit mit Gewicht auf gesundes Bein, 3. Gewichtsübernahme bis zur Mittellinie, 4. Armaktivitäten an der Bank: z.B.

Bügeln, Wischen, Aktivitäten mit dem Stab. (evtl. Verdickung für Handgreiffunktion): selektive Ext. des Ellbogen und nachlassende Ext.

 Tips & Fallen

- Bei allen Armaktivitäten unterstützt der Th.-Griff den proximalen Humerus von dorsal (betonen der AR), wenn noch kein adäquater Tonus vorhanden ist
- In der Spätphase Therapie der Primärprobleme (z.B. selektive Aktivitäten) und Erarbeiten der Sekundärprobleme (z.B. verkürzte Muskeln).

ADL

Ziel ist das selbständige Durchführen von Tätigkeiten des alltäglichen Lebens. Mit dem Training so früh wie möglich beginnen (wenn Pat. ansprechbar ist). Keine Überforderung! Nur soviel an Pat.-Aktivitäten wie einbeziehen, wie möglich ist. ADLs sollen in das tägliche Leben einfließen, z.B. das Anziehen.

- Durch Führen der Bewegungen die Bewegungserfahrung vermitteln. Wiedererworbene Funktionen mit einbeziehen und nur soviel Hilfe wie nötig geben
- Alle Kleidungsstücke ausprobieren. Günstigste ASTE ist der Sitz, z.B. auf einem Stuhl. Ungünstig ist die Rückenlage, z.B. im Bett (assoziierte Reaktionen). Beispiel:
  - Pullover ausziehen: nicht-betroffene Hand rafft auf der betroffenen Seite (seitlicher Brustkorb) den Pullover hoch; nicht-betroffene Hand faßt den Pullover im Genick und zieht ihn über den Kopf; nicht-betroffene Hand zieht den Ärmel des betroffenen Armes herunter; zwischen den Oberschenkeln den Ärmel des nicht-betroffenen Armes abstreifen
  - Pullover anziehen: Bank vor Pat. stellen – Pullover wird „richtig herum" auf die Bank gelegt (Schild dient als Orientierung, wenn nicht vorhanden, einnähen) – Pat. zieht den Pullover, in korrekter Lage, auf den Schoß; Ärmel der betroffenen Seite zwischen die Oberschenkel gleiten lassen, Pullover von unten aufraffen (aufkrempeln) und den betroffenen Arm mit Hilfe des nicht-betroffenen Armes in den Ärmel stecken; nicht-betroffener Arm schlüpft in den anderen Ärmel; nicht-betroffene Hand hilft den Kopf in den Pulli und die Kopföffnung zu stecken
  - Einhänderknoten (☞ Abb. 5.4): Knoten zur Schnürsenkelfixierung immer auf der zur betroffenen Seite zeigenden Schuhlaschenseite anbringen (Pat. zielt Schnürsenkel beim Anziehen zur betroffenen Seite).

▌ Tips zur Hilfsmittelversorgung

- Hilfsmitteleinsatz nach mögl. im Team, z.B. PhysiotherapeutInnen, ErgotherpeutInnen, ÄrztInnen, entscheiden
- zur Beurteilung der Hilfsmittel funktionellen Befund erstellen
- Hilfsmittelversorgung für funktionelles Gehen durch Schuhversorgung oder Stock gewährleisten. Immer erst eine Schuhversorgung
- Schuhversorgung: wichtig ist das Alignement im Fuß zu ermöglichen. Hier hat sich die Tricodur-tarso-Schiene bewährt (Kontrolle des Os calcaneare, Os talare und Os naviculare). Die Schiene wird mit Klettverschlüssen fixiert. Pat. trägt gewöhnliche Schuhe mit ausreichendem Halt („Halbschuh", stabiler Straßenschuh). Keine Basketballschuhe verwenden, da wenig Kontrolle des Fußes im Schuh
- Gehhilfe: Problem ist die Einseitigkeit einer Gehhilfe → Pat. lehnt sich auf nicht-plegische Seite und fixiert sich dort. Plegische Seite kann sich nicht selektiv bewegen. Keinen 3-oder 4-Punkt-Stock verwenden. Günstig: funktioneller Handstock (anatomischer Griff, höhenverstellbar). Griffhöhe so einstellen, daß Bewegun-

gen möglichst selektiv ausgeführt werden. Zur Erprobung einen Besenstiel oder Gymnastikstab nehmen
- Wickeln mit Halbschuh: Pat. sitzt, Th. kniet vor Pat., Vorfuß des plegischen Fußes steht auf dem Th.-Knie. Die plegische Ferse steht möglichst tief. Material: Langzugbinde. Wickeltechnik: von lateraler Schuhseite mit Fixationstour beginnen. In ca. 8 Touren um das Sprunggelenk und wieder zurück zum Vorfuß wickeln, dann Richtungswechsel der Tour so, daß die Bandage vom medialen Vorfuß läuft. Wichtig: Fußstellung so, daß der komplette Fuß belastet wird (Stimulation der Hüftgelenksextensoren). Fuß nur für die Therapie wickeln.

Literatur
BOBATH, B.: Die Hemiplegie Erwachsener, Thieme Verlag, Stuttgart 1993
DAVIES, P.M.: Hemiplegie, Springer-Verlag, Berlin 1986
DAVIES, P.M.: Im Mittelpunkt, Springer-Verlag, Berlin 1991
DAVIES, P.M.: Wieder Aufstehen, Springer-Verlag Berlin 1995
GEISSLER, T.: Halbseitenlähmung, Springer-Verlag Berlin 1997

2.3.4 Brügger-Funktionskrankheiten des Bewegungsapparats

C.-M. Rock

Nach BRÜGGER gehen die meisten Erkrankungen des Bewegungssystems primär nicht auf strukturelle Erkrankungen zurück, sondern auf zentralnervös organisierte Schutzmechanismen des Gehirns. Diese Schutzmechanismen werden bei Fehlbeanspruchung und Überbeanspruchung durch nozizeptive Afferenzmeldungen (Input) gestartet. Dies führt wiederum zu veränderten Bewegungsprogrammen (pathoneurophysiologische Prioritätsprogramme). Das arthromuskuläre System reagiert reflektorisch durch Tonusveränderungen (BRÜGGER, 1958): hypertone und hypotone Tendomyosen). Bei entsprechend hohem nozizeptivem Input werden die nozizeptiven Signale bis zum Kortex weitergeleitet, um dort u.a. als Schmerz (Warnsignal) interpretiert zu werden.

Bei chronischen Fehlbelastungen entstehen zuerst Funktionsstörungen im Bewegungssystem. Später können sich aus den nicht beseitigten Funktionsstörungen Strukturveränderungen entwickeln. Dies kann umgangen werden, wenn das Bewegungssystem (posturales und lokomotorisches System) optimal eingesetzt wird. Diese Anforderung kann nur durch eine physiologisch-dynamische Körperhaltung in Verbindung mit einem ausgeglichenen Bewegungsverhalten erfüllt werden.

Ziele
- Erkennen und Beseitigen der vorhandenen Störfaktoren sowie Korrektur der Fehlhaltung und Verbesserung der Bewegungsmuster. Falls Störfaktoren nicht zu beseitigen sind: Erarbeitung von Kompensationsprogrammen
- Stabilisation der Therapieergebnisse durch praktische Anwendung der AH im Alltag (ADL-Übungen) und funktionelles Körpertraining (Gesundheitstraining).

Aufrechte Körperhaltung und Bewegung
Die aufrechte Körperhaltung ist gekennzeichnet durch eine ausgewogene thorakolumbale Lordose (vom Sakrum bis Th_5).

Die Wirbelsäule bildet zusammen mit dem Becken und dem Thorax die Funktionseinheit des „Stammes". Die drei Zahnräder in der Abbildung stellen die Primärbewegungen (Nacken-Streckung, Thorax-Hebung und Becken-Kippung) der AH dar. Die Stellung der Extremitäten ergibt sich reaktiv durch die auslaufenden Bewegungen (AL) von den Primärbewegungen (PB).

2

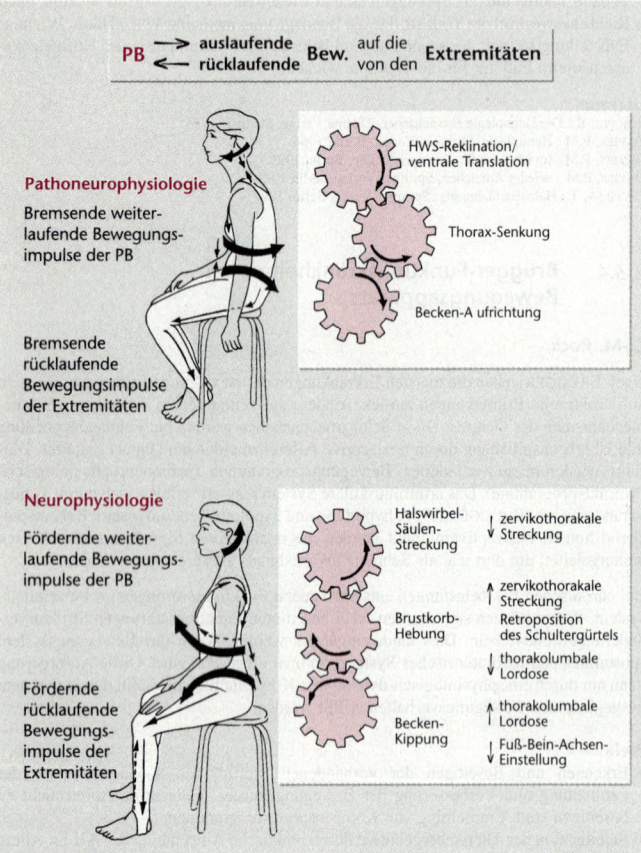

PB → auslaufende Bew. auf die Extremitäten
← rücklaufende   von den

HWS-Reklination/ventrale Translation

Thorax-Senkung

Becken-A ufrichtung

Pathoneurophysiologie

Bremsende weiter-laufende Bewegungs-impulse der PB

Bremsende rücklaufende Bewegungsimpulse der Extremitäten

Neurophysiologie

Fördernde weiter-laufende Bewegungs-impulse der PB

Fördernde rücklaufende Bewegungs-impulse der Extremitäten

Halswirbel-Säulen-Streckung ↕ zervikothorakale Streckung

Brustkorb-Hebung
↑ zervikothorakale Streckung
Retroposition des Schultergürtels
↓ thorakolumbale Lordose

Becken-Kippung
↑ thorakolumbale Lordose
↕ Fuß-Bein-Achsen-Einstellung

Abb. 2.31 Das Zahnradmodell (BRÜGGER) und die Bedeutung der Primärbewegungen mit deren weiterlaufenden Bewegungen. (ROCK, 1993) [T126]

Nur auf dieser Basis kann sich ein optimales neurophysiologisches Bewegungsmuster entwickeln. Unter den erwähnten neurophysiologischen Bedingungen arbeitet die Muskulatur funktionell synergistisch.

▌ Befunderhebung

Ziel der Befunderhebung ist, die Krankheitsursachen zu finden und zu bewerten.

- Gehen die Krankheitsursachen primär vom Bewegungssystem aus, muß die Fehlbeanspruchung bestmöglichst korrigiert oder kompensiert werden
- Bestehen primär andere Organerkrankungen, so übernimmt das Bewegungssystem Schutzfunktion → Behandlung der Organerkrankung.

Prinzip der Befunderhebung: ,,test → try → retest".

Anamnese
Das Alltagsverhalten des Pat. wird analysiert. Ziel ist es, zu erkennen, wo die Quellen der Fehlbelastungen (Störfaktoren) sind.

- Funktionsquantitäten: Sitzen, Stehen, Liegen, Bewegung und Transfers
- Funktionsqualitäten: monoton, statisch dynamisch oder abwechslungsreich
- Funktionsüberwiegen: Welche Funktionen überwiegen? Wo entstehen funktionelle Kontrakturen? Welche Prioritätsprogramme bestehen?
- Funktionsbeeinträchtigung: Welche Funktionen sind wie beeinträchtigt?

Inspektion
- transitorische Störfaktoren, z.B. einengende Kleidung und Schuhe, schlechte Sitzmöbel
- persistierende Störfaktoren, z.B. Narben
- infrastrukturelle Störungen, z.B. Durchblutungsstörungen, Ödembildungen, OGE.

Funktionsdiagnostik
Die Funktionsdiagnostik beurteilt zunächst das habituelle Bewegungsverhalten: Wie stark weichen Haltung und Bewegung der Pat. im Alltag von der neurophysiologischen Norm der AH ab (☞ Tab.)? Beurteilt wird der Grad der Belastungshaltung (+ geringe BH, ++ starke BH und +++ sehr starke BH). Anschließend werden die Auswirkungen auf das posturale und lokomotorische System analysiert: Wie gut kann sich der Patient auskorrigieren (Tab.)? Beurteilt wird das Defizit der korrigierten Haltung zur Norm der AH (- verminderte AH, - - stark verminderte AH und - - - sehr stark verminderte AH). Der Vergleich von habituellen und korrigierten Haltungs- und Bewegungsmustern ergibt erste Prognosen über den Umfang der Funktionsstörungen.

2

Fallbeispiel: Beurteilung der Haltung					
Habituelle Haltung (Grad der Belastungshaltung)	Norm AH	Korrigierte Haltung (Defizit zur AH)	Beurteilung		
Becken-Aufrichtung (Becken-Extension)	+ + +	Becken-Kippung	Becken-Kippung (Beckenflexion)	– – –	Keine Korrektur
Thorax-Senkung	+ + +	Thorax-Hebung	Thorax-Hebung	– –	Wenig Korrektur
Reklination mit HWS-Lordose	+ + +	HWS-Inklination	HWS-Inklination	– –	Wenig Korrektur
Ventrale HWS-Translation	+	HWS-Streckung	HWS-Streckung	–	Keine Korrektur

Funktionstests

Sie werden im Sitzen, Stehen oder während der Bewegung durchgeführt. Tests aus Rückenlage sind nur ergänzend, da ihre Ergebnisse aufgrund der stark reduzierten Stellreflexe zu geringen Alltagsbezug haben. Die Auswahl der Funktionstests, z.B. Th5-Wippen, Hüftfunktionstests, HWS-Rotation und HWS-Inklination, Skapula-Drehung, Becken-Rotation, Gangablauf, Transferbewegungen und die jeweiligen eingeschränkten Bewegungen richtet sich nach der aktuellen Fragestellung. Ein Funktionstest sollte konstant als Parameter für die Dauer der Therapie dienen.

Beispiel Standardtest: „Th5-Wippen" (Test der Wirbelsäulensteifigkeit und der Becken-Kippung; ☞ Abb 2. 32)
- ASTE: Pat. sitzt in korrigierter Haltung, der vordere Th.-Arm (Hand und Ellenbogen bzw. Hand und Schulter) fixiert die Schultern, ohne die Beweglichkeit des Pat. zu behindern
- Durchführung: Der Test besteht aus einer Abfolge von extendierenden segmental-regionalen Bewegungsimpulsen. Diese werden von Th. (ImpulsgeberIn) mit der hinteren Hand unterhalb von Th5 beginnend abwärts bis zum Sakrum auf den Pat. (ImpulsnehmerIn) übertragen. Weiterhin wird die Thoraxhebung mit Schultergürtel-Retroposition getestet. Wichtig ist, daß der Th. die Bewegungsimpulse sowohl auf den Pat. überträgt, als auch dessen Reaktion „empfängt", ohne den Pat. dabei zu behindern oder zu verunsichern

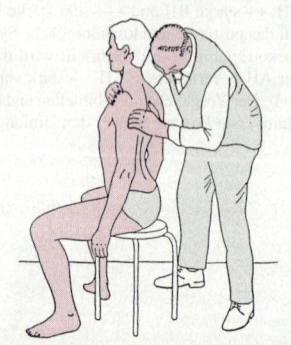

- Frage:
  - Wie gut kann wo extendiert bzw. lordosiert werden?
  - Wo befinden sich die bewegungskompensatorischen Wirbelsäulenabschnitte (BKA)?
  - Wie pflanzen sich die Bewegungsimpulse der PB fort?
  - Bremsen die PB primär die auslaufenden Bewegungsimpulse oder bremsen die Extremitäten rücklaufend die PB?

Abb. 2.32: „Th5-Wippen" [L157, T126]

– Kommen störende Einflüsse vom optischen System?
– Wie groß ist das Defizit zur AH (harmonischen thorakolumbalen Lordose: Th5 bis zum Sakrum)?
– Treten während des Th5-Wippens Symptome oder Schmerzen auf?

Arbeitshypothese

Die Arbeitshypothese stellt das Ergebnis der Analyse aller Bestandteile der Befunderhebung dar. Sie wird im Laufe der Behandlung ständig durch Funktionstests auf ihre Richtigkeit überprüft und ggf. modifiziert. Negative Funktionstestergebnisse falsifizieren die Arbeitshypothese und verlangen deren Korrektur. Positive Funktionstests bestätigen die Arbeitshypothese und beschleunigen den Fortgang der Therapie (vgl. Abb. 2.33).

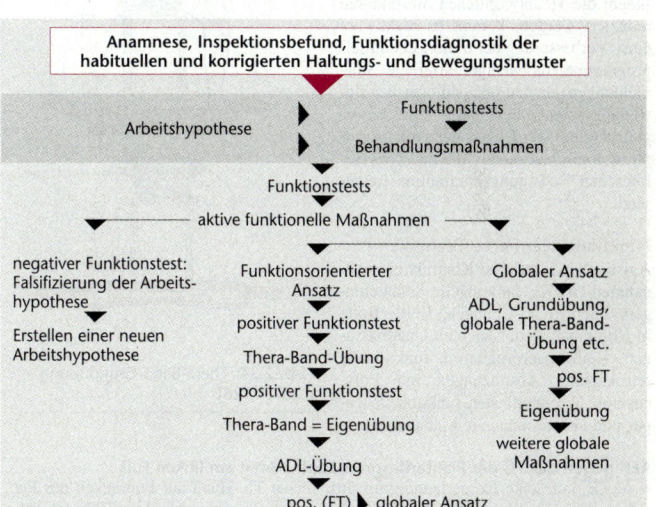

Abb. 2.33: Befunderhebung und Behandlung der Funktionskrankheiten des Bewegungsapparates [T126]

Aus der aufgestellten Arbeitshypothese ergeben sich die patientenspezifischen Therapiemaßnahmen, welche die veränderten Haltungs- und Bewegungsmuster durch Reduktion der Störfaktoren in neurophysiologische Bewegungsmuster umprogrammieren sollen.

Vor und während der Behandlung muß der aktuelle Stellenwert des funktionsorientierten und des globalen Therapieansatzes bestimmt werden.

■ Funktionsorientierter Therapieansatz

Hierbei wird davon ausgegangen, daß z.B. das Überwiegen einzelner Funktionen, Überlastungsödeme (OGE), blockierte Gelenke zur Belastungshaltung führen. Indem die verantwortlichen Störfaktoren reduziert werden, kommt es reaktiv zu einer Verbesserung der motorischen Zielprogramme, da weniger afferente Störmeldungen den neurophysiologischen Bewegungsablauf behindern. Im Bewegungssystem werden aus den pathoneurophysiologischen reaktiv die neurophysiologischen Bewegungsprogramme freigesetzt.

Funktionsorientierte Techniken
Agistisch-exzentrische Kontraktionsmaßnahmen (AEK), funktionelle Schüttelungen, Thera-Band-Übungen, Heiße Rolle in Kombination mit leichten Quermassagen, Heißwasserprogramm, funktionelle retrokapitale Abstützungen mit Polycushion, Wärmepflaster, funktionelle Tapes und andere manuelle Maßnahmen.

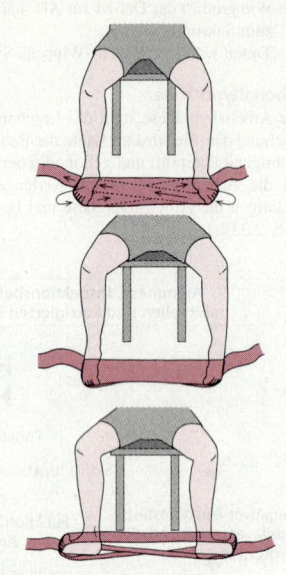

Abb. 2.34: Thera-Band-Grundübung [L157, T126]

AEK gegen das FÜ der Plantarflexoren/Supinatoren am linken Fuß
- ASTE: aufrechte Körperhaltung im Sitz, rechte Th.-Hand auf Fußrücken des Pat., linke Th.-Hand fixiert den Unterschenkel, indem Th. von ventral an Tibia greift
- Ausführung: Th. gibt Pat. Widerstand in die Dorsalextension/Pronation, Pat. bremst die Bewegung des Th. in die Plantarflexion/Supination ab. Wie oft die Übung wiederholt wird, hängt von verschiedenen Parametern ab (☞ Tab.).

Positive und negative funktionelle Parameter zur Bestimmung der Häufigkeit der Wiederholungen der AEK:

Positive Parameter	Negative Parameter
	Schmerz
Kraft ↑	Kraft ↓
Bewegungsausmaß ↑	Bewegungsausmaß ↓
Rigor ↓	Rigor ↑
Koordination ↑	Ausweichbewegungen
↑ Zunahme; ↓ Abnahme	

Funktionsorientierte Thera-Band-Übung

Wechsel von konzentrischen und exzentrischen Kontraktionen. Das Thera-Band wird so gewickelt, daß es in Richtung des FÜ zieht. Auf dem Hinweg wird schnell und konzentrisch bewegt, auf dem Rückweg langsamer und exzentrisch. Sobald Ausweichbewegungen auftreten, wird die Übung beendet und bewertet. Bei positivem Funktionstestergebnis wird die entsprechende Übung Teil des Eigenübungsprogrammes. Die Häufigkeit der Thera-Band-Übungen pro Tag richtet sich nach der Stärke des vorhandenen FÜ und des FÜ durch Alltagsaktivitäten. Je stärker das FÜ, desto häufiger muß geübt werden. (☞ Abb. 2.34).

Eigentherapie (Autotherapie)

Der Pat. erhält im Verlaufe der Therapie sein individuelles Eigentherapieprogramm, dessen Durchführung sowohl therapeutische als auch präventive Funktion hat. Mit fortschreitender Therapie sollten die funktionsorientierten Autotherapiemaßnahmen reduziert und soweit wie möglich durch globale ersetzt werden.

Heiße Rolle, Heißwasserapplikationen

Bei sehr starken OGE. Bei positivem Funktionstest ist es die Aufgabe des Pat. (→ Autotherapie), sich in diesem Funktionsgebiet täglich mind. 1–2 x heiß abzuduschen. Im Bereich der oberen Extremitäten ist es effizienter, die Heißwasseranwendung unter dem Wasserhahn durchzuführen.

▍ Globaler Therapieansatz

Dabei geht man u.a. davon aus, daß sich die ureigensten artspezifischen Bewegungsprogramme des Menschen, die Vertikalisation und die bipedale Fortbewegung in aufrechter Körperhaltung, gegenüber den erworbenen pathoneurophysiologischen Bewegungsmustern durchsetzen können. Dies ist jedoch nur dann möglich, wenn das bestehende Schutzbedürfnis nicht vorrangig bleiben muß.

Programmorientierte Therapiemaßnahmen

Pathoneurophysiologische Prioritätsprogramme (flexorische Prioritätsprogramme) werden in das neurophysiologische Bewegungsprogramm der AH umgewandelt.
- ASTE: sternosymphysale Belastungshaltung bzw. pathoneurophysiologisches Bewegungsprogramm
- ESTE: aufrechte Körperhaltung bzw. neurophysiologisches Bewegungsprogramm.

Maßnahmen

Z.B. BRÜGGER-Grundübungen, Kompensationsbewegungen.

Bewegungsablauforientierte Therapiemaßnahmen

Die automatisierten Bewegungen laufen unbewußt ab. Wird der Bewegungsablauf bewußt durchlebt, indem die stattfindende Bewegung entweder sehr langsam ausgeführt oder nur mental erlebt wird, können bestehende pathoneurophysiologische Prioritätsprogramme verbessert werden.
ASTE/ESTE: aufrechte Körperhaltung

Maßnahmen

- mentales Training während der Lagerung in aufrechter Körperhaltung
- langsames bewußtes Bewegen: Spinalübungen, Atemübungen etc.

2

Automatisierungsorientierende Therapiemaßnahmen
Das Umsetzen der individuell bestmöglichen AH in die Alltagsaktivitäten und globale Bewegungsübungen in AH gehören zu jeder Therapiesitzung.
ASTE/ESTE: aufrechte Körperhaltung

Maßnahmen
ADL-Übungen, ADL-Training, Body-Walking, Body-Slinding, Rezepto-Training etc.

Beispiel:
- Brügger-Body-Walking mit therapeutischem Armpendel: Betonung der Schulter-Außenrotation, der Ellenbogen-Supination und der Divergenz der Finger
- Activities of Daily Living (ADL): Die Integration der AH in den Alltag ist der wichtigste und schwierigste Teil der Behandlung. Die Lagerung in aufrechter Körperhaltung gehört deshalb zum Standard-Eigentherapieprogramm aller Pat. Die Motivation und damit der langfristige Therapieerfolg (Prävention) der Pat. hängt davon ab, inwieweit es während der Therapie gelingt, eine emotionale Verbindung zwischen den Therapieabläufen und der Alltagsit. des Pat. herzustellen. Hierfür bedarf es zielgerichteter, individueller und kontextspezifischer Therapie, d.h. ADL-Maßnahmen. Leider bietet die physiotherapeutische Praxis einen begrenzten Rahmen für die Umsetzung der zielgerichteten und kontextspezifischen Behandlungsmaßnahmen. Eine Erweiterung der Möglichkeiten kann durch die Arbeitsplatzberatung und die Hausbehandlung erfolgen.

 Tips & Fallen
Kontrollen im Abstand von 3–6 Mon. nach Therapieabschluß sind eine Motivationshilfe für den Pat. Sie helfen dabei, konsequenter die aufrechte Körperhaltung in den Alltag zu integrieren und das Eigentherapieprogramm weiterhin korrekt und effizient durchzuführen. Sie stellen somit einen wichtigen Bestandteil der präventiv ausgerichteten Therapie dar.

LITERATUR:
ALT, B.: Mentales Üben – Hilfe für die aufrechte Haltung? Z. Fk. 7/2 : 110–117, 1996
BRÜGGER, A: Die Erkrankungen des Bewegungssystems und seines Nervensystems. G. Fischer Verlag, Stuttgart 1980
BRÜGGER, A. (Hrsg.): Gesunde Körperhaltung im Alltag. 3. Aufl., Brügger Verlag, Benglen-Fällanden 1988
KÄSER, L: Physiologische Grundlagen der Funktionskrankheiten. Z. Fk. 5/1 : 8–29, 1991
ROCK, C.-M.: Die Lagerung in aufrechter Körperhaltung (AH) als wichtiger Bestandteil des Brügger-Konzeptes. Z. Fk. 9/1: 101–111, 1998
ROCK, C.-M. und PETAK-KRUEGER S.: Thera-Band-Grundübungen. 2. Aufl., Eigenverlag, Dr. Brügger-Institut Zürich, 1994
ROCK, C.-M. et al.: Einführung in den funktionellen Gebrauch des Thera-Bandes. Eigenverlag, Dr. Brügger-Institut Zürich, 1996
ROCK, C.-M., PETAK-KRUEGER, S.: Brügger-Techniken (1). Arbeitshandbuch. Agistisch-exzentrische Kontraktionsmaßnahmen bei Funktionsstörungen des Bewegungssystems, Eigenverlag, Dr. Brügger-Institut Zürich, 1998.

2.3.5　Brunkow-Stemmführung

Claudia Kiesewetter

Bei der Behandlungsmethode nach BRUNKOW werden die Extremitäten in bestimmte Haltungen eingestellt. Grundlage ist die Hand- und Fußposition. Durch eine gedacht oder tatsächlich ausgeführte Stemm, bzw. Schubbewegung der Hände und/oder Füße setzt sich die Muskelspannung bis in den Rumpf fort; dies wiederum bewirkt die unwillkürliche Rumpfaufrichtung mit isometrischer Ganzkörperanspannung. Als Steigerung führt der Pat. mit den eingestemmten Extremitäten zusätzlich Bewegungen aus (Stemmführung).

! Dieses Behandlungskonzept läßt sich hervorragend variieren und mit Grundzügen anderer Konzepte erweitern, z.B. Aspekte aus dem Brügger-Konzept.

Indikationen und Kontraindikationen
Direkte Indikationen oder Kontraindikationen gibt es nicht. Häufig können Kontraindikationen durch Modifizierungen umgangen werden. Die Methode hat sich besonders bewährt in der:
- Orthopädie: WS-Erkrankungen (Bandscheibenerkrankungen, Lumbago usw.), Arthrosen, Haltungsschulung usw.
- Neurologie: periphere Lähmungen, Multiple Sklerose
- Chirurgie: belastungsstabile Frakturen.

Spezifische Kontraindikationen
- Kontraindikationen der Ganzkörperisometrie:
  - art. Hypertonie: Alarmzeichen sind Schwindel, Kaltschweißigkeit, Ohnmacht
  - Herzleiden mit reduziertem Belastungsvermögen: z.B. akuter Herzinfarkt, dekompensierte Herzinsuffizienz, Klappenfehler
  - Lungenleiden, die das rechte Herz stark belasten: z.B. Lungenemphysem und chronische Bronchitis im fortgeschrittenen Stadium, schwere akute Bronchitis
- Neurologie: Schäden des ZNS, bei denen durch Schub Massenmuster (assoziierte Reaktionen) ausgelöst werden
- Chirurgie: nicht belastbare Frakturen.

Modifikationsbeispiel
Übungsstabile Frakturen: den Schub an der betroffenen Extremität modifizieren, um die Belastung (5–10 kg) nicht zu überschreiten. Kommandobeispiel: „Stellen sie sich vor, sie würden gegen ein rohes Ei schieben". Bei ungenauer Ausführung (z.B. zu starkem Belasten), keinen Schub auf die betroffene Extremität geben lassen → Gefahr der Dislokation.

Abfolge im Behandlungsaufbau
- Erarbeiten der Arm- und Beinposition: Zu Beginn der Therapie wird erst die Arm-, dann die Beinposition geübt. Die Hand- bzw. Fußstellung ist hierbei entscheidend. Ein Druck („Schub") auf die Hände, bzw. Füße leitet die eigentliche Einstemmung ein → Fortleitung der Anspannung nach proximal
- Erarbeiten der Stemmübungen mit den jeweiligen „Stemmführungen", wenn Pat. die Positionseinnahme und Einstemmung der Extremitäten einwandfrei durchführt
- Durch Grifftechniken (fazilitierende Techniken) kann die TherapeutIn zusätzlich in jeder Phase der Behandlung die Position der Extremitäten verbessern.

! Hausaufgabenprogramm, insbesondere für die Stemmführungen, ist hilfreich.

2

Wirkung der Methode

Die „Einstemmungen" haben u.a. folgende Wirkung:

- Agonisten und Antagonisten spannen gleich stark an (Kokontraktion). Dies führt zu einer Stabilisation der Gelenke und damit zur Stabilisation von Ausgangsstellungen und Körperstellungen
- Tonusregulation der gesamten Körpermuskulatur zugunsten der aufrichtenden Muskulatur über die Behandlung hinaus. Es werden physiologische Körperhaltungen und Bewegungsmuster gefördert.

▌ Durchführung

Erarbeiten der Arm- und Beinposition

Günstige Ausgangsstellungen

- Sitz am Tisch: Unterarme liegen etwas über schulterbreit und parallel auf dem Tisch, Füße stehen gut beckenbreit vor den Knien. Die Knie zeigen zu den Kleinzehen der Füße. Pat. sitzt aufrecht → Begünstigung der Hand- und Fußposition
- Schneidersitz: Hände liegen geöffnet auf den Oberschenkeln → Begünstigung der Handposition
- Langsitz: Arme seitl. auf Beckenhöhe abstützen → Begünstigung der Fußposition.

Erarbeiten der Armposition

- Armeinstellung: leichte Ellenbogenflexion und minimale Schultergelenksabduktion. Das Schultergelenk steht in Rotations-0-Stellung
- Handposition durch Üben eines kräftigen Faustschlußes erarbeiten → Vergrößerung der Abstände der Mittelhandknochen zueinander (metakarpale Abduktion). Maximales Spannen des Daumengelenkes nach radial fördert dies zusätzlich. Unter Faustschluß Handgelenk dorsalextendieren. Finger locker strecken, Dorsalextension nachspannen und Handwurzel stemmen. Auflösen der Anspannung von der Hand zum Rumpf
- Erwartete Reaktion: Skapula legt sich an den Brustkorb → Brustkorb und BWS richten sich auf → HWS wird gestreckt.

Erarbeiten der Beinposition

- Beineinstellung: leichte Knieflexion, minimale Hüftgelenksabduktion. Das Hüftgelenk steht in Rotations-0-Stellung
- Fußposition mit Üben eines kräftigen Zehenkrallens erarbeiten. Unter Zehenkrallen die Füße maximal dorsalextendieren. Zehen lösen, Dorsalextension nachspannen und einen Schub auf die Fersen geben. Lösen der Anspannung von den Füßen zum Rumpf
- Erwartete Reaktion: Einstellung der physiologischen LWS-Lordose und fortlaufend Aufrichtung der BWS.

Nach getrennt erlernter Einstellung und Einstemmung der oberen und unteren Extremität, werden beide zusammen geübt. Stets zuerst die obere, dann die untere Extremität einstemmen lassen. Das anschließende Lösen der Spannung erfolgt zuerst von den Armen, dann von den Beinen.

Modifikation der Extremitäteneinstellung

Bei Muskeldysbalance richtet sich der Rumpf evtl. nicht auf. Lösung: Winkeleinstellung der Extremitäten in die Richtung der zu aktivierenden Muskulatur verändern, z.B.:

- bei zu geringer Aufrichtung der LWS: Abduktion der Beine verstärken, evtl. leichte AR im Hüftgelenk

- Scapula alata: durch minimale AR im Schultergelenk die Skapulaposition korrigieren.
! Kommt es zu keiner Aufrichtung im Rumpf, ausschließlich über die Veränderung der Extremitätenpositionen oder über „Grifftechniken" (s.u.) korrigieren.

Stemmübungen

Einstemmung aller Extremitäten mit variablen Stemmführungen. Es kann jede ASTE genutzt werden.

Die Stemmführung erst ausführen, wenn die Rumpfsymmetrie während der Stemm-übung gehalten werden kann. Die auf diese Art eingeleiteten und verstärkten Muskelaktivitäten strecken den Rumpf.

Beispiele von Stemmübungen

Übung 1

ASTE: Bauchlage. Die Handflächen und Stirn liegen auf der Unterlage, die Beine sind ca. hüftbreit auseinander. Einstemmung und Stemmführung der Extremitäten mit Fäusten oder geöffneten Händen.

- Arme schulterbreit neben dem Kopf nach kranial ausstrecken. Ellenbogen sind und bleiben gestreckt. Stemmführung mit geöffneten Händen: Arme nach kranial bewegen, mit gefausteten Händen wieder heranziehen
- Offene Hände seitlich neben der Schulter auf den Boden aufstützen, Rumpf beim Einstemmen evtl. abheben
- Kombination: eine Hand offen, seitlich neben der Schulter auf den Boden stützen, einen Arm seitlich neben Kopf abgelegt, Hand zeigt nach kranial.

Übung 2

ASTE: Rückenlage. Beine ausgestreckt: der Kopf liegt in der Mitte, die Arme leicht flektiert neben dem Körper, die Handflächen zeigen zum Boden, die Beine sind hüftbreit auseinander.

Vor den Einstemmungen und Stemmführungen die Beinposition erarbeiten, da mit gestreckten Beinen nicht gestemmt werden kann: Füße maximal plantarflektieren, dann dorsalextendieren, Zehen in Mittelstellung einstellen und Schub auf die Fersen geben → Knie und Hüftgelenk stellen sich unwillkürlich in Beugung ein. Stellung halten.

! X-Beinstellung vermeiden.

Einstemmung, Stemmführung der Extremitäten:

- Arme: Einstemmen der Arme neben den Körper, Stemmführung der Arme nach ventral-kranial Richtung Decke
- Beine: Stemmführung eines oder beider Beine nach ventral-kranial Richtung Decke
- Kopf evtl. Richtung Brustbein anheben.

Übung 3

ASTE: Vierfüßlerstand, Knie etwas über hüftbreit spreizen, Hände stehen unter den Schultergelenken, Finger zeigen nach kranial, Olecranon Richtung Oberschenkel drehen. Schulterblätter liegen am Brustkorb an, BWS ist aufgerichtet, HWS gestreckt.

Einstemmung, Stemmführung der Extremitäten:

- Arme: Einstemmung der Handwurzelknochen Richtung Unterlage; Stemmführung z.B. eines Armes nach kranio-dorsal, Richtung Kopf
- Beine: Einstemmung z.B. Füße dorsalextenieren und Fersenschub oder Füßrücken gegen die Unterlage drücken (bewirkt nur Beckenaufrichtung und Rumpfstabilisierung), Stemmführung eines Beines nach kaudo-dorsal

• Bei der Einstemmung ist die Dorsalextension des Fußes effektiver, scheitert aber häufig an der Unbeweglichkeit des Großzehengrundgelenkes.

Beispiele von Ausgangsstellungen

Die Auswahl der Ausgangsstellungen für die Stemmübungen orientiert sich am Nachholbedarf von frühkindlichen Bewegungsabläufen.

Stemmübungen – Ausgangsstellungen		
Ziel	**Ausgangsstellung**	**Angestrebte Reaktion**
Erarbeiten einer möglichst physiologischen Schulter-Nacken-Haltung	Bauchlage: Arme gestreckt oder in U-Haltung neben Kopf	Armeinstemmung: Scapula legt sich an den Brustkorb, BWS wird aufgerichtet, HWS streckt sich
Training des Beckenbodens und der Bauchmuskulatur (Spätwochenbett!)	Rückenlage: Beine sind gestreckt oder angestellt	Stemmführung der unteren Extremitäten Richtung Decke: Kontraktion der Bauchmuskulatur (Unterbauchbereich verkürzt sich, im Oberbauchbereich Verschmälerung des epigastrischen Winkels), Aktivierung des Unterbauch-Beckenboden-Synergismus
Aktivierung der Handstrecker bei einer Radialisparese	Bauchlage: Arme liegen gestreckt oder in U-Haltung neben dem Kopf. Die betroffene Hand zur Entfaltung auf einen entsprechend großen Ball legen, Th. fixiert den Ball. Sitz am Tisch: Die Unterarme sind auf den Tisch gelegt. Die betroffene Hand wird zur Entfaltung auf einen entspr. großen Ball gelegt oder vonTh. manuell entfaltet.	Tonusregulation im Unterarm/ Handbereich begünstigt die Extensorenaktivität

Dosierung der Stemmübungen

Dosierung individuell festlegen durch:
• Befragen (Anstrengung, Verspannungsgefühl, Muskelkater nach Behandlungen)
• Beobachten (Gestik, Mimik, angehaltene Atmung, unkorrekte Ausführung) der Pat.

Therapeutische Grifftechniken „Manuelle Hilfen"

Die 5 Techniken stimulieren die Rezeptoren der Oberflächen- und Tiefensensibilität. Über einen Spannungsausgleich von Agonisten und Antagonisten kommt es zur Verbesserung der Hand- und Fußposition.

Hautwischen
Zartes Wischen nach proximal auf dem Unter- und Oberschenkel (ventral und lat.), der Bauchmuskulatur, dem dorsalen Unter- und Oberarm sowie der Schultergürtelmuskulatur. Ausführung:
• kurzes weiches Wischen: mit den Fingern in hohem Tempo und häufiger Wdhl.
• langes weiches Wischen: mit der ganzen Handfläche, in langsamem Tempo.

Tiefes Streichen
Streichungen in den einzelnen Muskeln mit tief und langsam eindringenden Finger- und Daumenkuppen. Auf denselben Stellen durchführen wie Hautwischen.

Weiches großflächiges Streichen
Auf den Flexoren- und Adduktorengruppen von Hand, Arm, Fuß und Bein mit flacher Hand nach distal streichen.

Manuelle Hand- und Fußentfaltung
• Prinzip: dorsalextendierte Hand oder Fuß von der Palmar- bzw. Plantarseite mit beiden Händen spreizen → TherapeutIn sitzt immer am Hand- bzw. Fußende
• Handentfaltung: von der Radial- und Ulnarseite mit beiden Daumen in die Handfläche greifen. Die Finger ruhen auf den Handrücken. Es gibt 2 Griffmöglichkeiten:
  – Daumenkuppen auf den Ursprung des Kleinfinger- und Daumenballens legen (☞ Abb. 2.35)
  – Daumen der Länge nach hinter die Kleinfinger- und Daumenballen haken (☞ Abb. 2.35)
• Fußentfaltung: von medial und lateral mit den Daumenkuppen auf die seitlichen Zehenballen in Höhe der Metatarsalköpfchen greifen. Die Finger ruhen auf dem Fußrücken.

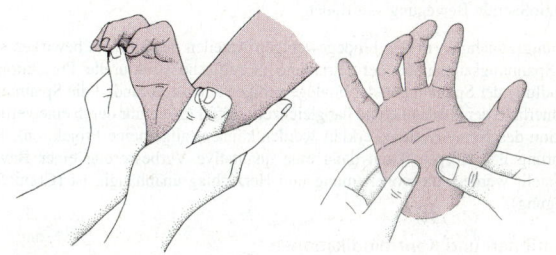

Abb. 2.35: Grifftechniken bei der Handentfaltung [A300–157]

Druck-Stauch-Impulse
Voraussetzung ist die eingestemmte Hand bzw. der eingestemmte Fuß. An der Hand können zwei Techniken durchgeführt werden:
• Patientenhand ist z.B. auf der Unterlage eingestemmt. Auf der Dorsalseite des Handgelenkes mit Zeigefinger- und Daumenkuppe Druck-Stauch-Impulse Richtung Handgelenk setzen

- Arm ist z.B. in einer Stemmführung. Die TherapeutInnenhand (Handfläche) faßt von der Daumenseite in die Pat.-Hand, umfaßt den Daumenballen und spreizt ihn ab. Druck-Stauch-Impulse in die Längsachse des Armes setzen.

Am Fuß setzen die Zeigefinger- und Daumenkuppe Druck-Stauch-Impulse am dorsalen Sprunggelenk Richtung Ferse. Die Sehne des M. tibialis anterior und des M. extensor digitorum longus liegen dabei zwischen den Fingern.

Literatur
BOLD, R.M., GROSSMANN, A.: Stemmführung nach Brunkow, Enke Verlag, Stuttgart 1989

2.3.6   CranioSacrale Therapie

Gert Groot Landeweer

Die CranioSacrale Therapie wurde in den 70er Jahren von dem Osteopathen Dr. JOHN UPLEDGER auf den Grundlagen der cranialen Osteopathie entwickelt.

Das theoretische Konzept basiert auf den Annahmen, daß:
- das Bindegewebe im weiteren Sinne alle Organe des Körpers umschließt
- die Hirn- und Rückenmarkshäute ein Teil des Bindegewebes bilden
- eine spezifische strukturelle Projektion von den peripheren Strukturen (Bindegewebe außerhalb der Hirn- und Rückenmarkshäute) zu den zentralen Strukturen (Hirn- und Rückenmarkshäute) sowie eine allgemeine Projektion von den zentralen zu den peripheren Strukturen vorhanden ist
- die Behandlung des Bindegewebes sowie der Hirn- und Rückenmarkshäute einen Einfluß auf das Nervensystem hat
- innerhalb des Bindegewebes und der Hirn- und Rückenmarkshäute eine sogenannte CranioSacrale Bewegung stattfindet.

Spannungszunahmen in den bindegewebigen Anteilen des Körpers bewirken spezifische Spannungszunahmen der Hirnhäute (spezifische strukturelle Projektion). Die Behandlung der Spannungen der bindegewebigen Anteile verändert die Spannungsmuster innerhalb der Hirnhäute und hat gleichzeitig Effekte, die nur durch eine verbesserte Funktion des Nervensystems erklärt werden können (allgemeine Projektion). Bei der Berührung des Körpers kann dann eine qualitative Verbesserung einer Bewegung festgestellt werden, die von Atmung und Herzschlag unabhängig ist (CranioSacrale Bewegung).

Indikationen und Kontraindikationen
- alle Symptome, bei denen eine zentral neuronale Dysfunktion im Vordergrund steht, z.B. chronische Schmerzen, Cerebralparese, hyperkinetische Syndrome
- bei sachgerechter Anwendung keine KI.

Ziele
Spannungsausgleich innerhalb des Bindegewebes und der Hirn- und Rückenmarkshäute, um die Funktion des Nervensystems zu optimieren.

▌ Durchführung

Die CranioSacrale Therapie ist eine sanfte, nicht invasive manuelle Technik, mit deren Hilfe die vorhin genannten Ungleichgewichte aufgespürt und behandelt werden. Die Untersuchung und Behandlung kann sowohl nach einem vorgegebenen Schema (10-Schritte-Programm) als auch patientenindividuell durchgeführt werden.

10-Schritte-Programm

Wesentliche Grundlage des Programms ist eine rhythmische „CranioSacrale Bewegung", die durch Druckschwankungen innerhalb des Liquor cerebrospinalis ausgelöst werden soll.

Bei der Therapie werden sanft ausgeführte Druck- und Zugkräfte angewandt. Diese Kräfte geben in das zu behandelnde Gewebe einen Impuls, wobei eine „Entwirrbewegung" von der BehandlerIn wahrgenommen wird. Diese Entwirrbewegung wird unterstützt und führt zu einer Gewebeentspannung.

Vor Beginn einer Behandlungstechnik sollte die CranioSacrale Bewegung von der BehandlerIn wahrgenommen werden können. Diese Bewegung ist nicht mehr wahrnehmbar, sobald die Entwirrbewegung in den Vordergrund tritt und erscheint wieder am Ende der Gewebeentspannung. Die qualitativen Veränderungen der CranioSacralen Bewegung werden ertastet. Ziel ist eine Qualitätszunahme der Bewegung. Zur Überprüfung des Behandlungserfolges wird vor und nach jeder Behandlung die CranioSacrale Bewegung an Beinen, Becken, Armen, Schultern, Sakrum, Hirn- und Gesichtsschädel palpiert.

Der Untersuchungs- und Behandlungsaufbau erfolgt von peripher nach zentral. Die Behandlung wird direkt nach der Untersuchung durchgeführt. Die Bereiche mit der höchsten Spannung werden zuerst behandelt.

Körperquerstrukturen. Strukturen, die im Körper einen überwiegend horizontalen Verlauf haben, z.B. das Zwerchfell. Technik: Eine Hand auf die Vorderseite, die andere Hand auf die Rückseite der zu behandelnden Struktur legen. Danach mit beiden Händen die Struktur leicht komprimieren (bis ca. 100 g pro Hand) bis die „Entwirrbewegung" wahrgenommen wird. Dieser Bewegung bis zur Gewebeentspannung folgen, d.h. entweder man folgt dieser Bewegung (wie einem Flußlauf) mit den Händen bis zu der Region, an der sich das Gewebe entspannt, oder man verharrt an der Stelle, an der man die Bewegung wahrnimmt (als ob man die Hand in einen fließendes Gewässer hält). Reihenfolge der Behandlung: Beckenboden, Zwerchfell, obere Brustkorbapertur und Zungenbein.

Körperlängsstrukturen. An jeweils einer Extremität von der Hand oder vom Fuß aus eine leichte Traktion ausüben. „Entwirrbewegungen" ausführen, bis eine Gewebeentspannung wahrgenommen werden kann. Alle vier Extremitäten behandeln.

Becken, kraniozervikaler Übergang und Rückenmarkshäute. Z.B. Behandlung des Beckens: zuerst beide Iliosakralgelenke, danach den lumbosakralen Übergang behandeln. Eine Hand auf das Sakrum legen, die andere Hand mit Unterarm auf beide Spinae iliacae ant. sup. (SIAS) oder nur die Fingerspitzen der Hand dorsal in Höhe der Dornfortsätze von L5 bis L3. Durch leichte Kompression auf beide SIAS nach innen (über Hand und Unterarm) eine leichte Traktion auf die beiden Iliosakralgelenke ausführen. Die Hand am Kreuzbein nimmt die auftretende „Entwirrbewegung" wahr und folgt dieser bis zur Gewebeentspannung. Danach die vordere Hand nach hinten mit den Fingern auf die Dornfortsätze der unteren Lendenwirbel legen. Dann übt die

Hand am Kreuzbein eine leichte Traktion nach kaudal aus. Der „Entwirrbewegung" bis zur Gewebeentspannung folgen.

Hirnhäute und die Suturen des Hirnschädels. Behandlung über Anhebetechniken der Schädelknochen. Beispiel: die Großhirn- und Kleinhirnsichel wird in antero-posteriorer Richtung durch Anhebung des Stirnbeins „gedehnt".

Schädelbasis (Verkeilung zwischen Os occipitale, Os sphenoidale und Os temporale). Spezifische „Mobilisation" der Schädelbasis. Die Keilbein-Hinterhauptsbein-Verbindung wird in drei Ebenen behandelt. Kopf des Pat. in beide Hände nehmen, die Daumenkuppen befinden sich auf den großen Flügeln des Keilbeins. Danach in kranio-kaudaler und latero-lateraler Richtung die Bewegungsmöglichkeiten des Keilbeins feststellen. Die am meisten freien Bewegungen unterstützen. Der „Entwirrbewegung" bis zur Gewebeentspannung folgen. Dies gilt ebenfalls für die Verbindungen zwischen Schläfenbein und Keil- sowie Hinterhauptsbein.

Knöcherne Anteile des Gesichtsschädels. Behandlung des Oberkiefers einschließlich Zähne, sowie Gaumenbeine, Pflugscharbein, Nasen- und Jochbeine. Ober- und Unterkiefer werden mit Traktionstechniken behandelt. Zur Behandlung der Gaumenbeine, des Pflugscharbeins und der Nasen- und Jochbeine sowie der Zähne die freieste Bewegungsrichtung der Knochen feststellen, diese Richtung bis zur Gewebeentspannung unterstützen.

Weiche Anteile des Gesichts. Behandlung der Hals- und Rachengewebe, des Mundbodens und der Zunge mit der sogenannten „Körperquerstruktur-Technik" (s.o.).

Kiefergelenke. Der Unterkiefer wird, ähnlich wie die Verbindung zwischen Keil- und Hinterhauptsbein, mit Kompression und Distraktion im Kiefergelenk behandelt. Hierzu am liegenden Pat. eine Kraft auf den unteren Ast des Unterkiefers in Kompressions- oder Distraktionsrichtung ausüben. Der „Entwirrbewegung" des Unterkiefers wird bis zur Gewebeentspannung gefolgt.

Mundöffnung. Eine Hand auf den Hinterkopf des Pat. legen, die andere Hand auf oder über die Mundöffnung. Mit beiden Händen die „Körperquerstrukur-Technik" durchführen.

Augen. Die Hand bleibt auf dem Hinterkopf des Pat. liegen, die andere Hand über ein Auge des Pat. plazieren. Danach erneut „Körperquerstrukur-Technik" anwenden.

Patientenindividuelle Behandlung

Dabei werden die ausgeprägtesten Spannungen innerhalb des Bindegewebes und der Hirn- und Rückenmarkshäute eines Menschen erfaßt und behandelt. Diese Spannungen sollen Folge einer unzureichenden Verarbeitung psychischer und physischer Traumata sein, die zu einer ganzheitlichen Neuorganisierung mit Aufbau von Schutzmechanismen führen. Auf der körperlichen Ebene zeigen sich diese Schutzmechanismen in Spannungen der Muskeln oder des Bindegewebes, die den Pat. daran hindern sollen, sich somato-emotional frei zu bewegen.

Kriterien der Spannungsbereiche
- Sie üben innerhalb des Bindegewebes Zug auf die umgebenden Strukturen aus
- Sie zeigen eine starke Abnahme der Qualität der CranioSacralen Bewegung
- Je nach Wichtigkeit des Bereichs besteht eine Zunahme des Energieniveaus.

Die non-invasive und non-direktive patientenindividuelle Behandlung hat keine schematische Reihenfolge wie das 10-Schritte-Programm. Anhand der drei Kriterien wird zunächst der am meisten gespannte Bereich aufgesucht, danach erfolgt die Behandlung des ganzen Menschen.

Es wird sorgfältig palpiert, wo und wie im gespannten Bereich bereits eine Entwirrbewegung im Vordergrund vorhanden ist. Die Behandlung besteht in der Unterstützung der Entwirrbewegung. Da meist der gesamte Körper beteiligt ist, wird das Ausmaß der Entwirrbewegung im gesamten Körper beurteilt. Diese Bewegung wird behutsam unterstützt, bis die Bewegung durch die Schutzmechanismen gehemmt wird. An diesem Punkt verweilen und Pat. die Möglichkeit anbieten, ein Bewußtsein für die Bewegung in die freie Richtung und für die Schutzmechanismen zu bekommen.

Die Überprüfung des Behandlungserfolgs geschieht wie beim 10-Schritte-Programm über die Palpation der CranioSacralen Bewegung am gesamten Körper.

Weitere Informationen
Upledger Institut Deutschland (☞ 13).

Literatur
UPLEDGER, J.E. und VREDEVOOGD, J.D.: Lehrbuch der Kraniosakral-Therapie. Haug, Heidelberg 1991
UPLEDGER, J.E., Auf den inneren Arzt hören. Sphinx, Basel 1994
UPLEDGER, J.E., CranioSacral Therapy II, Beyond the Dura. Eastland Press, Seattle 1987
UPLEDGER, J.E., SomatoEmotional Release and Beyond. UI Publishing, Palm Beach Gardens 1990

2.3.7 Cyriax ──────────────────────────

Claudia Kiesewetter

Die Methode nach CYRIAX gehört zu den Manualtherapien und dient der funktionellen Weichteildiagnostik und -behandlung. Die Störungen des Bewegungsapparates werden in sogenannte Strukturschäden eingeteilt. Die Befunderhebung lokalisiert die Schädigungen an den Strukturen des Bewegungsapparates. Anschließend erfolgt die lokalisationsbezogene Therapie, d.h. im Gebiet der Schädigung („Kausaltherapie"). Die Methode wird hauptsächlich in der Orthopädie angewandt.

Ziele
Ziel ist, bei Erkrankungen des Bewegungsapparates, die betroffenen Strukturen einwandfrei zu identifizieren. Dies erfolgt durch Abgrenzung der betroffenen Strukturen von allen anderen, die das gleiche Beschwerdebild verursachen könnten. Die Behandlung basiert auf den dabei gewonnenen Erkenntnissen über geschädigten Strukturen.

▌ Strukturschäden

Störung der Gelenke

- Gelenkschmerzen aufgrund von Schmerzausstrahlung oder nicht erkennbaren Gelenkveränderungen → (noch) kein Nachweis von Strukturschäden möglich
- Gelenkerkrankungen, -schäden:
  - traumatisch: Verstauchung, (Sub-)Luxation
  - nichttraumatisch: infektiöse Arthritis, entzündliche rheumatische Erkrankungen, Arthrose, angeborene Gelenkdeformitäten, stoffwechselbedingte Gelenkerkrankungen (Gicht, Bluterkrankheit); neoplastische Arthropathien (z.B. intraartikuläre Tumore).

Störung der Kapsel

Klassisches Symptom von Bewegungseinschränkungen ist das sog. „Kapselmuster" oder „kapsuläre Zeichen". Beispiel Kapselmuster des Schultergelenkes: Außenrotation ist stärker eingeschränkt als Abduktion, die stärker eingeschränkt ist als die Innenrotation (AR > Abd. > IR). In jedem Gelenk gibt es ein anderes Muster der Bewegungseinschränkung. Kapselmuster treten bei Gelenken auf, die durch Muskelführung stabilisiert werden (Hüftgelenk, Kniegelenk, Schultergelenk). Gelenke die ausschließlich durch Kapsel und Bänder gesichert werden (Iliosakralgelenk, Akromioklaviculargelenk), zeigen kein Kapselmuster. Wird ein Kapselmuster festgestellt, besteht eine Kapselreizung.

Störung der Bänder

- akute Verletzungen (traumatische Bandverletzungen): Überdehnung, Teilruptur, Totalruptur
- chronische Verletzungen:
  - funktionell stabil: Typisches Symptom sind Schmerzen, z.B. bei Überlastung
  - funktionell instabil: Typisches Symptom ist die Gelenkunsicherheit, z.B. bei nicht wiederhergestellter Totalruptur.

Störung der Schleimbeutel

Traumatische, infektiöse oder tumorbedingte Schleimbeutelentzündung (Bursitis).

! Keine Therapiemöglichkeit durch Physiotherapie.

Störung der Bandscheiben

- Protrusion: Vorwölbung der Ringfasern. Keine neurologischen Ausfälle. Die Beschwerden sind lokal begrenzt. Der Beginn ist schleichend. Eine temporäre Schonhaltung ist typisch
- Prolaps: nicht intakte (z.B. gesprengte) Ringfasern → Vorwölbung des Gallertkerns. Neurologische Ausfälle (Sensibilitäts- und Kraftminderung, Reflexabschwächung). Die Beschwerden (Parästhesien, Schmerzen) sind ausstrahlend. Plötzlicher Beginn. permanente Schonhaltung.

Störung der Wirbelgelenke (Facettengelenke)

Bei Bandscheibenschädigung mit Höhenverlust kommt es zu erhöhter Druckbelastung und unkontrollierten Bewegungen in den Wirbelgelenken → diffuse Schmerzen (Facettensyndrom).

Störung der Sehnen und Muskeln	
Erkrankung Verletzung	**Schadensart/-lokalisation**
Chronisch	
Tendopathie	Degeneration von Sehnenansatz, Sehnen, Muskel-Sehnen-Übergang
Myositis ossificans	Knochenbildung im Muskelbauch nach Trauma
Myosynovitis	Reizungen beziehen sich auf die Kombination von Muskelbauch und dem Übergang zur Sehnenscheide
Tendosynovitis	Entzündung der Sehnenscheideninnenhaut
Tendovaginitis stenosans	Reizung der Sehnenscheide → Verengung der Sehnenscheide → Blockierung der durchlaufenden Sehne (z.B. schnellender Finger)
Akut	
Überdehnung	Muskelbauch und Sehne
Teilruptur	Sehnen- und Muskelfasern
Totalruptur	Häufig: Muskel-Sehnen Übergang

▌ Reizprojektion in die Dermatome

Hautreflexzonen (☞ Abb. 2.50)

Ursache für die Projektion von Reizen in die Dermatome sind Störungen der Gelenke (Kapsel, Bänder, Knochen), des tendomyotischen Systems (Sehne, Sehnenansatz, Muskelsehnenübergang, Muskelbauch) oder der inneren Organe.

Die Folge ist ein Schmerz im Dermatom. Er tritt innerhalb des Dermatoms an einer beliebigen Stelle auf, wird von dort vor allem nach distal weitergeleitet, er breitet sich selten im gesamten Dermatom aus. Der Pat. empfindet diesen Schmerz als „tiefliegend". Einige Pat. vergleichen die Empfindung mit einem Boxhieb auf den Oberarm. Das Dermatom liegt selten über der gestörten Struktur, aber häufig in dessen Nähe, d.h. der Schmerz tritt entfernt von der tatsächlichen Schmerzquelle auf (fortgeleiteter-ausstrahlender Schmerz = referred pain). Typisch bei einer Schädigung des Bewegungsapparates sind ausstrahlende Schmerzen auf der unilateralen (gleichen) Körperseite.

Beispiel - Reizprojektion	
Gestörte Struktur	**Typische Lokalisation des fortgeleiteten Schmerzes**
Schultergelenk	Dermatom C5: lateraler Oberarmbereich, insbesondere in Höhe des Ansatzes des M. deltoideus
Hüftgelenk	Dermatom L3: Vorderseite des Beines und Bereich der Glutaeen → Kann durch Schmerzen im ventralen Kniebereich eine Störung des Kniegelenkes vortäuschen
Iliosakralgelenk	Dermatom S1–S2: dorsales Bein

2

▎ Durchführung

Allgemeines Untersuchungsschema nach CYRIAX

Anamnese
Analyse der Pat.-Situation mit Betrachtung des Patientenumfeldes, Feststellen der Beschwerden usw.

Allgemeine Inspektion
In Ruhe und unter Bewegung Haltung und Bewegungsbild überprüfen. Kriterien, die in Ruhe aufgefallen sind, unter Bewegung erneut beurteilen (z.B. Asymmetrien, Muskel- und Gelenkreliefs).

Beispiel: Pat. mit Beschwerden, z.B. Schmerzen im Bereich der Schulter, nimmt in Ruhe den Arm an den Rumpf. Unter Bewegung, z.B. Gehen, kann das Armpendeln (Vorhanden? Auf betroffener Seite verkürzt?) und der Rumpf (Ausweichbewegungen?) beobachtet werden. Ziel: Gesamterscheinung der Problematik erkennen.
Bei schwer auszulösenden Beschwerden die Bewegung zeigen lassen, die zu Problemen führt.

Palpation

Beispiele von Tastkriterien	
Kriterien	**Mögliche Interpretationen**
Konsistenz	Teigigkeit/Schwammigkeit z.B. bei synovialer Schwellung, prall-elastisch bei Ganglion oder Zyste
Temperatur	Überwärmung bei Entzündung
Strukturstörungen	Unregelmäßige Verläufe/deutliche Asymmetrien sind als abnormal zu werten, z.B. harte Vorsprünge an Knochen deuten auf: (ehemalige) Fraktur, Entzündung, Tumor
Fluktuation	Abszeß oder Gelenkerguß

Spezielle Funktionsprüfung
Für jedes Gelenk gibt es eigene, spezielle Funktionsprüfungen. Kriterien sind Schmerz, Bewegungseinschränkungen und Kraftverlust. Generell sind die speziellen Funktionsprüfungen in vier Abschnitte unterteilt:
- aktive Bewegungen: Ermittlung des maximalen Bewegungsumfanges, des Schmerzerlebens, der Bewegungsbereitschaft und der Koordination
- passive Bewegungen: Pat. soll keine Mitbewegungen durchführen. Ziel ist, die aktive Muskelbewegung auszuschalten. Passives Bewegungsausmaß mit den aktiven Bewegungsausschlägen vergleichen. Schmerzerleben und Endgefühl (TherapeutIn erfühlt die endgradige Bewegung) geben Hinweise auf die Schädigungsart bzw. die geschädigte Struktur
- isometrische Widerstände: Widerstände werden von TherapeutIn gegeben
- Zusatztests: nicht obligatorisch. Konkretisierung der speziellen Funktionsprüfung, z.B. Schultergelenk: Verdacht der Affektion der Bizepssehne im Ansatzbereich → isometrische Widerstandstests aus Dehnstellung durchführen → verstärkte Belastung der Sehne.

Spezielle Inspektion und Palpation

Wenn zur genaueren Befunderhebung erforderlich.

- in Ruhe: erneutes Ertasten der Strukturen, die bei der Untersuchung als betroffen erkannt wurden. Schmerzgebiete zuletzt palpieren, damit Pat. nicht verspannt
- in Bewegung: einige Strukturen, z.B. Gelenkspalt, kann man bei Bewegung besser palpieren.

 Tips & Fallen

Das Schmerzempfinden ist individuell verschieden, gleiche Schmerzursachen führen zu unterschiedlichen Aussagen. Bei der Befragung berücksichtigen:

- Pat. darüber aufklären, daß eine ungenaue Schmerzbeurteilung zur ungenauen Befundung führt
- Pat. soll die Schmerzqualität beschreiben (dumpf, schneidend, stechend) → Abgrenzung von scheinbaren Problemen, z.B. einfachem Dehngefühl
- Pat. befragen, ob der ausgelöste Schmerz mit dem typischen Beschwerdeschmerz übereinstimmt, bzw. ähnlich oder ein Teil dieses Schmerzes ist → Abgrenzung des angegebenen Problems von anderen, nicht erkannten
- Pat. mit Veränderungen des Körperstoffwechsels (Diabetes mellitus, Osteoporose), haben häufig ein reduziertes/verlangsamtes Schmerzempfinden → Pat. zum Erspüren des Schmerzes Zeit lassen.

Therapie

Tiefe Querfriktion (Querreibung; ☞ 2.2.4)

Manuelle Mobilisation

Unterscheidung zwischen einer Mobilisation der Muskeln (Dehnung) und einer Mobilisation der Gelenke (☞ 2.3.16).

- Ind. der Muskelmobilisation: ausschließlich Schäden an Sehnen und Muskeln
- Ind. der Gelenkmobilisation: Bewegungseinschränkung, abnormale Stellung, Gelenkblockierung (Menisken, freie Gelenkkörper)
- KI der Gelenkmobilisation: Bewegungseinschränkungen durch Reizungen der Gelenkinnenhaut, Entzündungen und Tumoren. Therapie mit Antikoagulantien (Risiko der Gelenkeinblutung), spezielle Kontraindikationen für die Wirbelsäule (z.B. Cauda-equina-Syndrom).

Injektionen und Infiltrationen

Injektionen und Infiltrationen von Lokalanästhetika und Kortikosteroiden sind der ärztlichen Therapie vorbehalten.

Literatur

STREECK, U.: Funktionelles Untersuchen und Behandeln der Extremitäten, Springer Verlag, Berlin 1997
WINKEL; VLEEMING; FISHER; MEIJER; FROEGE: Nichtoperative Orthopädie. Bd. 1–4, Gustav Fischer Verlag 1985–95

2.3.8　　　Entwicklungskinesiologie (E.-Technik) ——————

Marion Lindenau

1970 von PETER HANKE entwickelte Behandlungsmethode auf neurophysiologischer Grundlage. Durch die entwicklungskinesiologische Technik können angeborene motorische Basismuster aus dem ersten Lebensjahr reaktiviert werden.

2

Prinzipien und Grundlagen

Jeder Mensch verfügt über angeborene motorische Basismuster, die über das Gedächtnis abrufbar sind.

Die wichtigsten dieser Bewegungsmuster sind:
- Kriechmuster: Basis und Starthilfe zugleich für Ausbildung und Differenzierung höherer motorischer Prozesse
- Drehmuster: Voraussetzung für den aufrechten Gang.

Die komplexe Dynamik des Kriechens oder Drehens kann bis zum scheinbaren Innehalten verlangsamt werden. Dieses Innehalten wird als therapeutische **Startposition** definiert. Mit der Startposition wird die Fortbewegung programmiert, das Bewegungsgefühl bleibt voll erhalten. Über die Bildung von distalen Stützpunkten ensteht eine Funktionsumkehr der Muskulatur. Fehlfunktionen können verändert und korrigiert werden.

Der genetische Kode für beide Muster ist fest abgespeichert. Dieses Programm besitzt festgeschriebene kinesiologische Inhalte, die als Soll-Wert bezeichnet werden. Der Ist-Wert beschreibt den aktuellen Zustand des Patienten. Dieser wird afferent über Reizübermittler an die zentrale Schaltstelle gemeldet. Die eingehenden Signalmuster des bestehenden Ist-Wertes werden mit dem Soll-Wert verglichen. Abweichungen vom Soll-Wert werden über efferente Impulse umstrukturiert und stabil gehalten. Es entsteht eine Veränderung über die Angleichung des Ist-Wertes an den Soll-Wert.

Indikation und Kontraindikation

Die E.-Technik ist in allen Fachbereichen im Kindes- und Erwachsenenalter anwendbar. Eine ausschließlich physiotherapeutische Kontraindikation für die E.-Technik gibt es nicht.

Ziele

- Umprogrammierung der pathogenen Belastungssituation
- Schmerzfreiheit
- Verbesserung der Gelenkfunktion: über die ökonomische muskuläre Zentrierung ensteht eine Abnahme der gelenkblockierenden Afferenzen. Das Joint-Play wird so erweitert und über aktive Roll-Gleitsicherungen normalisiert
- Korrektur von muskulären Dysbalancen
- exzentrische Dehnung verkürzter Strukturen
- Koordinations- und Innervationsschulung
- Verbesserung des sensomotorischen Allgemeinzustand.

▌ Durchführung

Befunderhebung und Behandlungsschwerpunkt erfolgen von proximal nach distal und von kranial nach kaudal.

Zu Beginn der Behandlung wird die proximale Basis verbessert. Der Restbefund der Symptomträger wird parallel dazu therapiert.

Beispiel

Symptomträger (Schmerz, Funktionseinschränkung)	Proximale Basis
Handmotorik	Ellenbogen, Schulter
Ellenbogen	Schulter, BWS
Schulter	BWS
Wirbelsäule	Schulter, Hüfte
Hüfte	LWS
Knie	Hüfte

Das Behandlungmusters wird nach folgenden Kriterien ausgewählt:
• Welches Muster bietet dem Patienten größtmögliche Schmerzfreiheit?
• Welches Muster erlaubt einen optimalen Zugriff auf das Krisengebiet?
• Welches Muster beeinflußt die fehlgesteuerte Motorik des Patienten am meisten?
• Welches Muster bietet die beste Trainingsgrundlage für das Hausprogramm?

Der Patient wird in definierten ASTE (BL/RL/SL/Sitz) auf dem Tilttable behandelt. Die ASTE im Muster wird durch die aktuelle sensomotorische Funktion vorgegeben. Als ESTE wird die in der Behandlung erzielte motorische Anpassung an die Mustervorgabe definiert.

Die Umprogrammierung wird durch Bahnungshilfen verstärkt und gelenkt.

Aktionsverstärker
Sind das Handwerkszeug des Therapeuten.

Flächige weiche Führungskontakte lösen die Muskeldehnungsimpulse aus. Die stimulierte Muskelregion reagiert mit Längenveränderung. Ruhende Potentiale können aktiviert und in eine komplex arbeitende Muskelkette integriert werden. Aktionsverstärker werden abhängig vom Beschwerdebild des Patienten angewendet. In der Regel werden sie von kranial nach kaudal und von proximal nach distal gesetzt.

Tilttable
Der Kipptisch ermöglicht eine dosierte Anpassung an die Belastungsgrenze des Patienten. Die Schwerpunktverlagerung kann als Be- oder Entlastung therapeutisch genutzt werden. Es ensteht eine physiologische Afferenzquelle durch die Approximation der Extremitäten auf dem Fußbrett.

Kontrollmöglichkeit über elektronische Waagen im Fußteil.

Beispiel Kriechmuster bei re. konvexer Skoliose (☞ Abb. 2.36)
ASTE: BL auf dem Kipptisch mit Fußbrett (Tilttable), 40° vertikalisiert.

• Rumpf: möglichst symmetrisch
• Arm links: Schulterabduktion, gedachte Schnittlinie durch Ellenbogen und Ohr, (GSA = Gesichtsarmseite), Ellenbogenflexoin, gedachte Schnittlinie durch Handgelenk und Schulter
• Arm rechts: Handfunktion, lockerer radialer Faustschluß. neben dem (HHS = Hinterhauptseite) Körper. Unterlagerung der Schulter bei starker Protraktion

2

- Kopf, HWS: in harmonischer Verlängerung der BWS, zu gleichen Teilen zur Stützarmseite hin gedreht und geneigt (Sagittal null)
- Beine: Hüfte/Knie/OSG/USG in Nullstellung. Stand auf dem Stehbrett.

Der Tilttable wird nach Behandlungsbedarf unterschiedlich schräg gestellt.

Aktivierung des Musters von kranial nach kaudal und von proximal nach distal. Aktionsverstärker 1 beginnt mit dem Aufbau der Stützfunktion des Gesichtsarmes. Es folgen weitere Steuerungshilfen in der Region um das Schulterblatt und dem Kopf (Aktionsverstärker 2 und 3). Ist die Lastsicherung auf dem Stützarm ausreichend organisiert, beginnt die Überleitung auf die Hinterhauptseite. Die Verlängerung der Stützdiagonale wird mit dem Aktionsverstärker 4 erarbeitet. Die motorische Organisation des oberen Rumpfes ist die proximale Basis für weiterführende distale Dynamik. Die dynamische Aktion des HHA ist vorbereitet. Dieser kommt angepaßt an die motorische Grundsituation ins Spiel (Aktionsverstärker 5).

Der Aktionsverstärker 4 kann lumbal in den Scheitelpunkt des Konkavbogens der Hinterhauptseite versetzt werden. Ein weicher Muskeldehnungsimpuls am M. glutaeus maximus der HHS erhöht die beginnende Stehbereitschaft. Durch den Fußkontakt auf dem angeschrägten Tilttable ensteht eine natürliche Afferenzsummation in den Beinextremitäten (Fersen-Aktionsverstärker). Es kommt zur meßbaren Gewichtsverlagerung auf das Standbein ohne Veränderung des Neigungswinkels der Behandlungsbank.

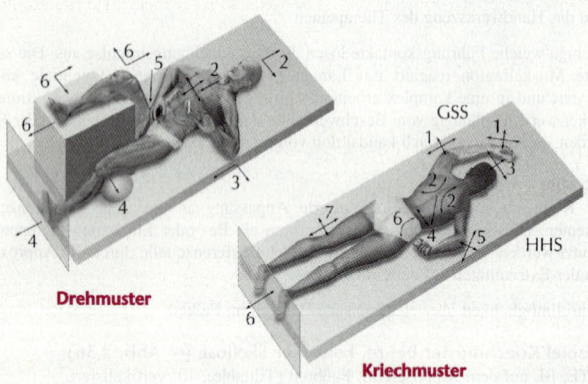

Drehmuster

Kriechmuster

Abb. 2.36: Kriechmuster, Behandlung einer re.-konvexen Skoliose, Aktionsverstärker 1–7 [A300–154]

Abb. 2.37: Drehmuster, Coxarthrose links, Aktionsverstärker 1–6 [A300–154]

Literatur
HANKE, P.: Kursbuch Entwicklungskinesiologie, 1991
KAPANDJI, I.A.: Funktionelle Anatomie der Gelenke, Bd. 1–3, Enke Verlag, Stuttgart 1992
VOJTA, V.: Das Vojta-Prinzip, Springer-Verlag, Heidelberg 1992
ZINKE-WOLTER, P.: Spüren-Bewegen-Lernen, borgmann publishing, 1992.

2.3.9 Eutonie nach G. Alexander

Annette Jenner-Kief

Der Begriff der „Eutonie" (von eu = harmonisch, und tonos = Spannung) drückt den angestrebten Zustand einer ausgewogenen Körperspannung aus. Die Methode wird einerseits als Weg zur Selbsterfahrung, andererseits als Therapieform genutzt.

Jedem Mensch ist eine, je nach Situation und Person variierende, Balance zwischen Spannung und Entspannung zu eigen. Diese Balance kann durch die häufig einseitigen Bewegungsmuster („trainierte Bewegungen") gestört werden. Voraussetzung zum Wiedererlernen der natürlichen Balance ist die Schulung der Selbstwahrnehmung. Die Selbstwahrnehmung wird dabei nicht über suggestive oder autosuggestive Verfahren (z.B. Hypnose) erreicht, sondern erfolgt über die Schulung von Oberflächen- und Tiefensensibilität; hierdurch wird ein „Körperraumbewußtsein" für die eigenen Muskeln, Knochen und Organe entwickelt.

Indikationen: neurologische Erkrankungen, Para- und Tetraplegien, Poliomyelitis, Phantomschmerz, Arthrosen, Wirbelsäulenschmerzen, Atemwegserkrankungen und Gynäkologische Erkrankungen.
Bei Kindern insbesondere: Zerebralparesen, Athetose, Asthma bronchiale und Sprachstörungen.

Kontraindikationen: psychische Erkrankungen mit Verlust der Ich-Grenze.

Ziele

- bewußte Beeinflussung von Körpertonus, vegetativem Nervensystem (Sympathikus und Parasympathikus) und motorischem Nervensystem
- Lösung psychischer und physischer Verspannungen
- Verbesserung des Allgemeinbefindens.

▌ Durchführung

Die Übungen werden in Einzel- oder Gruppenbehandlung durchgeführt. Konkrete Fragen erleichtern den Pat. die Selbstwahrnehmung. Bestandteile der Methode:

- „aktive" Übungen
- Bewußtseins- und Konzentrationsübungen (mit und ohne Gerät)
- Haltungs- und Dehnungsübungen
- Kontaktübungen (z.B. mit Bällen, Kastanien, Kirschkernen)
- „passive" Maßnahmen
- „Kontakttechnik" (s.u.)
- Vibration und Druck (Stimuli für die Körper-Aufrichtung).

! Die Atmung wird indirekt über die ausgewogene Körperspannung harmonisiert und nicht bewußt durch z.B. Atemübungen beeinflußt.

2

„Kontakttechnik"
Sie dient Vermittlung des eigenen Eutonus an Pat. (z.B. bei Athetose) und erfolgt durch Handauflegen der TherapeutIn im Bereich der Headschen Zonen (☞ Abb. 2.50–2.58), der Bindegewebszonen nach Dicke (☞ Abb. 2.60) oder chines. Akupunkturpunkte. Formen: „zentrierender", nach innen gerichteter Kontakt (z.B. bei Poliomyelitis); „ableitender" Kontakt (z.B. bei Asthma bronchiale).

Der erreichte Eutonus einzelner Körperabschnitte wird durch „Kontrollstellungen" (Muskeldehnungen aus Rückenlage und Sitz) überprüft.

Übungsbeispiele
* In Rückenlage die eigene Lage spüren. Einen Gymnastikstab paravertebral nah an die WS legen, die auftretenden Spannungen und evtl. Schmerzen erspüren und tolerieren. Das Nachlassen der Spannung und Seitendifferenzen erspüren. Nach einigen Minuten den Stab entfernen und erneut die eigene Lage und eingetretene Veränderungen spüren
* Sitz im Kreis mit anderen Übenden. Mit geschlossenen Augen Objekte verschiedener äußerer Beschaffenheit einige Zeit erspüren, auf sich wirken lassen und dann weiterreichen.

Literatur
ALEXANDER, G. Eutonie - Ein Weg der körperlichen Selbsterfahrung. Kösel, München 1992

2.3.10　Feldenkrais

Wolfgang Dahlgrün

Der Physiker MOSHE FELDENKRAIS (1904–1984) wurde u.a. durch eigene Kniebeschwerden angeregt, Zusammenhänge zwischen Bewegungsmechanik, Neurophysiologie und Psychologie zu erforschen.

Ganz aus der Sicht eines Physikers ging er zunächst von folgenden auf Biomechanik und Schwerkraft beruhenden Grundbedingungen aus:
* Jeder Organismus bewegt sich innerhalb eines Gravitationsfeldes, das die Stammesentwicklung (Phylogenese) und Individualentwicklung (Ontogenese) grundlegend geprägt hat. Gravitation und in unerheblichem Maß Luftdruck erleben wir als das aktuelle Gewicht aller Dinge, also auch unseres Körpers
* Jeder Organismus unterliegt aufgrund seines Skelett-, Muskel-, Faszien- und viszeralen Systems biomechanischen Grundgesetzen, z.B. Hebel-, Arbeits- und thermodynamischen Gesetzen.

Indikationen
Ein direkter Bezug auf Krankheitsbilder ist wenig sinnvoll, die Feldenkraismethode zielt auf die Entwicklung individueller Potentiale ab. Bewährte Ind. gibt es jedoch bei zahlreichen orthopädischen und neurologischen Krankheitsbildern. Z.B.: degenerative Erkrankungen des Bewegungsapparates; Encephalitis disseminata (Multiple Sklerose); Zerebralparese; Apoplexie.

Kontraindikationen
Die Feldenkraisarbeit ist keine Therapie im eigentlichen Sinne, sie unterscheidet auch nicht zwischen den Kategorien „krank" oder „gesund", daher lassen sich keine konkreten Kontraindikationen benennen.

Ziele und Wirkungen der Feldenkraisarbeit

Die Feldenkraismethode ist keine Therapie, da sie nicht an starren Zielen orientiert ist, auch nicht an den Begriffen „gesund" oder „krank". Sie ist als Lernmethode bzw. Unterricht, als organisches Lernen zu begreifen, wie bei jedem Säugling und Kleinkind in den ersten Lebensjahren. Dementsprechend wendet sich die Feldenkraismethode an alle Menschen, die auf der Suche nach Entwicklung und Verbesserung ihrer individuellen Potentiale sind, unabhängig von Alter und Krankheit.

- Auf der motorischen Ebene steht das Erkennen der individuellen Bewegungsabläufe im Vordergrund: Wie hebe ich mein Bein, was bewege ich zuerst, in welcher Richtung, mit welchem Kraftaufwand, wie reagieren darauf andere Körperteile, meine Atmung etc.
- Durch die Bewußtheit dieser Bewegung wird über sensomotorische Rückkopplung Körperbild und Umwelt erfahren
- Durch die spielerische, zwangfreie und schmerzlose Schaffung von Bewegungsalternativen werden stereotype Bewegungsmuster durchbrochen, die über sensomotorische Rückkopplung zu einer veränderten Körper- und Umwelterfahrung führen
- Durch den Vergleich der Absicht mit dem Tun der Bewegung, durch weiteres Experimentieren und Modifizieren der Bewegung, wird es leichter, die Bewegung der individuellen Absicht anzugleichen
- Erst wenn man eine Handlung auf 5–6 verschiedene Arten ausführen kann, benutzt man das Potential des Gehirns, sagte FELDENKRAIS und weiter (sinngemäß): „Erst wenn ich weiß, wie ich was mache, kann ich machen, was ich will."

▮ Organisation und praktische Anwendungsbeispiele

Die Feldenkraisarbeit umfaßt zwei Hauptbestandteile:
- Gruppenarbeit mit dem Ziel „Bewußtheit durch Bewegung": Hierbei stehen Bewegungssequenzen im Vordergrund, die die FeldenkraislehrerIn verbal angibt (Übungsbeispiele s.u.)
- Einzelarbeit mit dem Ziel der „Funktionalen Integration": Bei der Einzelarbeit findet eine nonverbale Kommunikation zwischen LehrerIn und SchülerIn statt, indem Bewegungen am und im Körper mit den Händen der LehrerIn hervorgerufen werden.

Die beiden nachfolgenden Beispiele sind Übungen, die dazu dienen, stereotype, alltägliche Bewegungsmuster bewußtzumachen und wahrzunehmen.

Wahrnehmungsübung 1

- Stellen Sie sich an einen beliebigen Ort im Raum und beobachten Sie zunächst, wie das Gewicht auf Ihren beiden Füßen verteilt ist. Wo liegt das Gewicht auf Ihren Fußsohlen: Vorne? Hinten? Außen? Innen? Mehr auf dem rechten oder dem linken Fuß?
- Versuchen Sie jetzt 5 Min. still zu stehen. Sie werden merken, daß dies selbst unter größten Anstrengungen nicht möglich ist
- Erklärung: Im Stehen liegt der Schwerpunkt des Menschen sehr hoch (etwas unterhalb des Nabels). Er ermöglicht aufgrund der sehr kleinen Unterstützungsfläche der Fußsohlen kein stabiles Gleichgewicht. Blutzirkulation, Atmung, kleinste Bewegungen mit den Extremitäten, mit dem Rumpf, dem Kopf und den Augen zwingen unser Nervensystem und unseren Körper zu einem neuen Gleichgewicht, das sogleich wieder zur Instabilität tendiert. Dieser Verlust von Stabilität wird jedoch in hohem Maß von Flexibilität belohnt: Durch geringe Verlagerung des Schwerpunktes stehen uns die drei Dimensionen des Raumes offen.

Wahrnehmungsübung 2

- Falten Sie Ihre Hände, so daß Ihre Finger miteinander verschränkt sind. Betrachten Sie jetzt Ihre Hände und bemerken Sie, daß immer der Daumen, Zeige-, Mittel-, Ring- und kleiner Finger der einen Hand vor den Fingern der anderen Hand liegt. Wechseln Sie jetzt beim Falten Ihre Hände so, daß immer die Finger der anderen Hand zuerst kommen. Lassen Sie sich etwas Zeit, dieses „Falten" zu erspüren
- Aufgrund unserer Gewohnheit haben wir meist nur eine Art, unsere „Hände zu falten", entwickelt. Die andere Art – obwohl nicht richtiger oder falscher – fühlt sich dann ungewohnt, fremd und komisch an
- Wenn schon bei einer relativ einfachen Handlung wie „Hände falten" das gewohnheitsmäßige Muster so stark ausgeprägt ist, wie sieht es dann mit den Handlungen Liegen, Sitzen, Stehen und Gehen aus?

Literatur
FELDENKRAIS, M.: Die Entdeckung des Selbstverständlichen. Suhrkamp-Taschenbuch 1440, Frankfurt/Main 1987
FELDENKRAIS, M.: Das starke Selbst. Inselverlag, Frankfurt 1989
FELDENKRAIS, M.: Die Feldenkraismethode in Aktion. Jungfermann Verlag, Paderborn 1990
FELDENKRAIS, M.: Body and Nature Behaviour. University Press, Boston 1970

2.3.11   Jacobson – Progressive Muskelentspannung ─────

Viktor Kruft

Grundprinzip dieser Methode ist die Muskelentspannung durch vorherige Anspannung. Dem Pat. wird die Fähigkeit vermittelt, Spannungszustände im Nerv-Muskelsystem zu erkennen und zu beeinflussen.

Therapieprinzip
Der Spannungsaufbau beginnt an kleinen Muskelgruppen und mit geringer Intensität und steigert sich dann allmählich zur Spannung des ganzen Körpers mit maximaler Intensität. Nach jeder Anspannung folgt die optimale Entspannung.

! Schmerzen dürfen nicht entstehen oder stärker werden. Atembewegungen nicht anhalten. Der individuelle Zustand bestimmt die Intensität und den Aufbau der Übungen.

Indikationen und Kontraindikationen
Indikationen: nach Herzinfarkt (anfangs nur geringer Spannungsaufbau), essentielle Hypertonie, allg. Nervosität, Einschlafstörungen, Migräne, Körperwahrnehmungsstörungen, Hyper- und Hypotonus der Muskulatur, Obstipation, Asthma, funktionelle art. Durchblutungsstörungen, psychische Störungen.

Kontraindikationen: bei sachgemäßer Anwendung keine.

Ziele
- somatisch: Normotonus der Muskulatur, verbesserte Durchblutung, gute Koordination
- psychisch: verbesserte Körperwahrnehmung, verbesserte Einstellung zum eigenen Körper, Entspannung nach Bedarf.

Übungsbeispiel

- ASTE: RL, die Augen möglichst geschlossen halten; die Arme liegen neben dem Körper
- Finger der rechten Hand locker beugen, einige Sek. halten, entspannen; mehrmals wiederholen, dabei den jeweiligen Spannungs- und Entspannungszustand spüren
- Finger locker strecken, einige Sek. halten, entspannen; mehrmals wiederholen, die Unterschiede zwischen Beugen und Strecken spüren
- Spannungsintensität jeweils steigern, die Unterschiede spüren
- ganze re. Hand beugen und strecken wie oben
- Zum Abschluß den Zustand im ganzen Körper, besonders aber den Unterschied zwischen re. und li. Hand spüren. Anschließend die Übungen auf die li. Hand übertragen, um einen Spannungsausgleich zu erreichen.

Die Übungen werden über einen Spannungsaufbau am Unterarm, Oberarm, Schultergelenk fortgesetzt; gleiches Vorgehen mit unteren Extremitäten und Rumpf.

Literatur

KRAHMANN, H. und HAAG, G.: Die Progressive Relaxation in der Physiotherapie. Pflaum Verlag, München 1987

2.3.12 KLEIN-VOGELBACH – Funktionelle Bewegungslehre

Annette Jenner-Kief

Nach KLEIN-VOGELBACH gibt es einen Idealkörperbau für Statik und Konstitution, bei dem die optimale Gewichtsverteilung und die Längen von Rumpf und Extremitäten ökonomische Bewegungen ermöglichen (☞ Abb. 2.38). Bei jedem normalen Menschen treten Abweichungen von diesem Ideal auf, die zu veränderten Bewegungsabläufen und evtl. Schmerzen führen.

Mit der Erstellung eines systematisierten Befundes („funktioneller Status") werden die Abweichungen für jedes einzelne Gelenk erfaßt. Daraus leitet die TherapeutIn die bestehenden Beschwerden ab.

Die Therapie z.B. funktioneller Wirbelsäulenbeschwerden besteht aus drei Teilen:
- mobilisierende Massage
- widerlagernde Mobilisation
- hubfreie und hubarme Mobilisation.

Für alle auszuführenden Bewegungen wird eine ASTE gesucht, in der soviel Körpergewicht wie möglich abgelegt werden kann (Hubarmut).
Bei allen drei Techniken wird so lange unterstützt gearbeitet, bis der Pat. die Übungen selbständig ausführen kann. Aktive Bewegungen werden sehr detailliert instruiert. Der Pat. soll z.B. keine Flexion im Ellenbogen ausführen, sondern die Handwurzel zum Schultergelenk bewegen oder, für die Lateralflexion der LWS, die Spina iliaca anterior superior zum gleichseitigen Fuß schieben.

Dieselben Prinzipien gelten für die „funktionelle Atemtherapie". Im Liegen oder im Sitz in stark unterstützter ASTE wird die bewußte Wahrnehmung und Beeinflussung der Atembewegung geübt.

Ganganalyse und -schulung sind ebenfalls ein wichtiger Bestandteil der Methode.

2

Indikation
Schmerzen und funktionelle Bewegungseinschränkungen in Wirbelsäule, Hüfte und Knie, Schulter und Ellbogen.

Ziele
Unter Berücksichtigung der Konstitution und der bestehenden Bewegungsdefizite soll eine Ökonomisierung täglicher Bewegungsabläufe und Schmerzfreiheit erreicht werden.

▌ Durchführung
Es wird ein umfassender „funktioneller Status" erhoben, in dem die aktuellen Beschwerden berücksichtigt werden. Anhand des Status übt die TherapeutIn mit dem Pat. die jeweiligen Ausgangsübungen oder deren Variationen, die die Abweichungen vom „Idealkörperbau" korrigieren, ein. Bei allen Übungen wird versucht, Bewegungsabläufe mit Hilfe provozierter Gleichgewichtsreaktionen und reaktiver Übungen zu ökonomisieren.

Funktionelles Rumpfmuskel- und Atemtraining
Eine Bauchmuskelübung (Frosch), eine Rückenmuskelübung (Vierfüßler) und eine Rotationsübung werden jeweils für die abweichenden Längen und Gewichte des Pat. variiert zur Therapie genutzt.

Beim funktionellen Atemtraining erfolgt eine Anpassung der zwei Ausgangsübungen an den Pat.

Die Grundausgangsstellung für die hubfreien Übungen ist die Rückenlage, bzw. der Vierfüßlerstand. Sie können aber z.B. auch im Stand ausgeführt werden.

Funktionelle Therapie statisch bedingter Wirbelsäulensyndrome
- Mobilisierende Massage: Pat. liegt in Seitenlage. Am zu bewegenden Wirbel intermittierend Druck nach vorn geben, bis Pat. die Bewegung aktiv ausführt
- Die widerlagernde Mobilisation wird an den Extremitäten ausgeführt. Aus Seitenlage oder Sitz werden zwei gedachte Punkte des Körpers einander angenähert (☞ 2.2.2)
- Hubfreie und hubarme Mobilisation werden in Rücken- oder Seitenlage, im Sitz oder im Stand ausgeführt. Für die auszuführende Bewegung wird das Gelenk in eine Stellung gebracht, in der ohne (hubfrei) bzw. nur mit geringer Schwerkrafteinwirkung (hubarm) bewegt werden kann.

Beispiele: LWS-Lateralflexion aus Rückenlage, die Spinae iliacae wechselseitig nach kaudal schieben. BWS-Extension im Sitz, in aufgerichteter Körperhaltung das Brustbein einziehen und herausstrecken.

Ballgymnastik
Auf einem Gymnastikball werden mit genau definierten Übungen Gleichgewichtsreaktionen genutzt, um Koordination zu schulen, zu mobilisieren und zu kräftigen.

Gangschulung
Das Gangbild wird analysiert, die falschen Bewegungsabläufe zerlegt und in Teilen beübt.

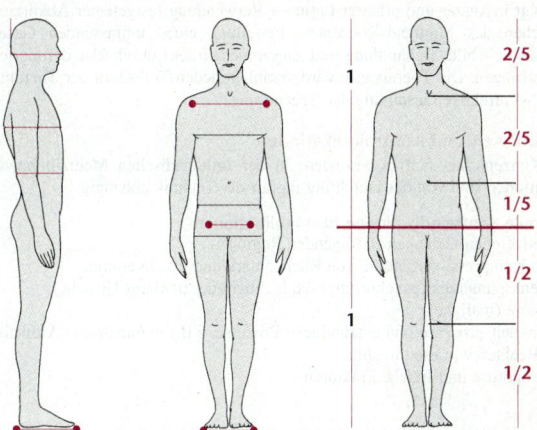

Abb. 2.38: Idealkörperbau. Idealwerte für Breite und Tiefe in der Literatur
[A300–157]

Literatur
KLEIN-VOGELBACH, S.: Funktionelle Bewegungslehre. Springer Verlag, Berlin 1990
KLEIN-VOGELBACH, S.: Therapeutische Übungen zur funktionellen Bewegungslehre. Springer Verlag, Berlin 1993
KLEIN-VOGELBACH, S.: Ballgymnastik zur funktionellen Bewegungslehre. Springer Verlag, Berlin 1990
KLEIN-VOGELBACH, S.: Gangschulung zur Funktionellen Bewegungslehre. Springer Verlag, Berlin 1995

2.3.13 Maitland

Claudia Kiesewetter

Konzept der Manualtherapie. Durch passive Bewegungen wird der Stütz- und Bewegungsapparat untersucht, behandelt und beurteilt. Die Gelenkbewegung wird bei Maitland in Grade (Bewegungsabschnitte) und deren oszillierende (schwingende) Ausführung eingeteilt.

Das Konzept besteht aus drei eng miteinander in Beziehung stehenden Hauptteilen:
• Untersuchung: 2 Bereiche, deren Ergebnis die Wahl der Techniken und Maßnahmen bestimmt. Untersucht wird vor und während der Behandlung
• Behandlung: Mobilisation
• Beurteilung: Schwerpunkt des Maitland-Konzeptes. Jeder Aspekt der Behandlung und des Krankheitsbildes sowie deren Zusammenspiel wird ergründet und beurteilt. Ziele der Behandlung werden festgelegt und Zukunftsprognosen erstellt. Diese müssen in der folgenden Behandlung durch die Untersuchung, die Behandlung und die erneute allumfassende Beurteilung widerlegt oder bestätigt werden.

2

! Die Ergebnisse der drei Bereiche werden schriftlich festgehalten. Die Erstellung erfolgt in kurzer und präziser Form → Verwendung festgelegter Abkürzungen und Zeichen des Maitland-Konzeptes. Erstellung eines umfassenden Gesamtbildes (Krankheitsbild, Behandlung und Zusammenwirken) durch klar definierte Schluß-folgerungen. Die TherapeutIn wird veranlaßt, jeden Teilschritt der Therapie zu pla-nen → effektive Gestaltung der Behandlung.

Indikationen und Kontraindikationen
Das Konzept hat sich insbesondere in der orthopädischen Medizin bewährt. Die Indikationen sind von der Durchführungsart der Technik abhängig.

Generelle Kontraindikationen für Mobilisationen
Bei betroffenen Gelenken in folgenden Regionen:
- WS: Kompressionssyndrom von Rückenmark und Cauda equina
- Gelenkschmerzen (psychosomatisch bedingt oder unklarer Ursache)
- Tumore (maligne)
- Krankheitsprozesse und entzündliche Prozesse, z.B.: rheumatische Arthritis, aktiver M. Bechterew, Osteomyelitis
- Osteoporose und frische Frakturen.

Ziel
Bestmögliche Wiederherstellung des Pat., z.B. Schmerzlinderung, Mobilisation und Stabilisation.

▌ Durchführung

Untersuchung
Ziel ist eine möglichst genaue Beurteilung. U.a. gilt daher für die Untersuchung: Pat. sollen möglichst exakt beschreiben und Auskunft erteilen, deshalb Pat. nicht beeinfluß-en und irritieren. Außerdem Denkvorgänge klar strukturiert gestalten (u.a. keine voreiligen Schlüsse ziehen), Befund nicht durch theoretisches Wissen beeinflussen.

Subjektive Untersuchung
Pat. beschreibt und beurteilt sein Problem. Aus dieser subjektiven Untersuchung eine Annahme bilden über:
- Auftreten- und Verhaltensweisen der Störung: Wann, wie tritt es auf? Wie verhält es sich, wenn es aufgetreten ist?
- die möglichen gestörten Gelenkstrukturen, die die Beschwerden auslösen könnten.

Aus den gewonnenen Informationen die objektive Untersuchung planen.

Objektive Untersuchung
Testbewegungen sollen die in der subjektiven Untersuchung beschriebenen Symptome reproduzieren oder vergleichbare Zeichen auslösen → Erkennen der Strukturen, die das Erscheinungsbild verursachen. Da mehrere Strukturen von einem Test belastet werden, ist die Anzahl von Kombinations- und Differenzierungstests groß.

Indikationsbeispiel zur Testauswahl
- Langanhaltende starke Belastung verursacht Schmerzen: Tests zur vollen Reproduk-tion des Schmerzes
- Problem, z.B. Widerstand oder Schmerz am Bewegungsende: Tests, die am Bewegungslimit arbeiten, abhängig von der Schmerztoleranz.

Behandlung

Behandlungstechniken anhand der Symptome festlegen, da sonst die anschließende Beurteilung ungenau ausfällt. Beispiel: Behandlungstechniken arbeiten nur an gewissen Strukturen (z.B. Gelenkkapsel). Bessern sich die Symptome (z.B. Bewegungseinschränkungen) ist dies ein Zeichen dafür, daß die als geschädigt angesehene Struktur (in diesem Fall die Gelenkkapsel) wirklich geschädigt ist.

Planung der Behandlung

Vor der Behandlung anhand des Untersuchungsergebnisses entscheiden:
- Welche Aspekte des Problems sollen behandelt werden?
- Welche Behandlungstechniken können generell eingesetzt werden?
- Welche Behandlungstechniken werden in dieser Behandlung eingesetzt?
- *!* Techniken aufgrund der Befundergebnisse auswählen.

Auswahlkriterien
- Schmerzverhalten und andere Symptome (z.B. Gefühl der Gelenkinstabilität)
- Bewegungseinschränkungen oder andere Widerstände
- Schutzspasmen (unwillkürliche muskuläre Blockierung eines Gelenkes).

Auswahlbeispiele
- Bewegungsbegrenzende Störungen, z.B. Steifigkeit: Techniken wählen, die am Bewegungsende arbeiten. Sie werden in kräftiger Form ausgeführt und dehnen am Bewegungsende
- Bei Schmerzen, z.B. in einem Gelenk, Techniken wählen, die am Bewegungsanfang in der schmerzfreien Zone arbeiten. Sie werden langsam und sanft ausgeführt.

Behandlungstechniken

Im Maitlandkonzept ist der Bewegungsausschlag (eingeteilt in Grade) sowie das Oszillieren von wesentlicher Bedeutung.

Bewegungsausschlag

Ein Gelenkpartner wird gegen den anderen manuell verschoben. Er legt von seiner Ruheposition A zu seiner Endposition B eine bestimmte Strecke zurück, den Bewegungsausschlag/-weg (☞ Abb. 2.39). Der Bewegungsweg wird in Grade eingeteilt:

Definition der Bewegungsgrade nach MAITLAND	
Grad	**Bewegungsausschlag**
I	Bewegung mit kleiner Amplitude am Beginn der Gelenkbewegung; kein Widerstand, d.h. Gelenkstrukturen werden nicht gedehnt
II	großer Bewegungsausschlag im Bereich der freien Gelenkbeweglichkeit, kein Widerstand
III	Bewegung mit großer Amplitude bis an das Bewegungsende reichend→ mit Widerstand
IV	Geringer Bewegungsausschlag am Ende einer Gelenkbewegung.

Zusätzliche - oder + bezeichnen den Kraftaufwand mit dem der Bewegungsausschlag ausgeführt wird.

2

Oszillieren

Oszillationen sind passive Bewegungen, die Pat. ggf. jederzeit verhindern könnten. Sie werden innerhalb der Mobilisation angewendet. Oszillationen sind in 2 unterschiedlichen Formen durchführbar:

- Im Bereich der freien Gelenkbeweglichkeit im langsamen (1 oder 2 Bewegungen pro Sek.) oder schnellen (2 oder 3 Bewegungen/Sek.) Tempo. Die Durchführung erfolgt gleichmäßig oder stakkatoartig
- Am Ende der Bewegung (die Gelenkpartner werden in Dehnstellung gehalten) in sehr kleinen oszillierenden Bewegungen.

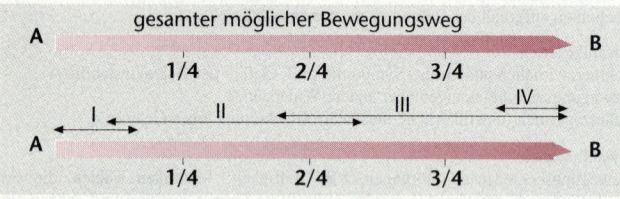

Abb. 2.39: Einteilung der Bewegungsstrecke [A300–157]

Beurteilung (Befundaufnahme)

Es wird die *Beurteilung* von der *analytischen Beurteilung* unterschieden. Die *Beurteilung* prüft die Techniken auf ihre Wirkung und wertet sie. Die *analytische Beurteilung* prüft und beurteilt alle Aspekte des Verlaufs der Gesamtsituation des Pat. und seiner Erkrankung.

Diese Gesamtsituation erstreckt sich über:

- Anamnese: Zusammenhänge zwischen Beschwerdebeginn, Beschwerdeform usw.
- Untersuchung: Verbindungen der einzelnen Befunde zu Beschwerden herstellen
- Veränderungen: Weshalb ändert sich bei den eingesetzten Techniken die Symptomatik?
- Andere Behandlungsformen: entwicklungsabhängig den Einsatz anderer Behandlungsformen ergründen und durchführen
- Behandlungsergebnis: nicht optimales Ergebnis akzeptieren oder weiterbehandeln.

Beurteilung während der Erstuntersuchung

Die gewonnenen Informationen werden in Beziehung zueinander gesetzt. Folgende Punkte werden beurteilt:

- Diagnose, Vorgeschichte
- Beeinträchtigung des Pat. durch die Beschwerden (Symptome)
- Reaktionen (Schmerz, Widerstand, „Schutzspasmus") in den Testbewegungen.

Während der Behandlung

Angewandten Techniken bewerten: sind die Zielsetzungen und angestrebten Veränderungen erreicht worden? Weshalb nicht? → Vor der Behandlung festlegen, welche Ziele bzw. Veränderungen erreicht werden sollen.

- Befundaufnahme zu Beginn einer Behandlung: Wirkung der vorangegangenen Behandlung ermitteln
- Befundaufnahme während der Anwendung der jeweiligen Behandlungstechnik: Verschlimmerung oder Linderung z.B. des Schmerzes
- Befundaufnahme zwischen den Ausführungen der einzelnen Behandlungstechniken: unmittelbare Wirkung der Behandlungstechnik bestimmen
- Befundaufnahme zum Abschluß der Behandlungssitzung: Auswirkung der Gesamt-behandlungssitzung ermitteln.

Wirkung der Techniken beurteilen:
- über 24 Std.: Aussage über das Verhalten von Verbesserung und Verschlechterung über einen gewissen Zeitraum
- nach 3 oder 4 Behandlungen: Gesamtbeurteilung der Wirkung der Techniken über einen längeren Zeitraum
- Feststellen, ob der Behandlungserfolg stagniert oder sich verlangsamt (Ursachen)
- im Anschluß an eine Unterbrechung, um den ,,Ausgangspunkt" der weiteren Behandlung festzustellen
- durch Unterbrechung: Nachweis, ob es sich um einen allgemeinen Heilungsprozeß oder um die Wirkung der Techniken handelt
- bei Abschluß der Behandlung: Prognose und Prophylaxe anhand der durchgeführten Techniken.

Zur Diagnosefindung kann es helfen, wenn man die Wirkung der angewendeten Techniken beurteilt.

Analytische Beurteilung
Wird während und nach den Behandlungen durchgeführt.

Durch die analytische Beurteilung wird der Zusammenhang zwischen ,,Ursache und Wirkung" hergestellt, z.B. Technikeinsatz in der jetzigen Behandlung unter Berück-sichtigung der effektiven Auswertung in der nächsten Behandlung planen.

- In der Gesamtbehandlung den Behandlungserfolg rückblickend darstellen (Störungs-beseitigung spontan und/oder aufgrund der Behandlungen)
- Nach der Gesamtbehandlung eine Zukunftsbeurteilung jeder Behandlungsform erstellen und eine Rückfallwahrscheinlichkeit abschätzen.

! Die permanente analytische Beurteilung ist die Basis des Maitlandkonzeptes.

Literatur
MAITLAND, G.D.: Manipulation der peripheren Gelenke. Springer Verlag. Berlin 1996
MAITLAND, G.D.: Manipulation der Wirbelsäule. Springer Verlag, Berlin 1994

2.3.14 McKenzie

Peter Appenroth

Von ROBIN MCKENZIE entwickeltes Untersuchungs- und Behandlungsprogramm insbesondere für Pat. mit Rückenbeschwerden im Bereich der LWS. Die Methode ist auch im Bereich der HWS und BWS anwendbar.

2

▌ Grundlagen

MCKENZIE definiert verschiedene Syndrome, die Schmerzzuständen oder Bewegungseinschränkungen des Haltungs- und Bewegungsapparates zugrunde liegen können. Er teilt die Pat. nach dem von ihm entwickelten Befundschema in eine oder mehrere der folgenden Kategorien ein:

Haltungssyndrom
Mechanische Deformation (z.B. Überdehnung) von Strukturen des Halteapparates unter längerer Belastung, charakterisiert durch intermittierende haltungsabhängige Schmerzen.

Dysfunktionssyndrom
Bewegungseinschränkungen, die durch adaptiv verkürzte Strukturen verursacht sind. Der Mechanismus ist derselbe wie beim Haltungssyndrom, außer daß die Schmerzen durch Dehnung von adaptiv verkürztem oder abnormalem Gewebe hervorgerufen werden und v.a. am Ende einer normalen Bewegung zunehmen.

Derangementsyndrom(e)
Am häufigsten bei Pat. zwischen 20 und 55 Jahren, M > F. Der Schmerz beim Derangementsyndrom wird durch eine Verlagerung oder veränderte Position von Gelenkstrukturen erklärt, die zu einer mechanischen Deformierung von schmerzempfindlichen Strukturen führt. Z.B. äußert sich eine veränderte Stellung der Gelenkflächen zueinander klinisch in Fehlhaltungen und Abweichungen von der normalen Bewegungsbahn. Je nach Schmerzlokalisation und -ausstrahlung werden verschiedene Derangementsyndrome (s.u.) unterschieden.

Nach MCKENZIE wird ein Derangementsyndrom der Wirbelsäule im wesentlichen durch eine mechanische Störung im intervertebralen Discus verursacht (posteriores Derangement durch Verlagerungen des Nucleus pulposus nach dorsal, anteriores Derangement durch Verlagerungen nach ventral).

Prädisponierende Faktoren
- Sitzhaltung: durch Verminderung oder Verstärkung der normalen Wirbelsäulenkurvatur geraten die ligamentären Strukturen in einen Dehnungsstreß → Erhöhung des intradiskalen Drucks
- Extensionsverlust: hervorgerufen durch adaptive Verkürzungen (z.B. Bauch- und Hüftmuskulatur, Narbengewebe nach Trauma), eingeschränkte Extension der Wirbelsäule beeinflußt die Haltung im Sitzen, Stehen und Gehen
- Flexionshäufigkeit: z.B. Flexionsmuster im Schlaf in flektierter Position, Stand am Waschbecken, Sitz bei den Mahlzeiten, Sitzhaltung am Arbeitsplatz, Fernsehen.

Indikationen und Kontraindikationen

Indikationen
- akute, subakute und chronische Kreuzschmerzen, charakterisiert durch langsamen oder plötzlich auftretenden, eher stechenden Schmerz, mit oder ohne Ausstrahlung ins Gesäß oder weiter ins Bein und begleitende Einschränkungen der Beweglichkeit
- intermittierende Ischialgien.

Kontraindikationen
- Ausschluß von Pat., bei denen keine Reduktion oder Zentralisation des Schmerzes durch Lagerung oder Bewegung festzustellen ist
- S4-Sympt., hyperakuter Lumbago, Protrusion/Prolaps mit neurologischen Defiziten
- letzte Schwangerschaftsmonate, Neurosen, Osteoporose, Tumore, Metastasen, Frakturen.

Ziele
Schmerzlinderung, Wiederherstellung der Funktion, Anleitung zur Selbständigkeit (TherapeutInnenunabhängig) durch gezieltes Übungsprogramm im Umgang mit Kreuzschmerzen, auch im Sinne einer Prophylaxe.

▌ Befunderhebung - Beispiel Derangement-Syndrom

Die Zuordnung zu den drei Kategorien erfolgt durch die Befunderhebung. Sie orientiert sich an der Veränderung der Symptome nach wiederholten Bewegungen während der Durchführung von Tests und der Behandlung.

Hauptkriterien des Derangement-Syndroms
- Schmerzverteilung und -qualität: zentral, unilateral, symmetrisch oder asymmetrisch; ausstrahlend in Gesäß, Ober-, Unterschenkel oder Fuß; Lokalisation, Schmerzverteilung und Intensität. Qualität: tiefe, dumpfe, scharfe Schmerzen; Parästhesien oder Taubheitsgefühle
- Schmerzcharakterisierung: z.B. plötzliches Auftreten mit oder ohne bekannten auslösenden Faktor. Der Schmerz kann in kurzer Zeit stärker werden und/oder in die Peripherie ausstrahlen. Schmerz konstant oder intermittierend
- Inspektion: oft akute Fehlhaltung: abgeflachte Lordosierung oder kyphotische Fehlhaltung, lateraler Shift (s.u.) oder, beim anterioren Derangement, akzentuierte Lordosierung
- Verschlechterung:
  - posteriores Derangement: beim Bücken, Sitzen und/oder anderen gehaltenen Positionen, beim Aufstehen vom Sitzen. Bei vorhandenem Shift ist evtl. auch das Stehen und Gehen schmerzhaft
  - anteriores Derangement: beim Gehen und Stehen
- Verbesserung:
  - posteriores Derangement: beim Gehen, Liegen
  - anteriores Derangement: beim Sitzen und in anderen Positionen in Flexion.

Zentralisationsphänomen
Verlagerung von ausstrahlenden Schmerzen von der Peripherie zur Mittellinie der Wirbelsäule, z.B. bei der Ausführung bestimmter wiederholter Bewegungen oder beim Einnehmen bestimmter Haltungen. Die Schmerzintensität kann dabei im ,,Zentrum" der Wirbelsäule vorübergehend stark zunehmen.

2

- Therapeutischer Wert: Bewegungen, die ein Zentralisationsphänomen verursachen, können zur Behandlung und Prophylaxe des unteren Rückenschmerzes eingesetzt werden
- Prognostischer Wert: das Zentralisationsphänomen ist ein verläßlicher Indikator für den Therapieverlauf. Tritt es bei der Erstuntersuchung auf, so ist i.d.R. ein günstiger Behandlungsverlauf zu erwarten
- Diagnostischer Wert: da das Zentralisationsphänomen nur beim Derangementsyndrom auftritt, hilft es zur diagnostischen Eingrenzung.

Lumbale Skoliosierung (Lateral shift)

Durch ein Derangementsyndrom bedingte Fehlhaltung (Synonyme: laterale Translation, laterales Gleiten, skoliotische Fehlhaltung oder laterale Verschiebung). Von dorsal gesehen ist der Oberkörper in Bezug auf das Becken seitlich verschoben.
- Oberkörper rechts vom Becken: Shift nach rechts
- Oberkörper weg von der Schmerzseite: kontralateraler Shift. 9 von 10 Pat. mit einer lateralen Translation zeigen einen kontralateralen Shift (wesentlich bessere Prognose)
- Oberkörper zur Schmerzseite: ipsilateraler Shift.

Einteilung der Derangementsyndrome

- Derangement eins: zentraler oder symmetrischer Schmerz auf Höhe L4/5, selten Gesäß- oder Oberschenkelschmerzen, keine Deformierung der Wirbelsäule
- Derangement zwei: zentraler oder symmetrischer Schmerz auf Höhe L4/5 mit oder ohne Gesäß- und/oder Oberschenkelschmerzen mit lumbaler Kyphosierung
- Derangement drei: unilateraler oder asymmetrischer Schmerz auf Höhe L4/5 mit oder ohne Gesäß- und oder Oberschenkelschmerzen, keine Deformierung
- Derangement vier: unilateraler oder asymmetrischer Schmerz auf Höhe L4/5 mit oder ohne Gesäß- und/oder Oberschenkelschmerzen, mit lumbaler Skoliosierung
- Derangement fünf: unilateraler oder asymmetrischer Schmerz auf Höhe L4/5 mit oder ohne Gesäß- und/oder Oberschenkelschmerzen mit Beinschmerzen bis unter das Knie ausstrahlend, keine Deformierung
- Derangement sechs: unilateraler oder asymmetrischer Schmerz auf Höhe L4/5 mit oder ohne Gesäß- und/oder Oberschenkelschmerzen bei Beinschmerzen bis unter das Knie ausstrahlend, mit lumbaler Skoliosierung
- Derangement sieben: symmetrischer oder asymmetrischer Schmerz auf Höhe L4/5 mit oder ohne Gesäß- und/oder Oberschenkelschmerzen mit akzentuierter lumbaler Lordosierung.

❘ Therapie beim Derangement-Syndrom

ASTE auf der Behandlungsbank oder Boden (außer bei Extension im Stehen):
Bauchlage (0 BL); Bauchlage in Extension (BL in E); Extension im Liegen (EIL); Extension im Liegen mit Gurtfixation; gehaltene Extension (E); Extension im Stehen (EIS); Extensionsmobilisation (Emob); Extensionsmanipulation; Rotationsmobilisation in Extension (Rotmob in E); Rotationsmanipulation in Extension; gehaltene Rotation/Mobilisation in Flexion; Rotationsmanipulation in Flexion; Flexion im Liegen (FIL); Flexion im Stehen (FIS); Flexion im Stufenstehen; Korrektur der lumbalen Skolisierung (Shiftkorrektur, Seitengleiten im Stehen=SGIS); Selbstkorrektur der lumbalen Skoliosierung.

Allgemeines Vorgehen: Reduktion des Derangements; Erhalten der Reduktion; Wiederherstellen der Funktion; Prophylaxe. Dies wird erreicht durch:
- Selbstbehandlungsverfahren, z.B. Selbstkorrektur der lumbalen Skolisierung
- TherapeutInnentechniken, z.B. manuelle Korrektur der lumbalen Skolisierung.

Behandlung

Behandlung der Derangement-Syndrome am Beispiel von Derangement 1.
- 1. Behandlung: 5 Min. Bauchlage. 5 Min. Bauchlage in Extension. 4 x 10 EIL. Information über Ursachen und Konsequenzen für das Verhalten. 24 Std. Lordose erhalten, z.B. durch Lendenrolle beim Sitzen, evtl. Nachtrolle beim Schlafen. Stündlich 10 x EIL. Bei Wiederauftreten der Schmerzen sofort EIL oder EIS
- 2. Behandlung: Diagnose bestätigen. Sitzhaltung und Übungen kontrollieren. Falls weniger Schmerzen: 10 x EIL alle 2 Std. Falls Schmerz unverändert: Häufigkeit und Ausführung der Übungen kontrollieren. Wenn die Übungen korrekt ausgeführt wurden, TherapeutInnentechniken (Extensionsmobilisation; Rotationsmobilisation in Extension)
- 3. Behandlung: Sitzhaltung und Übungen kontrollieren. Falls besser → weiter so. Falls Schmerz intermittierend: Stop BL und BL in E. Weiter EIL alle 2 Std. Zusätzlich die Übung „Zusammensinken-Überkorrigieren". Falls Schmerz unverändert: Emob; Rotmob in E, anschließend E mit Gurtfixation
- 4. Behandlung: Kontrolle. Bei guten Fortschritten: 3 x/Wo. Therapie, Behandlung unverändert bis Pat. 3 Tage schmerzfrei. Bei ungenügenden Fortschritten: TherapeutInnentechniken; evtl. Manipulation
- 5.–7. Behandlung: Kontrolle. Bei Schmerzfreiheit während 3 Tagen: reduzieren auf 3 x tägl. 10 EIL; EIS nach Bedarf. Mit 5 x 5 FIL in der zweiten Tageshälfte beginnen. Anschließend immer 10 x EIL. Falls Derangement stabil: steigern bis 10 x FIL, anschließend 10 x EIL
- für 6 Wo.: morgens 10 x EIL. Abends 10 x FIL, anschließend 10 x EIL. EIS bei Bedarf. Bei schlechter Sitzhaltung: Übung „Zusammensinken-Überkorrigieren"
- vor Entlassung: Instruktion über Prophylaxe und Verhalten bei Rezidiven.

Notfallprogramm

McKenzie hat ein Notfallprogramm für die Eigenbehandlung zuhause erstellt, das bei plötzlichem Auftreten von heftigen Schmerzen durchgeführt werden sollte.
- Pat. sollen sich sofort auf den Bauch legen. Falls dies aufgrund starker Schmerzen nicht möglich ist, ins Bett legen (gerolltes Tuch um Taille legen) und Übungen am nächsten Tag durchführen
- die 3 Übungen sollen alle 2 Std. 10 x ausgeführt werden
- wenn die Schmerzen einseitig sind und nicht nachlassen, soll Pat. die Hüften vom Schmerz wegbewegen und in dieser ASTE Übung 2 und 3 absolvieren
- Pat. sollen sich so oft wie möglich ausruhen, 3–4 Tage nicht nach vorne beugen und in korrekter Haltung mit Lendenrolle sitzen.

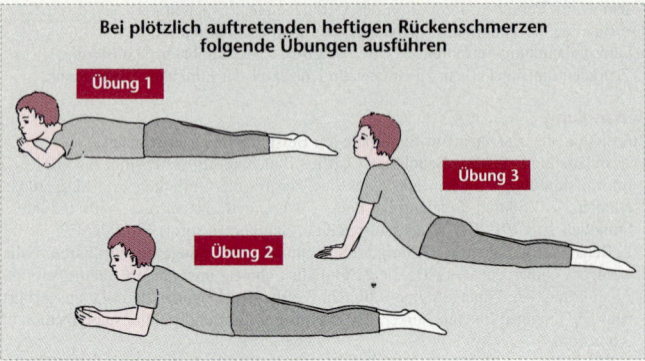

Bei plötzlich auftretenden heftigen Rückenschmerzen folgende Übungen ausführen

Übung 1

Übung 3

Übung 2

Abb. 2.40: Notfallübungen (nach Mc KENZIE) [A300–157]

Literatur
MCKENZIE, ROBIN: Die lumbale Wirbelsäule; mechanische Diagnose und Therapie, Verlag Spinal Publications, Zürich
MCKENZIE, ROBIN: Behandle deinen Rücken selbst, Verlag Spinal Publications, New Zealand

2.3.15   Schwimmtherapie „Halliwick" nach McMillan

In der Londoner Halliwick-School unterrichtete der Ingenieur J. MCMILLAN Kinder mit Zerebralparese im Schwimmen. Aus diesen Erfahrungen heraus entwickelte er die „Halliwick"-Methode. Sie ist für Kinder wie für Erwachsene, für Behinderte wie für Nichtbehinderte geeignet.

Seine Methode begründet er mit physikalischen und mechanischen Regeln, z.B.: das um den Körper fließende Wasser bildet hinter diesem einen Strudel; dieser hat eine Saugwirkung, die als Widerstand empfunden wird bzw. der die Bewegung des Körpers hemmt. Je schneller die Bewegung ausgeführt wird, desto größer ist die Sogwirkung der Strudel.

Ein weiteres Beispiel ist das Druckprinzip nach PASCAL: ein Körper übt auf die Fläche (hier die Wasserfläche), auf der er liegt, einen bestimmten Druck aus. Der Druck steigt, wenn bei bleibendem Gewicht die Druckfläche abnimmt. Bsp: ein stehender Mensch übt mit seinen Fußsohlen einen höheren Druck auf das Wasser aus als ein liegender mit seiner Dorsalfläche.

Indikationen und Kontraindikationen

Indikationen
Z.B. neurologische Krankheitsbilder (Hemiparesen), orthopädische Krankheitsbilder, (z.B. Koxarthrose), Schulter-Arm-Syndrom, Frakturen.

Kontraindikationen
(☞ Bewegungsbad; 2.6.9). Akute Herzerkrankungen, schwere Herzinsuffizienz, Asthmaanfall, Hauterkrankungen (z.B.Psoriasis, Chlorallergie), Fieber.

Ziele
Vermittlung eines Sicherheitsgefühls, verbesserte Entspannungsfähigkeit, optimales Gleichgewicht, optimale Koordinationsfähigkeit, Freude an der Bewegung, Förderung der sportlichen Aktivität und der Freizeitgestaltung, Erlernen des Schwimmens.

▌ Durchführung

Das 10-Punkte-Programm
1. Geistige Anpassung an die Verhältnisse im Wasser:
- Ängstliche Pat. werden am Becken oder am Thorax fixiert und setzen sich anfangs ins flache Wasser, andere gehen ins tiefere Wasser; dort „herumplantschen"
- Üben der Ausatmung, z.B. über blubbern, Tischtennisball vorwärtspusten, untertauchen und zählen.

2. Selbständigkeit im Wasser: Abbau von Hilfen, Übungen ohne Fixation durchführen.

3. Vertikale Rotationskontrolle: Fähigkeit, das Gleichgewicht gegen Kräfte zu halten, die auf die kraniale oder kaudale Körperhälfte einwirken.

Beispiel: Im tieferen Wasser den „Sitz" erarbeiten. Die Arme im Stand vorstrecken und mit dem Becken nach hinten absetzen wie auf einen Stuhl; dabei tauchen die Schultern ins Wasser ein. Anschließend mehrmaligen Wechsel üben vom Sitz in den Stand und zurück. Wenn der Sitz sicher beherrscht wird, kann die TherapeutIn mit ihren Händen im Rücken des „Sitzenden" Wirbel bilden. Gegen deren Sogwirkung versucht der Sitzende, durch statisches Anspannen der Muskulatur seine Ausgangsstellung beizubehalten.

4. Laterale Rotationskontrolle: Fähigkeit, den Körper gegen Kräfte zu halten, die seitlich auf den Körper einwirken.

Beispiel: Übergang Sitz-Rückenlage; die Arme sind anfangs in 90° Abduktion, später in 180°; diese Ausgangsstellung soll der Übende stabilisieren.

5. Kombinierte Rotationskontrolle: Kombination von 3. und 4.

6. Geistige Umstellung: Wirkung der Auftriebskraft erkennen, beispielsweise durch Untertauchen und auf den Boden setzen.

7. Gleichgewicht in Ruhe: Balance im Wasser ist nur möglich, wenn Pat. sich ruhig verhält und die vorher erlernten Reaktionen einsetzt.

8. Gleiten auf dem Wasser (ohne dabei Kraft einzusetzen)

Beispiel: Th. steht am Kopfende des in Rückenlage auf dem Wasser liegenden Menschen und zieht diesen durch das Wasser, gibt etwas Bewegungsschwung, läßt los und geht weiter in Bewegungsrichtung rückwärts. Durch den Sog der rückwärtsgehenden TherapeutIn und die Turbulenzen unter den Schulterblättern des Übenden gleitet dieser weiter als ohne Sogwirkung.

9. Elementare Schwimmbewegungen: Durchführung mit Händen (Auf- und Abwärtsführung) und mit Unterschenkeln (wie beim Kraulen oder Brustschwimmen).

10. Erster individueller Schwimmstil: Abhängig vom Pat. Rücken- oder Brustschwimmen, Rücken- oder Brustkraul.

Literatur

PAETH, B.: Schwimmtherapie „Halliwick-Methode" nach J. McMillan bei erwachsenen Pat. mit neurologischen Erkrankungen. Zeitschrift „Krankengymnastik" 2/84, Pflaum Verlag, München

WEBER-WITT, H.: Erlebnis Wasser. Therapeutische Übungen und Schwimmen. Springer Verlag, Berlin 1994

2.3.16 Orthopädische Manuelle Therapie (OMT)

Udo Wolf

Die Orthopädische Manuelle Therapie wird durch einen internationalen Ausbildungsstandard der International Federation of Orthopaedic Manipulative Therapists (IFOMT) definiert. In Deutschland erfüllen diesen Standard die Kurse der Arbeitsgemeinschaft für Manuelle Therapie im Zentralverband der Physiotherapeuten (AGMT), des Deutschen Verbandes für Manuelle Therapie DVMT (Maitland-Konzept) und der Deutschen Gesellschaft für Orthopädische Manuelle Therapie DGOMT (Kaltenborn-Evjenth-Konzept, s.u.). Die Verbände sind über einen gemeinsamen Dachverband, die Förderative Arbeitsgemeinschaft für Manuelle Therapie (DFAMT), Mitglied in der IFOMT. Die Orthopädische Manuelle Therapie ist ein vom WCPT (World Confederation for Physical Therapy) und der WHO (World Health Organisation) anerkanntes physiotherapeutisches Verfahren.

Dieses Kapitel beschreibt exemplarisch das Kaltenborn-Evjenth-Konzept, sowie weitere Techniken, die von ManualtherapeutInnen häufig angewendet werden.

Indikationen und Kontraindikationen

Indikationen

Prinzipiell alle reversiblen Bewegungseinschränkungen am Bewegungsapparat.

Kontraindikationen

- allgemein: entzündliche Prozesse (z.B. Spondylitis), destruierende Prozesse (z.B. metastasierendes Mammakarzinom), Traumen mit Verletzungen anatomischer Strukturen (z.B. Fraktur), ausgeprägte Osteoporose (z.B. bei Cushing-Syndrom), ausgeprägte degenerative Veränderungen (z.B. Ankylose)
- KI für die Behandlung der Wirbelsäule: Erkrankungen der A. vertebralis (für HWS-Behandlung), Antikoagulation (z.B. Heparin, aber auch Langzeit-Medikation von Aspirin), Zeichen zentraler Schädigung (Rückenmarkszeichen, z.B. Hyperreflexie), Zeichen peripherer Nervenschädigung (z.B. Reflexausfälle)
- KI für die Behandlung der Kopfgelenke: Fortgeschrittene rheumatische Erkrankungen, Trisomie 21, Langzeit-Kortisontherapie, häufige Entzündungen im Hals-Nasen-Ohren-Bereich bei Kindern (M. Grisell).

Ziele

Auffinden und Behandeln von Dysfunktionen (Schmerz, Hypo- oder Hypermobilität und Weichteilaffektionen) am Bewegungsapparat mit dem Ziel des Erhalts oder der Wiederherstellung normaler Funktion im „Gelenk" und allen funktionell und strukturell damit verbundenen Geweben.

▌ Grundlagen der Biomechanik

Ebenen und Achsen

Neben den in der Humanmedizin gebräuchlichen Bezeichnungen für Ebenen und Achsen zur Beschreibung und Messung von Bewegungen im Raum, führt die Manuelle Therapie den Begriff der *Behandlungsebene* ein. Diese schneidet die Verbindungslinie zwischen dem Berührungspunkt zweier Gelenkpartner und deren Rotationsachse bei einer Bewegung rechtwinklig. Sie liegt auf dem konkaven Gelenkpartner.

Gelenkstellungen (am Bsp. der Schulter)

- Nullstellung: definierte Position für jedes Gelenk, aus der die Messung nach der Neutral-Null-Methode (nach DEBRUNNER) vorgenommen wird (☞ hintere Umschlagseite). Beispiel Schulter: Der Arm ist parallel zum Rumpf, der Daumen zeigt nach vorne
- Ruhestellung („maximally loose-packed position"): Muskulatur und Kapsel sind max. entspannt, die Gelenkpartner haben geringstmöglichen Kontakt. Optimale Stellung für Test und (Schmerz-) Behandlung. Bsp. Schulter: 55° Abduktion und 30° horizontale Adduktion
- Aktuelle Ruhestellung: An eine pathologische Situation angepaßte Ruhestellung. Ausgangsstellung für Test und (Schmerz-) Behandlung
- Verriegelte Stellung („close-packed position"): Weichteile und Kapsel sind max. gestrafft, die Gelenkpartner haben den größtmöglichen Kontakt. Beispiel: max. Schulterabduktion und -außenrotation.

Knochen- und Gelenkbewegungen

In der Biomechanik werden zwei Arten der Gelenkbewegungen unterschieden: anguläre Gelenkbewegungen und Translationen.

Anguläre Gelenkbewegungen (Rotationen)

Alle aktiven und passiven Bewegungen im Raum, die sich um Achsen innerhalb oder außerhalb des Körpers vollziehen (Osteokinematik). Der Winkel zwischen zwei durch ein Gelenk verbundenen Knochen verändert sich. Die angulären Bewegungen werden nach der anatomischen Nomenklatur mit Flexion, Extension, Abduktion, Adduktion, Innenrotation und Außenrotation bezeichnet. Es vollziehen sich im Gelenk Roll- und Gleitbewegungen (Arthrokinematik).

- Rollen bewirkt eine Verlagerung der Bewegungsachse. Die Kontaktfläche beider Gelenkpartner verändert sich während der gesamten Bewegung. Es haben dabei fortlaufend andere Gelenkflächenabschnitte miteinander Kontakt. Bsp.: Ein Autoreifen rollt über die Straße
- Gleiten vollzieht sich nicht um eine Bewegungsachse. Die Kontaktfläche eines Gelenkpartners bleibt ebenfalls an derselben Stelle. Ein Abschnitt einer Gelenkfläche kommt ständig mit neuen Abschnitten des anderen Gelenkpartners in Berührung. Bsp.: Bremsen auf glatter Straße
- Rollgleiten: Bei allen Gelenkbewegungen findet eine Kombination aus Rollen und Gleiten statt, die Rollgleiten genannt wird.

Das Rollen vollzieht sich immer in die gleiche Richtung, in die sich der Knochen bewegt. Das Gleiten geschieht am konkaven Gelenkpartner ebenfalls in dieselbe, am konvexen Gelenkpartner jedoch in die der Knochenbewegung entgegengesetzte Richtung (*Konvex-Konkav-Regel nach KALTENBORN*), da die Rotationsachse im konvexen Gelenkpartner liegt. Bsp.: Am Kniegelenk findet bei Beugung ein Rollen und Gleiten des konkaven Tibiakopfes nach hinten statt. Am Schultergelenk dagegen findet bei seitlicher Armhebung ein Rollen des konvexen Humeruskopfes nach oben mit gleichzeitigem Gleiten nach unten statt.

An Gelenken mit relativ viel Kongruenz überwiegt das Gleiten (z.B. Hüftgelenk), an Gelenken mit wenig Kongruenz das Rollen (z.B. Kniegelenk).

Translation

Passive Verschiebung eines Körpers, die sich in einer Ebene, parallel zu einer Achse, vollzieht. Dabei beschreiben alle Anteile der sich bewegenden Körperabschnitte gradlinige Bewegungen. Der Winkel zwischen zwei durch ein Gelenk verbundenen Knochen bleibt konstant. Die Translationen werden mit Traktion und Gleiten bezeichnet und als Gelenkspiel zusammengefaßt. Einteilung des Gelenkspiels:

• Traktion: rechtwinklige Translation eines Körpers im Verhältnis zur Behandlungsebene, die zur Separation zwischen Körpern führt. Bsp. Schulter: passiver Zug am Oberarm nach lateral

• Gleiten: parallele Translation eines Körpers im Verhältnis zur Behandlungsebene, die zu einer Verschiebung zwischen zwei Körpern führt. Bsp. Schulter: passives Gleiten des Humeruskopfes nach kaudal.

Translation				
Stufe	**Art**	**Name**	**Wirkung**	**Anwendung**
I	Traktion	Lösen	Aufhebung der Kohäsionskräfte und muskulärer Kompressionskräfte	Während Gleit-Tests und Gleit-Mobilisation
II	Traktion und Gleiten	Straffen	Straffung der gelenkumgebenden Weichteile	Schmerzbehandlung
III	Traktion und Gleiten	Dehnen	Dehnung der Weichteile im kollagenen Belastungsbereich	Mobilisationsbehandlung

▌ Grundlagen der Untersuchung

Bei aktiven und passiven Gelenkbewegungen werden folgende Kriterien untersucht:

Bewegungsausmaß (Quantität der Bewegung)

• Messen der aktiven und passiven angulären Bewegungen (Rotationen): mit dem Winkelmesser (Goniometer) Bewegungseinschränkungen und vergrößertes Bewegungsausmaß feststellen und messen. Während der aktiven Bewegungsprüfung die Bewegungsausführung beobachten und besonders auf Abweichungen vom normalen Bewegungsablauf achten. Bei der passiven Bewegungsprüfung, Widerstände sowie Krepitationen o.ä. erspüren

• „Kapsuläres Zeichen": vergleicht man an einem Gelenk das Ausmaß der Bewegungseinschränkungen in die verschiedenen Richtungen, so kann man bei Affektionen der Gelenkkapsel (z.B. Arthrose, Arthritis) ein bestimmtes Verteilungsmuster der Bewegungseinschränkung feststellen, das sogenannte Kapsuläre Zeichen (☞ 2.3.7). Bsp. „Kapsuläres Zeichen" der Schulter: Außenrotation, Abduktion, Innenrotation; d.h. die Außenrotation ist sehr stark, die Abduktion ist stark, die Innenrotation am wenigsten eingeschränkt

• Muskelverkürzungen können Ursache von Bewegungseinschränkungen sein. Befunderhebung: Gelenk zunächst mit angenäherter Muskulatur in eine Richtung testen und dann den Test mit max. gedehnter Muskulatur wiederholen. Die Bewegung sollte in beiden Fällen frei möglich sein. Bsp. Schulter: läßt sich das Schultergelenk mit gebeugtem Ellenbogen voll extendieren, nicht aber bei gestrecktem Ellenbogen, so muß eine Verkürzung des M. bizeps vorliegen

! Kann an einem Gelenk kein Goniometer angelegt werden oder ist das Bewegungs-ausmaß aufgrund der anatomischen Gegebenheiten sehr klein, die Beweglichkeit manuell prüfen und palpieren. Dabei das Ausmaß abschätzen und nach untenstehen-der Skala einteilen.

• Bei passiven Translationen: während der Testung des Gelenkspiels zwischen den Gelenkpartnern, das Bewegungsausmaß palpieren. Zur Einteilung ebenfalls die folgende Skala benutzen.

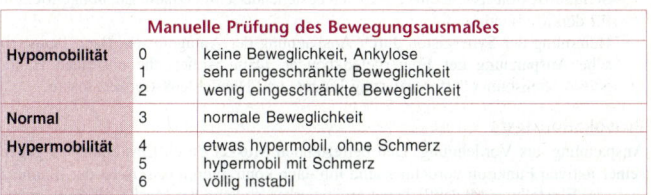

Manuelle Prüfung des Bewegungsausmaßes		
Hypomobilität	0	keine Beweglichkeit, Ankylose
	1	sehr eingeschränkte Beweglichkeit
	2	wenig eingeschränkte Beweglichkeit
Normal	3	normale Beweglichkeit
Hypermobilität	4	etwas hypermobil, ohne Schmerz
	5	hypermobil mit Schmerz
	6	völlig instabil

Qualität der Bewegung
Bei der Untersuchung der passiven Bewegungen spannen sich vom Bewegungsbeginn an zunehmend die Weichteile. Die TherapeutIn spürt kurz vor dem Bewegungsende einen deutlichen Widerstand („erster Stop"). Danach läßt sich das Gelenk passiv noch um einen Betrag weiterbewegen bis zum „letzten Stop".

Qualität nach dem ersten Stop – Das Endgefühl
Auf dem Weg vom ersten zum letzten Stop spürt man das sogenannte Endgefühl. Es gibt drei physiologische Endgefühle, die für jede Bewegungsrichtung an jedem Gelenk typisch sind.

• weich elastisch: Bei einer passiven Bewegung wird zwischen zwei Knochen Muskulatur komprimiert und die Bewegung hierdurch gestoppt. Beispiel: Kniebeu-gung bei kräftiger Muskulatur
• fest elastisch: Bei einer passiven Bewegung wird diese durch eine zunehmende Spannung der Gelenkkapsel gestoppt. Beispiel: Außenrotation der Schulter
• hart elastisch: Eine passive Bewegung wird durch den knöchernen Kontakt zweier Gelenkpartner gestoppt. Beispiel: Extension des Ellenbogens.

Folgende Befunde werden als pathologisch bezeichnet:
• Endgefühl vor dem zu erwartenden Bewegungsende, z.B. nach 60° Knieflexion
• Endgefühl entspricht nicht der zu erwartenden Qualität, z.B. kein Endgefühl, da die Bewegung wegen Schmerzen nicht zu Ende geführt werden kann.

Schmerzbogen (painful arc)
In begrenzten Bereichen der Bewegungsamplitude können Schmerzen mit entspr. Ausweichbewegungen auftreten, die bei Weiterbewegen an einem bestimmten Punkt wieder verschwinden. Dies spricht für die Einklemmung sensiblen Weichteilgewebes während der Bewegung. Bsp. Schulter: Einklemmung der entzündlich verdickten Bursa subacromialis unter dem Akromion zwischen 60° und 120° Abduktion.

2

Funktionszustand der Muskulatur

- Krafttest zur Erhebung des Muskelstatus (☞ 6.1)
- Untersuchung der Muskellänge (Kontrakturen): s.o.
- Widerstandstests zur Lokalisation von Muskel- und Sehnenläsionen: Unter isometrischen Bedingungen soll der betreffende Muskel gegen Widerstand kontrahieren. Kann ein dabei auftretender Kontraktionsschmerz nicht eindeutig einem Muskel zugeordnet werden, so gibt es folgende Möglichkeiten zur weiteren Differenzierung:
  - Weitere Funktion am selben Gelenk testen. Bsp.: Bei schmerzhafter Knieflexion spricht eine zusätzlich bestehende schmerzhafte Außenrotation für die Beteiligung des M. biceps femoris
  - Weitere Funktion an einem benachbarten Gelenk testen. Bsp.: Bei schmerzhafter Schulterflexion spricht eine zusätzlich bestehende schmerzhafte Ellenbogenflexion für den M. biceps
  - Hemmung der Synergisten durch Anspannung der Antagonisten. Bsp.: Isometrische Anspannung der Fingergelenkbeuger. Dann isoliert die einzelnen Handgelenkextensoren (Differenzierung Finger- und Handgelenkstrecker) testen.

Provokationstests

Anspannung aus Vordehnung. Den betreffenden Muskel durch Einstellung entgegen seiner aktiven Funktion vordehnen und ihn dann kontrahieren lassen. Ist der Schmerz in dieser Einstellung am deutlichsten provozierbar, so kann der Muskel als Schmerzursache angesehen werden.

Palpation

Am entspannten Muskel schmerzhafte Veränderungen palpieren.

▌ Untersuchungstechniken

Allgemeine Befunderhebung (☞ 2.1.2)

Inspektion (☞ 2.1.3)

Schmerzanamnese

In der Manuellen Therapie wird besonderer Wert auf die Schmerzanamnese gelegt.

- Schmerzlokalisation: Was schmerzt? Pat. beschreibt das Ausbreitungsgebiet des Schmerzes. Extrasegmentalen oder segmentalen Schmerz differenzieren und einem oder mehreren Segmenten bzw. dem Versorgungsgebiet peripherer Nerven zuzuordnen
- Schmerzdauer: Wann tritt der Schmerz auf, seit wann besteht er? Akuter oder chronischer Schmerz? Bestehen zeitliche Rhythmen? Beispiele:
  - zu bestimmten Uhrzeiten, bewegungsunabhängiger Schmerz: inneres Organ (z.B.: morgens zwischen 3 und 4 Uhr Leber/Gallenblasenstörung)
  - nachts: Pat. wacht nachts von Schmerzen auf, z.B. Gelenkinstabilität oder Tumor
  - morgens: Schmerz bei den ersten Bewegungen (Anlaufschmerz), z.B. Arthrose
  - tagsüber bei Bewegungen: Hypomobilität oder ausgeprägte Gelenkinstabilität
- Schmerzcharakter: Wie ist der Schmerz? Heller, stechender Schmerz (A-Delta-Fasern) als Hinweis auf ein akutes Krankheitsgeschehen. Dumpfer, bohrender Schmerz (C-Fasern) eher als Ausdruck eines chronischen Krankheitsgeschehens
- Schmerzverstärkung: Wodurch kann der Schmerz ausgelöst oder gelindert werden? Die Beschreibung von Bewegungen oder Positionen nutzen, um dann während der Funktionsprüfung durch spezifische Schmerzprovokations- und -linderungstests, die betroffene Struktur zu identifizieren

- Allgemeinbefinden: Womit ist der Schmerz verbunden? Hat Pat. weitere Symptome, die er selbst nicht in Zusammenhang mit der Erkrankung beschrieben hat (z.B. starker Gewichtsverlust als Verdachtsmoment für einen Tumor).

Funktionsprüfung

Die Reihenfolge der beschriebenen Funktionstests ist zugleich ein Vorschlag für den Untersuchungsaufbau.

Aktive und passive anguläre Beweglichkeitsprüfung

- Ziel: Feststellung des Bewegungsausmaßes in der betroffenen Region
- Ausführung: Zunächst die im jeweiligen Gelenk möglichen einfachen (sog. anatomischen) Bewegungen wie Flexion, Extension, Abduktion, Adduktion, Innenrotation, Außenrotation durchführen. Die aus der Anamnese als schmerzhaft bekannten Bewegungen zuletzt testen. Pat. bewegt aktiv so weit er kann in die angegebene Richtung und verharrt am Bewegungsende. Von dort aus passiv weiter bis zum Bewegungsende weiterbewegen. Danach die gesamte Bewegung nochmals passiv durchführen und das Endgefühl beurteilen. An den Extremitätengelenken und an der Wirbelsäule zusammengesetzte Bewegungen prüfen (Beispiel: Ellenbogenflexion mit gleichzeitiger Supination). Während einfachen und zusammengesetzten Bewegungen evtl. mit einem Finger zwischen zwei Dornfortsätzen oder am Gelenkspalt palpieren.

Schmerzprovokations- und -linderungstests

Unspezifische Schmerzprovokation

- Ziel: Lokalisation der schmerzauslösenden Region
- Ausführung: Beginn in Neutralstellung. Pat. bewegt sich bis kurz vor Auftreten des Schmerzes in die schmerzhafte Bewegungsrichtung. Dann bewegt er selektiv eine Region weiter in die schmerzprovozierende Richtung, wobei die Nachbarregionen neutral oder in Gegenrichtung gehalten oder in die entgegengesetzte Richtung bewegt werden sollen
- Beispiel: Schmerz zwischen den Schulterblättern bei Beugung. Der Schmerz kann durch die Flexion der HWS oder der BWS ausgelöst worden sein. Pat. thorakal in Extension halten und dann den Nacken beugen lassen. Tritt der Schmerz wiederum auf, so muß er in der HWS ausgelöst worden sein.

Unspezifische Schmerzlinderung

- Ziel: Bestätigung der als Schmerzquelle identifizierten Region
- Ausführung: Beginn in schmerzhafter Stellung. Dann bewegt Pat. selektiv eine Region aus der schmerzprovozierenden Richtung heraus, wobei die Nachbarregionen möglichst gar nicht oder aber weiter in die schmerzhafte Richtung bewegt werden
- Beispiel: Schmerz zwischen den Schulterblättern bei Beugung. Pat. beugt so weit, daß er den Schmerz gerade ausgelöst hat. Dann fixiert die TherapeutIn die BWS in Flexion und der Pat. streckt den Nacken. Verschwindet der Schmerz, so wurde er von der HWS ausgelöst. Läßt er sich auf diese Weise nicht beeinflussen, so kann der Pat. mit flektiertem Nacken die BWS strecken. Schmerzlinderung bei diesem Test spricht für die BWS als Schmerzauslöser.

Spezifische Schmerzprovokation

- Ziel: Feststellung des Gelenkes, in dem die Schmerzen ihre Ursache haben
- Ausführung: Einstellung der Region kurz vor der schmerzhaften Position. Dann das betreffende Gelenk isoliert in die schmerzprovozierende Richtung bewegen. Gleichzeitig bewegen sich die benachbarten Gelenke in die Gegenrichtung (Entlastung)

2

- Beispiel: Tiefer Rückenschmerz bei Flexion im Stand. Pat. beugt sich so weit nach vorne, wie es gerade noch schmerzfrei möglich ist. Der Schmerz kann durch die dabei entstehende Flexion der LWS, durch das „Nicken" des Kreuzbeines nach vorne (Nutation) oder durch die Beugung des Hüftgelenkes entstanden sein. Läßt sich der Schmerz durch Drehen des Iliums nach ventral (Iliumextension) provozieren, so muß er seinen Ursprung im Hüftgelenk haben, da sich Iliosakralgelenk und die LWS aus der schmerzprovozierenden Richtung heraus bewegen. Schmerz beim Bewegen der Kreuzbeinbasis nach ventral bestätigt das Iliosakralgelenk als Schmerzquelle. Zunächst L5 nach ventral/kranial über den Dornfortsatz schieben (Flexion). Entsteht dabei der typische Schmerz, so muß er im Segment L5/S1 ausgelöst worden sein, da die darüber liegenden Segmente in Richtung Extension bewegt wurden.

Spezifische Schmerzlinderung
- Ziel: Bestätigung des als Schmerzquelle identifizierten Gelenkes
- Ausführung: Das Gelenk wird in gerade schon schmerzhafte Position eingestellt. Die TherapeutIn bewegt es entgegen der schmerzhaften Richtung, gleichzeitig bewegen sich die anderen Gelenke weiter in die schmerzhafte Position (besonders Wirbelsäule) oder werden neutral gehalten
- Beispiel: tiefer Rückenschmerz bei Flexion im Stand. Der Schmerz kann durch die dabei entstehende Flexion des LWS, durch das „Nicken" des Kreuzbeines nach vorne unten (Nutation) oder durch die Beugung des Hüftgelenks entstanden sein. Pat. beugt sich so weit nach vorne, daß er den Schmerz gerade ausgelöst hat. Dann bewegt die TherapeutIn das Ilium nach dorsal. Dabei wird das Hüftgelenk in Richtung Extension bewegt (schmerzfreie Bewegungsrichtung), die Nutation im Iliosakralgelenk jedoch verstärkt sich, die LWS bewegt sich weiter in Flexion. Läßt sich der Schmerz dabei lindern oder verschwindet er, so kann er nur von der Hüfte ausgegangen sein. Schmerzlinderung bei Druck nach ventral auf die Apex des Kreuzbeines bestätigt eine Störung im Iliosakralgelenk. Dann die Basis des Kreuzbeines nach vorne schieben. Kommt es dadurch zu einer Schmerzlinderung, so ist das Segment L5/S1 als Schmerzauslöser bestätigt.

Passive translatorische Untersuchung des Gelenkspieles
- Ziel: Feststellung einer Hypo- oder Hypermobilität. Dazu passiv Traktion und Gleiten testen, das während der schmerzhaften Bewegung vonstatten geht
- Ausführung: Beginn in Neutralstellung. Dann wird die translatorische Beweglichkeit des Gelenkes/Segmentes erst in Ruhe-, dann zunehmend in Zielstellung getestet. Die Gelenkpartner werden entweder parallel zueinander (Gleiten nach medial, lateral, dorsal oder ventral) oder rechtwinklig zueinander (Traktion oder Kompression) oder in Form schneller Wechselbewegungen mit kleinem Bewegungsausschlag in zwei entgegengesetzte Richtungen (small amplitude movements = SAM) bewegt. Quantifizierung des Gelenkspieles durch Seitenvergleich (bes. Extremitätengelenke) oder durch Vergleich mit benachbarten Gelenken (bes. Wirbelsäule)
- Beispiel: Flexion im oberen Kopfgelenk ist schmerzhaft. Bei dieser Bewegung gleiten die Okziputkondylen nach dorsal. Den hinteren Atlasbogen zwischen Daumen und abgespreiztem Zeigefinger von dorsal fixieren und zunächst auf der einen, dann auf der anderen Seite das Okziput nach dorsal schieben.

Strukturdiagnostik
Ziel: Unterscheidung zwischen Muskel, Gelenk und Nervengewebe als Auslöser für die gefundene Funktionsstörung.

Muskel
Befunde, die auf eine Beteiligung der Muskulatur hinweisen:
- distales Weiterbewegen bei von proximal angenähertem Muskel ist möglich (bei zweigelenkigen Muskeln)
- Weiterbewegung nach isometrischer Anspannung möglich
- Bewegung ist aktiv in eine und passiv in entgegengesetzte Richtung schmerzhaft
- Endgefühl ist weich elastisch
- Widerstandstests (in mittlerer Annäherung) und Provokationstests (in max. Dehnstellung) können positiv sein.

Beispiel: verkürzter M. extensor carpi radialis brevis. Bei eingeschränkter Volarflexion und Ulnarduktion kann das Handgelenk bei Ellenbogenflexion weiter bewegt werden als bei Extension, Bewegungserweiterung nach mehrmaligem isometrischen Anspannen in Dorsalextension und Radialduktion, die Anspannung in diese Richtung ist sowohl aus Mittelstellung als auch aus Dehnung schmerzhaft, ebenso die Dehnung in die Gegenrichtung. Das Endgefühl ist weich elastisch.

Gelenk/Kapsel
Folgende Befunde sprechen für eine Beteiligung der Kapsel und Kapselbänder:
- Annäherung des Muskels bewirkt keine Vergrößerung des Bewegungsausmaßes
- keine Weiterbewegung nach isometrischer Anspannung
- Endgefühl ist fest elastisch
- aktive und passive Bewegungen sind in die gleiche Richtung schmerzhaft.

Gelenk/Knochen
Folgende Befunde sprechen für eine pathologische Veränderung der knöchernen Strukturen am Gelenk:
- Veränderung der Muskelspannung hat keinen nennenswerten Einfluß auf das Bewegungsausmaß
- Die einer isometrischen Anspannung folgende Entspannung hat keinen Einfluß auf Bewegungsamplitude
- Engfühl ist hart elastisch
- Beschwerden/Einschränkung bei aktivem und passivem Bewegen in dieselbe Richtung.

Nerv
Folgende Befunde sprechen für eine Beteiligung des Nervensystems:
- plötzlich einschießender Schmerz bei Dehnung des Nerven, der Dura
- Verringerung des Bewegungsausmaßes am untersuchten Gelenk bei Vorspannung des Nerven, der Dura über andere, frei bewegliche Gelenke
- Druckdolenz (Ringing-Bell-Phämomen) im Verlauf des Nerven mit Ausstrahlung.

Beispiel: N. medianus. Der Ellenbogen läßt sich bei Lateralflexion der HWS zur betroffenen Seite weiter extendieren als bei Lateralflexion zur Gegenseite. Palpation des N. medianus löst einschießende, ausstrahlende Schmerzen aus.

Palpation
Die diagnostische Aussagekraft von Schmerzbefunden bei der Palpation wird allgemein überschätzt. Daher i.d.R. nur zur Bestätigung des erhobenen Befundes benutzen. Der charakteristische Schmerz soll durch Palpation der betroffenen Struktur auslösbar sein. Ferner Lage, Größe, Schwellung, Konsistenz, Temperatur, Feuchtigkeit, Stellung Tonus, Trophik, Verschieblichkeit der Gewebeschichten beurteilen. Die Palpation wird außerdem zur Kontrolle des Bewegungsablaufes benutzt.

2

Zusatzuntersuchung
- neurologische Untersuchung: Geprüft werden Kennmuskeln und Reflexe, Sensibilität, Motorik (Tonus, Klonus etc.), Koordination und Hirnnerven (☞ 6.1)
- physiotherapeutische Zusatzuntersuchungen: Ausführung spezieller Stabilitäts- und Meniskustests, wenn sich die Notwendigkeit aus der vorangegangenen Untersuchung ergibt. Beispiel: Schmerzhafte Knieflexion mit federndem Endgefühl läßt einen Meniskustest sinnvoll erscheinen. Dann aus Bauchlage prüfen, ob am 90° flektierten Knie Rotation unter Kompression schmerzhaft ist (Apley-Test; ☞ 5.3.1)
- ärztliche Zusatzuntersuchungen: Befunde im Rahmen der labortechnischen, apparativen und invasiven Diagnostik sollten bekannt sein, evtl. erfragen.

▌ Probebehandlung
- Ziel: Überprüfung der Arbeitsdiagnose anhand der Reaktion auf erste Behandlung
- Anwendung: bei Hypomobilität zunächst Weichteiltechniken und leicht dosierte Mobilisationstechniken, bei Hypermobilität Weichteiltechniken, Traktion zur Schmerzlinderung und vorsichtige Stabilisation
- Pat. nach 1. und zu Beginn 2. Behandlung befragen (Beschwerdeänderung?). Kontrolltests ausführen (z.B. Lasègue ☞ 6.1). Hat Probebehandlung keine Veränderung der Beschwerden bewirkt, so muß eine neue Untersuchung durchgeführt werden.

▌ Grundlagen der Behandlung

Ausgangsstellungen
- TherapeutIn: dicht am Pat. stehen und sich mit geradem Rücken stabilisieren. Gurte benutzen, um Pat. zu fixieren und/oder das Gewicht des zu behandelnden Körperabschnittes teilweise abzunehmen. An den eigenen Gelenken (besonders Hand- und Daumensattelgelenk) endgradige Einstellungen vermeiden
- PatientIn: Pat. befindet sich in schmerzfreier Ausgangsstellung, dicht an TherapeutIn. Pat. möglichst so lagern, daß die TherapeutIn ihr Körpergewicht mit einsetzen kann, die aufzubringende Kraft also in Richtung der Schwerkraft wirkt, z.B.: Gleitmobilisation der Tibia nach ventral aus Bauchlage des Pat.

Grifftechnik
Der Griff der TherapeutIn darf nicht schmerzhaft sein. Deshalb die Hände möglichst flächig anlegen und gepolsterte Stellen benutzen (z.B. Daumenballen).

- Die fixierende Hand umgreift den zu fixierenden Gelenkpartner oder hält ihn auf der Unterlage fest. Fixationshilfen wie Sandsäcke, Keile und Gurte verwenden
- Die mobilisierende Hand faßt den zu mobilisierenden Gelenkpartner. Ist dies schmerzhaft, so werden Polster untergelegt
- Beide Hände sollten so dicht wie möglich am Gelenk liegen. In manchen Fällen kann die Fixation mit Gurten ausreichend sein, so daß beide Hände zur Mobilisation verwendet werden können oder eine Hand die „Bewegung" palpiert.

Behandlungsrichtung
Alle translatorischen Behandlungen werden entweder rechtwinklig zur Behandlungsebene ausgeführt (Traktion) oder parallel dazu (Gleiten). Die Richtung des Gleitens ergibt sich aus der Konvex-Konkav-Regel.

Behandlungsaufbau

Reihenfolge für die einzelnen Maßnahmen während einer Behandlung (Beispiel):
• Heimübungen demonstrieren lassen
• Kurztest (Schmerzprovokation, Gelenkspiel)
• schmerzlindernde und/oder entspannende Behandlung
• translatorischer Test (besser/schlechter?)
• koordinatives Training, stabilisierende Übungen
• Test (besser/schlechter?)
• Mobilisation kombiniert mit aktiven Bewegungsübungen
• translatorischer Test (besser/schlechter?)
• Heimübungen einüben
• Medizinische Trainingstherapie (kurz anleiten, dann alleine weiterüben lassen).

Wenn eine manipulative Behandlung indiziert ist, sollte dies direkt am Beginn der Sitzung durchgeführt werden. Pat. muß zustimmen. Behandlungsplan mit jeder Sitzung aktualisieren. Er ist direkt abhängig vom Tagesbefund.

▌ Behandlungstechniken

Behandlung akuter Schmerzzustände oder Beschwerdebilder

Ziele: Minderung der nozizeptiven Aktivität (z.B. Ruhigstellung, Lagerung) und Aktivierung von Mechanorezeptoren (Bewegen im schmerzfreien Bereich, Bewegen von anderen Gelenken im selben Segment) zur Schmerzhemmung auf spinaler und subkortikaler Ebene, Senkung der sympathischen Reflexaktivität zur Sicherung der physiologischen Heilungsprozesse. Reduzierung der Abwehrspannung am betroffenen Gelenk, um eine spezifische Untersuchung zu ermöglichen und die Voraussetzungen für mobilisierende oder stabilisierende Behandlung zu schaffen.

Ausführung
• dreidimensionale Traktion: Gelenk in aktueller Ruhestellung einstellen. Intermittierende Traktion unter Beibehaltung der Stellung innerhalb Stufe II (Straffen)
• Oszillationen: Gelenk in aktueller Ruhestellung einstellen, kleine schnelle translatorische Bewegungen (z.B. medial-lateral) innerhalb Stufe II (vor erstem Stop)
• Weichteiltechniken: Aktivierung von Mechanorezeptoren durch bestimmte Techniken zur Schmerzhemmung und zur Verbesserung der Zirkulation im Gewebe
• Sympathikusdämpfung: schmerzloses anguläres oder translatorisches Bewegen von Gelenken oder mechanische Behandlung von Geweben im sympathischen Ursprungsgebiet (BWS) der betroffenen Struktur
• Hydro-, Thermo-, Elektrotherapie (☞ 2.6–2.8).

Behandlung chronischer Schmerzzustände oder Beschwerdebilder

Ziel: Bei Weichteilaffektionen wird die Aktualisierung des (Mikro-) Traumas und damit das Auslösen einer neuer Entzündungsreaktion angestrebt, um nachfolgend eine bestmögliche Ausheilung mit mechanisch gut belastbarem Gewebe zu erreichen. Bei fortgeschrittener Degeneration mit Veränderungen der anatomischen Situation (Spondylolisthese, Koxarthrose etc.) ist das Ziel die pathogene Belastungssituation zu reduzieren, z.B. durch Haltungsschulung, Mobilisation der BWS, Stabilisation der LWS, Dehnung der Hüftbeuger bei Spondylolisthese L5/S1.

Ausführung (Behandlung von Weichteilaffektionen)
• Querfriktionen einmalig mit relativ hoher Intensität über 15–20 Min. Ab der nächsten für Behandlung 2–3 Min.

- Weichteilmanipulation: dosierte kurze Dehnung der max. kontrahierten (Muskel) oder gedehnten (Bänder, Kapsel) Struktur zur Lösung von Adhäsionen.
! OMT 2-Examen erforderlich.

Entspannende Behandlung

Ziel: Behebung von Bewegungseinschränkungen, die nach Verletzungen oder Entzündungen auftreten und durch Verspannung der kontraktilen Elemente in Bändern, Sehnen und Kapseln (Myofibroblasten) und Muskeln entstanden sind. Mobilisation im eigentlichen Sinne ist hier nicht indiziert.

Ausführung
- intermittierende dreidimensionale Traktion
- Oszillationen
- Weichteiltechniken im schmerzfreien Bereich der Bewegungsamplitude
- Sympatikusdämpfung.

Gewebespezifische funktionelle Maßnahmen

Ziel: Erhaltung oder Verbesserung der funktionellen mechanischen Eigenschaften im Heilungsprozeß (während der Proliferationsphase, nach der ersten Woche) oder der normalen Erneuerung des Gewebes (turn-over).

Ausführung
- isometrische, isotonische und isokinetische Kontraktionen in konzentrischer und exzentrischer Form (für Muskelgewebe)
- Zugreiz durch Quer- und Längsdehnung, anguläres Bewegen (für Band-, Sehnen- und Muskelgewebe)
- dosierte intermittierende Gelenkkompression (für Knorpelgewebe) bei beginnendem oder leichtem Knorpelschaden
- limitierte Rotation und Flexion im schmerzfreien Bewegungsbereich (Bandscheibe) nach Ablauf der Entzündungsreaktion im schmerzfreien Bereich
- Ausgangsstellungen für axiale Belastung mit Körpergewicht (für Knochengewebe) oder spezielle Übungen, z.B. Trampolin.

Mobilisierende Behandlung

Ziel: Erhaltung vorhandener, Verzögerung schwindender und Wiederherstellung eingeschränkter Beweglichkeit.

Ausführung
- Muskeldehnung (nach EVJENTH): Gelenk entgegen der aktiven Muskelfunktion einstellen. Bei zweigelenkigen Muskeln über das größere bzw. schmerzfreie Gelenk Vorspannung aufnehmen und halten. Bereits vor dem Bewegungsende Pat. mehrfach isometrisch halten lassen (Erwärmung). Dann erst nach erreichter Entspannung weiter in die Dehnung bewegen. Am Bewegungsende halten und dann Pat. weiter in die Dehnungsrichtung bewegen lassen (Stimulation der Antagonisten)
- Gelenkmobilisation (nach KALTENBORN): Gelenk submaximal in die eingeschränkte Richtung einstellen, mittels dreidimensionaler Traktion oder translatorischem Gleiten (nach Konvex-Konkav-Regel) in Stufe III gehen und dort halten oder oszillieren
- Gelenkmanipulation: obligatorische Sicherheitstests sorgfältig durchführen (Anamnese, aktuelles Röntgenbild ärztlich beurteilen lassen, Stabilitätstests, A. vertebralis-Test, Sensibilitäs-, Kraft- und Reflexprüfung, Probebehandlung mittels Mobilisation, ärztliche Verordnung). Gelenk bis Stufe II in die eingeschränkte Richtung einstellen und dann in Traktionsrichtung einen schnellen Impuls mit kleinstem Bewegungsweg geben. Auf gleiche Weise kann in die freie oder in die eingeschränkte Gleitrichtung behandelt werden

! OMT 2-Examen erforderlich.
- Lösung verklebter Bänder, Rezessi (nach CYRIAX): Querfriktionen bei eingestellter Dehnung, endgradiges anguläres Bewegen, Manipulation

! OMT 2-Examen erforderlich.
- Lösung verklebter Bursen (nach PFUND): Einstellung kurz vor schmerzprovozierender Stellung, dann Blätter der Bursen über einen möglichen Hebel mit schnellen Impulsen parallel gegeneinander verschieben. Beispiel Bursa subacromialis: Schulter in gerade noch schmerzfreie Abduktion bringen, in dieser Stellung den Humerus mit kleinen Impulsen nach lateral (rechtwinklig zur Behandlungsebene) behandeln

- Lösung verklebter Nerven (nach MAITLAND/ELVEY/BUTLER/GIFFORD): Nerv in allen von ihm überspannten Gelenken in gerade noch schmerzfreie Dehnung einstellen und dann von proximal entspannen. Mittels wiederholter kleiner Bewegungen des distalen oder proximalen Gelenkes in einen leichten Dehnschmerz hinein bewegen und so gegen seine Unterlage oder Hüllstrukturen verschieben. Beispiel: Nervenwurzel L5. Pat. steht mit gestreckten Knien vor der Behandlungsbank und beugt sich so weit nach vorne, daß er gerade ein leichtes Ziehen spürt. Er stützt sich in dieser Stellung an der Bank ab. Dann Nackenextension und leichte Lateralflexion in der LWS zur betroffenen Seite einstellen, um den Nerven von proximal zu entspannen. Mit kleinen Impulsen am Querfortsatz von L5 den Wirbel in Rotation bewegen.

Stabilisierende Behandlung
Ziel: koordinierte Muskelführung zur Stabilisation überbeweglicher oder stark belasteter Gelenke.

Ausführung
- solange Muskulatur, passiver Halteapparat insuffizient: von außen stabilisieren (Tape, Korsett, Gurt, Orthese; ☞ 12.1)
- Manuelle Stimulation zur Fazilitation der betreffenden Muskulatur durch Anwendung von Rotationen und translatorischen Bewegungen am Gelenk, die Pat. verhindern soll (isometrische Anspannung)
- zunächst in Ruhestellung, dann weiter in instabile Richtung oder Luxationsposition, zuletzt in diesen Positionen üben
- anfangs mit kleinstem Hebel arbeiten, dann Hebel verlängern
- erst große Unterstützungsfläche wählen, dann schrittweise abbauen
- zunächst stabile Unterlage, dann labile wählen
- anfangs statisch, dann dynamisch (konzentisch und exzentrisch) unter Anwendung der Prinzipien der Trainingstherapie arbeiten
- zuerst in Positionen, dann während einfachen Positionswechseln, dann in alltags- oder arbeits- bzw. sportspezifischen Bewegungsabläufen
- gezieltes Krafttraining nach der Medizinischen Trainingstherapie (☞ 11.2).

Literatur
BUTLER, D.S.: Mobilisation des Nervensystems, Springer Verlag, Heidelberg 1995
EVJENTH, O. und HAMBERG, J.: Muscle Stretching in Manual Therapy. Vol I, II und III; Alfta Rehab Forlag, Alfta 1984
FRISCH, H.: Programmierte Untersuchung des Bewegungsapparates. Springer Verlag, Heidelberg 1998
FRISCH, H.: Programmierte Therapie am Bewegungsapparat. Springer Verlag, Heidelberg 1996
KALTENBORN, F. M.: Manuelle Therapie der Extremitätengelenke. Bd I und II; Olaf Norlis Bokhandel, Oslo 1992
KALTENBORN, F.M.: Wirbelsäule - Manuelle Untersuchung und Mobilisation. Olaf Norlis Bokhandel, Oslo 1992
NEUMANN, H.-D.: Manuelle Medizin. Springer Verlag, Heidelberg 1989

2

2.3.17   Osteopathie

René Assink, Gert Groot Landeweer

Die Behandlungsmethode wurde Ende des letzten Jahrhunderts vom dem amerikanischen Arzt Dr. ANDREW TAYLOR STILL entwickelt. Osteopathie ist eine manuelle Methode zur Diagnostik und Therapie von Bewegungseinschränkungen bindegewebiger Gleitflächen und von geweblichen Spannungen im gesamten Körper.

Indikationen und Kontraindikationen
Es gibt für die osteopathische Behandlung keine typischen Indikationen im Sinne von Krankheiten oder Beschwerdebildern. Die Indikation ergibt sich aus dem Zusammenhang zwischen den Symptomen des Patienten, dem Ergebnis der osteopathischen Diagnostik und dem daraus folgenden Behandlungsplan.

Gegen eine osteopathische Behandlung sprechen nur allgemeine Kontraindikationen wie z.B. Fieber, Tumoren, Frakturen.

Ziele
Mit den diagnostischen und therapeutischen Maßnahmen werden Einschränkungen bindegewebiger Gleitflächen sowie gewebliche Spannungsveränderungen im gesamten Körper erfaßt und behandelt. Das therapeutische Ziel ist die Wiederherstellung der Homöostase (selbstregulierende Mechanismen), indem die Innervation und die Durchblutung optimiert werden, als Folge der verbesserten Beweglichkeit. Hierdurch werden die natürlichen körperlichen Regenerations- und Reparationsmöglichkeiten stimuliert.

▋ Grundlagen
Die Methode beruht auf drei Grundsätzen:
• Der Mensch ist eine perfekt harmonisch-adaptierte Einheit
• Form und Funktion bedingen einander und sind über Bewegung miteinander verbunden
• Das System besitzt selbstregulierende Mechanismen.

Diese Mechanismen sind von einer ausreichenden Durchblutung (Nahrung, Entsorgung und Atmung) und Innervation (neuro-endokrinologisch) abhängig. Bewegungseinschränkungen von bindegewebigen Gleitflächen sowie erhöhte Gewebespannungen (osteopathische Läsionen) können zu Druck auf Nerven und Blutgefäßen führen. Dadurch kann das Gewebe nicht mehr optimal versorgt werden (Durchblutung und Innervation). Krankheiten wären die Folge.

Jeder Mensch entwickelt eigene Mechanismen, die dafür sorgen, daß z.B. einwirkende Kräfte optimal verarbeitet werden. Hierdurch kann verhindert werden, daß Traumata auf das gesamte System einwirken. Unter bestimmten Umständen aber, z.B. bei Übermüdung, können Stressoren (z.B. Schleudertrauma) die Adaptationsfähigkeit zerstören. Dieser Adaptationsverlust wird als primäre Läsion angesehen. Daraufhin müssen bestimmte Mechanismen (z.B. Muskelanspannung und Spannungserhöhung der Faszie) wirksam werden, um das System vor dem Kollaps oder Zusammenbruch zu schützen (kompensatorische Läsion). Kompensatorische Einschränkungen sind die Folge primärer Bewegungseinschränkungen. Sie sind globaler und auf vielen Ebenen vorhanden: entweder multi-segmental in der Wirbelsäule oder im Segment verteilt (Myotom, Sklerotom, Dermatom, Viszerotom).

Es wird somit zwischen primärer und kompensatorischer Einschränkung (osteopathische Läsionen) unterschieden: primäre Einschränkungen lassen Bewegungen in den persönlichen Bewegungsmustern nicht mehr zu und bewirken dadurch die Entstehung kompensatorischer Einschränkungen.

Beispiel
Nach einem Schleudertrauma (Stressor) ist die Beweglichkeit des 4. Halswirbels in Flexion eingeschränkt (primäre Läsion). Das persönliche Bewegungsmuster „Extension der HWS" wird nicht mehr im vollen Bewegungsausmaß zugelassen. Es entstehen kompensatorische Einschränkungen mit lokaler oder entfernter Kompression und Bewegungseinschränkungen (Läsionsketten mit Läsionsmuster), z.B. muskuläre und fasziale Spannungen und Verkürzungen im Bereich des Nacken, Hals und Thorax. Die Folge ist eine reduzierte Innervation und Durchblutung.

▌ Durchführung

Diagnostik
Der Osteopath testet durch Palpation und Beweglichkeitstests, wo sich im Körper des Patienten Bereiche mit Einschränkungen von bindegewebigen Gleitflächen und/oder gewebliche Spannungen befinden. Die Befunde müssen in logischen Zusammenhang gebracht werden, um verstehen zu können, welche Läsion ursächlich (pimär) und welche kompensatorisch ist.

Hierbei helfen die osteopathischen Kenntnisse bezüglich Biomechanik, Arthrokinematik und Dysfunktionsmechanismen. Diese Mechanismen sorgen für die Streßverarbeitung innerhalb mechanischer Ketten (z.B. mechanische Anpassung an einer Beinverkürzung), innerhalb des Segmentes und des Nervensystems, der Blutversorgungsregionen und der hormonellen Steuerung.

Obwohl diese Tests deskriptiv in drei Ebenen eingeteilt werden können, werden sie praktisch stets kombiniert durchgeführt.

Muskeloskelettale Ebene		
Struktur	**Technik**	**Kriterium**
Gelenkmobilität	passive Bewegungen mit Palpation der Muskeln	• Dehnbarkeit • Muskelanspannung
Muskellänge	passive Dehnung	Dehnbarkeit
Muskelkraft	• isometrische Anspannung • isotonische Anspannung	• Kraftentwicklung • Koordination

Viszerale Ebene		
Struktur	**Technik**	**Kriterium**
Mobilität	passive Dehnung der bindegewebigen Aufhängung der Organe	Dehnbarkeit
Motilität	• passives Folgen der eigenen Rhythmik der Organe • Initiieren der eigenen Rhythmik der Organe	• Amplitude, Symmetrie • Amplitude
Spannungszustand	Kompressionen	Verformbarkeit

2

Kraniale Ebene		
Struktur	**Technik**	**Kriterium**
Suturale Mobilität	• passives Folgen der eigenen Rhythmik der Schädelknochen • Initiieren der eigenen Rhythmik der Schädelknochen	• Amplitude, Symmetrie • Amplitude
Intraossäre Mobilität	passives Folgen der Spannung	Bewegungsausmaß
Länge der meningeale Membrane	passive Dehnung	Dehnbarkeit
Spannung der meningeale Membrane (Sinus)	Kompression	Verformbarkeit

Behandlungsplan

Der Osteopath wird nach Möglichkeit die primäre Einschränkung, z.B. die Bewegungseinschränkung des 4. Halswirbels in Flexion nach einem Schleudertrauma, behandeln. Hierzu kann es u.U. nötig sein, die Kompensationsmuster, z.B. muskuläre und fasziale Spannungen und Verkürzungen in Nacken, Hals und Brustkorb zuerst zu behandeln. Diese Kompensationsmechanismen können den primär lädierten Bereich so „effektiv" schützen, daß eine direkte Behandlung nicht möglich ist.

Nach der Behandlung der primären Einschränkung werden sich die daraus entstandenen kompensatorischen Einschränkungen alleine lösen. Falls dies nicht der Fall sein sollte, wird so lange weiterbehandelt, bis die bestmögliche Bewegungsfreiheit und (Ent-) Spannung des Gewebes erreicht ist.

Therapie

Die osteopathische Therapie wird vollständig manuell ausgeführt und ist ausschließlich auf die Wiederherstellung der normalen geweblichen Mobilität und Spannung ausgerichtet.

Es werden hauptsächlich sanfte Techniken angewandt. Hierbei werden körpereigene Kräfte wie Lagerung, Atmung, Anspannung und Entspannung, Entfalten und Entwirren (Allen) benutzt. Zusätzlich kann der Therapeut an der Grenze der Bewegungseinschränkung passiv mobilisieren. Entweder in die Richtung der Bewegungseinschränkung (direkte Technik) oder in die entgegengesetzten Richtung (indirekte Technik).

Die Behandlungstechniken können wie die Techniken zur Befunderhebung in drei Ebenen unterteilt werden. Im Allgemeinen werden aber nicht nur Techniken aus einer Ebene verwendet. Die osteopathische Behandlung ist keine Behandlung einzelner Symptome, sondern die komplexe Behandlung des gesamten Körpers.

Die Grenzen der Methode werden durch anamnestische und diagnostische Kriterien bestimmt. Führt die osteopathische Therapie nicht zu einer für den Osteopathen wahrnehmbaren Veränderung oder treten immer wiederkehrende Rezidive auf, dann ist die Behandlung abzusetzen. Es ist selbstverständlich, daß bei einer Zunahme der Beschwerden oder bei inadequater Beschwerdelinderung die Behandlung ebenfalls abgesetzt wird.

Muskeloskelettale Ebene		
Struktur	**Technik**	**Kriterium**
Gelenkmobilität	• Mobilisationen mit langem und kurzem Hebel • Entspannung durch Positionierung • Muskel-Energie-Techniken	Mobilitätszunahme, Zunahme der Dehnbarkeit
Muskellänge	aktive und passive Dehnung	Zunahme der Dehnbarkeit

Viszerale Ebene		
Struktur	**Technik**	**Kriterium**
Mobilität	passive Dehnung der bindegewebige Aufhängung der Organe	Zunahme der Dehnbarkeit
Motilität	• passives Folgen der eigenen Rhythmik der Organe • Inititiieren der eigenen Rhythmik der Organe	• Amplitude, Symmetrie • Amplitude
Spannungszustand, Abflußstimulation	Kompressionen mit Vibrationen	Zunahme der Verformbarkeit

Kraniale Ebene		
Struktur	**Technik**	**Kriterium**
Suturale Mobilität	• passives Folgen der eigenen Rhythmik der Schädelknochen • Inititiieren der eigenen Rhythmik der Schädelknochen • Kompressionen und Dekompressionen der Suturen • "Flüssigkeitstechniken" (Ruhepunkt-Technik, V-Spreizen)	Zunahme der Amplitude und der Symmetrie
Intraossäre Mobilität	passives Folgen der intraossären Spannung	Zunahme der Verformbarkeit
Länge der meningeale Membran	passive Dehnung	Zunahme der Dehnbarkeit
Spannung der meningeale Membrane (Sinus)	Kompression	Zunahme der Verformbarkeit

Literatur

BARALL, J.P., Visceral Manipulation, Eastland Press, Seattle 1988

CLOET, E., Colot, T., Ranson, T., Schallier, F., Verheyen, M., Praxis der Osteopathie, Hippokrates, Stuttgart 1995

DE COSTER, M., Polaris, A., Viszerale Osteopathie, Hippokrates, Stuttgart 1995

MAGOUN, H.I., Osteopathy in the cranial Field, The Cranial Academy, 1976

RANG, N.G., Höppner, S., CSO CranioSacral Osteopathie, Hippokrates, Stuttgart 1996

STILL, A.T., Philosophy of Osteopathy, American Acadamy of Ostopathy

SUTHERLAND, W.G., Teaching in the Science of Osteopathy, Rudra Press, 1990

UPLEDGER, J.E., Vredevoogd, J.D., Lehrbuch der Kraniosakral-Therapie, Haug, Heidelberg 1994

2.3.18   Proprioceptive Neuromuskuläre Fazilitation (PNF) —

Gisela Ebelt-Paprotny

Von MAGGIE KNOTT (Physiotherapeutin) in den USA entwickelte Methode, basierend auf neurophysiologischen Arbeiten von Dr. KABAT (Physiologe).

Indikationen und Kontraindikationen

Indikationen
- periphere Nervenläsionen, z.B. Peroneus- oder Radialisparese
- Erkrankungen des zentralen Nervensystems: Ataxie, Multiple Sklerose, Zerebral-paresen, Rückenmarkserkrankungen einschließlich Para- und Tetraparesen aufgrund von Traumen, Tumoren, Entzündungen und degenerativen Erkrankungen
- Traumatologie: nach Frakturen (konservativ oder operativ versorgt), Muskel-, Band- und Sehnenverletzungen, Sportverletzungen, Amputationen, Muskelatrophien und Gelenkkontrakturen nach Ruhigstellung
- Orthopädie: nach Wirbelsäulenoperationen, Hüft- und Kniegelenkendoprothesen, M. Bechterew, degenerative Erkrankungen der Wirbelsäule und der Extremitäten-gelenke.

Kontraindikationen
- schwere Herzerkrankungen, z.B. nach Herzinfarkt
- bösartige Tumore mit Metastasen
- Fieber
- bei übungsstabilen Frakturen Hebelverhältnisse beachten, d.h. keine Widerstände distal der Fraktur geben.
- ! KI der jeweiligen Technik beachten.

Ziele
Koordinierung physiologischer Bewegungsabläufe, Abbau pathologischer Bewegungs-muster, Normalisierung des Muskeltonus, Muskelkräftigung, Muskeldehnung.

▌ Grundlagen

Die Methode führt zur Bahnung von Bewegungen über die funktionelle Einheit von Nerv und Muskel. Die Bahnung läßt sich stimulieren durch:

Exterozeptive Reize (über Haut, Auge, Gehör)
- taktile Stimulation über manuellen Kontakt auf der Haut mit Hilfe des Lumbrikal-griffes (Beugung der Fingergrundgelenke und Streckung der Fingermittel- und -endgelenke durch die Mm. lumbricales)
- visuelle Stimulation über den Blickkontakt zur TherapeutIn und zur übenden Körperregion
- verbale Stimulation über das Präparationskommando (ausführlich beschreibende Anleitung) und das Aktionskommando (kurze und prägnante Anleitung).

Proprioceptive Reize (über den Bewegungsapparat)
- Dehnung: monosynaptische Reflexe werden mit Dehnung und kurzzeitiger Überdeh-nung („Stretch") einer Muskelgruppe ausgelöst. Dadurch erfolgt eine Bewegungs-bahnung und Kontraktion der beübten Muskelgruppe
- Gelenkstimulation über Traktion (Zug) oder Approximation (Druck). Bei der Traktion erfolgt ein Auseinanderziehen der an der Bewegung beteiligten Gelenke; dies wird genutzt bei der Vordehnung von Bewegungen gegen die Schwerkraft und

zur Schmerzlinderung. Bei der Approximation wird eine Kompression der an der Bewegung beteiligten Gelenke durchgeführt; dies wird genutzt bei Bewegungen mit der Schwerkraft und zur Stabilisation.

Elemente

- Pattern: komplexe Bewegungsmuster, die durch exterozeptive und propriozeptive Reize ausgelöst werden und sich an Bewegungen aus Alltag und Sport orientieren. Jeweils drei Bewegungskomponenten (Flexion bzw. Extension; Abduktion bzw. Adduktion; Außenrotation bzw. Innenrotation) sind an einem Pattern beteiligt, so daß die Bewegungen diagonal und spiralförmig verlaufen. Bsp: Beinpattern → Ext., Abd., IR; z.B. zur Erarbeitung der Standphase nach Frakturen der unteren Extremität
- Widerstand: TherapeutIn setzt den Bewegungen des Pat. aktiv Widerstand entgegen. Die Bewegung beginnt rein passiv, geht über zum Führungswiderstand (aktiv-passiv) bis hin zum max. Widerstand gegen die auszuführende Bewegung; der Widerstand muß immer an die Kraft des Pat. angepaßt werden
- Irradiation (overflow): Überfließen der Kraft von kräftigeren Muskelgruppen auf schwache Muskelgruppen. Voraussetzung hierfür ist eine „Summation von Reizen", in der Praxis erreichbar durch gleichzeitigen Einsatz von z.B. Stretch, Kommando, Blickkontakt, max. Widerstand. Bsp.: Pat. nach frischer Knieoperation; geübt wird max. mit den nichtbetroffenen Extremitäten und dem Rumpf, um eine Übertragung der Muskelanspannung auf das operierte Bein zu erreichen
- sukzessive Induktion: nach einer Kontraktion des Antagonisten zeigt der Agonist eine erhöhte Erregbarkeit. Dies ist die Grundlage z.B. für die Technik „Dynamische Umkehr".

▌ Durchführung und Techniken

Techniken

Die Techniken werden, abhängig vom Krankheitsbild, bei jedem PNF-Pattern eingesetzt. Bsp.: Kräftigung der Arme nach Armfraktur. Armpattern werden anfangs mit der Technik „Rhythmische Bewegungseinleitung" begonnen. Hat Pat. die Bewegung erlernt, können wahlweise „Dynamische Umkehr", „Agonistische Umkehr", „Wiederholte Kontraktionen", „Betonte Bewegungsfolge" eingesetzt werden.

Rhythmische Bewegungseinleitung („rhythmic initiation")

Rhythmische Bewegung über den gesamten verfügbaren Bewegungsweg.
- Ziele: Erlernen eines Bewegungsablaufes, Bewußtmachung einer Bewegung; Vergrößerung des Bewegungsausmaßes
- Ausführung: passives Bewegen im vorgegebenen Muster, aktiv-passives Bewegen (Pat. hilft mit), aktives Bewegen, gesteigerte Widerstände.
! Bei dieser Technik wird kein Stretch eingesetzt.

Dynamische Umkehr („dynamic reversal")

Kontinuierliche Bewegung abwechselnd von Agonist und Antagonist gegen Widerstand ohne zwischenzeitliche Entspannung.
- Ziele: verbesserte Kraft, optimale Koordination, gute Entspannungsfähigkeit, vergrößertes Bewegungsausmaß
- Ind: Kraftdefizite, Ataxie, Kontrakturen
- Ausführung: Beginn mit dem kräftigsten Bewegungsmuster. Wechsel zum schwachen Bewegungsmuster. Kontinuierlicher Wechsel zwischen Agonist und Antagonist mit zunehmendem Widerstand.
! Initialstretch ist möglich.

2

Stabilisierende Umkehr („stabilizing reversal")

Antagonistische Technik zur Stabilisierung verschiedener Körperstellungen (z.B. Vierfüßlerstand); minimale dynamische Aktivitäten werden zugelassen.
- Ziele: verbesserte Stabilität eines Gelenkes, verbesserte Haltungskontrolle; verbesserte Kraft, verbesserte Koordination
- Ind.: instabile Ausgangsstellungen, Koordinationsprobleme, Kraftdefizite
- KI: übungsstabile Frakturen, abhängig von der ASTE
- Ausführung: Beginn mit schneller Approximation, die in eine anhaltende Approximation übergeht. Gleich anschließend Widerstand für alle Bewegungskomponenten der Pattern an Kopf, Schulterblatt, Becken, Extremitäten; immer nur eine Hand wechselt, die andere gibt weiter Widerstand. Der Widerstand kann langsam gesteigert werden.

Halten-Entspannen („hold-relax")

Statische Kontraktion des Antagonisten (= verkürzter Muskel) mit anschl. Entspannung und nachfolgender aktiver oder passiver Erweiterung des Bewegungsausmaßes.
- Ziele: Beseitigung von Schmerzen, Vergrößerung des Bewegungsausmaßes
- Ind: schmerzhafte Bewegungseinschränkungen
- Ausführung: zu beübenden Körperteil aktiv oder passiv in die max. erreichbare Stellung bringen. Antagonisten solange wie möglich statisch anspannen (mind. 7 Sek.). Entspannen, aktiv oder passiv weiter in die eingeschränkte Richtung bewegen (ggf. gesamte Übung wiederholen).

Anspannen-Entspannen („contract-relax")

Dynamische Kontraktion des Antagonisten mit anschließender Entspannung und nachfolgender aktiver oder passiver Vergrößerung des Bewegungsweges.
- Ziel: vergrößertes Bewegungsausmaß, Tonusverminderung
- Ind: Bewegungseinschränkungen, Spastik
- Ausführung: aktiv oder passiv die Agonisten bis zur Bewegungsgrenze bewegen, die antagonistische (verkürzte) Muskulatur anspannen, dabei die Rotation dynamisch zulassen (Pat. auffordern, z.B. den Arm zu drehen), entspannen, danach aktiv oder passiv in die eingeschränkte (agonistische) Richtung bewegen (ggf. gesamte Übung wiederholen)
- KI: Schmerzen.

Agonistische Umkehr („combination of isotonics")

Anspannung der Agonisten in Kombination dynamisch-konzentrischer, dynamisch-exzentrischer und haltender Muskelarbeit.
- Ziele: verbesserte Kraft über funktionelle Muskelarbeit, verbesserte Koordination
- Ind: Kraftdefizite, Koordinationsprobleme
- Ausführung: konzentrische, exzentrische und haltende Arbeit einer Muskelkette.

Stretch (Initial- und Restretch)

Durch Auslösen von Reflexen findet ein fazilitierender (übergreifender) Effekt auf die vorgedehnte oder kontrahierte Muskulatur statt.
Initialstretch:
- Ziele: erleichterter Bewegungsstart, Stimulierung von ruhenden Potentialen
- Ind: Kraftdefizit
- Ausführung: max. passive Dehnung der Muskulatur im gesamten Pattern mit anschließender leichter, kurzer Überdehnung.

Wiederholte Kontraktionen („repeated contractions"); Restretch

Wiederholtes Stretchen auf dem gesamten Bewegungsweg mit anschließender dynamischer Weiterbewegung.

- Ziele: Optimierung der Kraft, verbesserte Ausdauer, verringerte Ermüdbarkeit des Muskels, vergrößertes Bewegungsausmaß
- Ind: Muskeldefizite, Bewegungseinschränkungen
- KI: instabiler Bewegungsapparat, Schmerzen
- Ausführung: Nach Initialstretch und darauf folgender konzentrischer Muskelarbeit wiederholtes Stretchen bei nachlassender Kraft im beübten Pattern.

Betonte Bewegungsfolge („timing for emphasis")

Gezieltes Beüben eines Teils des Patterns. Die kräftigen Muskelanteile werden zur Irradiation genutzt.

- Ziele: optimale Kraft im schwachen Teil eines Patterns, verbesserte Ausdauer und vergrößertes Bewegungsausmaß
- Ind.: partielle Muskeldefizite, Kontrakturen
- KI: instabiler Bewegungsapparat, Schmerzen
- Ausführung: statische Anspannung der kräftigeren Muskulatur, dynamisches Arbeiten mit der schwachen Muskulatur, z.B. schwache Dorsalextensoren der Hand: statisches Anspannen der Schulter- und Oberarmmuskulatur sowie dynamisches Arbeiten der Dorsalextensoren der Hand.

Rhythmische Stabilisation („rhythmic stabilisation")

Rein statische Kontraktion im Wechsel Agonist/Antagonist ohne zwischenzeitliche Entspannung.

- Ziele: optimale Kraft, verbesserte Entspannung, verbesserte Koordination, erhöhte Stabilität
- Ind: bei mangelnder Stabilität, Koordinationsstörungen und Kraftdefizit
- KI: nichtbelastbare Gelenke
- Ausführung: aktive Bewegung bis zu der Stelle des entsprechenden Patterns, an der noch Reststabilität vorhanden ist, Approximation, stat. Spannen ins kräftigere Pattern. Wechsel zum Gegenmuster in allen drei Komponenten.

! Den Widerstand langsam aufbauen, nie brechen. Keine Pausen.

Bewegungsmuster (Pattern)

Mattenprogramm

Die motorische Entwicklung im Kindesalter verläuft nach einem im Gehirn programmierten Reifungsprozeß (z.B. ist erst der Handstütz, dann der Vierfüßlerstand möglich). Besteht bei Pat. eine motorische Entwicklungsstörung (z.B. bei zerebralen Bewegungsstörungen), kann das Mattenprogramm zur Behandlung eingesetzt werden. Die Übungen der Mattenarbeit orientieren sich an dem Zustand des Pat.; ist z.B. der Kniestand noch sehr unsicher, wird zunächst im Vierfüßlerstand gearbeitet. Bei allen Übungen muß der Pat.

- eine bestimmte Stellung einnehmen (Mobilität): z.B. Ellenbogenkniestand → Vierfüßlerstand
- diese Stellung halten (Stabilität): Vierfüßlerstand
- Bewegungen ausführen (Mobilität auf stabiler Basis): Gewichtsverlagerung im Vierfüßlerstand

2

- sich aus einer Stellung heraus bewegen im Sinne der Fortbewegung (Geschicklichkeit): Vierfüßlergang. Bsp.: Entwicklung aus der RL: Rollen (Rückenlage-Seitenlage-Bauchlage und zurück) → Bauchlage → Ellenbogenstütz → Robben → Ellenbogenkniestand → Vierfüßlerstand → Vierfüßlergang → Fersensitz → Kniestand → Kniegang → Einbeinkniestand → Stand → Gang.

! Jede neue Ausgangsstellung wird stabilisiert durch statische Widerstände nacheinander an Kopf, Rumpf (Scapula, Pelvis), Armen, Beinen (→ stabilisierende Umkehr).

Gangschulung

Das Ziel der motorischen Entwicklung ist die Fortbewegung. Ziel der Gangschulung ist, dem Pat. zu ermöglichen sich ohne Hilfsmittel koordiniert zu bewegen.

- Sitz: Erarbeiten der Aufrichtung bei z.B. Sitz im Rollstuhl durch Widerstände ventral am Becken oder rotatorisch an den Schulterblättern (eine Hand ventral, eine Hand dorsal). Stabilisation der aufrechten Haltung. Rollstuhlaktivitäten (Bremse lösen, Fußpedal hochstellen)
- Sitz → Stand: vorrutschen auf dem Hocker (scooting); Becken nach ventral bewegen (rocking of pelvis); Hochkommen zum Stand (anfangs gesundes Bein hinten)
- Stand: Stabilisation; übertriebene Balance (Ein-Bein-Stand)
- Gang: halber Schritt; ganzer Schritt; Fortbewegung; Seitwärtsgang, Rückwärtsgang, Treppengang.

Beispiele

Rumpfmuster: Chopping (☞ Abb. 2.41), Lifting, Bridging (☞ 2.42).

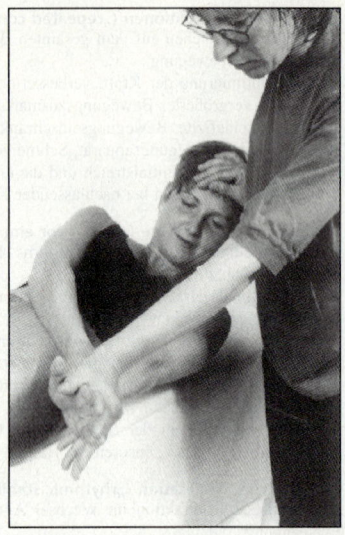

Abb. 2.41: Chopping [K162]

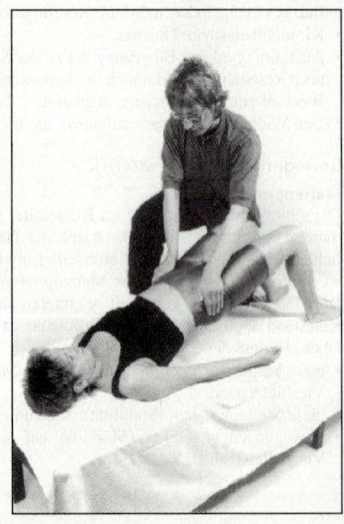

Abb. 2.42: Bridging [K162]

Extremitätenmuster

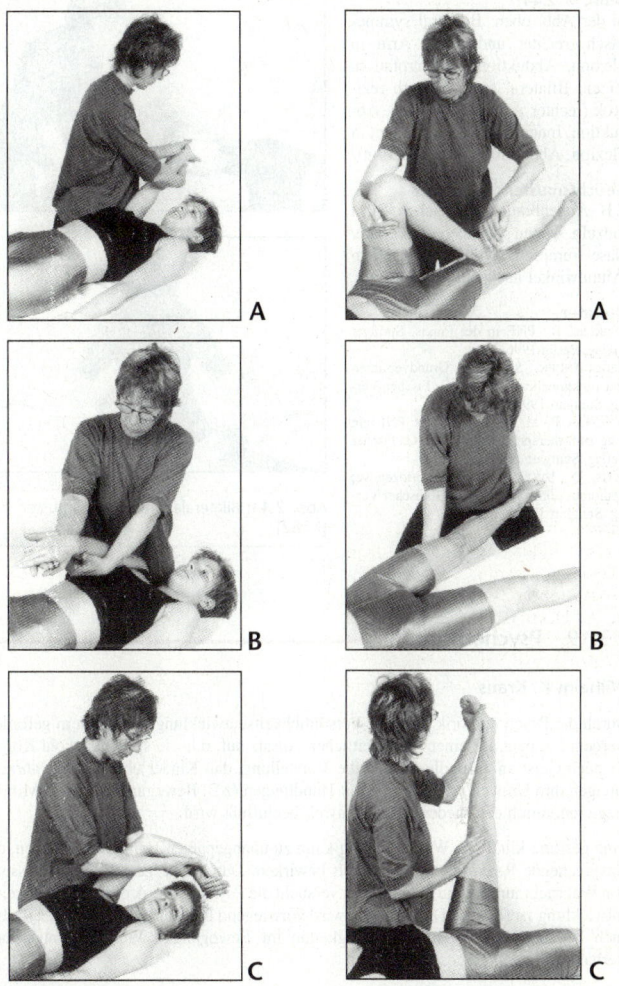

Abb. 2.43: Extremitätenmuster I (links): Flex., Abd., AR m. Ellenbogenext. (A); Ext., Add., IR m. Ellenbogenext. (B); Flex., Add., AR m. Ellenbogenflex. (C). Extremitätenmuster II (rechts): Flex., Add., AR m. Knieflex. (A); Ext., Abd., IR m. Knieext. (B); Flex., Abd., IR m. Knieext. (C) [K162]

2

Bilaterale Extremitätenmuster (Abb. ☞ 2.44)
In der Abb. oben: Bilateral symmetrisch (rechter und linker Arm in Flexion, Abduktion, Außenrotation. Unten: Bilateral asymmetrisch reziprok (rechter Arm in Extension, Abduktion, Innenrotation, linker Arm in Flexion, Abduktion, Außenrotation).

Gesichtsmuster
Z.B. Augenbrauen hochziehen, Stirn runzeln, Augen schließen und öffnen, Nase rümpfen, Kußmund, lächeln (Mundwinkel auseinander).

Literatur
BECKERS, B.: PNF in der Praxis. Springer Verlag, Berlin 1996
HEDIN-ANDEN, S.: PNF, Grundverfahren und funktionelles Training. G. Fischer Verlag, Stuttgart 1994
SULLIVAN, P., MARKOS, P., MINOR: PNF, ein Weg zum therapeutischen Üben. G. Fischer Verlag, Stuttgart 1985
VOSS, D., IONTA, MYERS: Propriozeptive, Neuromuskuläre Fazilitation. G. Fischer Verlag, Stuttgart 1988

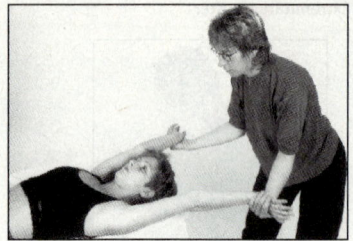
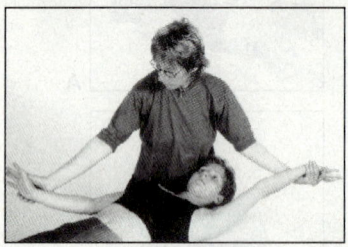

Abb. 2.44: Bilaterale Extremitätenmuster [K162]

2.3.19 Psychomotorik

Wilhelm K. Kraus

Durch die Psychomotorik kann die Persönlichkeitsentwicklung von Kindern gefördert werden. Sie baut auf einem ganzheitlichen Ansatz auf, d.h. sie spricht sowohl Körper als auch Geist an. Grundlegend ist die Vorstellung, daß Kinder über Sinneswahrnehmungen ihre Umwelt erfahren und mit Handlungen (z.B. Bewegung, Sprache, Mimik) reagieren, durch die wiederum die Umwelt beeinflußt wird.

Eine gestörte kindliche Wahrnehmung kann zu unangepaßten Handlungen führen, die entsprechende Reaktionen der Umwelt bewirken. Durch eine gezielte Beeinflussung von Wahrnehmungen und Handlungen versucht die Psychomotorik die Persönlichkeitsentwicklung zu fördern. Die Methode wird vorwiegend bei Kindern ab dem 3. Lj., aber auch bei Erwachsenen mit Auffälligkeiten im Bewegungs-, Wahrnehmungs- und Verhaltensbereich eingesetzt.

Arbeitsfelder der Psychomotorik sind Sonderschulen, heilpädagogische Einrichtungen, kinder- und jugendpsychiatrische Einrichtungen und evtl. Kindergärten.

Indikationen und Kontraindikationen

Indikationen
Kinder mit Auffälligkeiten und Störungen im Bewegungs-, Wahrnehmungs- und Verhaltensbereich. Beispiele:

- unruhige, überaktive Kinder mit mangelhafter Steuerung der Bewegungen (Hyperkinetik)
- unkonzentrierte, leicht ablenkbare Kinder
- ängstliche und gehemmte Kinder
- motorisch ungeschickte Kinder mit Koordinationsschwäche/-störung
- Kinder mit stark abweichendem Entwicklungsstand im Altersvergleich
- Kinder mit verminderter Reaktionsfähigkeit, Gleichgewichtsstörungen
- antriebslose, träge, schnell ermüdbare, inaktive Kinder
- Kinder mit Kontaktstörung, ,,Außenseiter"
- Kinder mit mangelhaftem Körperschema.

Kontraindikationen im üblichen Sinne existieren nicht.

Ziele
Förderung der Persönlichkeitsentwicklung von Kindern durch Unterstützung von

- sensorischen Fähigkeiten, z.B. Wahrnehmung
- motorischen Fähigkeiten, z.B. Bewegungskoordination
- geistigen Fähigkeiten, z.B. Konzentration
- sozialem und emotionalem Verhalten, z.B. Kooperation und Angstüberwindung.

▮ Durchführung

Voraussetzung ist, daß das Kind sich angenommen und verstanden fühlt. Nur in einer ,,geschützten" Atmosphäre ist eine neue Lernerfahrung möglich. Die Therapie sollte in Kleingruppen mit 3–4 Kindern durchgeführt werden, bei schweren Störungen in Einzeltherapie.

Wichtig ist außerdem die interdisziplinäre Kooperation mit anderen Berufsgruppen, z.B. LehrerInnen, ErzieherInnen und ÄrztInnen.

Befunderhebung
- Bewegungsbeobachtung, z.B. mit Hilfe spezieller Beurteilungsbögen und Stundenprotokolle
- spezielle Testverfahren zur Erfassung des psychomotorischen Verhaltens und des Entwicklungsstandes, z.B. KTK (Koordinationstest für Kinder), Entwicklungsgitter nach KIPHARD, LOS KF 18 (Lincoln-Oseretzky-Skala), MOT 4–6 (Motoriktest für 4–6jährige Kinder von R. ZIMMER)
- Therapieplan erstellen. Diesen nicht starr einhalten, sondern auf die aktuelle Situation des Kindes eingehen.
- *!* Bei Befunderhebung und Therapie unbedingt die Eltern mit einbeziehen. Die Auffälligkeiten des Kindes stehen oft im Zusammenhang mit der familiären Situation.

Anregungen für die Praxis
Folgende Inhalte sind hilfreich:

- Tanz: Bewegung mit Musik erfahren, sich beim Gruppentanz integriert fühlen
- Rhythmus: eigene Rhythmen kennenlernen, Rhythmus empfinden, Rhythmus selbst machen
- Übungen mit der Stimme: Spaß am eigenen ,,Tönen", auch mit Bewegung

- Pantomime: Körperausdrucksfähigkeit fördern
- Theater: Erleben unterschiedlicher Rollen ermöglichen
- Zauberei: Aufmerksamkeit wecken
- Clown: Lachen und Freude bewirken
- Jonglieren: Koordination, Konzentration und Lernerfolge spielerisch erleben
- Partnerakrobatik: Vertrauen empfinden, sich selbst „präsentieren".

✏ Tips & Fallen

- Impulse, die von den Kindern kommen, so weit wie möglich einbeziehen (auf jeden Fall Rückmeldungen geben)
- Bewertungen möglichst einschränken, da die Fremdbewertung zugunsten der Selbsteinschätzung des Kindes verringert werden soll
- Inhalte vielseitig gestalten (Gefahr der Überforderung)
- Einzelförderung parallel zur Gruppenförderung kann sehr erfolgreich sein, da an Problemen, die in der Gruppe auffallend sind, einzeln noch gezielter gearbeitet werden kann.

Beispiele für Fördermaßnahmen

Bereich Bewegung
Reaktionsübungen, Entspannungsübungen, Kräftigung, Abbremsübungen, Ausdrucksübungen, Balanceübungen, Zielanpassungsübungen usw.

Bereich Wahrnehmung (Orientierungsübungen)
- akustisch: Geräusch-, Tonunterscheidung, Gedächtnis, Wortbedeutung, Reaktion
- optisch: Farb-, Form-, Mengenerkennung
- taktil: Differenzierung nach Gewicht, Temperatur, Form und Material
- Körper-Raum: Körper-, Gliederstellungen nachvollziehen, Raumbezug herstellen.

Bereich Verhalten
Erfindungsübungen, Partneraufgaben, Rollen- und Bewegungsspiele.

Tips & Fallen
Auf die Veränderung von Verhaltensmustern und mögliche Konsequenzen achten. Neue Erfahrungen, die das Kind macht, können „überschießende" Auswirkungen haben. Das Kind probiert Neues aus und muß das richtige Maß noch erfahren. Solche Verhaltensänderungen werden oft im vertrauten Umfeld, also zu Hause, erprobt (→ Elternarbeit!). Beispiele:
- Ein Kind, das immer ängstlich war, beginnt sich zu wehren
- Ein Kind entdeckt seine Stimme und schreit viel
- Ein Kind lernt, Kontakt aufzunehmen; es verhält sich zunächst distanzlos.

Literatur
GERBER, BURGER, RISCH, NAVILLE: Was ist psychomotorische Therapie? Therap. Umschau, 1981
IRMISCHER: Lehrbriefe: Grundzüge der Motopädagogik. Aktionskreis Psychomotorik, Selbstverlag Lemgo 1987
KIPHARD, E.J.: Motopädagogik. Verlag Modernes Lernen, Dortmund 1992

2.3.20 Rückenschule —————————————————

Astrid Frank

Die Rückenschule ist eine präventive Gruppenbehandlung für Personen mit leichteren Beschwerden. Diagnostik und gezielte, individuelle Therapie sind nicht möglich.

Die häufigste Ursache für „Rückenschmerz" sind muskuläre Probleme, bedingt durch Fehlhaltungen und -belastungen. Seltener sind strukturelle Veränderungen. Daher soll der ganze Körper, nicht nur der Rumpf, in das Konzept einbezogen werden (☞ 2.2.6, 2.3.4). Nur in der „Aufrechten Körperhaltung"(AH) werden Knochen, Knorpel und Gelenke optimal belastet, Kapseln und Bänder haben eine gute Spannung (Meldungen der Tiefensensibilität besser). Die Muskeln arbeiten in der AH am besten zusammen, es ist eine ökonomische Kraftentfaltung möglich.

Indikationen und Kontraindikationen

Indikationen
Beschwerden durch einseitige, belastende Körperhaltung, Schwerarbeit, seelische Belastungen, ungünstige Haltungsgewohnheiten

Kontraindikationen
Akute Schmerzen, Bandscheibenvorfall, evtl. Herz-Kreislaufprobleme, kürzliche Operationen.

Ziel
Die TeilnehmerInnen sollen zum Abschluß des Kurses in der Lage sein, selbständig zu entscheiden, was für ihre Gesundheit wichtig, was krankmachend ist und fähig sein, dies zu erkennen, zu beachten und durchzuführen.

▌ Durchführung

Voraussetzungen
• Die Rückenschule mit Erwachsenen erfolgt meist in Zusammenarbeit mit Volkshochschulen, in PT-Praxen oder über Privatanbieter, evtl. mit Krankenkassen; mit Kindern in Kindergärten oder Schulen
• Gruppengröße: 8 bis max. 12 TeilnehmerInnen
• Zeit: 10 x 60–90 Min; nur dann sind Verhaltensänderungen möglich, weniger Sitzungen haben nur Informations- bzw. Motivationscharakter
• regelmäßige Teilnahme erwünscht, da die Stunden aufeinander aufbauen
• Information der TeilnehmerInnen: vorher klären, daß die Rückenschule eine umfassende Informationen gibt und keine „Gymnastikstunde" ist, um falschen Erwartungen vorzubeugen; Schweigepflicht über Dinge, die in der Gruppe besprochen werden, ansprechen
• tägliche, häusliche Übungsphasen sollten möglich sein
• Selbstakzeptanz der KursleiterInnen; die TeilnehmerInnen nehmen nur das an, was „vorgelebt" wird
• Die unterschiedlichen Ausgangssituationen bedenken und die individuellen Fortschritte hervorheben. Störungen der Haltung, die sich meist über viele Jahre entwickelt haben, lassen sich nicht innerhalb von 10 Sitzungen beheben.

2

Vorschlag zu Stundeninhalten

- Kurzes Aufwärmprogramm (5–10 Min.) unter Berücksichtigung der AH, von der 1. Sitzung an. Zur Verbesserung der Durchblutung, Steigerung der Herz- und Atemfrequenz, als Vorbereitung zu den Übungen (☞ 11.1.4); Hinweis zum selbständigen Ausdauertraining
- Haltungsaufbau: AH zunächst im Sitzen üben (☞ 2.2.6), dann im Stand, im Gang. Zu Beginn reicht es aus, Beckenkippung mit Brustkorbhebung im Sitz zu üben und sich immer wieder im Alltag in sitzender Position diese Körperstellung bewußt zu machen, bzw. diese zu verbessern. In den nächsten Sitzungen folgen weitere Korrekturschritte der anderen Körperabschnitte und die anderen ASTE
- Aktivitäten des täglichen Lebens ca. ab der 5. Sitzung. Zunächst Bücken in verschiedenen Höhen, in unterschiedlichen Situationen, dann z.B. Kehren, Gartenarbeit, Staubsaugen, Aktivitäten in Bad und Küche usw. (evtl. als Rollenspiel); berufsbezogene Beispiele.

Übungen

Sie sollen die TeilnehmerInnen in die Lage versetzen, die AH besser und länger einzunehmen. Je besser das möglich ist, um so weniger spezielle Übungen sind nötig. Die Übungselemente können in Teilen in jeder Sitzung enthalten sein.

- Dehnübungen verbessern die Beweglichkeit der Gelenke (Techniken; ☞ 2.2.4, 11.2.2). Geeignete Techniken sind „Längsdehnen" oder Reziproke Hemmung von z.B. Zehen- und Fußflexoren (Wadenmuskeln), dorsalen und ventralen Hüftadduktoren, Hüftextensoren, Hüftflexoren, ischiokruraler Muskulatur, Bauchmuskeln, Adduktoren und Innenrotatoren der Schultern, Finger-Handflexoren und Ellenbogenflexoren, HWS-Muskeln, dorsal und lateral
- angepaßte Dehnlagerungen (☞ 2.2.7). Auch bei diesen Übungen ist eine gewisse Individualisierung möglich. Die TeilnehmerInnen wählen die Übungen aus, bei denen sie ein deutliches „Dehnziehen" spüren
- Kräftigungsübungen für die Muskeln, die den Körper gegen die Schwerkraft in der AH halten. Die Muskeln arbeiten in Muskelketten zusammen, trainiert werden z.B. Fußheber und Pronatoren, Hüftflexoren-, -extensoren und -abduktoren, Rückenmuskeln, Bauchmuskeln (in Verlängerung) Außenrotatoren und Abduktoren der Schultern, HWS-Flexoren, Hand- u. Fingerext. Die Anzahl der Wiederholungen richtet sich individuell nach den Ausweichbewegungen
- Mobilisationsübungen verbessern Beweglichkeit und Koordination; z.B. hubfreie und hubarme Mobilisation der Wirbelsäule nach KLEIN-VOGELBACH (☞ 2.3.12)
- Entspannungsübungen senken den Muskeltonus, einsetzbar z.B. bei Streß. Günstig ist z.B. die Muskelrelaxation nach E. JACOBSON (☞ 2.3.11).

Information

In jeder Sitzung TeilnehmerInnen über Hintergründe von Rückenproblemen informieren. Das fördert die Selbstverantwortung und die Motivation eigenständig weiterzuarbeiten. Information kann in folgenden Bereichen vermittelt werden:

- Überblick über die Anatomie
- aufrechte und krumme Körperhaltung am 3-Zahnradmodell (☞ Abb. 2.31)
- Ursache von Rückenbeschwerden (☞ 2.2.6) oder anderen Beschwerden, die durch die krumme Körperhaltung erklärt werden können
- Beratung über Kleidung, Alltagsumgebung, Arbeitsplatzgestaltung (evtl. vor Ort) und Freizeit
- Beratung über Sportarten und deren „rückenfreundliche" Durchführung (☞ 2.2.6).

- Hilfsmittel zeigen und probieren, z.B. Sitzkeil zum Unterstützen der Beckenkippung bei Sitzen und arbeiten vorne/unten, Lordosekissen zum Unterstützen der Thoraxhebung und der Orientierung nach vorne, auch zum Autofahren; Sitz auf Pezziball
- Den Hintergrund zu den praktischen Übungsteilen (welche Ziele, welche Technik) erläutern
- Möglichkeiten von Schmerzlinderung und Schmerzbewältigung zusammenfassen und ergänzen (☞ 2.6, 2.7)
- psychische Komponente der Haltung mit einbeziehen; Haltungsänderung = Verhaltensänderung; die Haltung als Ausdruck der physischen Verfassung darf nicht unterschätzt werden, die AH vermittelt auch Selbstbewußtsein.

Als ergänzende Praxisteile mit Information
- Bewegungsausgleich: ausgleichende, entgegengesetzte Bewegungen bei monotonen Bewegungsabläufen in den Alltag einbauen, bevor es zu Zeichen der Überbelastung kommt (z.B. bei langem Schreiben: Finger strecken und spreizen, Dorsalextension der Hand, Supination, Ellbogenextension, Arme seitlich und nach cranial herausstrekken)
- Gangschule in der AH (☞ 2.2.6)
- entlastende Ausgangsstellungen (☞ 2.2.6, 2.2.7).

Literatur
BRÜGGER, A.: Gesunde Körperhaltung im Alltag, Verlag Dr, A. Brügger, Zürich, 1990
RIEDER, H.: Rückenschule interdisziplinär, Georg Thieme Verlag, Stuttgart, 1993
KAISSER, P.J.: Münchner Manual zur orthopädischen Rückenschule, Springer Verlag, 1990

2.3.21   Schaarschuch-Haase - Lösungstherapie

Viktor Kruft, Angela Debray

Körperwahrnehmungstherapie. Mitte des Jahrhunderts entwickelte ALICE SCHAARSCHUCH die sogenannte „Lösungs- und Atemtherapie", die später zusammen mit HEDI HAASE als Lösungstherapie fortgeführt wurde.

Indikationen und Kontraindikationen

Indikationen
Psychosomatische Erkrankungen; Körperwahrnehmungsstörungen; Konzentrationsstörungen; hypertone Muskulatur; Schmerzen; Bewegungseinschränkungen; Erkrankungen der inneren Organe (z.B. Atemwegserkrankungen, Herzerkrankungen, Obstipation, M. Crohn); neurologische Erkrankungen (z.B. M. Parkinson, ED). Psychosomatische Störungen, funktionelle art. Durchblutungsstörungen, Migräne.

Kontraindikationen
Das Spüren des Körperinnenraums, wie im ersten Übungsbeispiel beschrieben, kann bei bestimmten Psychoseformen zu starken Ängsten führen.

Ziele
- ökonomische Bewegungsabläufe
- psychische Ausgeglichenheit
- optimaler („gelöster") Muskeltonus
- optimale periphere Durchblutung

- Akzeptanz des Körpers bei Veränderungen, z.B. nach Ablatio mammae oder bei Anorexie
- verbesserte Körperwahrnehmung
- realistisches Körperbild
- ökonomische Atembewegungen („natürlicher Atem")
- Schmerzfreiheit
- Wohlbefinden.

▌ Behandlungsprinzip

Die Aufmerksamkeit des Pat. wird auf verschiedene Wahrnehmungen seines Körpers (="Tastarbeit") gelenkt. Der Pat. konzentriert sich dabei auf z.B.:
- „Körperräume": nicht nur tatsächlich vorhandene Körperräume wie z.B. Nasen-Rachen-Raum, Brustkorbraum, sondern auch z.B. Oberarm, Becken und „Körperhüllen" (= Körperoberflächen)
- den Spannungszustand der Muskulatur
- die Auflagefläche seines Körpers (z.B. in Rückenlage)
- die Abstände zur Unterlage
- die Temperatur
- die Atembewegungen.

▌ Behandlungstechniken

- Abhebeproben (s.u.)
- Dehnlagen, z.B. Drehdehnlagen, Mond-Sichellage (☞ 2.2.7)
- Packegriffe (großflächiges Abheben einer Hautfalte mit beiden Händen).

Jede Behandlung enthält Wahrnehmungsaufträge für Pat.: Vergleich beider Körperhälften oder Vergleich vor und nach einer der genannten Techniken.

Übungsbeispiele

Abhebeproben des Armes
ASTE Rückenlage (auf einer Therapiebank), die Arme liegen neben dem Rumpf. Die TherapeutIn steht neben der Bank

- Mit einer Hand das Handgelenk des Liegenden untergreifen, verweilen
- Die zweite Hand unter den Oberarm dicht an Ellenbogen legen, verweilen
- Mit beiden Händen gleichmäßig und ruhig den Arm 1–2 cm abheben, den Arm in die Abd. bewegen, wieder absenken, verweilen
- Übung wiederholen
- Die Übung endet in der Ausgangsstellung. Bei liegendem Arm zweite Hand nach außen, erste Hand nach kaudal herausziehen
- Nachspüren lassen.
- ! Bei zunehmender Spannung auf dem Bewegungsweg etwas zurückgehen, neu ansetzen; ggf. langsamer arbeiten.

Schnelles Lagern (Bsp. obere Extremität)
ASTE wie bei Abhebeproben.
- beide Hände unter das Schulterblatt legen, verweilen
- Schulterblatt heben und senken, verweilen
- kaudale Hand auf die Schulter legen
- beide Hände ruhig und gleichmäßig den Arm entlang abwärts streichen

- zum Schluß flächig und sehr langsam Handrücken und -innenfläche ausstreichen
- anderen Arm entsprechend behandeln.

Tastarbeit der Atmung
Entspannte Ausgangsstellung.
- Der Pat. bekommt Wahrnehmungsaufträge:
  – Wo spüre ich Atembewegung?
  – Wie schnell ist der Atemrhythmus?
  – Wo ist die meiste Bewegung zu spüren?
  – Wie groß ist sie am Brustbein, am Bauch, in der Leistengegend usw.?
  – Kann ich der Bewegung zuschauen, ohne sie willentlich zu verändern?

Literatur
HAASE, H.: Lösungstherapie in der Physiotherapie. Pflaumverlag, München 1985
SCHAARSCHUCH, A.: Der atmende Mensch. Lorber & Turm Verlag, Bietigheim 1995

2.3.22   Schlingentisch (ST)

Werner Wenk

Der Schlingentisch ist eine Gerätekonstruktion, in der ein Pat. die Schwerelosigkeit am ganzen Körper oder an einzelnen Körperteilen erfahren kann.

Dazu werden einzelne Körperteile mit Hilfe von speziellen Seilzügen und Schlingen aufgehängt. Die Seilzüge sind so konstruiert, daß sie höhenverstellbar sind und das daran hängende Gewicht des Körperteils beim Hochziehen halbieren (☞ Abb. 2.45).

Indikationen und Kontraindikationen

Indikationen
Generell können alle Erkrankungen aus dem Bereich der Orthopädie, Chirurgie und Neurologie mit dem Schlingentisch behandelt werden. Die Methode ist besonders geeignet bei Pat. mit Koxarthrose, Gonarthrose, Periarthritis humeroscapularis, Ischialgie, Lumbalgie, HWS-Syndrom, Zervikobrachialgie, peripheren Paresen, Plexusparesen, Muskeldystrophien, M. Scheuermann, M. Bechterew, Querschnittlähmung

Kontraindikationen
Großflächige Hautverletzungen, Verbrennungen oder Ekzeme. Speziell bei der Ganzaufhängung: Kreislaufinsuffizienz und Schwindel. Unkooperative Pat. (bedingt).

Ziele

- Kräftigung gelähmter Muskeln bis Status 2 in axialen Aufhängungen
- Trainingstherapie mit Gewichten oder Expandern
- Traktion von Gelenken mit Gewichten oder Expandern
- gezielte Extensionen der Wirbelsäule
- Muskeldehnung
- Stabilisierung von Gelenken oder Wirbelsäulenabschnitten
- Koordinationstraining in axialen Aufhängungen
- Mobilisation von Gelenken in axialen Aufhängungen
- Lagerung zur Entlastung oder Mobilisation von Gelenken oder zur Muskeldehnung
- Entspannung in stabilen Mehrpunktaufhängungen
- Fixation zur Vermeidung von Ausweichbewegungen

- Bewegungserleichterung: Pat. kann unter Abnahme der Eigenschwere und ohne Reibungswiderstand Bewegungen ausführen, die aufgrund von Schmerzen (Trauma, Arthrose) oder aufgrund von Muskelschwächen (Lähmungen, Muskeldystrophien) sonst nicht möglich wären. Zur Anwendung kommen hier die axiale Einpunkt- oder axiale Mehrpunktaufhängung (s.u.).

2

Grundlagen

Die Arbeit im Schlingentisch erfordert detaillierte Kenntnisse über die Wirkung der Aufhängepunkte. Je nach Lage der Aufhängepunkte können Bewegungen erleichtert oder erschwert, Zug oder Druck auf ein Gelenk gegeben, Muskeln gedehnt oder gekräftigt werden.

Vorteile

Der Einsatz von Expandern und Gewichten ermöglicht eine intensivere Kräftigung, Dehnung oder Traktion.

- Exaktes Arbeiten: Durch die Bindung an eine horizontale Bewegungsebene bei einer axialen Aufhängung können Bewegungen selektiv geübt, Ausweichbewegungen schnell erkannt und wirkungsvoll verhindert werden
- Arbeitserleichterung: Th. braucht die entsprechenden Körperteile des Pat. nicht zu halten und hat die Hände frei für andere Aktivitäten, z.B. Tasten, Fixieren, Widerstandgeben, Massieren oder Hautreize setzen
- Kraftersparnis: Den benötigten Kraftaufwand für Muskelkräftigung, Traktion oder Muskeldehnung übernehmen ganz oder teilweise die Züge, Expander oder Gewichte. So braucht z.B. bei einer Dehnung der ischiokruralen Muskulatur die TherapeutIn nicht ständig das zu dehnende Bein zu halten oder bei der Antagonistenermüdung den Widerstand zu geben. Diese Funktionen kann der Schlingentisch übernehmen
- Zeitersparnis: Mehrere Therapieformen können im Schlingentisch miteinander kombiniert werden. Statt nacheinander wird gleichzeitig appliziert: unter einer Traktion mit Gewichten kann z.B. gleichzeitig Fango oder Elektrotherapie angewandt werden
- „Therapie ohne TherapeutIn": Pat. kann im Schlingentisch nach vorheriger Anleitung eigenständig aktiv üben, Muskeln können gedehnt, Gelenke trahiert oder entlastend gelagert werden.

Gerätetypen

Ein Schlingentisch besteht aus einem Rahmengestell aus Metall, welches mit zahlreichen Ösen versehen ist. An diesen Ösen können über Seilzüge Körperteile aufgehängt oder fixiert werden. Ein Standschlingentisch besteht in der Regel aus einem Deckenteil, an dem man den Pat. aufhängen kann und aus zwei Seitenteilen, die zum Fixieren von Körperteilen dienen.

Je nach Anwendungsbereich Unterscheidung in
- Standtyp: steht mit vier Stützen auf dem Boden und kann dort fixiert werden
- Deckentyp: wird an der Decke fixiert, um möglichst viel Bewegungsfreiheit zu gewährleisten
- Bettentyp: um bettlägerige Pat. auf Station zu behandeln.

Zubehör
Schlingen. Für jeden Körperteil gibt es die entsprechende Schlinge. Zu einem kompletten Set gehören: 1 Kopfschlinge, 1 Brustkorbschlinge, 4 Arm/Beinschlingen, 1 Beckenschlinge, 2 Fußschlingen und 2 Handschlingen.

Seilzüge. Damit kann man den Pat. hochziehen und ablassen, aber auch fixieren. Ein komplettes Set sollte 16 Seilzüge enthalten.

Sonderzubehör. Z.B. Fixier- und Traktionsgurte, Umlenkrollen, Gewichte oder Expander zum Muskeltraining oder für Traktionen, Traktionsmanschetten für Hand und Fuß, Unterlagerungskissen für Wirbelsäulenbehandlung.

▌ Aufhängeformen

Teilaufhängung
Es werden einzelne Körperteile aufgehängt, z.b. ein Arm, ein Bein, zwei Beine, Becken und Beine, Kopf und Arme. Hierbei gibt es immer ein punctum mobile (aufgehängter Körperteil) und ein punctum fixum (Körperteil, der nicht aufgehängt ist und auf der Bank liegt). Gebräuchliche Teilaufhängungen:

Extremitätenaufhängungen
- Bein-, Armaufhängung in Rückenlage, Seitenlage und Bauchlage.
- seitliche Arm-Beinaufhängung in Seitenlage.

Wirbelsäulenaufhängungen
- Kopfaufhängung (HWS) in Rückenlage
- Oberkörperaufhängung in Rücken- und Bauchlage (BWS): beide Arme, der Kopf und der Oberkörper werden aufgehängt (Aufhängepunkt Th6)
- Becken-Beinaufhängung in Rücken-, Seit- und Bauchlage: Becken und beide Beine werden aufgehängt. Aufhängepunkt über L3 (Bauchnabel)
- Sitzaufhängung für die ges. Wirbelsäule: in der Sitzaufhängung werden nur beide Arme aufgehängt, Pat. sitzt auf einem Hocker (Aufhängepunkt über dem Kopf).

Ganzaufhängung
Der ganze Körper wird aufgehängt und schwebt in der Luft. Er besitzt keinen Fixpunkt mehr. Diese Aufhängeart dient der Behandlung von Wirbelsäule und Extremitäten gleichzeitig, da hierbei immer der ganze Körper reagieren muß. Wird z.B. ein Pat., der in Rückenlage komplett aufgehängt ist, von den Füßen her aus dem Lot verschoben, müssen nicht nur die Beine Stützarbeit verrichten, sondern auch der Rumpf muß stabilisiert werden. Nebenbei wird durch die Lotverschiebung der Kreislauf trainiert und über eine vermehrte Knochenbelastung einer Inaktivitätsosteoporose vorgebeugt.

Aufhängetypen
Einpunktaufhängung
Bei einer Einpunktaufhängung werden alle Züge in einer Öse des Schlingentisches aufgehängt. Einpunktaufhängungen sind in der Regel mobil.

- Typ. Anwendungsbeispiel einer Einpunktaufhängung ist die axiale Aufhängung: Der Aufhängepunkt befindet sich senkrecht über dem Gelenk, das therapeutisch beeinflußt werden soll. Die Bewegungen in diesem Gelenk können dann hubfrei, d.h. ohne Schwerkrafteinfluß durchgeführt werden

2

• Indikationsbeispiele für die axiale Aufhängung: zur Muskelkräftigung bei peripheren Lähmungen, Muskeldystrophien, Multiple Sklerose, schlaffe Hemiplegien, zur Mobilisation bei Kontrakturen, zur Stabilisierung bei Instabilitäten (z.B. Spondylolisthesis, Schleudertraumen, Luxation, ligamentärer Insuffizienz).

! Eine axiale Aufhängung übt immer Druck auf das bewegte Gelenk oder den bewegten Wirbelsäulenabschnitt aus, so daß diese Aufhängung bei Arthrosen oder Bandscheibenpatienten nicht geeignet ist.

Mehrpunktaufhängung
Jeder Zug und jede Schlinge besitzt ihren eigenen Aufhängepunkt. Mehrpunktaufhängungen sind stabil.

• Typisches Anwendungsbeispiel einer Einpunktaufhängung ist die neutrale Aufhängung. Bei dieser Aufhängeform liegen die Aufhängepunkte senkrecht über den Schlingen, so daß weder Zug noch Druck auf ein Gelenk oder auf die Wirbelsäule übertragen werden

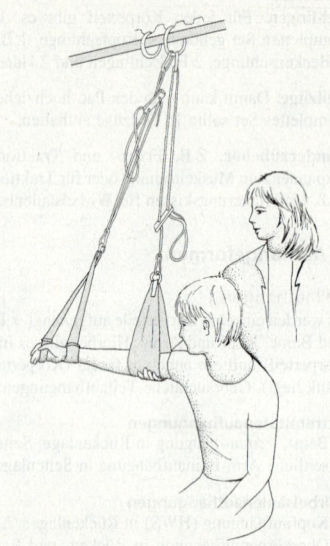

Abb. 2.45: Axiale Aufhängung über dem Ellenbogengelenk [A300–157]

• Indikationsbeispiele für die neutrale Aufhängung: stabile Traktionen von Gelenken und der Wirbelsäule, zur Entspannung und zur entlastenden Lagerung, z.B. bei arthrotischen oder rheumatischen Gelenken.
• Nachteil: fehlende Mobilität. In dieser Aufhängung kann nur gegen die Schwerkraft bewegt werden.

Axiale Mehrpunktaufhängung
Neuer Aufhängetyp, der die Vorteile der axialen und neutralen Aufhängung vereint, deren Nachteile aber beseitigt und horizontale Bewegungen ohne Druck ermöglicht. Dieser Aufhängetyp ist nur mit einem speziellem Zusatzgerät, dem Dekompressionsstab, zu verwirklichen (☞ Literatur).

Therapiemöglichkeiten - Axiale Aufhängung

Kräftigung
Pendeln, Pendeln mit Zielangabe, Halten, Pendeln mit Halten am Bewegungsende, Führungswiderstand, konzentrischer, exzentrischer angepaßter Widerstand, Haltewiderstand, verhinderte Bewegung, Bewegen gegen gedachten Widerstand, Bewegen gegen einen Gewichts- oder Expanderzug.

Dekontraktionstechniken
Mobilisation einer myogenen Kontraktur:
• Antagonistenermüden durch konzentrische, exzentrische oder stat. Muskelarbeit

- reziproke Hemmung durch konzentrische, exzentrische oder statische Arbeit der agonistischen Muskulatur (Muskeln, welche die gewünschte Bewegung ausführen)
- passive Muskellängsdehnung (Hemmung der Muskelspannung durch Aktivierung der Sehnenspindeln)
- Muskelquerdehnung, Eis- oder Fangoapplikation auf dem kontrakten Muskel.

Schmerzlinderung
Entlastende Lagerung oder durch Traktionen in einer neutralen, distalen oder axialen Mehrpunktaufhängung.

Muskeldehnungen
Sie lassen sich am besten in Dehnlagerungen durchführen. Die betreffende Extremität wird mit Zügen am Schlingentisch so fixiert, daß der verkürzte Muskel ständig in gedehnter Position bleibt. Zur Vermeidung von Muskelfaserrissen soll der verkürzte Muskel vor der Dehnung durch aktive Arbeit aufgewärmt werden. Die fixierenden Züge müssen sich im rechten Winkel zur dehnenden Extremität befinden. Ausweichbewegungen werden durch zusätzliche Schlingen oder Fixationsgurte verhindert.

! Bei kapsulärer Kontraktur können in axialen oder auch neutralen Aufhängungen Gleitmobilisationen nach den Regeln der Manuellen Therapie (☞ 2.3.16) durchgeführt werden.

Tips & Fallen
- Der gewählte Aufhängetyp ist abhängig vom Therapieziel. Bei der Mobilisierung und der Stabilisierung eines Gelenkes oder eines Wirbelsäulenabschnittes wird eine Einpunktaufhängung gewählt. Die Mobilität stellt hohe Anforderungen an die Stabilisierung
- Bei dem Therapieziel Entspannung (in einer entlastenden Position) ist die stabilisierende Mehrpunktaufhängung auszuwählen
- Für spezielle Therapieziele können die Aufhängepunkte weiter variiert werden → proximale, distale und divergierende Aufhängung.

Literatur
FIRNISS, M.: Propädeutik der neurophysiologischen Schlingentischtherapie. Firniss, Neuenbürg 1989
LILIENFEIN, W.: Funktionelle Schlingentisch-Therapie in der Praxis. (Bd. I: Lendenwirbelsäule, Hüfte. 1993, Bd. II: Knie, Fuß. 1994) Gustav Fischer Verlag
WENK, W.: Der Schlingentisch in Praxis und Unterricht, Pflaum, München 1989

Information
Die Technik der Schlingentisch-Therapie kann in speziellen Kursen erlernt werden (Adressen von Fortbildungsinstituten in den Fachzeitschriften).

2.3.23   Schroth – Dreidimensionale Skoliosetherapie ────

Annette Jenner-Kief

Ausgehend von der Anatomie der Wirbelsäule teilt K. SCHROTH den Rumpf in 3 physiologischerweise rechteckige Blöcke ein. Bei einer Seitverschiebung der Wirbelsäule (Skoliose) sind sie trapez- bis keilförmig.

Diese pathologischen Keile (☞ Abb. 2.46) werden unterteilt in:
- Sagittalebene: Hals-Schulter-Keil, Brust-Rippen-Keil, Lenden-Becken-Keil

• Frontalebene: lateraler Hals-Schulter-Keil, lateraler Brust-Rippen-Keil, lateraler Lenden-Becken-Keil.

Bei einer Skoliose verschieben sich die Keile so gegeneinander, daß das Lot insgesamt gewahrt bleibt. Zusätzlich zur Keilbildung kommt es zu einer Rotation der Wirbelkörper, so daß ein Rippenbuckel oder Lendenwulst entstehen. Durch Rotation und Keilbildung entsteht eine Höhenminderung der Wirbelsäule mit Einschränkung der Rippenbeweglichkeit. Beides führt zu einer Behinderung der Atembewegung und einer Reduktion des Atemvolumens.

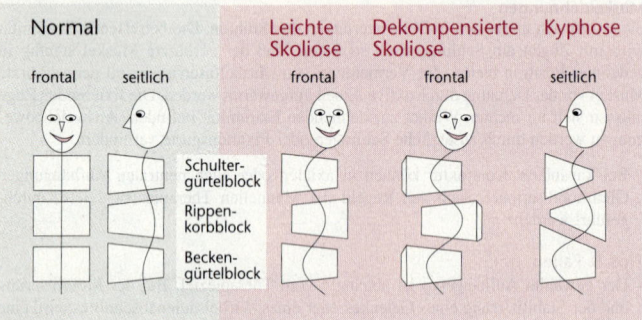

Abb. 2.46: Die Blöcke der Wirbelsäule beim Gesunden, bei Skoliose und Kyphose [A300–157]

Indikation
Jede Art von Fehlhaltungen und Skoliosen bei Kindern und Erwachsenen.

Ziel
Haltungskorrektur und Vergrößerung des Atemvolumens durch mechanische Gegendrehung der verschobenen Wirbelsäulenabschnitte.

▌ Durchführung

Die Übungen werden an der Sprossenwand, mit Stuhl und Tisch, am Boden oder evtl. mit Hilfsmitteln wie Stab und Thera-Band ausgeführt. Die Korrekturrichtung kann durch manuellen Gegendruck von TherapeutIn oder Pat. bewußt gemacht werden. Im Behandlungsaufbau sollen alle 4 Arten von Übungen enthalten sein. Zwischen den einzelnen Korrekturübungen erfolgen zur Entspannung in dehnenden ASTE Atemübungen. Dabei soll bewußt in die verkürzte Seite geatmet werden.

• Hangübungen an der Sprossenwand: Im Hang an der Sprossenwand werden verschiedene Bewegungen ausgeführt (z.B. Pendeln der Beine, Spreizhang, Radfahren). Schwerkraft und aktive Muskelspannung wirken zusammen
• Mobilisationsübungen: Durch wenig kraftaufwendige, dehnende Übungen, z.B. aus dem Vierfüßlerstand, soll die Beweglichkeit der Wirbelsäule verbessert werden

- Formungsübungen: Durch aktive Muskelspannung korrigierende Übungen, z.B. aus dem Sitz, dem Überhang, der Seitenlage. In Korrekturstellung wird die „Dreh-Winkel-Atmung" (verstärkte Atembewegung in verkürzte Brustkorbabschnitte) geübt
- Kräftigungsübungen mit Streckung: Isometrische Übungen, die in korrigierter Stellung die Muskulatur kräftigen sollen, um die Stellung dauerhaft halten zu können.

Übungsbeispiel
ASTE: Kniestand, Arme gestreckt und schulterbreit auseinander, Hände am Boden, Kopf in Verlängerung der Wirbelsäule, bei Hohlkreuz das Becken etwas nach hinten verlagern.

- Bewegung: Sternum wird nach rechts und links gezogen und dem Boden genähert
- Hilfen:
  - Unterlagerung der betroffenen Seite
  - Th. fixiert mit den Unterschenkeln das Becken des Pat. und zieht den Oberkörper nach kaudal, Hände auf den Rippenbuckeln
  - evtl. passive Gegendrehung des Rippenbuckel und Dehnung der konkaven Seite
  - Th. schiebt mit ihren Daumen paravertebral die Wirbelkörper nach kaudal
- Aus der korrigierten Stellung erfolgt eine isometrische Spannung beider Hände in den Boden, Zug des Kopfes in Verlängerung der Wirbelsäule.

Literatur
LEHNERT-SCHROTH, C.: Dreidimensionale Skoliosebehandlung. Gustav Fischer Verlag, Stuttgart 1997

2.3.24   Therapeutisches Reiten

Astrid Frank

„Therapeutisches Reiten" beinhaltet drei unabhängige Arbeitsbereiche, die sich jedoch teilweise überschneiden:
- Hippotherapie
- heilpädagogisches Reiten und heilpädagoisches Voltigieren
- Behindertenreiten und -voltigieren.

▌ Hippotherapie
Durchführung von PhysiotherapeutInnen mit entsprechender Zusatzausbildung; das Pferd wird als „lebendes Übungsgerät" eingesetzt. Pat. reagiert auf die dreidimensionalen Schwingungen des Pferderückens in der Gangart Schritt. Es kommt zur Rotation, Lateralflexion und Extensions-/Flexionsbewegung im Becken; Bewegungen, die auch beim normalen Gehen im Rumpf auftreten. Auch andere Impulse können ausgenutzt werden, z.B. Tempo-Variationen, gebogene Linien, Seitgänge, Schritt-Halt. Auf diese Impulse hin, kommt es zur Normalisierung des Muskeltonus, Förderung der Rumpf- und Kopfkontrolle, Verbesserung des Gleichgewichts und zur Schulung des Bewegungsgefühls (der Rumpf reagiert wie beim Gehen). Besondere Übungen sind nicht erforderlich.

Ziele und Behandlungsbeispiel
Pat. mit spastischer Hemiplegie rechts
- normaler Muskeltonus: ruhiger, eher langsamer Schritt mit nicht allzu großen Schwingungen (evtl. Pferd danach aussuchen); langsamer Richtungswechsel

- verbessertes Gleichgewicht: Schritt auf gebogenen Linien, plegische Seite innen (mehr Belastung auf dieser Seite); z.B. „Zirkel" rechte Hand, keine engen Bögen
- verbesserte Rumpfkontrolle (Symmetrie): Seitengänge (Weiten und betonte Belastung auf der plegischen Seite); z.B. „dem linken Schenkel weichen lassen"
- ! Bei allen Maßnahmen beobachten, ob die Pat. entsprechend reagieren.
- Die Behandlungszeit beträgt ca. 15–20 Min.

Indikationen (ohne Begrenzung des Lebensalters)

Zerebrale Bewegungsstörungen unabhängig von Ursache und Schweregrad (Ataxien, Athetosen, Hemiplegien), Encephalitis dissiminata (ED), Spina bifida-Syndrom, Torticollis spasticus, Dysmelien, Haltungsschäden, WS-Syndrome.

Kontraindikationen

Kardiale Dekompensation, Anfallsleiden, Pferdehaarallergie, -phobie, Encephalitis dissiminata (akuter Schub), Skoliose dritten Grades.

▌ Heilpädagogisches Reiten und Heilpädagogisches Voltigieren

Einsatz des Pferdes zum Reiten oder Voltigieren (meist in Gruppen) im Rahmen heilpädagogischer Förderung verhaltensauffälliger oder intelligenzgeminderter Kinder und Jugendlicher, durchgeführt von pädagogischer Fachkraft mit Zusatzausbildung.

▌ Behindertenreiten und -voltigieren

Reiten und Voltigieren als Behindertensport in Gruppen; Maßnahme der körperlichen und psychosozialen Rehabilitation, durchgeführt von reiterlich geschulten Fachkräften mit Zusatzausbildung.

Literatur

C. HEIPERTZ-HENGST, A. KRÖGER, W. KUPRIAN und U. ZINKE: Therapeutisches Reiten - Medizin, Pädagogik, Sport. Frankh'sche Verlagsbuchhandlung, 1977
J. STRAUSS: Hippotherapie, Hippokrates Verlag, Stuttgart, 2.Aufl. 1995

2.3.25 Vojta

Annette Jenner-Kief

Neurophysiologisch orientiertes Bahnungssystem zur Wiederherstellung angeborener physiologischer Bewegungsmuster, die durch frühkindliche Hirnschäden in ihrer Entwicklung blockiert oder durch Traumata verlorengegangen sind. Die auch als *Reflexlokomotion* bezeichnete Methode wird hauptsächlich zur Prophylaxe und Behandlung kindlicher neurolog. Bewegungsstörungen und orthopäd. Fehlhaltungen eingesetzt.

Indikationen

- Kinder: ICP, zentrale Koordinationsstörungen, Spina bifida, Prävention von Haltungsstörungen und -asymmetrien, Schiefhals, Plexusparesen, Hüftdysplasie, Fußfehlstellungen
- Erwachsene: neurologische Erkrankung (z.B. Poliomyelitis, Querschnitt, ED, Hirntrauma), orthopädische und chirurgische Erkr. mit neuromuskulären Störungen.

Ziele
- Bahnung physiologischer Bewegungsabläufe, bevor sie von der pathologischen Entwicklung mit ihren Ersatzmustern verhindert werden. Dadurch kann eine drohende „spastische Entwicklung" bei Säuglingen aufgehalten sowie bereits bestehende pathologische Bewegungsmuster bei älteren Pat. umgebahnt werden
- Einbettung von Muskeln, die bisher in einem pathologischen Ersatzmuster oder gar nicht gearbeitet haben, in physiologische Bewegungsketten
- Globale Körperhaltungsveränderung durch Auslösen der beiden komplexen reflektorischen Bewegungsfolgen „Reflexkriechen" und „Reflexumdrehen". Im einzelnen kommt es dabei zu verbesserter Schwerpunktverlagerung, Aufrichtung, Gleichgewichtssteuerung und besser koordinierter Körperhaltung
- Beeinflussung vegetativer Funktionen und der Atmung, besonders in der Frühgeborenen-Behandlung.

▌ Grundlagen

Reflexfortbewegung

Die Vojta-Methode baut auf dem Prinzip der Reflexfortbewegung auf: durch Druck auf bestimmte Körperpunkte („Auslösezonen") lassen sich reflektorisch Bewegungen auslösen, die in der normalen motorischen Entwicklung erst in einem späteren Stadium auftreten (z.B. das Umdrehen). Pathologische Haltungs- und Bewegungsmuster können so korrigiert werden. VOJTA nutzt insbesondere zwei haltungskorrigierende Bahnungssysteme: das „Reflexkriechen" und das „Reflexumdrehen" (s.u.).

Auslösezonen

Vojta definiert 20 Auslösezonen, die in Haupt- und Nebenzonen unterteilt werden. Die Hauptzonen liegen an den Extremitäten (→ „Periostreize"), die Nebenzonen am Rumpf (→ „Muskelreize"). In der Regel löst die Reizung einer einzigen Zone das gesamte Reflexmuster aus. Zusätzlich zur motorischen kommt es zu starken vegetativen Reaktionen (z.B. Hautrötung, Schweißbildung) über der betroffenen Muskulatur.

▌ Durchführung

Die Übungsprogramme müssen möglichst regelmäßig (z.B. von den Eltern) durchgeführt werden → Motivation und Schulung der Eltern ist der wesentliche Faktor für den Erfolg der Therapie!

Wichtig ist, daß frühzeitig mit der Therapie, möglichst vor 12. Mon. begonnen wird. Mit der leichtesten Übung anfangen, z.B. Reflexumdrehen I. Phase. Die Ausführung der Reflexbewegungen erfolgt größtenteils isometrisch.

- Vordehnung der Muskulatur durch genau definierte Ausgangsstellungen, evtl. unter zusätzlichem Dehnreiz durch TherapeutIn
- evtl. Unterlagerung der Pat., wenn ASTE nicht eingenommen werden kann
- Beste Auslösezone für die gewünschte Reaktion suchen: die beste Zone ist dann gefunden, wenn die Reflexbewegung optimal auslösbar ist
- Die durch propriozeptive Reize an bestimmten Körperzonen ausgelösten Reflexbewegungen münden in definierte Endstellungen.

! Bisweilen ruft erst die gleichzeitige Reizung mehrerer Reizpunkte durch zeitliche und räumliche Summation eine Erfolgsreaktion hervor.

Die einzelnen Gelenkbewegungen, aus denen sich die Reflexbewegung zusammensetzt, werden hier als „Zugrichtung" beschrieben

„Reflexkriechen"
ASTE: Bauchlage, Kopf 30° gedreht, „Gesichtsarm" über den Kopf gehoben, die Hand um ein Holz gefaustet. „Gesichtsbein" leicht gebeugt außenrotiert, „Hinterhauptsarm" innenrotiert neben dem Körper mit geöffneter Hand, „Hinterhauptsbein" leicht gebeugt außenrotiert.

Auslösezonen (☞ Abb. 2.47)
- „Gesichtsseite": Ellbogen, Skapula, Becken, Knie
- „Hinterhauptsseite": Akromion, Rumpfzone (Brustkorb), M. glutaeus medius, Ferse.

Zugrichtung
- Kopf in Verlängerung der Wirbelsäule
- „Gesichtsseite": Ellbogenflexion mit Pronation, Innenrotation der Schulter, Skapula an die WS, Hüftflexion mit Außenrotation, Knieflexion, Dorsalextension und Pronation des Fußes
- „Hinterhauptsseite": Ellenbogenflexion mit Supination, Außenrotation der Schulter, Hüftextension mit IR, Kniestreckung, Dorsalextension und Pronation des Fußes.

Bei Wechsel der Auslösezonen von der „Gesichtsseite" zur „Hinterhauptseite" erfolgen reziproke Bewegungen (ähnlich der Fortbewegung).

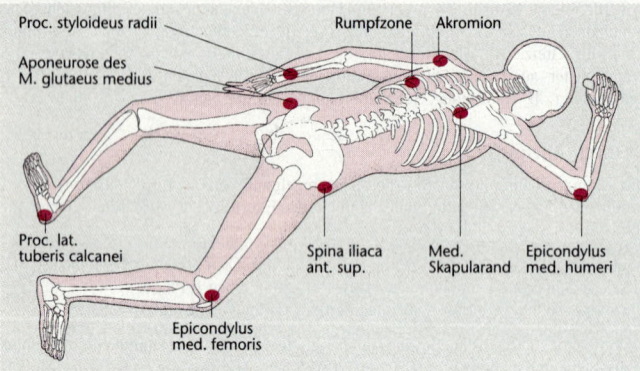

Abb. 2.47: Auslösezonen des „Reflexkriechens", dorsale Sicht [A300–157]

„Reflexumdrehen"
Je nach Indikation werden lediglich bestimmte Phasen des Gesamtablaufs im Übungsprogramm ausgeführt.

I. Phase
ASTE: Rückenlage, Kopf 30° gedreht, Arme liegen gestreckt und in Nullstellung neben dem Körper, Beine leicht abduziert gestreckt in Nullstellung.

Auslösezonen: Brustzone (Rippenbogen 6. Rippe), zusätzlich Widerstand am Kopf (Linea nuchae) und am Kinn.

Zugrichtung
! Bei Fazialisparese zusätzliche Zone am Kinn (Trigeminusaustrittspunkt).
• Kopf in Mittelstellung
• Schultergürtelrotation zum Hinterhauptsarm
• Beckenaufrichtung
• Beckenrotation zum Hinterhauptsbein
• Hüftflexion bis 90°
• Knieflexion bis 90°
• Füße in Dorsalextension, Pronation.

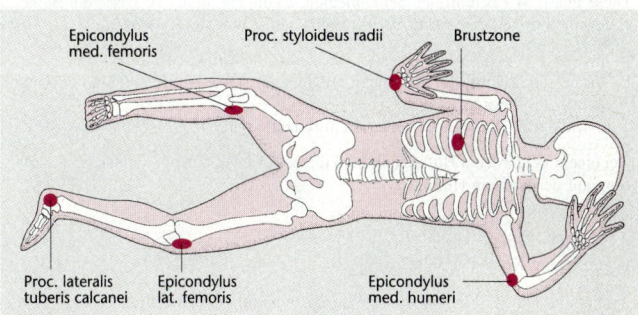

Abb. 2.48: Auslösezonen der zweiten Phase des „Reflexumdrehens", ventrale Sicht. [A300–157]

II. Phase
ASTE: Seitenlage, Kopf zum Boden gedreht, unterer Arm 90° zum Körper, unteres und oberes Bein in Hüfte und Knie 40° gebeugt, oberer Arm liegt gestreckt leicht innenrotiert auf dem Körper.

Auslösezonen (☞ Abb. 2.48)
• untere Seite: Ellbogen, Knie, Ferse
• obere Seite: Akromion, Skapula, Handwurzel, Brustzone, M. glutaeus medius, Knie.

Zugrichtung
• Kopf in Mittelstellung
• unterer Arm: Skapula an die WS, Schulterretraktion mit Außenrotation, Ellbogenflexion, Handöffnung
• unteres Bein: Hüftstreckung mit Abduktion, Kniestreckung, Fuß wie bei I. Phase
• oberer Arm: Schulter flektiert, abduziert, außenrotiert, Ellbogen gestreckt, supiniert, Handgelenk in Dorsalextension und Dorsalduktion

2

- oberes Bein: Hüftbeugung mit Abduktion und Außenrotation, Kniebeugung bis 80°, Fuß in Nullstellung, Zehen geöffnet
- ! Die Fußreaktion (ab 6. Mon.) kann dadurch verbessert werden, daß der obere Fuß vor dem unteren Knie aufgestellt wird. Dabei ist der Kalkaneus der Auslösepunkt.

III. Phase
ASTE: wie II. Phase, aber Hüft- und Kniegelenke 90° flektiert.

Auslösezonen
- untere Seite: Skapula, Knieaußenseite
- obere Seite: Akromion, Knieinnenseite.

Zugrichtung: wie bei II. Phase, aber Reaktion beider Beine entspr. oberem Bein.

 Tips & Fallen
- Beinreaktion wird verstärkt, wenn die Beine von der TherapeutIn in der ASTE gehalten werden → gute Aufrichtung der unteren LWS.
- Diese Phase ist z.B. hilfreich bei Diplegien, da die Pat. in der II. Phase die Beine in Extension bringen. Vorsicht bei Hüftproblemen!

IV. Phase
Z.B. zur besseren Hüftdifferenzierung bei Diplegien. Gute Aufrichtung in der unteren LWS z.B. bei Skoliose.
ASTE: wie bei II. Phase, aber oberes Bein in Hüfte und Knie 90° flektiert.

! Bei einem gefährdeten Hüftgelenk muß die betroffene Seite unten liegen (d.h. Lagerung auf der kranken Hüfte).

Auslösezonen
- oberes Bein: Knieinnenseite
- unteres Bein: Knieaußenseite.

Zugrichtung: beide Hüftgelenke in Flexion, Abduktion und Außenrotation.

Tips für Eltern
- Je selbstverständlicher und konsequenter die Therapie durchgeführt wird, desto weniger schreien die Kinder
- Zu Beginn nach Zeiten arbeiten, je Übung und Seite 1/2–1 min, 3 x tägl. Spielt das Kind nach ca. 2 Mon. beim Üben „toter Mann", trotzdem weiterüben
- Keine Machtkämpfe mit dem Kind ausfechten, Übung lieber neu beginnen
- Nie beim stärksten Brüllen mit einer Übung aufhören.

Selbsthilfeprogramm
Z.B. für ältere Kinder mit nachlassender Motivation.
- „Reflexkriechen": Päckchensitz auf der Bank, oder am Boden mit Rolle unter den Füßen, ASTE s.o., Hinterhauptsarm über die Seite bis Schulterhöhe hin- und herbewegen. Gedachter Widerstand am Processus styloideus
- „Reflexumdrehen" I. Phase: Aus Rückenlage selbst mit dem Daumenballen die Brustzone reizen.

Literatur
VOJTA, V., PETERS, A.: Das Vojta-Prinzip. Springer Verlag, Heidelberg 1997

2.4   Massagetherapie

Bernard Kolster, Jürgen Rohde, Victor Kruft

2.4.1   Grundlagen der Massagetherapie

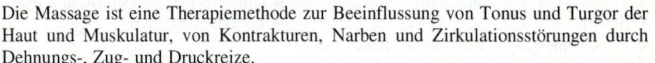

Die Massage ist eine Therapiemethode zur Beeinflussung von Tonus und Turgor der Haut und Muskulatur, von Kontrakturen, Narben und Zirkulationsstörungen durch Dehnungs-, Zug- und Druckreize.

Massagen werden auf Rezept verordnet. Aus diesem müssen hervorgehen: therapiebezogene Diagnose, Art und Lokalisation der Massage, Anzahl und Zeitraum sowie für die Behandlung wichtige Hinweise.

Allgemeine Massagewirkungen

- Steigerung der örtlichen Durchblutung
- Entstauung des Venen- und Lymphbereichs
- Regulierung des Muskeltonus
- Entspannung der Muskulatur bei Hartspann
- Lösung von Narben und Gewebsverklebungen, die weniger als 1 J. bestehen
- Verbesserung von Trophik und Turgor von Haut und Bindegewebe
- Schmerzlinderung
- Wirkung über Reflexbögen auf innere Organe
- Eutonisierung und Stabilisierung des Vegetativums
- psychische Entspannung.

2.4.2   Klassische Massage

Seit dem Altertum gebräuchliche Massage, die mit den „klassischen" Grifftechniken arbeitet.

Als Vorbereitung zur physiotherapeutischen Behandlung kann Massage in Kombination mit Hitze, Kälte, BGM oder Musik angewandt werden. Unterschieden werden Ganzkörper- und Teilmassagen. Zu den Teilmassagen gehören Rückenmassage, Schulter- und Nackenmassage, Armmassage, Beinmassage, Beckenmassage, Bauchmassage und Brustkorbmassage, Hand- und Fußmassage, Gesichts- und Kopfmassage.

Indikationen und Kontraindikationen

Indikationen
- Erkrankungen des Bewegungsapparates: WS-Syndrome, Arthrosen, rheumatische Erkrankungen, posttraumatisch
- Erkr. der Haut, reflektorische Verspannungen auf Grund von Erkr. innerer Organe
- Erkrankungen der inneren Organe; Atemwegserkrankungen; Gefäßerkrankungen (z.B. funktionelle art. Durchblutungsstörungen, Arteriosklerose); Erkrankungen der Verdauungsorgane, z.B. Obstipation, funktionelle Leber-Galle-Störungen; Erkrankungen im Urogenitalbereich, z.B. Entzündungen, klimakterische Beschwerden, Amenorrhoe, Dysmenorrhoe

2

- neurologische Störungen, z.B. Paresen, Spastik, Neuralgien, Sensibilitätsstörungen, ED, M. Parkinson
- allgemeine Überbelastung (Streß); psychische Störungen; psychosomatische Störungen, z.B. funktionelle Hypertonie und funktionelle Herzunregelmäßigkeiten; Körperwahrnehmungsstörungen.

Kontraindikationen

- lokale Entzündungen von Haut, Unterhaut und Muskulatur, z.B. Thrombophlebitis, Lymphangitis, Myositis → Verstärkung möglich
- Tumore, bes. bei Malignomen Anregung des Wachstums und Metastasierung mögl.
- fieberhafte Erkrankungen (weitere Temperaturerhöhung möglich)
- Blutungsneigung (Antikoagulantientherapie)
- Kreislaufdekompensation, schlechter Allgemeinzustand, frischer Herzinfarkt (kardiale Überlastung durch Volumenmobilisierung möglich)
- sympathische Reflexdystrophie (M. Sudeck)
- art. Verschluß (im Verschlußgebiet); schwere Arteriosklerose (O_2-Mangel durch vermehrten Bedarf); Emboliegefahr.

▌ Durchführung

Dosierung

Faustregel: so stark wie nötig, um den gewünschten Behandlungserfolg zu erzielen und so schwach wie möglich, um Unverträglichkeitsreaktionen zu vermeiden und im Hinblick auf eine ökonomische Arbeitsweise.

- Massagedauer: i.d.R. 12–15 Min. bei Teilmassage; 15–25 Min. bei Ganzkörpermassage
- normalerweise 6–12 Massagen, 2–3 x/Wo. als Serie.

Aufbau einer Massagebehandlung

- Beginn in der Regel mit (Aus-)Streichungen. Ziel: Gewöhnung des Pat. an die massierende Hand, Anregung der Lymphgefäß-Eigenmotorik
- Knetungen, Walkungen und Reibungen zunächst mit leichtem Massagedruck beginnen, langsam steigern, gegen Ende der Applikationszeit Druck wieder verringern
- Danach wieder (aus-)streichen. Ziel: Beschleunigung des Abtransportes der durch die genannten Maßnahmen mobilisierten Ablagerungen und Entspannung.
- *!* Auf fließende Übergänge bei Griffwechseln achten. Die massierende Hand sollte guten Hautkontakt bei Griff- und Richtungswechsel beibehalten.

Klassische Grifftechniken

Griffauswahl ist abhängig von der therapeutischen Zielsetzung. Bei schmerzhaften hypertonen Muskeln steht beispielsweise die Tonussenkung im Vordergrund; sinnvoll sind Griffe wie Streichungen, Schüttelungen, Vibrationen, Knetungen, Zirkelungen.

Streichungen

Die Ausführung der Griffe erfolgt flächig mit beiden Händen. Möglich sind z.B.

- parallele Streichungen: Hände werden im Wechsel gegeneinander verschoben und dabei über die Haut geführt
- Drückungen: Hände werden nebeneinander aufgelegt und üben einen Druck auf das Gewebe aus. Nach Lösung des Drucks werden die Hände nach proximal verschoben, üben erneut Druck aus usw. Wirkung: Gewöhnung an die Therapiemaßnahme, Entspannung des Nerv-Muskelsystems, verbesserte Eigenmotorik des Lymphgefäßsystems, Körperwahrnehmung.

Knetungen
S-förmige Knetbewegungen einer Muskelgruppe von distal nach proximal und umge-
kehrt, die einzelnen Muskelgruppen werden mit Daumen und Fingerkuppen umfaßt
und im Wechsel der Hände durchbewegt.
Wirkung: Lösen von Haut- und Muskelverspannungen, Verbesserung der peripheren
Durchblutung, Förderung des Abtransportes von Stoffwechselprodukten, Tonisieren
und Detonisieren der Muskulatur (je nach Durchführung und Intensität der Griffe),
Haut- und Muskeldehnung, Körperwahrnehmung.

! Der Muskel muß als ganzer umfaßt werden; nicht über die Haut rutschen.

Rollungen
Sonderform der Knetungen, rollende Bewegungen in Muskellängsrichtung zur Dehnung.

Reibungen
Je nach Druck flache oder tiefdringende schnelle Reibebewegungen.

Wirkung: Erwärmung des Gewebes (Mehrdurchblutung) und Lösung von Gewebsverklebungen.

Zirkelungen
Kleine, meist feste, spiralige Bewegungen über umschriebenen Verspannungen. Je
nach Größe der Muskelgruppe wird mit den Fingerkuppen oder den Handballen tief im
Muskel eine kleine kreisförmige Bewegung ausgeführt.
Wirkung: Lösen von Verspannungen und Schmerzen in kleineren Muskelbereichen,
Mobilisierung von bindegewebigen Verklebungen.

Hautreizgriffe
• Walkungen: größerflächige Knetbewegungen, die entsprechenden Bereiche werden
  mit beiden Händen kräftig hin- und herbewegt
• Klopfungen: kurze Schlagbewegungen mit Handkante, Hohlhand oder Fingern
• Klatschungen: kurze schlagende Bewegungen mit der flachen Hand.
Gemeinsame Wirkung: Verbesserung der peripheren Durchblutung (Hyperämie),
Muskeltonuserhöhung bei höherer Intensität und -senkung bei geringerer Intensität,
Abtransport von Stoffwechselprodukten, Verbesserung der Sekretolyse.

Vibrationen
Niedrigfrequente Zitterbewegungen in vertikale Richtung, meist bei flacher Hand, je
nach Größe des zu behandelnden Gebietes mit den Fingerkuppen oder der Handfläche
schnelle, feine Bewegungen am Muskel ausführen.
Wirkung: Muskeltonussenkung, Entspannung, im Bauchraum auch zur Milderung
spastischer Magen-/Darmbeschwerden.

Schüttelungen
Lockere Schüttelbewegungen von Extremitäten, Rumpf oder einzelnen Muskelgruppen.
Wirkung: Entspannung und Krampflösung.

Tips & Fallen

Die Griffe exakt anwenden, um ein oberflächliches Massieren zu vermeiden. Die Verträglichkeitsgrenze in der Intensität muß unbedingt mit dem Pat. geklärt sein. Die Fingermittel- und -endgelenke nicht überstrecken.

Literatur
CORDES, J. CHR., ARNOLD, W., ZEIBIG, B.: Physiotherapie - Grundlagen und Techniken der Hydro-, Elektrotherapie und Massage. Verlag Volk und Gesundheit, Berlin 1989
MUSCHINSKY, B.: Massagelehre in Theorie und Praxis. Klassische Massage - Bindegewebsmassage - Unterwasserdruckstrahlmassage. Gustav Fischer Verlag 1992
SACHSE, J: Massage, Ullstein und Mosby, Berlin, 1992
WALACH, H., KLÖPFER, D., KÖNIG, M., LUDWIG, E.: Wirkung und Wirksamkeit der Massage, Haug, Heidelberg, 1995

2.4.3 Unterwassermassage (UWAM)

Jürgen Rohde, Bernard Kolster, Victor Kruft

Massagebehandlung des ganzen Körpers oder einzelner Regionen im Wasser mit Hilfe eines warmen Wasserdruckstrahles von 0,5–6 Atü.
• Vorteil gegenüber der Massage: Wirkung von Temperatur, Auftriebskraft und psychischem Faktor
• Nachteil: gezielte Massage schwerer möglich.

Indikationen und Kontraindikationen
Indikationen
• rheumatischer Formenkreis: lumbale Radikulärsyndrome in der postakuten Rehabilitationsphase; chron. rezidivierende Lumbalgien mit großflächigen Verspannungen des M. erector spinae; Spondylitis ankylosans; rheumatoide Arthritis mehrerer großer Gelenke; Koxarthrose
• posttraumatische Bilder mit Muskelhartspann und Gelenkkontrakturen großer Gelenke: Nachbehandlung nach Frakturen, Luxationen, Distorsionen; Sportverletzungen; Nachbehandlung nach Operationen (Bandscheiben-OP, Endoprothesen-OP); M. Sudeck Stadium III (und II); Inaktivitätsatrophien nach langer Ruhigstellung
• neurolog. Krankheitsbilder: Z.n. Poliomyelitis; schlaffe und spastische Paresen; ED; M. Parkinson; Sensibilitätsstörungen.

Kontraindikationen
Es gelten die allgemeinen KI für ein Vollbad (☞ 2.6.5).
Außerdem: akut entzündliche Prozesse, Gelenktuberkulose, maligne Tumoren (auch Verdacht) und Metastasen, Gravidität, organische Durchblutungsstörungen, Varizen im Behandlungsgebiet, Blutungsneigung (Antikoagulantientherapie), Erkrankungen, die einen chirurgischen Eingriff erfordern.

Ziele
Detonisierung der verspannten Muskulatur; Anregung des Gewebestoffwechsels und der Trophik; vegetativ-psychische Entspannung; Schmerzlinderung; Förderung der Resorption im Gewebe; Lösung von Gewebsverklebungen und Vernarbungen.

▌ Durchführung

- Vor Beginn der Massage dem Pat. 5 Min. Zeit lassen, sich an Wassertemperatur und hydrostatischen Druck zu gewöhnen
- UWAM nicht unmittelbar im Anschluß an Mahlzeiten durchführen (erhöhte Kreislaufbelastung), sinnvoll frühestens 60 Min. postprandial
- Temp.: 34–40 °C
- Behandlungszeit: 10–20 Min.
- Jede UWAM mit Behandlung der Füße beginnen oder abschließen, da die Fußabrollfähigkeit höher und das Gehen anschließend wesentlich leichter und gelöster ist
- Strahlführung: gerade Striche, zickzackförmige Striche, Kreise, Zirkelungen, punktförmig auf schmerzhaften Stellen (bis zur Schmerzreduktion), Schüttelungen. Den Strahl nicht auf Knochenvorsprünge und Periost lenken. Genitalbereich, Achselhöhle, Kniekehle und weibliche Brustdrüse aussparen. Mit niedrigen Drücken (1,5–2,5 Atü) beginnen
- Beim Verlassen des Bades besteht die Gefahr orthostatischer Dysregulationen (☞ 3.4.2) mit Kreislaufkollaps, daher zuerst das Wasser aus der Wanne ablassen, ggf. den Pat. kalt abduschen und dann mit Hilfestellung aufstehen lassen.
- ❗ Abbruchkriterien für die Anwendung sind Anzeichen von Blässe, Tachykardie, Zyanose, hochrotes Gesicht, Atemnot, Schwindel oder Benommenheit.

Dosierungsmöglichkeiten

Die Unterwasserdruckstrahlmassage kann durch die Dreierabstufung der folgenden Parameter dosiert werden: geringere, mittlere und höhere Reizstärke.

Die Reizstärke richtet sich nach der individuellen Empfindlichkeit und Belastbarkeit des Pat. sowie dem Stadium der Erkrankung. Daher mit der geringen Reizstufe, bes. bei akuten Schmerzsyndromen des Bewegungssystems, beginnen und im Laufe der Behandlung den Reiz erhöhen.

- Strahldruck: (1)-2-(3) kp/cm^2
- Körperabstand: (5)-10-(15) cm
- Düsenquerschnitt: (40)-80-(120) cm^2
- Auftreffwinkel: (90°)-80°-(30°)
- Wannenwassertemperatur: (35)-36-(37)°C
- Senkung der Wassertemperatur um (3)-6-(9)°C.

2.4.4 Bürstenmassage

Bernard Kolster

Bürstungen der Haut von Extremitäten und Rumpf mit Hilfe von Handbürsten. Eine der wichtigsten Maßnahmen der vorbeugenden Gesundheitspflege, die gut zu Hause durchführbar ist. Wirkungen:

Bildung gefäßaktiver Stoffe (Histamin), Anregung von Herz und Kreislauf bei Hypotonie, Anregung der peripheren kapillaren Durchblutung mit zentraler Entlastung bei essentieller Hypertonie, Förderung des Venen- und Lymphflusses und Verbesserung der Hautelastizität.

2

Indikationen und Kontraindikationen

Indikationen
Mangelnde Hautdurchblutung, kalte Hände und Füße; Herz-Kreislauferkrankungen mit Hypotonie; essentielle Hypertonie; peripherer Rheumatismus; bei schlechter Infektabwehr Maßnahme zur Abhärtung.

Relative Kontraindikationen
Nervös-erregbare Pat.; Hyperthyreose; histaminempfindliche Pat.

Praktische Hinweise zur Bürstenmassage
Anwendungsdauer ca. 10 Min.

Durchführung einer Trockenbürstung
- Die Bürstenmassage erfolgt beidhändig, d.h. die TherapeutIn verwendet zwei Bürsten
- Mit leichtem, gleichmäßigen Druck werden Strich- und Gegenstrichbewegungen ausgeführt, empfindliche Regionen und Krampfadern werden ausgespart
- Beginn am re. Unterschenkel. Behandlung von Fußsohlen und -rücken. Allseitige Bürstung der Oberschenkels
- Behandlung des li. Beines in gleicher Weise
- Behandlung des re. und li. Armes
- Bürstung des Rückens: Pat. in sitzender Position. Bürstungen beiderseits vom Hinterhaupt über die Mm. trapezii zur Schulter. Strich mit Gegenstrich entlang der Wirbelsäule. Kreisende Strichführung über den Hüften
- Bürstung der Rumpfvorderseite unter Aussparung der Brustwarzen; am Rippenverlauf orientieren
- Bauch entlang dem Kolonverlauf in großen Kreisen bürsten.
- ! Nicht abends durchführen (evtl. Schlafstörungen); Krampfadergebiete umgehen.

 Tips & Fallen
Zur Anregung des venösen und lymphatischen Rückflusses zentripetale Strichführung an den Extremitäten, zur Anregung der peripheren Durchblutung zentrifugale Bürstenstrichrichtung.

2.4.5   Lymphdrainage (Vodder)

Angela Debray

Durch schonende manuelle Gewebsverformungen überwiegend an der Körperoberfläche wird der Abtransport von Gewebeflüssigkeit gefördert.

Die Griffe orientieren sich entlang dem Verlauf von Lymphgefäßen in Abflußrichtung. In bestimmter Abfolge werden einzelne Körperregionen behandelt: Zuerst Regionen, die den Lymphgefäßmündungen am rechten und linken Venenwinkel naheliegen, danach entferntere. Die leichte Drucksteigerung im Gewebe begünstigt die Aufnahme von Gewebsflüssigkeit über die Initialgefäße in die Lymphbahnen. Die Dehnung des Gewebes regt die glatte Muskulatur der Lymphgefäße zur Kontraktion an. Deren Aktivierung wird unterstützt durch eine Vagotonisierung, die als Folge der langen Dauer und des ruhigen Verlaufes der Behandlung auftritt. Die Lymphdrainage wird an autorisierten Lehrinstituten (mindestens 180 Unterrichtsstunden) unterrichtet.

Indikationen und Kontraindikationen

Indikationen

- sekundäres Lymphödem nach operativer Tumorentfernung mit Ausräumung und/oder Bestrahlung der regionären Lymphknoten, z.B. Tumoren der Brust (Armlymphödem), des kleinen Beckens (Beinlymphödem), des HNO-Bereiches (Gesichtslymphödem)
- primäres Lymphödem bei Hypo- oder Aplasie der Lymphgefäße (v.a. untere Extremität)
- Schwellungen versch. Ursachen: Phlebödem mit und ohne Ulcus cruris, posttraumatisches und postoperatives Ödem, Lidödem, Ödem bei Erkrankungen des rheumatischen Formenkreises, Lähmungsödeme, ischämische und idiopathische Ödeme
- neurovegetative Syndrome: sympathische Reflexdystrophie (M. Sudeck), Migräne, Trigeminusneuralgie.

Kontraindikationen

Akute Infekte (Gefahr der bakteriellen Streuung); dekompensierte Herzinsuffizienz (→ Lungenödem); akute Phlebothrombose (→ Lungenembolie); evtl. maligne Tumoren (abwägen: palliative Wirkung); evtl. Asthma bronchiale (Vagotonisierung); akute Ekzeme im Ödemgebiet.

Ziele

Verbesserte Lymphtransportkapazität; entstaute Körperregion; Schmerzfreiheit; verbesserte Eigenmotorik der glatten Muskulatur der Lymphgefäße; Neubildung von Lymphgefäßen an Unterbrechungsstellen und Vagotonisierung.

❙ Durchführung

- möglichst entspannte und schmerzfreie Lagerung
- abschnittsweise vorgehen: Immer im Mündungsgebiet der Lymphgefäße im rechten und linken Venenwinkel beginnen (Hals- und Schultergürtelbereich). Es folgen jeweils peripher liegende Gebiete, z.B. Bauch, Oberschenkel, Unterschenkel.

 Tips & Fallen

Bei bestehender Unterbrechung des Lymphabflusses, z.B. nach Entfernung von Lymphknoten spezielle Reihenfolge einhalten.
Beispiel Z.n. Mastektomie (mit Entfernung axillärer Lymphknoten): Auf keinen Fall in Richtung Achselhöhle der betroffenen Seite arbeiten. Behandlungsabschnitte: Halsregion, gesunde Brustkorbhälfte in Richtung gleichseitiger Achselhöhle, betroffene Brustkorbhälfte in Richtung gesunde Brustkorbhälfte, Oberarm der betroffenen Seite in Richtung dorsale Schulter, Unterarm in Richtung Oberarm.

Griffeigenschaften

- langsame, kreisförmige Gewebsverformungen
- ein- und ausschleichender Druck
- großflächig, druckschwach
- auf der Stelle in Lymphknotenregionen
- fortschreitend entlang der Lymphgefäße, in Fließrichtung
- Griffe 5–7 x wiederholen
- spezielle Griffe bei bestehendem Ödem oder Fibrose.

2

Griffarten

Basisgriffe (nach Dr. VODDER)

- stehende Kreise (vorwiegend in Lymphknotenregionen): Hände flächig auflegen, druckschwache Kreise auf der Stelle in Abflußrichtung, mehrmals wiederholen, sehr langsam arbeiten
- Drehgriff (☞ Abb. 2.49): flach aufliegender Daumen und übrige 4 Finger kreisen in gleiche Richtung, fortschreitend im Verlauf von Lymphbahnen, Bahnen mehrmals wiederholen
- Schöpfgriff (☞ Abb. 2.49): flach aufliegender Daumen und übrige 4 Finger kreisen in entgegengesetzte Richtung, wie Drehgriff ausführen
- Quergriff: Kombination aus Quergriff der fußwärtigen und stehendem Kreis der kopfwärtigen Hand, fortschreitend, TherapeutIn steht quer zum Verlauf der Lymphbahnen.

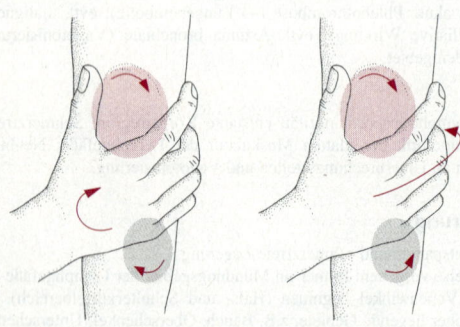

Abb. 2.49: Drehgriff (links), Schöpfgriff (rechts) [A300–157]

Ödemgriffe nach ASDONK

- Ultrafiltrat-Verdrängungsgriff: flache Hand mit fest aneinanderliegenden Fingern gibt langsam zunehmend Druck in die Tiefe, mindestens 20 Sek. (→ Reabsorption der Ödemflüssigkeit über Blutkreislauf)
- Ödemverschiebegriffe: Ödemflüssigkeit langsam, langdauernd und druckstark nach proximal verschieben:
  - Rundumverschiebegriff: Extremitäten beidhändig ringförmig umgreifen
  - Daumenverschiebegriff: kräftige, langsame Kreise mit beiden flächig aufliegenden Daumen, gleichzeitig oder wechselweise
  - Vollhandverschiebegriff: beide Hände bilden mit abgespreizten Daumen ein W, Finger zeigen in proximale Richtung.

Fibroselockerungsgriffe
! Nicht bei Strahlenfibrose.
- Hautfaltengriff: mit einer Hand Hautfalte abheben, Daumen der 2. Hand drückt die Hautfalte gleichzeitig gegen die Finger und führt eine Abrollbewegung in die Tiefe aus, mehrmals wiederholen
- Scheibenwischergriff: flach aufliegende Hände, Drehachse der Scheibenwischerbewegung liegt etwa in den Grundgelenken der beiden Mittelfinger, mehrmals wdh.

 Zusatzmaßnahmen
Bandagierung oder Kompressionsbestrumpfung der behandelten Extremitäten; Hochlagerung mit Intervalltraining; Elektrotherapie (TENS); Atemtherapie (Förderung des Venenrückstroms).

Tips & Fallen
Vermeiden ödembildender Reize an der betroffenen Extremität: Verletzungen, OP, Injektionen, häufige Blutdruckmessungen, muskuläre Überlastung, Sonnenbrand, einschnürende Kleidungsstücke.

Weitere Informationen
- Weiterbildungsstätten: VPT e.V. (☞ 13); Bundesanstalt für Arbeit, Regensburger Str.101, 90478 Nürnberg.
- TherapeutInnenliste: Deutsche Gesellschaft für Lymphologie (☞ 13).

Literatur
BRINGZU, G., SCHREINER, O.: Die Therapieform Manuelle Lymphdrainage. Ebert Verlag GmbH, Lübeck 1997
FÖLDI, M., KUBIK, S.: Lehrbuch der Lymphologie. Gustav Fischer Verlag 1993
HUTZSCHENREUTER, P.: Lymphologie für die Praxis, Hippokrates Stuttgart 1991
WITTLINGER H. und G.: Lehrbuch der manuellen Lymphdrainiage nach Dr. Vodder. Haug Verlag, Heidelberg, Bd. I: Grundkurs. 1996, Bd. II: Therapie. 1994, Bd. III: Krankheitslehre. 1995

2.5   Reflexzonentherapie

2.5.1   Grundlagen der Reflexzonentherapie ——————

Udo Wolf

Mittelpunkt der Behandlung sind die mit inneren Organen über den viszerokutanen Reflex (kutane Reize führen über vegetative Verschaltungen zu Reaktionen innerer Organe und umgekehrt) verbundenen sog. Reflexzonen in der Körperperipherie. Hierzu zählen:
- Headsche Zonen, Dermatome nach HANSEN und SCHLIACK: hyperalgetische Hautzonen (☞ Abb. 2.50–2.58)
- Bindegewebszonen: Verquellungszonen der Unterhaut (☞ Abb. 2.60)
- Myotome: Verspannungzonen der Muskulatur
- Mackenzie-Zone: muskuläre Hyperalgesie im Bereich bestimmter Muskelgruppen
- muskuläre Maximalpunkte (KOHLRAUSCH): muskuläre Hyperalgesie (☞ Abb. 2.59)
- Sklerotom: Veränderungen am Periost.

2

Durch bestimmte Massagetechniken kann man in diesen Zonen über den kutiviszeralen Reflexbogen auf das zugeschaltete innere Organ Einfluß nehmen. Dies führt z.B. zu verbesserter Durchblutung, Spasmolyse und Schmerzverringerung. Es wurden mehrere Massageformen entwickelt, welche die Reflexzonen in unterschiedlichen Schichttiefen angehen:

- Bindegewebsmassage (☞ 2.5.2)
- Kolonbehandlung nach VOGLER und KRAUß (☞ 2.5.3)
- Manuelle Segmenttherapie nach QUILITZSCH (☞ 2.5.4)
- Fußreflexzonenmassage (☞ 2.5.5).

Segment

Von einem Spinalnerven versorgtes Gebiet bestehend aus Haut- (Dermatom), Muskel- (Myotom), Knochen- und Knochenhaut- (Osteotom), Organ- (Viszerotom) und Gefäß- zone (Angiotom) sowie dem Nerven selbst (Neurotom). Viele Gewebe eines Segmentes entstammen entwicklungsgeschichtlich denselben Somiten.

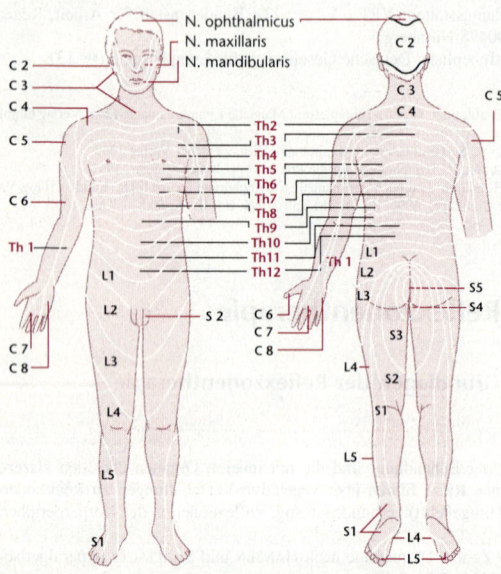

Abb. 2.50: Dermatome des Körpers (nach HANSEN und SCHLIACK) [A300–157]

Vegetative Reflexe

- Viszero-kutaner Reflex: vom Organ zu Haut und Unterhaut. Verantwortlich für veränderte Sensibilität (Headsche Zone), Trophik (Dermographie, Schweissekretion,

Quellungen, Tonus) und Haarmuskelaktivität (Piloarrektion). Bsp.: Hautbrennen über dem Magen bei Ulcus ventriculi

- Viszero-somatomotorischer Reflex: vom Organ zur segmentzugehörigen Muskulatur. Verantwortlich für hyper-, hypotone und schmerzhafte („Mackenzie-Zone") Muskulatur. Bsp.: Brettharte Bauchmuskeln bei akutem Abdomen
- Viszero-periostaler Reflex: vom Organ zu Knochen und Knochenhaut. Verantwortlich für die Entstehung von schmerzhaften Quellungen und Eindellungen im Periost (Periostpunkte). Bsp.: Druckschmerzhafte Sternokostalgelenke bei Herzerkr.
- Viszero-viszeral Reflex: von einem Organ zu einem anderen. Verantwortlich für gegenseitige Beeinflussung von in der gleichen Körperhäfte gelegenen Organen. Bsp.: Lebererkrankungen bei Gallenblasenstörungen
- Kuti-viszeral Reflex: von der Haut zum zugehörigen Organ. Möglichkeit der Organbeeinflussung durch gezielte Behandlung der Haut. Bsp.: Schröpfen dorsal am Thorax bei Atemwegserkrankungen
- Myo-viszeral Reflex: von der Muskulatur zum zugehörigen Organ. Möglichkeit der Organbeeinflussung durch gezielte Behandlung der Muskulatur. Bsp.: Massage der Bauchmuskulatur bei Obstipation
- Osteo-viszeral Reflex: von der Knochenhaut zum zugehörigen Organ. Möglichkeit der Organbeeinflussung durch gezielte Behandlung der Knochenhaut. Bsp.: Reiben der Schläfen bei Kopfschmerz.

Metamerie

- Jedes Organ ist immer in bestimmten Zonen der verschiedenen Segmentanteile repräsentiert
- Homolateralität: Die Zonen befinden sich immer auf der gleichen Seite wie das betreffende Organ.

In den Abb. 2.51–2.58 sind die segmentale Hyperalgesie (HANSEN und SCHLIACK) hellrot, die Maximalpunkte der oberflächlichen und tiefen Hyperalgesie dunkelrot dargestellt.

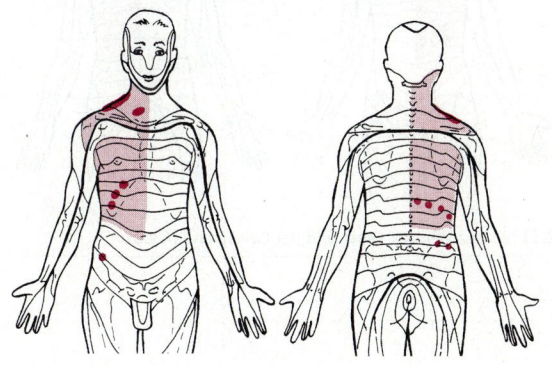

Abb. 2.51: Reflexzonen der rechten Lunge [A300]

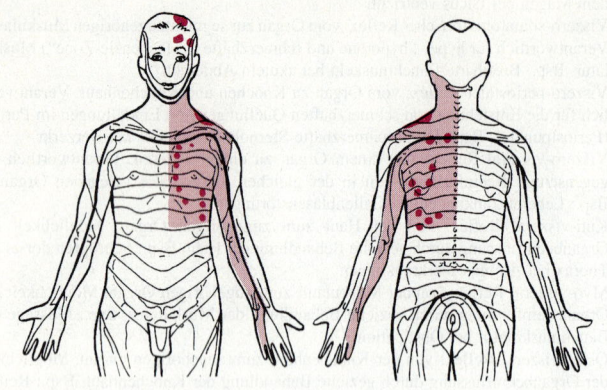

Abb. 2.52: Reflexzonen des Herzens [A300]

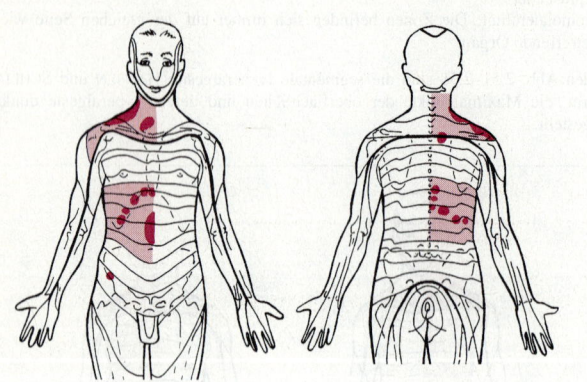

Abb. 2.53: Reflexzonen der Leber und der Gallenblase [A300]

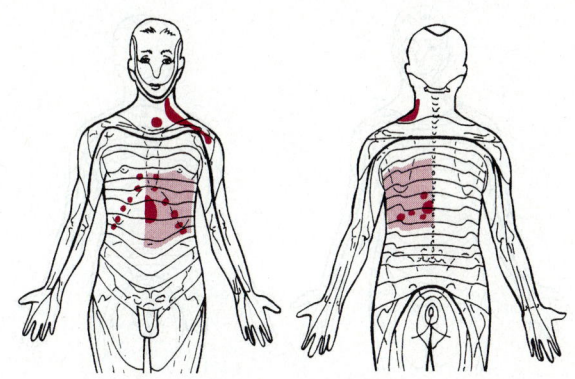

Abb. 2.54: Reflexzonen des Magens [A300]

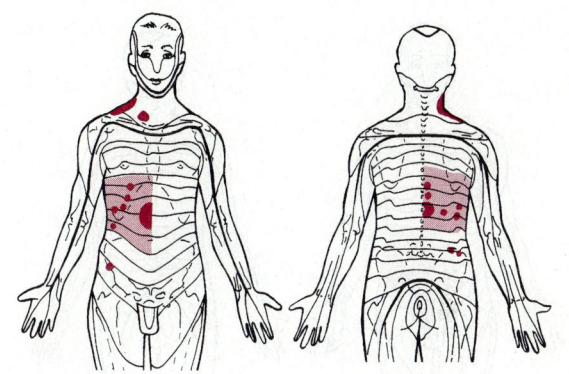

Abb. 2.55: Reflexzonen des Duodenums [A300]

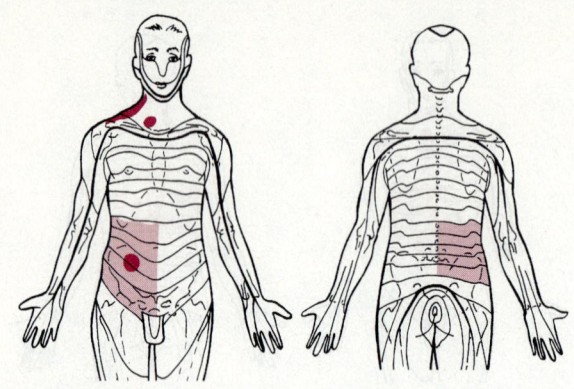

Abb. 2.56: Reflexzonen von Zoekum, Appendix, Colon ascendens und proximalem Colon transversum [A300]

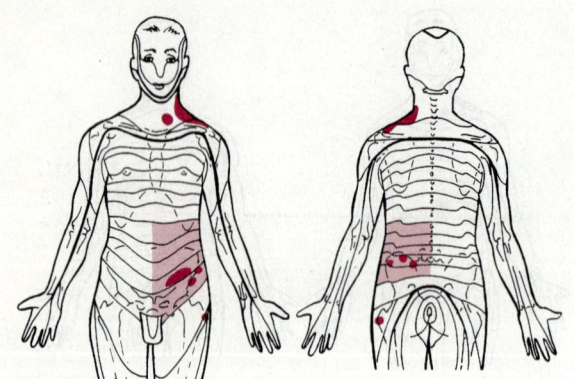

Abb. 2.57: Reflexzonen von distalem Colon transversum, Colon descendens, Sigma und Rektum [A300]

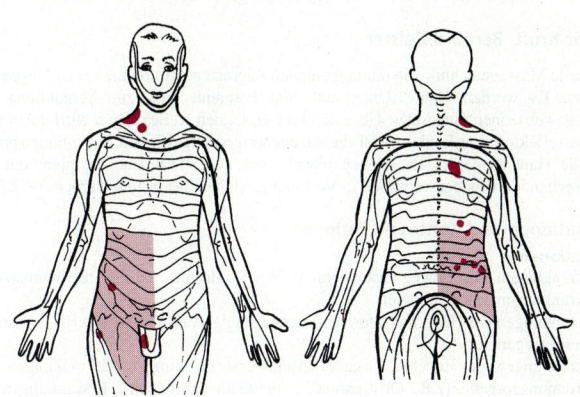

Abb. 2.58: Reflexzonen der rechten Niere und des rechten Ureters [A300]

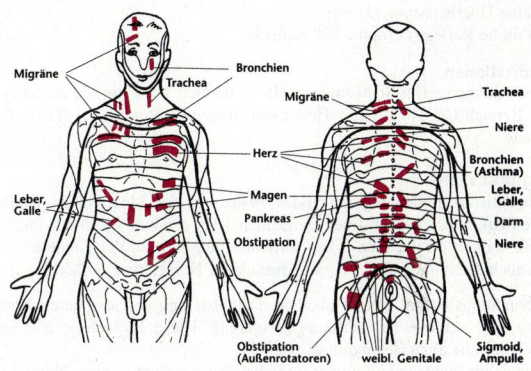

Abb. 2.59: Muskuläre Maximalpunkte (nach KOHLRAUSCH) [A300]

2.5.2   Bindegewebsmassage (BGM)

Viktor Kruft, Bernard Kolster

Spezielle Massagetechnik, die mit tangentialen Zugreizen am subkutanen Bindegewebe ansetzt. Es werden Haut-, Unterhaut- und Faszientechnik zur Behandlung der Bindegewebszonen eingesetzt. Über den kuti-viszeralen Reflexbogen wird dabei eine nervös-reflektorische Reaktion auf die dazugehörigen Organe, den Bewegungsapparat und die Haut ausgelöst. Es können jedoch auch andere Organe, die nicht mit der entsprechenden Bindegewebszone in Verbindung stehen, beeinflußt werden (☞ 2.5.4).

Indikationen und Kontraindikationen

Indikationen
- Erkrankungen des Bewegungsapparates: WS-Syndrome, Arthrosen, rheumatische Erkrankungen, nach Traumen
- Erkrankungen der Haut; reflektorische Verspannungen auf Grund von Erkrankungen innerer Organe
- Erkrankungen der inneren Organe: Atemwegserkrankungen, Erkrankungen der Verdauungsorgane (z.B. Obstipation, Leber-Galle-Störungen), Erkrankungen im Uro-Genital-Bereich (z.B. Entzündungen, klimakterische Beschwerden, Amenorrhoe, Dysmenorrhoe)
- Gefäßerkrankungen: funktionelle art. Durchblutungsstörungen, Arteriosklerose, postthrombotisches Syndrom, Migräne
- neurologische Störungen: Paresen, Spastiken, Neuralgien, Sensibilitätsstörungen
- allgemeine Überbelastung (Streß)
- sympathische Reflexdystrophie (M. Sudeck).

Kontraindikationen
Akute Entzündungen. Bei Schwangerschaft im Bereich Th11 bis S5, akuter Asthmaanfall im Bereich C1–Th12, akute Herzerkrankungen im Bereich C1–Th12, Bestrahlungsgebiete.

Wirkung und Ziele
Die therapeutische Bedeutung der BGM besteht in der Möglichkeit, Einfluß auf vegetative Regulationsmechanismen zu nehmen. Über den kuti-viszeralen und kuti-kutanen Reflexbogen erfolgt eine Tonusnormalisierung sowohl der Bindegewebsspannung, als auch der inneren Organe, der Muskulatur, Nerven und Gefäße.

- Im Behandlungsbereich erfolgt über die Detonisierung der peripheren Blutgefäße zunächst eine örtliche Durchblutungssteigerung. Diese Hyperämie tritt als erste Reaktion bei fast allen Behandlungen auf
- Im behandelten Hautareal kommt es im Behandlungsverlauf zu einer Normalisierung der Gewebeelastizität, welche sich in einer vergrößerten tangentialen Verschieblichkeit zwischen den Hautschichten äußert
- Über den kuti-viszeralen Reflexbogen werden Organfunktionen in Hinblick auf Vasomotorik, Sekretion und Motilität normalisiert
- Über die Detonisierung wird möglicherweise auch die schmerzlindernde Wirkung bei funktionellen Schmerzsyndromen vermittelt.

Bindegewebszonen

Bindegewebszonen (☞ Abb. 2.60) sind von der Lokalisation weitgehend identisch mit den Headschen Zonen. Sie zeichnen sich dadurch aus, daß sie keine spontanen Beschwerden verursachen; erst beim Tasten und Behandeln treten sie schmerzhaft in Erscheinung. Sie sind tastbar durch erhöhte Spannung und verminderte Verschiebbarkeit und Schmerzhaftigkeit und sichtbar durch Einziehungen mit am Rand verdickten Hautabschnitten.

Lokalisation der Bindegewebszonen zwischen
• Haut und Unterhaut (obere Verschiebeschicht)
• Unterhaut und Körperfaszie (tiefe Verschiebeschicht).

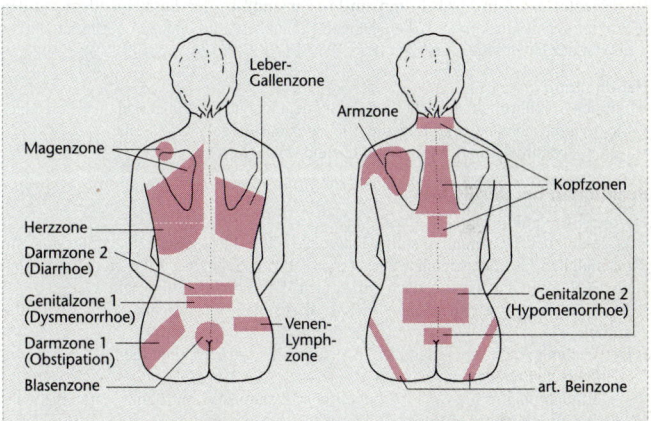

Abb. 2.60: Einziehungs- und Verquellungszonen der Unterhaut (Bindegewebszonen) [A300]

▌ Durchführung

Behandlungsdauer
10–30 Min., in den ersten Behandlungen länger, um die individuelle Reaktionsbereitschaft auf diese Therapieform kennenzulernen.

Behandlungsaufbau
• Behandlungsbeginn: in der Regel als „kleiner Aufbau"; im Bereich des kaudalen Rückenabschnittes (Kreuzbein) beginnen
• Begleitende Maßnahmen: im Anschluß an die BGM können Heiße Rolle und/oder PT angewandt werden.

2

Techniken
- Flächige Technik: flächiges Verschieben des Unterhautgewebes mit Daumen- und Fingerkuppen zur Vorbereitung und bei stark gespanntem Unterhautgewebe
- Hauttechnik: flächiges, oberflächliches Verschieben in der oberflächlichen Verschiebeschicht der Haut mit den Fingerkuppen bei sehr empfindlicher Haut, bei stark erhöhter Spannung und bei Kindern. Ausführung mit geringem Druck und längeren Arbeitsgängen
- ! Bei Kindern ist nur diese Technik möglich.
- Unterhauttechnik (in der tiefen Verschiebeschicht): erfordert stärkeren Zug als die Hauttechnik. Die Länge der Arbeitsgänge ist abhängig von der Spannung: Je höher die Spannung, desto kürzer die Arbeitsgänge
- Faszientechnik (am Muskel- und am Faszienrand): an den Faszienrändern mit den Fingerkuppen mit kurzen Arbeitsgängen („anhaken") arbeiten. Der Zug ist stärker als bei der Unterhauttechnik.

Handhaltung
- Bei der Ausführung der Techniken darauf achten, daß alle Fingergelenke in leichter Flexion, das Handgelenk in leichter Dorsalextension gehalten werden.
- Keine Überstreckung der Fingermittel- und -endgelenke.

Reaktionen bei der BGM

Erwünschte Reaktionen
- Während der Behandlung sollte Pat. ein helles, klares Schneidegefühl in dem behandelten Gewebebereich wahrnehmen. Dieses Schneidegefühl signalisiert, daß die Technik in der therapeutisch wirksamen Weise durchgeführt wurde
- Je höher die Gewebsspannung des Pat., desto intensiver imponiert das Schneidegefühl.
- ! Die Technik so dosieren, daß das Schneidegefühl gut erträglich bleibt.
- adäquate Hautreaktion
  - Dermographia rubra: Strichförmige, scharf begrenzte Hautrötung; daraus entwickelt sich teilweise bei stark erhöhter Gewebespannung die
  - Dermographia elevata: Quaddelbildung.
    Je stärker die Spannung, desto stärker und länger andauernd ist die Reaktion.
- ! Bei Pat. mit schwachem Bindegewebe können nach den ersten Behandlungen blaue Flecke auftreten, die nicht schmerzhaft sind. Pat. auf diese Möglichkeit hinweisen.

Unerwünschte Reaktionen (Fehlreaktionen)
Sie sind ein Ausdruck der falschen nervös-reflektorischen Schaltung im vegetativen Nervensystem und/oder einer unkorrekten Technik. Während der Behandlung ständig in verbalem Kontakt bleiben und sich Rückmeldung über die Qualität des Reizes geben lassen.

Technik und Behandlungsaufbau überprüfen; evtl. in angrenzenden Bereichen weiterarbeiten beim Auftreten von:
- Druckgefühl (hinterläßt beim Pat. das Gefühl von blauen Flecken) und/oder
- Mischgefühl aus Schneiden und Druck
- Irritationen: unerwünschte Reaktionen, die aufgrund von Mitreaktionen anderer Bindegewebszonen auftreten, wie Juckreiz, Muskelzuckungen, Atemnot, Blasendruckgefühl, Kopfschmerz, Herzklopfen, Herzbeklemmungen
- Nichtreaktion: sind weder Hautreaktionen noch ein Schneidegefühl auslösbar, kann dies auf eine periphere angiospastische Gefäßerkrankung hinweisen. I.d.R. stellt sich nach mehreren Behandlungen langsam eine schwache Reaktion ein.

Wichtig ist der Behandlungsbeginn im Bereich der kaudalen Rückenabschnitte (Kreuzbein) in den ersten Behandlungen bei schweren Störungen.

Tips & Fallen

Die Behandlung muß bei Auftreten von Berührungsschmerz, unangenehmem Druckgefühl, Fehlreaktionen (z.B. Übelkeit, Druck- oder Engegefühl) abgebrochen werden. Pat. darauf hinweisen, daß sich 1–2 Std. nach der BGM-Behandlung eine extreme Müdigkeit einstellen kann. Daher den Behandlungszeitpunkt so wählen, daß eine Nachruhe eingehalten werden kann. Vorsicht z.B. beim Autofahren und Bedienen von Maschinen unmittelbar nach der Behandlung, evtl. Vorbereitung mit Heißer Rolle → BGM intensiver.

Literatur
DICKE, E., SCHLIACK, H., WOLFF, A.: Bindegewebsmassage. Hippokrates, Stuttgart 1982
KOHLRAUSCH, W.: Reflexzonenmassage in Muskulatur und Bindegewebe. Hippokrates, Stuttgart 1959
SCHUH, I.: Bindegewebsmassage. Gustav-Fischer Verlag, Stuttgart 1992
SCHLIACK, H., HARMS,E. (Hrsg.): Bindegewebsmassage nach Dicke, 12. Aufl., Hippokrates, Stuttgart, 1996

2.5.3   Kolonbehandlung (Vogler und Krauß) ————————

Jürgen Rohde

Reflextherapeutische Methode, die durch manuelle Reizung von fünf retroperitoneal gelegenen Kolonpunkten (☞ Abb. 2.61) funktionsordnend auf die Bauchorgane einwirkt. Diese Punkte werden nacheinander aufgesucht und mit kreisenden Bewegungen entsprechend dem Atemrhythmus massiert (je Punkt ca. 2–5 Min.).

Indikationen und Kontraindikationen

Indikationen: Reizkolon (Colon irritable), chron. Obstipation, Meteorismus, Gastro-entero-kardialer Symptomenkomplex (ROEMHELD), Gallenwegsleiden, Ulcus duodeni

Absolute Kontraindikationen
Colitis ulcerosa, Divertikulitis (Verstärkung der Entzündung möglich). Akute pyogene Entzündungen im Bauchraum und kleinen Becken (Appendizitis, Gallenblasenempyem, Hepatitis, Pyelonephritis, Adnexitis, Peritonitis). Karzinose des Abdomens, Tumoren, Ileus. Gravidität, extreme Adipositas.

Relative Kontraindikationen
Chron. rezidivierende, örtlich begrenzte Entzündungen:
- Perityphlitis: Kolonpunkt 1 auslassen
- Cholezystopathie: Kolonpunkt 2 auslassen
- Pankreatitis: Kolonpunkt 3 auslassen
- Adnexitis: Kolonpunkt 5 auslassen.

Wirkungen und Ziele
- Einfluß auf den vegetativen Tonus der Abdominalorgane
- Ausgleich spastischer, aber auch atonischer Symptome der glatten Muskulatur, bes. am Kolon selbst (Tonus und Peristaltik)
- Einfluß auf Tonus und Peristaltik des Kolons
- Dosierung: 1 x tägl., insges. 6–12 x.

2

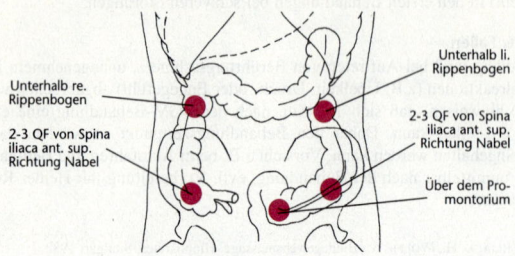

Unterhalb re.
Rippenbogen

2-3 QF von Spina
iliaca ant. sup.
Richtung Nabel

Unterhalb li.
Rippenbogen

2-3 QF von Spina
iliaca ant. sup.
Richtung Nabel

Über dem Pro-
montorium

Abb. 2.61: Die 5 Ansatzpunkte der Kolonbehandlung [A300–190]

Literatur
KRAUß, H.: Periostbehandlung und Kolonbehandlung. Enke, Stuttgart 1986

2.5.4 Manuelle Segmenttherapie Quilitzsch

Udo Wolf

Durch gezielte Palpation aller erreichbarer Gewebsschichten kann man Organfunktions-
störungen erkennen.

Besonders geeignet zur Früherkennung von Störungen innerer Organe und deren
physiotherapeutischer Behandlung, sowie als Möglichkeit zur Differentialdiagnostik
zwischen arthrogenen und viszeralen Beschwerdebildern. Diese Methode entspricht in
Ihrem Stellenwert der Bindegewebsmassage. Bezeichnend sind einfache manuelle
Untersuchungs- und Behandlungstechniken, kurze Behandlungszeiten, sowie die
schonende Anwendung für Pat. und TherapeutIn.

Indikationen und Kontraindikationen

Indikationen
- Herzerkrankungen: KHK (stabile Angina pectoris), nervöse Herzbeschwerden
- Atemwegserkrankungen: Asthma bronchiale, Lungenemphysem, Bronchiektasen,
  Nachbehandlung einer Pneumonie, Pleuritis
- Magen-, Darmerkrankungen: Gastritis, Ulcus ventriculi, Ulcus duodeni, Obstipation,
  nicht-infektiöse Durchfälle
- Leber- und Gallenblasenerkrankungen: funktionelle Störungen, Spasmen der Gallen-
  wege und der Gallenblase
- Nieren- und Blasenerkrankungen: Nephrose, Nephritis, Pyelitis, Nierensteine,
  Nierenkolik, Oligurie, Anurie, Blasenstörungen
- gynäkologische Erkrankungen: Zyklusbeschwerden, Dysmenorrhoe, Amenorrhoe,
  Senkungsbeschwerden, klimakterische Beschwerden, Gravidätsbeschwerden, Lak-
  tationsbeschwerden, Fluor albus
- Bewegungsapparat: sympathische Reflexdystrophie, Frakturen, Ischialgien

- Gefäßerkrankungen: art. und venöse Durchblutungsstörungen
- Kopfschmerz: postraumatischer und vertebragener Kopfschmerz, Migräne.

Kontraindikationen
- akut entzündliche Prozesse (aller Organe)
- Herzerkrankungen: Endokarditis, Myokarditis, schwere KHK
- Atemwegserkrankungen: Tuberkulose, Malignome
- Gefäßerkrankungen: Thrombose, Thrombophlebitis
- Hirntumoren.

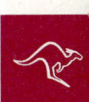

Ziele
Normalisierung der Aktivität und des Funktionszustandes innerer Organe durch Beseitigung der Gewebsveränderungen sowie durch systematische Anwendung vegetativer Reflexe.

▌ Durchführung

Befunderhebung
Neben der Inspektion ist die Palpation aller erreichbarer Gewebsschichten wichtig.

Hautzeichnung (Dermographie)
Normale (Dermographia rubra), ausbleibende (Dermographia alba), überschießende Hautrötung (Dermographia flammata) oder Rötung mit Aufquellung (Dermographia elevata) nach mechanischer Reizung.

- Ziel: Aussage über die vegetative Reaktionslage des Pat., Hinweis auf die Dosierung bei Behandlung, erster Hinweis auf möglicherweise betroffene Organe (wenn Abweichung von der normalen Hautschrift innerhalb einer gesamten Organzone)
- Ausführung: kräftig mit dem Fingernagel entlang der Wirbelsäule über alle Dermatome streichen und anschließend Reaktion beurteilen.
- *!* Auf Mehrbehaarung, Piloarrektion, vermehrte Schweißsekretion, Narben, Quellungen und Marmorierung in Organzonen achten.

Hautsensibilität
Hyper- oder Hypästhesie der Haut innerhalb einer gesamten Organzone aufgrund des viszero-kutanen Reflexbogens.

- Ziel: Auffinden von Headschen Zonen oder Dermatomen mit verminderter Sensibilität (☞ 2.5.1)
- Ausführung: mit einer Kugelsonde oder ähnlichem entlang der Wirbelsäule alle Dermatome von kranial und kaudal überstreichen. Pat. soll bei Änderung des Empfindens oder Auftreten von Mißempfindungen „stop" sagen. Auf diese Weise Hautzone eingrenzen.

Hautspannung
Vermehrte Myofibroblastenaktivität in Haut und Bindegewebe einer gesamten Organzone aufgrund des viszero-kutanen Reflexbogens.

- Ziel: Feststellung oberflächl. Spannungsvermehrung in Haut und Unterhautgewebe.
- Ausführung: Eine Hand mit geringem Auflagedruck flach kaudal neben die Wirbelsäule legen, andere Hand darüberlegen und die untere palpierende Hand durch das Gewebe ziehen. Von kranial wiederholen, auf beiden Seiten der Wirbelsäule ausführen. Widerstand des Gewebes vor den Fingerspitzen der palpierenden Hand registrieren.

! Form der WS und die bereits dadurch zu erwartenden Spannungsverhältnisse beachten.

Muskeltonus

Hyper- oder Muskelhypotonus der Muskulatur innerhalb einer gesamten Organzone aufgrund des viszero-somatomotorischen Reflexbogens.

- Ziel: tiefe Spannungsvermehrung in Muskulatur und ihren Faszien feststellen
- Ausführung: wie oben beschrieben, Hand steht jedoch steil, so daß nur die Fingerspitzen Kontakt haben. Widerstand des Gewebes registrieren.

! Form der WS und die bereits dadurch zu erwartenden Spannungsverhältnisse beachten.

Muskelschmerz

Hyperalgetische Zone in der Muskulatur innerhalb einer gesamten Organzone aufgrund des viszero-somatomotorischen Reflexbogens.

- Ziel: Auffinden von Mackenzie-Zonen in der Muskulatur und ihren Faszien
- Ausführung: Verschieben einer tiefen Muskelfalte entlang der Wirbelsäule zwischen Daumen, Zeige- und Mittelfinger beider Hände von kaudal nach kranial. Bei Auftreten von heftigem Schmerz (Pat. zuckt zusammen) abbrechen und Gebiet von kranial her auf dieselbe Weise eingrenzen.

! Form der WS und die bereits dadurch zu erwartenden Spannungsverhältnisse beachten.

Suche nach Periostpunkten

Trophisch veränderte oder schmerzhafte Stellen an der Knochenhaut (Periostpunkte) aufgrund des viszero-periostalen Reflexbogens.

- Ziel: Auffinden von Periostpunkten in veränderten Organzonen
- Ausführung: Abtasten der erreichbaren Knochenvorsprünge mit einem Finger. Registrierung von Erhebungen, Dellen sowie Schmerzäußerungen.

Suche nach Maximalpunkten

Schmerzhafte Veränderung aller übereinanderliegender Gewebsschichten an einem Punkt ohne morphologische Veränderung.

- Ziel: Auffinden von Maximalpunkten in der veränderten Organzone
- Ausführung: In allen Segmenten kräftig mit einer Kugelsonde oder ähnlichem von der Wirbelsäule ausgehend entlang der Dermatome streichen. Schmerzreaktionen registrieren.

! Zwischen Myogelosen (Kugelsonde springt über Hindernis) und Maximalpunkten (keine Gewebsveränderung palpabel) differenzieren.

Interpretation des Befundes

Nur wenn alle oben beschriebenen reflektorischen Krankheitszeichen in derselben Organzone zu finden sind, werden diese als Ausdruck einer Funktionsstörung eines Organs gewertet und behandelt.

Behandlungstechniken

Beseitigung der reflektorischen Krankheitszeichen und damit gezielte Auslösung vegetativer Reflexe. Funktionsstörungen können beeinflußt werden. Erkrankungen mit ausgeprägten morphologischen Veränderungen können nur symptomatisch beeinflußt werden.

Behandlung der Haut/Unterhaut
- Ziel: Schmerzfreiheit, normale Tonusverhältnisse, physiologische Trophik und Feuchtigkeit der Haut und damit reflektorische Normalisierung der gestörten Organfunktion durch Aktivierung des Kuti-viszeralreflexes
- Ausführung: flächige Vibrationen mit der flachen Hand zur Beseitigung der Hyperalgesie, weiche Hautrollungen oder Friktionen zur Normalisierung der Spannung und der gewebshormonellen Lage.

Behandlung der Muskulatur/Faszien
- Ziel: normaler Tonus und Schmerzfreiheit und damit Normalisierung der gestörten Organfunktion durch Aktivierung des Myoviszeralreflexes
- Ausführung: Handstellung wie zur Feststellung tiefer Spannungsvermehrung, Hand vibrierend durch das Gewebe ziehen (schmerzhafte Muskulatur), Friktionierung der betroffenen Muskulatur mit Daumen, mehreren Fingern oder dem Daumenballen (hypertone Muskulatur).

Behandlung des Periosts
- Ziel: Verbesserung der Trophik des Periosts, Normalisierung der Schmerzempfindlichkeit und damit Normalisierung der gestörten Organfunktion durch Aktivierung des Osteo-viszeralreflexes
- Ausführung: einen Finger steil auf die schmerzhaften Punkt stellen und vibrieren (Schmerz) oder weiche Reibung mit Daumen oder Zeigefinger ausführen (Trophik).

Behandlung der Maximalpunkte
- Ziel: Beseitigung der schmerzhaften Punkte und damit Normalisierung der gestörten Organfunktion durch Aktivierung der vegetativen Reflexe von allen Gewebsschichten zum Viszerotom
- Ausführung: mit einem Finger auf der betreffenden Stelle vibrieren.

Behandlung von Narben
- Ziel: Sensibilität und Trophik des Narbengewebes normalisieren, um die Narbe als Störfeld und pathogenen Faktor im kuti-viszeralen Reflexkreis zu eleminieren
- Ausführung: Engmaschiges intrakutanes Anhaken rund um die Narbe mit einer dünnkalibrigen Spritzenkanüle.

Behandlung von zentralnervösen Strukturen
- Ziel: Steigerung der Durchblutung in der unteren Extremität
- Ausführung: Bei entspannter Bauchmuskulatur mit steilgestellten Fingern etwa in Höhe des Bauchnabel unter schaufelnden Bewegungen bis zum Grenzstrang (neben den Wirbelkörpern) vordringen und diesen leicht massieren bis Pat. ein Hitzegefühl im betreffenden Bein verspürt.

Behandlung von Koliken und Anfällen
- Ziel: sofortiges Kupieren von Asthma- oder Migräneanfällen sowie Nieren- oder Gallenkoliken
- Ausführung: unabhängig von Tastbefund werden in der betreffenden Organzone bestimmte Griffe angewandt, die reflektorisch die momentane Überfunktion des Organs normalisieren. Am Tag nach dem Anfall unbedingt Tastbefund erheben und behandeln.
- ! Sollte nur von in MST ausgebildeten TherapeutInnen angewandt werden!

2

Behandlungsregeln

QUILITZSCH gibt für die Behandlung folgende empirisch gefundene Empfehlungen:

- Tageszeit: Pat. während der Maximalzeit (Zeit der größten Aktivität) der betroffenen Organe behandeln, z.B. Menstruationsbeschwerden vormittags
- Dosierung: Die Behandlung sollte stets schmerzfrei durchgeführt werden. Je geringer der Reiz, desto größer die Wirkung, Überdosierung führt zu Gegenreaktion
- Behandlungsdauer: Eine Behandlung sollte möglichst nicht länger als 10 Min. dauern. Ggf. in der ersten Sitzung nicht bereits alle Gewebsschichten behandeln
- Segmentspezifität: Die angewendeten Griffe sollten exakt auf die betreffende Organzone beschränkt bleiben
- Behandlungsrichtung: Die entsprechenden Segmente von kaudal nach kranial und von lateral nach medial angehen, zuerst die oberflächlichen Veränderungen, dann die tiefergelegenen behandeln
- Häufigkeit: 6–8 Behandlungen führen i.d.R. zum Erfolg, in seltenen Fällen sind 10–12 Sitzungen notwendig.

Literatur

QUILITZSCH, G.: Manuelle Segmenttherapie. Müller & Steinicke, München 1986

2.5.5 Reflexzonentherapie am Fuß (RZF)

Hanne Marquardt

Die Reflexzonentherapie am Fuß (RZF) zählt zu den Umstimmungs- und Ordnungstherapien und arbeitet mit der im Menschen vorhandenen Regenerationskraft. Sie bedient sich einer speziellen Grifftechnik, die die Reflexzonen des Fußgewebes hyperämisiert und ordnet.

RZF kann eingesetzt werden als:
- Monotherapie
- Kombinationsbehandlung mit anderen (z.B. naturheilkundlichen) Verfahren
- Hilfs- bzw. Differential-Diagnostikum.

Indikationen und Kontraindikationen

Indikationen
Adjuvante Therapie bei statisch/muskulären Fehlhaltungen, z.B. Schulter-Armsyndrom, Ischialgien, Myogelosen, Blockaden der Ileosakral- und Wirbelgelenke. Funktionelle Organbeschwerden; z.B. Hepatopathien, Obstipation, Sinusitis, Menstruationsbeschwerden, Allergien.

Kontraindikationen
- allgemeine Erkrankungen: akute Entzündungen im Venen- und Lymphsystem, infektiöse und hochfieberhafte Erkrankungen, operativ zu erfassende Krankheiten, Psychosen, auch im Intervall, Risikoschwangerschaft

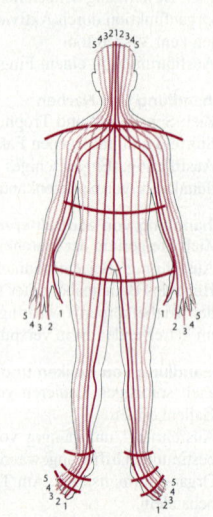

Abb. 2.62: Rasterbild 10 Zonen nach FITZGERALD [A300]

- Erkrankungen des Fußes: akute rheumatische Erkrankungen, die die Fußgelenke schmerzhaft belasten, M. Sudeck, generalisierter Mykosebefall, Gangrän.

▌ Durchführung

Hilfe zum Auffinden der einzelnen Zonen (☞ Abb. 2.62- 2.65)

Körperzonenraster (nach FITZGERALD): Wenn ein Organ, Gewebe oder Gelenk von einer der 10 Längskörperzonen (☞ Abb. 2.62) durchzogen wird, findet sich am Fuß der entsprechende Bereich als Reflexzone in der gleichen Längskörperzone.

Beispiel: Die Wirbelsäule ist wie ihre Reflexzone an den Füßen (Längsgewölbe) der Längskörperzone 1 zugeordnet; das Schultergelenk befindet sich auch am Fuß in der Längskörperzone 5 (Kleinzehengrundgelenk).

3 Querzonen bilden eine Rasterung in der Horizontalen: Kopf und Hals finden die Zuordnung in den Zehen, Thorax und Oberbauch im Mittelfußraum und Bauchraum und Becken im Fußwurzelanteil bis an die Malleolen.

Befunderhebung

Bei der Erstbehandlung wird ein Befund erstellt, der eine Übersicht über den augenblicklichen Zustand des Pat. gewährt. Belastete Zonen lassen sich am Fuß sowohl durch Schmerzhaftigkeit als auch durch vegetative Überreaktionen während der Behandlung erkennen.

Palpation

Mit bewegtem, sensibel tastenden Daumen oder Zeigefinger den ganzen Fuß in sieben aufeinanderfolgenden Arealen palpieren:
- Zonen des Kopfes und des Halses
- Wirbelsäule, Schultergürtel, Gelenke
- harnableitende Wege
- Herz und Atmung
- Verdauungstrakt
- Lymphsystem
- Endokrinium.

Bei jeder Behandlung wird zw. Symptomzonen und Hintergrundzonen unterschieden:

Symptomzonen. Diejenigen Zonen, an deren entsprechenden Organen Beschwerden bestehen. Beispiel: Pat. mit Otitis media hat die Symptomzone in der 4. Zehe, die den Ohren zugeordnet ist.

Hintergrundzonen. Zonen, die während des ersten systematischen Palpierens zusätzlich als behandlungsbedürftig ertastet werden, weil sie druckschmerzhaft sind. Sie kennzeichnen das belastete Terrain bzw. das gestörte Milieu, durch das die Symptomatik überhaupt erst entstehen kann. Beispiel: bei Pat. mit Otitis media können Darm, Nieren, Tonsillen und Lymphsystem Hintergrundzonen sein.

Am Ende der ersten Behandlung wird der erhobene Befund auf einer Tastbefundkarte notiert. Sie bilden die Grundlage der darauffolgenden Sitzungen.

! Verschiedenfarbige Eintragungen erleichtern die Dokumentation (z.B. schwarz für Sichtbefund, rot für Symptomzone und grün für Hintergrundzone).

2

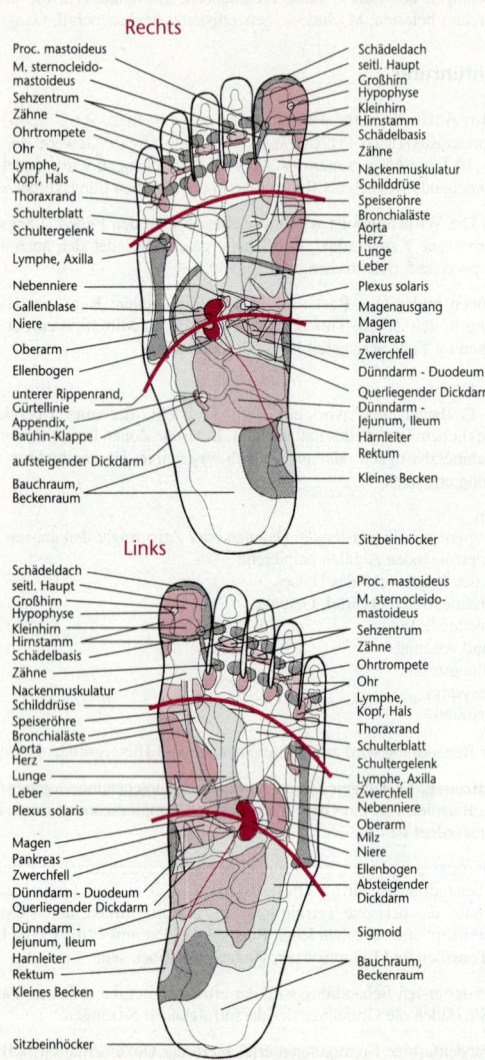

Rechts

Proc. mastoideus
M. sternocleido-mastoideus
Sehzentrum
Zähne
Ohrtrompete
Ohr
Lymphe, Kopf, Hals
Thoraxrand
Schulterblatt
Schultergelenk
Lymphe, Axilla
Nebenniere
Gallenblase
Niere
Oberarm
Ellenbogen
unterer Rippenrand, Gürtellinie
Appendix, Bauhin-Klappe
aufsteigender Dickdarm
Bauchraum, Beckenraum

Schädeldach
seitl. Haupt
Großhirn
Hypophyse
Kleinhirn
Hirnstamm
Schädelbasis
Zähne
Nackenmuskulatur
Schilddrüse
Speiseröhre
Bronchialäste
Aorta
Herz
Lunge
Leber
Plexus solaris
Magenausgang
Magen
Pankreas
Zwerchfell
Dünndarm - Duodeum
Querliegender Dickdarm
Dünndarm - Jejunum, Ileum
Harnleiter
Rektum
Kleines Becken

Sitzbeinhöcker

Links

Schädeldach
seitl. Haupt
Großhirn
Hypophyse
Kleinhirn
Hirnstamm
Schädelbasis
Zähne
Nackenmuskulatur
Schilddrüse
Speiseröhre
Bronchialäste
Aorta
Herz
Lunge
Leber
Plexus solaris
Magen
Pankreas
Zwerchfell
Dünndarm - Duodeum
Querliegender Dickdarm
Dünndarm - Jejunum, Ileum
Harnleiter
Rektum
Kleines Becken

Sitzbeinhöcker

Proc. mastoideus
M. sternocleido-mastoideus
Sehzentrum
Zähne
Ohrtrompete
Ohr
Lymphe, Kopf, Hals
Thoraxrand
Schulterblatt
Schultergelenk
Lymphe, Axilla
Zwerchfell
Nebenniere
Oberarm
Milz
Niere
Ellenbogen
Absteigender Dickdarm
Sigmoid
Bauchraum, Beckenraum

Abb. 2.63: Reflexzonen der Fußsohle rechts (oben), links (unten) [A300–157]

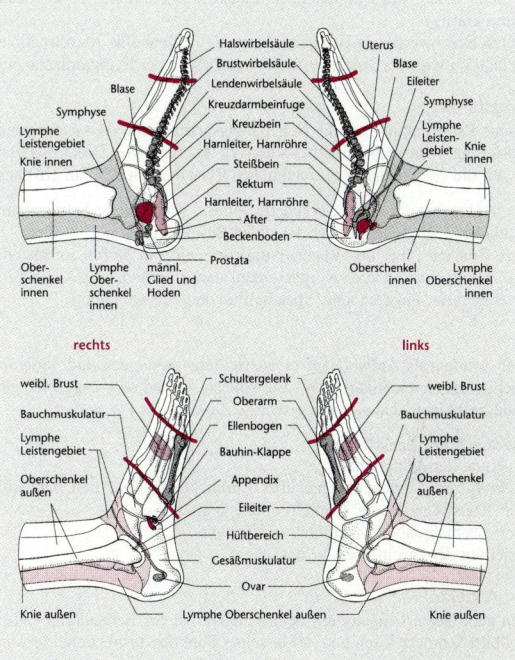

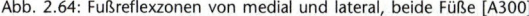

Abb. 2.64: Fußreflexzonen von medial und lateral, beide Füße [A300]

Inspektion
Sie ergänzt die Palpation. Es werden folgende Bereiche auf Fehlformen und Störungen überprüft:
- Statik des Fußes (Deformationen)
- Fußgewebe (Ödeme, Schwellungen)
- Beschaffenheit von Haut und Nägeln (Druckstellen, Dystrophien)
- Temperatur der Füße.

Behandlung
- Behandlungsdauer: Behandlung 2–3 x wöchentl. für etwa 20–25 Min. Eine Serie besteht i.d.R. aus 6–12 Sitzungen
- Vor jeder neuen Behandlung werden die in Frage kommenden Zonen kurz auf Behandlungsbedürftigkeit überprüft. Pat. soll alle Reaktionen in den Behandlungsintervallen genau beobachten. Durch die Schilderung dieser Reaktionen erkennt die TherapeutIn, welche Zonen bei der jeweiligen Behandlung wichtig sind
- Je nach Reaktionslage werden die Zonen tonisierend oder sedierend behandelt. Dies geschieht durch Veränderungen im Arbeitsrhythmus (Variationen im Tempo des

Griffes, schnell oder langsam) und in der Intensität (Variationen des Griffes zwischen weich und kräftig)
- Bei akuten Beschwerden (z.B. Zahnschmerzen, Gallenkolik, Menstruationsschmerzen, Ischialgie) wird der spezielle Sedierungsgriff in der Symptomzone eingesetzt.

Dosierungshilfen

Die spontane Pat.-Reaktion auf die Behandlungsgriffe dient als Ausgangspunkt einer guten Dosierung. Um individuell arbeiten zu können, die Dosierungszeichen als Hinweise auf die Grenze der augenblicklichen Belastbarkeit der Pat. ernstnehmen.

- subjektive Hinweise des Pat.: veränderte Mimik, verbalisierte Schmerzempfindung und deutliche Veränderung der emotionalen Befindlichkeit
- objektive Zeichen (über das Vegetativum): schnell und profus auftretender Handschweiß, Schweiß an anderen Körperstellen; starke Veränderung von Gesichtsfarbe, Körpertemperatur, Pulsfrequenz, Speichelfluß und Atemrhythmus.

Reaktionen

Reaktionen werden als Antwort auf einen Heilreiz verstanden und verlaufen oft im Sinne einer ,,regressiven Vikariation". Sie können störend oder angenehm empfunden werden und bestätigen, daß sich der bisherige Zustand des Pat. ändert.

Häufig beobachtete Reaktionen
- Verbesserung der Symptomatik
- Veränderung der Ausscheidungen über Darm, Niere, Haut und Schleimhäute, in Qualität (Konsistenz, Farbe, Geruch) und Quantität
- veränderte Schlafqualität, -quantität und Träume
- Stabilisierung der psychischen Verfassung.

Spezielle Aspekte

Durch den geordneten Umgang mit dem Schmerz bei der Behandlung kann Pat. sich vom Feindbild Schmerz lösen und ihn in seiner Funktion respektieren lernen:

- als Chance zur Veränderung
- als Möglichkeit, mit störenden Lebensaspekten konstruktiv umzugehen, in dem er die Erfahrung macht, daß der Schmerz nicht bekämpft werden muß, sondern durch Verarbeitung übrwunden werden kann.

Information
Prof. Hanne Marquardt, Domagk Weg 15, 78126 Königsfeld-Burgberg

Literatur
MARQUARDT, H.: Lehrbuch für Reflexzonentherapie am Fuß, Hippokrates, Stuttgart 1994
Informationsschriften für Pat. und Verordner, 8-farbige Zonentafeln in versch. Größen und anderes Material im Eigenverlag Hanne Marquardt, Königsfeld-Burgberg.

2.5.6 Akupunkt-Massage nach Penzel (APM)

Johannes Müller

Die Akupunkt-Massage basiert auf der traditionellen chinesischen Medizin. Sie geht u.a. von einer im Organismus auf genau definierten Bahnen (Meridianen) zirkulierenden Lebensenergie aus, die alle Funktionen des Körpers steuert.

WILLY PENZEL (1918–1985) entwickelte auf dieser Basis eine dem westlichen Verständnis entsprechende neue Therapiemethode, die Krankheit als Energieflußstörung definiert.

Indikationen und Kontraindikationen

Indikationen

- funktionelle Störungen von: Bewegungsapparat, Verdauung, Urogenitalsystem, Hormonsystem, Vegetativum, Atmung, Stoffwechsel und Kreislauf. Das funktionelle Krankheitsstadium ist das entscheidende Kriterium der Indikationsstellung, während die Art der Störung (Über- oder Unterfunktion) oder ihre Lokalisation nur von geringem Interesse sind
- Schmerzzustände: Kopfschmerzen, Rückenschmerzen, Gelenkschmerzen, chronische Schmerzen, Migräne, Ischialgien, rheumatische Schmerzen
- Prophylaxe: z.B. durch Stärkung der Abwehrkräfte, Beseitigung von Narbenstörfeldern und Möglichkeit der Beeinflussung präklinischer Krankheitsphasen.

Kontraindikationen

Erkrankungen mit Operationsindikation, Erbkrankheiten, meldepflichtige Infektions- und Geschlechtskrankheiten.

Ziele

Ausgleichen des gestörten Energieflusses, wodurch die Harmonie im Kreislauf der Lebensenergie wiederhergestellt wird.

▌ Durchführung

Befund

Der Zustand einer energetischen Störung (Energiefülle- bzw. Energieleerezustand) oder des gesamten Energiekreislaufes wird erfaßt. Hierauf basiert die Auswahl der Therapiemethode. Der Befund ist keine (ärztliche) Diagnose!

Testmaßnahmen

Zur indirekten Ermittlung der energetischen Ausgangslage, dazu werden bei Pat. mit Beschwerden spezifische Reize gesetzt. Als Testmaßnahme kann z.B. der „Probestrich" bei Schmerzen im LWS-Bereich angewandt werden:

- Pat. bitten, die Intensität und Ausbreitung der Beschwerden vor Beginn des Testes bewußt zu registrieren. Dann mehrmals mit dem Massagestäbchen ein Teilstück des Konzeptionsgefäßes vom Schambein bis zum Bauchnabel tonisieren
- Bei Besserung basieren die Beschwerden vermutlich auf einer Energiefülle. Therapieansatz: Verlagerung der Energiefülle aus dem LWS-Bereich in die ventralen Körperregionen durch Tonisierung der dort verlaufenden YIN-Meridiane
- Bei Verschlimmerung der Symptomatik basieren die Beschwerden eher auf einer Energieleere. Die über den LWS-Bereich hinwegziehenden YANG-Meridiane tonisieren.

Tastmaßnahmen

Zur direkten Erfassung des energetischen Zustandes. Sie erlauben auch bei beschwerdefreien Pat. eine energetische Befundung. Häufig eingesetzt werden Hauttasttechniken („Energetische Striche", „Samt- und Seiden-Striche"), oder die energetische Befunderhebung über die Ohrmuschel.

- „Samt- und Seidenstriche": zart mit der Fingerkuppe des Tastfingers über die zu befundende Meridianstrecke tasten. Das Handgelenk der TherapeutIn weist dabei in Energieflußrichtung des betreffenden Meridianes. Die Fingerbeere soll nicht eigentlich die Hautbeschaffenheit, sondern in erster Linie die Energieabstrahlung des Meridianes prüfen. Folgende Tastempfindungen können registriert werden:
  - Seidenstrich: Gefühl, über glatte Seide zu streichen. In Energieflußrichtung ertastet weist der Seidenstrich auf einen Energiemangel hin
  - Samtstrich: Die Fingerbeere gleitet anscheinend über eine rauhe Fläche, wird abgebremst, arbeitet „gegen den Strich". In Energieflußrichtung getastet weist er auf eine Energiefülle hin
  - Indifferenzstrich: Die abgetastete Haut ist weder rauh noch seidig. Er zeigt ausgewogene Energieverhältnisse an
- „Energetische Striche" erfordern die gleiche Tasttechnik wie die Samt- und Seidenstriche. Der Unterschied besteht in der vergrößerten Auflagefläche. Bei Energetischen Strichen wird anstatt einer Fingerbeere die gesamte Handfläche als Tastfläche benutzt, so daß eine gesamte Meridiangruppe, z.B. die kurzen YIN-Meridiane (Lungen-, Kreislauf-Sexus-, Herz-Meridian) befundet werden kann
- Ohrbefund (s.u.).

Therapie

Meridiantherapie

Die vorangegangenen Testmaßnahmen geben Aufschluß über den Energiestatus. Im Vordergrund der Therapie steht der Energieausgleich bzw. die Erzielung einer energetischen Balance der Meridiane. Dazu werden die betreffenden Meridiane mit einem speziellen Metallstäbchen massiert.

Punktbehandlung

Die zu behandelnden Akupunkturpunkte werden aufgrund des vorher erstellten energetischen Befundes individuell ausgewählt. Mit einem speziellen Vibrationsgerät die jeweiligen Akupunkturpunkte mechanisch so lange stimulieren, bis Pat. die am Punkt ankommende Energie deutlich wahrnimmt, je nach Stimulationsart z.B. ein deutliches „Stichgefühl" oder ein deutliches „Wärmegefühl". Vorteil der Akupunktmassage (im Vgl. zur Akupunktur) ist, daß die Haut des Pat. unverletzt bleibt und kein Infektionsrisiko besteht.

Spezialtherapien

Narbentherapie: Narben können den Energiefluß stören und damit den Organismus belasten. Z.B. kann eine Blinddarmnarbe nicht nur lokal im Unterbauch Beschwerden verursachen, sondern auch Fernstörungen wie Kopfschmerzen, Schulterprobleme, Schwindel u.a. hervorrufen. Vor der Behandlung werden die Energiezustände der in Frage kommenden Meridiane untersucht. Als Therapiemöglichkeiten werden spezielle Akupunkturpunkte und elektrische Therapieströme eingesetzt.

Wirbelsäulentherapie: Die Wirbelsäule und der zugehörige Muskel- und Bandapparat werden energetisch hauptsächlich vom Gouverneurgefäß und dem paarigen Blasenmeridian versorgt. Energieflußstörungen führen zu funktionellen Beschwerden im Bereich der Wirbelsäule. Die Wirbelsäule wird durch sanfte Schwingungen mit der flachen Hand und dem Daumen angeregt, ihre normale Statik wieder aufzubauen. Ein eventuell blockiertes ISG wird durch leichte Rollschwingungen des Oberschenkels – die Bewegung wird über das Hüftgelenk auf der ISG übergeleitet – gelöst.

Der **Kleine Kreislauf** (KKL) regt den Energiefluß im gesamten Organismus an. Er verläuft über die beiden zentralen übergeordneten Energiegefäße der Körpermitte (Konzeptions- und Gouverneurgefäß). Er besitzt eine vegetativ ausgleichende Wirkung und eignet sich u.a. auch vorzüglich zur energetischen Schwangerschaftsbetreuung und Geburtsvorbereitung. Durchführung: Zunächst erfolgen tonisierende Striche im Verlauf des Konzeptionsgefäßes (KG) vom Schambein bis zur Unterlippe. Eine Hautrötung (Dermographismus) im Verlauf der Strichrichtung ist als positives Zeichen zu bewerten. Im nächsten Schritt wird die Energie um die Mundwinkel herum in das nachfolgende Gouverneurgefäß (GG) geleitet. Es verläuft von der Oberlippe bis zur Steißbeinspitze und wird ebenfalls bis zur eintretenden Hautrötung behandelt. Schließlich wird die Energie seitlich am Genital vorbeigeführt und der Kreislauf am Schambein geschlossen. Dieser Zyklus wird ggf. mehrmals wiederholt und häufig noch mit den Anfangs- und Endpunkten des KG und GG kombiniert.

Elektrotherapie: Therapie mit niederfrequenten elektrischen Therapieströmen unter energetischen Gesichtspunkten. Wichtig ist z.B. die Abstimmung von Energie- und Stromflußrichtung. Ind.: Massive Energiemangelzustände oder besonders intensive Energieflußstörungen.

Ohrtherapie: Die Ohrmuschel entspricht einem Spiegelbild des Körpers, deshalb können Energieflußstörungen des Körperkreislaufes über einen sorgfältigen Tastbefund am Ohr aufgespürt werden. Hyper- bzw. hyposensible Ohrpartien liefern den Befund und damit die Basis der Ohrakupunktmassage. Sie ergänzt Befunderhebung und Therapie am Körper.

YIN-Striche: YIN-Striche bewirken ohne Eigenleistung des Pat. eine körperliche und seelische Entspannung. Mit ganz zarten Reizen im Sinne der energetischen Striche arbeiten, die Haut des Pat. wird eben gerade noch berührt.

Mit dieser Technik zunächst im Bereich des Konzeptionsgefäßes arbeiten, also vom Schambein über die vordere Körpermitte bis zur Unterlippe, und anschließend im linken und dann im rechten YIN-Gebiet (von der Fußsohle über die Innenseiten der Beine, die vorderen Rumpfhälften, weiter über die Innenseiten der jeweiligen Arme bis zu den Handflächen und den Fingerspitzen). Diese Striche solange ausgeführt, bis ein rauhes Hautgefühl in Energieflußrichtung des gesamten YIN-Gebietes ertastet wird. Damit wird die Entspannung eingeleitet, anschließend ruht Pat. in eine flauschige Decke eingehüllt.

Ind.: Alternative zu chemischen Beruhigungsmitteln.

Reaktionen auf die Behandlung

Die APM löst unterschiedliche körperliche Reaktionen aus, die das für die Heilung notwendige Ansprechen des Organismus auf die Therapie anzeigen:

- Ausscheidungsreaktionen über Blase, Darm oder Haut, z.B. vermehrte Wasserausschwemmung, Durchfall oder intensivierte Hautausdünstung. Sie reinigen den Organismus von abgelagerten Stoffwechselschlacken
- Kurzfristige Zunahme der Beschwerden (,,Erstverschlimmerung"), nach deren Abklingen dann die Heilung einsetzt
- Kurzfristiges Auftreten von alten, jedoch nicht völlig ausgeheilten Krankheitsbildern. Das momentane Akutwerden bietet dem Organismus Gelegenheit, diese Krankheit endgültig zu überwinden
- Stetige Besserung bis zur Beschwerdefreiheit.

Information
Lehrinstitut für Akupunkt-Massage nach PENZEL (☞ 13)

Literatur
HOFFMANN/EBERT: Krank durch Narben, Turm-Verlag, Bietigheim
PENZEL: Akupunkt-Massage nach Penzel, Spannungs-Ausgleichsmassage, Eigenverlag, Heyen
PENZEL: Akupunkt-Massage nach Penzel, Energielehre, Eigenverlag, Heyen
PENZEL: Akupunkt-Massage nach Penzel, Energetisch-physiologische Behandlung der Wirbelsäule, Eigenverlag, Heyen

2.5.7   Schädelakupressur

Hans P. Ogal

Die „Neue Schädelakupunktur nach YAMAMOTO-YNSA" wurde von Dr. TOSHIKATSU YAMAMOTO aus Südjapan entwickelt. Ausgehend von verschiedenen Akupunkturtechniken erarbeitete er ein neues Behandlungsprinzip am Schädel über zwei unterschiedliche, aber kongruente Somatotope:
- das eine Somatotop bezieht sich auf die anatomische Einteilung des Körpers
- das andere Somatotop ist ein funktionelles Somatotop mit den Zuordnungen der traditionellen chinesischen Medizin.

Unterschiede der Akupunkturverfahren
- YNSA: Ein anatomisches und ein funktionelles Somatotop am Kopf
- Körperakupunktur: Meridiane (energetische Leitbahnen), die den Körper umschließen, klassische Akupunkturpunkte; Prinzipien der Trad. Chin. Medizin
- chinesische Schädelakupunktur: Annahme über Reflexwege der Kopfhaut zu darunter liegenden Hirnarealen und ihrer Schädigung
- Ohrakupunktur: Somatotop im Bereich der Ohrmuschel.

Indikationen und Kontraindikationen

Indikationen
- Alle funktionellen und prinzipiell reversiblen Störungen sowie Schmerzzustände des Bewegungsapparates (z.B. Lumboischialgien, ISG-Blockierung, Epikondylopathien).
- Schmerztherapie und verbesserte Mobilisation nach Verletzungen und Operationen
- In der Rehabilitation zur Behandlung von zentralen und peripheren Lähmungen.

Die YNSA ermöglicht eine einfache und schnelle Zuordnung der zu behandelnden Punkte zu Beschwerde- oder Schmerzsymptomatiken; z.B.:
- A: Zephalgie, Migräne, Neuralgien im Kopf-, Gesichtsbereich, Zervikal-Syndrom, zentrale Paresen
- B: Zervikal-Syndrom, Schwindel (zervikal, otogen, zerebellar, zerebral), Nacken-Schulter-Arm-Syndrom, Periarthropathia humeroscapularis
- C: Omalgie, Omarthrose, „frozen shoulder", Epikondylopathien, Arthralgien im Bereich der oberen Extremität, Paresen der oberen Extremität, Karpaltunnelsyndrom beginnend oder chronisch (mit neg. neurologischem Befund)
- E: Interkostalneuralgie, Tietze-Syndrom, thorakale Postzosterneuralgie, Atemwegserkrankungen, Singultus
- D: Unterbauchbeschwerden, vegetatives Urogenitalsyndrom, Lumbalgie, Lumboischialgie, ISG-Blockierung, Koxalgie, Gonalgie, Chondropathia patellae, habituelle Patelluxation, Achillodynie, Kalkaneodynie, Sprunggelenksdistorsion, Paresen der unteren Extremität
- Auge, Nase, Mund, Ohr: akute oder chronische Affektionen der Sinnesorgane

Kontraindikationen

Keine absoluten KI. Reaktionen, auch im Sinne einer Erstverschlimmerung, sind bei zu starker Reizung möglich.

▌Durchführung

- Behandlung über Somatotoppunkte am Kopf, die best. Körperregionen repräsentieren (☞ Abb. 2.65)
- Die Punkte eines Somatotops sind:
  – im Normalzustand neutral
  – im Krankheitszustand sensibilisiert und druckdolent
- Über aktivierte Somatotoppunkte kann eine Diagnostik vervollständigt, aber auch gleichzeitig der erkrankte Organismus behandelt werden.

YNSA-Basis-Punkte des anatomischen Somatotops

Bewegungsapparat

- A: für Kopf und HWS. Lok.: 0,5 cm lateral der Stirnmittellinie in der idealen Stirnhaargrenze, Länge ca. 2 cm; Breite ca. 2–4 mm. Besonderheit: Unterteilung von kranial nach kaudal in die 8 Zervikalsegmente
- B: für HWS und Schulter. Lok.: 0,5 cm lateral von Basis-Punkt A in der idealen Stirnhaargrenze, Länge ca. 2 cm; Breite ca. 2–4 mm
- C: für Schulter und obere Extremität. Lok.: in der „Geheimratsecke" in der idealen Stirnhaargrenze, Länge ca. 2 cm; Breite ca. 2–4 mm. Besonderheit: Unterteilung von kranial nach kaudal in die einzelnen Gelenke der oberen Extremität; Reihenfolge: Schulter-, Ellenbogen-, Hand-, Fingergelenke
- D: für LWS, Becken und untere Extremität. Lok.: 1–1,5 cm cranial des Jochbeins, horizontal in der Schläfen-Haar-Grenze, Länge ca. 2 cm; Breite ca. 5–10 mm
- D1-D5: für Lumbalsegmente L1-L5 (zusätzlich zu Basis-Punkt D). Lok.: Vertikale Reihe vor dem frontalen Ohrmuschelansatz über dem Jochbein, Länge jeweils ca. 3–4 mm; Breite ca. 3–4 mm. Besonderheit: Unterteilung von kranial nach kaudal in die Lumbalsegmente L1–L5
- E: für Thorax/BWS/Abdomen. Lok.: schräg zwischen dem medialen Augenbrauenrand und einem Punkt 2 cm kranial der Fissura supraorbitalis, Länge ca. 2 cm; Breite ca. 2–4 mm. Besonderheit: Unterteilung von kranial nach kaudal in die 12 Thorakalsegmente
- F: für Nervus ischiadicus. Lok.: retroaurikulär auf dem Mastoid, 1,5–2 cm kranial des Proc. mastoideus, Länge ca. 0,5–1 cm; Breite ca. 3–5 mm
- G: für Kniegelenk; Aufteilung in medial (G1), dorsal (G2), lateral (G3). Lok.: am kaudalen Rand des Processus mastoideus, G1 frontal, G2 kaudal, G3 dorsal der Spitze des Proc. mastoideus, Länge ca. 2 cm bogenförmig um die kaud. Spitze des Mastoid; Breite. ca. 3 mm.

Sinnesorgane

- Auge: Lok.: 0,5 cm lateral der Stirnmittellinie, kaudal von Basis-Punkt A, Länge und Breite der Basis-Punkte für die Sinnesorgane sind ca. 3 x 3 mm
- Nase: Lok.: 0,5 cm lateral der Stirnmittellinie, kaudal von Basis-Punkt Auge
- Mund: Lok.: 0,5 cm lateral der Stirnmittellinie, kaudal von Basis-Punkt Nase
- Ohr: Lok.: kaudal des Basis-Punktes C auf der Hälfte einer Verbindungslinie zur Nasenwurzel.

2

Technik

- Im Bereich der Zonen/Areale der YNSA Basis-Punkte mit der Fingerkuppe oder dem Fingernagel nach Druckdolenzen suchen. Die Punkte können eine Flächenausdehnung von wenigen Millimetern bis zu 2 cm haben. Evtl. sind umschriebene Gewebeverhärtungen zu tasten
- Prinzipiell wird ipsilateral behandelt, nur bei Lähmungen kontralateral
- Es können auch andere technischen Hilfsmittel, z.B. Massagestäbchen, Kryo- oder Wärmetherapie, Elektrotherapie, TENS, Lasertherapie eingesetzt werden.

Dauer, Intensität der Behandlung

- akute Erkrankungen oft und kräftig, z.B. 2 x tägl. jeweils 2–10 Min. kräftig reizen
- chronische Erkrankungen seltener und vorsichtiger, z.B. 2 x pro Wo. bis 1 x in 2 Wo. 5–20 Min. leicht reizen
- Bei anhaltenden akuten oder chronischen Schmerzsyndromen 6 x behandeln, dann eine therapiefreie Zeit einhalten, um den Behandlungserfolg besser beurteilen zu können.
- ! Bei akuten Funktionsstörungen zuerst die YNSA Basis-Punkte behandeln und danach bei erfolgter Schmerzreduktion physiotherapeutisch vorgehen.

Abb. 2.65: Schädelakupressur [A300–157]

Behandlungsbeispiel: Akute Lumbalgie

Pat. untersuchen; Bewegungseinschränkung feststellen; Schmerzdiagnostik; Lokalisation und Palpation des YNSA Basis-Punktes D ipsilateral; Druckdolenz exakt herauspalpieren; D-Punkt 2–10 Min. mit starkem Reiz stimulieren; Nachuntersuchung; evtl. zusätzlich Stimulation der LWS-Segmentpunkte L1-L5; Nachuntersuchung; nach Schmerzreduktion ergänzende Physiotherapie. In kurzen Intervallen (2 x/Tag bis 2 x/Wo.) die Behandlung wiederholen.

 Tips & Fallen

- Sehr oft zeigt sich eine deutliche Schmerzreduktion bei der Erstbehandlung, die nach einigen Stunden nachlassen kann. Trotzdem nicht den Mut verlieren! Je öfter die Behandlung stattfindet, desto länger wird das schmerzfreie Intervall
- Der Behandlungserfolg zeigt sich bei chronischen Erkrankungen nicht immer sofort. Geduld ist wichtig! Bevor der Behandlungserfolg zu schnell be- und verurteilt wird, kompletten Behandlungszyklus von 6 Behandlungen abwarten.
- ! Akupunktur und Akupressur heilt was gestört ist, nicht was zerstört ist!

Literatur
GLEDITSCH, J.: Reflexzonen und Somatotopien, WBV Verlagsges., Schorndorf 1988
OGAL, H.P., ELIES, M., HERGET, H.F.: Schmerzen des Bewegungsapparates. In Pothmann, R.: Systematik der Schmerzakupunktur, Hippokrates, Stuttgart 1995
YAMAMOTO, T., MARIC-OEHLER, W.: Yamamoto Neue Schädelakupunktur, Chun-Jo Verlag, Freiburg i.Br. 1991

2.6 Hydro- und Balneotherapie

Jürgen Rohde, Bernard Kolster, Viktor Kruft

2.6.1 Grundlagen der Hydrotherapie

▌ Hydrotherapeutische Reize

Die hydrotherapeutische Wirkung hängt direkt von der Stärke des applizierten Reizes ab.

Dosierungsstufen

Milde hydrotherapeutische Reize (kleine Hydrotherapie)
• Waschungen, Abreibungen, Trockenbürstungen
• ansteigende Teilbäder (bis Unterarm- und Fußbad), wechselwarme Fußbäder, kalte Güsse bis Knieguß, Wassertreten
• Wickel (bis Umfang des Brustwickels)
• feuchte Wärme geringen Umfanges: warmer Heusack, kleine Peloidpackung.

Mittelstarke Reize (mittlere Hydrotherapie)
• ansteigende Bein-, Sitz- und Halbbäder
• warme Zusatz-Halbbäder
• kalte Reibesitzbäder
• wechselwarme Sitzbäder
• Rumpfwickel und feuchte 3/4-Packung mit mittlerer Liegedauer (30–45 Min.)
• Sitzdampf.

Stark wirkende Reize (große Hydrotherapie)
• Sauna
• Überwärmungsbad
• russisch-römisches Dampfbad
• subaquales Darmbad
• kalter oder heißer Voll-Blitzguß
• langliegende feuchte 3/4- oder Ganzpackung (milder Weg einer großen Hydrother.).

Einflußfaktoren auf die Reizstärke

Die Reizstärke eines gewählten Verfahrens sollte an das Befinden und die Erkrankung des Pat. angepaßt werden. Einflußfaktoren sind:
• Umfang des gereizten Körperbezirkes

2

- Temperatur:
  - brunnenkalt < 15 °C
  - kalt < 30 °C
  - lau oder kühl 30–33 °C
  - indifferent 34–35 °C
  - warm 36–37 °C
  - sehr warm 37–40 °C
  - heiß 40 °C
  - Schmerzgrenze 45–46 °C
- Dauer der Anwendung
- zusätzliche mechanische Reize, z.B. beim Bürstenbad, bei der Fächerdusche und Unterwassermassage
- chemische Reize in den Zusatzbädern.

Steigerung der Reizstärke innerhalb einer Therapieserie

In den meisten Fällen empfiehlt es sich, die hydrotherapeutischen Anwendungen mit leichten Reizen zu beginnen und innerhalb einer Serie zu steigern. Beispiele:

- Leichtere Oberflächenreize: kalte oder heiße Teilwaschung → kalte oder heiße Ganzwaschung → wechselwarme Ganzwaschung → Trockenbürstungen, Trockenfrottierung. Trockenbürstungen kombinieren mit: wechselwarme Ganzabreibung, Abklatschung, Lakenabreibung
- Ansteigende Teilbäder: ansteigendes Handbad → ansteigendes Unterarmbad re. → ansteigendes Unterarmbad li. → doppelseitiges Unterarmbad → doppelseitiges Fußbad → doppelseitiges Unterschenkelbad → doppelseitiges Beinbad → Sitzbad mit gleichzeitigem Fußbad → Halbbad
- Kneippsche Güsse: kalte Flachgüsse → Gesichtsguß → Armguß → Knieguß → Schenkelguß → Unterguß → Oberguß → Rückenguß → Vollguß → absteigende Fächerdusche → kalte Fächerdusche Strahl- (oder ,,Blitz-") Guß kalt oder heiß.

▌ Wirkungen der Hydrotherapie

- Wärmehaushalt: Hydrother. gleicht Durchblutungsstörungen aus und trainiert das Regulationssystem
- Nervensystem: Verbesserung der Nervenfunktion, Einübung von vegetativen Reflexen, Trophikverbesserung, Eutonisierung des Vegetativums (Wärme: vagotrop, Spasmolyse, Schmerzlinderung)
- Innere Sekretion: Dämpfung gesteigerter Hormonproduktion und Steigerung bei versagenden Drüsen
- Stoffwechsel: Tonusregulation; Förderung der Ausscheidung differenter Stoffe über die Haut (,,Entgiftung")
- Kreislauf: verbesserte periphere Durchblutung → verminderte Herzbelastung, RR ↓
- Atmung: Atemstörungen durch Schmerzen werden günstig beeinflußt, Beseitigung von Atemhemmungen, Detonisierung spastischer Bronchialmuskeln. Kaltreize steigern Frequenz und Volumen der Atmung
- Gewebe: Verbesserung von Turgor, Tonus, Elastizität, Durchblutung und Durchwärmung. Verbesserte Trophik und Lymphzirkulation. Systemerkrankungen des Bindegewebes werden durch große Hydrotherapie positiv beeinflußt
- Hautfunktion: Hydrotherapie verbessert die Hauttrophik und beeinflußt damit viele Hautfunktionen günstig (z.B. Immunstatus, Intermediärstoffwechsel, Ausscheidung von Toxinen und Stoffwechselendprodukten)
- Immunsystem: Anregung, Aktivierung.

Beispiel: Ansteigendes Teilbad
1. Phase: Durchblutungsverbesserung des gebadeten Teiles
2. Phase: Durchblutungsverbesserung der mit dem entsprechenden Segment
   verbundenen inneren Organe
3. Phase: Durchblutungsverbesserung der gesamten Körperoberfläche.

Kältewirkung
1. Phase: Gefäßkontraktion
2. Phase: Weitstellung der Kapillaren – Hautrötung durch reaktive Vasodilatation.

▌ Formen der Hydrotherapie

Bäder mit und ohne chem. Zusätze, Bewegungsbad, UWAM, Bürstenbad, Kohlensäure-
und Luftsprudelbäder, Güsse, Heiße Rolle, Fango, hydroelektrische Bäder, Waschungen, Wickel, Packungen (mehr als die Hälfte des Körpers einhüllende Wickel), Sauna.

▌ Grundregeln der Hydrotherapie (nach VOGLER und KRAUß)

- Vor Anwendungsbeginn die nötigen Eimer oder Schüsseln mit Wasser der gewünschten Temperatur, Waschlappen, Handtücher und Wickeltücher bereitstellen
- Zwischen zwei physikalischen Behandlungen sollte für stationäre Pat. ein Zeitraum
  von 2 Std. liegen, um die nötige Erholungsphase des Körpers nicht zu verkürzen
- Kalte Füße nicht in heißes Wasser stecken oder kalte Körperteile mit etwas Heißem
  zusammenbringen. Erwärmung soll ansteigend und langsam erfolgen. Warme oder
  heiße Glieder vertragen dagegen ausgezeichnet einen kalten Guß, Umschlag oder
  Waschung
- Vor größeren Anwendungen (z.B. ansteigendem Halbbad, 3/4-Packungsserie, Sauna)
  sollen Blase und Darm entleert sein, nötigenfalls mit Einlauf. Als reflektorische
  Fehlsteuerungen können sonst Kopfschmerzen, Herzbeschwerden, Benommenheit
  bis zu Kollapszuständen auftreten. Bei größeren Anwendungen letzte Mahlzeit
  mindestens 2 Std. vorher einnehmen
- Eine ansteigende oder warme Anwendung verlangt als Abschluß eine kalte (z.B. kalte
  Waschung nach Wickel; Wechselwaschung, Guß, Regenbrause, Tauchbad oder
  Packung nach Sauna). Die vorher in Wärme dilatierten Kapillaren müssen sich wieder
  zusammenziehen. Folgt ein Wickel oder eine Dusche, so kann auf die Schlußabküh-
  lung nach der Warmwasserbehandlung verzichtet werden
- Bei jeder Wasseranwendung Zustand des Pat. beachten. Bei Übelkeit, Kopfschmerzen, Herzschmerzen, starker Müdigkeit nach einer schlaflosen Nacht keine anstrengenden Packungen, Bäder oder Sauna
- Während der Menstruation mit allen Bade- und Wärmeanwendungen aussetzen, die
  die untere Körperhälfte betreffen. Vom 2. Tag an können Behandlungen des
  Oberkörpers (Armbäder, Armgüsse, Wickel) erfolgen.

▌ Allgemeine Leitsätze zur Kaltwasserbehandlung (nach KNEIPP)

- Einem kalten Körperteil oder frierenden Menschen keine kalte Wasseranwendung
  verabreichen. Die Füße müssen mind. so warm wie die Stirn sein. Heiße oder warme
  Anwendungen bei erhitztem Körper oder bei Fieber können angezeigt sein
- Erste Bedingung bei allen Anwendungen ist ,,daß der Körper seine vollständige
  Wärme habe". Es müssen ein ausreichendes Temperaturgefälle und genügend ,,innere
  Wärme" vorhanden sein, damit die richtige Reaktion eintreten kann. Ausnahme: Kalte
  Füße sprechen gut auf sehr kalte Reize (z.B. Schneeabreibungen) an

- Auch bei Erhitzung ist ein kaltes Bad möglich, wenn man Dauer beachtet
- Anwendungsdauer: Das kürzeste Bad ist das Beste. Gewöhnliche Dauer 1–2 Sek., nur ausnahmsweise 5–6 Sek.
- Zeitpunkt der Anwendung: nicht unmittelbar vor oder nach den Mahlzeiten (Gefahr der vagotonen Kreislaufreaktion) sowie nicht vor dem Schlafengehen (Schlafstörungen möglich, ausgenommen Lenden- und Wadenwickel)
- Wassertemperatur: Je kälter, desto besser die Reaktion. Folgt auf kalten Reiz ein Gefäßkrampf von längerer Dauer, zunächst Warm- bzw. Wechselwarmbehandlung
- Die Kaltwasserbehandlung einschleichend durchführen, d.h. keine großen Körperflächen plötzlich dem kalten Wasser aussetzen. Bei kalten Bädern daher langsam hineinsteigen, bei Güssen von unten nach oben beginnen, „damit der Körper recht schonend behandelt wird"
- Verhalten nach der Anwendung: Körper muß vollkommen warm werden, am besten durch Bewegung (z.B. rasches Gehen nach Wassertreten) oder durch warme Decke.

2.6.2   Waschungen

- Kalte Waschungen werden bevorzugt morgens als milde Reiztherapie eingesetzt
- Leinenhandtuch in kaltes Wasser tränken, auswringen und den gesamten Körper (oder nur Ober- bzw. Unterkörper) mit schnellen Bewegungen abwaschen
- Danach ohne Abtrocknen im Bett aufwärmen lassen
- Ind.: Als mildes Regulationstraining zur Abhärtung und Durchblutungsförderung, bei Kreislaufstörungen und Atemwegsinfekten.

2.6.3   Wickel

Viele der heute gebräuchlichen Umschlagformen (☞ Abb. 2.66) wurden von PRIEßNITZ systematisiert. Ihre Einsatzmöglichkeiten liegen in der adjuvanten Therapie von lokalen Entzündungen und Fieber (☞ Tab.).

Anlegen eines Wickels
- Pat. eine entspannte Lage einnehmen lassen
- Wickel in 2 oder 3 Lagen applizieren:
  - für die innerste Lage ein Leinentuch mit kaltem Wasser anfeuchten, gut auswringen und fest, aber nicht einschnürend um die indizierte Stelle wickeln
  - dieses mit einem weiteren Leinen- oder Baumwolltuch umhüllen und ggf. außen mit einer Decke oder einem Tuch aus Wolle abdecken
  - den ganzen Pat. in eine Decke einhüllen und ruhen lassen
- Dauer des Wickels: 45–60 Min., zur Ausnutzung eines schweißtreibendes Effektes 1–3 h
- Wickel werden normalerweise kalt appliziert; selten warme Anwendungen (z.B. Atemwegserkrankungen), da oft zu schneller Temperaturverlust
- Der Wickel sollte nach 5–15 Min. bereits als warm empfunden werden, sonst Wärme zuführen (z.B. Tee, Wärmflasche), bei Unwohlsein ggf. abbrechen.
- *!* Das Zimmer sollte gut gelüftet, aber ausreichend warm sein. Während des Wickels Fenster offenhalten.

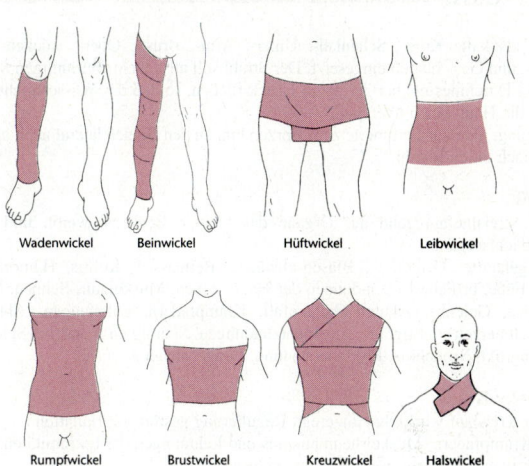

Abb. 2.66: Formen des Prießnitzumschlages [A300]

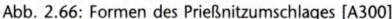

Indikationen der Wickel nach PRIEßNITZ	
Wickel	**Indikationen**
Halswickel	Angina, Pharyngitis, Laryngitis
Brustwickel	Bronchitis, Asthma bronchiale, Pleuritis, Pneumonie, Karditis
Kreuzwickel	Schultermyogelosen
Leibwickel	Entzündliche Erkrankungen des Oberbauches, Ulcus ventriculi und duodeni, Enteritis, Kolitis
Rumpfwickel	Versorgung hochfiebernder Pat.
Hüftwickel mit Durchzug (= T-Wickel)	Beckenraumentzündungen, Proktitis, Prostatitis, Hämorrhoiden, Analekzem, Vulvitis
Wadenwickel	Fieber, Thrombophlebitis, Zellulitis, Ulcus cruris, zur Nacht bei Schlaflosigkeit
Beinwickel	Thrombophlebitis, Zellulitis, Lymphangitis
Gelenkwickel	Rheumat. Arthritis, aktivierte Arthrose
3/4-Packung	Frühstadien akuter Infekte nach schweißtreibenden Bädern, langliegend (2–3 Std.), zur Desensibilisierung bei Allergikern und Rheumatikern

2.6.4   Güsse

Werden als kalte Knie-, Schenkel-, Unter-, Arm-, Brust-, Ober-, Rücken-, Voll-, Nacken-, und Gesichtsguß eingesetzt. Der Strahl soll aus einem weitlumigen Schlauch (ca. 2 cm Durchmesser) bei geringem Druck fließen, so daß das Wasser nicht spritzt, sondern die Haut weich überspült.
Gußführung: Von der Peripherie zum Herzen hin, an den Beinen lateral nach oben und medial nach unten führen.

Knieguß
- Wirk.: kreislaufanregend auf Organe des kleinen Beckens, weibl. und männl. Geschlechtsorgane
- Ind.: gehäufter Urindrang, Blasenschwäche, Bettnässen. Kolitis, Hämorrhoiden. Kalte Füße, örtliche Entzündungen der Haut, Venen, Muskulatur, Sehnen, Sehnenscheiden, Gelenke. Akuter Gichtanfall, Krampfadern, Lähmungen, Abhärtung. Kopfschmerzen bei Migräne, Augenentzündungen, Neuralgien. Katarrhe (Schnupfen, Pharyngitis), Bronchitis. Pfortaderstauung, Lungenstauung.

Schenkelguß
- Wirk.: Kreislauf wird lokal angeregt, Regulierung gestörter Zirkulation
- Ind.: Krampfadern, Muskelrheumatismus und Lähmungen der Extremitäten. Koxalgie, aktivierte Koxarthrose, Gesäßmyogelosen.

Unterguß (Unterleib und Beine)
- Wirk.: Stauungszustände in Magen-Darmbereich
- Ind.: Hyperazidität, Spasmen der Magen-Darm-Muskulatur, Meteorismus, Gallenblasenvergrößerung, Grieß- und Steinbildung, Diabetes mellitus
- KI: Frieren, Zystitis, Pyelonephritis, akute Ischialgie, Menstruation.

Armguß
- Wirk.: Kreislaufanregung der Arme, Ableitung, anregende Wirkung auf das Herz (Puls wird gleichmäßig, Herzmuskelkraft verbessert, Atmung tiefer und voller)
- Ind.: kalte Hände, marmorierte Haut, rheumatische Beschwerden der Arme, nervöse Störungen (Schreibkrampf), Neuralgien und Lähmungen, nervöse und organische Herzstörungen, bei Stauungsvorgängen an Kopf und Hals (Druck-Schwindelgefühl, Kopfschmerzen), Schleimhautkatarrhe von Hals und Nase.

Oberguß (Oberkörper und Arme)
- Wirk.: starke örtliche und allgemeine Wirkung, verbesserte Durchblutung der Thoraxorgane (Lunge, Rippenfell, Herz). Ableitende Wirkung
- ! nicht bei Blutstauungen im Lungenkreislauf (Cor pulmonale)
- Ind: Abhärtungsmittel. Bei Neigung zu Katarrhen der oberen Luftwege, akuter und chron. Bronchitis (nicht bei Frösteln verabreichen!). Asthma bronchiale und Emphysem, fördert das Abhusten. Schmerzlinderung bei Pleuraschwartenbildung. Kehlkopf- und Stimmbanderkrankungen. Anregung der Herz- und Atemtätigkeit. Kopfschmerzen, Benommenheit und nervöse Erregungszustände, Krampfadern der Beine, Stauungen der Beine und des Bauchraumes.

Rückenguß
- Wirk.: verbessert Durchblutung des Rückens und Rückenmarkes, regt die Atmung sowie die Tätigkeit von Herz und Baucheingeweiden an
- Ind: Schwäche der Rückenmuskulatur, Skoliosen; Rückenschmerzen bei Spondylosis deformans; Rückenmarkserkrankungen, Encephalomyelitis disseminata („Multiple Sklerose"); Bronchialasthma (fördert Auswurf). Bei fast allen Lungenerkrankungen wohltuend und erleichternd. Bei Adipositas: regt Stoffwechsel stark an
- KI: Schwächezustand, Nervosität.

Vollguß
Nur bei gutem Allgemeinbefinden nach vorherigen kleineren Güssen.
- Ind.: Adipositas, Abhärtung, Nervenberuhigung nach geistiger Tätigkeit
- KI: Arteriosklerose, Herzkreislaufinsuffizienz.

Nackenguß
- Ind.: vasomotorischer Kopfschmerz, Migräne, Kopfschmerz bei Muskelverspannungen im Schulter- und Nackenbereich. Zervikobrachialsyndrom, Epikondylalgie, Polyarthrosen der Hand- und Fingergelenke, Vertigo und Tinnitus, Wetterfühligkeit, depressive Stimmungslagen
- KI: Hypertonie, Struma und Hyperthyreose, Glaukom und Katarakt.

Gesichtsguß
- Wirk.: regt Durchblutung von Gesichts- und Kopfschleimhaut an. Strafft schlaffe Haut („Schönheitsguß")
- Ind.: Gesichtsneuralgien, Migräne, Erschöpfung. Augenmüdigkeit nach längerem Lesen.

Wassertreten
- Wirk.: Abhärtung (ähnliche Wirkung wie Knieguß), Ableitung zu den Füßen
- Ind.: Hämorrhoiden (abends anwenden), Angina pectoris vasomotorica, Angstneurose (abends anwenden), chron. kalte Füße, Hypotonie.

2.6.5   Bäder

Warmen und ansteigenden Bädern werden oft auch Badezusätze (☞ Tab.) hinzugefügt.

Teil- und Vollbäder
Können als kalte (12–25 °C), warme (36–38 °C) oder wechselwarme Bäder durchgeführt werden.

Kontraindikationen für Vollbäder
Herz-Kreislaufinsuffizienz, Z.n. Herzinfarkt (bis zu 3 Mon.), Endo-, Myo- oder Perikarditis, pulmonale Hypertonie, renale Hypertonie, Roemheldscher Symptomenkomplex (kardiale und gastrointestinale Beschwerden bei Magenüberblähung), Leberzirrhose, Thrombophlebitis im entzündlichen Stadium, Aneurysmen und Emboliegefahr.

2

Ansteigendes Halbbad
Pat. sitzt in einer handbreit mit körperwarmem Wasser (36 °C) gefüllten Wanne, in die langsam heißes Wasser bis auf Bauchnabelhöhe fließt. Endtemperatur ca. 39–40 °C, Dauer 15–30 Min., max. 3 x/Wo. Bei Gewöhnung kann nach dem Bad ein temperierter oder kalter Guß erfolgen, danach warm einwickeln und hinlegen.

Ind.: beginnende und abklingende Infekte, Ischialgien, Muskelverspannungen.

Ansteigendes Fußbad
Der Pat. hält seine Füße in eine Fußwanne mit 35 °C warmen Wasser, in das langsam heißes Wasser hinzufließt. Endtemperatur ca. 39–40 °C, Dauer 10–15 Min., kann tägl. durchgeführt werden. Bei Gewöhnung Füße nach dem Bad kalt abspülen, dann abtrocknen und warm halten.

Ind.: Durchblutungsstörungen und kalte Füße, beginnende Infekte, zur vegetativen Entspannung. KI: Varikosis, Lymphödeme.

Ansteigendes Armbad
Prinzip wie bei ansteigendem Fußbad. Einen oder beide Arme in Armwanne oder großem Waschbecken 15–20 Min. behandeln. Danach kalter Armguß, dann 30 Min. Ruhe.

Ind.: Angina pectoris (bes. im Anfall), spastisch-obstruktive Atemwegserkr. AVK Stad. I–IV nach FONTAINE.

Sitzbäder
In speziellen Sitzbadewannen als kaltes, warmes und ansteigendes Sitzbad. Wichtig: vor dem Bad Füße anwärmen (z.B. warmes Fußbad). Alle nicht badenden Körperteile sorgfältig abdecken.

Sonderform: Reibesitzbad (Sitzbad), währenddessen die gebadeten Hautpartien mit der flachen Hand abgerieben werden.

Indikationen
- kaltes Sitzbad: Hämorrhoiden und perianale Entzündungen. Dauer: 5–10 Sek.
- warmes und ansteigendes Sitzbad: spondylogene Beschwerden, Reizblase, Schwangerschaftsvorbereitung. Dauer: 10–15 Min.

Kontraindikationen
- Warmes und ansteigendes Sitzbad sind bei Hämorrhoiden kontraindiziert!
- geschädigtes Lymphgefäßsystem (bei > 36 °C).

Pflanzliche Badezusätze (nach Krauß)				
Bade-zusatz	Zubereitung und Dosierung	Pharmakolog. Eigenschaften	Anwendungs-formen	Gebräuchlichste Indikationen
Arnika (Arnica montana)	Für ein Vollbad (250 l) 2–4 EL Arnika Badeextrakt; für Umschläge 1–3 EL Tinct. Arnicae auf 1 l Wasser	Resorptions-fördernd, schmerz-lindernd	Vollbad, Teilbäder, Wickel, Einreibungen	Stumpfe und scharfe Verlet-zungen, Häma-tome, subkutane Verlaufsformen des Rheumatis-mus, Extremitä-tenbeschwerden nach Überan-strengung
Baldrian (Valeriana officinalis)	Zumeist fertige Badeextrakte	Sedative Wirkung	Zumeist als Vollbad	Schlaflosigkeit, Hyperthyreose, nervöse Unruhe
Eichen-rinde (Cortex quercus)	Für ein Vollbad, 1–3 kg Eichenrinde mit 5 l Wasser ansetzen, 1/2 Std. kochen, ab-gießen und d. Bad zusetzen; für Teil-bäder entspr. weniger	Gerbsäure-haltig, adstrin-gierende Wir-kung	Vollbad, Teil-bäder, Spül-ungen von Wunden und Körper-höhlungen	Nässende Haut-ausschläge, Analekzem, Verbrennungen, Vulvitis, Hautpilz
Fichten-nadel (Pinus silvestris)	150 g Extr. Pinus silvestris für ein Vollbad	Enthält ätheri-sche Öle, u.a. Terpentin, wirkt beruhigend, sekretions-fördernd, desodorierend	Vollbäder, seltener Teilbäder	Vegetative Dystonie, klimakterische Beschwerden, Thyreotoxikose, Katarrh der oberen Luftwege
Heu-blumen (Semina graminis)	Für ein Bad 1–1,5 kg Heublumen in 5 l kal-tem Wasser anset-zen, 1/2 Std. kochen, durch-seihen, dem Bad zusetzen oder 150 g Badeextrakt	Ätherische Öle; hyper-ämisierend, spasmolytisch	Voll- und Teilbäder, Wickel, Auflagen (Heusack)	Weichteilrheuma-tische Beschwer-den, Arthritis, chron. Bronchi-tis, pyogene Entzündungen
Kalmus (Acorus calamus)	Vollbad: 250 g Rhiz. Calami in 3 l Wasser kalt ansetzen und aufkochen, durch-gesiebt dem Bad zusetzen	Enthält ätheri-sche Öle, Bitterstoffe, Gerbstoffe, Terpene; stark hyper-ämisierend	Vollbad, Kinderbad	Rachitis, konstitutionelle Unterentwicklung, eiternde Wunden
Kamille (Matricaria chamomil-la)	Vollbad: Aufguß aus 0,5–1 kg Flores Chamomillae mit 5 l kochendem Wasser übergießen, 30 Min. ziehen, absieben und dem Bad zusetzen. Teilbad: entspr. weniger oder Kamillen-Badeextrakt	Ätherische Öle, Glukoside; entzündungs- und fäulniswidrig, desodorierend	Spülung von Körperhöhlen (Darmbad, Schleimhaut-pflege), Tränken von Wickeltüchern	Akute, nässende Ekzeme, eitrige, bes. Höhlenwun-den, Ulcus cru-ris, Fisteln

2

Pflanzliche Badezusätze (nach Krauß)

Bade-zusatz	Zubereitung und Dosierung	Pharmakolog. Eigenschaften	Anwendungs-formen	Gebräuchlichste Indikationen
Kastanie (Aesculus hippo-castanum)	Vollbad: 0,5–1 kg gemahlene Roß-kastanie mit 5 l kaltem Wasser ansetzen, 30 Min. kochen, abgießen, dem Bad zusetzen oder Kastanien-Badeextrakt	Reich an Saponinen, Gerb- und Bitterstoffen; erhöht die Kapillarresistenz, Thrombinhemmung	Voll- und Teilbäder, Umschläge	Weichteil- und Gelenkrheumatismus, Neuralgie, Pruritus, periphere Durchblutungsstörungen
Lavendel (Lavendula officinalis)	1–2 EL Badeextrakt	Sedativum, leicht hautreizend, desodorierend	Vollbad, Waschungen	Klimakterische Beschwerden, neurozirkulorische Dystonie
Lohtannin-Bad	Vollbad: 1 kg Gerberlohe (Eichenrinde, Fichtenrinde) mit 5 l Wasser 30 Min. kochen, Abguß dem Bad zusetzen oder Badeextrakt	Stark gerbstoffhaltig	Vollbad, Sitzbad	Weichteil-rheumatismus, Neuralgie, chron. Hautleiden
Rosmarin (Rosmarinus officinalis)	Vollbad: 1–2 EL Rosmarin-Badeextrakt	Reich an ätherischen Ölen, durchblutungssteigernd für Haut und Beckenorgane	Vollbad, Sitzbad, Waschungen	Spastische Kreislaufstörungen, klimakterische Beschwerden, Weichteil-rheumatismus, Quetschungen
Salbei (Salvia officinalis)	Vollbad: 250 g Folia Salviae mit 5 l siedendem Wasser übergießen, 20 Min. ziehen lassen, Abguß dem Bad zusetzen. Salbei-Badezusatz, Salvysat., bes. für Spülungen	Enthält ätherische Öle, Harze, Bitterstoffe, Gerbstoffe	Vollbad, Teilbad, Spülungen von Körperhöhlen (Schleimhautpflege), Aufschläge	Juckendes Analekzem (Sitzbad, Aufschläge), Spülungen bei Schleimhautkatarrhen und Wunden
Zinnkraut (Equisetum arvense)	Teilbad: 100–200 g Herba equiseti mit 2 l Wasser ansetzen, 1 Std. kochen, absieben und dem Bad zusetzen	Enthält Kieselsäure, Oxalsäure, Bitterstoffe; Förderung der Gewebeproliferation	Teilbad, Aufschläge seltener Vollbad, Wickel	Nässendes Ekzem, Ulcus cruris und andere schlecht heilende Wunden, chron. Eiterungen (Osteomyelitis)

2.6.6   Hydroelektrische Bäder

Die Leitfähigkeit des Wassers wird genutzt, um dem Körper oder einzelnen Körperteilen galvanischen Strom zu zuführen. Die bekanntesten hydroelektrischen Badeformen sind das hydrogalvanische Teilbad(☞ 2.8.2), Vierzellenbad und das Stangerbad.

Vierzellenbad
Beide Arme und Unterschenkel werden separat ins Wasser getaucht. Mit verschiedenen Variationsmöglichkeiten kann Strom durch den Körper geleitet werden. Wichtige Anwendungsmöglichkeit ist die Iontophorese (☞ 2.8.2).

Stangerbad
Ganzkörperwannen, die allseitig mit Elektroden ausgestattet sind. Je nach Polung können Längs- und Querdurchflutungen durchgeführt werden.

Applikation
- Temp.: > 34 °C bei Schmerz, Hypertonus; < 34 °C bei Muskelhypotonus, Paresen
- Stromstärke: individuell gut erträglich (Kribbelgefühl), kein stechender oder brennender Schmerz
- Behandlungszeit: 10–20 Min.
- Polung:
  - z.B. bei Schmerzen, Hypertonus: Anode (beruhigend, schmerzlindernd) an die betroffene Seite
  - bei Muskelhypotonus, Paresen: Kathode (anregend) an die betroffene Seite
  - bei zentralmotorischen Störungen: Anode kopfseitig, Kathode fußseitig.

Allgemeine Wirkung
Periphere Mehrdurchblutung, Schmerzlinderung, Muskeltonussenkung oder -erhöhung (Normotonus), Stoffwechselaktivierung, Anregung des Immunsystems, Iontophoretische Wirkung bei Zugabe von Medikamenten.

Indikationen
Hyper-, Hypotonus der Muskulatur, Paresen, Spastik. Art. Durchblutungsstörungen (Polung nach Möglichkeit an der betr. Extremität positiv, sonst als Querdurchflutung, wobei in der Hälfte der Behandlungszeit die Polung umgekehrt wird), Atemwegsinfektionen.

Kontraindikationen
- akute Herzerkrankungen und schwere Herzinsuffizienz; Herschrittmacher; Schwangerschaft; Metalle im durchströmten Gebiet (z.B. Plattenosteosynthese nach Fraktur), größere Verletzungen der Haut (kleinere Verletzungen können mit Vaseline abgedeckt werden); Fieber; schwerere Venenerkrankungen; Unverträglichkeit der Strombehandlung.
- geschädigtes Lymphgefäßsystem (bei > 36 °C).

 Tips & Fallen
- Angst vor Strom muß berücksichtigt werden!
- Bei Unverträglichkeitsanzeichen (z.B. Brennen, Stechen, Unruhegefühl, Atembeklemmung, Herz-Kreislauf-Beschwerden) die Behandlung sofort beenden.

2

2.6.7   Kohlensäure- und Wasser-Gas-Bad

Die Herstellung von Kohlensäurebädern erfolgt mit einem alkalischen Salz (Karbonat) und dem Entwickler (Säure). Nach dem Herrichten des Bades wird zunächst das Salz im Badewasser gelöst und dann die Säure hinzugefügt, damit ist das Bad gebrauchsfertig.

Eine andere Möglichkeit für die Herstellung von Kohlensäurebädern besteht über die Einleitung von gasförmigen CO_2 über ein Mischgerät in das Wasser. CO_2 dämpft die Kaltrezeptoren und erregt die Warmrezeptoren, sorgt für periphere Vasodilatation mit entsprechender Blutdrucksenkung und Wärmegefühl in der Peripherie. Deswegen sind niedrigere Behandlungstemperaturen möglich.

Allgemeine Wirkung
• Blutdrucksenkung durch periphere Vasodilatation
• Normotonus im vegetativen Nervensystem.

Durchführung
• Temp.: Bei Behandlungsbeginn 33 °C, in nachfolgenden Behandlungen wird Temp. auf max. 28 °C (optimal) verringert
• Behandlungszeit: 15 Min.

! Wenn anstelle des Wärmegefühls bald nach Behandlungsbeginn (z.B. nach 3 Min.) nur noch ein fröstelndes Gefühl auftritt, das Bad sofort beenden.

Indikationen
Hypertonie; funktionelle art. Durchblutungsstörungen; funktionelle Störungen im vegetativen Nervensystems; psychosomatische Störungen; allgemeine Nervosität.

Kontraindikation (im Wasserbad)
Akute Herzerkrankungen und schwere Herzinsuffizienz; Hypotonie (im Wasser- und Gasbad); Neigung zu Nieren- und Blasenentzündungen.

2.6.8   Luftsprudelbad

Beim Luftsprudelbad strömt komprimierte Luft über einen Verteilerrost in das Wasser. Dadurch kommt es zur Mikromassage der Mechanorezeptoren der Haut. Gute Kombinationsmöglichkeiten mit Badezusätzen (☞ 2.6.5).

• Allgemeine Wirkung: Muskeltonussenkung, Schmerzlinderung, allgemeine Entspannung, Normotonus im vegetativen Nervensystem, Blutdrucknormalisierung (bei max. 37° C), reflektorische Wirkung auf die inneren Organe im entsprechenden Segmentbereich
• Durchführung: Temp. 34–40 °C. Behandlungszeit 10–20 Min.

Indikationen
Hypertonus der Muskulatur; Hypertonie und Hypotonie (abhängig von der Temperatur); funktionelle art. Durchblutungsstörungen; nervöse Erregungszustände; Schlaflosigkeit; psychosomatische Störungen.

Kontraindikationen
Akute Herzerkrankungen und schwere Herzinsuffizienz.

2.6.9 Bewegungsbad

Zur Übungsbehandlung im Wasser werden Auftriebskraft, Reibungswiderstand und Temperatur in Kombination mit Unterwassermassage ausgenutzt.

Wirksame Faktoren
- hydrostatischer Druck: Kompression der Blutgefäße; führt zu einer Herzmehrbelastung durch venöse Blutverschiebung nach zentral und Blutdruckerhöhung
- ! Bei Verlassen eines warmen bis heißen Vollbades kann es zum Kreislaufkollaps (Wegfallen des hydrostatischen Drucks und volle Wirksamkeit der Temperatur mit entsprechend starker venöser Dilatation) kommen. Vorbeugung: kalt Abduschen, tiefe Atembewegungen, statische Muskelarbeit.
- Auftriebskraft: Der Körper wiegt nur noch 10 % seines ursprünglichen Gewichts (z.B. wiegt ein 75 kg schwerer Körper beim Eintauchen bis zum Hals nur noch 7,5 kg + 7,5 kg Kopfgewicht = 15 kg). Vorteil: Gehübungen sind im Bewegungsbad vollbelastet möglich, auch wenn der Pat. nur 15 kg belasten darf. Bewegungen werden leichter, oder bei inkompletten Paresen überhaupt erst möglich
- Reibungswiderstand: wird genutzt als Führungswiderstand und zur Kräftigung. Steigerung möglich durch Vergrößern der Angriffsflächen (z.B. Paddel) und schnellere Bewegungen
- psychischer Faktor: verschiedene Faktoren wie z.B. Auftriebskraft, Temperatur, umhüllender Wassermantel können auf den Pat. motivierend einwirken, die Angst vor Schmerzen kann eher genommen werden.
- ! Angst vor Wasser muß berücksichtigt werden!

Applikation
- Temperatur: optimal ist eine Indifferenztemperatur von 33–34 °C; bei Arthrose eher höher, bei Herzerkrankungen eher niedriger (balneotherapeutische Maßnahmen nur nach Rücksprache mit behandelnder ÄrztIn). Thermalbäder bis 36–40 °C.
- Behandlungszeit: max. 30 Min.
- Vorteile: erhöhte Motivation durch erleichterte Bewegungen, verminderte Schmerzen; volle Belastung auch bei Übungsstabilität (☞ 4.1) möglich; gute Ergänzung zur „Trockenbehandlung"
- Nachteile: Ausweichbewegungen sind eher möglich und schwerer zu erkennen.

Indikationen (Auswahl)
- orthopädische und traumatologische Erkrankungen wie WS-Erkrankungen, Frakturen und Weichteilverletzungen postoperativ (nach Abschluß der Wundheilung), rheumatische Erkrankungen
- neurologische Erkrankungen, z.B. schlaffe Paresen, ED, M. Parkinson, Spastik.
- nichtakute Herzerkrankungen
- chronische Atemwegserkrankungen
- psychische Störungen
- ! Bei Pat. mit Epilepsie nie ohne Aufsicht.

Kontraindikationen
Akute Herzerkr., schwere Herzinsuff., Asthmaanfall, Hauterkr. (z.B. Psoriasis, Chlorallergie), Fieber, Nieren-Blasen-Störungen (bei einer Wassertemp. < 34 °C), Hypotonie (bei einer Wassertemperatur > 34 °C), geschädigtes Lymphgefäßsystem (bei > 36 °C).

BRÜGGEMANN, W.: Kneipp-Therapie. Springer Verlag, Berlin 1986
GILLERT, O.: Hydro- und Balneotherapie. Pflaum Verlag, München 1990
KRAUß, H.: Hydrotherapie. Gustav Fischer Verlag, Stuttgart 1990

2.7 Thermotherapie

Jürgen Rohde, Bernard Kolster, Victor Kruft

Man unterscheidet Kryotherapie (Wärmeentzug) und Wärmetherapie (Wärmezufuhr).

Thermotherapeutische Wirkungen auf die verschiedenen Schmerzursachen		
Schmerzursache	Wärmetherapie	Kältetherapie
Trauma	Ø	+ + +
Entzündung	nur zur Reifung von Abszessen + + +	+ + +
Spasmen glatter Muskulatur	+ + +	Ø
Muskel-Sehnen-Ansatz-schmerzen	+	+
Gefäßspasmen	+	Ø
Durchblutungsstörungen	+	Ø

2.7.1   Kryotherapie

In verschiedenen Anwendungsformen Unterstützung der aktiven und passiven Übungstherapie. Viele beschriebene Wirkungen sind nicht sicher nachgewiesen.

Kryotherapie	
Indikation	**Wirkung**
Ermüdung, Konzentrationsschwäche	Aktivitätserhöhung der Formatio reticularis, Muskelaktion ↑
hypotone Dysregulation	peripherer Gefäßwiderstand und RR ↑
chron. venöse Insuffizienz	venöser Druck und Rückfluß ↑, Kreislaufzentralisation
Tachycardie	Kältebradykardie
Flachatmung, Bradypnoe	Atemvertiefung, Frequenz ↑
Kontrakturen	Kälteanästhesie
oberflächliche und tiefe Schmerzen (spondylogen oder viszeral)	analgetisch, und antiischämisch durch reaktive Hyperämie
entzündl. Prozesse (akut und subakut), Verbrennungen	antiphlogistisch
hämorrhagische Diathese	antihämorrhagisch
Ödem, Stauung (nicht cardial)	antihämatomatös

- lokale Anwendung von Eis (-18 bis -20 °C) für 5 Min. (Kurzzeittherapie) bis maximal 20 Min. (Langzeittherapie), z.B. an Gelenken
- Ganzkörperkältetherapie mit flüssigem Stickstoff oder CO_2 bei Temperatur von -180 °C, 1–2 Min., z.B. bei rheumatoider Arthritis, Spondylitis ankylosans
- Eistauchbad: ca. 30 Liter Eischips auf ein Vollbad kaltes Wasser → ca. 8–12 °C; vorher muß sich Pat. aufwärmen. Pat. bestimmt die Badedauer; anschließend ca. 1–2 Std. ins angewärmte Bett.

Anwendungsformen
Eisstücke oder -chips, im Beutel oder als Ball geformt; Eis am Stiel (im Joghurtbecher gefroren); Eishandtuch; Eiswasser; Cool-Pack; Kältedampf; Kältekammer.

! Knochenvorsprünge (z.B. Patella) freilassen (Nekrosegefahr).

Allgemeine Wirkungen
Herabsetzen der peripheren Erregbarkeit und Nervenleitgeschwindigkeit, Heraufsetzen der Schmerzgrenze.

! Eis behindert gesundes, schädigt krankes Lymphgefäßsystem
! Nach Verletzungen wird der zur Heilung nötige Entzündungsprozeß unterbunden.

2

Durchführung

Schmerzlinderung
- Behandlungszeit: 5 Min. nach jeder Übungsbehandlung, ca. 4 x tgl.; bei rheumatisch entzündlichen Gelenken 10–20 Min. vor der Übungsbehandlung
- Art: Eisbeutel, Eishandtuch, Cool-Pack.

Erhöhung des Muskeltonus
- Behandlungszeit: Jeweils einige Sek. während der Übungsbehandlung, 4–5 x wiederholen
- Art: Eisball mit Druck auf hypotonem Muskel reiben, anschließend stark frottierend abtrocknen.

Senkung des Muskeltonus (bei spastischer Muskulatur)
- Behandlungszeit: ca. 20 Min. in Kombination mit statischer Muskelarbeit, 1 x tgl. oder 2–3 x wöchentlich
- Art: Eisbeutel, Eishandtuch, evtl. Eisbad.

Erguß-/Ödembehandlung (☞ 4.1)

Kontraindikationen
Wärmebedürftigkeit (Kälteüberempfindlichkeit), schwere Sensibilitätsstörungen, trophische Störungen, art. Durchblutungsstörungen, Angiospasmen, schwere Herz-Kreislauferkrankungen, Nieren- und Blasenaffektionen, geschädigtes Lymphgefäßsystem.

2.7.2   Wärmetherapie

Wärmetherapie	
Indikation	**Wirkung**
Allgemeine Erregbarkeit	Aktivität der Formatio reticularis ↓
Zustände von Muskelhypertonus	Muskeltonus ↓
Hypertonie	Peripherer Gefäßwiderstand und RR ↓
Broncho-, Magen- und Darmspasmen	Spasmenlösung glatter Muskulatur
Bronchialobstruktion	Anregung der bronchialen Sekretion
Tachypnoe	Beruhigung und Atemvertiefung
Schmerzen (oberflächlich und tief)	Analgetisch und antiischämisch, auch spondylogen und viszeral, bei Wärmebedürftigkeit
Entzündliche Prozesse (chron. oder subchron.)	Antiphlogistisch (resorptiv)
Cave: Thermische „Verweichlichung"	Einschränkung der Wärmebildung in Muskulatur und inneren Organen
Cave: Ödem	Venöser Rückstrom ↓ mit Ödemgefahr oder -verstärkung
Cave: Kreislaufinsuffizienz	Kreislaufdezentralisation
Cave: Wärmetachykardie und Stenokardie	Wärmetachykardie → Koronardurchblutung ↓

▌ Heiße Rolle

Trichter- bzw. zylinderförmig zusammengerollte Frotteetücher werden mit kochendem Wasser getränkt und auf die Haut getupft oder gerollt; bei Abkühlung werden die Handtücher von außen nach innen abgerollt, deswegen bleibt die Hitzewirkung lange erhalten.

* Allgemeine Wirkung (☞ Fango): Vorteile gegenüber Fango: kein Hitzestau möglich; ermöglicht das Arbeiten mit Hitze auch ohne Fangoküche
* Anwendung: Temp. 45 bis max. 67 °C; Behandlungszeit 10–20 Min.
* Ind. und KI (☞ Fango)
! Auswirkung der Heißen Rolle überprüfen, z.B. mittels Funktionstests vorher und nachher.

▌ Fango und Parafango

Vulkangestein und Gemisch aus Vulkangestein und Paraffin; Schmelzpunkt zwischen 60 und 70 °C, Erhärtung bei ca. 50 °C.

Allgemeine Wirkung
* Mehrdurchblutung, Anregung des Immunsystems, Muskeltonussenkung, Spasmolyse, Schmerzlinderung, allgemeine Entspannung
* reflektorische Wirkung auf inneren Organe, die vom gleichen Segment versorgt werden
* Aktivierung des (intakten) Lymphgefäßsystems.

Anwendung
* Anlege-Temp.: 45–50 °C
* Behandlungszeit: 10–30 Min., Nachruhe oder KG-Übungen. 1 x tägl. anwenden.

Indikationen
* orthopädische und traumatologische Erkrankungen, z.B. rheumatische Erkrankungen im chronischen Stadium; degenerative Wirbelsäulen- und Gelenkerkrankungen; Hypertonus der Muskulatur; Schwellungen bei Überlastung der Weichteile, nach Traumen oder OP am Bewegungsapparat
* funktionelle Arterienerkrankungen
* Erkrankungen der inneren Organe, z.B. Leber-Galle-Störungen, Obstipation, Menstruationsbeschwerden, Infektionskrankheiten der Atemwege, Nieren-Blasenentzündungen oder Neigung dazu
* zur Entspannung bei allgemeiner Nervosität
* günstig als Vorbereitung für evtl. anschließende Maßnahmen wie Massage, Bindegewebsmassage, Bewegungstherapie
* psychosomatische und psychische Störungen.

Kontraindikationen
(bezogen auf den entsprechenden Dermatombereich):
Akute Herzerkrankungen und schwere Herzinsuffizienz, Hypotonie, Entzündungen, rheumatische Erkrankungen im akuten Stadium, Fieber, Hitzeunverträglichkeit, nicht intaktes Lymphgefäßsystem, Schwangerschaft (Segmentbereich Th11-S5), Blutungen oder Geschwüre im Magen-Darm-Bereich, Hyp- oder Anästhesie (nach Probebehandlung der anderen Seite ist Fango möglich).

Tips & Fallen

Puzzlefango (nach BRÜGGER)
In Rückenlage (bei optimaler Lagerung) Fangostreifen
- auf die Linea nuchae
- y-förmig vom Tuberculum minus bis zu den Sterno-Kostalgelenken
- auf die Symphyse.

▌ Andere Wärmepackungen

Heublumensack
Heublumen sammeln sich beim Lagern getrockneten Heus auf dem Boden an. Sie sind als Säckchen in der Apotheke erhältlich.
- Anwendung: Säckchen in großem Topf über Wasserdampf erhitzen, 10 Min. bzw. solange sie warm sind applizieren, danach 60 Min. nachruhen. 1 x tägl. anwenden
- Ind.: rheumatische Beschwerden, Muskelverspannungen, psychovegetative Spannungszustände.

Kartoffelbrei
- Anwendung: zerdrückte heiße, mit Schale gekochte Kartoffeln in ein Leinentuch einwickeln, 10–15 Min., bzw. solange Wärme empfunden wird, einwirken lassen
- Ind.: Husten und Bronchitis, Nierenbecken- und Blasenentzündungen, Arthrosen, Schulter-, Nacken- und Rückenschmerzen.

Leinsamen
- Anwendung: mit Wasser gekochte heiße Leinsamen in einem Leinensäckchen 5 Min. auf die gewünschten Stellen aufbringen, mehrmals aufwärmen und erneut auflegen.
- Ind.: Schnupfen, Stirn- und Kieferhöhlenentzündung, Bronchitis, „Gerstenkorn" und Furunkel zur Reifung.

2.7.3   Sauna ─────────────────────────────────

Jürgen Rohde

Heißluftbad mit anschließender Kaltapplikation.

Wirkung des Saunabadens
- Steigerung der Pulsfrequenz auf 100–140/Min.
- Steigerung des Herzminutenvolumens auf ca. 150 %
- Erniedrigung der peripheren Kreislaufwiderstände: Senkung des Gefäßtonus, Eröffnung arteriovenöser Kurzschlußverbindungen auch des Koronarkreislaufes
- Senkung des diastolischen Blutdruckes
- starke Durchblutung der Haut mit Steigerung der Schweißsekretion
- gesteigerte Sekretion der Schleimhäute im Atmungstrakt
- erweiterte Bronchien, Spasmolyse, Atemwiderstände
- Anregung der inneren Sekretion und des Stoffwechsels
- Anregung der Immunvorgänge
- Entspannung der Muskulatur
- verbesserte Dehnbarkeit des Stützgewebes und bessere Beweglichkeit.

Trainingseffekte

Die Trainingseffekte einer Serienanwendung der Sauna ähneln denen bei sportlichem Training:
- Training für Vasomotorik der Hautgefäße
- Training für Pulsfrequenz- und Blutdruckregulation (Puls-, Atemfrequenz und erhöhter Blutdruck, erniedrigter Blutdruck)
- Anregung der Nierentätigkeit, des Stoffwechsels, des Endokriniums und der Immunvorgänge
- verbesserte Hautfunktion (z.B. für Aknetherapie wichtig).

Indikationen

- chron. „rheumatische" Erkrankungen: schmerzhafte Muskelverspannungen des Rückens, chron. rheumatoide Arthritis, Spondylitis ankylosans
- chron. rezidivierende Erkrankungen der Atemwege: chron. Bronchitis, Asthma bronchiale
- Herz-Kreislauf-Erkrankungen: Hypertonie Stadium I und II (nicht fixiert), pAVK (Stadium I–II nach FONTAINE), Angina pectoris vasomotorica, Z.n. Herzinfarkt (frühestens 6 Mon. nach Infarkt)
- allgemein: „Abhärtungsmaßnahme" bei verminderter Infektresistenz, zur Gesundheitsförderung und Leistungssteigerung.

Kontraindikationen

- Erkrankung des Bewegungsapparates: akuter Gelenkrheumatismus
- Erkrankung der Atemwege: akute Infekte, aktive Tbc, akutes Asthma
- Herz-Kreislauferkrankungen: akut entzündliche Herzerkrankungen (Karditis weniger als 1 J. zurückliegend), Herz-Kreislaufdekompensation, Koronarinsuffizienz mit Ruhestenokardie, Herzinfarkt Phase I (Hospitalisationsphase), Herzerkrankungen mit pulmonaler Hypertonie (Pulmonalsklerose, Cor pulmonale, Mitralstenose), fixierter (besonders „blasser", renaler) Hypertonus
- sonstige Erkrankungen: akute Entzündungen innerer Organe (z.B. Choleyzstitis, Hepatitis, Pankreatitis, Adnexitis, Nephritis), florides Ulcus ventriculi oder duodeni, sanierungsbedürftige Streuherde (Zähne, Tonsillen), schwere neurovegetative Störungen, Hyperthyreose, Malignome, chron. Nephritis, akutes Glaukom, Geschlechtskrankheiten, Epilepsie und andere Krampfleiden, akute Geisteskrankheiten, Farbblindheit.

Durchführung

- Vor dem Betreten der Sauna muß der Körper gleichmäßig durchgewärmt sein, z.B. mit warmer Regenbrause. Dabei den Körper mit Seife reinigen und anschließend abtrocknen
- Bei kalten Händen und Füßen vorher langsam ansteigendes Fuß- oder Handbad machen, heißen Tee trinken (regt die Schweißausscheidung an)
- Bei Saunabeginn zunächst auf der untersten Stufe Platz nehmen, bei Bedürfnis nach größerer Hitze kann nach ca. 5 Min. nach oben gewechselt werden. (Lufttemperatur beträgt in mittlerer Raumhöhe 60–80 °C, unter der Decke 95–110 °C)
- ! Bei Unwohlsein während Saunagang sofort Saunaraum verlassen und abkühlen!
- ! Liegen in der Sauna ist kreislaufschonender als Sitzen
- Nach ca. 10–15 Min. abkühlen durch Luftbad, Waschung, Teilguß nach KNEIPP, Brause oder kaltes Tauchbad. Abkühlung ist erreicht, wenn sich ein Fröstelgefühl einstellt
- Danach Saunaraum zum 2. Gang aufsuchen

2

- Nach Beendigung der Saunagänge (einschließlich erneuter Abkühlung) für 30–60 Min. nachruhen, z.B. in Dunstpackung (Einwickeln des Körpers in trockenes Leinentuch, darüber Decke) oder in Prießnitz-Rumpfwickel. Körper warmhalten (Erkältungsgefahr!)
- Gesamte Sauna-Zeit sollte pro Tag 30 Min. nicht überschreiten, z.B. 2 x 15 Min. oder 3 x 10 Min. Sinnvoll sind 1–2 Saunabesuche/Wo.

Tips für den Saunagang

- Nicht mit vollem Magen baden. Darm und Blase sollten entleert sein
- Möglichst nicht abgehetzt und „gestreßt" in die Sauna gehen (kardiale Belastung, verminderte Bekömmlichkeit)
- Während und nach der Sauna keine sportlichen Aktivitäten ausüben, nicht in warmem Wasser baden (kardiale Belastung, geminderte Abkühlung)
- Bei Durst Mineralwasser, Tee und Fruchtsäfte trinken. Cave: Keinen Alkohol! Schnell einsetzende Wirkung infolge beschleunigter Resorption
- Selbstmassage mit Massagebürsten steigert die Heilwirkung, regt die Schweißausscheidung an und verbessert die Verträglichkeit.

Literatur

GILLERT, O./RUIFFS, W.: Hydrotherapie und Balneotherapie. Pflaum, München 1995
KAISER, J.H.: Kneippsche Hydrotherapie. Kneipp-Verlag, Bad Wörishofen 1983
KRAUß, H.: Die Sauna. Volk und Gesundheit, Berlin 1991
NOELLE, B.-M.: Kälte im Therapieverbund. Jahn und Ernst, Hamburg 1985
SCHRÖDER, D., ANDERSON, M.: Kryo- und Thermotherapie, G. Fischer, Stuttgart, Jena; 1995
TRNAVSKY, G.: Kryotherapie. R. Pflaum KG, München 1985

2.8 Elektrotherapie (ET)

Werner Wenk

2.8.1 Grundlagen der Elektrotherapie

Therapie von Krankheitssymptomen unter Einwirkung von speziellen Stromformen. Durch die Elektrotherapie sollen Sekundärsymptome einer Erkrankung oder eines Traumas so beeinflußt werden, daß der Circulus vitiosus (Schmerz – Tonuserhöhung – Minderdurchblutung – Schmerz) durchbrochen werden kann und eine günstige Ausgangssituation für die physiotherapeutische Behandlung geschaffen wird. Ein weiterer Schwerpunkt der Elektrotherapie ist die Muskelreizung.

Ziele

Die E-Therapie soll Schmerzlinderung, Durchblutungsförderung, Detonisierung quergestreifter Skelett- und Gefäßmuskulatur, Stoffwechselsteigerung, Muskelkräftigung und eine Resorptionsförderung von Ödemen und Gelenkergüssen bewirken.

Wirkungsweise

Schmerzlinderung

- Durch die vermehrte Durchblutung werden Gewebshormone (Bradykinin, Serotonin, Histamin, Prostaglandine), die die Schmerzrezeptoren erregen, schneller aus dem geschädigten Gewebe entfernt
- Der Anelektrotonus unter der Anode bei der Anwendung von Gleichstrom erhöht das kritische Membranpotential der Schmerzrezeptoren und damit die Schmerzschwelle
- Der Verdeckungseffekt tritt bei allen Reizströmen auf und basiert auf der „Gate-Control-Theorie" nach MELZACK und WALL. Durch die Anwendung von Reizströmen werden Mechano- bzw. Vibrationsrezeptoren erregt und über die schnellleitenden „AB-Fasern" zum Rückenmark weitergeleitet. Dort aktivieren sie Zwischenneurone in der Substantia gelatinosa, die die Weiterleitung der Schmerzimpulse an die Transmissionszellen hemmen. Da aber hierbei mehr oder minder schnell ein Gewöhnungseffekt eintritt, wird durch die Einführung eines Frequenzwechsels (bei den DD-Strömen mit CP oder LP, bei Nadelimpulsströmen und Interferenzstrom durch eine Frequenzmodulation = „stochastische Ströme") versucht, den Gewöhnungseffekt zu reduzieren
- Der „Plateaueffekt" bei den Interferenzströmen (mittelfrequenter Wechselstrom, s.u.) kann die Zellen in einem Dauerdepolarisationszustand halten und sie daher unerregbar für Reize machen. Dieser Effekt stellt das Gegenteil der Hyperpolarisation mit der Anode bei Gleichstrom dar.

Elektrodenarten

Plattenelektroden. Häufigste Elektrodenart, in unterschiedlichen Größen aus Zinnblech oder graphitbeschichtetem Weichgummi hergestellt. Geeignet für mittlere bis große Behandlungsflächen: Rumpf, Schulter-, Hüft-, Hand- oder Fußgelenk.
Das Zinnblech läßt sich sehr gut auf eine gewünschte Größe zuschneiden. Die Elektroden können aus einer großen Rolle Zinnblech selbst anfertigt werden. Nachteil der Zinnblechelektroden ist, daß sie mit der Zeit korrodieren und brüchig werden.

Saugelektroden. Lassen sich schnell anlegen und sind besonders für HWS oder BWS geeignet, da hier schlechte Fixierungsmöglichkeiten bestehen. Zur Wirkungsverstärkung kann zusätzlich zur Stromapplikation eine intermittierende Saugmassage durchgeführt werden.

Klebeelektroden. Ähneln im Applikationskomfort den Saugelektroden, sind aber teurer.

Punktelektroden. Sie haben die Form eines Stiftes mit einer Filzolive an einem Ende. Sind über Nervenreizpunkte nur zur Reizung von kleinen Muskeln geeignet.

Bügelelektroden. Sie sind für kleine Behandlungsflächen, segmentale Behandlungen an der Wirbelsäule oder bipolare Muskelreizung geeignet, müssen aber immer mit der Hand gehalten werden, was bei längeren Behandlungszeiten zur Ermüdung der TherapeutInnenhand führen kann.

Rollenelektroden und Handschuhelektroden. Mit beiden Applikationsformen kann der Strom sehr schnell an der Körperoberfläche verteilt werden. Während der Applikation kann zusätzlich ein massageähnlicher Effekt erzielt werden. Die Anwendung beschränkt sich auf größere Behandlungsflächen.

Applikationsformen

Grundsätzliche Regeln zur Stromapplikation

- Die differente Elektrode ist die Wirkelektrode. Sie wird immer an dem betroffenen Körpergebiet angebracht
- Die indifferente Elektrode fungiert als Bezugselektrode und kann prinzipiell überall am Körper angelegt werden
- Bei Gleichstrom ist die differente Elektrode die Anode, weil unter dieser der Anelektrotonus (Beruhigung, Schmerzschwellenerhöhung) genutzt werden soll
- Bei Reizströmen (DD-Ströme, Ultrareizstrom, Hochvoltstrom, Nadelimpulsstrom, gleichgerichteter Interferenzstrom) ist die Kathode die differente Elektrode, da unter ihr die Auslösung des „Schmerzverdeckungseffektes" besonders wirksam ist
- Sind zwei Elektroden unterschiedlich groß, ist die kleinere Elektrode wegen der größeren Stromdichte die differente Elektrode
- Bei der Iontophorese können Anode oder Kathode oder beide als differente Elektroden fungieren, je nach verwendetem Medikament
- Bei diffusem Schmerzgeschehen ist es oft nicht möglich, eine der Elektroden als differente Elektrode zu definieren, dies gilt besonders für Längs- und Querdurchströmungen
- Beim Wechselstrom (Interferenz, biphasischer Impulsstrom) gibt es keine differente Elektrode.

Querdurchströmung (transversale Applikation). Hierbei wird das Elektrodenpaar so angelegt, daß der Strom quer zur Körperlängsachse fließt. Hauptind. ist die Behandlung von Gelenken.

Längsdurchströmung. Die Stromrichtung liegt parallel zur Körperlängsachse. Unbedingt beachten, daß bei Behandlungen an der Wirbelsäule die Anode kranial und die Kathode kaudal angelegt werden (absteigende Behandlung). Diese Anordnung wirkt beruhigend auf das Nervensystem und schmerzlindernd. Bei umgekehrter Elektrodenanlage können besonders an der HWS unangenehme Reaktionen, z.B. Kopfschmerz oder Schwindel hervorgerufen werden. Eine spezielle Anwendungsform ist das hydrogalvanische Teilbad (☞ 2.8.2).

Schmerzpunktbehandlung. Differente Elektrode (bei Gleichstrom die Anode, bei Reizströmen die Kathode) auf dem Schmerzpunkt anlegen, die Bezugselektrode in einigen Zentimetern Entfernung nach den Regeln der absteigenden Behandlung:
- proximal bei Reizströmen
- distal bei Gleichstrom oder
- auf gleicher Höhe bei beiden Stromarten angelegt.

Mobile Applikation. Zur Behandlung eines großen Gebietes und Auffinden hyperalgetischer Zonen, den „Triggerpoints" (Schmerzpunktsuche). Eine oder zwei Elektroden sind ständig in Bewegung. Sind beide Elektroden mobil, z.B. bei den Handschuhelektroden, muß Pat. Stromstärke regeln. Bei einer mobilen Elektrode ist die indifferente Elektrode am Körper fixiert, während die differente Elektrode über das therapeutisch zu beeinflussende Gebiet geführt wird. Die gebräuchlichsten mobilen Elektroden sind: Rollenelektroden, Handschuhelektroden oder der Ultraschallkopf bei der Simultanbehandlung.

Gangliotrope Applikation. Ein Ganglion wird direkt durch die differente Elektrode (Kathode) mit Strom beeinflußt. Wichtigste Ind.: Behandlung des Ggl. stellatum bei M. Sudeck mit DF, 3 Min. (☞ 4.18.3).

Nervenstammapplikation. Das Elektrodenpaar wird im Verlauf eines peripheren Nerven angelegt, um diesen direkt zu beeinflussen. Indikationsbeispiele: Ischialgie, Zervikobrachialgie, Interkostalneuralgie, Schmerztherapie mit TENS.

Vasotrope Applikation. Die Elektroden werden direkt im Verlauf eines art. peripheren Gefäßes angebracht. Hierdurch wird der Gefäßtonus (→ Lumenerweiterung) direkt beeinflußt. Indikationsbeispiele: Durchblutungsstörungen am Arm im Verlauf der A. brachialis; Durchblutungsstörungen am Bein im Verlauf der A. femoralis; bei Migräne auf der A. temporalis (Kathode) und der A. carotis. Stromapplikation im Wasser (☞ 2.6.6).

Wirbelsäulenapplikationen. Bei der Therapie der Wirbelsäule direkt oder als indirekte Behandlung eines dem entsprechendem Segment zugeordneten peripheren Körpergebietes (indirekte, segmentale, radikuläre oder Nervenwurzelbehandlung).

- Monosegmental quer: Saug- oder Bügelelektroden paravertebral an der entsprechenden Nervenaustrittstelle anlegen
- Monosegmental längs: Anlage der Elektroden auf der betroffenen Seite neben der Wirbelsäule, so daß der austretende Nerv zwischen den Elektroden liegt. Die Kathode liegt hierbei wieder distal von der Anode
- Multisegmental quer: mittlere oder große Plattenelektroden links und rechts neben der Wirbelsäule plazieren
- Multisegmental längs: mittlere bis große Plattenelektroden im Querformat auf die Wirbelsäule legen, Anode oberhalb der Kathode. Der Vorteil der multisegmentalen Behandlung liegt in dem geringeren Zeitbedarf für die Behandlung, ist aber dafür nicht so gezielt und damit weniger effektiv.

Applikationsformen zur Muskelstimulation. Die Elektrodenanlagetechnik kann abhängig vom Therapieziel variieren.

Behandlungsrichtlinien
- Je akuter ein Krankheitsbild, desto milder die Dosierung, kürzer die Behandlungszeit und häufiger die Behandlung.
- Ist nach etwa zehn Behandlungen noch keine nennenswerte Besserung aufgetreten, auf eine andere Stromart oder eine andere physikalische Behandlungsmethode wechseln. Gegebenenfalls Diagnose überprüfen.

Übersicht Elektro-Therapieverfahren				
Methode	**Abkürzung**	**Behand-lungszeit**	**Steigerung**	**aktive Elektrode**
Stabile Galvanisation, hydro-galvanisches Teilbad	G HG	10–20 Min.	2 Min.	Anode
Iontophorese (☞ 2.8.2)	J	10–30 Min.	2 Min.	s. Medikament
Ultrareizstrom (☞ 2.8.8)	U	5–15 Min.	1–2 Min.	Kathode
DD-Ströme (☞ 2.8.7)	DF, CP, LP, MF	5–12 Min.	1 Min.	Kathode
Frequenzmodulierter Nadelimpulsstrom (☞ 2.8.10)	FM	5–15 Min.	1 Min.	Kathode

2

Übersicht Elektro-Therapieverfahren

Methode	Abkürzung	Behand-lungszeit	Steigerung	aktive Elektrode
Transkutane elektrische Nervenstimulation (☞ 2.8.10)	TENS			Kathode
Hochvoltimpulsstrom (☞ 2.8.11)	HV	5–15 Min.	1 Min.	Kathode
Interferenzstrom (☞ 2.8.12): akut: 100 Hz, chronisch: 1–100 Hz	IF	5–15 Min.	1–2 Min.	beide
Kurzwelle (☞ 2.8.13) **Kondensatorplatten minode Monode Diplode Induktionskabel**	KW K Mi Mo Di IK	5–15 Min.	1–2 Min.	Keine
Mikrowelle (☞ 2.8.13) **Rundfeldstrahler Langfeldstrahler Hohlfeldstrahler Fokusstrahler**	MW R L H F	5–15 Min.	1–2 Min.	Keine
Ultraschall (☞ 2.8.14)	US	5–15 Min.	1–2 Min.	Keine
Ultraphonophorese	Uph	☞ US		
Simultanverfahren	S	s. US, UR und DD		Kathode
Exponentialstrom (Dreieckeinzelimpuls) (☞ 2.8.5)	Ex	Bis Muskel ermüdet, max. ca. 40–50 Kontraktionen		Pflügertest
Neofaradischer Schwell-strom (☞ 2.8.4)	NF	5–10 Min.		Pflügertest

Einteilung der Stromformen

- Gleichstrom: galvanischer Strom, Iontophorese
- Niederfrequenz (< 1000 Hz): faradischer Strom, Schwellstromstimulator, TENS (Transkutane elektrische Nervenstimulation), Exponentialstrom, Diadynamischer Strom, Ultrareizstrom, Hochvoltimpulsstrom, Nadelimpulsstrom
- Mittelfrequenz (1 kHz-100 kHz): Interferenzstrom
- Hochfrequenz (über 100 kHz): Kurzwelle, Dezimeterwelle, Mikrowelle
- Ultraschall, Ultraschall kombiniert mit Diadynamik.

Indikationen

Reizströme können eingesetzt werden, wenn Analgesie, Durchblutungs- und Stoffwechselsteigerung oder die Resorption von Ödemen erwünscht sind.

Kontraindikationen

- Relative KI: abgegrenzte, gutartige Tumoren, Sensibilitätsstörungen, Schwangerschaft, Thrombosen, Osteosynthesen, Ekzeme, offene Hautstellen, Verbrennungen, Epiphysenfugen bei Jugendlichen (gilt nur bei Ultraschall)

- Absolute KI (keine E-Therapie möglich): metastasierende Tumoren, Hämophilie, schwere Arteriosklerose, hochakute, fieberhafte Krankheitsprozesse, Herzrhythmusstörungen, Herzschrittmacher, nach Analgetikagabe.

Elektrotherapie - Indikationen und Therapieempfehlungen			
Krankheitsbild	**1. Wahl**	**2. Wahl**	**3. Wahl**
Arthrosen (☞ 5.5.8)	KW: K	UR: Qu	IF - Qu
Achillodynie	US, Uph lokal	J: lokal	DF, CP
Bandscheibenerkr., akute Ischialgie	US + DF/CP	IF: 100 Hz WA, LA	KW: Di
Bandscheibenerkr., chron. Ischialgie	US + IF: 1–100 Hz	KW: Di, MW: H	UR
Blockierungen ISG, WS	US lokal + MF	UR	
M. Bechterew	UR: WA längs	FM: WA lämgs	MW: H, KW: Di
Bursitis	J: lokal	Uph	
Zervikobrachialgie	US + DF/CP	FM: LA	IF: LA
Chrondropathia patellae	US + Uph lokal	J: lokal	KW: Mi
Distorsionen	DF/CP: Qu	IF: Qu	FK: Qu
Dupuytren-Kontraktur	J: lokal	US, US + J	
Durchblutungs-störungen	G: LA	KW: IK, K	DF/MF
Epikondylitis	US, Uph: lokal	J: lokal	US + DF/CP
Frakturen mit Pseu-darthrosen	US: lokal		
Gelenkerguß	DF/CP: Qu	IF	UR: Qu
HWS-Syndrom	US: lokal	DF/CP: WA segm. quer	UR: segm. quer
Kausalgien	G: längs, quer	TENS: lokal	IF
Lähmungen, periphere	Exp.		
Lumbalgie, akute	US + DF/CP lokal	IF: 100 Hz WA	UR: WA segm. quer
Lumbalgie, chronische	US + IF: 1–100 Hz	KW: Di, MW: H	US + FM
Myalgien	G: lokal	US + UR	KW: Mo, Di
Myogelosen	US lokal	KW: Mi	
Muskelzerrung	US + DF/CP/LP: lokal	J: lokal	KW: Mo, MW: R
Muskelatrophie nach Immobi-lisierung	NF	TENS	IF: 50 Hz
Neuralgie (z.B. In-terkostal-, Trigemi-nus-, Okzipital-)	G: lokal, LA	IF: 100 Hz	

2

Elektrotherapie - Indikationen und Therapieempfehlungen

Krankheitsbild	1. Wahl	2. Wahl	3. Wahl
Patellaspitzen-syndrom	J: lokal	US, Uph	KW: Mi
Phantomschmerzen	DF/LP: lokal SP	TENS: lokal SP	IF
PHS, Impingement-Syndrom	US + DF/CP/LP	IF	FM quer
Schleudertrauma	DF/CP/LP	US + UR	IF
M. Sudeck Stadium I/II	DF: GA 3' + CP quer	IF: 100 Hz GA 3'+ quer	US
M. Sudeck Stadium III/IV	US	KW: K, Mo, MW: R	
Tendovaginitis	J	US, Uph	
Ulcus cruris	G	US + UR	

Abkürzungen der Applikationsformen: Qu = Querdurchströmung, LA = Längsdurchströmung, SP = lokale Schmerzpunktbehandlung, GA = Ganglionbehandlung, NA = Behandlung im Nervenverlauf, VA = Behandlung im Gefäßverlauf, WA = paravertebrale Wirbelsäulenbehandlung, MA = mobile Applikation mit U-Schallkopf oder Rollen- bzw. Handschuhelektrode. Weitere Abkürzungen ☞ Tabelle Übersicht ET-Verfahren

▌ Sicherheitshinweise

Von jeder Behandlung ist
- das Gerät auf Funktionssicherheit (lockeres Netzkabel?, Polung verändert?, Patientenkabel Wackelkontakt?) zu überprüfen
- die Hautoberfläche auf offene Hautstellen zu untersuchen
- die Elektroden auf korrekten Sitz zu testen
- der Patient auf Sensibilitätsstörungen zu überprüfen und auf Schmerzmitteleinnahme zu befragen.

 Tips & Fallen

Seit Januar 1989 unterliegen die Anwender der Reizstromgeräte der Medizinischen Geräteverordnung (MedGV). Die Geräte müssen jährlich vom TÜV geprüft werden. Es muß ein Gerätebuch offen zugänglich sein, in dem die Bedienungsanleitung der Geräte enthalten ist. Es dürfen nur Personen die Geräte bedienen, die durch eine nachweisbare Ausbildung dazu befugt sind.

2.8.2 Galvanischer Strom

Konstanter, nur in eine Richtung fließender Strom. Hydroelektrische Bäder (☞ 2.6.6)

▌ Stabile Galvanisation

Z.B. mit Plattenelektroden (Quer- oder Längsdurchströmung, auf- und absteigende Form).
- Wirk.: konstanter Gleichstrom steigert die Reaktions- und Funktionsfähigkeit der motorischen Nerven. Hyperämisierend, analgetisch, antiphlogistisch, zellwachstumsfördernd.

- Hauptindikation: Arthrosen, Spondylosen, Tendinosen, Ligamentosen, Neuralgien (Interkostal-, Trigeminus-), Lumbago, Lumboischialgie, Myalgie, Distorsion, Hämatom, Durchblutungsstörung im Anfangsstadium, rheumatische Erkrankungen, Poliomyelitis
- Dosierung und Anwendung (Plattenelektroden): 0,3–0,5 mA/cm^2 Elektrodenfläche, 1–3 x/Wo., 10–20 Min., Steigerung pro Behandlung um 2 Min., Serie von 12 Behandlungen. Dosierung nach subjektivem Stromgefühl und Krankheitsphase. Ein- und Ausschleichen des Stromes
! Bei hoher Stromdichte und zu kleinen Elektroden Verätzungsgefahr.

 Tips & Fallen

Nach der Hälfte der Behandlungszeit unter den Elektroden nach Verätzungen schauen: kleine braune, nicht schmerzhafte Flecken, die sich später rötlich verfärben und einen Schorf bilden. Vorsicht, wenn der Pat. an einer ganz bestimmten Stelle ein „Brennen" oder „Stechen" angibt. Ein allgemeines Brenngefühl ist normal (Hautdurchblutungssteigerung). Sind Verätzungen entstanden, bei der nächsten Behandlung diese Stelle mit einem wasserfesten Pflaster decken und mit DF weiterbehandeln → geringe Verätzungsgefahr.

▌ Hydrogalvanisches Teilbad

Hierbei werden Hand oder Fuß in einen Behälter mit Wasser, das hierbei als Elektrode dient, getaucht. Die andere Elektrode (meist Anode) wird außerhalb des Wassers am Arm oder am Bein oder sogar am dazugehörigen Wirbelsäulenabschnitt befestigt. Der Vorteil dieser Anwendungsform liegt in der gleichmäßigen Verteilung des Stromes. Die Elektrode wird ins Wasser getaucht oder vom Patienten festgehalten z.B. Fuß auf die Elektrode stellen.

Es können alle Stromarten zur Anwendung kommen, Hauptanwendung ist aber der Gleichstrom. Die Behandlungszeiten richten sich nach der jeweiligen Stromart.

Anwendung: Ischialgie, Cervicobrachialgie, Durchblutungsstörungen, M.Sudeck.

▌ Iontophorese

Nutzung konstanten galvanischen Gleichstromes zur transkutanen Applikation von ionisierten oder undissoziierten Wirkstoffen.

- Wirk.: je nach Medikament hyperämisierend, analgetisch und antiphlogistisch
- Hauptindikation: Arthrosis deformans, Periarthropathie, Myalgie, Tendomyose, Lumbago, Lumboischialgie, Epikondylopathien, posttraumatische Zustände
- Vorbereitung der Haut: leichtes Abschmirgeln und Abwaschen mit Seifenlösung
- Dosierung und Anwendung: akute Erkrankung tägl., sonst 3 x/Wo. 10–30 Min.; Steigerung pro Behandlung um 2 Min. Aufbringen des Medikaments je nach Ladung, („Polung") der Medikamente. Die Menge des Medikamentwirkstoffes ist proportional zur Stromstärke, Behandlungszeit und Behandlungsfläche.
! Verätzungsgefahr (s.o.).

Polung der Medikamente	
Positive (unter Anode)	**Negative (unter Kathode)**
Acetylcholin, Bienengift, Histamin, Novo-cain, Doloarthrosenex®	Voltaren-Emulgel®, Exhurid®, Metamizol, Mobilat®, Heparin, Salicylsäure, Kaliumjodat

2.8.3 IT-Kurve

Unabhängig, ob eine glatter, quergestreifter, gesunder oder geschädigter Muskel gereizt wird, muß der elektrische Impuls folgende Bedingungen (Reizparameter) aufweisen:
- Mindeststromflußzeit (Impulszeit T)
- Mindeststromstärke
- Mindestanstiegssteilheit: die Zeit, in der der Strom bei Dreieck- oder Sinusimpulsen seinen Höchstwert erreicht.

Als Reizimpulse kommen Rechteck-, Dreieck- oder sinusförmige Impulse zur Anwendung.

Nach der Kontraktion benötigt ein Muskel eine gewisse Zeit zur Erholung, die Pausenzeit, die besonders bei gelähmten Muskeln nicht unterschritten werden darf.

Die Reizparameter können für jeden Muskel unterschiedlich sein. Sie werden durch die Erstellung einer Reizzeit-Intensitätskurve (It) ermittelt.

Mit der It-Kurve, bei der nur galvanisch, d.h. mit Einzelimpulsen, gereizt wird, kann man die für den betroffenen Muskel optimale Impulszeit in Form des GI-Punktes ermitteln. Sie garantiert die stärkste Kontraktion bei minimalster Strombelastung (Impulszeit x Stromstärke). Außerdem liefert die It-Kurve einen Diagnosewert hinsichtlich Schädigungsgrad und Homogenität bzw. Inhomogenität der Lähmung.

Erstellung der It-Kurve
- Bei der Aufnahme der It-Kurve zunächst mit Rechteck-, danach mit Dreieckstrom ermitteln, wieviel Strom ein Muskel bei den verschiedenen Impulszeiten (1000 ms bis 0,5 ms) gerade für eine Minimalzuckung benötigt. Die Pausenzeit bleibt bei 2000 ms konstant
- Stromwerte in ein Formblatt eintragen und diese Werte verbinden → eine Kurve für den Dreickstrom (DIC) und eine für den Rechteckstrom (RIC)
- Der Verlauf dieser beiden Kurven gibt Anhaltspunkte über den Zustand des untersuchten Muskels:
  - α-Wert (elektrischer Muskelstatus): Erster mA-Wert der Dreieckkurve geteilt durch den ersten Wert der Rechteckkurve. Normal 2,7–6 (dimensionslos), Werte < 2,7 weisen auf einen schlaff gelähmten Muskel, Werte > 6 auf einen zentral gelähmten Muskel hin. Der schlechteste Wert beträgt 1
  - GI-Punkt, der für die Therapie wichtigste Punkt. Er entspricht dem tiefsten Punkt der Dreieckskurve. Mit dieser Impulszeit wird der Muskel behandelt (Norm: 10–50 ms). Weist die Dreieckskurve mehrere GI-Punkte auf, deutet dies auf unterschiedlich geschädigte motorische Einheiten hin (inhomogene Schädigung)
  - Chronaxie: Minimalzuckung bei doppelter Rheobasenstromstärke. Norm: 0,1–1 ms

- Nutzzeit: kleinste Impulszeit, bei welcher ein Muskel noch mit Rheobasenstromstärke reagiert
- Die Rechteckkurve verläuft von rechts nach links zunächst horizontal, bis sie ansteigt. Die Impulszeit, ab der die Rechteckkurve anzusteigen beginnt, ist die Nutzzeit (Normwert 6–20 ms). Größere Werte bei peripher gelähmtem Muskel, kleinere Werte bei zentral gelähmtem Muskel (☞ Abb. 2.67).

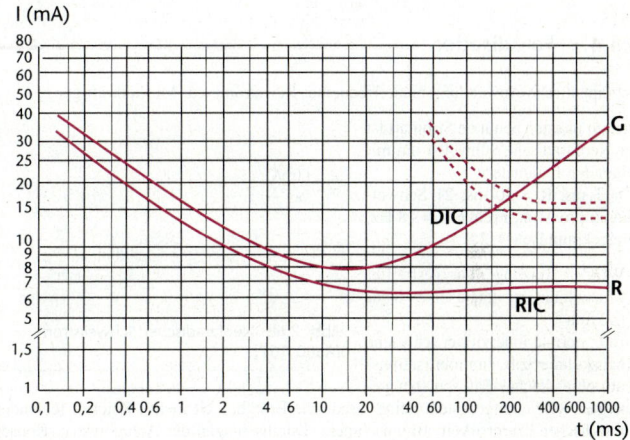

Abb. 2.67: It-Kurve bei gesundem (Linie) und geschädigtem (gestrichelt) Muskel [A300-157]

Therapie nach It-Kurve

- Gerät auf Dreieckstrom und auf die Impulszeit des GI-Punktes einstellen, Pause 4–6 mal so groß wählen
- Stromstärke so hochregeln, daß ohne sensible Belästigung eine möglichst starke Kontraktion erzielt wird. Die Anzahl der Kontraktionen richtet sich nach dem Schädigungsgrad (5–40 Kontraktionen)
- Bei nachlassender Kontraktionsstärke in jedem Falle die Reizung unterbrechen und evtl. nach einer halben Stunde noch einmal reizen
- Kontrahieren auch gesunde Muskeln, die Impulszeit erhöhen, bis diese Muskeln nicht mehr oder nur noch ganz schwach reagieren
- Sind mehrere GI-Punkte vorhanden, nacheinander mit allen GI-Punkten behandeln, die außerhalb der Norm liegen. Mit dem in der It-Kurve am weitesten rechts liegenden GI-Punkt beginnen.

Elektrodenapplikation

- Bipolar direkt: zwei Elektroden direkt auf den Muskelbauch legen. Anwendung bei großen Muskeln

- Monopolar direkt: differente Elektrode auf einen Muskelreizpunkt (Eintrittsstelle eines Nerven in den Muskel) legen, die Bezugselektrode im zugehörigen Nervenverlauf proximal davon. Anwendung bei kleinen Muskeln
- Monopolar indirekt: mit der differenten Elektrode in Form einer Punktelektrode einen Nervenreizpunkt (Stelle, an der ein Nerv sehr oberflächlich liegt und gut zu erreichen ist) reizen, die Bezugselektrode liegt wiederum proximal im Verlauf des entsprechenden Nerven. Anwendung bei Reizung von Muskelgruppen, die einen gleichen Schädigungsgrad aufweisen.

2.8.4   Faradisation

Therapeutische Anwendung niederfrequenter Reizströme zur Muskelkräftigung.

Die am meisten benutzte Stromart ist der Neofaradische Schwellstrom mit folgenden Parametern:
T = 1 ms, R = 20 ms, 21 Schwellungen pro Min., Frequenz = 48 Hz, Dreieckimpulse (☞ 2.8.3).

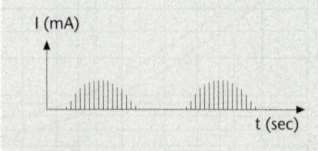

Abb. 2.68: Neofaradischer Schwellstrom [A300–157]

- Wirk.: Reizung quergestreifter Muskulatur zu tetanischer Kontraktion
- Ind.: normal innervierte, schwache Muskulatur, z.B. Immobilisationsatrophie, leichte Paresen (bei gestörter Reizleitung besteht keine faradische Erregbarkeit mehr). Zeichen fehlender faradischer Erregbarkeit: Brennschmerz, Durchschlagen der Antagonisten. Konsequenz: Reizzeit-Reizstärke-Kurve erstellen (It-Kurve ☞ 2.8.3)
- Dosierung und Anwendung: 2 x tägl. 15–20 Min. mit aktiver Muskelarbeit des Patienten (Elektrogymnastik).

2.8.5   Exponentialstromtherapie

- Wirk.: selektive Reizung denervierter Muskulatur in gesunder umgebender Muskulatur mit Einzelimpulsen (galvanische Reizung). Erhaltung der Kontraktilität von Muskelfasern bei entarteter Muskulatur (gestörte Reizleitung), Begrenzung der Atrophie während Nervenregenerationsphase. Bahnung von funktionellen Bewegungsabläufen bei gestörter Restfunktion
- Voraussetzung: It-Kurve erstellen (☞ 2.8.3), um den Funktionszustandes des motorischen Nerven

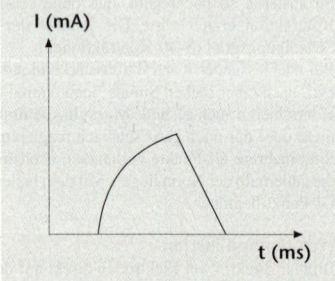

Abb. 2.69: Exponentialstrom [A300–157]

und des Muskels zu testen. Verlaufskontrollen des Heilungsprozesses durch regelmäßige It-Kurvenerstellung

- Hauptindikation: atrophisch schlaffe Paresen entzündlicher, traumatischer Genese (z.B. Polyradikulitis, periphere Nervenschädigung wie Peronaeusparese, Nervenwurzelschädigung)
- Dosierung und Anwendung: oft reichen 20–30 Kontraktionen 2 x tägl. Sobald die Kontraktion sichtbar schlechter wird (Überanstrengung der Muskeln), Elektrotherapie beenden. Therapiedauer bei Aussicht auf Regeneration u.U. Monate.

2.8.6   Schwellstromstimulation

Rhythmische Zu- und Abnahme der Stromstärke beliebiger Serienimpulsströme. Für Metallimplantate müssen biphasische Rechteckimpulse benutzt werden (☞ Abb. 2.72).

- Wirk.: Reizung normal innervierter Muskulatur. Ind: Immobilisationsatrophie
- Dosierung und Anwendung: mehrmals tgl. (mind. 3 x) zusätzlich zur PT je 20 Min. aktives Mitüben entsprechend der Muskelfunktion (Elektrogymnastik)
- Vorteil: kleines, handliches Gerät (z.B. BMR®, Respond II®, Mikrostim®, Bentrofit®) mit einfacher Bedienung zum Eigentraining; kann für zu Hause ausgeliehen werden (Kosten trägt Kasse auf Antrag, z.B. nach Kreuzband-OP für 6 Wo.). Agonist und Antagonist können gleichzeitig oder im Wechsel stimuliert werden.

2.8.7   Diadynamische Ströme (nach Bernard)

Reizströme mit sinusförmigen Impulsen in fünf verschiedenen Stromqualitäten (DF, MF, CP, LP, RS), die einzeln oder kombiniert angewandt werden können. Diesen Stromformen kann zusätzlich ein Gleichstromanteil hinzugemischt werden.

- Wirk.: analgesierend, hyperämisierend. DF (100 Hz) auch sympathikusdämpfend, CP (50/100 Hz) stark analgesierend und resorptionsfördernd, LP (50/100 Hz) langanhaltend analgesierend, MF (50 Hz) tonisiert Bindegewebe und besitzt effektiven Verdeckungseffekt, RS entspricht in etwa Reizung mit faradischem Schwellstrom
- Hauptindikation: rheumatische Erkrankungen, akute traumatische Erkrankungen, Schmerzzustände (arthrogen, myogen, neurogen, post-OP), SRD (M. Sudeck), RS bei Inaktivitätsatrophie

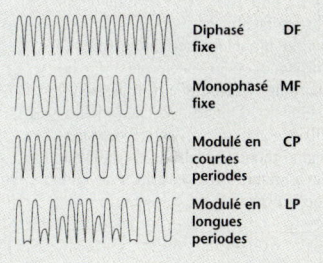

Abb. 2.70: Diadynamische Stromformen
[A300–157]

- Dosierung: bei frischen traumatischen Erkrankungen und akuten Schmerzzuständen sollte möglichst täglich zweimal behandelt werden
- Behandlungszeit: 3–12 Min., Steigerung pro Behandlung um 1–2 Min. mindestens zwei Stromarten miteinander kombinieren. Bei jeder Behandlung mit 1–2 Min. DF beginnen. Es folgen dann je nach gewünschter Wirkung ein bis zwei andere

2

Stromformen. Die erstere Stromart dauert länger als die darauffolgende.

Bsp.: Steht die Ödemresorption im Vordergrund, nach DF zuerst Stromart CP, bei starken Schmerzzuständen eher LP anwenden, bei stark verspannter Muskulatur eher Stromform MF. Behandlungsbsp.: Bei Fußgelenksdistorsion mit starker Schwellung: 1. Behandlung: 1 Min. DF, 3 Min. CP und 2 Min. LP, 2 x tgl.

2.8.8 Ultrareizstrom (nach Träbert)

Rechteckstrom von 2 ms Impulszeit und 5 ms Pausenzeit.

- Wirk.: stark analgesierend; hyperämisierend, antiphlogistisch. Schmerzlinderung tritt meist schon während der Behandlung ein
- Hauptindikationen: degenerative WS-Erkrankungen, Arthrosen, Myalgien, Myogelosen, Neuralgien, Ischialgie, M. Bechterew im Anfangsstadium
- Dosierung und Anwendung: 5–15 Min., Steigerung pro Behandlung um 1–2 Min., Stärke je nach Empfindung; relativ zügig hochregeln, bis deutliches Stromgefühl auftritt. Nach etwa 1–3 Min. (Gewöhnungseffekt) Strom nachregeln.

! Wenn nach der Therapie keine Schmerzlinderung eintritt, andere Stromform wählen!

2.8.9 Stochastische Reizströme

Unter dieser Bezeichnung werden Reizströme zusammengefaßt, die eine periodisch veränderte Frequenzfolge aufweisen. Beispiel: Stromform CP und LP, bei denen sich 50 Hz und 100 Hz in regelmäßigen Abständen abwechseln. Es kann sich hierbei um gleichgerichtete (monophasische) oder auch ständig die Richtung wechselnde (biphasische) Rechteck-, Dreieck- oder Nadelimpulsfolgen handeln. Vorteil des ständigen Frequenzwechsels ist, daß kein

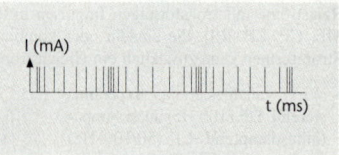

Abb 2.71: Stochastischer Nadelimpulsstrom [A300–157]

Gewöhnungseffekt auftritt. Anwendung, Dosierung und Ind. entspricht denen anderer Reizströme.

2.8.10 Nadelimpulsströme

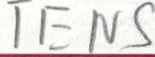

Monophasisch (gleichgerichtet) konstante oder wechselnde (stochastische) Frequenz, biphasisch (Stromrichtung wechselnd) konstante oder wechselnde Frequenz.

Zu dieser Gruppe von Reizströmen gehören von den einzelnen Firmen unterschiedlich benannte Stromarten. Bei den batteriebetriebenen Heimgeräten bezeichnet man sie TENS. Hochvoltstrom kann trotz seiner noch kleineren Impulszeit auch zu dieser

Gruppe gerechnet werden. Nadelimpulsströme zeichnen sich durch eine äußerst kurze Impulszeit im Bereich von etwa 0,1–1 ms aus. Meist Rechtecksform. Die Pausenzeit ist so bemessen, daß je nach Indikation die verschiedenen Frequenzspektren ausgenutzt werden können (☞ Tabelle).

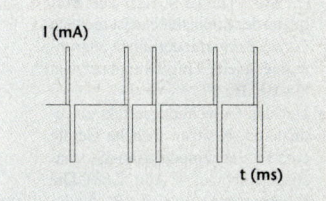

Abb. 2.72: Biphasische Nadelimpulsströme [A300–157]

- Vorteile: durch kurze Impulszeit nur geringe Verätzungsgefahr, gute sensible Verträglichkeit
- Dosierung und Anwendung: Indikationsspektrum ist das gleiche wie bei den anderen Reizströmen, da hierbei die gleichen Frequenzen eingestellt werden können.

Frequenzspektrum bei Reizströmen	
Frequenz	**Wirkung**
100 Hz	Sympathikusdämpfend, schmerzlindernd (akut), durchblutungssteigernd
50 Hz	Optimale Reizfrequenz zur Reizung quergesteifter Muskulatur
20–25	Parasympathikusaktivierend (vagoton)
5–20 Hz	Schüttelfrequenzen zur Schmerzlinderung und Durchblutungsförderung
0,5–10 Hz	Sympathikusaktivierend (sympathikoton)

▌Transkutane elektrische Nervenstimulation (TENS)

Analgesieverfahren durch niederfrequente Impuls- und Gleichströme zur Heim- und Selbstbehandlung. Die Heim- und Selbstbehandlung ist rezeptierfähig.

- Wirk.: wie bei allen Reizströmen wird der „Verdeckungseffekt" über die Reizung von Vibrationsrezeptoren zur Linderung von Schmerzen ausgenutzt (Gate-Control-Theorie). Die Erfolgsquote liegt bei ca. 35 %. Wichtig ist die längerfristige Anwendung, da ein Wirkungseintritt sich häufig erst nach mehreren Wochen einstellt. Im Unterschied zu den Reizstromgeräten handelt es sich hierbei ausschließlich um batteriebetriebene, d.h. netzunabhängige Geräte, die sehr klein, handlich und nur für den Heimbetrieb gedacht sind
- Ind.: chron., kausal nicht behandelbare Schmerzzustände, z.B. Spannungskopfschmerzen, Rückenschmerzen, Neuralgien, Tumorschmerzen, Stumpf- und Phantomschmerzen
- Kontraind.: Pat. mit Herzschrittmacher.

Stromformen (☞ Abb. 2.73)
- konstante Impulsfolge von Rechtecknadelimpulsen: „Cont. TENS" (continual = kontinuierlich) mit einer Impulszeit von 60–220 µs und einer Frequenz von 80–100 Hz (hohe Frequenz → „High")
- unterbrochene Impulsfolgen: „Burst TENS". Die Impulsblöcke bestehen aus Nadelimpulsfolgen von 80–100 Hz, die Anzahl der Impulsblöcke pro Sek. wird ebenfalls in Hz angegeben und stellt die sogenannte Reizung mit einer tieferen Frequenz

2

(„Low") dar (2–4 Hz). Die Frequenz der Impulsblöcke ist nicht zu verwechseln mit der ihnen zugrundeliegenden „Trägerfrequenz" von 80–100 Hz

- Um den Gewöhnungseffekt zu reduzieren, besitzen manche Geräte eine Frequenzmodulation (Stochastische Ströme; ☞ Abb. 2.68). Die Reizfrequenz wechselt z.B. ständig zwischen 80 und 100 Hz. Auch die Impulsbreite kann bei manchen Geräten intervallmäßig variieren (30–220 μs)

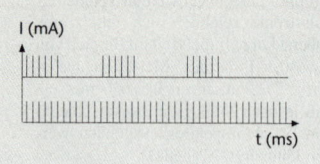

Abb. 2.73: Burst TENS (oben)
Cont. TENS (unten) [A300–157]

- Zur Behandlung von Gebieten über Metallimplantaten gibt es biphasische Rechteckströme, deren Impulse ständig die Polarität wechseln.

Gerätetechnik

Es gibt Ein- oder Zweikanalgeräte, dementsprechend ein oder zwei Ausgänge für zweipolige Patientenkabel: Kathode schwarz oder blau, Anode rot.

Jedes Gerät besitzt ein Fach mit Akkubatterien, die mit einem zusätzlichen Netzteil aufgeladen werden. Eine entsprechende Leuchtdiode zeigt an, ob das Gerät aufgeladen werden muß. Die Aufladung geschieht meist über die Ausgangsbuchsen des Patientenkabels. Bei den meisten Geräten sind verschiedene Einstellungen als fertige „Programme" abgespeichert. Werden diese gewählt, kann Pat. nur die Stromstärke verändern, bei manchen zusätzlich die Reizfrequenz. Diese ist von „high" (10–100 Hz) auf „low" (1–10 Hz) umschaltbar. Die Elektroden sind entweder aus Weichgummi und werden mit einem Kontaktgel auf der Hautoberfäche angebracht, oder werden direkt auf die Haut aufgeklebt. In diesem Falle vorher den entsprechenden Hautbezirk mit Alkohol reinigen, bei starker Behaarung Haare entfernen.

Durchführung

- Elektrodenplazierung: Bei Reizung mit „high" wird direkt über dem schmerzhaften Gebiet oder dem Nerven, der dieses Hautgebiet (Dermatom) versorgt, gereizt. Bei Reizung mit „low" wird das entsprechende Myotom (☞ 2.5.1) gereizt. Die Reizung mit „low" ist zu wählen, wenn die Nachwirkung bei „high" nicht lange genug ist. Es können auch Akupunkturpunkte mit TENS gereizt werden (☞ 2.5.4)
- Dosierung und Anwendung: Kathode auf Schmerzpunkt mehrmals tgl. 20–60 Min., Stromstärke und Frequenz können von Pat. selbst geregelt werden. Kriterien für den Reizerfolg: Deutlich spürbares Stromgefühl, subjektive Besserung. Die Schmerzlinderung hält in der Regel 2–4 Std. an.

Tips & Fallen

In regelmäßigen Abständen sollte sich Pat. beim Arzt vorstellen. Wird mit der Zeit die Schmerzlinderung nicht mehr so intensiv wie am Anfang, sollte die Frequenz verändert werden (Gewöhnungseffekt).

2.8.11 Hochvolttherapie

Reizung mit sehr kurzen Impulsen von 20–75 µs und einer hohen Spannung von ca. 550 Volt (Stromspitzenwerte 220 mA). Die Frequenz ist zwischen 10 und 150 Hz variabel, je nach Indikation.

- Wirk.: Hochvoltreizströme besitzen das gleiche Wirkungsspektrum wie die herkömmlichen Reizströme. Sie werden hauptsächlich zur Schmerzlinderung, Durchblutungsverbesserung und Muskelreizung eingesetzt. Vorteil gegenüber den normalen Reizströmen: keine Verätzungen, Behandlung über Metallimplantaten möglich, gute sensible Verträglichkeit
- Ind.: alle traumatischen und degenerativen Erkr. des chirurgisch-orthopädischen Bereichs, trophische Ulcera, Erkr. des rheumatischen Formenkreises, Neuralgien
- Kontraindikationen: Herzerkrankungen, bes. Herzrhythmusstörungen, Pat. mit Herzschrittmacher
- Dosierung und Anwendung: 2–3 x/Wo. bei chron. Erkr., tgl. bei akuten Erkr.
- Behandlungsdauer 5–15 Min., Steigerung 1 Min. pro Behandlung.

2.8.12 Interferenzstrom nach Nemec

Mischung von zwei mittelfrequenten Wechselströmen (4–5 kHz), die sich in der Frequenz nur geringfügig unterscheiden oder phasenverschoben sind. Diese beiden Stromkreise überlagern sich im Körper in Form eines Stromes mit zwei neuen Frequenzen („Interferenz"): Ein niederfrequenter Anteil in Form von Schwebungen (rhythmische Stromstärkeschwankungen wie beim Schwellstrom) und ein mittelfrequenter Anteil, die Trägerfrequenz, der die Schwebungen „trägt". Durch die Schwebungsfrequenz werden die eigentlichen therapeutischen Ziele (Sympathikusdämpfung, Schmerzlinderung, Detonisierung, Muskelstimulierung etc.) erreicht. Die Trägerfrequenz bewirkt die gute sensible Verträglichkeit und die Senkung des Hautwiderstands.

- Wirk.: weitgehend wie diadynamische Ströme, analgesierend, hyperämisierend, resorptionsfördernd. Vorteil: tiefliegende Gewebeschichten werden ohne Hautreizung erreicht, es kann auch über Metallimplantaten behandelt werden, kein Verätzungsrisiko auf der Haut
- Hauptindikation: Schmerzzustände am Stütz-Bewegungsapparat, z.B. Arthrose, Spondylose, Periarthropathia humeroscapularis, WS-Syndrom, Epikondylopathie, Neuralgie, Neuritiden, trophische Störungen, SRD (M. Sudeck) Stadium II und III, Kontusion, Distorsio
- Dosierung und Anwendung: 5–15 Min.; Steigerung pro Behandlung um 1–2 Min., Serien von 6–12 Behandlungen. I.d.R. vier Elektroden (z.B. Saugelektroden)
- Frequenzwahl:
  - akut: 100 Hz oder 200 Hz konstant
  - subakut: 80–100 Hz. oder 100–200 Hz
  - chronisch 1–100 oder 1–200 Hz wechselnd
- Zykluszeit: Je akuter das Krankheitsbild, desto langsamer der Frequenzwechsel
- Zur optimalen Ausnutzung der Interferenz sollten beide Stromkreise die gleiche Intensität besitzen. Wenn vom Gerät her möglich, die „Vektorverschiebung" einschalten. Ausgleich der Stromkreise immer vor der Vektorverschiebung vornehmen!

2

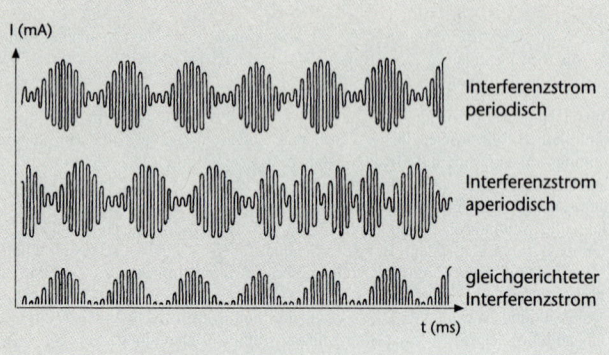

I (mA)

Interferenzstrom periodisch

Interferenzstrom aperiodisch

gleichgerichteter Interferenzstrom

t (ms)

Abb. 2.74: Interferenzströme [A300–157]

Sonderformen

- Bipolare Interferenz: Die Stromkreise werden bereits im Gerät gemischt und über zwei Elektroden fertig ausgegeben. Vorteil: die Interferenz ist auch unter den Elektroden wirksam, man kann mit Ultraschall kombinieren („Simultanverfahren")
- Gleichgerichtete bipolare Interferenz: Bei dieser sind die negativen Halbwellen weggeschnitten, man kann eine Iontophorese durchführen und ebenfalls mit Ultraschall kombinieren.

2.8.13 Hochfrequenztherapie

Hierzu zählen Kurz-, Ultrakurz-, Mikrowelle. Es werden elektromagnetische Felder erzeugt. Je nach Frequenz und Applikatoren Steuerung der Tiefenwirkung der Wärme (Diathermie).

- Wirk.: Hyperämie, Analgesie, Muskelrelaxation und Stoffwechselsteigerung. Es kommt nicht zu einer elektrischen Reizung von Gewebestrukturen
- Ind.: alle Erkrankungen, bei denen Wärme unter der Oberfläche erzeugt werden soll. Indikationsspektrum nahezu alle Fachbereiche der Medizin. In der Orthopädie degenerative (Arthrosen) und chron. Prozesse des Bewegungsapparates, Myalgien, rheumatische Erkrankungen (nicht im akuten Schub). Epikondylitis (☞ 5.6.6)
- KI: bei sensiblen Störungen in dem betreffenden Bereich, bei Metallteilen im Behandlungsgebiet, bei Herzschrittmacherpatienten und bei Kindern in der Nähe von Wachstumsfugen. Osteomyelitis, frische Hämatome. Kontaktlinsen bei Kopfbehandlung herausnehmen
- Anwendung und Dosierung: Faustregel: Wärmeintensität und Dauer umgekehrt proportional zur Aktivität des Prozesses. Akute Erkrankungen: Dosis I–II, Behandlungszeit 2–5 Min. tgl., chron. Erkrank.: Dosis III–IV, 10–15 Min., 2–3 x/Woche.

Dosisstufen	
Dosisstufe	**Wirkung**
I	Keine Wärme zu spüren
II	Leichte Wärme spürbar
III	Angenehmes, mittleres Wärmegefühl
IV	Sehr starkes, gerade noch erträgliches Wärmegefühl

Kurzwelle

Zwei Methoden: Kondensatorfeld (elektrisches Feld) bzw. Spulenfeld (magnetisches Feld). Intensität der Ther. kann gut durch das subjektive Temperaturempfinden der Pat. geregelt werden.

- Kondensatorfeldmethode: Längs- und Querdurchflutung möglich. Körperteil wird zwischen zwei Plattenelektroden gebracht und liegt als Teil des Gesamtstromkreises im elektrischen Feld. Tiefenerwärmung mit Fettbelastung (d.h. es entsteht mehr Wärme im Unterhautfettgewebe als in tieferen Körperschichten). Haut-Elektroden-Abstand: 1–4 cm, je größer der Abstand, desto größer die Fettentlastung und damit die Tiefenwirkung. Elektrodenarten: Schliephaksche Elektrodenschalen, Weichgummiplatten
- Spulenfeld: Verwendung einer einzigen als Spule ausgebildeten Elektrode zur Erzeugung eines hochfrequenten magnetischen Feldes. Absorption in gut leitendem Körpergewebe (Muskeln, Bindegewebe). Haut-, Unterhautfettgewebe wird nur geringgradig erwärmt. Oberflächennahe Erwärmung der Muskulatur mit Fettentlastung. Elektrodenarten: Monode, Minode für kleinere und mittlere Gelenke, Diplode für Schulter-Nackenbereich, BWS, LWS, Unterleibsorgane, Hüftgelenk. Induktionskabel für eine ganze Extremität, z.B. bei Durchblutungsstörungen, Ischialgie.

Dezimeterwelle (Ultrahochfrequenz)

Elektromagnetische Wellen. Bevorzugte Absorption in wasserhaltigem Gewebe (Muskulatur). Größere Tiefenwirkung als Mikrowelle und günstigere Temperaturverteilung. Besonders geeignet zur Behandlung innerer Organe, größerer Gelenke und Muskelschichten.

Vorteile: nur kurze Behandlungszeit und Behandlungsserien. Vielseitige Anwendungsmöglichkeiten durch die Verwendung dreier Strahlerarten: Rundfeldstrahler, Langfeldstrahler und Hohlfeldstrahler.

! Das subjektive Wärmegefühl ist geringer als bei Mikro- oder Kurzwellenther.

Mikrowelle

Strahlenfeldmethode. Oberflächennahe Erwärmung mit geringer Tiefenwirkung bei Fettentlastung. Dosierung und Anwendung: Als Faustregel gilt, daß die richtige Dosierung bei gerade spürbarer Wärme erreicht ist.

2

2.8.14 Ultraschall

Mechanische Longitudinalwellen erzeugen einen Druckwechsel im Gewebe (mechanische Vibrationswirkung), ein Teil der Schallenergie wird in Reibungsenergie umgewandelt (thermische Wirkung mit Vasodilatation). Im Weichteilgewebe entsteht dadurch „Mikromassage" (am Knochen wird der Schall reflektiert). Eindringtiefe des Schalles bis ca. 8 cm.

- Wirk.: analgesierend, permeabilitätssteigernd, Verklebungen lösend, hyperämisierend und muskelrelaxierend. Anregende Wirkung auf Geweberegeneration und Frakturheilung
- Hauptindikationen: Myalgie, Neuralgie, Tendinose, Osteochondrose, Spondylarthrose, Gonarthrose, Koxarthrose, Epikondylopathie, Narbenkontraktur
- Dosierung und Anwendung: tgl. 5–15 Min., Steigerung um 1–2 Min. pro Behandlung. Pause nach 12 Behandlungen, mehrere Serien, evtl. Kombination mit diadynamischen Strömen. Je akuter die Erkrankung, desto niedrigere Intensität und kürzere Dauer (3–7 Min.); aber häufig hintereinander. Evtl. Impulsschall bei akuten, schmerzhaften Prozessen. Je chronischer, desto kleiner das Tastverhältnis (Verhältnis von Schallzeit zu Pausenzeit), desto höher die Intensität und länger die Anwendungsdauer (5–15 Min.), weniger häufige Applikation. Ansonsten Dauerschall. Kontaktgel auf „ebenen" Flächen, z.B. Schulter, LWS; subaqual auf „unebenen" Flächen wie Fuß, Hand, Ellenbogen. In der Praxis meist dynamische (bewegter Schallkopf) Anwendung
- Intensität:
  - kleine Gelenke wie: Finger, Zehen, Sternoclavikulargelenk: 0,05–0,2 Watt/cm^2
  - mittelgroße Gelenke wie: Hand-, Schulter-, Knie- und Fußgelenk sowie oberflächliche Sehnenerkrankungen wie Epikondylitis, Supraspinatussyndrom oder Achillodynie: 0,2–0,5 Watt/cm^2
  - große Gelenke wie Hüftgelenk und sehr tief liegende Krankheitsprozesse: 0,5–3,0 Watt/cm^2.

! Bei Metallimplantaten ist die Dosis auf ein Drittel bis die Hälfte zu reduzieren.

 Tips & Fallen

Während der Beschallung niemals den Schallkopf verkanten oder mit dem Schallkopf stehen bleiben, da besonders bei hohen Dosisstufen Gewebszerstörungen durch stehende Wellen auftreten können. Epiphysenfugen bei Kindern und Jugendlichen bei der Beschallung meiden (Wachstumsstörungen!). Innere Organe und der Uterus sind ebenfalls von der Beschallung auszuschließen. Beim Simultanverfahren darf während der Beschallung der Schallkopf nicht abgehoben werden.

Ultraschallphonophorese
Transport von Medikamenten durch die Haut, wobei entsprechende Salben oder Gele als Kopplungssubstanz dient.

Kombination Ultraschall und Reizströme
Hierzu zählen Ultrareiz und Diadynamische Ströme.

Simultanverfahren, bei dem der Schallkopf als differente Elektrode fungiert. Als Bezugselektrode wird eine Plattenelektrode in der Nähe des Beschallungsortes angebracht. Vorteil dieser Methode ist die Möglichkeit der Feststellung von hyperalgetischen Strukturen, den „Trigger-points" (Schmerzpunktsuche) und die größere

Wirksamkeit gegenüber der Einzelanwendung. Ebenfalls indiziert ist diese Methode bei ausstrahlenden Schmerzen (z.B. Ischialgie).

2.8.15 Lasertherapie

Laser ist eine Abkürzung für „Light Amplification by Stimulated Emission of Radiation" und bedeutet „Lichtverstärkung durch induzierte Strahlungsemission". Hierbei wird mit einem elektromagnetisch gebündelten Lichtstrahl mit einer Wellenlänge von 904 nm (1 nm = 1 Milliardstel Meter) gearbeitet.

- Wirk.: „Biostimulation", d.h. Förderung von Zellwachstum und -regeneration, Beschleunigung von Stoffwechselvorgängen und Immunabwehr, antibakterielle Wirk.
- Vorteile: größte Tiefenwirkung von allen elektrotherapeutischen Methoden
- Hauptindikationen: alle Erkrankungen in der Rheumatologie, Traumatologie, Dermatologie (z.B. Ulcus cruris, Zoster, Verbrennungen, Akne), Dentalmedizin (z.B. Zahnfleischentzündungen, Paradontose)
- Kontraindikationen (☞ 2.8.1, 2.8.14)
- Dosierung und Anwendung: akut: tgl. 10–20 Min., sonst alle 2–3 Tage 2–10 Min. Insgesamt 10–15 Sitzungen.
Intensität ist vorgegeben und kann nicht verändert werden. Bei manchen Geräten kann die Frequenz der Lichtimpulsfolgen zwischen 500 und 1400 Hz eingestellt werden. Hier gilt folgende allgemeine Regel: akute Erkrankungen werden mit 1400 Hz behandelt, chronische zuerst mit 500 Hz, bei jeder nachfolgenden Behandlung wird um 100 Hz gesteigert.

Gerätetechnik
Es werden drei Lasertypen unterschieden:
- Power Laser mit sehr hohen Strahlungsemission (Einsatz in der Chirurgie)
- MID-Laser mit mittleren Emmissionsstärke
- Soft Laser mit sehr weichen Emission im Milliwatt-Bereich.

Zur Anwendung im physiotherapeutischen Bereich kommen meist die sogenannten „MID-Laser". „MID" bezeichnet hierbei die Strahlungsintensität, die in einem Bereich von etwa 70 Watt liegt. Am Gerät selbst lassen sich nur Frequenz und Behandlungszeit einstellen. Die Applikation erfolgt mit einer Art Punktelektrode, die auf einen Schmerzpunkt aufgesetzt werden kann oder in einer Art Strichführung über das betroffene Gebiet geführt wird. Die Punktelektrode sollte möglichst senkrecht zur Oberfläche aufgesetzt werden, um eine größtmögliche Eindringtiefe zu erreichen. An der Punktelektrode befindet sich ein Handkontaktschalter, mit dem der Laser eingeschaltet wird. Vor Behandlungsbeginn wird die Elektrode auf eine Testdiode am Gerät gehalten. Ist der Laserstrahl aktiv, ertönt ein akustisches Signal.

! Der Laserstrahl darf nicht in Kontakt mit den Augapfel kommen. Das Gerät nach Gebrauch sicher aufbewahren, um Mißbrauch zu vermeiden.

2.8.16   Bio-Feedback

Die Bio-Feedback-Technik (Bio-Feedback = Rückmeldung biologischer Signale) wurde in den 60er Jahren in den USA entwickelt. Mit bestimmten Techniken und biophysiologischen Instrumenten werden Personen Informationen über Veränderungen von Körperfunktionen vermittelt, die gewöhnlich dem Bewußtsein nicht zugänglich sind.

Eine bestimmte, zu kontrollierende Körperfunktion, z.B. HF, RR, Hauttemperatur, Gehirnströme oder Muskelaktivität, wird mit einem geeigneten Gerät gemessen. Die Ergebnisse der Messungen werden dem Pat. als visuelle oder akustische Signale übermittelt. Diese rückgemeldete Information gibt Pat. Hinweise auf die Wirksamkeit seiner Versuche, spezifische Körperreaktionen zu beeinflussen. Der Pat. lernt also per Versuch und Irrtum, seinen körperlichen Zustand und dessen Veränderungen zu erkennen.

Die größte Bedeutung hat das EMG- (Elektromyographie-) Bio-Feedback, bei dem über Oberflächenelektroden Muskelaktionspotentiale abgeleitet, verstärkt und dadurch sichtbar oder hörbar gemacht werden. Alle weiteren Ausführungen beschränken sich auf diese Art der Therapie. Sie gelten jedoch auch exemplarisch für die anderen Bereiche.

Indikationen und Kontraindikationen

Indikationen
- Körperwahrnehmungsschulung, Entspannungstherapie
- neurologische Erkrankungen: Spannungskopfschmerz, Migräne, schlaffe Paresen Status 0–2, Myopathien, zentrale Paresen (spastische Lähmung), Zervikalsyndrom, Lumbalgie, Ischialgie, Schiefhals, Fazialisparese
- postoperatives Muskeltraining, Reduzierung der muskulären Abwehrspannung bei Schmerzen
- bestimmte Formen der Blasenentleerungsstörungen bei Kindern
- internistische Erkrankungen: Asthma bronchiale, essentieller Bluthochdruck, paroxysmale Tachycardien
- Dysmenorrhoe, Geburtsvorbereitung
- psychosomatische Beschwerden, Schlafstörungen, herzphobische Attacken, Schreibkrampf

KI: Prinzipiell nur bei unkooperativen Patienten.

▌ Apparative Grundlagen

Grundsätzlich gibt es zwei Arten von Geräten:
- Geräte, die direkt mit dem EMG-Rohsignal arbeiten und dieses sichtbar machen. Vorteil: Aussagemöglichkeit über Leistung, Qualität, Ermüdung oder Reinnervation, vorausgesetzt, die TherapeutIn kann diese Rohsignale richtig interpretieren. Nachteil: Für Pat. ist dieses Rohsignal nicht oder nur sehr schwer zu interpretieren
- Geräte, die dieses Rohsignal umwandeln und optisch als Leuchtdichten-, Leuchtbalken- oder Analoganzeige darstellen. In der folgenden Gerätebeschreibung wird nur diese Geräteart berücksichtigt, da sie für die Therpie günstiger sind.

Gerätebeschreibung und Bedienung
- Je nachdem, ob es sich um ein Einkanal- oder Zweikanalgerät handelt, stehen ein oder zwei Elektrodenpaare zur Verfügung

- Elektroden in dem Hautbereich plazieren, in dem der entsprechende Parameter (Muskelaktivität, Hauttemperatur, Hautwiderstand etc.) gemessen werden soll
- Zusätzlich eine weitere Elektrode als Bezugselektrode an einer beliebigen Stelle am Körper fixieren
- Für jeden Kanal gibt es einen Empfindlichkeitsregler und eine Digital- oder Leuchtbandanzeige
- Maßeinheiten: Muskelaktivität in μV; Temperatur in °C; Hautwiderstand in Ω
- Um das gemessene Signal hörbar zu machen, ist zusätzlich ein Regler für die Lautstärke vorgesehen, der über den eingebauten Lautsprecher dem Pat. das Rauschen oder Knacken in der gewünschten Lautstärke wiedergibt. In der Regel besitzen die Geräte auch einen Anschluß für einen Kopfhörer
- Mit dem sogenannte Schwellwertregler stellt die TherapeutIn einen bestimmten, von dem Pat. zu erreichenden Meßwert, basierend auf den Eingangsmessungen (s.u.), ein. Wird dieser erreicht, gibt das Gerät optisch oder akustisch eine Erfolgsmeldung wieder. Dieser Schwellenwert, den es zu erreichen gilt, stellt für den Pat. einen zusätzlichen Motivationsfaktor dar.

▌ Praktische Durchführung

Aufklärung
Pat. über den Sinn und Zweck dieser Methode aufklären, besonders darüber, daß diese Methode keine Heilmethode, sondern lediglich ein Hilfsmittel darstellt. Danach technische Funktionen des Gerätes und seine Bedienung erklären. Bevor das therapeutisch zu beeinflussende Körpergebiet direkt angegangen wird, sollte zuerst an einem gesunden Körperbereich gearbeitet werden, damit der Pat. mit der Arbeitsweise vertraut wird.

Vorbereitung
- Vor dem Aufkleben der Elektroden betreffende Hautstelle mit Alkohol reinigen und evtl. Haare entfernen
- Ableitungsstellen markieren, damit von Sitzung zu Sitzung vergleichbare Ableitungsbedingungen bestehen
- Elektroden so anbringen, daß sie sich nicht verschieben oder abfallen können
- Bei Messungen von Muskelspannungen, die Elektroden auf dem betreffenden Muskel möglichst weit voneinander entfernt anlegen
- Zu heftige Bewegungen können Störpotentiale hervorrufen, daher Pat. entspannt lagern. Ausweichbewegungen vermeiden
- Gerät regelmäßig auf Störeinflüsse und Artefakte überprüfen: korrekte Erdung, vorschriftsmäßiger Anschluß der Elektroden, Kabel
- Während der Sitzung sollte der Pat. nicht nur die Rückmeldung des Gerätes, sondern auch eine positive Rückmeldung von der TherapeutIn erhalten
- kurze Trainingsintervalle (1–2 Sitzungen pro Tag à 20–30 Min.) sind bes. günstig
- Nach etwa 20 Sitzungen sollte ein meßbarer Erfolg zu verzeichnen sein
- Verlauf der Bio-Feedbacksitzungen dokumentieren (Aufzeichnung der Meßwerte).

Therapieaufbau
Beispiel periphere Lähmung mit Muskelstatus 2–3.

Nach Durchführung der Testphase und Abschluß der Vorbereitungen (s.o.), beginnt die eigentliche Therapiephase:

2

- Lagerung in einer bequemen Position (z.B. Rückenlage), der betroffene Muskel sollte sich in Mittelstellung befinden
- Pat. auffordern, den Muskel für ca. 2–5 Sek. unter Blickkontakt zur Anzeigeeinheit maximal anzuspannen
- Spitzenwertes als Ausgangsbasis für das Training speichern
- Zur Sicherung des Wertes nach einer Pause von etwa 1 Min. ein bis zwei weitere Messungen durchführen. Variieren die Meßwerte, wird das arithmetische Mittel als Ausgangsbasis für das Training genommen
- Training mit mind. 50–70 % des Maximalspannungswertes, je nach Leistungszustand des Muskels und Trainingsziel:
  - Ausdauertraining: Anspannungszeit auf etwa 15 Sek. steigern
  - Maximalkrafttraining: Schwellenwert am Gerät sollte mind. 90 % des Maximalwertes betragen. Ein höherer Schwellenwert kann die Leistungsbereitschaft des Pat. steigern
  - 10–15 Wiederholungen, zwischen den Wiederholungen sollten die Pausen 2–3 x so groß wie die Anspannungszeit sein
  - 2–3 Serien, zwischen den Serien 2–4 Min. Erholungszeit
  - Wird die Leistungsfähigkeit des Muskels während den Sitzungen deutlich geringer, müssen die Pausen verlängert werden
- Dokumentation aller Meßwerte.

Tips & Fallen

Weicht Pat. aus oder wird ein anderer Muskel angespannt, ein zweites Elektrodenpaar auf diesen Muskel aufsetzen. Hierfür wird ein zweiter Kanal mit einer separaten Anzeige benötigt. Dadurch kann Pat. selbst kontrollieren, inwieweit er diesen nicht gewünschten Muskel willkürlich ausschalten kann. Diese Zweikanalmethode kann auch bei spastischen Lähmungen angewendet werden: Während ein Elektrodenpaar die Aktivität eines nichtspastischen Muskels, den es zu trainieren gilt, mißt, wird mit dem anderen Elektrodenpaar die Entspannungsfähigkeit des spastischen Antagonisten gemessen. Erwünscht ist eine möglichst große elektrische Aktivität in dem zu trainierenden Muskel und eine möglichst kleine elektrische Aktivität in dem spastischen Antagonisten.

Bewertung der Bio-Feedback-Methode

Vorteile. Da der Pat. aktiv an der Genesung beteiligt ist, kann die Motivation erhöht werden. Gleichzeitig wird die Wahrnehmungsfähigkeit geschult, da die subjektiven Empfindungen mit den objektiv gemessenen und Pat. die rückgemeldeten Werte vergleichen und überprüfen kann.
TherapeutIn Besserung oder Verschlechterung eines Zustandes sowie Effektivität einer Behandlung kontrollieren.

Nachteile. Bio-Feedbackgeräte sind verhältnismäßig teuer (ab 2000,– DM aufwärts), es können Meßfehler auftreten, ein zur Zeit noch unzureichender Forschungszustand des Bio-Feedbacks ermöglicht wenig Aussagen über Effizienz, es besteht die Gefahr der ,,Entfremdung" zwischen TherapeutIn und Pat.

Literatur
EDEL, H.: Fibel der Elektrodiagnostik und Elektrotherapie. Müller & Steinicke, München 1983
GILBERT, O.: Elektrotherapie. Pflaum Verlag, München 1983
STEUGERNAGEL, O.: Skripten zur Elektrotherapie, Bd. 1: Physikalisch-chemische Grundlagen, Steuernagel (Eigenverlag), 1992

3

Angela Debray
Bernard Kolster

Innere Medizin

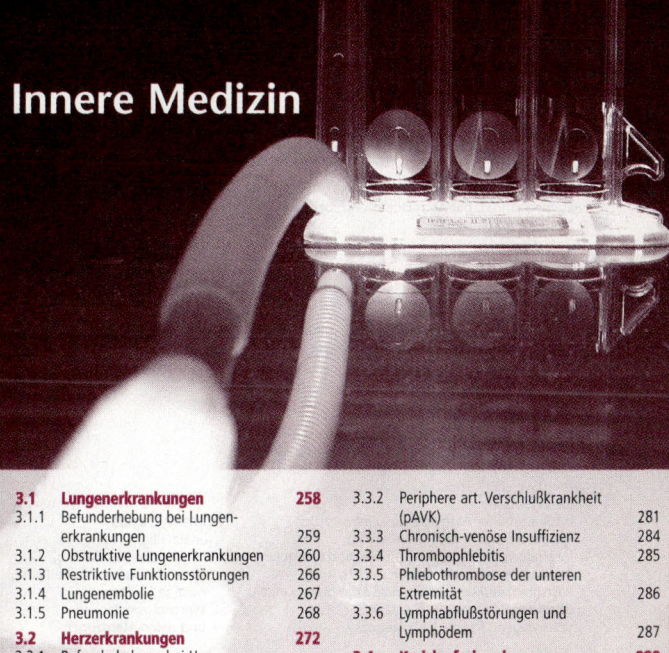

3

Befunderhebungsbogen Lungenerkrankungen

Datum der Befundaufnahme: ....
Name der TherapeutIn: ....
Name der PatientIn: ....
Alter: ....
Beruf/Tätigkeit: ....

Ärztliche Diagnose: ....
Ärztliche Verordnung: ....
Anamnese: Krankheitsgeschichte, akutes Ereignis, OP ....
....

1. Beschwerden
(Zutreffendes unterstreichen)
Atemnot
   in Ruhe, als Anfall, bei körperlicher Belastung (z.B. An- und Auskleiden, Gehen, Laufen,
   Steigen), bei psychischer Belastung, bei Nebel, Rauch, Kälte, beim Sprechen,
   nach dem Husten

Husten
   produktiv, unproduktiv, mit Schwindel,
   hustenauslösende Reize: ....

Gefühl, nicht durchatmen zu können
   (häufige Seufzer, Hyperventilationsneigung)

Schmerzen
   wo: ....
   atemabhängig, bei/nach Einatmung, bei/nach Ausatmung
   wie: ....

2. Atemform
Bevorzugte Körperstellung
   Rückenlage, Oberkörper flach, erhöht, Bauchlage, Seitlage, Sitz
Atemweg
   bei der Einatmung: Mund, Nase; bei der Ausatmung: Mund, Nase
   Atemnebengeräusche, Trachealrasseln, inspir./exspir. Stridor
   Kehlkopfmitbewegungen, verkürzte Sprechweise

Atemfrequenz/ Min.: ....
Atembewegungen
   kostosternale nach: ventral, kranial
   kostale nach: dorsal (symmetrisch, asymmetrisch)
   kostoabdominale nach: ventral, lateral, medial,
   (bei Zwerchfell-Thoraxwand-Antagonismus),
   lumbodorsal
   inspiratorischer Atemhilfsmuskeleinsatz   Atemrhythmus
   expiratorischer Bauchmuskeleinsatz   unauffällig,
   inspiratorische Einziehungen: interkostal, jugular   verlängerte Ausatmung,
   „Nachschleppen" der Rippen: rechts, links   keine endexpiratorische Pause,
   kostosternale/kostoabdominale Atembewegungen   häufige Seufzer,
   überwiegen   Wechsel von flachen
   überwiegend flache, tiefe Atemzüge   und tiefen Atemzügen

3. Allgemeinbefund
Kräftezustand   Gewicht im Verhältnis zur Größe
   gut, mäßig, schlecht   Normal-, Unter-, Übergewicht
Gesichtsausdruck
   unauffällig, müde, gespannt, entspannt,
   ängstlich, abweisend

Bewegungen
angemessen, verlangsamt, schnell, hastig
Bewußtseinslage
klar, getrübt, bewußtlos
Vitalkapazität: ....

BGM-Tastbefund

4. Hautfarbe, Puls

Zyanose
Lippen, Gesicht, Extremitäten
Ruhepuls
Frequenz/min.: ....
Rythmus: regelmäßig, unregelmäßig
Füllung: gut, mäßig, schlecht zu tasten

5. Thoraxbefund

Form, Muskel- und Gewebstonus, Beweglichkeit

WS-Befund
unauffällig, verstärkte BWS-Kyphose/LWS-Lordose, Skoliose
Thoraxform
unauffällig, gewölbt, Trichterbrust, Thorax piriformis, Asymmetrie
Muskelverspannungen
Nacken-Schulter-Bereich, Rücken-Thorax-Bereich, Bauch

Bauch
unauffällig, adipös, muskelschwach, muskelkräftig

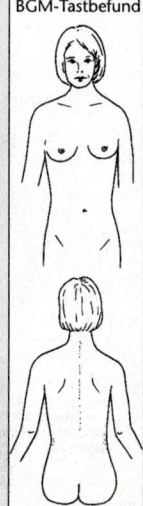

Thoraxbeweglichkeit-Umfangmessungen

Meßstelle	in max. EA-Stellung	in max. AA-Stellung	Diff.
Achsel			
Sternumspitze			
5 cm unter Sternumspitze			

6. Beobachtungen unter Belastung

Belastungsart	Dyspnoe	Atemfrequenz/ min.	Herzfrequenz/ min.	Zyanose (falls sichtbar)	Blutdruck (falls nötig)
Gehen im Tempo 60-80-100-120 Schritte/min.	nach .... Minuten	vorher nachher Erholung nach .... Minuten			
Treppensteigen im Tempo 2 Stufen/sec.	nach .... Minuten	vorher nachher Erholung nach .... Minuten			

Beurteilung der Atemform
normal
Erfordernisatmung bei Obstruktion
Erfordernisatmung bei Restriktion
flache, schnelle Atmung nach OP (Angst, Schmerz)
nervöses Atmungssyndrom

Abb. 3.1: Befundbogen Lungenerkrankungen [A300]

3.1   Lungenerkrankungen

3

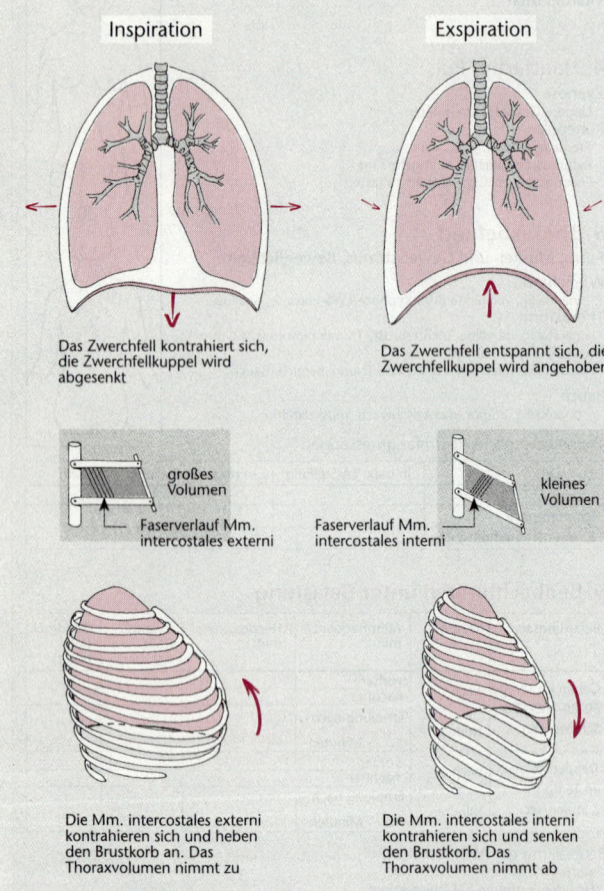

Inspiration   Exspiration

Das Zwerchfell kontrahiert sich, die Zwerchfellkuppel wird abgesenkt

Das Zwerchfell entspannt sich, die Zwerchfellkuppel wird angehoben

großes Volumen

Faserverlauf Mm. intercostales externi

Faserverlauf Mm. intercostales interni

kleines Volumen

Die Mm. intercostales externi kontrahieren sich und heben den Brustkorb an. Das Thoraxvolumen nimmt zu

Die Mm. intercostales interni kontrahieren sich und senken den Brustkorb. Das Thoraxvolumen nimmt ab

Abb. 3.2: Mechanik der In- und Exspiration [A300–190]

3.1.1 Befunderhebung bei Lungenerkrankungen

Anamnese: Vor- und Begleiterkrankungen, Einschränkungen der Alltagstätigkeiten.

Aktuelle Beschwerden
- Atemnot: wann, in welcher Situation, bei welcher Belastung, in welcher Körperposition
- Husten: Reizhusten, Auswurf
- Schmerzen: Lokalisation, Qualität, Atemabhängigkeit.

Allgemeine Inspektion: Kräftezustand, Gewicht, Größe, Gesichtsausdruck, Reaktionsweise, Bewußtseinslage, momentan bevorzugte Körperstellung, Haltungsstatus von dorsal und lateral, Thoraxform, Hautfarbe (Zyanose oder Blässe im Gesicht oder an den Extremitäten), BGM-Sichtbefund, Ödeme.

Spezifische Inspektion: Atemweg, Atemrhythmus, Atemrichtung in Ruhe und nach Belastung.

Messungen
- Atem-, Herzfrequenz und Blutdruck in Ruhe und nach Belastung
- Spirometrie (☞ Abb. 3.4): Vitalkapazität und Atemminutenvolumina (☞ Abb. 3.3)
- Thoraxbeweglichkeit: Umfangmessungen an drei verschiedenen Meßstellen am Thorax. Differenz zwischen maximaler Inspiration und maximaler Exspiration errechnen. Diese Werte addieren und durch 3 teilen, Normalwert ca. 6–7 cm (☞ Abb. 3.2).

Palpation: Tonus der Haut, des Bindegewebes und der Muskulatur.

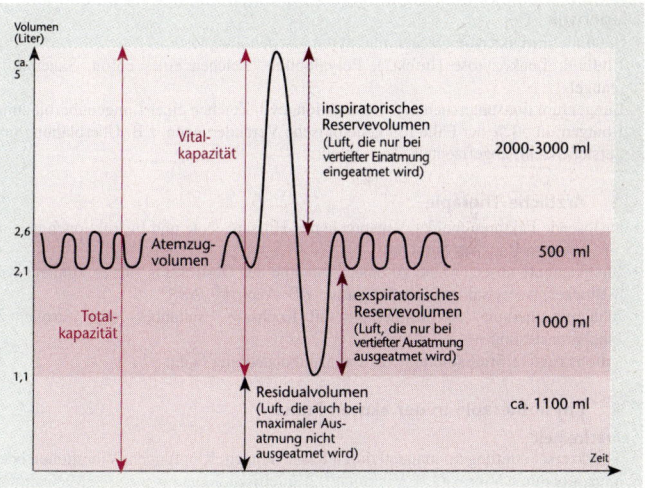

Abb. 3.3: Atemminutenvolumina [A300]

3.1.2   Obstruktive Lungenerkrankungen

Obstruktion: Verengung der Atemwege, die zu einem erhöhten Strömungswiderstand während EA und/oder AA führt, z.B. bei Schleimhautschwellung, Bronchospasmus und Sekretansammlung.

▮ Chronische obstruktive Bronchitis (COLD)

Sammelbegriff für verschiedene obstruktive Lungenerkrankungen. Eine chronische Bronchitis liegt nach WHO-Definition vor, wenn in zwei aufeinanderfolgenden Jahren Husten und Auswurf über mindestens 3 Mon. bestehen.

Schweregrade der chron. Bronchitis	
Einfache chron. Bronchitis	Schleimig-weißer Auswurf ohne Obstruktion, sog. Raucherhusten, reversibel
Chronisch-obstruktive Bronchitis (COLD)	Auswurf bei Bronchialobstruktion durch Bronchospasmus, zähes Sputum (Dyskrinie) und Schleimhautödem
Obstruktives Lungenemphysem	Wie COLD, zusätzlich respiratorische Insuffizienz: Erhöhung des Residualvolumens, ventilatorische Verteilungsstörungen

Klinik
Husten, zäher Auswurf bes. morgens, Atembeschwerden bei Belastungen, rezidivierende bronchiale Infekte. Zeichen des Lungenemphysems: Faßthorax, hypersonorer Klopfschall, geringe Atemverschieblichkeit der Lungengrenzen.

Diagnostik
- Sputum: zur bakteriologischen und zytologischen Diagnostik
- Blutbild: Leukozytose (Infekt?), Polyglobulie (Zeichen eines chron. Sauerstoffmangels)
- Lungenfunktionsuntersuchung: Obstruktion, evtl. Zeichen einer Lungenüberblähung
- Röntgen: in 50 % der Fälle röntgenologische Veränderungen, z.B. Überblähung mit tiefstehendem, abgeflachtem Zwerchfell.

Ärztliche Therapie
- auslösende Faktoren meiden: entsprechende Hilfsangebote und Instruktionen geben, z.B. mit dem Rauchen aufhören
- Medikamente absetzen, die zu einer Zunahme der Obstruktion führen können, wie β-Blocker, Acetylsalicylsäure-Präparate, z.B. Aspirin®, ASS®
- Inhalationstherapie: Aerosoltherapie mit Kochsalz-, Sultanol®- oder Atrovent®-Inhalationslösung (☞ 2.2.7)
- antiobstruktive Stufentherapie als Langzeitbehandlung (s.u.).

Physiotherapie in der akuten Phase

Sekretfreiheit
- Thoraxerschütterungen: manuell durch Klatschungen, Klopfungen, Vibrationen oder apparativ durch Vibrax (z.B. Vibramat®), Rütteltisch, Flutter (☞ 2.2.7). Maßnahmen in Dehnlagen (Mondsichel- oder Drehdehnlage; ☞ Abb. 2.16) ausführen. Mit tiefem

Ein- und langsamem Ausatmen (tönende Laute wie „mmh" oder Verschlußlaute wie „p, t, k") und aktiven Dehnzügen der Arme kombinieren
- Atemvertiefende Maßnahmen, z.B. Packegriffe am Thorax, v.a. am unteren Rippenrand, Hautfalte senkrecht abheben und behutsam nach kranial ziehen. Auftrag an Pat.: „Atmen Sie mir die Hautfalte aus den Händen". Durch die Kaliberschwankungen löst sich das Sekret von der Bronchialwand
- Autogene Drainage und Huffing (☞ 2.2.7)
- Heiße Rolle am Thorax, feuchtheiße Wickel am Sternum (Pellkartoffeln im Leinensäckchen (☞ 2.7.2), Salbeneinreibung z.B. mit Transpulmin®, Trinkmenge erhöhen (KI: Herzinsuffizienz), Bronchial- und Hustentees.

Thoraxmobilität und aufrechte Haltung
- Dynamische Bewegungen der Arme und des Schultergürtels im Stehen oder Sitzen, bei denen die BWS in Extension, Lateralflexion und Rotation weiterlaufend mobilisiert wird. Bewegungsausführung im Atemrhythmus. Über- und Unterforderung vermeiden.
  Beispiele:
  - Arme seitlich erhoben. Beim Einatmen zurückspannen, beim Ausatmen erreichte Stellung beibehalten, ca. 4 x wiederholen, Arme senken
  - Einen Arm beim Einatmen in Richtung Zimmerdecke strecken, den anderen in Richtung Fußboden, beim Ausatmen Spannung lösen, am Ende der nächsten Einatmung Spannung beibehalten und ausatmen, noch ca. 2 x wiederholen
  - Die gestreckten Arme langsam und ausführlich wie Windmühlenräder bewegen: vorne hoch, hinten herunter. Den Armen nach hinten oben nachschauen
  - Rumpf- und Armbewegungen können mit Geräten wie Gymnastik- oder Therabändern, Schwungtuch oder Stäben ausgeführt werden
- PNF: Armdiagonalen uni- oder bilateral; Scapula-Pelvis-Diagonalen in Seitlage; Stretch am Sternum nach der Ausatmung.

 Physiotherapie in der nicht-akuten Phase
Thoraxmobilität und aufrechte Haltung (s.o.): Pat. zum selbständigen, regelmäßigen Üben anleiten. Empfehlung ambulanter Therapiegruppen. Körperl. Aktivitäten im Alltag steigern: Treppe statt Fahrstuhl, zu Fuß gehen statt Auto fahren, sich öfter strecken und räkeln, aufrechte Haltung einnehmen.

Optimale Ausdauerleistung: 3–4 x/Wo. für eine halbe Stunde, z.B. Radfahren, Bergwandern, Schwimmen oder Skilanglaufen. Dauer und Geschwindigkeit steigern.

Gesteigerte Abwehr: Kneipp'sche Güsse (☞ 2.6.4), Tretbecken, Wechselduschen, Ganzkörperbürstungen (☞ 2.4.4), Sauna (☞ 2.7.3). Überheizte Räume mit trockener Luft meiden (Luftbefeuchter einsetzen).

▌ Bronchiektasen

Irreversible sack- oder zylinderförmige Ausweitungen der Bronchien.

Ursachen
Angeboren (z.B. Mukoviszidose, IgA-Mangel) oder erworben (häufig durch frühkindl. Infektionen), Verlegung von Bronchusabschnitten durch Fremdkörper oder Tumoren.

Klinik

Auskultatorisch feuchte respiratorische Geräusche. Ergiebige, übelriechende Sputumproduktion als sogenannte „maulvolle Expektorantien". Dreischichtiges Sputum.

 Ärztliche Therapie

Konservativ: Inhalationstherapie mit Kochsalzlösung, Atemtherapie mit Drainagelagerungen (Knie-Ellenbogenlage). Bei Infektionen Antibiotika-Therapie nach Antibiogramm.

Chirurgisch: bei lokalsierter Erkrankung Segment- oder Lobektomie.

 Physiotherapie

- Grunderkrankung behandeln (COLD, Silikose)
- Sekrettransport unterstützen: Drainagelagen selbständig täglich einnehmen (☞ 2.2.7), günstige Tageszeit: morgens. Autogene Drainage (☞ 2.2.7).

▐ Asthma bronchiale

Anfallsweises Auftreten von Atemnot durch Atemwegsobstruktion (ganz oder teilweise reversibel) bei Hyperreagibilität der Atemwege.

Einteilung

Allergisches Asthma: IgE-vermittelte Allergie vom Soforttyp (Typ 1). Auslösung durch Allergene wie Pollen, Hausstaubmilben u.a. (häufig Neurodermitis, allergische Rhinitis, Heuschnupfen in der Familienanamnese).

Nichtallergische Asthmaformen (intrinsic asthma)**:** Auslösung durch Infektionen; Anstrengungsasthma bes. bei Kindern; physikalisch-chemisch-irritatives Asthma durch Reize wie Staub und Kälte, pseudoallergisches Asthma, durch Medikamente.

Status asthmaticus

Akuter Asthmaanfall, der auf die Behandlung mit eigenen Medikamenten nicht anspricht. Der Status asthmaticus ist eine lebensbedrohliche Situation und erfordert eine Krankenhauseinweisung und meist auch eine Intensivtherapie.

Diagnostik

- Lungenfunktion: FEV_1, FEV_1/VC vermindert (☞ Abb. 3.4), erhöhter Atemwegswiderstand
- Broncholysetest: nach Inhalation eines β-Mimetikums Verbesserung des Atemwegswiderstands
- Blutgasanalyse: zeigt den Grad der respiratorischen Insuffizienz an. Cave: Zu Beginn häufig durch Hyperventilation pO_2 erhöht, pCO_2 erniedrigt → Gefahr der Fehleinschätzung eines Anfalles
- Labor: Leukozytose, Eosinophilie, IgE

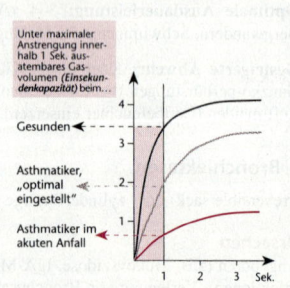

Abb. 3.4: Spirometriekurven [A300–157]

- EKG: evtl. Zeichen der Rechtsherzbelastung
- Röntgen: Lungenüberblähung (Transparenzvermehrung).

Stadieneinteilung der Atemwegsobstruktion					
Stadium	Symptomatik	FEV1* oder FVC***	pH	paO2	paCO2
I (gering)	Geringe Dyspnoe, diffuses Giemen	50–80 % des Normalwertes	n oder ↑	meist ↓	n oder ↑
II (mäßig)	Ruhedyspnoe, vermehrter Einsatz der Atemhilfsmuskulatur, lautes Giemen, Gasaustausch normal oder eingeschränkt	50 % des Normalwertes	n oder ↑	↓	meist ↓
III (schwerwiegend)	Schwere Dyspnoe, Zyanose, Einsatz der Atemhilfsmuskulatur, lautes Giemen oder Fehlen von Atemgeräuschen (silent lung); Pulsus paradoxus: Abfall des systolischen Blutdruckes während der Inspiration	25 % des Normalwertes	meist ↓	↓	n oder ↑
IV (akut lebensbedrohlich)	Schwerste Dyspnoe, Verwirrung, Lethargie, Pulsus paradoxus von > 30–50 mmHG	10 % des Normalwertes	stark ↓	↓	stark ↑

* Normwert FEV1 M: ca. 3 l, F: ca 2,2 l; stark abh. von Alter, Körpergewicht, Größe
** n = normal
*** FVC = forcierte Vitalkapazität

🔖 Ärztliche Therapie

Antiobstruktive Therapie, zusätzlich Allergenkarenz, wenn möglich Hyposensibilisierung (bei bekannten Allergen). Anfallsprophylaxe: Chromoglicinsäure (z.B. Intal®), Antihistaminika. Hinweise zur Spraytechnik (☞ 9.4.1).

Antiobstruktive Dauertherapie in 4 Stufen	
Stufe 1	• Inhalative Glukokortikoide z.B. Sanasthmax® 2–3 x 2 Hub. • Mundspülung nach Inhalation reduziert Risiko lokaler Pilzinfektionen; bei ausgeprägter Obstruktion Vorinhalation eines β2-Mimetikums
Stufe 2	Sympathomimetika als Aerosol, z.B. Salbutamol 4 x 2 Hub. Wenn die inhalative Verabreichung nicht möglich ist, orale Applikation, z.B. Terbutalin (z.B. Bricanyl®)
Stufe 3	Zusätzlich Theophyllin-Präparat (z.B. Bronchoretard®)
Stufe 4	Zusätzlich systemische Gabe von Glukokortikoiden

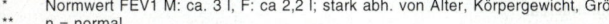

3

 Physiotherapie beim akuten Anfall

Die Pat. müssen der Behandlung zustimmen, Th. sollte nicht viel reden und überreden.

Reduzierung der Angst

Ablenkung von der „Atembeklemmung" im akuten Anfall durch Wahrnehmungsaufträge:

- Wahrnehmen der Atembewegung: TherapeutIn legt eine oder beide Hände ohne Druck an die Stellen des Rumpfes, wo Atembewegungen gut zu sehen sind. Pat. erhält keinen Bewegungsauftrag („Atmen Sie gegen meine Hand"), sondern einen Wahrnehmungsauftrag, z.B.: „Spüren Sie, was mit meiner Hand geschieht. Wie groß ist die Bewegung?" Der kostoabdominale Bereich ist Schwerpunkt der Behandlung, um die Zwerchfellatmung bewußt zu machen und anzuregen. Wenn möglich, soll Pat. die eigenen Hände auflegen
- Konzentration auf den Handkontakt der TherapeutIn: Extremitäten langsam ausstreichen, v.a. an Händen und Füßen (ausgeprägte Rezeption). Aufmerksamkeit des Patienten durch Wahrnehmungsaufträge lenken: „Wie ist die Temperatur meiner Hände? Wie schnell bewegen sich meine Hände?" Pat. braucht nicht zu antworten, Ziel ist die gerichtete Aufmerksamkeit.

Erleichterung der Atemarbeit

- Lippenbremse: Pat. soll durch die leicht aufeinanderliegenden Lippen die Luft ausblasen. Die Dauer nicht dirigieren (Erfordernisatmung), jedoch verlängerte Ausatmung anstreben
- Atemerleichternde Körperstellungen: vornübergebeugtes Stehen mit aufgestützten Händen oder Ellenbogen oder Kutschersitz. Keine Stellung erzwingen
- Manuelle Ausatemhilfe: Hände am unteren Rippenrand des Pat. auflegen. Leichten Nachdruck bei der Ausatmung im Atemrhythmus des Patienten. Mit Lippenbremse kombinieren.

 Physiotherapie beim abklingenden Anfall

Sekretfreiheit (☞ 3.1.2)

Hustentechnik

Hustenreiz bei trockenem Reizhusten dämpfen: kurz Luft anhalten, langsam atmen, oberflächlich atmen, durch die Nase einatmen. Sich auf etwas konzentrieren, z.B. Atembewegung, Auflagefläche. Warmes Getränk, Hustenbonbon.

Informierter Patient

Atemnotauslösende Situationen erkennen und vermeiden lernen. Durch selbständige Wahrnehmung von der drohenden Atemnot bei beginnendem Anfall ablenken:

- Atemwahrnehmung: „Wo spüre ich die meiste Atembewegung? Wie lange dauern die Phasen der Ein- und Ausatmung im Verhältnis zueinander? Wie lange ist die Pause nach der Ausatmung? Wie ist die Temperatur der Atemluft an den Nasenflügeln? Wann ist sie warm, wann kalt? Wie weit spüre ich den Nasen-/Rachenraum?"
- Körperwahrnehmung, z.B.: an welchen Stellen liegen Arm, Bein, Brustkorb oder Kopf auf? Wie groß ist der Abstand zwischen Kniekehle, LWS oder HWS und Unterlage?
- Bewegungswahrnehmung, z.B.: Wie fließend ist die Bewegung? Wie weit geht sie im Seitenvergleich? Wie fest ist ihr Ende?

Erleichterte Atemarbeit

- Gähnatmung: bei geschlossenen Lippen langsam und tief einatmen, Mundboden- und Kehlkopfsenkung sowie Atembewegung wahrnehmen. Die Luftwege weiten sich reflektorisch. Mehrfaches Üben erforderlich
- Selbständige Packegriffe am unteren Rippenrand: flächig Hautfalten am unteren Thoraxrand ergreifen (unilateral oder bilateral), während der Einatmung durch Zug die Hautfalten im rechten Winkel von der Thoraxwand abheben. Den Zug während der Exspiration beibehalten und bei der Inspiration leicht verstärken
- Atemerleichternde Ausgangsstellungen (☞ 2.2.7): Kutschersitz, Stehen mit aufgestützten Armen, Seitlage mit erhöhtem Oberkörper, mit einem Arm vor dem Körper abstützen, Bauch soll nach vorn frei sein. Sitz vor dem Tisch, Arme liegen verschränkt auf einem Polster, Kopf liegt auf den Armen, Beine grätschen. Päckchenlage, Beine grätschen, Arme und Kopf wie beim Sitz vor dem Tisch lagern. Lippenbremse wie in der akuten Phase.

▌ Lungenemphysem

Distal der Bronchioli terminales entstandene irreversible Wandaussackung durch Zerstörung der Alveolarsepten, dadurch Erhöhung des funktionellen Totraumes bei gleichzeitiger Verminderung der Gasaustauschfläche. Folgen: respiratorische Insuffizienz, pulmonale Hypertonie (Kapillarverlust, Konstriktion), Cor pulmonale.

Formen

Zentrolobuläres Emphysem, Entstehung meist in Folge chronisch-obstruktiver Bronchitiden (COLD). Panazinäres Emphysem als sogenanntes Altersemphysem, z.B. als Folge eines Antitrypsinmangels.

Klinik

Chronische Atemnot, unter Belastung rasch zunehmend. Husten, zäher Auswurf besonders morgens, rezidivierende bronchiale Infekte. Zeichen des Lungenemphysems: Faßthorax, hypersonorer Klopfschall, verkleinerte Herzdämpfung, geringe Atemverschieblichkeit der Lungengrenzen.

Diagnostik

- Lungenfunktion: erhöhte Totalkapazität, erhöhtes Residualvolumen (> 40 % der Totalkapazität bzw. > 2 Liter), Vitalkapazität und FEV_1 erniedrigt
- Blutgasanalyse: respiratorische Partial- oder Globalinsuffizienz
- Röntgen: erhöhte Strahlendurchlässigkeit der Lunge, breite Interkostalräume, kleines, steilgestelltes Herz
- Antitrypsin ggf. vermindert.

Ärztliche Therapie

Behandlung der Grundkrankheit, Therapie pulmonaler Infekte.

Physiotherapie

Optimale Thoraxmobilität und Ausdauerleistung s.o.

Erleichterte Ausatmung bei Ruhe- oder Belastungsdyspnoe: Lippenbremse bei beginnender Atemnot. Angemessene Pausen während körperlicher Aktivität. Beim Treppensteigen, Bergaufgehen, Heben und Tragen schwerer Gegenstände automatisch Lippenbremse einsetzen.

Informierter Patient: Preßatmung bei Stuhlgang, Heben und Stemmen schwerer Gegenstände vermeiden. Potentielle Infektionsquellen z.B. Menschenmengen in Bussen, Wartebereichen und Kaufhäusern meiden. Unproduktiven Husten dämpfen (s.o.).

Normotonus hypertoner Rumpfmuskulatur: Detonisierende Massagegriffe aufgrund der erhöhten Atemarbeit vor allem am Schultergürtel und Bauch ausführen: großflächige Ausstreichungen, weiche Knetungen und Hautabhebungen, Vibrationen.

3.1.3   Restriktive Funktionsstörungen

Restriktion: Ventilationsstörung. Temporäre oder definitive Einschränkung der Belüftungs- und Blähungsfähigkeit der Lunge. Vitalkapazität und Compliance sind reduziert.

▌ Lungenfibrose

Erkrankungen des Lungenzwischengewebes führen über Bindegewebsvermehrung und Lungenparenchymverminderung infolge einer Gewebefibrosierung zu restriktiven Ventilationsstörungen mit Verminderung aller Lungenvolumina: Vitalkapazität, Atemzugvolumen (☞ 3.1.1).

Pneumokoniosen, Staubinhalationskrankheiten
Z.B. Silikose, Asbestose, Talkumlunge. Durch Speicherung von anorganischem Staub, z.B. Asbest, Zement, Eisen, Bauxit, im Lungengewebe bedingte Lungenfibrose. Häufigste zur Invalidität führende, meldepflichtige Berufskrankheit.

Klinik
- Dyspnoe, Tachypnoe, trockener Husten
- Befund: auskultatorisch inspiratorische, nicht klingende Geräusche, Zeichen der respiratorischen Insuffizienz, Zeichen der Rechtsherzbelastung (Beinödeme, gestaute Halsvenen, Lebervergrößerung, Aszites).

ⓊⓈ Ärztliche Therapie
Behandlung der Pneumokoniosen: strikte Expositionsprophylaxe. Ermuntern, das Rauchen aufzugeben, symptomatische Therapie von Atemwegsobstruktion und respiratorischer Insuffizienz.

Physiotherapie
Thoraxmobilität und aufrechte Haltung, verminderter Hustenreiz (☞ 3.1.2).

Optimale Vitalkapazität und verringerte Atemfrequenz
- Dehnlagen (Mondsichel- oder Drehdehnlage, Rückenlage über dem Pezziball oder Seitlage über einer zusammengerollten Decke) über mindestens 10 Min. pro Seite. Unbedingt auf Schmerzfreiheit achten (☞ 2.2.7)
- Thorakal und kostoabdominal Massagegriffe während Dehnlagen anwenden: einleitend flächige Ausstreichungen, punktuell in den Interkostalräumen, Hautabhebungen und Hautrollungen. Vorbereitend im Anwendungsgebiet der Grifftechniken Heiße Rolle
- Gleichzeitig oder anschließend Atemaufträge, z.B. schnüffelnd und maximal durch die Nase einatmen, Luft langsam und langanhaltend ausblasen, abwarten, erst dann einatmen, wenn das Bedürfnis danach spürbar ist. Oder Wahrnehmen und Vergrößern

der Atembewegung bei Handkontakt der TherapeutIn. Eine verlängerte endexspiratorische Atempause führt reflektorisch zur Aktivität der Einatemmuskulatur
• Aktive und passive Dehnzüge der Extremitäten: z.B. in Mondsichellage einen Arm und gleichseitiges Bein bei der Einatmung in die Länge ziehen, steigernd auch zusätzlich bei der Ausatmung. Pat. zu ausführlichem Ein- und Ausatmen und zu langer endexspiratorischer Atempause auffordern.

▌ Pleuritis

Entzündung der Pleurablätter. Meist sekundär als Folge von anderen Erkrankungen, z.B. Tuberkulose, Pneumonie, Lungeninfarkt, Pleuramesotheliom, Bronchialkarzinom oder Systemerkrankungen wie Systemischer Lupus Erythematodes (SLE).

Symptome
Starke, atemabhängige Schmerzen. Evtl. Fieber.

Ärztliche Therapie
Behandlung der Grundkrankheit; Schmerztherapie, um das Durchatmen zu ermöglichen.

Physiotherapie
Pneumoniefreiheit (☞ 2.2.8): Die Tiefe und Geschwindigkeit der Atemzüge muß sich an den Schmerzen des Pat. orientieren. Anfangs evtl. auf Dehnungen der schmerzhaften Seite verzichten. Bei atemvertiefenden Maßnahmen diese Seite mit breitflächigem und festem Händedruck fixieren. Fixation auch durch Tapeverbände senkrecht zum Rippenverlauf oder durch Lagerung auf der betroffenen Seite möglich.

Pleuraschwartenfreiheit (erst bei Abklingen der Schmerzen)
• Betontes Ausatmen in Dehnlagen, z.B. Seitlage über einer gerollten Decke, betroffene Seite obenliegend, Arm dieser Seite in max. Flexion und Adduktion. Vorbereitend interkostale Ausstreichungen, Hautabhebungen und Hautrollungen an der gesamten Flanke einschließlich Achselhöhle und Oberarm
• Aktive Längsdehnungen des obenliegenden Armes und Beines (einzeln oder gleichzeitig) während maximaler Ausatmung (evtl. tönend: ,,ß-ß-ß" oder ,,f-f-f" gestoßen oder fließend). Durchführung auch selbständig mehrmals täglich über 5–10 Min. Schmerzgrenze beachten.

3.1.4 Lungenembolie

Verschluß einer oder mehrerer Lungenarterien durch einen Thrombus können zu einer akuten Drucküberbelastung der rechten Herzkammer führen.
Die Schweregrade sind abhängig vom Ausmaß des Verschlusses. Die Thromben stammen in 90 % der Fälle aus Becken- und Beinvenen. Risikofaktoren für die Entstehung von Phlebothrombosen sind Z.n. OP, Immobilisation, höheres Lebensalter, Trauma, Adipositas, Varizen, Schwangerschaft, Ovulationshemmer (besonders in Kombination mit Rauchen und Alter).

Symptome

Dyspnoe, Zyanose, Husten, plötzliche Thoraxschmerzen besonders bei der Inspiration, Schweißausbruch, Tachykardie, Hypotonie bis zum Schock, Halsvenenstauung (ZVD erhöht), ggf. Zeichen einer Phlebothrombose.

Diagnostik

- Blutgasanalyse: Hypoxie bei Hyperventilation (pO_2 und pCO_2 erniedrigt)
- EKG: S_I/Q_{III}-Typ, Rechtsdrehung des Lagetyps, inkompletter Rechtsschenkelblock, P-pulmonale, Sinustachykardie, Vorhofflimmern
- Röntgen: meist unauffällig. Evtl. Zwerchfellhochstand, Kalibersprung der Gefäße, Pleuraerguß, Lungeninfarkt
- Lungen-Perfusionsszintigraphie: beste nichtinvasive Methode zum Nachweis bzw. Ausschluß einer Lungenembolie
- Pulmonalisangiographie: Indikation bei Unklarheit und geplanter Lyse.

Ärztliche Therapie

Allgemeine Maßnahmen: Bettruhe, Schmerztherapie, Sedierung; Heparinisierung, Blutdrucksenkung, evtl. Lysetherapie.

Physiotherapie

Phase I: Bettruhe

- Weitere Thrombosen und Embolien verhindern: Kompression beider Beine. Leichte isometrische Spannungen des nicht betroffenen Beines und der Arme. Dabei nur wenige Muskelgruppen über max. 5 Sek. anspannen lassen. Luft anhalten unbedingt verhindern. Stdl. ausführen. Pat. unbedingt informieren: keine schnellen Bewegungen beim Umlagern - Kopfteil langsam senken, Beine behutsam anheben. Kein Atempressen beim Stuhlgang. Anhaltendes Husten oder ausgiebiges Lachen vermeiden → postpressorische Rückstromsteigerung im venösen System
- Pneumoniefreiheit: Pat. liegen bei bestehender Luftnot gern mit erhöhtem Oberkörper. Atemvertiefende Maßnahmen ohne forciertes Atmen, z.B. durch Wahrnehmen und Vergrößern der Atembewegung bei Handkontakt durch Th. sternal, lateral, kostoabdominal und dorsal, keine Verlängerung der endexspiratorischen Atempause. Vorbereitend Packegriffe am Thorax, auf langsames Umlagern achten. Falls nicht kontraindiziert, sollen die Pat. halbstündlich von der Seitlage rechts zur Seitlage links wechseln
- Schmerzfreiheit beim Atmen und Husten: bei atemvertiefenden Maßnahmen Schmerzgrenze respektieren, die schmerzhafte Seite mit flächigem Händedruck fixieren. Beim Husten selbständige Fixation Hand über Hand.

Phase II: Aufgehobene Bettruhe

- mobilisierter Patient (☞ 3.3.6)
- Pleuraschwartenprophylaxe (☞ 3.1.3).

3.1.5   Pneumonie

Infektionsbedingte Entzündung des Lungenparenchyms. Erreger: Bakterien, Viren, Pilze und Protozoen. Seltener physikalische (Strahlen, Fremdkörper) oder chemische Einflüsse (Reizgase, Aspiration von Magensaft) und kreislaufbedingte Ursachen

(Lungenembolie, Infarktpneumonie). Häufigste zum Tode führende Infektionskrankheit.

Definition

- Primäre Pneumonie: ohne prädisponierende Vorerkrankung, Erreger meistens Pneumokokken
- Sekundäre Pneumonie: Folge von oder Begünstigung durch Bettlägerigkeit, kardiale Stauung, chron.-obstruktive Bronchitis, Alkoholismus, Immunschwäche. Erreger meist Hämophilus, Streptokokken, Klebsiellen, Staphylokokken und gramnegative Problemkeime
- Atypische Pneumonie: klinisch gekennzeichnet durch grippeähnlichen, langsamen Beginn. Erreger: Viren, Legionellen, bei Kindern Mykoplasmen
- Typische Pneumonie: akuter Beginn mit hohem Fieber, Nasenflügelatmen, Tachypnoe, Leukozytose. Erreger fast immer Pneumokokken
- Lobärpneumonie, Bronchopneumonie: röntgenologische Begriffe je nach Lokalisation; mit und ohne Pleuraerguß
- Friedländer-Pneumonie: Klebsiellen, häufig bei Alkoholikern und Diabetikern. Wechselnde Infiltrate.

Diagnostik

- Röntgen: Thoraxaufnahme in zwei Ebenen
- Labordiagnostik: Blutbild, Blutkörperchen-Senkungs-Reaktion, CRP (Akut-Phasen-Protein), Elektrolyte
- Bei schwer verlaufenden Pneumonien zusätzlich: Blutgasanalyse, Blutkultur, ggf. bakteriologische Untersuchungen (Sputum).

Ärztliche Therapie

Je nach Ätiologie antibiotische oder antimykotische Therapie; bei V.a. eine Viruspneumonie zunächst kein Antibiotikum, bei erneutem Fieberanstieg nach vorübergehender Besserung jedoch antibiotische Behandlung (bakt. Superinfektion). Zusätzlich Bettruhe, ausreichende Flüssigkeitszufuhr, Expektorantien, Frischluft, Antipyretika, evtl. auch O_2-Gabe und Intensivmaßnahmen. Antitussiva in der Phase des trockenen Reizhustens sinnvoll.

Physiotherapie

Soweit keine Kontraindikationen vorhanden, Pat. baldmöglichst außerhalb des Bettes behandeln (sitzend oder stehend). Bei Behandlung in Rückenlage mehrere Lagewechsel vornehmen (Seitlagen, Rückenlage, Aufsetzen).

Verbesserte alveoläre Belüftung zur Vermeidung weiterer Infektionen
- atemvertiefende Maßnahmen:
  - langes Ausatmen, Atempause verlängern, langsam, schnüffelnd und tief einatmen, kurze Pause vor der nächsten Ausatmung
  - über die Nasenstenose (2 Finger leicht vor die Nasenöffnungen legen) langsam und tief einatmen, über die Lippenbremse ausatmen, Pause vor der nächsten Einatmung
  - Pat. informieren: stdl. selbständige Durchführung atemvertiefender Maßnahmen, evtl. apparative Atemtrainer benutzen (☞ 2.2.7). Motivation zu körperlicher Aktivität in Anpassung an den Kräftezustand
- Pneumonieprophylaxe (☞ 2.2.8)
- Sekretfreiheit (☞ 3.1.2).

3

Befunderhebungsbogen Herzerkrankungen

Datum der Befundaufnahme: ....
Name derTherapeutIn:...
Name des PatientIn: ....
Alter: ....
Beruf/Tätigkeit: ....

Ärztliche Diagnose: ....
Ärztliche Verordnung: ....
Anamnese: Krankheitsgeschichte, akutes Ereignis, OP ....
....

1. Allgemeinbefund
(Zutreffendes unterstreichen)
Bevorzugte Körperstellung
   Rückenlage, Seitlage, Sitz, Oberkörper flach/erhöht gelagert
Körpergewicht im Verhältnis zur Größe
   normal, Untergewicht, Übergewicht
Bewußtseinszustand
   klar, getrübt, bewußtlos
Reaktionen
   unauffällig, verzögert, hektisch
Gesichtsausdruck
   unauffällig, gespannt, ängstlich, müde
Körperliche Belastbarkeit (gegenwärtig möglich):
   Bewegen im Liegen, Sitzen, Stehen, Gehen, Treppensteigen,
   Fahrradergometerbelastung,
   Subjektives Leistungsempfinden des Patienten
   Leistungsgrenze: ....
Körperliche Belastbarkeit (vor Krankenhausaufenthalt möglich):
   Alltagsbelastung: An-, Auskleiden, Waschen, Essen,
   Gehstrecke (Entfernung/Dauer): ....
   berufliche Tätigkeit, Hausarbeit, Freizeit

2. Beschwerden

PatientIn berichtet spontan:...
....
....
....

Allgemeinsymptome (auf Befragen)
   Müdigkeit, Abgeschlagenheit, Krankheitsgefühl, Appetitlosigkeit, Übelkeit, Unruhe,
   Unlust, leichte Erregbarkeit, Angst
Herzbeschwerden
   Herzklopfen, Herzjagen (bei Tachykardie), Herzstiche, Herzdruck, Schmerzen hinter dem
   Brustbein, mit Ausstrahlung in den linken Arm/ in beide Arme/ Bauch/ zwischen die
   Schulterblätter
Kurzdauernder Bewußtseinsverlust (Synkope)
   bei Wechsel aus horizontaler in senkrechte Körperstellung
   bei Ausdauerbelastung (z. B. beim Gehen)
Atemnot
   in Ruhe, bei geringer Belastung

3. Puls

In Ruhe
   Frequenz: ....
   Füllung weich, hart (Hypertonie)
   Rhythmus: rhythmisch, arrhythmisch

Nach Belastung
   welcher Art: ....
   Frequenz: ....
   Füllung: besser, schlechter zu fühlen als in Ruhe
   Rhythmus: rhythmisch, arhythmisch,
   vermehrt arhythmisch im Vergleich zum Ruhepuls

4. Blutdruck

   in Ruhe ....
   nach Belastung ....

5. Atemform

	Zutreffendes ankreuzen	
Atemweg		
Mund		
Nase		
Atembewegung		
costosternal		
costoabdominal		
Atemhilfsmuskeleinsatz		
inspiratorische Atemhilfsmuskeln		
exspiratorische Atemhilfsmuskeln		
Atemfrequenz		
Atemrhythmus		
unauffällig		
keine endexspiratorische Pause		
häufige Seufzer		
wechselnd schnelle und langsame		
Atemzüge		

6. Hautfarbe

Blässe
weißes Munddreieck
Gesichtsröte
Zyanose
   der Lippen
   des Gesichts
   der Extremitäten

Ödeme
  z.B. Aszites, Halsvenenstau,
  Knöchelödem, Handrücken-
  venen sichtbar

Muskeltonus erhöht
  Schulter, Nacken, Thorax

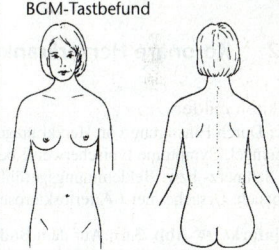

BGM-Tastbefund

Beweglichkeit linkes Schultergelenk: ....

Abb. 3.5: Befundbogen Herzerkrankungen [A300]

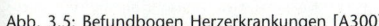

3.2　Herzerkrankungen

3.2.1　Befunderhebung bei Herzerkrankungen ──────

Anamnese

Aktuelles Krankheitsgeschehen, Vor- und Begleiterkrankungen, gegenwärtige körperliche Belastbarkeit (subjektives Empfinden, ärztliche Anordnung), Tätigkeiten im Alltag vor dem aktuellen Krankheitsgeschehen, Beschwerden (Schwäche, Übelkeit, Unruhe, Angst, Herzbeschwerden mit/ohne Ausstrahlung, Atemnot).

Körperliche Untersuchung

Allgemeine Inspektion (☞ 3.1.1).

- Belastungstest: Messungen der Herz-, Atemfrequenz und des Blutdrucks in Ruhe, nach Belastung (angepaßt an den momentanen Zustand, Rücksprache mit ÄrztIn) und 3 Min. nach Belastung, dabei Beschwerden erfragen, Atemform (Atemweg, Atemrhythmus, Einsatz von Atemhilfsmuskeln) und Hautfarbe (Blässe, Zyanose) beobachten
- Palpation des Muskeltonus am Rumpf, BGM-Tastbefund.

🖋 Tips und Fallen

- Keine Belastung bei akuten Herzerkrankungen wie frischem Myokardinfarkt, dekompensierter Herzinsuffizienz
- Keine Belastung von Herzkranken, deren Befunde nicht bekannt sind
- Zur Klärung der Belastbarkeit immer Rücksprache mit ÄrztIn
- Bei Beschwerden (z.B. Thoraxschmerzen, Dyspnoe), starkem Blutdruckanstieg, Blutdruckabfall, Herzrhythmusstörungen oder sehr schnellem Anstieg der Herzfrequenz Belastung umgehend abbrechen
- Auch Blässe, weißes Munddreieck, Schweißbildung, Atemnot oder Zyanose sind Überlastungszeichen. Nicht nur auf HF achten (evtl. durch β-Blocker ↓)
- Belastung abbrechen, wenn die Herzfrequenz > 30 Schläge des Ruhepulses erhöht oder um 10 Schläge in der Minute erniedrigt ist.

3.2.2　Koronare Herzerkrankung (KHK) und Herzinfarkt ──────

Krankheitsbilder

KHK: Durch Einengung von Herzkranzgefäßen hervorgerufener myokardialer Sauerstoffmangel. Symptome typischerweise bei Belastung oder Kälteexposition: retrosternales Schmerz- bzw. Beklemmungsgefühl mit Ausstrahlung in den linken Arm, Hals, Oberbauch. Ursache meist Arteriosklerose.

Herzinfarkt (☞ Abb. 3.6): Auf dem Boden eines Koronararterienverschlusses entstehender Untergang von Herzmuskelgewebe (entsprechend des Versorgungsgebietes der betroffenen Koronararterie). Häufig geht eine KHK voraus. Krankenhausletalität ca. 10 %, nach 1 J. 20 %, abhängig vom Alter des Pat. und der Infarktlokalisation.

Symptome

Bei KHK kommt es zu pektanginösen Beschwerden: meist nach Belastung auftretendes, Sekunden bis Minuten anhaltendes retrosternales Schmerz- bzw. Beklemmungsgefühl mit Ausstrahlung in den linken Arm, Hals, Oberbauch. Rasches Ansprechen auf medikamentöse Behandlung: Nitro-Spray (Vasodilatator) führt zu einer Besserung der Symptomatik.

Herzinfarktverdacht bei anhaltender Angina pectoris. Keine Besserung der Symptomatik durch Nitrogabe. Cave: Auch „stummer" d.h. schmerzloser Infarkt (Diabetiker mit autonomer Neuropathie) möglich.

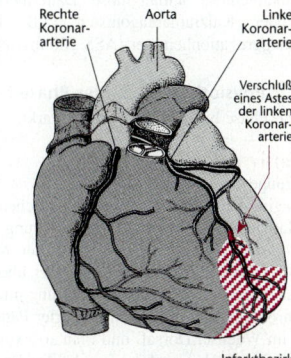

Abb. 3.6: Verschluß einer Herzkranzarterie (Herzinfarkt) [A300–190]

Diagnostik

- typische Symptomatik (fehlt bei 30 %)
- infarkttypisches EKG (fehlt bei 30 %)
- infarkttypischer Enzymverlauf: Anstieg von CK, GOT, HBDH, LDH (fehlt bei 30 %).

 Ärztliche Erstmaßnahmen bei V.a. Herzinfarkt

Verlegung auf Intensivstation. Oberkörper schräg hochlagern, Nitroglycerin, 2 Sprühstöße, Sauerstoff-Gabe über Nasensonde, Sedierung, Schmerzbekämpfung, EKG-Monitoring, antiarrhythmische Therapie.

Weitere Therapie:
- medikamentöse antianginöse Therapie (z.B. Nitroglycerin, β-Blocker)
- evtl. Lysetherapie oder PTCA (Dilatation des betroffenen Gefäßes mit Ballonkatheter)
- Bettruhe, psych. Führung, Stuhlregulierung
- Bei unkompliziertem Verlauf Mobilisierung. Nach 2–3 Wo. Belastungs-EKG, danach Anschlußheilbehandlung. Differenzierte Zweitinfarktprophylaxe mit ASS, Nitropräparaten, β-Blocker, Koronarsportgruppe.

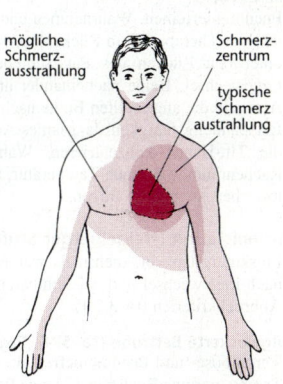

Abb. 3.7: Schmerzausstrahlung bei Angina pectoris [A300–190]

3

 Ärztliche Therapie bei KHK

Medikamentöse antianginöse Dauertherapie mit z.B. Nitroglycerin, β-Blockern und/oder Kalziumantagonisten (z.B. Diltiazem). Niedrig dosierte Thrombozytenaggregationhemmer (ASS 100 mg/tgl.).

 Physiotherapie in der Phase I

Akute Phase bis ca. 6 Wo. nach Infarkt.

Intensivstation (ca. 1.–4. Tag)

- strenge Bettruhe
- ! Beginn und Steigerung der körperlichen Belastung nach ärztlicher Anordnung. Die Maßnahmen dürfen keine Steigerung der Herz- und Atemfrequenz bewirken. Kontrolle der Herzfrequenz über den Monitor. Pat. ohne aufgetretene KO. fühlen sich eher unterfordert, müssen aber über die Reinfarktgefahr u. die Notwendigkeit der langsamen Belastungssteigerung informiert werden.
- Thrombosefreiheit und informierter Patient:
  - im Wechsel Dorsal- und Plantarflexion der Füße ohne Tempoangabe
  - Beine nacheinander mit schleifender Ferse anstellen, ein Bein über das andere schlagen, abwechselnd Knie des oberen Beines strecken und entspannen
  - Hände zu den Schultern nehmen, Arme senkrecht hochstrecken, abwechselnd Finger fausten und strecken, Rückweg schrittweise: Hände zu den Schultern, Ellenbogen dann Unterarme ablegen
- ! Während der Durchführung sollen die Pat. alle unbeteiligten Muskeln bewußt entspannen und auf fließendes Atmen achten. Fragen zur Bewegungsqualität stellen: „Wie leicht geht die Bewegung? Wie groß empfinden Sie die Spannung? Wie weit geht die Bewegung im Vergleich zur anderen Seite?" Leichtigkeit der Bewegung anstreben.
- Pneumoniefreiheit: Wahrnehmen und Vergrößern der Atembewegung bei Handkontakt der TherapeutIn in Rückenlage nach sternal, kostoabdominal und dorsal (Hand unter den Rücken des Pat. schieben), in Seitlage nach lateral. Ökonomischer Lagewechsel: Beine nacheinander anstellen, nach rechts verrutschen, den rechten Arm und die angestellten Beine nach links legen
- Entspannungsfähigkeit: langsames Ausstreichen der Extremitäten, Pat. soll sich auf die Th.-Hände konzentrieren. Wahrnehmen der Luftströmung in Nasen- und Rachenraum, z.B. nach Temperatur, Geschwindigkeit, Raumgröße und endexspiratorischer Atempause fragen.

Normalstation (Heidelberger Stufenmodell a.-c.)

- ! Pulskontrollen vor, mehrmals während und nach der Behandlung (auf jeden Fall nach Lagewechsel und bei sichtbarer Angestrengtheit) messen und dokumentieren. Abbruchkriterien (☞ 3.2.1).

Aufgelockerte Bettruhe (ca. 5.–8. Tag)

- Thrombose- und Pneumoniefreiheit: Dynamische Muskelkontraktionen (langsames Tempo, geringe Belastungs-, lange Pausendauer, geringe Anzahl beteiligter Muskelgruppen, kurze Hebel).
  Übungbeispiel (untere Extremität in Rückenlage):
  - Übung 1: im Wechsel Dorsal- und Plantarflexion der Füße, Tempo: eine Bewegung/Sek., Anzahl: je 10, Pausenzeit: ca. 10 Sek., 3 Wiederholungen

- Übung 2: ein Bein mit schleifender Ferse anbeugen und ausstrecken, Tempo: eine Bewegung/2 Sek., Anzahl: je 6, Pausenzeit: ca. 10 Sek., 3 Wiederholungen pro Bein
- Übung 3: Beine liegen leicht gegrätscht, wechselnd außen- und innenrotieren, Tempo: 2 Bewegungen/Sek., Anzahl: je 10, Pausenzeit: ca. 10 Sek., 3 Wiederholungen

! Auswahl der Übungen individuell je nach Körpergröße, Gewicht, Koordinations- und Bewegungsfähigkeit, Auffassungsvermögen.

- ökonomisierter Lagewechsel: Rückenlage → Seitlage → Sitz → Stand
- informierter Patient: keine Preßatmung (z.B. beim Stuhlgang)
- optimale Entspannungsfähigkeit: Wahrnehmen der aufliegenden und nicht aufliegenden Körperflächen. Faustschluß einer Hand, dabei Wahrnehmen der kostoabdominalen Atembewegung.

Aufgehobene Bettruhe (ca. 9.–15. Tag)
- Gesteigerte Belastbarkeit: dynamische Muskelkontraktionen. Tempo steigern, Belastungsdauer erhöhen, Pausenzeit verkürzen, Anzahl der beteiligten Muskelgruppen steigern, Hebel verlängern. Übungsbeispiel:
  - Übung 1: Übung 1. und 2. aus Stufe a. kombiniert üben lassen, jedes Bein einzeln, Tempo: eine Bewegung/Sek., Anzahl: je 15, Pausenzeit: ca. 7 Sek., 4 Wiederholungen je Bein
  - Übung 2: bei angestellten Beinen einen Oberschenkel über den anderen schlagen. Knie des oberen Beines abwechselnd strecken und locker lassen. Tempo: 2 Bewegungen/Sek., Anzahl: je 15, Pausenzeit: ca. 7 Sek., 4 Wiederholungen je Bein.
  - Übung 3: Abwechselnd rechtes und linkes Bein mit schleifender Ferse ab- und adduzieren, Tempo: 2 Bewegungen/Sek., Anzahl: 10 je Bein, Pausenzeit: ca. 7 Sek., 3 Wiederholungen
- ökonomisierte Bewegungen: Hinsetzen, Aufstehen, Gehen, An- und Ausziehen, Bücken
- verbesserte Wahrnehmung der Belastungszeichen: steigende Atemfrequenz, Atemtiefe und Einsatz von Atemhilfsmuskeln wahrnehmen, Herzfrequenz selbständig messen lernen
- Entspannungsfähigkeit: isometrische Spannung eines Armes oder Beines, 4 mal à 10 Sek. Anschließend im Seitenvergleich mit der nicht gespannten Extremität Temperatur, Auflage und Länge wahrnehmen.

Aufgehobene Bettruhe (ca. 16.–22. Tag)
- gesteigerte Belastbarkeit, Übungsausschnitt
  - Übung 1: bei angestellten Beinen abwechselnd rechtes und linkes Bein im Winkel von ca. 45° in die Luft strecken und wieder abstellen, Tempo: 2 Bewegungen/Sek., Anzahl 15 je Bein, Pausenzeit: ca. 5 Sek.; 4 Wiederholungen
  - Übung 2: bei angestellten Beinen Radfahren mit einem Bein, dabei ausführliche Fußbewegung, Tempo: eine Umdrehung/Sek., Anzahl: 20, Pausenzeit: 5 Sek., 3 Wiederholungen je Bein
  - Übung 3: bei angestellten Beinen mit einem gestreckten Bein in der Luft Achten schlagen, Tempo: eine Acht/2 Sek., Anzahl 5, Pausenzeit: ca. 5 Sek., 3 Wiederholungen je Bein
- ökonomisierte Bewegungen: Treppensteigen (falls für Zuhause erforderlich), Gehen im Freien
- Entspannungsfähigkeit: Wahrnehmen der Atembewegung während der Bewegungsübungen, des Aufstehens, Gehens und Treppensteigens.

Physiotherapie in Phase II
Rehabilitation, 6.–10./12. Wo. nach Infarkt.

Nach Ergometertest/Belastungs-EKG Zuteilung des Pat. zu Therapiegruppen: Gymnastik, Schwimmen, Lauf- und Ergometertraining.

Physiotherapie in Phase III
Postkonvaleszenz, lebenslang.

Koronarsportgruppen unter Anleitung speziell ausgebildeter TherapeutInnen und ärztlicher Aufsicht (Weiterbildung durch den Deutschen Sportbund und die Arbeitsgemeinschaft Herz-Kreislauf im ZVK e.V.). Adressen bei HausärztIn, Sportvereinen oder Volkshochschulen erfragen. Unterschieden werden Übungsgruppen für Pat., die weniger belastbar sind als 1 Watt/kg Körpergewicht von Trainingsgruppen für Pat., die mindestens die genannte Belastbarkeit haben. Inhalte sind: Atem-, Entspannungs-, Koordinations- und Ausdauerübungen, Gruppengespräche, Wahrnehmungsschulung und Spiele.

3.2.3 Herzinsuffizienz

Unvermögen des Herzens, das vom Organismus benötigte Herzzeitvolumen zu fördern. Es besteht eine negative Bilanz zwischen geförderter und benötigter Blutmenge.

Ätiologie
Die Herzinsuffizienz ist Folge einer Erkrankung des Herzmuskels:
- O_2-Mangel des Myokards (z.B. KHK)
- Druckbelastung des linken Herzens, sehr häufig durch art. Hypertonie, seltener bei Aortenklappenstenose
- Volumenbelastung bei Herzklappeninsuffizienz
- Herzmuskelnekrose (Herzinfarkt, Herzwandaneurysma)
- Kardiomyopathien
- Herzrhythmusstörungen.

Klinik (☞ Abb. 3.8)
Zeichen der Linksherzinsuffizienz: Ruhe- und Belastungsdyspnoe, Orthopnoe (Atemnot im Liegen, vorzugsweise nachts auftretend), Ruhedyspnoe bei Lungenödem, Zyanose, Hustenreiz, rostbraunes Sputum, auskultatorisch basale feuchte Geräusche, Tachykardie.

Zeichen der Rechtsherzinsuffizienz: Ödeme der abhängigen Körperpartien (Knöchel, Unterschenkel), Halsvenenstauung, palpable Stauungsleber, hepatojugulärer Reflux, Hepatosplenomegalie, Nykturie (nächtl. Wasserlassen), Pleuraerguß, Proteinurie.

Linksherzinsuffizienz

Häufige Ursachen: Bluthochdruck, Klappenfehler (linkes Herz), Koronare Herzkrankheit, Herzinfarkt, Rhythmusstörungen

Rechtsherzinsuffizienz

Häufige Ursachen: Linksherzinsuffizienz, Herzklappenfehler, Lungenerkrankungen

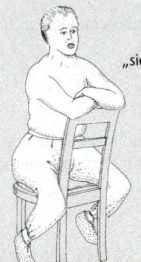
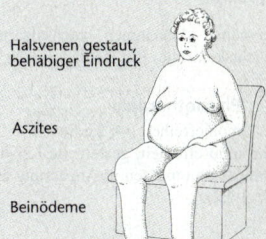

Blaue Lippen, „sieht kurzatmig aus"

Benutzt verstärkt Atemhilfsmuskulatur (Mm. scaleni)

Stützt sich auf, um Atemhilfsmuskulatur zu benutzen

Halsvenen gestaut, behäbiger Eindruck

Aszites

Beinödeme

Erscheinungsbild eines Patienten mit Linksherzinsuffizienz

- Schwäche und Ermüdbarkeit
- Atemnot bei Belastung, evtl. auch in Ruhe
- Rasselgeräusche über der Lunge, Husten
- Lungenödem
- Zyanose

Erscheinungsbild eines Patienten mit Rechtsherzinsuffizienz

- Gestaute, erweiterte Halsvenen
- Ödeme (Bauch, Fußgelenke, Füße)
- Gewichtszunahme
- Leberschwellung

Gemeinsame Symptome

- Eingeschränkte Leistungsfähigkeit (beim Treppensteigen Atemnot)
- Häufiges Wasserlassen, auch bei Nacht
- Schneller Herzschlag (Tachykardie) v.a. bei Belastung, Herzrhythmusstörungen
- Herzvergrößerung, Pleura- und Perikarderguß
- Im Spätstadium niedriger Blutdruck

Abb. 3.8: Ursachen und Leitsymptome bei Linksherz- und Rechtsherzinsuffizienz [A300–190]

Stadieneinteilung der Herzinsuffizienz (NYHA)	
Stadium	**Klinischer Befund**
I	Keine Beschwerden bei normaler Belastung
II	Leichte Beschwerden bei normaler körperlicher Belastung, Leistungsminderung
III	Erhebliche Leistungsminderung bei leichter Belastung
IV	Ruhedyspnoe

Ärztliche Therapie

Prinzipien der medikamentöse Therapie:

- Verminderung der Vor- und Nachlast: Diuretika, z.B. Furosemid (z.B. Lasix®)

• Senkung des peripheren Gefäßwiderstandes: Kalzium-Antagonisten, z.B. Nifedepin (z.B. Adalat®)
• Erniedrigung des Gesamtwiderstandes und Steigerung der Kontraktilität des Herzens: ACE-Hemmer, z.B. Captopril (z.B. Lopirin®)
• Steigerung der Kontraktilität des Herzmuskels: Digitalisglykoside, z.B. Digoxin (z.B. Novodigal®).

Allgemeine Maßnahmen: kochsalzarme Diät, Trinkmengenbeschränkung, tägliche Gewichtskontrolle. Bei Bettlägerigkeit Thromboseprophylaxe.

3

 Physiotherapie
• Pneumoniefreiheit (☞ 2.2.8)
• Thrombosefreiheit, gesteigerte Leistungsfähigkeit und ökonomisierte Bewegungen: Maßnahmen müssen in Anpassung an die Belastbarkeit optimal ausgewählt werden (☞ 3.2.2).

3.2.4   Herzentzündungen

■ Endokarditis

Entzündung der Herzinnenschicht.

Ursachen
Nicht infektiös: als Komplikation des rheumatischen Fiebers (Immunreaktion auf Streptokokken). Infektiös: bakteriell (häufig). Endokardfibrose (selten).

Klinik
Fieber, Nachtschweiß, Schwäche, Abgeschlagenheit, rasche Ermüdbarkeit, Fieber, Myalgien, Arthralgien, neu auftretende Herzgeräusche.

 Ärztliche Therapie
Bei rheumatischer Endokarditis Penicillin; bei bakterieller Endokarditis Antibiotikum nach Blutkultur.

■ Myokarditis

Entzündung des Herzmuskels. Häufig als Begleitmyokarditis bei Abwehrschwäche des Organismus im Zusammenhang mit Allgemeinerkrankungen.

Ursachen
Bakterien, Viren, rheumatische Erkrankungen, infektallergisch.

Klinik
Schwäche, rasche Ermüdbarkeit, Fieber, Myalgien, Arthralgien, Hypotonie, Zeichen der Herzinsuffizienz.

 Ärztliche Therapie
Bettruhe, Behandlung der Grundkrankheit, Behandlung von Arrhythmien, Behandlung einer Herzinsuffizienz (☞ 3.2.4).

Perikarditis

Entzündung des Herzbeutels, häufig zusammen mit Myo- und Endokarditis.

Ursachen
Infektiös durch Viren, Bakterien, AIDS, Tbc, im Rahmen von Systemerkrankungen (z.B. rheumatische Arthritis), als Mitreaktion bei Pleuritis, Mediastinitis.

Klinik
Retrosternaler Schmerz, Dyspnoe, Beklemmungsgefühl, atemabhängiger Schmerz, Allgemeinsymptome wie Fieber, Nachtschweiß, Müdigkeit.

Ärztliche Therapie
Bettruhe, Analgesie, Antiphlogistika, Punktion bei Herzbeutelerguß, bei Rezidivneigung OP (Perikardfensterung, Perikardektomie).

▌ Physiotherapie bei Herzentzündungen
- Thrombose- und Pneumoniefreiheit (☞ 3.2.2)
- gesteigerte Leistungsfähigkeit (☞ 3.2.2)
- ökonomisierte Bewegungen (☞ 3.2.2)
- Normotonus in Haut, Bindegewebe und Muskulatur des Thorax (☞ 3.1.3).

 Tips & Fallen
Maßnahmen in Anpassung an die Belastbarkeit auswählen; Richtwerte der erlaubten Herzfrequenzzunahme bei Belastung und Auswahl der Maßnahmen wie bei Herzinfarkt (☞ 3.2.2). Keine Belastungssteigerung bei Fieber und hoher BSG.

3.3 Gefäßerkrankungen

3.3.1 Befunderhebung bei pAVK

Anamnese: Aktuelles Krankheitsgeschehen, Krankheitsbeginn und -verlauf, Begleiterkrankungen, Beschwerden (Lokalisation, Schmerzen in Ruhe/beim Gehen nach x Zeit/x Strecke).

Sichtbefund: Haut (Farbe, Trophik, Ulzera), Atrophien, Ganganalyse, BGM-Sichtbefund.

Palpation: Hauttemperatur, BGM-Tastbefund, Muskeltonus (distal der Engstelle).

Funktionsteste: Gelenkmessung, Kraftprüfung, Muskeldehnteste, Pulsstatus (☞ Abb. 3.10).
- Lagerungsprobe nach RATSCHOW: ASTE in Rückenlage; mit hochgehaltenen Beinen abwechselnd Dorsal- und Plantarflexion der Füße; Zeitraum bis zum Schmerzeintritt registrieren. Danach aufsetzen; den Zeitraum vom Herunterlassen der Beine bis zur ersten Rötung (an Nagelfalz) und bis zur vollständigen Rötung des Fußes registrieren
- Gehstreckentest: bei 120 Schritten/Min. (evtl. mit Metronom vorgeben) Abmessung der schmerzfreien Gehstrecke.

3

Befunderhebungsbogen pAVK

Datum der Befundaufnahme: ....
Name der TherapeutIn:...
Name des PatientIn: ....
Alter: ....
Beruf/Tätigkeit: ....

Ärztliche Diagnose: ....
Ärztliche Verordnung: ....
Anamnese: Krankheitsgeschichte, akutes Ereignis, OP ....
....

1. Beschwerden ....

....
Verschlußlokalisation: ....
Schweregrad der pAVK nach Fontaine: ....
Hautveränderungen an der betroffenen Extremität: ....
   Hautfarbe/Hautbeschaffenheit: ....
   Hauttemperatur: ....
   Trophik (Haar- und Nagelwuchs): ....
   Ulkus-Lokalisation: .... Größe: ....

2. BGM-Befund

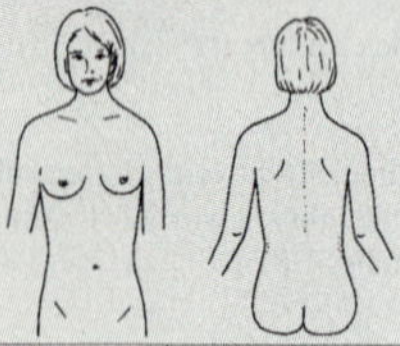

3. Bewegungseinschränkungen

Gelenk	Beweg.ausmaß	Gelenkspiel

4. Muskelbefund

Muskel	sichtbare Atrophie	Krafttest	Verkürzung	Verspannung

5. Lagerungsprobe nach Ratschow

Datum	rechts	links
Schmerzeintritt nach	m.	m.
1. Rötung nach	m.	m.
Venenfüllung nach	m.	m.
Vollst. Rötung nach	m.	m.

6. Streckengehtest

	re	li	re	li	re	li	re	li	re	li
500 m										
450 m										
400 m										
350 m										
300 m										
250 m										
200 m										
150 m										
100 m										
50 m										
Datum:										

Abb. 3.9: Befundbogen pAVK [A300]

3.3.2 Periphere art. Verschlußkrankheit (pAVK)

Die chron. art. Verschlußkrankheit entsteht am häufigsten aufgrund einer Arteriosklerose. Risikofaktoren sind Rauchen, Hypertonie, Hypercholesterinämie, Diabetes mellitus, Übergewicht, Bewegungsmangel, Streß. Seltenere Urs. der pAVK sind Gefäßentzündungen (z.B. Thrombangiitis obliterans). Die Restdurchblutung ist abhängig von Stenosegrad, Kollateralkreisläufen und der Viskosität (Zähigkeit) des Blutes.

Klinik

Leitsymptom bei der pAVK der Beinarterien ist die **Claudicatio intermittens** (Schaufensterkrankheit). Dies sind belastungsabhängige, zum Stehenbleiben zwingende Schmerzen und/oder Schwächegefühl mit typischer Schmerzlokalisation.
Die Beschwerdelokalisation wird unterhalb der Stenose angegeben: Wadenschmerzen beim Ober- und Unterschenkelbefall; Schmerzen im Gluteal- und dorsalen Oberschenkelbereich beim Beckengefäßbefall.
Bei guter Kompensation gelegentlich „walking through"-Phänomen (Schmerzen lassen beim Weitergehen wieder nach). Das Beschwerdebild ist abhängig vom Stenosegrad und variiert von lokalem Kältegefühl, Parästhesien, nachtbetontem Ruheschmerz bis zu Ulzera oder Nekrosen.

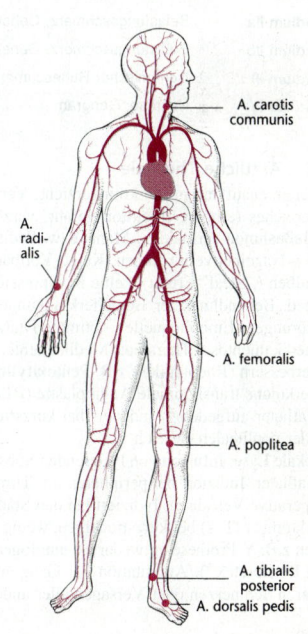

Abb. 3.10: Tastpunkte zur Pulsmessung [A300–190]

A. carotis communis
A. radialis
A. femoralis
A. poplitea
A. tibialis posterior
A. dorsalis pedis

Lokalisationstypen			
Typ	**Lokalisation**	**Ischämieschmerz**	**Fehlende Pulse**
Becken	Aortoiliakal	Oberschenkel, Hüfte	ab Leiste abwärts
Oberschenkel	Femoropopliteal	Wade	ab A. poplitea abwärts
Unterschenkel	Unterschenkelarterien	Fußsohle	Fußpulse

Stadieneinteilung nach FONTAINE-RATSCHOW	
Stadium	**Befund**
Stadium I	Beschwerdefreiheit
Stadium IIa	Belastungsschmerz, Gehstrecke > 200 m
Stadium IIb	Belastungsschmerz, Gehstrecke < 200 m
Stadium III	Ischämischer Ruheschmerz
Stadium IV	Nekrose, Gangrän

3

Ärztliche Therapie

- Patientenaufklärung: Nikotinverzicht, Verletzungen im und unterhalb des Stenose-bereiches (erhöhte Infektionsgefahr, verzögerte Wundheilung) durch vorbeugende Maßnahmen vermeiden: Mani- bzw. Pediküre mit Sandpapierfeile zur Vermeidung von Nagelbettverletzungen. Keine Vollbäder über 35 °C, keine hyperämisierenden Salben („Steal"-Effekt), keine Kompressionsstrümpfe
- med. Behandlung der Begleiterkrankungen: Hypercholesterinämie, Herzrhythmus-störungen (Emboliequelle), optimale Diabetes-Einstellung
- medikamentöse Therapie: Medikamente, die die Fließeigenschaften des Blutes verbessern (Rheologika), z.B. Pentoxifyllin (z.B. Trental®)
- Perkutane transluminale Angioplastie (PTA): Die Stenose wird durch einen Ballon-Katheter aufgedehnt. Indiziert bei kurzstreckigen Stenosen im iliakalen, femoralen oder poplitealen Bereich
- lokale Lyse: Infusion von lysierenden Substanzen (z.B. Streptokinase) über einen art. Katheter. Indiziert bei peripheren art. Thromben
- operative Verfahren: Indiziert bei den Stadien III, IV und evtl. IIb. Thrombendarter-iektomie (TEA) bei kurzstreckigen, wenig verkalkten Verschlüssen. Bypass-Verfahren z.B. Y-Prothese entweder als autologer (V. saphena) oder alloplastischer Bypass (z.B. Goretex®). Amputation bei Gangrän mit drohender Sepsis, bei unbeherrsch-baren Schmerzen oder Versagen aller anderen Therapiemöglichkeiten.

Physiotherapie

Stadium II nach FONTAINE

Verlängerte Gehstrecke

- Ratschow-Training: 3 x tägl. in 3 Intervallen wechselnde Dorsal- und Plantarflexion der Füße (☞ 3.3.1). Dosierung wird unterschiedlich gehandhabt: bis zum Schmerz-beginn oder 75 % des Ratschow-Test-Ergebnisses oder 90 % davon. In den jeweils dreiminütigen Pausen Beine locker nach unten baumeln lassen
- Gehstrecken-Training: 3 x täglich im Tempo 120 Schritte/Min. in 3 Intervallen Gehen, jeweils 3 Min. Pause. Dosierung der Gehstrecke variiert wie beim Ratschow-Training. Intervalltraining der distal von der Engstelle liegenden Muskulatur: Peripherer Typ Fußgymnastik. Oberschenkeltyp Zehen-, Fersenstände. Beckentyp Kniebeugen, Radfahren, Treppensteigen. Armtyp Ratschow-Training, dabei Faust-Handöffnung, Handtrainingsgeräte. Schultergürteltyp Hanteltraining, Liegestütze.

Ökonomisierte Bewegungsabläufe

Verkürzte Muskeln schonend dehnen, z.B. durch Funktionsmassagen oder reziproke Hemmung (☞ 2.2.4), Manuelle Therapie bei vermindertem Gelenkspiel (☞ 2.3.16),

Gangschule im Sinne verringerter Muskelarbeit (verkürzte Schrittlänge, verringertes Tempo, koordinierte Gewichtsverlagerung).

 Zusatzmaßnahmen

Extremitäten warmhalten, tieflagern (nicht bei Ödemen), Verletzungen vermeiden (Fußpflege, Schuhwerk), keine Kompressionsstrümpfe oder -bandagen.

Stadium III und IV nach Fontaine

Erhaltene Gelenkfunktion

Passives Bewegen, aktives Halten am Bewegungsende, MT bei vermindertem Gelenkspiel.

Erhaltene Muskelfunktion

Tonussenkende Maßnahmen. Schonende Massagegriffe: druckschwache Ausstreichungen, weiche Knetungen, flächige Zirkelungen, Vibrationen, schonende Längs- und Querdehnungen und Funktionsmassagen.

Optimale Durchblutung

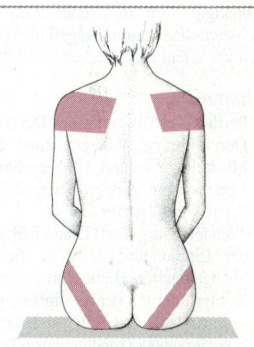

Abb 3.11: Art. Arm- und Beinzone [A300–157]

- aktive Bewegungsübungen aller nicht betroffenen Extremitäten
- BGM: Bei Verschluß der unteren Extremität: kleiner Aufbau, art. Beinzone (☞ Abb. 3.11). Bei Verschluß der oberen Extremität: Großer Aufbau v.a. medialer und lateraler Skapularand, art. Armzone (☞ Abb. 3.11), Arm bis prox. der Verschlußstelle. Bein bis prox. der Verschlußstelle. Bürstungen und Heiße Rolle in den BGM-Zonen
- Maßnahmen zur Entspannung: Imaginationen in Rückenlage, Sitz oder Stand, Pat. stellt sich die betroffene Extremität als ein mit Wasser gefülltes Gefäß vor, das am Boden (Finger oder Zehennagel) ein Leck hat. Der langsam sinkende Wasserspiegel soll bewußt vorgestellt werden. Schwere- und Wärmevorstellungen des Autogenen Trainings. Tastarbeit aus der Lösungstherapie nach HAASE (☞ 2.3.21).

Erhaltene Gehstrecke

Gangschule: kleine Schritte, keine ausführliche Abrollphase zur Reduzierung d. Energieverbrauchs in der minderversorgten Muskulatur, Eigentempo des Pat.

 Zusatzmaßnahmen

Wie Stadium II, bei Bettlägerigen: Watteverbände, Drahtkäfig über den Beinen und unter der Bettdecke zum Schutz gegen den Auflagedruck, Umlagerungen zur Vermeidung von Drucknekrosen, spezielles Schuhwerk, Watteschuh.

3.3.3　Chronisch-venöse Insuffizienz

Venen- und Hautveränderungen treten bei Insuffizienz der Vv. perforantes oder bei postthrombotischem Syndrom auf. Lokalisation meist im Bereich der Innenseiten der Unterschenkel.

Stadien der chronisch-venösen Insuffizienz	
Stadium	**Klinischer Befund**
Stadium I	Varikosis ohne trophische Hautveränderung
Stadium II	Hyper- und Depigmentierung, Verhärtung von Haut und Unterhautgewebe, gelb-bräunliche Verfärbung (Purpura jaune d'ocre), Stauungsdermatitis, weißfleckige Atrophie (Atrophie blanche)
Stadium III	Ulcus cruris

Klinik

Abhängig vom Insuffizienz-Grad der oberflächlichen und der Perforans-Venen: Schwere- und Spannungsgefühl, Schwellungsneigung, krampf- und stichartige Schmerzen vor allem beim Stehen und Sitzen.

Diagnostik

- Perthes-Test: Prüfung der Durchgängigkeit der tiefen Beinvenen (Vv. perforantes). Durchführung: Anlegen einer Staubinde oberhalb der Varizen, Betätigung der Muskelpumpe durch Umhergehen. Bei intakten Perforans-Venen und intaktem tiefen Venensystem entleeren sich die vorher prallgefüllten Krampfadern (Merkspruch: Perthes prüft perforans)
- Trendelenburg-Test: Diagnostik einer Klappeninsuffizienz der V. saphena magna an der Einmündungsstelle in die V. femoralis. Durchführung: Ausstreichen des hochgelagerten Beines im Liegen zur Entleerung der Varizen. Mittels Staubinde Komprimierung der V. saphena unterhalb der Leistenbeuge. Beurteilung:
  - Nach Aufstehen füllen sich die Varizen innerhalb 20–30 Sek.: Insuffizienz der Vv. perforantes (Trendelenburg-Test positiv)
  - Lösen der Stauung nach 30 Sek.: schlagartige Füllung der Venen nach distal spricht für eine Mündungsklappeninsuffizienz der V. saphena magna (Trendelenburg-Test doppelt positiv)
- Doppler-Ultraschall zur Beurteilung der Strömungsverhältnisse
- Phlebografie: Kontrastmitteluntersuchung zur Beurteilung des tiefen Venensystems zum Ausschluß von Stenosen, vor geplanter Varizenchirurgie.

Ärztliche Therapie

Allgemeine Empfehlungen: Gewichtsreduzierung, Nikotinverzicht. Kühlende Verbände, z.B. mit Ethacridinlaktat (z.B. Rivanol-Salbe®). Bewegung anordnen. Verordnung von Kompressionsstrümpfen. Evtl. Ulkusbehandlung (ggf. chirurgische Maßnahmen).

　Physiotherapie

Besonderheiten bei der PT-Befunderhebung
- Anamnese: Beginn und Entwicklung der Erkrankung, Begleiterkrankungen, Lokalisation, Art und Zeitpunkt der Beschwerden, Beruf, Tätigkeit, Sportart

- Sichtbefund: Ödeme (wann, wie stark), Haut (Beschaffenheit, Farbe, Varizen, Ulzera). BGM-Sichtbefund: auf Einziehungen der Venen-Lymphzonen achten (☞ Abb. 3.12)
- Palpation: Hauttemperatur. BGM-Tastbefund: Verschieblichkeit und Abhebbarkeit der Unterhaut gegen die Faszienschicht.

Physiotherapie
Optimaler venöser Rückstrom:
- Hochlagerung um 20°, Kompression, dynamische Muskelkontraktionen der unteren Extremitäten („Muskelpumpe")
- Atemtherapie zur Vertiefung der Ein- und Ausatmung (☞ 2.2.7). „Atempumpe": Die Sogwirkung bei Vergrößerung des Thoraxraumes bewirkt neben der Lufteinströmung eine beschleunigte Strömung in den intrathorakal verlaufenden großen Venen
- Kneippsche Güsse, Wassertreten (☞ 2.6.4)
- BGM (☞ 2.5.2) und Bürstungen (☞ 2.4.4) in den Venen-Lymphzonen, in Kombination mit der Atempumpe dynamische Bewegungen zur Längsdehnung der Venen.

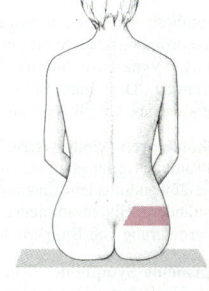

Abb 3.12: Venen-Lymphzone rechts [A300–157]

! Keine anhaltende Wirksamkeit der Maßnahmen über die Dauer der Durchführung hinaus, daher sollen sie an möglichst vielen Stellen in den Alltag intergiert werden.

🔍 **Zusatzmaßnahmen**
Gehen statt Fahren, dabei ausführliches Fußabrollen, Treppe statt Aufzug benutzen, Liegen statt Sitzen, dynamisches Stehen. Vermeiden: Preßatmung, Sitzen mit überschlagenen oder baumelnden Beinen, einengende Kleidung (Kniekehle, Leiste, Taille), lange, warme Vollbäder, Verletzungen, Sonnenbrand, Übergewicht, Obstipation.

3.3.4 Thrombophlebitis

Entzündung oberflächlicher Venen. Häufig bei vorbestehender Varikosis an der unteren Extremität lokalisiert. Aulösung durch Verletzungen oder Immobilisierung.

Klinik
Geröteter, schmerzhafter derber Strang meist am Ober- oder Unterschenkel, Haut gerötet und gewärmt, lokale Schwellung. DD: Venenthrombose, Lymphadenitis, Erysipel.

👐 **Ärztliche Therapie**
Keine Bettruhe, Gehen mit Kompressionsverband, kühlende Verbände, z.B. mit Ethacridinlaktat (z.B. Rivanol-Salbe®). Heparinhaltige Salben.

🩺 **Physiotherapie**
Bei Thrombophlebitis nicht erforderlich. Bei chronisch-venöser Insuff. (☞ 3.3.4).

3.3.5   Phlebothrombose der unteren Extremität

Thrombose der tiefen Beinvenen. Gefahr der Lungenembolie und des sogenannten ,,postthrombotischen Syndroms" (☞ 3.3.3). Lokalisation am häufigsten im Einflußgebiet der Vena cava inferior (90 %), davon 30 % Beckenvenen und 60 % untere Extremität. Das linke Bein ist 5 mal häufiger als das rechte betroffen (Grund: anatomisches Abflußhindernis an der Kreuzungsstelle Beckenvene/-arterie links).

Risikofaktoren (Virchowsche Trias)
• Strömungsverlangsamung: Immobilisierung, Stenose
• Gefäßwandschaden: Entzündung, Arteriosklerose, Trauma
• veränderte Blutzusammensetzung: erhöhte Zellzahl (Thrombozythämie, Leukämie), Vermehrung von Blutgerinnungsfaktoren.

Allgemeine Symptome: Schmerzen, Schwellung (vergleichende Umfangsmessung), livide Verfärbung, Druckschmerzen.

Venenthrombose – Druckpunkte
• Payr-Zeichen: Druckschmerz der Fußsohle
• Homann-Zeichen: Wadenschmerz bei Dorsalflexion des Fußes
• Meyer-Zeichen: Schmerz bei Druck auf Wade
! Durch diesen Test kann eine Lungenembolie ausgelöst werden.

 Ärztliche Therapie
Sofort - auch bei Verdacht - Bettruhe. Thrombolyse oder Vollheparinisierung. Ggf. Thrombektomie (operative Entfernung des Thrombus). Kumarintherapie (z.B. Marcumar®) für 3–6 Mon. oder bei Vorliegen von Kontraindikationen low-dose-Heparinisierung (z.B. Fragmin®) für 6 Mon. Risikofaktoren verringern: Gewichtsnormalisierung bei Adipositas, Nikotinverzicht, ggf. hormonelle Kontrazeptiva absetzen. Begleiterkrankungen behandeln. Langfristig: maßgefertigte Kompressionsstrümpfe (noch im Krankenhaus anpassen).

 Physiotherapie
Phase I
Bettruhe ca. 7–10 Tage.

Verhinderung weiterer Thrombosen und Embolien, Pneumoniefreiheit (☞ 2.2.8).

! Emboliegefahr: Je proximaler der Thrombus, umso größer die Gefahr und lebensgefährlicher die Folgen. Unbedingt vermeiden: Preßatmen, Bewegungen des betroffenen Beines, schnelles, tiefes Atmen, Husten, ausgiebiges Lachen, schnelle Bewegungen der nicht-betroffenen Extremitäten, schnelles Umlagern beim Waschen oder Betten, schnelles Absenken des Kopfteiles. Zeichen einer Embolie: plötzlicher Thoraxschmerz, Tachypnoe, Tachykardie, Schockzeichen wie Blässe, Kaltschweißigkeit, Übelkeit, Schwindel, Bewußtlosigkeit.

Phase II
Aufheben der Bettruhe auf ärztliche Anordnung (Thrombus wandständig oder lysiert).

- Mobilisierter Pat.: schrittweise vorgehen bis zum Zeitpunkt der Entlassung.
  - Kompression beider Beine, Ausgangsstellung Rückenlage: betroffenes Bein statisch spannen lassen
  - PNF-Diagonalen mit Führungswiderstand am nicht-betroffenen Bein
  - passiv-aktives Bewegen des betroffenen Beines, statisches Anspannen beider Beine mit gleichzeitiger Wahrnehmung der Atembewegung, Kopfteil hochstellen
  - dynamische Muskelkontraktionen der Beine, beim Aufsetzen an die Bettkante Fuß-Boden-Kontakt und Wahrnehmen der Atembewegung, dyn. Kontraktionen der Beinmuskulatur, Aufstellen und Hinsetzen mit Wahrnehmen der Atembewegung, Gehen auf der Stelle, im Zimmer, im Flur, Treppen
- Informierter Pat.: Venenrückstromförderung (☞ 3.3.4). Kompression der Beine für mind. 1/2 J. zur Verhinderung des postthrombotischen Syndroms.

3.3.6 Lymphabflußstörungen und Lymphödem

Primär (angeboren oder familiär, in oder nach Pubertät beginnend) oder sekundär erworben: postoperativ, posttraumatisch, nach Bestrahlungen, bei Erysipel (Infektion durch β-hämolysierende Streptokokken), nach infektiösen Allgemeinerkrankungen (Tbc, Pneumonie u.a.), Lymphknotenerkrankungen (M. Hodgkin, Metastasen).

Diagnostische Entscheidungskriterien eines behandlungsbedürftigen Lymphödems
- z.B. vorangegangene Operationen mit Entfernung bzw. Verletzung des Lymphgewebes
- Kontur- und Umfangsunterschiede zwischen den Extremitäten und den gleichseitigen Körperquadranten
- Teigige Tastqualität des lymphödematösen Gewebes, lokale Verhärtungen, positives Stemmer'sches Hautfaltenzeichen im Seitenvergleich (verbreiterte oder erschwert abhebbare Hautfalten über den Fingern auf der Dorsalseite unmittelbar an den Metakarpal- oder Metatarsalgelenken). Das positive Stemmer'sche Zeichen ist ein sicherer Hinweis auf ein Lymphödem.

Merkmale peripherer Lymphödeme
- einseitiges bzw. asymmetrisches Auftreten
- Beginn meist schleichend (Ausnahmen: posttraumatisches und postoperatives Lungenödem
- in der Regel nicht schmerzhaft
- Hauttemperatur und Hautkolorit normalerweise seitengleich und unverändert
- Hand- und/oder Fußrücken sind häufig mitbetroffen
- positives Stemmersches Zeichen als empfindlicher Hinweis auf ein Lymphödem
- ! Eine plötzlich auftretende Bein- oder Armschwellung, mit livider Verfärbung und Schmerzen spricht für eine tiefe Bein- oder Armvenenthrombose. Sofort Diagnostik und adäquate Therapie einleiten.

 Physiotherapie

Entstauung
- Kompressionsmaßnahmen: maßangefertigte Kompressionsstrümpfe durch OrthopädiemechanikerIn
- Lymphdrainage (☞ 2.4.5)

- Pneumatisches Wechseldruckgerät: Arm- oder Beinmanschette mit Luftkammern. Die wechselnde Füllung der Kammern erzeugt Kompressionswellen von distal nach proximal. KI beachten: erst nach Entstauung der Extremitätenwurzel einsetzen. Bei Verschlechterung sofort absetzen.

3.4 Kreislauferkrankungen

3.4.1 Hypertonie

Häufigkeit: 25 % der Bevölkerung, davon über die Hälfte gar nicht oder unzureichend behandelt. 90 % aller Hypertonien sind essentiell, d.h. die Ursache ist unbekannt. Die übrigen Hypertonien sind auf renale (am häufigsten, 10 %) und endokrine Ursachen zurückzuführen.

Einteilung der Hypertonie
- obere Normgrenze: 140/90 mmHg
- Grenzwerthypertonie: 140–160/90–95 mmHg
- schwere Hypertonie: > 160/115 mmHg
- maligne Hypertonie: Diast. RR > 120 mmHg + Retinopathie III–IV + progrediente Niereninsuffizienz
- hypertensive Krise: Krisenhafter Blutdruckanstieg über 220/120 mmHg mit neurologischen und/oder kardialen Symptomen (s.u.).

Stadieneinteilung der Hypertonie nach WHO
- Stadium I: keine Organveränderungen
- Stadium II: mit Linksherzhypertrophie und/oder Augenhintergrundveränderungen und/oder Proteinurie
- Stadium III: mit hypertonen Organschäden an Herz, Gehirn und Auge.

Risikofaktoren
Rauchen, Adipositas, übermäßiger Salzkonsum, Diabetes mellitus, Fettstoffwechselstörungen.

Klinik
Bei essentiellen Hypertonikern meist keine Symptome. Gezielte Erhebung der Familienanamnese (in 70 % positiv), Nikotin, Alkohol, Medikamente (Glukokortikoide, orale Kontrazeptiva), hoher Lakritzkonsum (> 500 g/Tag), Gewichtsveränderungen, pektanginöse Beschwerden, Belastungsdyspnoe, lageunabhängiger Schwindel, Kopfschmerz, Nasenbluten, vorübergehende Visusverschlechterung, transitorische ischämische Attacke (TIA), Synkope, Schwangerschaft, Präeklampsie.

Diagnostik
- Blutdruckmessung an beiden Armen, im Liegen und Stehen, zu unterschiedlichen Tageszeiten; bei dickeren Armen breitere Manschette verwenden
- Gefäßstatus erheben, besonders auf Strömungsgeräusche über Karotiden, Femoralarterien und Nierenarterien (periumbilikal) achten
- Untersuchung des Augenhintergrundes (Fundoskopie).

Ärztliche Therapie

Allgemeinmaßnahmen: Kochsalzbeschränkung auf 5–6 g/Tag. Grunderkrankung behandeln (Diab. mellitus, Stoffwechsel- und Nierenerkr.), Gewichtsreduktion (Normalgewicht anstreben), Nikotin- und Alkoholeinschränkung.

Blutdruckselbstmessung empfehlen. Tagesprofil (24-h-Blutdruckmessung), um unerwünschte Blutdruckspitzenwerte zu registrieren. Bei leichter Hypertonie (RR diastolisch 95–105 mmHg) über 4 Wo. regelmäßige RR-Kontrolle und Allgemeinmaßnahmen

Bei leichter Hypertonie zunächst mit Monotherapie beginnen.

Medikamentengruppen in der Hochdrucktherapie (Auswahl)

Diuretika: Volumenreduktion, Vor- und Nachlastsenkung; z.B. Furosemid (z.B. Lasix®)

Kalzium-Antagonisten: Senkung des peripheren Gefäßwiderstandes durch gefäßrelaxierende Wirkung; z.B. Nifedepin (z.B. Adalat®)

ACE-Hemmer: Senkung des Gesamtwiderstandes und Steigerung der Kontraktilität des Herzens, z.B. Captopril (z.B. Lopirin®)

β-Blocker: Verminderung der Kontraktilität, Abnahme der Herzfrequenz, z.B. Metoprolol (z.B. Beloc®)

periphere Vasodilatatoren: direkte Wirkung an der glatten Gefäßmuskulatur, dadurch arterioläre Vasodilatation, z.B. Dihydralazin (z.B. Nepresol®).

Physiotherapie

optimale Entspannungsfähigkeit: Erlernen eines Entspannungsverfahrens, z.B. autogenes Training.

periphere Durchblutung: BGM, kleiner oder großer Aufbau (vermindert einen erhöhten Sympatikotonus), selbständige Ganzkörperbürstungen, wechselwarme Duschen, Kohlensäurebäder.

reduziertes Fortschreiten der Arteriosklerose: Training der allgemeinen Ausdauer. Für Untrainierte gilt: mindestens 4 x wöchentlich für mindestens 20 Min. Tätigkeit mehrerer Muskelgruppen (mehr als 1/6 der Skelettmuskulatur) bei einer Herzfrequenz von 180 minus Lebensalter. Günstige, die Ausdauer fördernde Sportarten: Walking, Joggen, Rudern, Radfahren, Skilanglauf, Wandern. Ungünstige Sportarten: Kampfsport, Gewichtheben, Bodybuilding.

informierter Patient: Preßatmen beim Stuhlgang oder Heben und Stemmen schwerer Gegenstände vermeiden, Hochdruckzeichen wahrnehmen lernen: Kopfschmerzen, Ohrensausen, Schwindel, Unruhe, Belastungsdyspnoe, Angina pectoris, Nasenbluten.

4.2   Hypotonie

dauernde Blutdrucksenkung: systolischer Blutdruck in Ruhe beim Mann unter 110 mmHg, bei der Frau unter 100 mmHg; diastolischer Druck liegt unter 60 mmHg.

Formen

Primäre (essentielle) Hypotonie: häufigste Form mit Neigung zum Kollabieren und kalten Extremitäten

- Sekundäre Hypotonie bei oder als Folge von Erkrankungen, z.B. Herz- und Niereninsuffizienz, Blutungen und Flüssigkeitsverluste
- Orthostatische Dysregulation: beim Aufstehen tritt Schwindelgefühl auf, den Pat. wird schwarz vor den Augen, da ein Teil des Blutvolumens in den Beinen versackt.

Symptome

Verminderte Durchblutung aller Organe, v.a. des Gehirns: Schwindel, Kopfschmerzen, Konzentrationsstörungen, rasche Ermüdbarkeit, Sehstörungen, Schwarzwerden vor den Augen. Treten keine Symptome auf, ist die Hypotonie nicht behandlungsbedürftig.

Beim orthostatischen Kollaps (z.B. beim Aufstehen nach längerer Immobilität oder nach längerer Stehbelastung) Patienten hinlegen und Beine hochlagern!

Diagnostik

- Blutdruckmessung
- SCHELLONG-Test: Kreislauffunktionsprüfung. Getestet werden die Veränderungen von Puls, Blutdruck und EKG in Ruhe und bei orthostatischer Belastung.

Ärztliche Therapie

- Primäre Hypotonie: Allgemeinmaßnahmen wie Flüssigkeits- und Kochsalzzufuhr (nicht bei gleichzeitig bestehender Herzinsuffizienz), Sport und Bewegungstherapie, Wechselduschen. Bleiben die Beschwerden trotzdem bestehen, können Dihydroergotamine (z.B. Dihydergot®) zur Erhöhung des Venentonus bei orthostatischen Problemen oder Sympathomimetika (z.B. Effortil®) zur Anregung der Sympathikus-Aktivität verordnet werden
- Sekundäre Hypotonie: Behandlung der Grunderkrankung.

Physiotherapie

- Kreislauftraining und Sport zur Leistungssteigerung, geeignet sind: Schwimmen, Fahrradfahren, Walking, Joggen, Langlaufen, Ballspiele etc. (☞ 12.1.4)
- Gefäßtraining: Kneippsche Güsse (Knieguß, Schenkelguß, Unterguß ☞ 2.6.4), Bürstenmassagen (☞ 2.4.4), Sauna (sitzend ☞ 2.7.3)
- Patienteninformation: Vorm Aufstehen im Liegen und/oder Sitzen kreislaufanregende Bewegungsübungen durchführen, bei längerem Stehen z.B. mit Füßen wippen.

3.5 Magen-Darm-Erkrankungen

3.5.1 Chronische Gastritis

Meist asymptomatisch verlaufende Erkrankung der Magenschleimhaut. Sichere Diagnose nur gastroskopisch. Risikofaktor für Ulkuskrankheit.

Einteilung

- Typ A: selten, autoimmun (Antikörper gegen Belegzellen und Intrinsic factor)
- Typ B: häufiger im Alter. Meist bakterielle Besiedlung (Helicobacter pylori)
- Typ C: chemisch-toxisch durch Gallereflux bedingt.

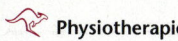 **Physiotherapie**
Nicht indiziert.

3.5.2   Morbus Crohn

Entzündliche Darmerkrankung unklarer Urs. Erstmanifestation meist 20.–30. Lj. Segmentaler Befall meist des terminalen Ileums. Prinzipiell kann jede Stelle des Gastrointestinaltraktes befallen sein.

Klinik

Diarrhoen (3–6/Tag); Appendizitis-ähnliche Symptome, Anämie. Allmählicher Beginn, phasischer Verlauf. Selten spontane Heilung.

 Ärztliche Therapie
- medikamentös: bei Kolonbefall 5-Aminosalicylsäure (z.B. Salofalk®500 3 x 1), bei Dünndarmbefall Kortikoide (z.B. Prednison®)
- Diät (Nahrungsmittel, die Beschwerden hervorrufen, meiden)
- bei Komplikationen (Stenose, Perforation, Blutung) OP
- bei akutem Schub Sonden- oder parenterale Ernährung, Glukokortikoide
- begleitend Gesprächstherapie und Selbsthilfegruppen.

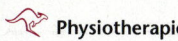 **Physiotherapie** (☞ 3.5.3)

3.5.3   Colitis ulcerosa

Entzündliche Darmerkrankung unklarer Ursache. Erstmanifestation meist 20.–30. Lj. Beginn im Rektum mit proximaler Ausdehnung, nie auf den Dünndarm übergreifend (Ausnahme: ,,Backwash ileitis'' des terminalen Ileums).

Klinik

Bis zu 20 meist blutig-schleimige Durchfälle tgl., Leibschmerzen, Anämie.

 Ärztliche Therapie
Medikamentös: Salazosulfapyridin (z.B. Azulfidine®). Bei schwerem Schub zusätzlich Kortikoide (z.B. Prednison®). Bei akutem Schub Sonden- oder parenterale Ernährung. Begleitend Gesprächstherapie und Selbsthilfegruppen. Bei Versagen der konservativen Therapie Proktokolektomie mit Ileostoma.

 Physiotherapie
Allgemeine Ausdauer (☞ 3.4.1).

Verbesserte Körperwahrnehmung und Entspannungsfähigkeit: Z.B. mit Noppenball über die Körperoberfläche des Pat. rollen, Vergleich der Empfindungen (angenehm/unangenehm) unterschiedlicher Bereiche, v.a. Bauchregion. In Rückenlage Bierdeckel auf die Bauchdecke legen, Wahrnehmen der Atembewegung. Tastarbeit nach HAASE im abdominalen Bereich (☞ 2.3.21).

3.5.4   Obstipation

Einteilung
- akute Form: bei stenosierenden Prozessen (Tumoren) im Kolon
- chronische Form: bei ballaststoffarmer Ernährung, mangelnder Bewegung
- vorübergehende Form: Begleiterscheinung bei anderen Erkrankungen (z.B. Hypothyreose), Vergiftungen (z.B. Blei) und Medikamenten (z.B. Opiate).

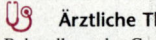 **Ärztliche Therapie**

Behandlung der Grunderkrankung. Ernährungsumstellung vor medikamentösem Therapieversuch: Vollkornprodukte, Obst, Gemüse, viel trinken (2–2,5 l/Tag), Leinsamen. Abführmittel: z.B. Quellmittel wie indische Flohsamen-Schale (z.B. Pascomucil®) oder Laktulose (z.B. Bifiteral®) bei bettlägerigen Patienten. Laxantien nur kurzfristig.

 Physiotherapie

Ziele
Koordinierung physiologischer Bewegungsabläufe, Abbau pathologischer Bewegungsmuster, Normalisierung des Muskeltonus, Muskelkräftigung, Muskeldehnung.

Normalisierte Darmtätigkeit
- BGM: Großer Aufbau, Darm- und Verstopfungszone (☞ 2.5.2)
- Heiße Rolle und Bürstungen in diesen Zonen (☞ 2.7.2, 2.4.4)
- Zwerchfellatmung (☞ 2.2.8)
- Kolonmassage nach PAUL VOGLER: Entspannte Rückenlage, Kopf und Knie unterlagert, schiebende oder ziehende Zirkelungen in Richtung Darmperistaltik an 5 Punkten (je 2–4 Min.) im Verlauf des Dickdarms. Griffe orientieren sich am Atemrhythmus des Patienten und dürfen nicht schmerzen (☞ 2.5.3)
- E-Therapie mit Interferenzstrom: 4 Vakuum-Elektroden Größe 2 oder 3, oder 4 Platten-Elektroden Größe 100 oder 200; Frequenz: atonische Form 0–100 Hz, spastische Form 90–100 Hz, Mischformen 0–100 Hz; Dauer: Vakuum 8–10 Min., Platten 12–15 Min.
- „Bauchschnellen": Vierfüßlerstand, ausatmen, Luft anhalten, dabei Bauch einziehen und einige Male herausschnellen lassen, einatmen, Pause
- Vermehrte körperliche Aktivität im Alltag, Auswahl einer Bewegungssportart, an der der Pat. Freude hat, langes Sitzen vermeiden.

4

Gisela Ebelt-Paprotny
Bernard Kolster
Michael Baumgart

Chirurgie und Traumatologie

4.1   Chirurgie

Die Chirurgie kann man in folgende Fachdisziplinen aufteilen: Thorax-, Abdominal-, Herz- und Gefäßchirurgie, Unfallchirurgie (Traumatologie), Kinder-, Kiefer- und Neurochirurgie, sowie plastische Chirurgie.

4.1.1   Präoperative physiotherapeutische Behandlung ————

Der Zustand des allgemeinchirurgischen Patienten ist abhängig vom Alter des Patienten, Art und Dauer der Vorerkrankungen; außerdem von der Art, der Dauer und dem Ausmaß des operativen Eingriffs. Z.T. ist postoperativ ein vorübergehender Aufenthalt auf einer Intensivstation notwendig (☞ 1.3). Evtl. müssen die Patienten zeitweise beatmet werden.

Die Art der Behandlung und die Steigerung der Belastung muß individuell an den Pat. angepaßt werden. Immer Rücksprache mit dem behandelnden Arzt und dem Pflegepersonal halten.

! Den Pat. über postoperative Komplikationen aufklären und zum selbständigen Durchführen der Prophylaxen anleiten.

Das Ziel der Behandlung ist ein DKPT-freier Patient (☞ 2.2.8).

Dekubitusprophylaxe
Lagewechsel, Umlagerungen, Freilagern bestimmter gefährdeter Körperstellen (z.B. Ferse).

 Tips & Fallen
- So wenig Lagerungshilfsmittel wie möglich (Bewegungseinschränkung des Patienten), so viel wie nötig
- Nicht über die Unterlage rutschen: Einwirkung von Scherkräften auf die Haut.

Kontrakturprophylaxe:
- Lagerung, z.B. Spitzfußprophylaxe: Fuß in 0-Stellung lagern, Fußkiste ans Bettende; mehrmals täglich endgradige aktive und passive Bewegungsübungen mit den Füßen
- Endgradige passive und aktive Bewegungen, sowohl selektiv als auch in allen Bewegungskomponenten über mehrere Gelenke gleichzeitig ausgeführt (z.B. in PNF-Diagonalen mit dynamischer Umkehr)
- Frühmobilisation (Aufstehen so bald wie möglich).

Pneumonieprophylaxe (☞ 2.2.6)
- betont langsames und max. tiefes Einatmen, evtl. mit Nasenstenose (ein Nasenloch wird zugehalten) oder mit Hilfe eines Einatemtrainers (z.B. Mediflow)
- langsames maximales Ausatmen durch den Mund, evtl. mit Lippenbremse oder mit Hilfe eines Ausatemtrainers (Blubberflasche)
- Bewußtmachen und Fördern der Bauchatmung mit und ohne Handkontakt des Pat.
- Hustentechniken zeigen: unproduktives Husten vermeiden, z.B. durch räuspern, schlucken, Luft anhalten. Zum Abhusten zunächst 2/3 der Luft ausatmen, dann hüsteln oder räuspern; dabei die „Narben" mit beiden Händen gut fixieren
- allgemeine, aktive Bewegung.

Thromboseprophylaxe
• Hochlagerung der Beine
• Ausstreichungen von distal nach proximal
• stat. und dyn. Kontraktionen der Beinmuskulatur, besonders der Wadenmuskulatur, z.B. Füße endgradig hoch und runter bewegen, möglichst bei angehobenem Bein
• Tragen von Kompressionsstrümpfen
• so oft und viel wie möglich Gehen, Treppen steigen; dabei auf ausführliche Abrollbelastung der Füße achten
• tiefe und schnelle Atemzüge (Anzahl wegen Gefahr der Hyperventilation auf ca. 8 beschränken).

Atrophieprophylaxe
• max. stat. und dyn. Muskelarbeit in Muskelketten (PNF, z.B. Dynamische Umkehr, Agonistische Umkehr)
• Therabandübungen.

Optimale Dehnfähigkeit der Thorax- und Bauchmuskulatur (☞ 2.2.7)
• Dehnlagerungen
• Kombination von Atmung und Dehnung.

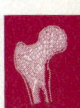

Verhinderte Obstipation
• Bauchmuskelspannung unter Berücksichtigung der physiol. Haltung
• Zwerchfellatmung fördern (Verschiebung der Bauchblase; ☞ 2.2.6)
• allgemeine, aktive Bewegungen
! Hinweis auf Ernährung: ballaststoffreiche Kost, viel trinken.

Optimales Aufstehen aus dem Bett
Um Bauchmuskulatur und später vorhandene Narben zu schonen, Aufstehen wenn möglich
• über die Seitlage en bloc oder
• Kopfteil so weit wie möglich hochstellen, dann die Beine aus dem Bett nehmen und vorrutschen.

4.1.2 Postoperative physiotherapeutische Behandlung ▬▬

Behandlung auf der Intensivstation (☞ 1.3)

Ziel: DKPT-freier Patient (☞ 2.2.8)

Pneumonieprophylaxe (☞ 4.1.1)
• vorbereitend zur EA- und AA-Vertiefung: Hauttechniken unterhalb der Schmerzgrenze (Ausstreichungen, Rollungen, Abhebungen im Thorax- und Bauchbereich)
• sekretlösende Maßnahmen: Vibrax (nicht direkt im Narbengebiet); Blubberflasche; Mediflow. Evtl. Heiße Rolle (nicht direkt im Narbengebiet). Brummlaute
• sekrettransportfördernde Maßnahmen: mit beschleunigter Luftströmung ausatmen (☞ Huffing 2.2.7); evtl. mit Explosivlauten ausatmen (ppp; sch, sch, sch...).
! Pat. soll Narben gut fixieren.

Optimale Kreislaufsituation
Evtl. vor dem Üben Kreislauftropfen.

• aktive Bewegungen, optimal angepaßt an die Situation des Patienten (Steigerung!)
• Kompressionstrümpfe (unbedingt vor dem Aufsetzen anziehen)

- Aufsetzen an die Bettkante (wie oben). Füße sofort aufstellen und bewegen, zum tiefen Atmen auffordern
! Narben gut fixieren
- Frühmobilisation: Gangschule im Zimmer, auf dem Flur, auf der Treppe.

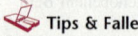 **Tips & Fallen**

Überlastungszeichen beachten: Blässe, Schweiß auf der Stirn und oberhalb des Mundes, Unruhe, hohe Pulsfrequenz, Angaben des Patienten über Schwindel.

Verminderte Schonhaltung

In RL immer mehr in Dehnung der Bauchmuskulatur lagern, um eine Verkürzung der Narben zu verhindern: Beine austrecken und leicht spreizen, zusätzlich die Arme neben dem Kopf lagern.

Optimale Narbensituation

! Die Mobilisation von Narben beginnt direkt nach dem Fädenziehen und abgeschlossener Wundheilung am Narbenrand, evtl. mit Narbensalbe, z.B. Gelee Royale, Ringelblumensalbe, Contractubex
- Anhaken (BGM), zirkeln auf die Narbe zu, dabei richtig in die Tiefe gehen; kneten
- Dehnen der Narbe in Längsrichtung, auch über Lagerung.

Zusatzmaßnahmen: Ultraschall (☞ 2.8.14); Jontophorese mit Kaliumjodat (☞ 2.8.2); Lymphdrainage (☞ 2.4.5).

Nach urologischen Operationen

Optimale Spannung der Beckenbodenmuskulatur (☞ 8.2.1)

Anspannen der Beckenbodenmuskulatur 7–10 Sek. mit der Vorstellung, Urin einzuhalten. Dabei normal weiteratmen. Die Übung so oft wie möglich durchführen; in den normalen Tagesablauf einbeziehen.

4.1.3 Thoraxchirurgie

▌Pneumothorax

Entstehung durch Verletzungen oder Erkrankungen der Thoraxwand, der Lunge oder Trachea, bei denen Luft in den Pleuraspalt gelangt. Dadurch wird der dort herrschende Unterdruck ausgeglichen. Durch die Retraktionskraft des Gewebes kollabiert ein Lungenflügel teilweise (Mantelpneumothorax) oder komplett.

Spannungspneumothorax

Durch einen Defekt in der Pleura gelangt bei Inspiration Luft in den Pleuraspalt. Wegen einer Ventilfunktion kann die Luft bei Exspiration nicht entweichen. Der Druck im Pleuraspalt steigt kontinuierlich an. Es entsteht eine Medistinalverlagerung und eine Kompression der gesunden Lungenseite und des Mediastinums. Durch den erhöhten Druck und die Kompression der Gegenseite kommt es zu einer Behinderung des venösen Rückstroms zum Herzen. Wenn nicht umgehend eine druckausgleichende Punktion durchgeführt wird, besteht akute Lebensgefahr.

Ursachen: Rippenfrakturen, Stich-, Schußverletzungen, spontan bei Anomalien oder Emphysem, iatrogen bei Pleurapunktionen oder OP's, auch als Folge der Überdruckbeatmung.

Hämatothorax
Durch Verletzungen der Thoraxwand oder intrathorakaler Organe gelangt Blut in den Pleuraspalt.

Symptome
Atemabhängige Thoraxschmerzen, Atemnot, paradoxe Atembewegungen (z.B. Nachschlagen einer Thoraxseite), Tachypnoe, Tachycardie, Zyanose, Einflußstauung (an gestauten Halsvenen zu erkennen), ggf. Hypotonie.

! Ein unkomplizierter Pneumothorax kann sich klinisch mitunter nur durch belastungsabhängige Atemnot bemerkbar machen.

Diagnose
Klinisch durch Auskultation (abgeschwächte Atemgeräusche) und Perkussion (hypersonorer Klopfschall; Dämpfung bei Hämatothorax).
Röntgen: wenn möglich im Stehen in Exspiration.

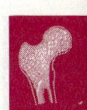

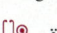 **Ärztliche Therapie**
- Anlage einer Bülaudrainage: Eine über ein Wasserschloß abgeleitete Drainage wird in den Pleuraspalt eingelegt. Durch leichten Sog wird ein künstl. Unterdruck erzeugt, so daß die Lunge sich wieder entfalten kann. Der Flüssigkeitsspiegel im Wasserschloß soll sich atemabhängig bewegen. Wenn nach 3–5 Tagen unter Röntgenkontrolle kein Pneumothorax mehr vorhanden ist, kann die Drainage entfernt werden
- bei Spannungspneumothorax sofortige Punktion zum Ausgleich des Überdrucks im Pleuraspalt
- operatives Vorgehen: bei persistierendem Pneumo- oder Hämatothorax; bei persistierender starker Blutung; ggf. wenn der Hämatothorax nicht über die Drainage zu entleeren ist
- analgetische Therapie.

 Physiotherapie
Ziel: DKPT-freier Patient (☞ 2.2.8, 4.1.1, 4.1.2).
Besonders wichtig ist hier die Pneumonie-Prophylaxe, da die Pat. aufgrund ihrer Schmerzsituation meist nicht tief durchatmen können.
- optimale Atmung;
  - Vorbereitend Hauttechniken, besonders über den schmerzhaften Stellen. Die betr. Seite vorsichtig fixieren, um Schmerzen zu lindern und eine vertiefte Atmung zu ermöglichen
  - Hustentechniken (☞ 2.2.7): betroffene Seite fixieren, 1/3 der Luft ausatmen und hüsteln oder räuspern
  - Langsame Einatmung, um die Wiederausdehnung der Lunge zu unterstützen, z.B. mit Mediflow
  - Bei fortgeschrittener Wundheilung vertieftes Ein- und Ausatmen in Dehnstellungen (z.B. Mondlage, Drehdehnlage; ☞ Abb. 2.2.16–21)
- optimale Verschieblichkeit der Pleurablätter: Für eine gute Atmung müssen die Pleurablätter gut gegeneinander verschieblich sein; Verklebungen durch Narben müssen vermieden werden durch intensive AT (Ziel: Vertiefung der Inspiration und Exspiration), auch mit Atemtrainern (z.B. Mediflow, Blubberflasche). Erstellen eines ausführlichen Selbstübungsprogramms
- erhaltene Beweglichkeit: endgradige, möglichst aktive Bewegungen aller angrenzenden Gelenke (v.a. Schultergelenke)

- erhaltene Kraft der angrenzenden Muskulatur: stat. und dyn. Muskelarbeit der Arm-, Bein- und Rumpfmuskulatur
- selbständiger Patient: frühstmögliche Mobilisation; schmerzarmes Aufstehen und Bewegen zeigen (betroffene Seite fixieren, Aufstehen über die gesunde Seite).

! Sofort den behandelnden Arzt informieren bei:
- Blubbergeräuschen in der Bülaudrainage
- Atemnot
- starken Schmerzen.

4.1.4   Herzchirurgie

4

Indikationen für die Herzchirurgie
- am häufigsten ACVB (Aorto-Koronarer-Venen-Bypass) bei schwerer KHK
- Herzklappenersatz, meist bei Aorten- und/oder Mitralklappenfehlern
- Herztransplantation bei schwerer Herzinsuffizenz unterschiedlicher Ursache in speziellen Zentren.

Die meisten OPs werden am offenen Herzen mit Hilfe einer Herz-Lungen-Maschine durchgeführt. Erhöhte Pneumoniegefahr durch Minderbelüftung der Lunge während der OP, eingeschränkte Zilienfunktion aufgrund der Narkotika und geringen Mobilität des Patienten post-OP.

Der Zugang zum Herzen erfolgt durch die mediane Sternotomie, bei der das Brustbein in Längsrichtung gespalten und anschließend mit Drahtcerclagen verschlossen wird, die lebenslang belassen werden.

 Tips & Fallen
Die Erlaubnis zur Mobilisation ist individuell verschieden und muß von der ÄrztIn erteilt werden.

 Physiotherapie
! Nie über der Schmerzgrenze arbeiten!

Präoperative Behandlung
- Über postoperative Komplikationen informierter Patient. Anleitung zur selbständigen Durchführung von:
  - Atelektasen- und Pneumonieprophylaxe: sehr langsam und tief durch die Nase einatmen, dabei evtl. ein Nasenloch zuhalten, über die Lippenbremse oder auf tiefe Töne (,,mmh") maximal ausatmen, Atempause
  - Wahrnehmen und Vergrößern der Atembewegung des Thorax nach sternal, lateral und dorsal mit eigenständigem Handkontakt. Mediflo® (☞ 2.2.7)
  - Hustentechnik: unproduktives Husten durch kurzes Luftanhalten oder oberflächliches Atmen unterbinden, bis der Hustenreiz gedämpft ist.
    Vor dem Abhusten ca. 1/3 der Luft ausatmen, hüsteln statt kräftig zu husten, dabei Thorax seitlich der Narbe beidhändig fixieren
  - Thromboseprophylaxe: dynamische Kontraktionen der Unter- und Oberschenkelmuskulatur. Füße abwechselnd dorsal- und plantarflektieren; Füße kreisen; bei angestellten Beinen abwechselnd rechtes und linkes Bein in die Luft strecken

– optimale Vitalkapazität präoperativ: vertieftes Atmen, Dehnlagen und Thorax-
mobilisation (☞ 3.1.2)
– Angstminderung: Pat. Möglichkeit zum Gespräch geben. Die bevorstehende Operation wird als lebensbedrohlich empfunden (und ist es oft auch).

Postoperative Behandlung

! Keine Rotation und Lateralflexion der BWS, keine Seitlage in den ersten 6–12 Wo.
(unterschiedliche Empfehlungen). Auf Schmerzfreiheit bei der Behandlung achten.

• Atelektasen-, Pneumonie- und Thrombosefreiheit: Maßnahmen wie bei präoperativer
Behandlung (☞ 4.2.1). Bei komplikationslosem Verlauf stehen die Patienten am
1. oder 2. postoperativem Tag auf

• gesteigerte Belastbarkeit: Vorgehen nach dem Heidelberger Stufenmodell (☞ 3.2.2).
Die Belastung kann schneller gesteigert werden. Zur Kontrolle Herzfrequenz täglich
protokollieren. Bei Gabe von β-Blockern unbedingt auf Überlastungszeichen achten:
Blässe, weißes Munddreieck, Schweißbildung im Gesicht (oberhalb des Mundes,
Stirn), Atemnot, Unruhe, Zyanose

• bestmögliche Narbenverschieblichkeit (nach dem Fäden ziehen): Ausstreichungen
auf die Narbe zu. Vorsichtige Knetungen der Narbe. Diagonale flächige Hautverschiebungen. Zirkelungen einseitig/beidseitig auf die Narbe zu

! Narbe darf nicht nässen und nicht auseinander gezogen werden.

• optimale Haltung und Bewegung: Lagerung im Bett und Haltungskorrektur im Sitz
und Stand entgegen der Schonhaltung, d.h. Aufrichten des Brustkorbs. Lagewechsel,
Bücken, An- und Ausziehen ohne Lateralflexion und Rotation der BWS durchführen

• optimaler Muskeltonus der Rumpfmuskulatur: Griffe aus der klassischen Massage
an verspannter Muskulatur. Entspannende Maßnahmen z.B. Abhebeproben aus der
Lösungstherapie (☞ 2.3.21)

• optimale Atemform: Pat. ggf. auf verkürzte Ausatmung, z.B. beim Sprechen, und auf
fehlende endexspiratorische Atempause aufmerksam machen.

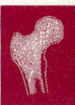

4.1.5 Gefäßchirurgie

▌ Shunt

Der Shunt oder die Brescia-Cimino-Fistel ist eine operativ hergestellte Verbindung
zwischen der A. radialis und der V. cephalica antebrachii.

Die Anlage eines Shunt erfolgt bei dialysepflichtiger Niereninsuffizienz zur Verein-
fachung der Hämodialyse durch besseren Zugang.

 Physiotherapie

Shunt-Training
Durch venösen Stau soll das Gefäßlumen vergrößert werden. Wenn möglich Pat. zur
eigenständigen Durchführung anleiten.

Präoperativ
• Shunt-Arm erfragen
• Eine Blutdruckmanschette am Oberarm anlegen; bei herunterhängendem Arm die
Blutdruckmanschette bis 50–60 mmHg (bei Hypertonikern bis 70–80 mmHg) auf-
pumpen; der Puls darf dabei nicht weggestaut werden, er muß am Handgelenk noch
gut tastbar sein

- Die Stauung 5 Min. halten; dabei die Hand kräftig fausten (evtl. mit Softball). Pausen nach Bedarf
- Wiederholungen 3 x tgl. 3 x 5 Min.

Ziel: gut sichtbare Unterarm-Venen.

Postoperativ (ab 3. Tag):
- Shunt-Arm horizontal gut entspannt lagern
- Die Blutdruckmanschette bei allen Patienten bis 50–60 mmHG aufpumpen, dabei die Hand fausten.

Staudauer
3. postop. Tag: 1/2 Min.
4. postop. Tag: 1 Min.
5. postop. Tag: 2 Min.

Weitere tgl. Steigerung um je 1 Min. bis 5 Min. Wiederholungen 3 x tgl. 3 x.

! Der Puls muß immer gut tastbar sein!

4.1.6 Kieferchirurgie

▋ Frakturen

Ursachen
Sturz, Schlag auf Kinn und/oder Kieferkörper, oft Mehrfachfrakturen des „Ringsystems" Schädelbasis-Kiefergelenke-Unterkieferkörper.

Kapitulumfraktur
Intra- und extrakapsuläre gelenkspaltnahe Frakturen, die in der Regel konservativ behandelt werden. Bei zusätzlicher Diskusdislokation (Hauptdislokationsrichtung: anteromedial) und/oder transkapitulären Frakturen ist eine chirurgische Gelenkrevision mit Diskusreposition sinnvoll.

 Ärztliche Therapie
- konservativ: Maxillo-mandibuläre Fixation mit Drahtbogenkunststoffschienen für max.1 Wo. Ausgleich des vertikalen Höhenverlustes im Kiefergelenkbereich durch Aufbißschienen mit Distraktion. Später ggf. Einschleifmaßnahmen oder prothetische Versorgung. Alternativ: Aktivator nach Karwetzky (Funktions-Kieferorthopädisches Gerät)
- operativ: Bei starker Dislokation des Knochens und der Weichteile wird über einen präaurikulären Zugangsweg eine chirurgische Gelenkrevision vorgenommen. Die knöchernen Fragmente werden reponiert und mit Kleinplatten und -schrauben fixiert (möglichst mit resorbierbarem Material). Der Diskus wird reponiert und die bilaminäre Zone, die gewöhnlich überdehnt oder angerissen ist, mit resorbierbarer Naht gerafft. Die Gelenkkapsel und die lateralen Bandstrukturen des Gelenkes werden rekonstruiert.

Physiotherapie

- Bei konservativer Therapie: Frühmobilisation des Kiefergelenkes bei Kindern nach fünf Tagen, bei Erwachsenen nach sieben Tagen, nach Öffnung der maxillo-mandibulären Fixation. Während der Mundöffnungsbewegung muß durch distrahierende Maßnahmen die Führungsfunktion des Kollums imitiert werden, z.B. durch Manuelle Therapie und aktives Training der geraden Mundöffnung. Durch funktionelle Bewegungen können die knöchernen Umbauprozesse so beeinflußt werden, daß die physiologische Form des Gelenkköpfchens wieder erreicht werden kann. In der Verlaufskontrolle soll nicht nur die Mundöffnung, sondern auch die Gleitbeweglichkeit des betroffenen Gelenkes durch Palpation des Gelenkkopfes überprüft werden
- Bei operativer Therapie: nach Diskusrefixation Mobilisation des Unterkiefers nach 3 Tagen, nach intraartikulären Frakturen sind Bewegungen ohne Belastungen wichtig, da die mechanische Belastbarkeit der Osteosynthesen im Gelenkbereich eingeschränkt ist (aktives Training der geraden Mundöffnung).

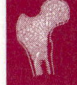

Hohe Kollumfraktur

Extrakapsuläre Fraktur, meist mit Dislokation nach anteromedial aufgrund des Muskelzuges des M. pterygoideus lateralis und der typischen Krafteinwirkungsrichtung von anterior kontralateral auf das Kinn.

 Ärztliche Therapie

- konservativ: bei nicht und wenig dislozierten extrakapsulären Frakturen: maxillo-mandibuläre Fixation mit Drahtbogenkunststoffschienen für zwei bis drei Wochen
- operativ: Bei Frakturen mit Diskusdislokation: extraoral präaurikulär mit Gelenkrevision. Bei dislozierten Frakturen ohne stärkere Beeinträchtigung des Kapsel-Band-Apparates operative Reposition und Fixation von intraoral. Bei stärkerer Schädigung der ligamentären Strukturen und des Diskus: Reposition des proximalen Fragments mit Gelenkrevision (MRT). Hierbei wird der Diskus reponiert, dorsolateral die überdehnte bilaminäre Zone gerafft und der laterale Bandapparat rekonstruiert (☞ Therapie Kapitulumfraktur).

 Physiotherapie

- bei konservativer Therapie: Nach Mobilisation (Öffnung der maxillo-mandibulären Draht-Fixation, Einsetzen von Führungsgummizügen im Eckzahnbereich) zunächst für eine Woche lastfreie Mundöffnungsübungen mit Training der muskulären Koordination. Bei Seitabweichung der Mundöffnung (Ausschluß einer Diskusdislokation!): muskuläre Mobilisierungstechniken zur Dehnung der verkürzten Muskulatur sowie manuelle Therapie (bei arthrogenen Einschränkungen wie Adhäsionen und Kapselschrumpfung). Ziel: gleichmäßige Okklusion im Schlußbiß sowie eine in alle Richtungen harmonische Unterkieferbeweglichkeit (freie Protrusion und Laterotrusion)
- bei operativer Therapie: Sofortmobilisation, d.h. es wird keine maxillo-mandibuläre Fixation durchgeführt. Ab 3. post-OP Tag bei nachlassenden Schwellung des Gelenkbereiches: Mund-Öffnungsübungen. 1 Wo. post-OP: muskuläre Mobilisation, 3 Wo. post-OP: Mobilisation durch manuelle Therapie.

Kollumbasisfraktur

Fraktur des Gelenkfortsatzes am Übergang zwischen Gelenkhals und aufsteigenden Ast des Unterkiefers. Meist von der Incisura semilunaris nach schräg dorsal kaudal auslaufend.

Ärztliche Therapie

- konservativ: bei nicht und wenig dislozierten Frakturen. Maxillo-mandibuläre Fixation mit Drahtbogenkunststoffschienen für drei Wochen
- operativ: dislozierte Frakturen ohne Diskusdislokationen werden von enoral operativ versorgt. Luxationsfrakturen mit Diskusdislokationen werden ggf. kombiniert von präaurikulär mit Gelenkrevision und von enoral versorgt.

 Physiotherapie

Bei konservativer und operativer Therapie: Nach Öffnung der maxillo-mandibulären Fixation zunächst für 1 Wo. lastfreie Mundöffnungsübungen mit Betonung der muskulären Koordination. Ab der 4. post-OP Woche: bei Seitabweichung der Mundöffnung (Ausschluß einer Diskusdislokation) muskuläre Mobilisations-Techniken zur Dehnung der verkürzten Muskulatur, sowie Manuelle Therapie bei arthrogenen Einschränkungen wie Adhäsionen und Kapselschrumpfung.

Ziele: gleichmäßige Okklusion im Schlußbiß sowie eine in alle Richtungen harmonische Unterkieferbeweglichkeit (freie Pro- und Laterotrusion).

■ Degenerative Kiefergelenkerkrankungen

Diskusdislokationen

Bei einer Diskusdislokation hat der Diskus artikularis des Kiefergelenkes seine physiologische Position auf dem Gelenkkopf verlassen. Normalerweise sitzt er dem Gelenkkopf kappenartig auf und erhält während der Mundöffnung beim Vorwärtsgleiten des Gelenkkopfes die Kongruenz der gleitenden Gelenkflächen. Die Hauptdislokationsrichtung ist nach antero-medial. Ursachen hierfür können sein: Verlagerung des Gelenkkopfes nach dorsal durch prothetische oder kieferorthopädische Maßnahmen oder/und muskuläre Hyperaktivität des M. pterygoideus lateralis, der am Diskus ansetzt und diesen, da kein direkter Antagonist vorhanden, sukzessive aus seiner physiologischen Position herauszieht.

Diskusdislokation mit Reposition: während der Mundöffnung springt der Kondylus auf den anterior liegenden Diskus auf (Gelenkknacken) und führt dann den Rest der Mundöffnungsbewegung mit dem Diskus in physiologischer Position aus.

Diskusdislokation ohne Reposition: Während des gesamten Bewegungszyklus der Mundöffnung bleibt der Diskus vor oder lateral des Gelenkkopfes liegen. Die Gelenkbelastung wird auf die gut innervierte und durchblutete bilaminäre Zone ausgeübt.

Diskusdislokationen mit Reposition

 Ärztliche Therapie

- konservativ: Aufbißschienentherapie: Repositionsschienen, Distraktionsschienen
- zusätzlich: Magnesiumpräparate zur Muskelrelaxation.

 Physiotherapie

Reduktion des Spannungszustandes der Kaumuskulatur z.B durch Effleurage und Koordinationsübungen mit größerem Rotations- und geringerem Translationsanteil bei der initialen Mundöffnung.

Diskusdislokationen ohne Reposition (closed lock)

 Ärztliche Therapie

- konservativ: Aufbißschienentherapie: Repositionsschienen, Distraktionsschienen. Zusätzlich: Magnesiumpräparaten zur Muskelrelaxation
- operativ (bei erfolgloser konservativer Therapie und persistierenden Schmerzen): Arthroskopie. Dabei werden vorhandene Adhäsionen gelöst und der dislozierte Diskus soweit mobilisiert, bis er seine physiologische Position, in der er kappenartig auf dem Kondylus sitzt, wieder einnehmen kann. Die durch Entzündungsprodukte veränderte Gelenkflüssigkeit wird herausgespült (Lysis und Lavage). Im Anschluß: Aufbißschiene mit Distraktion, um Platz für den reponierten Diskus zu schaffen.

 Physiotherapie

Koordinationsübungen mit größerem Rotations- und geringerem Translationsanteil bei der initialen Mundöffnung. Passives Bewegen des Gelenkes kann zur Redislokation führen. Der dorsal überdehnten bilaminären Zone muß Zeit zur Verkürzung gegeben werden! Keine maximalen Mundöffnungen!

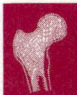

Kiefergelenkarthrosen

Zerstörung der Gelenkoberflächen des Kiefergelenkes (meist des Kondylus), wobei durch knöcherne Reparationsvorgänge sich zusätzlich noch Osteophyten bilden.

Ursachen: primäre Gelenkerkrankung (Autoimmunarthritis oder fortgeleitete Infektion) oder Degeneration, z.B. Diskusdislokationen und Diskusperforationen mit Kongruenzverlust der artikulierenden Gelenkflächen. Dadurch kommt es zu Belastungsspitzen an der Oberfläche des Gelenkkopfes, was zu subchondralen Sklerosierungen und Zystenbildung und später zum Einbruch der Gelenkfläche führt. Außerdem spielen die in den Gelenkhöhle ablaufenden Veränderungen der Gelenkflüssigkeit eine Rolle bei der Strukturveränderung der Gelenkweichteile. Beispiel: Während forcierter Mundöffnung bei anterior disloziertem Diskus, werden Mikroeinrisse in der schon überdehnten bilaminäre Zone verursacht. Dies führt zu persistierender Entzündung im Gelenk und damit zu strukturellen Veränderungen besonders der Gelenkweichteile und zur Übertragung von Schmerzen. Auch Makrotraumen (Gelenkdistorsion, Fraktur) können über ähnliche Mechanismen eine Kiefergelenkarthrose verursachen.

Kompensierte Arthrosen (reparative und destruierende Prozesse im Gleichgewicht) können von kurzen Schmerzphasen unterbrochen über Jahre fast schmerzfrei sein. Dekompensierte Arthrosen sind neben dem mehr oder weniger starken myogenen Schmerz durch persistierende arthrogene Schmerzen gekennzeichnet.

 Ärztliche Therapie

- konservativ: Gelenkentlastung (Distraktion) über eine Aufbißschiene, die gleichzeitig auch muskelkoordinierend wirkt (Front-Eckzahnführung). OP, wenn innerhalb 1/2 Jahres keine Besserung eintritt
- operativ: Über einen offenen Gelenkzugang von präaurikulär bei manifesten Kiefergelenkarthrosen. Je nach Schwere der Schädigung des Diskus wird
  - ein intakter aber dislozierter Diskus durch Raffung der bilaminären Zone reponiert und in funktionsgerechter Weise an dem vorhandenen noch intakten Bandapparat fixiert. Der Kondylus wird der ,,neuen" Situation durch Abtragen der Osteophyten angepasst

– ein intakter aber dislozierter Diskus bei stark geschädigtem Bandapparat am Kondylus direkt fixiert und damit ein Gelenk mit nur einem Kompartiment geschaffen. Gleichzeitig wird ein Kondylusshaving durchgeführt
– ein geschädigter Diskus entfernt, durch einen Faszienlappen des M. temporalis ersetzt und in die vorhandenen Bandstrukturen eingenäht. Durch den Lappenstiel wird die laterale Kapsel des Gelenkes verstärkt. Gleichzeitig wird ein Kondylusshaving durchgeführt.

Physiotherapie

- Nach operativer Reposition des Diskus müssen Adhäsionen im Gelenkspalt, welche zur erneuten Diskusdislokation führen können, vermieden werden. Bis 4 Wo. post-Op: lastfreie Mundöffnungs- und Laterotrusionsbewegungen. Trainiert werden soll insbesondere der M. Pterygoideus lat., der wesentlich an der Protrusion und Laterotrusion beteiligt ist. Ab 4 Wo. post-Op: Muskelkoordinationsübungen und Bewegungen gegen Widerstand zum Aufbau der Muskulatur
- Nach Diskusersatz müssen die lastfreien Mundöffnungs- und Laterotrusionsbewegungen bis ca. 10 Wo. post-Op durchgeführt werden, da die Integration des Faszieninterponats längere Zeit in Anspruch nimmt. Anschließend soll auch hier gezielt die Muskulatur so aufgebaut werden, daß eine gerade Mundöffnung durchgeführt werden kann. Evtl. Bewegungseinschränkung durch die großflächige Narbe im Temporalbereich.

❚ Physiotherapie bei Kiefergelenksfehlfunktionen

Physiotherapeutischer Untersuchungsbefund

Anamnese
Neben symptomorientierten Gesichtspunkten (Kopfschmerz, Ohrschmerz/-sausen, Nackenschmerz), Fragen nach Wirbelsäulenerkrankungen, Traumata, internen Erkrankungen, Affektionen im HNO-Bereich, zahnmedizinischen Beschwerden und/oder Eingriffen.

Inspektion
Position des Kiefers (Lateralisierung, Over-Bite: evtl. die Lippen etwas wegziehen), der HWS, des Kopfes, der Schulterblätter, der Klavikula und der Schultergelenke; sichtbare Haut-, Muskel- und Gelenkveränderungen; Ausweichbewegungen bei Öffnen und Schließen des Mundes; Stellung und Verschleiß der Zähne (Hinweis auf Knirschen).

Palpation
- in Ruhe: Haut, Muskulatur: Mm. masseter, Mm. temporales, Mm. pterygoidei medialis (Tonus, Schwellung, Verhärtung, Schmerzpunkte). Trigeminusdruckpunkte, Gelenk und Skeletteile
- bei aktiver/passiver Bewegung: Bewegungsmerkmale des Kiefergelenkes (Translationsmöglichkeiten des caput mandibulae, Knacken des Kiefergelenkes).

Funktionsprüfung
Die Untersuchung wird am aufrecht sitzenden Patienten durchgeführt. Es ist wichtig, daß die HWS sich dabei möglichst in einer neutralen Position befindet.

- allg. Bewegungsuntersuchung (aktive/passive Bewegungsuntersuchung)
  – Mund öffnen und schließen
  – Vor- und Zurückschieben des Kiefers (Protrusion und Retrusion)

- – Seitverschieben des Kiefers nach links und rechts
- spezielle Bewegungsuntersuchung: Traktions- und Translationstests (Handschuhe!)
  - – Traktion und Kompression
  - – Gleiten (anterior, posterior, medial, lateral)
- Muskeltests
  - – Mund öffnen: infra- und suprahyoidale Mm.
  - – Mund schließen: Mm. temporales, Mm. masseter, Mm. pterygoidei medialis
  - – Protrusion: Mm. pterygoidei lateralis
  - – Retrusion: Mm. temporales
  - – Seitbewegungen: gleichseitiger M. temporalis, gegenüberliegender M. pterygoideus lateralis
- Zusatztests
  - – spezifische Tests, die auf bestimmte Strukturen zielen (z.B Kapsel, Bänder, Diskus)
  - – spezifische Untersuchung (z.B neurologisch).

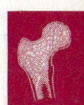

Im Anschluß an die Funktionsuntersuchung des Kiefergelenkes folgt in der Regel die der zeviko-thorakalen Wirbelsäule und des Schultergürtels.

Von einer Funktionsstörung des Kiefergelenkes wird ausgegangen, wenn ein oder mehrere der folgenden Symptome vorliegen:
- Schmerzen im Bereich der Kaumuskulatur und des Kiefergelenkes
- Geräusche des Kiefergelenkes wie Knacken oder Krepitieren
- Bewegungseinschränkung und/oder Bewegungsabweichung des Unterkiefers.

Physiotherapie

Bestmögliche Haltung und Bewegung
Die Körperhaltung und die Stellung der HWS beeinflussen die auf das Kiefergelenk einwirkenden Kräfte:
- Bei Extension des Kopfes und oberer HWS entsteht eine Retrusionsbewegung vom Unterkiefer
- Bei Flexion des Kopfes und oberer HWS entsteht eine Protrusionsbewegung vom Unterkiefer.

Diese veränderte Stellung kann der Grund für Funktionsstörungen im Bereich des Kiefergelenkes sein. Die Therapie zielt auf eine Verbesserung des Haltungs- und Bewegungsgefühls, wobei die gegenseitige Stellung von Kopf, HWS, Schultergürtel und Unterkiefer eine zentrale Rolle spielt. Voraussetzung dafür ist eine optimale Mobilität im thorakalen Bereich, wie auch im zervikothorakalen Übergangsbereich durch Wiederherstellen der Mobilität der Gelenke und des Muskelgleichgewichts. Bei Einflüssen aus dieser Region werden die gebräuchlichen Therapieformen angewandt.

Schmerzfreiheit
- Thermotherapie (v.a. heiße Rolle; ☞ 2.7.2)
- Massage: Funktionsmassage, Querfriktionen (Triggerpunkte), Vibrationen, Streichen, Kneten der Muskulatur die am leichtesten zugänglich ist (Mm. masseter, temporales, pterygoidei medialis, supra- und infrahyoidale Muskulatur); BGM (kleiner Aufbau)
- Elektrotherapie: Interferenz, Ultraschall u.a. (☞ 2.8)
- Manuelle Therapie: Traktion (intermittierend und/oder langanhaltend)
- Mobilisationstechniken: passive, geführt aktive und aktive Bewegungen unterhalb der Schmerzgrenze, postisometrische Relaxation in schmerzfreier Stellung (☞ 2.2.4).

Verbesserte Beweglichkeit des Kiefergelenkes

- myogene Ursachen: Entspannungstechniken (z.B nach JACOBSEN; ☞ 2.3.11), Dehnen verkürzter Muskeln: Mm. masseter, temporales, Kräftigung geschwächter Muskeln: Mm. pterygoidei lateralis. Weitere Mobilisationstechniken (☞ 2.2.4)
- arthrogene Ursachen: Manuelle Therapie (Traktion, Anterior-, Medial- und Lateralgleiten).

Mechanik des Kiefergelenkes

- Mundöffnung eingeschränkt: vermindertes Anterior-Gleiten in einem oder beiden Kiefergelenken
- Seitenverschiebung zu einer Seite eingeschränkt: vermindertes Anterior-Gleiten in dem Kiefergelenk auf der gegenüberliegenden Seite
- Abweichen des Unterkiefers bei der Mundöffnung nach einer Seite:
  - Vermindertes Gleitvermögen auf der Seite, nach der der Unterkiefer abweicht
  - Hypermobilität auf der gegenüberliegenden Seite.

4

 Tips & Fallen

- Mundöffnung für die Durchführung der Traktion zu gering: Unterkiefer von außen passiv seitlich bewegen, bis der Daumen in den Mund paßt
- Auto-Traktion: bei geringer Mundöffnung Zunge gegen den harten Gaumen drücken

Korrektur von veränderten Bewegungsmustern/Koordination
Die Therapie besteht aus dem Anlernen der Scharnierbewegung und aus Koordinationsübungen.

ASTE: korrigierter Sitz vor einem Spiegel. Therapeut (später Pat. selber) palpiert das Kiefergelenk.

- Bei verfrühten Translationsbewegungen (Vorschubbewegung des Unterkiefers) soll der Patient die Zungenspitze nach hinten gegen das Dach der Mundhöhle rollen und den Mund langsam ein Stückchen gerade nach unten öffnen, ohne daß eine Translation des caput mandibulae nach ventral auftritt. Auf keinen Fall sollte das Kiefergelenk während des Öffnens knacken. Eine Steigerung dieser Übung geschieht durch folgende Ergänzungen:
  - mit zusätzlich isometrischen Anteilen
  - Mundöffnung halten und dabei unterschiedliche Bewegungen mit der Zunge ausführen
  - mit leichtem Widerstand
  - mit etwas mehr geöffnetem Mund
- bei einer Abweichung nach links oder rechts: Maßnahmen wie bei verfrühten Translationsbewegungen, mit der Ausnahme, daß die Zunge nicht gerade nach hinten, sondern schräg nach hinten gegen die oberen heterolateralen Seitenzähne gerollt wird (z.B. bei einer Abweichung nach links, die Zungenspitze rechts hinten gegen die Innenseite der oberen Seitenzähne legen)
- bei einer S-förmige Öffnungs- oder Schließbewegung: Maßnahmen wie bei verfrühten Translationsbewegungen, die isometrischen Widerstandsübungen werden beidseits durchgeführt. Steigerung durch die Technik der rhythmischen Stabilisation.

Patientenberatung
Vermeiden von schlechten Angewohnheiten wie z.B. Knirschen, Zähne zusammen-
beißen, Nägelkauen, häufiger Gebrauch von Kaugummi. Die Patienten müssen diese
schädigenden Verhaltensweisen erkennen, bevor sie korrigiert werden können. Eine
Kombination von praktischen Übungen (allg. Entspannungsübungen etc.) mit einer
Gesprächstherapie ist die Therapie der Wahl.

4.2   Behandlungsprinzipien in der Traumatologie

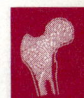

Befunderhebung (☞ 2.1.5)

- Lagerungsstabilität: betroffene Körperregion ist noch nicht versorgt
- Übungsstabilität: Körpergewicht darf nicht auf die verletzte Körperregion übernom-
  men werden
- Teilbelastbarkeit: Körpergewicht darf teilweise auf die verletzte Körperregion
  übernommen werden
- Belastungsstabilität: die verletzten Strukturen sind verheilt.

 Physiotherapie
Lagerungsstabilität. Übungsbehandlung ist nur möglich über Irradiation durch die
nicht betroffenen Körperteile.

Übungstabilität
- angepaßte Widerstände bei Frakturen proximal der Verletzungsstelle
- passive Bewegungen auf der Motorschiene
- Eis mehrmals täglich für ca. 5 Min.
- Hitze: erst einige Tage nach OP, wenn keine Entzündungszeichen vorliegen
- 3-Punkte-Gang (☞ 2.2.5): klinikabhängig entweder nur Bodenkontakt oder Übernahme der Eigenschwere des Beines (10–15 kg)
- Lymphdrainage nach der Wundheilung
- kontraindiziert sind: Stretch, Traktion, Approximation, je nach Krankheitsbild
  Rotation, lange Hebel, forcierte passive Bewegungen; klassische Massage, Wärme
  direkt im verletzten Gebiet.

Teilbelastbarkeit. Physiotherapie wie bei Übungsstabilität, langsam steigern.
3-Punkte-Gang mit zunehmender Belastung nach ärztlicher Verordnung.

Belastungssstabilität. Mit Ausnahme von Schmerzen bestehen keine KI.

! Bei Versorgung mit belastungsstabiler Osteosynthese (z.B. aufgebohrter Marknagel
  oder DHS): Behandlung erfolgt bis zur Wundheilung wie bei Übungsstabilität; danach ist eine wesentlich schnellere Steigerung möglich.

Geräte in der Traumatologie

Aktivschiene: Rollenzug zur Kräftigung der Kniestrecker und -beuger im geschlossenen System.

Deuserband: festes Gummiband zur Muskelkräftigung.

Fußwippe: zur Kräftigung der Wadenmuskulatur, Mobilisation der Dorsalextension.

Handknete: in verschiedenen Festigkeiten erhältliche Knete zur Schulung von Handfunktionen.

Motorschiene: passive Bewegungsschiene, die nach Operationen z.B. am Knie, Ellenbogen und an der Schulter eingesetzt wird zur Förderung der Bewegung und zur Verhinderung von narbigen Verklebungen.

Pedalo: Brett mit zwei Rollen zur Gleichgewichts- und Koordinationsschulung.

Pezziball: großer Ball mit dem Durchmesser von 43–90 cm Durchmesser, z.B. zur Therapie von Haltungsschäden und zur Säuglings- und Kinderbehandlung.

Roll-Wipp (Rola-Bola): sehr labiles Gerät zur Gleichgewichts- und Koordinationsschulung.

Schaukelbrett: Brett mit abgerundetem Boden zur Koordinations- und Gleichgewichtsschulung in verschiedenen Ausgangsstellungen, z.B. Bauchlage, Vierfüßlerstand, Kniestand, Stand.

Sportkreisel: rundes Brett mit abgerundetem Boden zur Koordinations- und Gleichgewichtsschulung und zum Reflextraining nach Außenbandrupturen am Fuß.

Steckbrett: Brett mit verschieden großen Teilen (z.B. Sektkorken, Stecknadel) zur Schulung der Feinmotorik der Hand.

Stehbrett: Brett bzw. Bank zur Trainingstherapie/Orthostase bei Querschnitt-, Intensiv- und polytraumatisierten Patienten.

Stützböckchen: Holzbretter mit Griff zum Erarbeiten der Stützfunktion u.a. bei Querschnittgelähmten.

Theraband: elastisches ca. 3,50 m langes Gummiband zur Detonisierung und zur Kräftigung von Muskeln.

Trampolin: Mini-Trampolin zur Gleichgewichtsschulung, Vorbereitung zum Laufen.

Tru Trac: elektrisches Zuggerät z.B. zur Traktion der Wirbelsäule.

Übungsbrett: Gerät mit verschiedenen Funktionen (z.B. Wasserhahn, Schere, Türgriff) zur Schulung von funktionellen Handbewegungen.

Vacoped: abnehmbarer Hülsenapparat (Ersatz für Gips- und synthetische Stützverbände)

Weitere Geräte: Stab; Seil; Keule; Schaumstoff-, Gymnastik-, Medizinball; Luftballon; Hantel; Expander.

4.3   Grundlagen der Frakturbehandlung

4.3.1   Frakturlehre

Eine Fraktur ist eine Kontinuitätsunterbrechung eines Knochens durch direkte (Schlag, Schuß, Stoß) oder indirekte (Überbeanspruchung, Tumor) Gewalteinwirkung. Vorkommen entweder als geschlossene (Weichteilmantel intakt) oder offene Fraktur.

Frakturzeichen

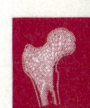

- sichere Zeichen: Achsenfehlstellung, Krepitation, Hautdurchspießung durch Knochenfragmente, abnorme Beweglichkeit
- unsichere Zeichen: Schwellung, Schmerzen, Funktionsausfall.

Schweregrade offener Frakturen

- Grad 1: Durchspießung der Haut von innen nach außen durch Knochenfragment, geringer Weichteilschaden
- Grad 2: ausgedehntere äußere Hautwunde
- Grad 3: großflächige Eröffnung und Zerstörung von Hautgewebe; unter Mitbeteiligung von Muskulatur, Gefäße und/oder Nervenstrukturen
- Grad 4: totale bzw. subtotale Amputation.

Fraktureinteilung

Einteilung nach Formen

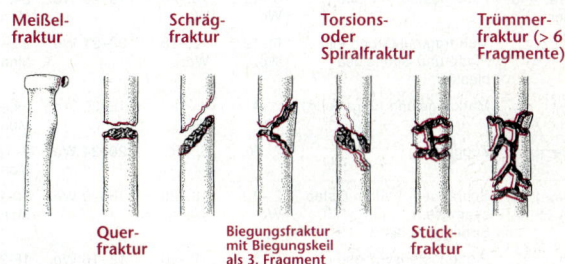

Abb. 4.1: Frakturformen [A300–190]

Einteilung nach Art der Dislokation

- Längsverschiebung (Dislocatio ad longitudinem) mit Verkürzung (cum contractione) oder mit Verlängerung (cum distractione)
- Seitverschiebung (Dislocatio ad latus) nach medial, lateral, ventral oder dorsal
- Achsenabweichung (Dislocatio ad axim): Valgus-, Varus-, Antekurvations- oder Retrokurvationsfehlstellung
- Drehfehler (Dislocatio ad peripheram): Innen- oder Außenrotationsfehlstellung.

4.3.2   Heilungsverlauf und Komplikationen ─────

Primärheilung. Bei optimaler Reposition (z.B. durch Osteosynthese) der Fragmente und optimaler Kompression erfolgt die sogenannte Kontaktheilung, die sich ohne Knochenneubildung (Kallus) vollzieht. Kallus ist Knochengewebe, das sich aus Bindegewebe entwickelt.

Sekundärheilung. Bei Instabilität (unzureichende Ruhigstellung, schlechte Repositon) der Frakturpartner erfolgt die Heilung über verschiedene Kallusstufen. Sekundärheilung tritt meistens bei konservativer Frakturheilung auf, da eine totale Ruhigstellung im Gips nicht möglich ist. Formen: enostaler und perostaler Kallus.

Nachbehanlung operativ versorgter Frakturen – untere Extremität (Die Zahlen beziehen sich auf den Operationstermin)					
Fraktur-lokalisation	**Art der operativen Versorgung**	**Teilbe-lastung ab**	**Vollbela-stung ab**	**Erwarteter knöcherner Durchbau nach**	**Metall-entfer-nung nach**
Medialer Schenkelhals	Osteosynthese (Schrauben)	6. Wo.	12.–18. Wo.	ab 18. Wo.	12.–18. Mon.
	Hüftendoprothese		sofort (zemen-tiert)		
Femur	Osteosynthese (Winkelplatte)	2.–4. Wo.	8.–12. Wo.	12–16 Wo.	12.–18. Mon.
Pertrochantär	γ-nagelung DCS	2.–4. Wo.	8.–12. Wo.	12–16 Wo.	12.–18. Mon.
Mittlerer und distaler Femur	Plattenosteosynthese	8.–12. Wo.	16.–20. Wo.	16–20 Wo.	24.–36. Mon.
	Mehrfragmentbruch mit Platte und Spongiosa-plastik	6.–12. Wo.	12.–18. Wo.	20–24 Wo.	24.–36. Mon.
	Marknagelung (angebohrt)	2.–4. Wo.	6.–12. Wo.	16–20 Wo.	24.–36. Mon.
Patella	Zuggurtung	2. Wo.	5. Wo.	20–24 Wo.	8–12 Mon.
Tibiakopf	Schrauben, Platten-Osteo-synthese u. Spongiosaplastik	2.–12. Wo.	16.–20. Wo.	16–20 Wo.	10-18 Mon.
Unter-schenkel-schaft	Plattenosteosynthese	5.–6. Wo.	12.–16. Wo.	12–16 Wo.	18-24 Mon.
	Mehrfragment- bzw. Eta-genbruch Platte und Spon-giosaplastik	8.–12. Wo.	16.–20. Wo.	16–20 Wo.	18–24 Mon.
	Marknagelung	2.–3. Wo.	4.–6. Wo.	12–16 Wo.	24 Mon.
	Monofixateur (MOFI)	2.–12. Wo.	12.–18. Wo.	20–24 Wo.	12–16 Wo.
Distale Tibia (Pilon tibiale)	Platten- und Schrauben-osteosynthese	6.–12. Wo.	12.–18. Wo.	12–16 Wo.	8–12 Mon.

Nachbehanlung operativ versorgter Frakturen – untere Extremität
(Die Zahlen beziehen sich auf den Operationstermin)

Fraktur-lokalisation	Art der operativen Versorgung	Teilbe-lastung ab	Vollbela-stung ab	Erwarteter knöcherner Durchbau nach	Metall-entfer-nung nach
Sprung-gelenk	Zuggurtung, 1/3 Rohrplatte, Schrauben	2. Wo. Abroll-bela-stung	8. Wo.	8–12 Wo.	6–12 Mon.
	Zuggurtung, 1/3 Rohrplat-te, Schrauben und Syndesmosennaht	6. Wo.	8. Wo.	8–12 Wo.	6–12 Mon.
	Mit Knorpel-Knochenaus-sprengung	6. Wo.	8.–10. Wo.	8–12 Wo.	6–12 Mon.

Aus: Kremer und Müller: Die chirurgische Poliklinik (Thieme, Stuttgart, 1984)

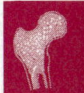

Nachbehandlung operativ versorgter Frakturen – obere Extremität
(Die Zahlenangaben beziehen sich auf den Operationstermin)

Fraktur-lokalisa-tion	Art der operativen Versorgung	Ruhigstellender Verband		Bewegungs-therapie		Erwarteter knöcher-ner Durch-bau nach	Metall-entfer-nung nach
		Art	Dau-er	vorsich-tig ab	uneinge-schränkt		
Oberarm	Unaufgebohr-ter Humerus-nagel (Seidennagel)	-	-	sofort	4–6 Wo.	10–12 Wo.	(12-18) Mon.
Distaler Oberarm, Ellenbo-gengelenk	Schrauben, Spickdrähte, 1/3 Rohr-platte	Dorsale Oberarm-gips-schiene	2–3 Wo.	2–3 Wo.	5–6 Wo.	8–12 Wo.	6 Mon.
Olekranon	Zuggurtung	-	-	sofort	3 Wo.	12–16 Wo.	6–10 Mon.
Unterarm	Plattensteo-synthese (kleine DC-Platte)	-	-	sofort	2 Wo.	8–12 Wo.	18–24 Mon.

Aus: Kremer und Müller: Die chirurgische Poliklinik (Thieme, Stuttgart, 1984)

▌ Komplikationen der Frakturheilung

Verzögerte Frakturheilung

Verzögerte Frakturheilung liegt vor, wenn der Bruch nach 20 Wo. noch nicht verheilt und der Frakturspalt unverändert im Röntgen zu sehen ist. Bei einer ausbleibenden Bruchheilung nach 8 Mon. handelt es sich um eine Pseudarthrose. Begünstigende Faktoren: Alter, Infektion, unzureichende Ruhigstellung, zu häufige Repositionsversuche, Medikamente (z.B. Zytostatika, Kortison). Lokalisation: Oberarm 12 %, Oberschenkel 14 %, Unterarm 22 %, Unterschenkel 52 %.

Pseudarthrose

- hypotrophe Form: biologisch reaktionsloser Verlauf bei Fragmentavitalität (3 Erscheinungsformen: dystrophisch, nekrotisch, knochensubstanzfrei)
- hypertrophe Form: biologisch reaktionsfähiger Verlauf, z.B. bei unzureichender Ruhigstellung (3 Erscheinungsformen: hypertroph kallusreich, leicht hypertroph kallusarm, oligotroph kallusarm).

Klinik: Funktionsverlust, Schmerzen, tastbare Beweglichkeit im Frakturbereich, keine Belastungsfähigkeit durch Schmerz (besonders bei konservativer Frakturbehandlung).

Diagnose: Röntgen, Tomographie, Szintigraphie.

Ärztliche Therapie

Je nach vorliegender Pseudarthroseform spezifische Therapie. Bei Vorliegen einer infizierten Pseudarthrose Vorgehen nach der „Viermal-S-Regel":

- Stabilität: Ruhigstellung z.B. durch stabile Osteosynthese, Entfernung einer instabilen Osteosynthese, ggf. Fixateur externe
- Sequester: operative Entfernung avitaler Fragmente
- Spülen: offene Spül-Saug-Drainage
- Spongiosa: Defektersatz durch autologe Knochenspäne oder gefäßgestieltes Knochenfragment

Sonstige Komplikationen

- Infektion: Vorkommen nach offenen Frakturen und Operationen
- Refraktur: gehäuftes Auftreten nach verfrühter Implantatentfernung, verfrühter Lastaufnahme. Therapie entspricht der jeweiligen Erstverletzung nach Ausschluß einer Pseudarthrose
- Implantatbruch, Ermüdungsfraktur: Begünstigung durch verzögerte Knochenbruchheilung, technisch unzulänglich durchgeführte Osteosynthesen. Therapie durch stabilere Re-Osteosynthese ggf. in Kombination mit Knochentransplantation
- Begleitende Weichteilverletzung: Je nach Ausmaß und Schweregrad der Fraktur kommt es zu Begleitverletzungen von Muskeln, Gefäßen und Nervengewebe
- Immobilisation: In Folge der Immobilisation ist mit einer erhöhten Inzidenz von Thrombose, Thrombembolie, Lungenembolie, Dekubitus zu rechnen. Therapie: entsprechende Prophylaxe, frühe Mobilisation, Atemtherapie, Training mit den unverletzten Gliedmaßen
- Kompartmentsyndrom (☞ 4.18.2)
- Sympathische Reflexdystrophie (M. SUDECK; ☞ 4.18.3).

4.3.3   Frakturbehandlung

Das Prinzip einer Frakturbehandlung besteht aus folgenden Elementen: Reposition + Retention (Fixation) + Ruhigstellung + frühfunktionelle Übungsbehandlung.

- Reposition: Einrichtung einer Fraktur bzw. Luxation unter Zug und Gegenzug so früh wie möglich
- Retention und Ruhigstellung: Fixierung des Repositionsergebnisses entweder durch konservative (Gips) oder operative (Osteosynthese) Maßnahmen bis zur knöchernen Konsolidierung.

▌ Konservative Frakturbehandlung

Vorwiegend Ruhigstellung der Frakturen von Arm und Bein im Gipsverband unter Einbeziehung der benachbarten Gelenke; Hochlagerung der betroffenen Extremität.

- Ind.: die meisten kindlichen Frakturen (Ausnahme: Gelenkfrakturen, dislozierte Epiphysenfrakturen). Bei Erwachsenen Frakturen, die stabil und nicht disloziert bzw. dislokationsgefährdet sind
- Vorteile: keine Infektionsgefährdung bei geschlossenen Frakturen
- Nachteile: längere Ruhigstellung führt zu Atrophie von Weichteilgewebe, Abbau von Knochen (Demineralisation), Kontrakturen, häufig auch zur Thromboembolie (bes. bei älteren Menschen).

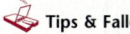 **Tips & Fallen**

Mehrmals täglich Sensibilität, Motorik und Durchblutung prüfen: „Der Patient mit Schmerzen im Gipsverband hat immer recht!"

▌ Operative Frakturbehandlung

Osteosynthese

Operative, von der Arbeitsgemeinschaft für Osteosynthesen (AO) standardisierte Verfahren zur Frakturbehandlung (☞ Abb. 4.2).

Vorteile: Adaptation der Frakturen, keine Immobilisationsschäden, frühe funktionelle Übungsbehandlung möglich.

Ind: Frakturen wie z.B. intraartikuläre Frakturen, Abrißfrakturen, Patellaquerfrakturen, Adduktionsfrakturen des Schenkelhalses.

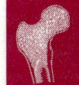

- Schraubenosteosynthese: Bei der Zugschraubenosteosynthese erfaßt das Schraubengewinde das gegenüberliegende Fragment (Gewindeloch) während das schraubenkopfnahe Bohrloch als Gleitloch dient. Beim Eindrehen der Schraube wird der interfragmentäre Druck erzielt
- Plattenosteosynthese: Je nach gewünschter mechanischer Funktion als Kompressionsplatte, Winkelplatte bei proximalen und distalen Femurfrakturen oder als Überbrückungsplatte bei Trümmerfrakturen
- Marknagelosteosynthese: Anwendung als intramedulläre Schienung zur Versorgung von Schaftfrakturen langer Röhrenknochen der unteren Extremität, aufgebohrt oder unaufgebohrt, z.B. unaufgebohrter Tibianagel (UTN)
- Zuggurtung: Verwendung bei Olekranon- bzw. Patellafrakturen; Kompression der betroffenen Fragmente erfolgt über das Einbringen einer Drahtschlinge (Cerclage) und Kirschnerdrähten
- Fixateur externe: Proximal und distal der Fraktur werden Nägel oder Schrauben eingebracht und so über ein Rohrsystem von außen miteinander verbunden, daß eine Stabilisierung erzielt wird. Ind.: offene oder infizierte Frakturen, Arthrodese, erste Versorgung bei Polytrauma mit instabilen Kreislaufverhältnissen
- Dynamische Hüftkopfschraube (DHS): Anwendung bei hüftgelenksnahen Frakturen. Eine im Hüftkopf zentrierte Schraube gleitet in der Lasche einer am proximalen Femur fixierten Platte. Unter Belastung werden die Frakturpartner komprimiert.
- Dynamische Kondylenschraube (DCS): Anwendung bei distalen Femurkondylenfrakturen.

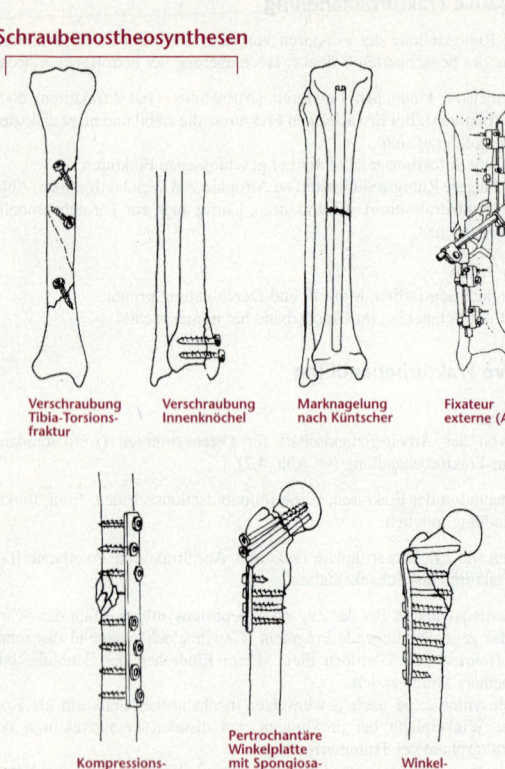

Schraubenostheosynthesen

Verschraubung
Tibia-Torsions-
fraktur

Verschraubung
Innenknöchel

Marknagelung
nach Küntscher

Fixateur
externe (AO)

Kompressions-
platte

Pertrochantäre
Winkelplatte
mit Spongiosa-
schrauben

Winkel-
platte

Plattenosteosynthesen

Abb. 4.2: Formen der Osteosynthese [A300]

4.4 Prophylaktische PT bei Patienten mit Gipsversorgung

I.d.R. werden Pat. während der Gipsversorgung nur sehr selten physiotherapeutisch behandelt. Aufgrund von KO, z.B. Druckstellen, massiven Schwellungen bis hin zur Sympathischen Reflexdystrophie (☞ 4.18.3), ist es jedoch dringend erforderlich, die Pat. in der Klinik zu behandeln oder ihnen ein Übungsprogramm mit nach Hause zu geben.

PT bei Patienten mit Gipsverband am Bein

Entstaute Extremität: Konsequente Hochlagerung; aktive Bewegungen der Zehen und stat. Anspannung der Muskulatur im Gips (Einsatz der Muskelpumpe); beim Gehen Belastung mit Bodenkontakt, Teil- oder Vollbelastung je nach ärztl. Verordnung.

Erhaltene Beweglichkeit: Endgradige aktive/passive Bewegungen der Zehengelenke; endgradige aktive Bewegungen des Hüftgelenkes (alle Bewegungsrichtungen); bei Unterschenkelgips endgradige Bewegungen des Kniegelenks.

Erhaltene Kraft: Statische Muskelarbeit im Gips (Fuß nach oben und unten anspannen). Stat. und dyn. Muskelarbeit der angrenzenden Gelenke. BRUNKOW (☞ 2.3.5); PNF-Bein- und Beckendiagonalen, z.B. mit Dynamischer Umkehr und Agonistischer Umkehr (☞ 2.3.18).

PT bei Patienten mit Gipsverband am Arm

Entstaute Extremität: Konsequente Hochlagerung, aktive Bewegungen der Finger (Einsatz der Muskelpumpe) soweit möglich.

Erhaltene Beweglichkeit der angrenzenden Gelenke: Endgradige Bewegungen der Fingergelenke, des Schultergelenks (alle Bewegungsrichtungen) und bei Unterarmgips des Ellenbogengelenks.

Erhaltene Kraft: Statische Muskelarbeit im Gips; stat. und dyn. Muskelarbeit der angrenzenden Gelenke. BRUNKOW (☞ 2.3.5); PNF-Arm- und Schulterblattdiagonalen mit z.B. Dynamischer Umkehr und Agonistischer Umkehr (distale Hand fixiert am Unterarm; ☞ 2.3.18).

4.5 Hand

4.5.1 Frakturen und Bandverletzungen

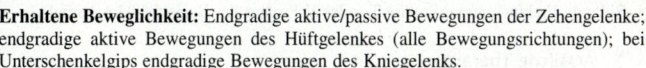

▌ Distale Radiusfraktur

Häufig bei älteren Menschen; Frauen sind häufiger betroffen (Osteoporose). Sonderformen: Smith-Fraktur: Sturz auf die volarflektierte Hand; Colles-Fraktur: Sturz auf die dorsal extendierte Hand (häufig).

Ärztliche Therapie
- häufig konservativ: Ruhigstellung im Gips
- operativ: Osteosynthese (Kirschnerdraht, Plattenosteosynthese, Fixateur externe).

Physiotherapie ☞ 4.5.2

■ Frakturen der Finger- und Mittelhandknochen

Entstehung durch direkte oder indirekte (Sturz auf die Hand) Gewalteinwirkung. Lokalisation als Köpfchen-, Basis- oder Schaftfraktur mit oder ohne Gelenkbeteiligung.

Sonderformen
- Bennett-Fraktur: intraartikuläre Luxationsfraktur der Basis des Metakarpale I durch axiale Stauchung des adduzierten Daumens
- umgekehrte Bennettfraktur: Basis-Fraktur des Metakarpale V
- Winterstein-Fraktur: extraartikuläre Schrägfraktur der Basis des Metakarpale I
- Rolando-Fraktur: intraartikuläre T- oder Y-Fraktur der Basis des Metakarpale I.

 Ärztliche Therapie
Operativ bei Brüchen mit Gelenkbeteiligung und nicht ausreichend zu fixierenden Frakturen, sowie bei allen Sonderformen, sonst konservativ mit Böhlergipsschiene.

Physiotherapie ☞ 4.5.2

■ Os Naviculare-Fraktur

Kahnbeinfraktur. Verletzungsmechanismus: Sturz auf die dorsalextendierte Hand.

 Ärztliche Therapie
- konservativ (8–12 Wo.) im Kahnbeingips (Oberarmgips mit Daumeneinschluß)
- OP bei dislozierten Frakturen (Herbert-Schraube).

Physiotherapie ☞ 4.5.2

Tips & Fallen
Bei unzureichender Ruhigstellung oder instabiler Fraktur Pseudarthrose möglich, OP mit Spongiosaplastik und Herbert-Schraube erforderlich!

■ Bandverletzungen am Handgelenk

Ursachen für eine ligamentäre Instabilität des Handgelenks können sein:
- Luxationen der Handwurzelknochen, besonders perilunär
- Ruptur der Bandverbindungen zwischen Os scaphoideum und Os lunatum (Scapho-Lunäre Dissoziation SLD)
- Abrißfrakturen der Bandansätze, z.B. Os pisiforme, Os hamatum.

 Ärztliche Therapie
- frische Verletzungen: offene Reposition und temporäre Arthrodese mittels Kirschner-Drähten für 6 Wo., Unterarmgips

- chronische Instabilität: Bandrekonstruktion mittels Bandplastik und temporärer Arthrodese für 6 Wo.
- Abrißfraktur: kurzfristige Ruhigstellung für 4 Wo., dann frühfunktionelle Behandlung.

 Physiotherapie ☞ **4.5.2**

4.5.2   PT der Handfrakturen und Bandverletzungen ————

Physiotherapeutische Befunderhebung und anatomische Übersicht (☞ 5.5.1)

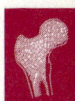

Phase I (während der Ruhigstellung im Gips oder mit Fixateur externe)

- Schmerzfreiheit: Hochlagern, Kühlen, allgemeine Entspannung
- entstaute Hand: konsequente Hochlagerung, Einsatz der Muskelpumpe durch intensive aktive Bewegung der Finger (nicht möglich bei konservativ versorgten Frakturen der Phalangen)
- erhaltene Fingerbeweglichkeit: aktive/passive endgradige Bewegungen der Finger (nicht möglich bei konservativ versorgten Frakturen der Phalangen)
- erhaltene Beweglichkeit der angrenzenden Gelenke: mehrmals täglich endgradige Bewegungen von Ellenbogen und Schultergelenk (Hausaufgaben)
  ♪ Zusatzmaßnahme: PNF (uni- und bilaterale Armpattern, Scapulapattern)
- erhaltene Kraft der nichtbetroffenen Muskulatur: stat. u. dyn. Muskelarbeit.
  ♪ Zusatzmaßnahmen: PNF-bilaterale Armpattern; BRUNKOW

Phase II (bei Übungsstabilität)

- Schmerzfreiheit: wie bei Frühphase. Heiße Rolle oder Ultraschall und Querfriktionen bei schmerzhaften Sehnenansatzreizungen
  ♪ Zusatzmaßnahme: E-Therapie-TENS-Gerät
! Bei therapieresistentem Schmerz an Sympathische Reflexdystrophie (M. Sudeck) denken (☞ 4.18.3).
- entstaute Hand: wie bei Frühphase
  ♪ Zusatzmaßnahmen: Lymphdrainage; Wrapping-Auswickeln der Finger und Hand mit einem dünnen Seil von distal nach proximal, anschließend sofort wieder abziehen und bewegen
- optimale Narbenbeweglichkeit (☞ 4.1.2)
- optimale Beweglichkeit von Finger- und Handgelenken: aktive und passive Mobilisationstechniken, z.B. Arbeiten an der Bewegungsgrenze, Agistisch exzentrische Kontraktion, Ermüden der Antagonisten, Reziproke Hemmung, Manuelle Therapie (auch der Handwurzelknochen)
- volle Kraft: stat. und dyn. Muskelarbeit von Finger- und Handmuskulatur
  ♪ Zusatzmaßnahmen: PNF-uni- und bilaterale Armpattern (Hebelverhältnisse beachten!), Kombination Arm-Scapula; BRUNKOW; Theraband.
- funktionelle Gebrauchsbewegungen: Trainieren der grob- und feinmotorischen Fähigkeiten ohne und mit Geräten (Knete, Übungsbrett).
  ♪ Zusatzmaßnahme: ADL-Erarbeiten der aufrechten Körperhaltung, Anleitung zur Selbstbeobachtung (Schonhaltung vermeiden). Hausaufgaben.

Phase III (bei Belastungsstabilität)

- volle Kraft: MTT
- funktionelle Gebrauchsbewegungen: Handstütz in verschiedenen ASTE, z.B. Vierfüßlerstand; zusätzliche Stabilisation. Stützreaktionen
- wie Phase II.

 Tips & Fallen

Nach Bandverletzungen Manuelle Therapie gut dosieren!

4.5.3   Beugesehnenverletzungen

Ursachen

Schnitt-, Quetsch- oder Kreissägenverletzungen, Überstreckung der Finger, degenerative Erkrankungen aus dem rheumatischen Formenkreis.

Klinik

- Prüfung der Profundussehne: Finger kann im Endgelenk bei gestrecktem und fixiertem Mittelgelenk nicht gebeugt werden
- Prüfung der Superficialissehne: bei konsequenter passiver Streckung aller nicht betroffenen Finger kann das betroffene Mittelgelenk nicht gebeugt werden.

Ärztliche Therapie

Operativ:

- direkte Naht
- Sehnentransplantation (Palmaris longus), evtl. zweizeitige Transplantation (Intervall zwischen Implantation des Sehnenkanal-präformierenden Silastikstabes und der Sehnentransplantation beträgt 2–3 Mon.)
- Therapiekonzept nach KLEINERT: intratendinöse Längsträgernaht beider Beugesehnen, Naht der Sehnenscheide. Durch die Primärnaht wird eine kontrollierte Mobilisation in der dyn. Schiene ermöglicht. Vorteile: „geringere Verklebungsgefahr", bessere Blutversorgung, geringere Rupturgefahr, bessere Kraftentfaltung, bessere Beweglichkeit

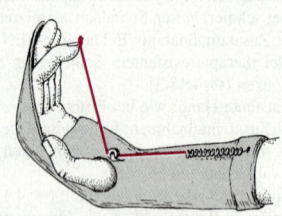

Abb. 4.3: Kleinert-Gips [A300–190]

- Ruhigstellung im Gips unter Entlastung der Sehnennaht (☞ Abb. 4.3)
- Ab 4. Tag post-Op Beginn der frühfunktionellen Behandlung nach KLEINERT: dorsale Gipsschiene mit 30–40° Flexion im Handgelenk, 20–30° Flexion der Grundgelenke. Fixierung eines Gummibandes am Fingernagel mit Zugrichtung auf das Os naviculare und an den Verband am Unterarm (☞ Abb. 4.3). Volle aktive Extension des PIP- und DIP-Gelenkes muß möglich sein; die Flexion darf nur passiv erfolgen
- Nach 3 Wo. Freigabe der Bewegungsumfänge in Hand- und Grundgelenken. Die dyn. Schiene verbleibt für weitere 3 Wo.

! Rupturgefahr während der ersten drei Monate nach OP. Sofortige operative Versorgung nach erneuter Sehnenruptur. Therapiedauer bei einfachen Beugesehnenverletzungen 10–13 Wo., bei Beugesehnentransplantaten und zweizeitigen Beugesehnentransplantationen wesentlich länger.

Physiotherapie

Frühphase
Die dyn. Schiene kann vom Therapeuten (nicht vom Patienten) zur Behandlung abgenommen werden.

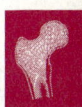

• Schmerzfreiheit: Hochlagern, Kühlen, allgemeine Entspannung
! Kein Eis bei Gefäßnaht.
• entstaute Hand: konsequente Hochlagerung, anfangs auf Volarflexion im Handgelenk achten
 ⚲ Zusatzmaßnahme: Lymphdrainage
• optimale Narbenbeweglichkeit (☞ 4.1.2)
• Erhaltene Fingerbeweglichkeit: aktive/passive endgradige Bewegung der nichtbetroffenen Finger. Passive endgradige Beugung der betroffenen Finger in allen Gelenken. Kontrolle der aktiven Streckübungen mit der dyn. Schiene nach KLEINERT (s.o.); bis zur 3. Wo. darauf achten, daß das Handgelenk in Volarflexion eingestellt wird
• erhaltene Beweglichkeit der angrenzenden Gelenke: mehrmals täglich endgradige Bewegungen von Ellenbogen- und Schultergelenk (Hausaufgabenprogramm)
 ⚲ Zusatzmaßnahme: PNF-Arm- und Scapulapattern mit dyn. Umkehr
• erhaltene Kraft der nichtbetroffenen Muskulatur: vorsichtige stat. und dyn. Muskelarbeit.
! Bei kräftiger Spannung der nichtbetroffenen Fingerbeuger automatisch auch Anspannung der genähten Beugesehne.
 ⚲ Zusatzmaßnahmen: PNF-bilaterale Armpattern (Grifftechnik am betr. Arm ändern); BRUNKOW.

Tips & Fallen

Eine Erfolgskontrolle der Übungen der betroffenen Finger mit der dyn. Schiene nach KLEINERT ist dringend notwendig, da sich leicht Fehler einschleichen, wenn der Pat. allein übt. Z.B. werden die Fingergelenke aktiv nicht endgradig gestreckt, weil der Widerstand des Gummibandes zu stark ist; Pat. beugt seine Fingergelenke passiv nicht endgradig.

! Nach 6 Wo. besteht die Gefahr eines Intrinsic-Plus-Syndroms (überwiegende Funktion der Mm. lumbricales und Mm. interossei). Bei evtl. Verklebung der Beugesehnen kann der Pat. eine Beugung nur im MCP durchführen. Deswegen muß bei der aktiven selektiven Beugung im PIP anfangs das MCP in Extension fixiert werden; bei der aktiven selektiven Beugung im DIP müssen das MCP und PIP in Extension fixiert werden. Im weiteren Verlauf der Behandlung wird das MCP immer mehr in Flexion eingestellt (Funktionsstellung) und selektiv mit DIP und PIP geübt.

Spätphase (nach 6 Wo.)
• Schmerzfreiheit: wie bei Frühphase
 ⚲ Zusatzmaßnahme: Querfriktionen im Verletzungsbereich, auch zum Lösen von Verklebungen (☞ 2.2.4)
• entstaute Hand: wie bei Frühphase
 ⚲ Zusatzmaßnahmen: Einsatz der Muskelpumpe durch intensive aktive Bewegungen der Finger; Lymphdrainage

- optimale Beweglichkeit der betroffenen Finger: aktive Streck- und vor allem Beugeübungen ohne Widerstand für weitere 2 Wo. (Rupturgefahr); dabei die Mittel- und Endgelenke durch Fixation der darunterliegenden Gelenke selektiv beüben. Technik: Betontes Arbeiten an der Bewegungsgrenze
! Keine reziproken Techniken.
  ℘ Zusatzmaßnahme: Manuelle Therapie (☞ 2.3.16)
- volle Kraft: vorsichtige stat. und dyn. Muskelarbeit der Fingerbeuger (und -strecker); Widerstände nach frühestens 8 Wo., dann auch Einsatz von Geräten, z.B. Schaumstoffball, Handknete, Handimpander
  ℘ Zusatzmaßnahmen: PNF-uni- und bilaterale Armpattern, Kombination Arm-Scapula
- optimale Gebrauchsfähigkeit der Hand: Trainieren der grob- und feinmotorischen Fähigkeiten ohne und mit Geräten (Knete, Übungsbrett), Handstütz.
  ℘ Zusatzmaßnahmen: ADL-Anleitung zur Selbstbeobachtung (Schonhaltung vermeiden), Erarbeiten der aufrechten Körperhaltung; Hausaufgabenprogramm.

▌ Beugesehnentenolyse

Lösen der Beugesehne bei unzureichendem Sehnengleiten nach Sehnennaht; frühestens sinnvoll 4–6 Mon. nach dem Ersteingriff. PT bis dahin konsequent weiterführen. Das gleiche trifft auf Strecksehnen zu.

 Physiotherapie

Behandlung ab 2. postoperativen Tag
- Schmerzfreiheit: wie bei Frühphase der Beugesehnenverletzung
  ℘ Zusatzmaßnahme: nach Wundheilung Querfriktionen im verletzten Bereich.
- entstaute Hand: wie bei Spätphase der Beugesehnenverletzung
- optimale Narbenbeweglichkeit (☞ 4.1.2)
- optimale Beweglichkeit der betroffenen Finger: aktive Streck- und Beugeübungen mehrmals täglich, dabei selektives Üben der Beugung in den Mittel- und Endgelenken durch Fixation der darunterliegenden Gelenke
  ℘ Zusatzmaßnahme: Manuelle Therapie (☞ 2.3.15).
- volle Kraft: stat. und dyn. Muskelarbeit, bes. der Fingerbeuger. Widerstandsübungen anfangs nur nach Rücksprache mit OperateurIn
  ℘ Zusatzmaßnahmen: PNF-uni- und bilaterale Armpattern, Kombination Arm-Scapula.
- funktionelle Gebrauchsbewegungen: Trainieren der grob- und feinmotorischen Fähigkeiten ohne und mit Geräten (Knete, Übungsbrett), Handstütz
  ℘ Zusatzmaßnahmen: ADL-Anleitung zur Selbstbeobachtung (Schonhaltung vermeiden), Erarbeiten der aufrechten Körperhaltung; Hausaufgabenprogramm.

▌ Ringbandrekonstruktion

Die Ringbänder halten die Beugesehne während ihrer Aktion am Knochen und verstärken somit die Wirkung der Muskelkontraktion. Ohne sie würde durch den „Flitzebogeneffekt" ein wesentlicher Teil der Muskelwirkung verlorengehen. Die Rekonstruktion der Ringbänder ist daher von entscheidender Bedeutung.

Physiotherapie

Zur Entlastung des frisch genähten Ringbandes trägt der Pat. für 4 Wo. postoperativ einen ca. 15 mm breiten, festen Ring während der Bewegungsübungen. Fehlt der Ring, fixiert die TherapeutIn das Ringband manuell bei primär aktiven Bewegungsübungen der betroffenen Region (bei Beugung im Mittel- und Endgelenk Fixation des Grundgelenkes s.o.).

4.5.4 Strecksehnenverletzungen

Ursachen
Stich- und Schnittverletzungen. Häufig Ausriß der Strecksehne am Fingerendglied (Ballsportarten, Bettenmachen).

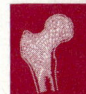

 Ärztliche Therapie

- Operative Versorgung durch Sehnennaht. Nach OP Anwendung des umgekehrten Kleinert-Prinzips (☞ 4.5.3): dorsale Schiene mit leichter Dorsalextension im Handgelenk und 20° Flexion der Grundgelenke. Schiene mit Gummibändern ermöglicht ein passives Strecken und aktives Beugen der PIP-, DIP- und MCP-Gelenke. Prognose wesentlich besser als bei Beugesehnenverletzungen
- Bei Ausriß am Endglied Staak-Schiene in Überstreckung für 6 Wo.

 Physiotherapie

Frühphase
- Schmerzfreiheit: Hochlagern, Kühlen, allgemeine Entspannung
- ! Kein Eis bei Gefäßnaht.
- entstaute Hand: konsequente Hochlagerung
- optimale Narbenbeweglichkeit (☞ 4.1.2)
- erhaltene Fingerbeweglichkeit: aktive/passive endgradige Bewegungen der nichtbetroffenen Finger, passive endgradige Bewegung der betroffenen Finger; bei endgradiger Fingerbeugung darauf achten, daß das Handgelenk in Dorsalextension eingestellt wird
- erhaltene Beweglichkeit der angrenzenden Gelenke: mehrmals täglich endgradige Bewegungen von Ellenbogen- und Schultergelenk (Hausaufgabenprogramm)
  ♪ Zusatzmaßnahme: PNF-Arm- und Scapulapattern mit veränderter Grifftechnik
- erhaltene Kraft der nichtbetroffenen Muskulatur: stat. und dyn. Muskelarbeit, Übungen mit Thera- oder Deuserband.
  ♪ Zusatzmaßnahmen: PNF-Bilaterale Armpattern (Grifftechnik am betroffenen Arm ändern); BRUNKOW.

Spätphase (nach 6 Wo.)
- Schmerzfreiheit: wie bei Frühphase
  ♪ Zusatzmaßnahme: Querfriktionen im verletzten Bereich
- entstaute Hand: wie bei Frühphase
  ♪ Zusatzmaßnahmen: Einsatz der Muskelpumpe durch intensive aktive Bewegungen der Finger; Lymphdrainage
- optimale Beweglichkeit der betroffenen Finger: aktive Beuge- und Streckübungen ohne Widerstand für 2 Wo. (Rupturgefahr), dabei Mittel- und Endgelenke selektiv beüben (Fixation der darunterliegenden Gelenke)
  ♪ Zusatzmaßnahme: Manuelle Therapie (☞ 2.3.16)

- volle Kraft: stat. und dyn. Muskelarbeit der Finger
  - 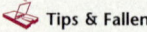 Zusatzmaßnahme: PNF-uni- und bilaterale Armpattern, Kombination Arm-Scapula
- optimale Gebrauchsfähigkeit: Trainieren der Fähigkeiten, die eine Fingerstreckung voraussetzen (z.B. Klavierspielen, Greifen von großen Gegenständen), Handstütz.
  - 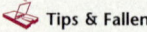 Zusatzmaßnahmen: ADL-Anleitung zur Selbstbeobachtung (Schonhaltung vermeiden), Erarbeiten der aufrechten Körperhaltung; Hausaufgabenprogramm.

Tips & Fallen

In der Frühphase ist eine Erfolgskontrolle der aktiven Übungen der betroffenen Finger mit der dyn. Schiene nach KLEINERT dringend notwendig, da sich leicht Fehler einschleichen, wenn Pat. allein übt. Bsp. möglicher Fehlerquellen:
- Fingergelenke werden passiv nicht endgradig gestreckt
- Pat. beugt seine Fingergelenke aktiv nicht endgradig
- anfangs auf Dorsalextension im Handgelenk achten.

4.5.5 Skidaumen

Die ulnare Seitenbandruptur des Daumengrundgelenkes (Skidaumen) ist eine häufige Skiverletzung: der Daumen bleibt beim Sturz am Griff des Skistockes hängen. Dies führt zu einer Überbelastung des ulnaren Seitenbandes. Bei Nichtbehandlung oder falscher Behandlung Gefahr der chronischen Instabilität des MCP I-Gelenkes; fester Spitzgriff ist dann nicht mehr möglich.

Klinik

Ulnare Aufklappbarkeit, Bewegungs- und Palpationsschmerz über der ulnaren Seite des MCP I-Gelenkes, Instabilität.

Ärztliche Therapie

- Konservativ: bei Aufklappbarkeit geringer als 35° Ruhigstellung im Daumengips für 3–4 Wo. Dann Mobilisation unter zunehmender Belastung. Alternativ Tape-Verband (☞ 12.3.5)
- Operativ: ulnare Bandnaht. Abhängig von der Naht: Ruhigstellung für 6 Wo. in Adduktionsstellung des Daumens; das Endgelenk wird in der 2. postoperativen Woche zur aktiven Bewegung freigegeben.

Physiotherapie

- Schmerzfreiheit: Hochlagern, Kühlen, allgemeine Entspannung
- entstaute Hand: konsequente Hochlagerung; Einsatz der Muskelpumpe
- optimale Narbenbeweglichkeit (☞ 4.1.2)
- erhaltene Fingerbeweglichkeit: aktive/passive endgradige Bewegungen der nicht betroffenen Finger
- erhaltene Beweglichkeit der angrenzenden Gelenke: mehrmals täglich endgradige Bewegungen von Ellenbogen- und Schultergelenk (Hausaufgaben)
  - 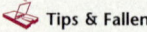 Zusatzmaßnahme: PNF-Arm- und Scapulapattern

- optimale Beweglichkeit des Daumens: aktive Mobilisationstechniken zur Verbesserung der Bewegungen im Endgelenk, nach 6 Wo. im Grund- und Sattelgelenk, z.B. betontes Arbeiten an der Bewegungsgrenze, reziproke Hemmung, agistisch exzentrische Kontraktion (☞ 2.2.4)
  - ℘ Zusatzmaßnahme: Manuelle Therapie nach 6 Wo.
- volle Kraft: stat. und dyn. Muskelarbeit der Daumen- und Fingermuskulatur; nach 6 Wo. Einsatz von Geräten, z.B. Handknete, Handimpander, Steckbrett
- funktionelle Gebrauchsfähigkeit: Trainieren der grob- und feinmotorischen Fähigkeiten ohne und mit Geräten (Handknete, Übungsbrett).

4.5.6   Fingergelenksluxationen ———————————————

Häufig durch direktes Trauma wie Schlag oder Stoß auf den gestreckten Finger (Volleyball, Basketball) herbeigeführt und oft einhergehend mit Rupturen ligamentärer Strukturen.

 Ärztliche Therapie

Reposition. Anschließend Ruhigstellung in volarer Schiene für ca. 1 Wo. (bis zur Schmerzfreiheit), wenn keine Reluxationsgefahr; sonst OP (temporäre Arthrodese).

 Physiotherapie

Beginn nach einer Woche.

- Schmerzfreiheit: Hochlagern, evtl. Kühlen, allgemeine Entspannung
- entstaute Hand: konsequente Hochlagerung
  - ℘ Zusatzmaßnahmen: Heiße Rolle, evtl. Lymphdrainage
- optimale Beweglichkeit der betroffenen Finger: aktive und passive Mobilisation (z.B. Betontes Arbeiten an der Bewegungsgrenze, Agistisch exzentrische Kontraktion, Manuelle Therapie)
- volle Kraft: stat. und dyn. Muskelarbeit der Finger- und Handmuskulatur; Stabilisation in verschiedenen Ausgangsstellungen (z.B. beim Greifen, im Handstütz)
  - ℘ Zusatzmaßnahmen: PNF-uni- und bilaterale Armpattern, Kombination Arm-Scapula
- funktionelle Gebrauchsfähigkeit: Trainieren der grob- und feinmotorischen Fähigkeiten ohne und mit Geräten (Knete, Übungsbrett); Handstütz.

4.6 Ellenbogen und Unterarm

4.6.1 Frakturen

▌ Unterarmschaftfraktur

Durch direkte Gewalteinwirkung Fraktur am Punkt der größten Gewalteinwirkung (z.B. Parierverletzung). Durch indirekte Gewalteinwirkung Frakturen der Unterarmknochen an der schwächsten Stelle (Radius im mittleren Drittel, Ulna im Übergang vom mittleren zum distalen Drittel).

Sonderformen
- MONTEGGIA: Fraktur der Ulna im proximalen Drittel mit Radiusköpfchenluxation
- GALEAZZI: Radiusschaftfraktur mit Ulnaluxation im distalen Radio-Ulnargelenk.

 Ärztliche Therapie
- konservativ bei nicht dislozierten und kindlichen Frakturen Ruhigstellung im Oberarmgips für 2 Wo.; weitere Ruhigstellung für 4 Wo. im Unterarmgips
- operativ: Plattenosteosynthese bei allen dislozierten Frakturen
- bei Kindern: intramedulläre Schienung bei dislokationsgefährdeten Frakturen.

🦘 **Physiotherapie** ☞ 4.6.2

▌ Radiusköpfchenfraktur

Durch Sturz auf die Hand bei gestrecktem und proniertem Ellenbogen. Typische Bruchformen: Meißelfraktur, Trümmerfraktur und Radiushalsfraktur (☞ Abb. 4.1).

 Ärztliche Therapie
- konservativ: Ruhigstellung im „cuff and collar Verband" für 2 Wo.
- operativ: Schraubenosteosynthese; Minimalosteosynthese mit biologischen, selbstauflösenden Pins; Resektion des Radiusköpfchens und Prothesenimplantation nach Trümmerfraktur.

Komplikationen
Durch Kallusbildung Einschränkung der Drehbewegungen am Unterarm, N. radialis-Schädigung, heterotope Weichteilossifikation.

🦘 **Physiotherapie** ☞ 4.6.2

▌ Olekranonfraktur

Intraartikuläre Abrißverletzung des Olekranon durch direkte Gewalteinwirkung (z.B. Sturz auf den Ellenbogen).

 Ärztliche Therapie
- konservativ (selten) bei nicht dislozierten Frakturen: Oberarmgips für 4–6 Wo.
- operativ bei dislozierten Frakturen: Zuggurtungsosteosynthese.

Physiotherapie ☞ **4.6.2**

▌ Ellenbogenluxationsfraktur

Durch direkte Gewalteinwirkung (Sturz auf die Hand) Heraushebelung der Ulna und des Radius aus der Fossa olecrani, häufig begleitet von Weichteil-, Nerven- und knöchernen Verletzungen (müssen unbedingt mit versorgt werden).

 Ärztliche Therapie

• konservativ: Oberarmgips für ca. 3 Wo.
• operativ: bei schwereren Begleitverletzungen und dislozierten Gelenkanteilen.

 Physiotherapie ☞ **4.6.2**

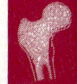

4.6.2　PT der Ellenbogen- und Unterarmfrakturen ——————

Kein forciertes Üben am Ellenbogen wegen der Gefahr von Weichteilossifikationen (zu erkennen am Rückgang der Beweglichkeit, zunehmenden Schmerzen, persistierenden pastösen Schwellungen und röntgenologisch). Rücksprache mit ÄrztIn unbedingt erforderlich (Zur Prophylaxe nichtsteroidale Antiphlogistika. Einmalige Röntgenbestrahlung).

Phase I (assistive Phase nach Bandnähten)

• Schmerzfreiheit: Hochlagern, evtl. Kühlen, allgemeine Entspannung (z.B. nach JACOBSON; ☞ 2.3.11)
• entstauter Arm: konsequente Hochlagerung, Einsatz der Muskelpumpe durch aktive Finger- und Handbewegungen
　♪ Zusatzmaßnahmen: Lymphdrainage proximal des operierten Bereiches. Heiße Rolle.
• optimale Narbenbeweglichkeit (☞ 4.1.2)
• erhaltene Beweglichkeit von Schulter- und Handgelenk: aktive/passive endgradige Bewegungen von Schulter- und Handgelenk
• optimale Beweglichkeit des Ellenbogengelenks: Motorschiene (☞ 4.2); vorsichtiges passives Durchbewegen in die Flexion und Extension, wenn erlaubt auch in die Supination und Pronation. Mobilisationstechniken: Querreiben, Funktionsmassage
• erhaltene Kraft der nichtbetroffenen Muskulatur: stat. und dyn. Muskelarbeit.
　♪ Zusatzmaßnahmen: PNF-Scapula-Pattern, Armpattern mit dem nichtbetroffenen und betroffenen Arm (Ellenbogen bleibt in der Gipsschiene); BRUNKOW.

Phase II (übungsstabile Phase)

• Schmerzfreiheit: TENS-Gerät (☞ 2.8.10)
• entstauter Arm, erhaltene Beweglichkeit von Schulter- und Handgelenk: wie Phase I
• bestmögliche Beweglichkeit des Ellenbogengelenkes: Mobilisationstechniken wie bei Phase I, zusätzlich z.B. Reziproke Hemmung, Agistisch exzentrische Kontraktion, auch in Kombination mit dem Schlingentisch
　♪ Zusatzmaßnahmen: PNF-Dynamische Umkehr Arm, Ellenbogen isoliert
• bestmögliche Kraft: stat. und dyn. Muskelarbeit der Ellenbogenmuskulatur, BRUNKOW, PNF-Armpattern z.B. mit Dynamischer Umkehr, Agonistischer Umkehr, Theraband, E-Therapie-BMR®-Gerät (☞ 2.7)

- funktionelle Gebrauchsbewegungen: z.B. kämmen, Reißverschluß hochziehen, Knöpfe knöpfen, ADL-Erarbeiten der aufrechten Körperhaltung.
! Hebelverhältnisse beachten.

Phase III (belastungsstabile Phase)
- bestmögliche Beweglichkeit: wie bei Phase II, Manuelle Therapie
- bestmögliche Kraft: wie bei Phase II, MTT; Stabilisation im Handstütz oder Vierfüßlerstand; PNF Armpattern-Wiederholte Kontraktionen, Betonte Bewegungsfolge
- funktionelle Gebrauchsbewegungen: wie bei Phase II, Stütz (Ellenbogenstütz, Stütz an der Sprossenwand, im Vierfüßlerstand).

4.7 Oberarm und Schulter

4

4.7.1 Frakturen und Bandverletzungen ──────

Schulterluxation (☞ 5.7.5, 5.7.6); Rotatorenmanschettenruptur (☞ 5.7.7); Impingementsyndrom (☞ 5.7.2)

■ Humerusfrakturen

Suprakondyläre Humerusfraktur
Durch indirekte Gewalt (Sturz auf die Hand) sowie durch direkte Gewalt (Stoß, Sturz, Schlag) entstehende Querfraktur oberhalb der Kondylen. Häufigste kindliche Fraktur.

 Ärztliche Therapie
- meist operativ: Fixation mit Kirschnerdrähten, Plattenosteosynthese beim Erwachsenen
- konservativ (bei kindlichen Frakturen): 3 Wo. OA-Gips, bei nicht dislozierten kindl. Frakturen cuff and collar-Verband.

 Physiotherapie ☞ 4.7.2

Humerusschaftfraktur
Meist durch indirekte Gewalteinwirkung entstehende Schräg-, Biegungs-, Torsions- oder Trümmer-Fraktur. Gefahr der N. radialis-Schädigung.

 Ärztliche Therapie
- konservativ für 3 Wo. im Desaultverband (☞ 12.3)
- operativ: Plattenosteosynthese bei offenen Frakturen, Weichteilverletzungen und primärer Radialisparese, Humerusmarknagel (UHN).

 Physiotherapie ☞ 4.7.2

Proximale Humerusfraktur

Entstehung durch indirekte Gewalt.

Aufgrund der anatomischen Gegebenheiten Unterscheidung in:
- Fraktur des Collum anatomicum
- subkapitale Fraktur im Collum chirurgicum als Abduktions- oder Adduktions-Fraktur (alte Menschen)
- Abrißfraktur des Tuberculum majus
- kindliche Epiphysenlösung
- knöcherne Ausrisse der Rotatorenmanschette.

 Ärztliche Therapie

- konservativ bei stabilen Frakturen, Gilchrist- oder Desault-Verband (☞ 12.3) für ca. 1 Wo.
- operativ bei instabilen Frakturen mit Kirschnerdrähten (zusätzlich 3 Wo. Desault-verband), Schrauben- und/oder Plattenosteosynthese, Humeruskopfprothese (Neer-prothese) bei 4-Teile-Frakturen des Humeruskopfes (☞ 5.7.2).

Physiotherapie ☞ 4.7.2
! In den ersten 3–4 Wo. nicht über die Horizontale bewegen!

▮ Klavikulafraktur

Häufige Fraktur im jugendlichen Alter, tritt meistens durch indirekte Gewalt (Sturz auf die Schulter) als Biegungsfraktur im mittleren Abschnitt auf.

 Ärztliche Therapie

- konservativ mit Rucksackverband (☞ 12.3) für ca. 3 Wo.
- Operativ bei offenen Frakturen und Begleitverletzungen. Bei lateralen Frakturen Versorgung mit PDS-Band → Ruptur der korako-klavikulären Bänder! Bei stark dislozierten Frakturen Plattenosteosynthese.

Physiotherapie ☞ 4.7.2
! Flexion im Schultergelenk nur bis 60°!

▮ Skapulafraktur

Selten isolierte Fraktur. Meist als Begleitverletzung bei massiver Gewalteinwirkung.

 Ärztliche Therapie

- konservativ, je nach Frakturlinie: Ruhigstellung im Gilchrist-Verband bei Skapula-körper- oder Skapulahalsfrakturen; Thoraxabduktionsgips bei Stauchungs- oder Pfannenbruch
- operativ: Schrauben- oder Zuggurtungsosteosynthese bei dislozierten Fragmenten und Abriß-Frakturen.

 Physiotherapie ☞ 4.7.2

▌ Akromio-Klavikular-Gelenksverletzung

Stabilitätsverlust des Schultereckgelenkes durch Schädigung des Bandapparates.

- Ursachen: direktes Trauma bei Sturz auf die Schulter mit adduziertem Arm
- Diagnostik: Rö.-Panoramaaufnahmen mit Gewicht (15 kg) an beiden hängenden Armen, Vergleich mit der Gegenseite.

Schweregrade nach Tossy		
Stadium	**Klinik**	**Ärztliche Therapie**
Tossy I	Zerrung oder Teilzerreißung des Lig. acromioclaviculare	Funktionelle Übungsbehandlung, Kryotherapie, Salbenverbände
Tossy II	Zerreißung des Lig. acromio-claviculare	Ruhigstellung für ca. 2 Wo. im Gilchrist-Verband
Tossy III	Zerreißung der Ligg. acromio-claviculare und coracoclaviculare	Operativ Stabilisierung mit PDS-Cerclagen oder Zuggurtungsosteo-synthese

 PT nach Tossy III

Für zwei Wo. passives, für weitere 2 Wo. aktives Bewegen des Schultergelenks bis 90° Abduktion und 60° Flexion (bei Bewegungen > 60° kommt es zur Rotation der Klavikula), Rotation aus der Nullstellung ohne Limit; nach 4 Wo. Freigabe aller Bewegungen.

4.7.2 PT der Oberarm- und Schulterverletzungen ────────

Physiotherapeutische Befunderhebung und anatomische Übersicht (☞ 5.7.1)

Phase I (assistive Phase)

Betrifft Muskel- und Banddurchtrennungen für ca. 2 Wo.; Abduktion und Flexion bis 90° bzw. 60° ist freigegeben.

- erhaltene Beweglichkeit der angrenzenden Gelenke: endgradige Bewegungen Hand, Ellenbogen und Skapula, z.B. PNF-Dynamische Umkehr für Hand- und Ellenbogen-gelenk, Armpattern mit dem nichtbetroffenen Arm; Scapulapattern, auch bilateral, betont posteriore Depression
- erhaltene Kraft der angrenzenden Muskulatur: stat. und dyn. Muskelarbeit mit der nichtbetroffenen Seite und der Hand- und Ellenbogenmuskulatur der betroffenen Seite, z.B. BRUNKOW; MTT der nicht betroffenen Seite; PNF-Kopfpattern, Scapu-lapattern, Armpattern mit der nicht betroffenen Seite, Techniken z.B.: Dynamische Umkehr, Agonistische Umkehr, Wiederholte Kontraktionen
- Schmerzfreiheit: Querfriktionen ansatzgereizter Muskeln (z.B. M. subscapularis, sofern er bei der OP nicht durchtrennt wurde); Massage im Schulter-Nacken-Bereich; schmerzfreie Lagerung. Evtl. Eis nach dem Üben (für ca. 5 Min.)
  - ♫ Zusatzmaßnahmen: E-Therapie-TENS-Gerät, Diadyn. Ströme (DF und CP). All-gemeine Entspannung (☞ 2.3.11). Hitze auf die kontrakte Muskulatur

- entstauter Arm: konsequente Hochlagerung, evtl. Heiße Rolle
- bestmögliche Beweglichkeit des betroffenen Schultergelenks: assistives Bewegen bis 90° Abduktion in RL oder BL, bis 90° bzw. 60° Flexion in SL. Selbstmobilisation auf dem Pezziball (Sitz auf dem Pezziball, Arm auf der Bank lagern; den Ball in verschiedene Richtungen bewegen, z.B. nach lateral: Verbesserung der Abduktion). Ab 3. postop. Tag Motorschiene (☞ 4.2).
  - ✎ Zusatzmaßnahmen: Manuelle Therapie Sternoklavikulargelenk, Akromioklavikulargelenk, 1. Rippe; assistives Bewegen im Schlingentisch, Pendeln in axialer Aufhängung. Bewegungsbad nach Abschluß der Wundheilung.
  - ❗ Nach dem Üben Lagerung des Schultergelenks im Abduktionskissen.

Phase II (übungsstabile Phase)

Anfangs noch in RL, BL oder SL üben, später dann mehr in funktionellen ASTE wie Sitz oder Stand gehen. Evtl. vor einem Spiegel üben, damit der Pat. lernt, Ausweichbewegungen besser zu kontrollieren.

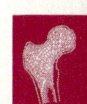

- Schmerzfreiheit: wie bei Phase I
  - ✎ Zusatzmaßnahmen: Hitze (Fango, Heiße Rolle auf kontrakte Muskulatur); E-Therapie-Ultraschall, TENS
- optimale Narbenbeweglichkeit (☞ 4.1.2)
- erhaltene Beweglichkeit und erhaltene Kraft der angrenzenden Gelenke: wie bei Phase I
- bestmögliche Beweglichkeit des betroffenen Schultergelenks: Mobilisationstechniken, z.B. Agistisch exzentrische Kontraktion (auch mit dem Theraband), Reziproke Hemmung, Ermüden der Antagonisten
  - ✎ Zusatzmaßnahmen: Schlingentisch-Aufhängung mit Federn zur Entspannung, Schultertraktion; Manuelle Therapie; Bewegungsbad
  - ❗ Um Mitbewegungen der Skapula bis ca. 90° Abduktion bzw. 60° Flexion zu vermeiden, wird die Skapula passiv oder aktiv in posteriorer Depression (hinten unten) stabilisiert.
- bestmögliche Kraft des betroffenen Schultergelenks: stat. und dyn. Muskelarbeit, Theraband, Stabilisation, z.B. mit Ball oder Handtuch in verschiedenen Ausgangsstellungen der Arme, BRUNKOW; PNF-Skapulapattern, Armpattern auch bilateral mit den Techniken Dynamische Umkehr, Agonistische Umkehr
- optimale Gebrauchsbewegungen: z.B. kämmen, Wäsche aufhängen unter Berücksichtigung von Ausweichbewegungen; ADL-Erarbeiten der aufrechten Körperhaltung

Phase III (belastungsstabile Phase)

- ❗ Voraussetzung für ein Üben in Phase III ist die größtmögliche Beschwerdefreiheit.
- wie bei Phase II
- bestmögliche Kraft: MTT
- optimale Gebrauchsbewegungen: Stütz auf einem Tisch oder im Vierfüßlerstand, Stützreaktionen, Ballspiele, Schwimmen.

4.8   Fuß und Sprunggelenk

4.8.1   Frakturen

▌ Sprunggelenksfrakturen

Frakturen mit und ohne Dislokation der betroffenen Fragmente.

Einteilung (☞ Abb. 4.4)

- WEBER A: Querbruch unterhalb der Syndesmose und/oder Frakturen des Innenknöchels und/oder Ruptur des Lig. deltoideum
- WEBER B: Fraktur des Außenknöchels in Höhe der Syndesmose; Syndesmose kann betroffen sein, Membrana interossea intakt; Innenbandruptur und/oder Innenknöchelfraktur; ggf. Ausbruch eines dreieckförmigen Fragmentes an der Tibiagelenkfläche dorsal lateral (Volkmann-Dreieck)
- WEBER C: Fibulafraktur oberhalb der Syndesmose mit Schädigung der Membrana interossea und der Syndesmose; Innenbandruptur und/oder Innen- und Außenknöchelfraktur
- Maisonneuve-Fraktur: hohe Weber C-Fraktur (Fibula-Fraktur unterhalb des Fibulaköpfchens) mit komplettem Riß der Syndesmose und der Membrana interossea
- Pilon tibiale: distale Tibiafraktur durch axiale Stauchung der Tibiagelenkfläche (schwere Gelenkschädigung).

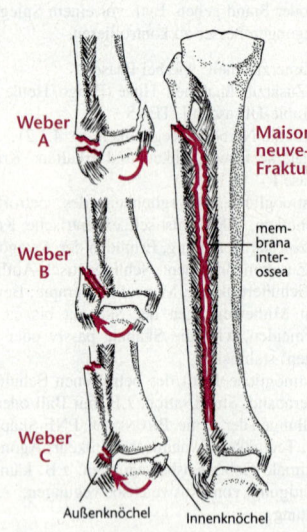

Abb. 4.4: Sprunggelenksfrakturen [A300–190]

🖑 Ärztliche Therapie

- konservativ: bei Weber A Gehgips für 6 Wo.
- operativ:
  - WEBER B und C: Zuggurtungs-, Platten-, Schraubenosteosynthese; Syndesmosennaht; bis zur Wundheilung Spaltgips, anschließend eventuell zirkulärer Gips mit Vollbelastung für 6 Wo. (Ausnahme: Bei Ausbruch eines Volkmann-Dreiecks darf nur teilbelastet werden). Je nach Klinik auch direkt nach OP frühfunktionelle Behandlung mit zunehmender Belastung (abhängig von der Frakturheilung) bis 6 Wo.

– Maisonneuve-Fraktur: Syndesmosennaht und Stellschraube, 6 Wo. Ruhigstellung, anschl. (nach Entfernung der Syndesmosenschraube) Vollbelastung.

 Physiotherapie ☞ 4.8.3

▌ Talusfrakturen

Entstehung durch direkte Gewalt (Sturz, Auffahrunfall). Unterteilung in zentrale Frakturen (Collum, Trochlea), periphere Frakturen und osteochondrale Absprengungen als sog. „flake fractures".

 Ärztliche Therapie

- konservativ: alle nicht dislozierten peripheren Frakturen 6 Wo. im Unterschenkel-Dynacast-Gehverband; Entlastung für 12 Wo.
- operativ: Verschraubung, Spaltgips bis zur Wundheilung (während dieser Zeit PT); anschl. Dynacast-Gehverband, Belastung mit der Schwerkraft des Beines; nach 6 Wo. Abnahme des Gehverbandes, für 2 Wo. Teilbelastung mit 20–30 kg, danach Übergang auf volle Belastung.

 Physiotherapie ☞ 4.8.3

▌ Kalkaneusfraktur

Entstehung durch direkte Gewalteinwirkung (Sprung aus großer Höhe, Auffahrunfall). Indirekte Gewalteinwirkung führt zu Abrißfrakturen des Achillessehnenansatzes (Entenschnabelfraktur).

 Ärztliche Therapie

- konservativ: frühfunktionelle Behandlung ohne Ruhigstellung unter Entlastung
- operativ: Schrauben-, Plattenosteosynthese, evtl. Spongiosaplastik. Bis zur Wundheilung PT, anschließend Dynacast-Gehverband bis zur 8. Wo. (unbelasteter 3-Punkte-Gang), nach Abnahme des Gehverbandes Belastungssteigerung auf 20 kg, nach 12 Wo. auf 30 kg, nach 16 Wo. Vollbelastung.

 Physiotherapie ☞ 4.8.3

▌ Mittelfuß- und Zehenfrakturen

Entstehung meist durch direkte Gewalteinwirkung, häufig Serien-Frakturen. Sonderform Marschfraktur: Ermüdungsfraktur des 2.–5. Mittelfußknochens.

 Ärztliche Therapie

- konservativ: alle nicht dislozierten Frakturen der Mittelfußknochen für 4–6 Wo. im Unterschenkel-Dynacast-Gehverband; Ruhigstellung der Zehen für 2 Wo. mit Heftpflasterverband
- operativ: alle übrigen Frakturen, vor allem des Großzehengrundgelenkes mit Kirschnerdrähten, Schrauben-Plattenosteosynthese.

 Physiotherapie ☞ 4.8.3

4.8.2   Sehnen- und Bandverletzungen

▌Achillessehnenruptur

Durch indirekte Gewalteinwirkung, häufig bei degenerativer Vorschädigung, erfolgt eine Ruptur der Sehne meist 3–5 cm proximal des Achillessehnenansatzes.

 Ärztliche Therapie

Operativ: Naht der Sehne mit zusätzlicher Augmentation und anschließend
• Ruhigstellung in leichter Plantarflexion für 3 Wo. im Oberschenkelgips, für weitere 3 Wo. im Unterschenkelgips
• Vacoped-Orthese in DE/PF 0/30/30 unter Abrollbelastung. Nach Abschluß der Wundheilung Einstellen der Orthese auf 0/15/15 (bei einem Bewegungsausmaß von 0/10/15). Langsame Belastungssteigerung auf halbes Körpergewicht. Nach 3 Wo. Umsetzen der Orthese auf 0/0/0 (bei einem Bewegungsausmaß von 5/0/0). Langsame Belastungssteigerung bis zur 6. Wo. auf volles Körpergewicht. Nach 6 Wo. Rückgabe der Vacoped-Orthese.

 Physiotherapie ☞ 4.8.3

! Nach 6 Wo. Beginn mit Widerstandsübungen für die Wadenmuskulatur. Nach 8 Wo. unlimitierte Übungen gegen Widerstand (Einsatz des Körpergewichtes).

▌Außenbandverletzung

Häufige Bandverletzung. Supinations-Eversionstrauma führt zu einer Verletzung des Außenbandes (Lig. talofibulare ant., Lig. calcaneofibulare, Lig. talofibulare post.). Unterscheidung in Zerrung, Überdehnung, Teilruptur, Ruptur → Rö: „gehaltene Aufnahmen" mit 15 kp-Belastung.

 Ärztliche Therapie

• konservativ: Je nach Ausmaß der Beschwerden und klinischem Befund. Hochlagern, Salbenverband, Zinkleimverband, Tape-Verband, Gipsverband oder Aircast® und Caligamed® Schiene in leichter Pronationsstellung. Vorteil: Vermeidung von OP-Risiken. Nachteil: evtl. verbleibende Restinstabilität
• operativ: Bandnaht oder Rekonstruktion bei Riß aller Bänder oder bei Re-Ruptur; anschl. 3 Wo. zirkulärer Gips oder Dynacastverband (Kunststoffgips), für weitere 3 Wo. Caligamed® Schiene: Schiene, die selektiv Pronation und Supination verhindert aber die Plantarflektion und die Dorsalextension zuläßt. Somit wird ein weitgehend physiologisches Gangbild unter Vollbelastung ermöglicht
• frühfunktionell: ca. 1 Wo. Spaltgips (bis Abschwellung erfolgt ist), anschl. 5 Wo. Caligamed® Schiene.

 Physiotherapie ☞ 4.8.3

4.8.3 PT der Fuß- und Sprunggelenksverletzungen

Physiotherapeutische Befunderhebung und anatomische Übersicht (☞ 5.2.1)

Phase I (übungsstabile Phase)
Aus Spaltgips (Vacoped) heraus oder bei frühfunktioneller Behandlung.
! Nicht bei Außenbandverletzungen.

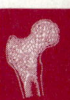

- DKPT-freier Patient (☞ 2.2.8)
- entstauter Fuß: konsequente Hochlagerung, kühlen (mehrmals täglich für ca. 5 Min.), evtl. Kompressionsstrümpfe
  - ℘ Zusatzmaßnahme: Lymphdrainage
- optimale Narbenbeweglichkeit (☞ 4.1.2)
- Schmerzfreiheit: Hochlagern, kühlen, allgemeine Entspannung
- erhaltene Beweglichkeit der angrenzenden Gelenke: endgradige Bewegungen der Zehen (soweit nicht selbst betroffen), des Knie- und Hüftgelenks, z.B. PNF-Beinpattern (mit Gips), Technik Dynamische Umkehr
- erhaltene Kraft der nichtbetroffenen Muskulatur: stat. und dyn. Muskelarbeit mit Armen, Rumpf und Beinen, z.B. BRUNKOW; PNF-bilaterale Armpattern, Chopping, Lifting, Beinpattern, z.B. mit den Techniken Agonistische Umkehr, Wiederholte Kontraktionen. MTT
- optimale Beweglichkeit der Fuß- und Zehengelenke: schonende Mobilisationstechniken, z.B. betontes Arbeiten an der Bewegungsgrenze, Querreiben, Postisometrische Relaxation (☞ 2.2.4); Fußzügel zum Selberüben
  - ℘ Zusatzmaßnahme: Motorschiene
- optimale Muskelkraft, gleichzeitig Irradiation (Ausstrahlung) auf die schwache Muskulatur (☞ 2.3.18): statische Muskelarbeit der Fußmuskulatur, auch im Gips; dyn. Muskelarbeit, z.B. PNF-Dynamische Umkehr und Agonistische Umkehr mit Widerstand am distalen Unterschenkel; selektiv mit dem Fuß (Dorsalextension, Plantarflexion); BRUNKOW; Fußwippe
- optimales Gangbild: unbelasteter oder teilbelasteter 3-Punkte-Gang, Scapula-Pelvis-Pattern als Vorbereitung für den vollbelasteten Gang, Erarbeiten der aufrechten Haltung.

Phase II (Belastungsstabilität, nach 6 Wo.)
Nach Gipsabnahme; nach Außenband- und Achillessehnenrupturen.

- entstauter Fuß: wie bei Phase I
- Schmerzfreiheit: wie bei Phase I, zusätzlich E-Therapie-TENS-Gerät, stabile Galvanisation (Vorsicht bei Metall)
- optimale Beweglichkeit der Fuß- und Zehengelenke: wie bei Phase I, zusätzlich Mobilisationstechniken, z.B. Agistisch exzentrische Kontraktion, Ermüden der Antagonisten; Manuelle Therapie
- volle Kraft: stat. und dyn. Muskelarbeit der Fuß- und Beinmuskulatur. BRUNKOW; PNF-Bein-Pattern (uni- und bilateral, z.B. im Sitz an der Bankkante); MTT; Theraband
- bestmögliche Koordination (vor allem nach Außenbandrupturen üben): „Reflextraining" für die Mm. peronei: PNF Bein → Flex., Abd., IR mit Initialstretch betont am Fuß (bewirkt, daß bei erneutem Umknicken der Fuß reflektorisch in die richtige Stellung, Dorsalextension und Pronation, gezogen wird); Sportkreisel, Roll-Wipp
- optimales Gangbild (☞ 2.2.5): wie bei Phase I; Gewichtsverlagerung (z.B. auf dem Schaukelbrett), verlängerte Standbeinphase, zusätzlich PNF-übertriebene Balance, Gangschulung.

4.9   Unterschenkel und Kniegelenk

4.9.1   Frakturen

▎Unterschenkelschaftfraktur

Frakturen beider Unterschenkelknochen durch direkte Gewalteinwirkung (z.B. Stoßstangenverletzung des Fußgängers), häufig als Schräg-, Quer- oder Etagenfrakturen. Spiral-Frakturen entstehen bei fixiertem Unterschenkel durch indirekte Krafteinwirkung (Skisport).

 Ärztliche Therapie

- konservativ: nicht dislozierte Frakturen, Oberschenkel-Dynacast-Gehverband für mind. 8 Wo.
- operativ: günstiger, je nach Fraktur UTN, Platte, Monofixateur.

 Physiotherapie ☞ 4.9.3

▎Tibiakopffraktur

Entstehung durch axiale Stauchung und Biegemoment (Varus- oder Valgusstreß). Je nach Gewalteinwirkung bikondyläre Frakturen in Y- oder V-Form, sowie Trümmerfrakturen mit weiteren Begleitverletzungen (Bandrupturen, Abrißfrakturen, Knorpel- und Nervenläsionen bes. des N. peronaeus).

 Ärztliche Therapie

- konservativ: nicht dislozierte Frakturen, ca. 3 Wo. Oberschenkel-Dynacast-Gehverband, anschl. funktionelle Weiterbehandlung
- operativ: günstiger; exakte Wiederherstellung der Tibiagelenkfläche, evtl. mit Spongiosaplastik; Plattenosteosynthese.

 Physiotherapie ☞ 4.9.3

▎Patellafraktur

Häufig durch direkte Gewalteinwirkung auf das gebeugte Kniegelenk (Querfrakturen, Mehrfragmentfrakturen), seltener als Abrißfrakturen am oberen oder unteren Patellapol.

 Ärztliche Therapie

Zuggurtungsosteosynthese.

 Physiotherapie ☞ 4.9.3

! Anfangs keine Flexion über 90°.

4.9.2   Meniskus-, Kapsel- und Bandverletzungen

▌ Meniskusläsion

Entstehen häufig durch Sportverletzungen. Der mediale Meniskus ist durch anatomische Gegebenheiten (Fixierung am Innenband) wesentlich häufiger geschädigt als der laterale Meniskus.

 Ärztliche Therapie

Operativ:
- Meniskusrefixation (frische Verletzung). PT für 3 Wo. Knieflexion nicht über 90°; für 6 Wo. Abrollbelastung
- Teilresektion; Totalresektion möglichst vermeiden wegen Gefahr der sekundären Arthrose. PT: für 3 Wo. Abrollbelastung
- Arthroskopie: PT ab 1. postop. Tag mit zunehmender Vollbelastung
- stabil reserzierter Meniskusrest: PT ab 1. postop. Tag mit zunehmender Vollbelastung.

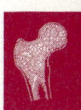

Physiotherapie ☞ 4.9.3

▌ Kapsel-Bandverletzungen

Direkte und indirekte Gewalteinwirkungen führen über Zerrungen und Überdehnungen zu kompletten Bänderrissen. Die Art der Läsion und die daraus resultierende Instabilität hängt von der Art des einwirkenden Traumas ab.

Klinisch-anatomische Einteilung der Kniegelenkinstabiltäten
- gerade Instabilitäten: mediale, laterale, dorsale oder ventrale Instabilität
- Rotationsinstabilitäten: anteromediale, anterolaterale, posteromediale oder posterolaterale Instabilität
- kombinierte Instabilitäten: z.B. anterolaterale/posterolaterale Instabilität; Knieluxation.

Gradeinteilung		
Grad I	+	0–3 mm Aufklappbarkeit
Grad II	+ +	3–5 mm Aufklappbarkeit
Grad III	+ + +	5–10 mm Aufklappbarkeit

 Ärztliche Therapie

- operativ: reine Kreuzbandnähte (☞ 5.4.5). Vorderes Kreuzband (VKB): Augmentationsplastik bei „Kreuzbandnaht" und „Kreuzbandrefixation" (dient dem Schließen der primären Stabilitätsbrücke des vord. Kreuzbandes); vorderer Kreuzband-Ersatz: Knochenblock mit Patellarsehnendritteltransplantat und Augmentationsplastik. Hinteres Kreuzband: Augmentationsplastik bei Riß, Patellasehnendritteltransplantat und Augmentation mit Treviraband bei Ersatz.
- konservativ: isolierte Seitenbandrupturen mit Oberschenkel-Dynacastbewegungsverband, 0°/10°/90° bei voller Belastbarkeit (bei Grad +++). Grad + und ++ werden funktionell nachbehandelt.

Physiotherapie

- Postop. Gangschulung ca. 5 Tage mit Immobilizer (abhängig von der Kniestabilität). Die stationäre Entlassung erfolgt mit Kniebandage (z.B. Genutrain®). Rotation ab Vollbelastung erlaubt
- isolierte Instabilitäten: sofortige Belastung, postop. aber langsame Steigerung auf volle Belastung; Sportaufnahme nach 4 Mon. möglich
- kombinierte Instabilitäten: 4 Wo. Teilbelastung mit 20–25 kg; weitere 2 Wo. mit halbem Körpergewicht; anschl. Übergang auf volle Belastung; Sportaufnahme nach 5 Mon. möglich
- Kniegelenksluxation: 4 Wo. Abrollbelastung (bis 15 kg Belastung); nach 4 Wo. 20–30 kg; nach 8 Wo. halbes Körpergewicht; nach 12 Wo. Übergang auf volle Belastung. Sportaufnahme, wenn überhaupt möglich, frühestens nach 6–7 Monaten.

▌ Habituelle Patellaluxation

Häufig wiederkehrende, meist laterale Luxation der Patella aus dem Gleitlager. Erstluxation häufig vor dem 20. Lebensjahr. Frauen häufiger betroffen als Männer.

 Ärztliche Therapie

Proximale Rekonstruktion des Kniestreckapparates (OP nach ELMSLIE ☞ 5.3.2) durch Raffung des M. vastus medialis bei gleichzeitigem „lateral release" (laterale Kapselspaltung), auch bei Chondropathia patellae indiziert. Distale Rekonstruktion: Verlagerung der Tuberositas tibiae nach medial und ggf. nach proximal (bei Chondropathia patellae).

 Physiotherapie

10 Tage stat. Muskelarbeit bei gestrecktem Knie (Immobilizer); Motorschiene bis 90° Knieflexion; bis 6 Wo. dyn. Kniestreckung ohne Widerstand (bei schweren Knorpelschäden retropatellar bis 12 Wo.); nach 6 Wo. Übungen gegen Widerstand.

4.9.3 PT der Unterschenkel- und Kniegelenksverletzungen

Physiotherapeutische Befunderhebung und anatomische Übersicht ☞ 5.3.1

Phase I (Übungsstabilität)
- DKPT-freier Pat. (☞ 2.2.8)
- entstautes Knie: Hochlagern, kühlen (mehrmals täglich 5 Min.), evtl. Hitze (z.B. heiße Rolle)
  - ♪ Zusatzmaßnahmen: Lymphdrainage; E-Therapie-Diadyn. Ströme (DF und CP), Interferenz
- Schmerzfreiheit: Eis (mehrmals täglich 5 Min.), Hitze, Querfriktionen ansatzgereizter Muskeln (z.B. am M. popliteus)
  - ♪ Zusatzmaßnahmen: E-Therapie-TENS-Gerät, Diadyn. Ströme (DF und CP), Interferenzstrom
- optimale Narbenbeweglichkeit (☞ 4.2.1)
- erhaltene Beweglichkeit des nicht betroffenen Beines, Fuß- und Hüftgelenks: endgradige aktive Bewegungen, PNF-Beinpattern mit Dynamischer Umkehr
- erhaltene Kraft der angrenzenden Muskulatur (gleichzeitig Irradiation auf die schwache Muskulatur; ☞ 2.3.17): stat. und dyn. Muskelarbeit, z.B. BRUNKOW;

PNF-bilaterale Armpattern, Chopping, Lifting, Beinpattern z.B. mit den Techniken Agonistische Umkehr, Wiederholte Kontraktionen; MTT mit den Armen und dem gesunden Bein

- optimale Beweglichkeit des Kniegelenkes: Patellamobilisation. Zur Verhinderung von Verklebungen im Bereich des Rezessus: BGM, Ultraschall. Mobilisationstechniken: z.B. Querreiben, Funktionsmassage, Reziproke Hemmung, Postisometrische Relaxation, Agistisch exzentrische Kontraktion

  ♪ Zusatzmaßnahmen: Motorschiene (☞ 4.2); Aquajogging (☞ 9.2.6) im Anschluß an die Wundheilung

- optimale Kraft des betroffenen Beines: Statische Quadrizeps- und Ischiokruralenanspannung in Rücken- und Bauchlage. Basisübung: Knie mit fester Rolle unterlagern, Unterschenkel bis zur bestmöglichen Kniestreckung bewegen, das gestreckte Bein weiter hochheben, dort ca. 10 Sek. halten, langsam ablegen; diese Übung auch kombiniert mit Dorsalextension im Fuß und Außen- bzw. Innenrotation in der Hüfte, BRUNKOW; Manuelle Therapie-Frühstabilisation; PNF-gestreckte Beinpattern Knie-Stabilisation durch Widerstände diagonal in alle Richtungen, z.B. im Reitsitz, das betroffene Bein steht auf dem Boden bei fast gestrecktem Knie, das nichtbetroffene Bein liegt auf der Bank. In Bauchlage, betroffenes Bein steht auf dem Boden, optimales Gangbild: un- oder teilbelasteter 3-Punkte-Gang, in den ersten Tagen mit Knieimmobilizer; bei Entlassung Versorgung von Kreuzbandpatienten mit fester Kniebandage (z.B. Genutrain®). ADL-Erarbeiten der aufrechten Körperhaltung

  ♪ Zusatzmaßnahmen: E-Therapie-BMR®-Gerät; Schlingentisch-,,Walking" mit Federn oder Expander; Fahrradergometer (Belastung beachten); Aquajogging
  ♪ Zusatzmaßnahmen: PNF-Scapula-Pelvis-Pattern (Vorübung der Rumpfrotation).

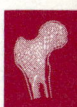

Phase II (Belastungsstabilität)

- optimale Beweglichkeit: wie bei Phase I, Mobilisationstechniken, z.B. Agistisch exzentrische Kontraktion; Manuelle Therapie; Übungen auf dem Pezziball.
- volle Kraft: wie bei Phase I, Stabilisation im Stand (z.B. nicht betroffenes Bein rollt einen Ball, wischt mit Tuch); Stabilisation auf dem Minitrampolin. PNF-uni- und bilaterale Beinpattern mit den Techniken: Dynamische Umkehr, Wiederholte Kontraktionen, Betonte Bewegungsfolge Knie. Kräftigung unter Belastung: Aufstehen vom Hocker, betroffenes Bein steht hinten; Treppengehen rauf und runter

  ♪ Zusatzmaßnahmen: MTT (Training im geschlossenen System, d.h. die Füße haben immer Bodenkontakt); Schlingentisch mit Expandern oder Gewichten; Fahrradergometer

- optimale Koordinationsfähigkeit: Schaukelbrett, Sportkreisel (Ball fangen), Minitrampolin, Roll-Wipp. Aquajogging
- funktionelles Gangbild: Erarbeiten der Standphase (Gewichtsverlagerung), Rotationsgang

  ♪ Zusatzmaßnahme: PNF-Gangschulung, Treppengehen.

  ! Voraussetzung ist die volle Kniestreckung, sonst weiter im teilbelasteten 3-Punkte-Gang.

Weitere Behandlungsziele wie bei Phase I.

 Tips & Fallen

Übungen im geschlossenen System (Füße haben Bodenkontakt) sind Übungen im offenen System (Füße haben keinen Bodenkontakt) auf Grund der größeren Funktionalität vorzuziehen.

4.10   Oberschenkel und Hüftgelenk

4.10.1   Frakturen

▮ Distale Femurfrakturen

Häufig durch direkte Gewalteinwirkung (Auffahrunfall, Sturz aus großer Höhe).

Formen

Suprakondyläre Frakturen und Kondylenfrakturen (intraartikuläre, T- oder Y-förmige Frakturlinie).

 Ärztliche Therapie

Plattenosteosynthese, stufenlose Wiederherstellung der Gelenkflächen (DCS) und retrograder Femurmarknagel.

 Physiotherapie ☞ 4.10.3

▮ Femurschaftfrakturen

Häufig durch direkte Gewalteinwirkung (Quer-, Spiral- oder Trümmer-Frakturen).

 Ärztliche Therapie

Platten- oder Marknagelosteosynthese, Monofixateur; intramedulläre Schienung (Nancy Nägel beim Kind).

 Physiotherapie ☞ 4.10.3

▮ Pertrochantere Frakturen

Entstehung häufig durch direkte Gewalteinwirkung (Sturz auf die Hüfte); ältere Menschen häufiger betroffen. Unterteilung in stabile Frakturen (Schrägbruch vom Trochanter major zum Trochanter minor) und instabile Frakturen (Trümmerzonen im Bereich der medialen Kortikalis).

 Ärztliche Therapie

Winkelplattenosteosynthese oder DHS (dyn. Hüftschraube) je nach Frakturlokalisation. PFN.

 Physiotherapie ☞ 4.10.3

▮ Schenkelhalsfrakturen

Häufigkeitsgipfel zwischen 60.–70. Lj.; Frauen häufiger betroffen (Osteoporose).

Formen

- laterale Frakturen (extraartikulär)
- mediale Frakturen (Gefahr der Hüftkopfnekrose, heterologe Ossifikationen).

Entscheidend für die Prognose ist der Winkel zwischen Frakturlinie und Horizontale; je größer der Winkel, desto ungünstiger die Prognose.

Einteilung nach PAUWELS	
PAUWELS I	Winkel < 30° (Abduktionsfrakturen = stabile Frakturen)
PAUWELS II	Winkel 30°-70°
PAUWELS III	Winkel > 70° (Adduktionsfrakturen)

 Ärztliche Therapie

- konservativ: PAUWELS I frühfunktionell mit voller Belastung; nach Belastungsversuch Röntgen, wenn Fraktur verschoben OP
- operativ: PAUWELS II/III mit DHS (dyn. Hüftschraube), TEP (Totalendoprothese) bei medialen Frakturen. Bei Pat. < 40 J. Schraubenosteosynthese mit anatomischer Rekonstruktion.

 Physiotherapie ☞ 4.10.3

▍ **Azetabulumfrakturen**

Entstehung durch extreme direkte Gewalteinwirkung.

Unterteilung

- Frakturen des dorsokranialen Pfannenrandes sind am häufigsten (Knieanpralltrauma) und Hüftluxation
- Frakturen des dorsalen Pfeilers
- Frakturen des ventralen Pfeilers (Frakturlinie zieht schräg durch die Pfanne)
- Quer-Frakturen des Pfannenbodens und Kombinationsfrakturen (Quer-Frakturen und Frakturen des dorsokranialen Pfannendaches).

 Ärztliche Therapie

- konservativ: Frakturen des ventralen Pfeilers; hier größte biomechanische Stabilität; 3 Mon. Entlastung
- operativ: alle übrigen Frakturen mit Schrauben- und/oder Plattenosteosynthese.

 Physiotherapie ☞ 4.10.3

4.10.2 Hüftgelenksluxation ───────────────

Sehr selten, große Gewalteinwirkung notwendig, häufig indirekte Krafteinwirkung wie beim Knieanpralltrauma („Dashbord-Injury") oder Kombination von Stoß, Rotation und Hebelwirkung (Sprung aus großer Höhe).

Formen

- hintere Luxation: Luxatio iliaca, nach hinten oben. Luxatio ischiadica, nach hinten unten
- vordere Luxation: Luxatio pubico, nach vorne oben. Luxatio obturatoria, nach vorne unten.

Ärztliche Therapie

Konservativ (Reposition innerhalb von 6 Std.). Begleitverletzung → Pfannenrandfraktur operativ versorgen.

 Physiotherapie ☞ 4.10.3

! Funktionelle Übungsbehandlung unter Entlastung für 3 Wo.

4.10.3 PT der Oberschenkel- und Hüftgelenkverletzungen —

Physiotherapeutische Befunderhebung und anatomische Übersicht (☞ 5.4.1)

Nachbehandlung TEP (☞ 5.4.10)

Phase I (übungsstabile Phase)

Trifft bis zur Wundheilung auch auf Pat. mit belastungsstabil versorgten Osteosynthesen zu.

- DKPT-freier Pat. (☞ 2.2.8)
- Schmerzfreiheit: schmerzfreie Lagerung, allgemeine Entspannung
- optimale Narbenbeweglichkeit (☞ 4.2.1)
- erhaltene Beweglichkeit der angrenzenden Gelenke: Lagerung; aktives, endgradiges Bewegen (bei älteren Pat. evtl. auch passiv), PNF-Beinpattern mit Dynamischer Umkehr
- erhaltene Kraft der angrenzenden Muskulatur (gleichzeitig Irradiation auf die schwache Muskulatur): stat. und dyn. Muskelarbeit, bei älteren Pat. vorwiegend dyn.; BRUNKOW; PNF-bilaterale Armpattern, Chopping, Lifting, Beinpattern, Geräte: Theraband, Hantel
- optimale Beweglichkeit im Hüftgelenk (vor allem Extension/Flexion): Motorschiene (☞ 4.2)
  - Flexion: Th. sitzt auf der Bank, der Unterschenkel des Pat. liegt auf der Schulter der Th., Knie zur Nase ziehen; Mobilisationstechniken: z.B. Betontes Arbeiten an der Bewegungsgrenze, Reziproke Hemmung, Postisometrische Relaxation
  - Extension: Lagerung in flacher Rücken- oder Bauchlage, Techniken wie bei der Flexion
  - ♪ Zusatzmaßnahmen: Schlingentisch-Aufhängung in Seitlage, 0-Stellung in Bezug auf die Abduktion/Adduktion (günstige Ausgangsstellung zum Üben der Extension/Flexion); Bewegungsbad (nach der Wundheilung)
- normaler Muskeltonus: Querreiben, Querdehnen, agistisch exzentrische Kontraktion, z.B. für die Hüftadduktoren und -extensoren
- optimale Kraft der Hüftmuskulatur (besonders wichtig: Extensoren, Abduktoren): stat. und dyn. Muskelarbeit der hüftgebenden Muskulatur (bei älteren Pat. vorwiegend dyn.), z.B. BRUNKOW; PNF-Bridging (Stabilisation), Beinpattern (keine forcierte Rotation), ASTE wählen, in denen Bewegungen gegen die Schwerkraft möglich sind (abhängig vom Muskelstatus)
- ! Nicht mit langem Hebel arbeiten
  ♪ Zusatzmaßnahme: Bewegungsbad (nach der Wundheilung)
- optimales Gangbild (☞ 2.2.5): Erarbeiten der aufrechten Haltung. PNF: Scapula-Pelvis-Pattern; Stabilisation im Sitz und Stand. Bewegungsbad (nach der Wundheilung). Erarbeiten (je nach Krankheitsbild) des un- oder teilbelasteten 3-Punkte-Gangs (mit Hilfe von Waagen), bei älteren Pat. anfangs im Gehwagen oder -barren, sonst mit Unterarmstützen (☞ 2.2.5).

Phase II (belastungsstabile Phase)
- volle Beweglichkeit: wie bei Phase I, Manuelle Therapie
- optimale Kraft: wie bei Phase I, PNF-Mattenprogramm, z.B. vom Ellenbogen-Knie-stand zum Vierfüßlerstand, Stabilisation, Vierfüßlergang; Aufstehen vom Hocker, das betroffene Bein steht möglichst hinten; bilaterale Beinpattern
  - Zusatzmaßnahmen: MTT; Fahrradergometer, angepaßt an die Kraft des Pat.
- optimales Gangbild: wie bei Phase I, Erarbeiten der Standbeinphase, evtl. mit Schaukelbrett, Sportkreisel, Mini-Trampolin; Rotationsgang; PNF-Gangschulung-Übertriebene Balance, Vorwärts-, Seitwärts- und Rückwärtsgang.

4.11 Becken

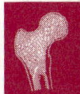

4.11.1 Frakturen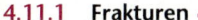

▌ Beckenrandfraktur

Bruchbereiche sind Darmbeinschaufel, freier Kreuzbeinanteil, Steißbein, Sitz- und Schambein; Beckenstatik und -kontinuität bleiben erhalten. Sonderform: Abriß-Frakturen oder Apophyseolyse der Spina iliaca anterior superior beim Kind.

 Ärztliche Therapie
- konservativ: frühfunktionelle Behandlung unter analgetischer Therapie
- operativ: Refixation.

 Physiotherapie ☞ 4.11.2

▌ Beckenringfraktur

Entstehung durch direkte und indirekte Gewalteinwirkung: Sturz, Überfahrenwerden, Einklemmung.

Formen
Horizontale und vertikale Instabilitäten:
- vorderer Ringbruch: Frakturen von Sitz- und Schambeinast
- vordere und hintere Vertikalfrakturen (sog. Malagaigne-Frakturen)
- Schmetterlings-Frakturen: beidseitige vordere Ringfrakturen unter häufiger Mitbeteiligung der Harnröhre oder Blase. Zusätzlich Symphysensprengung möglich

 Ärztliche Therapie
- konservativ: bei stabilen vorderen Ringfrakturen Mobilisierung unter Entlastung der betroffenen Seite nach 3–4 Tagen; bei kombinierten, unverschobenen Frakturen Bettruhe für max. 1 Wo.
- operativ: bei kombinierten, dislozierten Frakturen (horizontale Frakturen).

 Physiotherapie ☞ 4.11.2

4.11.2 PT der Beckenverletzungen

Phase I (übungsstabile Phase)

- DKPT-freier Pat. (☞ 2.2.8)
- optimale Schmerzfreiheit: Lagerung in 30°-Abduktionsschiene oder im Schlingentisch in Rotations-0-Stellung (Lagerung öfter wechseln!)
- optimale Narbenbeweglichkeit (☞ 4.2.1)
- erhaltene Kraft der angrenzenden Muskulatur (gleichzeitig Irradiation auf die schwache Muskulatur; ☞ 2.3.16): stat. und dyn. Muskelarbeit mit den Armen und soweit erlaubt mit den Beinen; BRUNKOW; PNF-bilateral symmetrische Armpattern, stat. bilaterale Beinpattern in Extension, Chopping, Lifting, Geräte: Theraband, Expander, Deuserband mit den Armen.
- optimale Beweglichkeit: aktiv-assistives Bewegen, PNF-Beinpattern mit Dynamischer Umkehr
  ♪ Zusatzmaßnahmen: Motorschiene, Schlingentisch, Bewegungsbad (nach der Wundheilung)
- optimale Kraft der beckenumgebenden Muskulatur: stat. und evtl. dyn. Muskelarbeit mit Rumpf und Beinen. PNF-Bridging (Stabilisation)
  ♪ Zusatzmaßnahme: Bewegungsbad.

Phase II (belastungsstabile Phase)

- optimale Beweglichkeit: wie bei Phase I
- volle Kraft: wie bei Phase I
  ♪ Zusatzmaßnahmen: Schlingentisch-mit Expander oder Gewichten; Pezziball im Sitz, in Rücken- oder Bauchlage; PNF Matte-Vierfüßlerstand (Stabilisation), Vierfüßlergang, Kniestand und -gang; MTT; Fahrradergometer angepaßt an die Kraft des Pat.
- optimales Gangbild (☞ 2.2.5): Erarbeiten der Standbeinphase. Gleichgewichtsschulung (Schaukelbrett, Sportkreisel). Rotationsgang. ADL-Erarbeiten der aufrechten Haltung
  ♪ Zusatzmaßnahmen: PNF-Übertriebene Balance, Gangschulung, auch Seit- und Rückwärtsgang.

Weitere Ziele wie bei Phase I.

4.12 Wirbelsäule

4.12.1 Wirbelsäulenverletzungen

Unterscheidung in stabile (Spongiosa solide impaktiert, Bandstrukturen intakt, ca. 90 % aller Fakturen) und instabile Verletzungen (Subluxation, dorsaler Bandapparat zerrissen) mit Gefahr der Rückenmarksläsion. Frakturen der WS sind überwiegend in der BWS oder LWS, meist im thorakolumbalen Übergangsbereich lokalisiert.

Die Häufigkeit der neurologischen Komplikationen nimmt von kaudal nach kranial zu. Verletzungen der Bandscheiben und Bänder sind prognostisch ungünstiger als rein knöcherne Verletzungen.

Ursachen

Verkehrsunfälle, Sturz aus größerer Höhe, Verletzungen bei Sportarten wie Reiten, Trampolinspringen, Skifahren.

Klassifikation

Je nach Art der einwirkenden Kräfte auf die WS wird in Anlehnung an das AO-Schema eine Einteilung in A-, B- und C-Frakturen vorgenommen (☞ Abb. 4.5):

- A-Frakturen: Kompressionsfrakturen, entstehen ausschließlich durch Druckkräfte. Die dorsale Säule (☞ Abb. 4.6) ist nicht beteiligt
  - A1 (Impaktionsfrakturen): Verdichtung der Spongiosa mit Sinterung des WK
  - A2 (Spaltfrakturen): Spaltbildung des Wirbelkörpers
  - A3 (Berstungsfrakturen): Zertrümmerung des Wirbelkörpers mit Dislokation der Fragmente

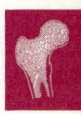

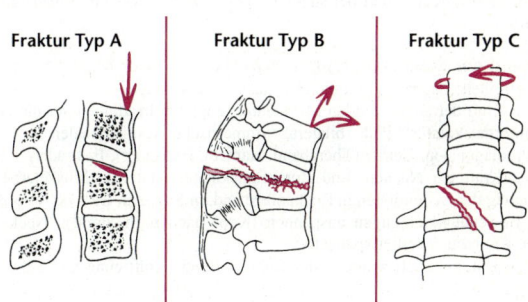

Fraktur Typ A **Fraktur Typ B** **Fraktur Typ C**

Abb. 4.5: Einteilung von Wirbelsäulenfrakturen [A300–157]

- B-Frakturen: Distraktionsverletzungen der WS. Es wirken Flexions- und Extensionskräfte
  - B1: Flexions-Distraktionsverletzungen mit Zerreißung der dorsalen Bandverbindung durch die Intervertebralgelenke
  - B2: Flexions-Distraktionsverletzungen mit dorsaler Zerreißung durch den Wirbelbogen
  - B3: Hyperextensionsverletzungen mit ventraler Zerreißung der Bandscheibe
- C-Frakturen: Rotationsverletzungen, Zerreißung aller längs verlaufenden Bandstrukturen, rotatorische Fehlstellung der WS, mit Querfortsatzfrakturen.

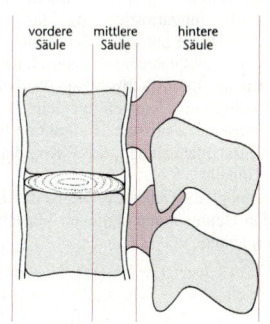

vordere Säule | mittlere Säule | hintere Säule

Abb. 4.6: Dreisäulenmodell der Wirbelsäule [A300–157]

Ärztliche Therapie

- konservativ: stabile Frakturen → alle Frakturen mit Verformungswinkeln unter 20°
- operativ: Bei allen instabilen Frakturen sowie bei Einengung des Spinalkanales von mehr als 50 % seiner lichten Weite (A2-, A3-, B- und C-Frakturen). Ventrale und dorsale stabilisierende Verfahren mittels Fixateur interne, Spondylodese/Plattenosteosynthese, Spongiosaplastik.

4.12.2   PT der Wirbelsäulenverletzungen

Physiotherapeutische Befunderhebung und anatomische Übersicht (☞ 5.8.1)

❚ HWS

PT beim Schleudertrauma und bei stabilen Frakturen, versorgt mit Schanz-Krawatte (☞ 5.8.7)

PT während der Ruhigstellung mit Halo-Fixateur oder Minerva-Gips

- Schmerzfreiheit: Lagerung in möglichst flacher Rückenlage
- erhaltene Kraft der angrenzenden Muskulatur (zugleich Irradiation auf die Nacken- und Rumpfmuskulatur): PNF bilateral symmetrische Armdiagonalen soweit möglich; Beindiagonalen. Geräte (Theraband, Hanteln, Expander); Fahrradergometer
- erhaltene Kraft der Nacken- und Rumpfmuskulatur: statische Muskelarbeit über Anspannung der Extremitäten in Rückenlage und im Sitz, z.B. BRUNKOW, Kopf stat. in alle Bewegungsrichtungen anspannen (Kopf nach re./li. drehen, Nacken lang machen, Kopf zur Schulter spannen)
- *!* Aufrechte Haltung auch während der Ruhigstellung (Kräftigung und Schmerzvermeidung).

PT im Anschluß an die Ruhigstellung

- entspannte Muskulatur: Massage, BGM. Hitze: Heiße Rolle oder Fango (☞ 2.7.2), Hydrotherapie, Puzzlefango. Allgemeine Entspannung, z.B. über vorherige Anspannung; Lösungstherapie (☞ 2.3.21)
- volle Kraft der Nacken- und Rückenmuskulatur: Stabilisation in verschiedenen ASTE wie z.B. Unterarmstütz, Sitz, Stand. PNF-Kopfdiagonalen im Sitz oder Ellenbogenstütz (anfangs nur kleine Bewegungsausmaße gegen Führungswiderstand)
  - *♪* Zusatzmaßnahmen: Rückenschule; MTT
- optimale Beweglichkeit im Wirbelsäulenbereich: z.B. hubfreie oder hubarme Mobilisation, Übungen auf dem Pezziball, HWS-Traktionen. Manuelle Therapie. Agistisch exzentrische Kontraktion für die kontrakte Muskulatur
  - *♪* Zusatzmaßnahmen: PNF-Kopfdiagonalen ohne Widerstand mit Dynamischer Umkehr
- bestmögliche Gebrauchsfähigkeit: ADL-Erarbeiten der aufrechten Haltung. Kopf bei allen Übungen und täglichen Verrichtungen funktionell mitbewegen, Schonhaltung vermeiden.

▌ BWS und LWS

Phase I (übungsstabile Phase)
Gilt für instabile BWS- und LWS-Frakturen und stabile BWS- und LWS-Frakturen, solange Schmerzen bestehen.

KI: Kyphosierung, Seitneigung, Rotation der WS; bei tiefen LWK-Frakturen keine maximale Hüftflexion erlaubt wegen Kyphosierung der LWS als weiterlaufende Bewegung.

! Unbedingt Flachlagerung, hartes Bett, evtl. Lordosekissen in den LWS-Bereich bei Rückenlage. Stufenlage (Hüft- und Kniegelenke in Rückenlage ca. 90° Flexion) nur, solange schmerzbedingt eine flache Lagerung nicht möglich ist.

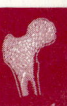

- DKPT-freier Pat. (☞ 2.2.8)
- Schmerzfreiheit: Lagerung möglichst flach (Streckung der Wirbelsäule). E-Therapie: TENS-Gerät (☞ 2.8.10)
- erhaltene Kraft der Extremitäten (gleichzeitig Irradiation auf die aufrichtende Rumpfmuskulatur; ☞ 2.3.18): statische Muskelarbeit des ganzen Körpers (Füße, Beine, Arme, Rumpf, Kopf) möglichst symmetrisch für die Extensorenkette. BRUNKOW; PNF-Arm- und Scapulapattern bilateral symmetrisch (z.B. beide Arme in die Flexion, Abduktion, Außenrotation, die Schulterblätter in die posteriore Depression), Beine stat. (z.B. in die Extension, Abduktion, Innenrotation)
  ♪ Zusatzmaßnahmen: Geräte (Theraband, Hanteln)
- optimale Kraft der Rückenmuskulatur: statische Muskelarbeit der Rumpfextensoren über Anspannung der Kopf-, Skapula- und Extremitätenmuskulatur in RL und BL, Stabilisation mit Geräten wie z.B. Ball, Stab oder Handtuch
  ♪ Zusatzmaßnahmen: Übungen wie bei „Erhaltene Kraft"; Drehen en bloc in die Bauchlage (bei relativer Schmerzfreiheit); Stabilisation im Ellenbogenstütz, Ellenbogen-Kniestand, Vierfüßlerstand
- Wiederherstellung optimaler Muskelverhältnisse: AeK (☞ 2.2.4) und Heiße Rolle für die kontrakte Muskulatur; Theraband

Phase II (belastungsstabile Phase)
- volle Kraft der Rückenmuskulatur: Übungen wie bei Phase I
  ♪ Zusatzmaßnahmen: Sitz erarbeiten (Rückenschule), Stabilisation im Stand, MTT in aufrechter Haltung
- optimale Beweglichkeit im Wirbelsäulenbereich: z.B. hubfreie oder hubarme Mobilisation, Übungen auf dem Pezziball. Manuelle Therapie. Agistisch exzentrische Kontraktion für die kontrakte Muskulatur
- bestmögliche Gebrauchsfähigkeit: ADL-Aufstehen aus dem Bett rückenschonend über die Seit- oder Bauchlage, Bücken, Gegenstände aufheben und tragen; Erarbeiten der aufrechten Haltung.

4.13 Thorax

4.13.1 Frakturen

▌ Rippenfrakturen

Am häufigsten betroffen ist die 5.–9. Rippe.

Ursachen
Meist direkte Gewalteinwirkung, bei Knochenmetastasen im Thoraxbereich können Bagatelltraumen zu Frakturen führen.

Rippenserien-Frakturen
Bruch von mind. 3 Rippen (instabiler Thorax); Begleitverletzungen: Pneumo-, Hämatothorax. (☞ 4.1.3)

🖐 Ärztliche Therapie
- konservativ: symptomatische Behandlung bei einfachen Frakturen; bei Rippenserienfrakturen evtl. intensivmed. Überwachung notwendig (☞ 1.3)
- operativ: bei Rippenserienfrakturen und instabilem Thorax Plattenosteosynthese erforderlich.

▌ Sternumfraktur

Entstehung i.d.R. durch den Sicherheitsgurt, Vorkommen in der letzten Zeit häufiger; Gefahr von kardialen Verletzungen.

🖐 Ärztliche Therapie
Konservative, analgetische Therapie.

4.13.2 PT der Thoraxverletzungen

Die Behandlung von Rippenserienfrakturen findet zunächst auf der Intensivstation statt; die PT erfolgt anschl. viel schonender als bei Frakturen einzelner Rippen.

PT bei Frakturen einzelner Rippen und/oder Sternum
- DKPT-freier Pat. (☞ 2.2.8)
- Krafterhalt der angrenzenden Muskulatur: statische, wenn möglich auch vorsichtig dyn. Muskelarbeit der Arm- und Beinmuskulatur, auch in Kombination mit der Atmung
  - 🔎 Zusatzmaßnahmen für später: BRUNKOW; PNF-bilaterale Armdiagonalen, Schulterblatt-Armdiagonalen, Beindiagonalen.
- optimale Atmung (☞ 2.2.6): betroffene Seite fixieren (Schmerzsenkung, dadurch tiefere Atmung möglich; schonendes Husten (1/3 der Luft vorher ausatmen, dann eher hüsteln); KI: Vibrax, Klopfungen u.ä.
- erhaltene Beweglichkeit: endgradige Bewegungen in Schultergelenken und Rumpf, soweit schmerzbedingt möglich.

4.14   Kindliche Frakturen

Die knöcherne Konsolidierung erfolgt schneller, allg. Komplikationen (Pneumonie, Thrombose, Dekubitus) und spezielle Komplikationen (Sympathische Reflexdystrophie, Pseudarthrosen) sind selten. Die Therapie erfolgt häufig konservativ; die Frakturheilung verläuft meistens sekundär über Kallusbildung. Störung des Längenwachstums ist möglich. Wachstumsverzögerung kann bei epiphysennahen Frakturen auftreten.

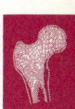

Durchschnittliche Konsolidierungszeit kindlicher Frakturen (in Wo.)			
Lokalisation	**bis 5 J.**	**5–10 J.**	**> 10 J.**
Klavikula	1	2	2–3
Humerus			
- proximal stabil	1	1–3	2–3
- proximal instabil	1	2–3	3
- Schaftmitte	2	3–4	4–6
- suprakondylär	1–2	2–3	3–4
- Condylus radialis	3	3–4	4
- Condylus ulnaris (Y-Fraktur)	2–3	3	3–4
- Epicondylus ulnaris			
(+ Ellenbogenluxation)	2–3	2–3	3
Proximales Radiusende	1	2	2–3
Olekranon	1	2–3	3–4
Radiusköpfchen- u. Ellenbogenluxation	–	3	3
Vorderarmschaft	3	4	4–6
Distaler Radius und Vorderarm	2	3–4	4–5
Epiphysenlösung distaler Radius	2	2–3	3–4
Handwurzel	–	4–6	6–12
Mittelhand subkapital und basal	–	2	2–3
- Schaft	–	3–4	4–6
Finger subkapital und Basis	1–2	2	2–3
- Schaft	2–3	3–4	4–8
Femur			
- Schenkelhals	–	4–6	6–12
- subtrochantär	3–4	4–5	4–6
- Schaft	1–3	4–5	4–6
- Kondylen	2–3	3–4	4
Tibia und Unterschenkel			
- Eminentia	–	3–4	4–6
- proximale Metaphyse	2–3	3–4	4
- Schaft	2–3	3–5	4–6
- supramalleolär und Gelenk (OSG)	2–3	3–4	4–5
Fußwurzel und Kalkaneus	–	4–8	6–12
Mittelfußbasis und subkapital	2–3	3	3–4
Zehen	1	1–2	2–4
Fibulotalarer Bandapparat			
- Ausriß knöchern	–	3	3–4

Nach: VON LAER, L.: Frakturen und Luxationen im Wachstumsalter (Thieme, Stuttgart 1992)

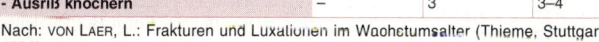

4.14.1 Formen kindlicher Frakturen

- Grünholzfraktur: Verbiegung des Knochens mit Fraktur der Kortikalis auf der Zugseite (konvexen) mit Dislokationsmöglichkeit ad axim, Periostschlauch intakt
- Wulstbruch: Stauchung im metaphys. Bereich (z.B. Radius) ohne Dislokation, Periostschlauch intakt
- Knickbruch: Achsenveränderung ohne Beschädigung des Periostmantels. Beispiel: intraperiostale Tibiafraktur als häufigste Fraktur des Kindesalters
- Abrißfrakturen: knöcherne oder knorpelige Bandausrisse.

▌ Epiphysenverletzungen

Einteilung nach AITKEN und SALTER

	Epiphysenlösung		Epiphysenfraktur		
Salter	I	II	III	IV	V
Aitken	0 (I)	I	II	III	IV

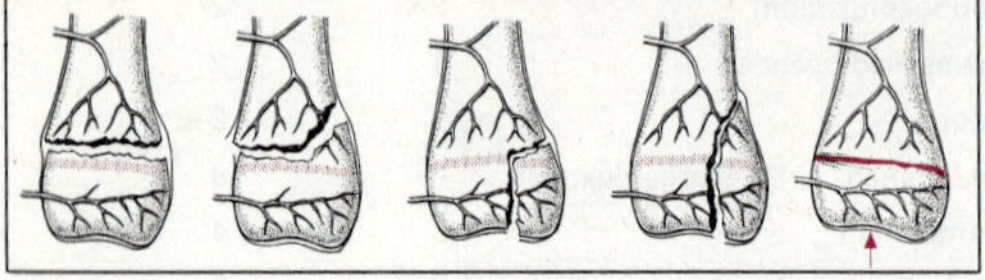

Abb. 4.7: Klassifikation der Epiphysenfrakturen nach AITKEN und SALTER [A300–190]

ᘔ Ärztliche Therapie

- konservativ: reine Epiphysenlösung (SALTER I), Epiphysenlösung mit metaphysärem Knochenkeil (SALTER II, AITKEN I), Prognose gut, i.d.R. keine Wachstumsstörungen
- operativ: Epiphysenlösung mit epiphysären Knochenfragment (SALTER III, AITKEN II), Epiphysär-metaphysärer Frakturverlauf (SALTER IV, AITKEN III), fugenlose Adaptation z.B. durch Zugschraubenosteosynthese.

4.14.2 PT kindlicher Frakturen

I.d.R. überwinden Kinder die Folgen von Frakturen sehr viel schneller als Erwachsene. Abhängig vom Alter der Kinder erfolgt die Behandlung mehr spielerisch (Versuch der Ablenkung) oder wie beim Erwachsenen. Die Behandlungsziele sind die gleichen wie bei erwachsenen Pat.

Obere Extremität, abhängig von der erlaubten Belastung

- Hand- und Armaktivitäten: Luftballon bewegen. Malen mit Fingerfarben/Wachsmalstiften auf Tapetenresten oder einer Tafel. Perlen auffädeln. Einen Hut aufziehen. Duplo®-Spielzeug (große Legosteine) aufbauen und auseinanderziehen

- Handstütz: Tiere nachahmen im Vierfüßlerstand und -gang
- Supination: Brause aus der Hand lecken
- Finger- und Handaktivitäten: kleines Spielzeug in eine Flasche sortieren und wieder ausschütten. Mit Fingerpuppen Theater spielen. Spielen mit Quietschspielzeug. Figuren formen aus Spielknete.

Untere Extremität, abhängig von der erlaubten Belastung

- Fußaktivitäten: Zehen bemalen und damit spielen. Einen Quietschball unter den Fuß legen und zum quietschen bringen
- Knieaktivitäten: Quietschball unter die Kniekehle (für Kniestreckung) oder im Vierfüßlerstand zwischen Unter- und Oberschenkel legen (für Kniebeugung) und zum quietschen bringen. Ein Gummiband bemalen, z.B. mit Haus oder Gesicht; das Gummiband um die Ferse wickeln und bewegen, so daß die Figur länger wird (für Kniestreckung und -beugung). Eine Schleifspur durch Styropor ziehen (für Kniestreckung und -beugung)
- Belastungssteigerung: im Vierfüßlergang bewegen. Vierfüßlergang auf einem Schaukelbrett oder Minitrampolin, auch im Kniestand und -gang. Sitz auf einem Pezziball, Gewichtsverlagerung bis hin zum Stand.

☞ Zusatzmaßnahmen
BOBATH (☞ 2.3.2), VOJTA (☞ 2.3.25).

4.15   Arthrolyse

Eingriff zur Wiederherstellung der Beweglichkeit eines eingesteiften Gelenkes bei therapieresistenter Kontraktur, welche mindestens 6 Mon. besteht. Durchführung entweder als Narkosemobilisation (gedeckte Mobilisation) oder als operative (offene) Mobilisation. Durchführung von Arthrolysen am besten zu Wo.beginn, da dann eine konsequente und kontinuierliche PT über mehrere Tage möglich ist.

KI: Akute Entzündungen; SRD (Sympathische Reflexdystrophie ☞ 4.18.3); stärkere Gelenkzerstörung; pessimistisch, überängstlich oder passiv eingestellter Pat.

☞ Physiotherapie
! Behandlungssteigerung erfolgt abhängig von Schmerzen; forciertes Üben muß unbedingt vermieden werden, da weiterhin die Gefahr von Kalkeinlagerungen besteht. Behandlung anfangs mind. 2 x tägl., evtl. kühlen, Hitze (Heiße Rolle) oder Lymphdrainage.

- bestmögliche Schmerzfreiheit: Hitze, Querfriktionen ansatzgereizter Muskeln, nach der Behandlung evtl. Eis
  - ☞ Zusatzmaßnahmen: E-Therapie: TENS-Gerät, Ultraschall; Manuelle Therapie-Schmerztraktionen; nach Rücksprache mit der ÄrztIn evtl. vor der Behandlung Schmerzmittel geben; dann Vorsicht: Gefahr der Überdosierung!
- optimale Narbenbeweglichkeit (☞ 4.1.2)
- optimale Beweglichkeit: Aktiv-assistives oder aktives endgradiges Bewegen in alle Bewegungsrichtungen. Schonende Mobilisationstechniken: z.B. Querreiben, Funk-

tionsmassage, Reziproke Hemmung, AeK. PNF: Dynamische Umkehr; Manuelle
Therapie
  ♀ Zusatzmaßnahmen: Motorschiene (☞ 4.2), Bewegungsbad (nach der Wund-
  heilung)
* optimale Kraft: Anfangs über Irradiation (z.B. PNF), später direkt über stat. und dyn.
  Muskelarbeit. PNF: bilaterale Arm- und/oder Beinpattern incl. Scapula und/oder
  Pelvis mit den Techniken Agonistische Umkehr, Wiederholte Kontraktionen
  ♀ Zusatzmaßnahmen:; E-Therapie: BMR®-Gerät. Geräte: Theraband, Expander;
  MTT.
* optimale Gebrauchsfähigkeit (nach Beschwerdefreiheit): ADL: Erarbeiten der aufrechten Haltung. Ergotherapie
  - obere Extremitäten: Stützfunktion (Bauchlage auf Pezziball, Vierfüßlerstand), Ball,
    Federball spielen
  - untere Extremitäten: Erarbeiten der Standphase, Gleichgewichtsschulung (Sport-
    kreisel, Trampolin), Gangschulung incl. Treppensteigen.

4.16   Polytrauma

Verletzungen mehrerer Organsysteme (z.B. Extremitäten, Schädel, innere Organe).

 Ärztliche Therapie
(anfangs auf der Intensivstation)

Unterteilung der Therapie in
* lebensrettende Sofortmaßnahmen (Sichern und Wiederherstellen der Vitalfunktionen
  Atmung und Kreislauf)
* dringliche Eingriffe (z.B. Osteosynthese offener Frakturen)
* Eingriffe, die später ausgeführt werden können (z.B. stabile Frakturen, Nerven-/
  Sehnennähte).

 Physiotherapie
Besonders wichtig ist eine gute Zusammenarbeit zwischen ÄrztInnen, Pflegepersonal,
ErgotherapeutInnen und PhysiotherapeutInnen.

! Auf Frakturstabilität achten.

Anfangsbehandlung: DKPT-freier Pat. (☞ 2.2.8).

Spätere Ziele
* motivierter Pat.: Aufgrund der Schwere und der Vielfältigkeit der Verletzungen,
  sowie von Schmerzen und Angst, können die Pat. teilweise sehr unkooperativ wirken.
  Daher ist es wichtig, den Pat. mit viel Geduld und Einfühlungsvermögen durch
  individuelle Übungen und viel Lob zur aktiven Mitarbeit zu bringen. Die einzelnen
  Ziele beziehen sich auf den jeweils verletzten Bereich und sind in den entsprechenden
  Kapiteln nachzulesen
* optimale Schmerzfreiheit
* entstaute Extremität
* bestmögliche Beweglichkeit

- bestmögliche Kraft
- optimale Gebrauchsfähigkeit: Für die oberen Extremitäten z.B. Waschen, Kämmen, Essen, Ankleiden. Für die unteren Extremitäten z.B. Gehen mit oder ohne Hilfsmittel; Gehen im Bewegungsbad, wenn beide Beine nicht- oder teilbelastbar sind. Ergotherapie.

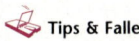 **Tips & Fallen**

Es ist sehr hilfreich, den Pat. mit Geräten zum selbstständigen Üben zu versorgen, z.B. Schaumstoffball, Handknete, Theraband (für Arme und Beine), BMR®-Gerät (☞ 2.7) zur Muskelstimulation.

4.17 Verbrennungen

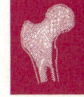

Als Verbrennung bezeichnet man eine durch thermische Einwirkung (Feuer, Verbrühung und flüssiges Metall), sowie durch nichtthermische Einwirkungen (Strom, Säure und Strahlung) bedingte Schädigung der Haut.

Einteilung

Grad I	oberflächliche (epidermale) Schädigung der Haut mit Hautrötung (Erythem) und Schwellung
Grad IIa	oberflächliche Verbrennung mit Rötung, Schwellung und subepidermaler Blasenbildung (heilt ohne Narbenbildung)
Grad IIb	Nekrose der Epidermis, Blasen (mit Narbenbildung), anämische Haut, Talgdrüsen- und Haarwurzelzellen sind nicht beschädigt.
Grad III	Bleibende Zerstörung der Epidermis und Subkutis, evtl. auch der darunterliegenden Gewebeschichten (bis zur Knochennekrose).

Bei zusätzlicher Schädigung von Muskulatur und Knochen kann man auch von viertgradigen Verbrennungen sprechen.

Mit zunehmender Verbrennungstiefe nimmt die Schmerzempfindung ab, da die Nerven verbrannt sind. Zweitgradig oberflächliche Verbrennungen haben noch eine Schmerzempfindung.

Ab Verbrennungen zweiten Grades über 20 % der Körperoberfläche sollten erwachsene Patienten in ein Brandverletztenzentrum behandelt werden.

Das Ausmaß einer Verbrennung wird nach einer einfachen Faustregel, der „Neunerregel" nach Wallace festgestellt.

 Ärztliche Therapie

Erstmaßnahmen: Kühlung, sterile Wundverbände, Ausgleich des Flüssigkeitsverlustes.

Spezielle in der Klinik einsetzende Maßnahmen: Abtragen des Verbrennungsschorfes, Reinigung und Tiefenbestimmung der Verbrennung, Festlegen der Behandlungsstrategie:
- Oberflächentherapie:
  - offene Wundbehandlung (Gerbungsmethode)
  - geschlossene Wundbehandlung mit Sulfadiazin-Silber-Creme

- operative Phase (3.bis 5.Tag nach Kreislaufstabilisierung): Abtragung und Abdeckung durch Eigentransplantat oder temporäre, künstliche Hautabdeckung. Wichtig ist die frühe Versorgung von Gelenken, Hals und Kopf zur weitgehenden Verhinderung von Kontrakturen
- Nach Angehen der Transplantate beginnt die Mobilisation der betroffenen Gelenke unter vorsichtiger passiver Traktion
- Zur Prophylaxe einer überschießenden Narbenbildung wird häufig eine Druckbehandlung durch entsprechend angefertigte Trikotagen nach Jobst durchgeführt
- In der poststationären Phase steht dann der Funktionsgewinn der verletzten Region, meist Hände und Arme, im Vordergrund.

 Physiotherapie

Bei großen Verbrennungen
Pat. mit schweren, großflächigen Verbrennungen werden in Spezialkliniken behandelt und bedürfen anfangs gezielter intensivmedizinischer Betreuung. Beginn der Behandlung so bald wie möglich.

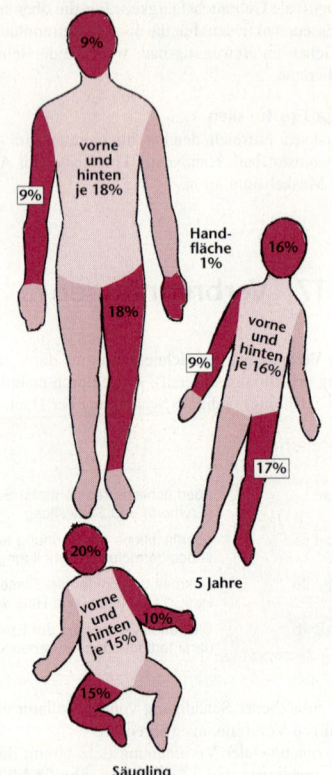

Abb. 4.8 Neunerregel [A300–157]

Bei kleineren Verbrennungen
- entstaute Extremität: Hochlagerung; vorsichtige aktive Bewegungen (Einsatz der Muskelpumpe); Lymphdrainage prox. des verbrannten Gebietes
- erhaltene Beweglichkeit: Lagerung; aktiv-assistive, möglichst endgradige Bewegung des betr. Gelenkes; bei sedierten Pat. passiv
- ! Keine forcierten Bewegungen, da Gefahr von Kalkeinlagerungen.
- optimale Narbenverhältnisse (nach MESHGRAFT 5 Tage, nach Spalthaut ca. 10 Tage keine PT): Narbenmassage mit fetthaltigen Cremes (muß Pat. zur Selbstbehandlung erlernen); E-Therapie: Ultraschall, Aquaschall, Laser bei noch offenen Wunden, Iontophorese mit Kaliumjodat.
- Zusatzmaßnahmen: Jobstbandagen zur Vorbeugung von Wulstbildungen

- optimale Gelenkbeweglichkeit: bei Narbenkontrakturen: langanhaltende Dehnungen vorsichtig über die Schmerzgrenze hinaus. Bei Gelenkkontrakturen: MT
  ♪ Zusatzmaßnahmen: Quengelschienen
- bestmögliche Gebrauchsfähigkeit: Erarbeiten von Alltagsfunktionen bezogen auf die unteren Extremitäten und den Rumpf: Strümpfe und Schuhe anziehen, Gangschule incl. Treppengehen; bezogen auf die oberen Extremitäten: anziehen, kämmen, waschen, essen, Handstütz; ADL.

4.18   Komplikationen in der Traumatologie

4.18.1   Myositis ossificans circumscripta ───────────

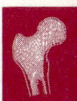

Umschriebene oder diffuse Verknöcherung der quergestreiften Muskulatur.

Ursachen
Spätfolgen nach Verletzungen, z.B. wiederholte Kontusion einer Muskelpartie, Frakturen, schwere Prellungen, chron. Dauerbeanspruchung. Lokalisation: M. pectoralis (Exerzierknochen), Adduktorenmuskulatur (Reiterknochen). Zeitraum zwischen Trauma und Auftreten der Ossifikation beträgt wenige Wo. bis Monate.

 Ärztliche Therapie
Prophylaktisches Entleeren von größeren Hämatomen; schonende Behandlung. Medikamentös: evtl. Diphosphonate, nichtsteroidalen Antiphlogistika (z.B. Ibuprofen®). Operatives Ausräumen, wenn Beschwerden oder Funktionseinschränkungen vorhanden sind.

⚠ Umbauvorgänge müssen abgeschlossen sein (Röntgenkontrolle), sonst Rezidive möglich. Postoperativ: einmalige Feldbestrahlung, um Verknöcherung junger Bindegewebszellen zu vermeiden; evtl. Diphosphonate.

 Physiotherapie
- optimale Schmerzfreiheit: allgemeine Entspannung (☞ 2.3.8–2.3.110, 2.3.20)
  ♪ Zusatzmaßnahme: E-Therapie-TENS-Gerät
- entstaute Extremität: konsequente Hochlagerung; Hitze (Heiße Rolle)
  ♪ Zusatzmaßnahme: Lymphdrainage
- erhaltene Beweglichkeit: vorsichtige Mobilisationstechniken, z.B. Betontes Arbeiten an der Bewegungsgrenze, Reziproke Hemmung, Postisometrische Relaxation, AeK
  ♪ Zusatzmaßnahmen: Manuelle Therapie, vorsichtige Traktionen; Motorschiene
- erhaltene Kraft: vorsichtige stat. Muskelarbeit.

Tips & Fallen
- Vor der OP ist das vorrangige Ziel die Erhaltung der Funktionen
- Erste Anzeichen für eine Myositis ossificans circumscripta sind zunehmende Schmerzen, Rückgang der Beweglichkeit, persistierende pastöse Schwellung. Bei V.a. Myositis ossificans Rücksprache mit der behandelnden ÄrztIn. Jedes forcierte Bewegen über die Schmerzgrenze sowie Massagen im betroffenen Gebiet müssen unbedingt vermieden werden.

4.18.2   Kompartmentsyndrom

Muskellogensyndrom (Volkmannsche Muskelkontraktur, Tibialis-Logen-Syndrom). Relativ häufig vorkommendes Krankheitsbild; Auftreten nach Extremitätenverletzungen (insbesondere Frakturen) und dem Zusammentreffen mehrerer Faktoren: innerhalb von Muskellogen (=Kompartment) erhöhter Gewebedruck, Minderdurchblutung, Schädigung von Weichteilen (Muskulatur, Gefäße, Nerven).

Anatomische Logen

Obere Extremität
- Ellenbeuge (Unterarmbeuger) → Volkmannsche Kontraktur
- Handbinnenmuskulatur (Mm. interossei).

Untere Extremität (oft mehrere Kompartimente gleichzeitig betroffen)
- Tibialis-anterior-Loge
- Tibialis-posterior-Loge
- tiefes hinteres Logensyndrom
- laterale Loge (Mm. peronei)
- oberflächliche dorsale Loge (M. triceps surae).

Symptome

Akut einsetzende, brennende Schmerzen, Par-/Hypästhesien, Muskelschwäche bereits nach 2–4-stündiger Ischämiedauer, Schmerzverstärkung bei passiver Dehnung der betroffenen Muskulatur, Arterienpulse anfangs noch tastbar.

 Ärztliche Therapie
Faszienspaltung.

 Physiotherapie
☞ Ischämische Kontraktur.

▌ Ischämische Kontraktur (Volkmann-Kontraktur)

Schädigung der A. brachialis durch Hämatome, Frakturen oder einengende Verbände. Infolgedessen Minderdurchblutung der Beugemuskulatur des Unterarms.

Symptome

Schmerzen, Weißfärbung des Unterarms und der Hand, Puls nicht mehr tastbar. Folgen wie bei anderen Kompartmentsyndromen; schon nach 6 Std. Minderdurchblutung bindegewebiger Ersatz der Muskulatur. Spätstadium: Handgelenk, DIP- und PIP-Gelenke der Finger in Flexion kontrakt (MP frei, da Handbinnenmuskulatur nicht betroffen); N. ulnaris und N. medianus können Ausfälle zeigen.

 Ärztliche Therapie
Sofortige Behebung der Ursachen; später Beugesehnenverlängerung.

▌PT bei Kompartmentsyndrom und Ischämischer Kontraktur

KI: Anfangs Massage, Eis- und Hitzebehandlung.

* entstaute Extremität: konsequente Hochlagerung, aktive Bewegungen mit Fuß oder Hand wenn möglich (Anregung der Muskelpumpe)
* optimale Narbenverhältnisse: Narbenmobilisation, evtl. mit Narbensalben (z.B. Contractubex®). Querfriktionen. BGM. E-Therapie-Iontophorese mit Kaliumjodat, Ultraschall
* optimale Gelenkbeweglichkeit: Dehnlagerungen, aktive und passive Mobilisationstechniken, z.B. Querreiben, Funktionsmassage, reziproke Hemmung, Agistisch exzentrische Kontraktion, Manuelle Therapie
! Bei schweren Kontrakturen ist zusätzlich zur Physiotherapie die Versorgung mit Schienen sinnvoll.
* erhaltene Kraft der angrenzenden Muskulatur (zugleich Irradiation auf die betroffene Muskulatur; ☞ 2.3.18): stat. und dyn. Muskelarbeit, z.B. MTT, BRUNKOW; PNF-uni- und bilaterale Arm-bzw. Beinpattern, Kombination Arm-Schulterblatt, Chopping, Lifting
  🔎 Zusatzmaßnahmen: Geräte: Theraband, Stab
* optimale Kraft der betroffenen Muskulatur: stat. und dyn. Muskelarbeit soweit möglich
* optimale Gebrauchsfähigkeit: für die oberen Extremitäten: Erarbeiten der Handfunktionen mit Geräten, z.B. Handknete, Übungsbrett (Schere, Wasserhahn usw.), Handimpander; Ergotherapie. Für die unteren Extremitäten: Gangschulung.

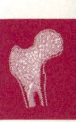

4.18.3 Sympathische Reflexdystrophie (SRD) ——————

Synonym: M. Sudeck. Reflektorisch ausgelöste Störung des sympathischen Nervensystems. Als Folge entstehen schmerzhafte Dystrophien von Weichteilen und Knochen.

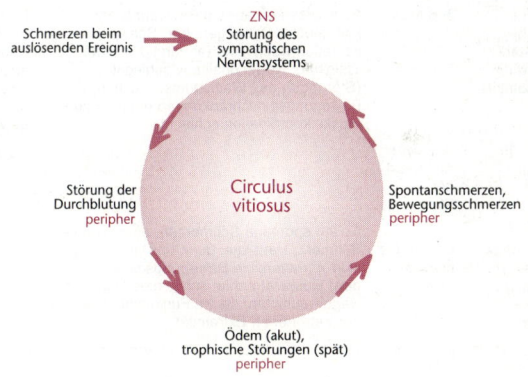

Abb. 4.9: Pathogenese der sympathischen Reflexdystrophie [A300]

Ursachen

Beispiele für Erkrankungen, die zur SRD führen können: Weichteilverletzungen, Frakturen, Überdehnungen, Luxationen, Operative Eingriffe, Immobilisation („zu enger Gips"), Arthritiden, Thrombose, Gefäßentzündung, Herzinfarkt, Erkrankungen innerer Organe, Gehirntumor, Apoplex, Poliomyelitis, Idiopathisch.

▌ Stadieneinteilung

Die Einteilung in Stadien ist nicht immer ganz klar zu erkennen. Deswegen wird heute teilweise die Symptomenkomplexeinteilung bevorzugt.

„Symptomenkomplexeinteilung" (nach GORIS)

- Entzündungssymptome: nehmen durch körperliche Anstrengung zu
- neurologische Symptome: Handschuh- oder sockenartige Hyp(er)ästhesie; Hyp(er)thermästhesie; Hyperreflexie, Tremor; Muskelhypertonie; Muskeldystrophie; Diskoordination; evtl. später reduzierte Tiefensensibilität
- sympathikotone Symptome: Hyperhydrosis, Zunahme des Haar- und Nagelwachstums; vasomotorische Labilität
- Gewebedystrophie/-atrophie: betrifft alle Gewebsschichten der jew. Extremität.

Stadieneinteilung (nach FIALKA/SADIL)			
Stadium	**Dauer**	**Symptome**	**Röntgen**
Stadium I atrophisches Stadium, Stadium der Vasodilatation	einige Wo. bis Monate	Spontane, kontinuierliche, oft brennende Schmerzen, teilweise Diskrepanz zur Schwere der Verletzung (Bagatellverletzung); Hyper- oder Parästhesien (handschuh- oder sockenartige Verteilung); starke Ödeme; Zunahme des Haar- und Nagelwachstums; Muskelatrophie; Tremor; Bewegungseinschränkungen (auch der angrenzenden Gelenke wegen Schonhaltung). Beschwerden bes. distal und palmar steiler (mehr sensible Nerven); Ödemmanifestation dorsal.	Fleckige Knochenatrophie (Ende Stadium I)
Stadium II dystrophisches Stadium, Stadium der Vasolabilität	3–6 Mon.	Schmerzen oft nur bei Bewegung; Haut kalt, feucht; Ödem geringer; Schweißsekretion wechselnd (abhängig von der Tätigkeit); Nägel qualitativ schlecht (Störungen des Wachstums, brüchig); Bewegungseinschränkungen nehmen zu; Muskelkoordination schlecht.	Fortschreitende Knochenatrophie; Fibrose des Bindegewebes
Stadium III Heilungsstadium	Deutliche Abnahme der Symptome.		
Stadium IV Atrophisches Stadium, Stadium der Vasokonstriktion	ca. 6 Mon. bis mehrere Jahre	Selten spontane Schmerzen, eher dumpfer Schmerz; Haut kalt, dünn und glatt („glossy skin"); irreversible Bewegungseinschränkungen; Muskelatrophie; schlechtes Haar- und Nagelwachstum; starke Funktionsstörungen der betroffenen Extremität.	
Restitutio ad Integrum: nur möglich bis max. Stadium III; röntgenologische Veränderungen bleiben über Jahre.			

Tips & Fallen

Ein Rückfall in Stadium I ist jederzeit möglich, teilweise sogar nach Monaten der Besserung.

Frühdiagnose der SRD

- Vorausgeht fast immer ein schmerzhaftes schädigendes Ereignis
- Beginn meist akut und distal mit handschuh- oder sockenartiger Verteilung der Symptome
- Temperatur anders als auf der nicht betroffenen Seite
- plötzliche Schwellung
- brennende Dauerschmerzen
- häufig Diskrepanz zwischen Ursache (Bagatelltrauma) und Auswirkung
- ! Angst des Pat. vor Komplikationen; Schlaflosigkeit; Beschwerden über Gips oder Schiene; ziehende Wundschmerzen.

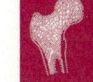

 Ärztliche Therapie

In Abhängigkeit des Stadiums

- Stadium 1: nichtsteroidale Antiphlogistika, z.B. Voltaren®, Ibuprofen®. Kalzitonin. Evtl. kurzdauernde Ruhigstellung. Keine klassische Massage, keine passive Bewegungstherapie verordnen
- Stadium 2: nichtsteroidale Antiphlogistika, Kalzitonin, aktive Bewegungstherapie, jedoch nicht über die Schmerzgrenze hinaus
- Stadium 3 und 4: aktive Bewegungstherapie, ggf. Quengelschiene, ggf. stadienbegleitend Psychotherapie.

Allgemeine Prophylaxe der SRD

Auf Einschnürungen achten. Wiederholte Repositionen vermeiden. Möglichst selten zirkulären Gips. Möglichst keine Narkosemobilisation.

 Physiotherapie

Prophylaxe

- Anfangs keine aggressiven Maßnahmen (z.B. krasse Temperaturwechsel, Massagen). Wichtig: vorsichtige Bewegungen (Schmerzen berücksichtigen)
- korrekte Übungsanleitung, auch für zu Hause
- Auf mögliche Anfangssymptome der SRD achten (starke Schwellung, brennender Dauerschmerz)
- Behandlung schon bestehender Funktionsstörungen.

Physiotherapeutische Befunderhebung

- Anamnese: allgemeiner vegetative Störungen erfragen, z.B. Schlafstörungen, Herzklopfen, Hyperventilation, Konzentrationsstörungen, ungezieltes Handeln im Alltag
- Beurteilung von: Störungen der ganzen Extremität; Einschränkungen wichtiger Alltagsaktivitäten; Einschränkungen im sozialen Bereich (z.B. Pat. vermeidet gesellschaftliche Aktivitäten aus Schamgefühl wegen seiner auffälligen Extremität)
- Schmerzmessung: subjektive Angabe des Pat. über sein Schmerzempfinden anhand der „Visual Analogue Scale" (VAS). Schmerzskala: 0–100 (100 = unerträglicher Schmerz)

- Segmentale diagnostische Untersuchung der Wirbelsäule: Inspektion, Bewegungsuntersuchung aktiv und passiv, Palpation. Elektrodiagnostisch: z.B. Interferenzstrom
  mit dem Ziel, hyperaktive Segmente zu bestimmen (mit faradischer Rolle).

PT (am Beispiel der oberen Extremität)
Grundlage der PT-Behandlung ist die Regel von KOWARSCHIK:

„Je ausgeprägter die pathologische Störung, desto gestörter ist das vegetative
Nervensystem, und um so kleiner muß der gesetzte Reiz sein."

! Die Behandlung darf nie über die Schmerzen hinausgehen, die der Pat. sowieso
schon hat.

Frühphase (entspricht Stadium I und II)
- entstaute Extremität: Hochlagerung in Kombination mit langsam ausgeführten
  aktiven Bewegungen, auch im Schlingentisch. Lymphdrainage. Absteigende Teilbäder konsensuell. Kälte (reaktive Hyperämie vermeiden, besser 6 x 5 Min. als
  1 x 30 min). Nach Abklingen von akuten Symptomen Hitze (Heiße Rolle)
- bestmögliche Schmerzfreiheit: Allgemeine Entspannung. E-Therapie-Konventionell
  TENS, Interferenzstrom (segmental am Rücken, Th1-Th3), Sympathikusblockade
  am Ganglion stellatum mit Diadyn. Strömen (☞ 2.8.7) 3 Min. DF (wirkt auch
  entstauend und verbessert die Trophik). Vibrationen. Schmerzloses passives und
  aktives Bewegen (wenn möglich). Hauttechniken der BGM, anfangs besonders
  intensiv im oberen BWS-Bereich. Schlingentisch: Kopf-Arm-Aufhängung, seitliche
  Armaufhängung. Evtl. Arm ruhigstellen
- verbesserte Trophik: Hauttechniken der BGM, anfangs besonders intensiv im oberen
  BWS-Bereich
- ausgeglichene Muskelspannungsverhältnisse (anfangs unter Ausschluß der betr.
  Extremität): über Hitze, AeK und Theraband fördern der exzentrischen Kontraktionsfähigkeit verkürzter Muskeln (☞ 2.3.4)
- erhaltene Gelenk- und Alltagsfunktionen (nur im Rahmen der Schmerzvermeidung
  möglich): endgradige Bewegungen. ADL-Erarbeiten der aufrechten Haltung, PNF-
  Irradiation mit den nichtbetroffenen Extremitäten und Rumpf (Kopfpattern, Scapula,
  Pelvis-Pattern), Armpattern (evtl. bilateral), modifiziert Chopping und Lifting;
  Techniken: Dynamische Umkehr, Agonistische Umkehr, Hold-Relax. Schlingentisch
- aufgeklärter, entspannter Pat.: gute Zusammenarbeit von ÄrztIn, TherapeutIn
  (PhysiotherapeutIn, ErgotherapeutIn, PsychologIn) und Pat. (Einigkeit in Bezug auf
  das Krankheitsbild!), Aufklärung über das Krankheitsbild, Angst nehmen (Psyche),
  allg. Entspannungstherapie, Whirlpool (mit indifferenter Temperatur).

Spätphase (entspricht Stadium III und IV)
- entstaute Hand: Wrapping (kurzes Auswickeln der Finger und der Hand mit 2 mm
  Seil, anschließend sofort bewegen), Bandagieren (Gummihandschuh), aktive Bewegungen (Muskelpumpe), Hitze (Heiße Rolle), Lymphdrainage
- Schmerzfreiheit: wie bei Phase I. BGM auch an Arm und Hand. Auslösen von lokalen
  Gewebereaktionen durch dosierte schmerzhafte Stimuli, z.B. Querfriktionen (zur
  Freisetzung von Endorphinen). E-Therapie-Burst-TENS
- bestmögliche Beweglichkeit: Mobilisationstechniken, z.B. Funktionsmassage, Rezi-
  proke Hemmung, Agistisch exzentrische Kontraktion, Ermüden der Antagonisten.
  Manuelle Therapie
- optimale Kraft: stat. und dyn. Muskelarbeit innerhalb der Schmerzgrenze mit wenig
  Widerständen und vielen Wiederholungen, z.B. BRUNKOW. PNF-z.B. Dynamische
  Umkehr, Agonistische Umkehr, MTT, evtl. Elektrostimulation mit BMR®-Gerät

• optimal gedehnte Muskulatur: passives/aktives Dehnen, Verbessern des Sehnenglei-
tens.

4.19 Amputationen

Ursachen
• Traumen (Verkehrs-, Arbeitsunfälle)
• art. Durchblutungsstörungen (Diabetes mellitus, Raucherbein)
• Tumore
• Infektionen (Osteomyelitis, Phlegmone, Empyem, Gasbrand).
! Die Amputationshöhe ist abhängig von der Höhe der Verletzung bzw. der geschä-
digten Gefäße.

Komplikationen
• schlecht heilende/verwachsene Narben
• Durchblutungsstörungen: bei zu langen Stümpfen, Stümpfen mit mangelnder Weich-
teilbedeckung, Stümpfen mit schlechter Muskelaktivität, zu engem Prothesenschaft
• Atrophien: können nicht ganz verhindert, aber durch maximales Training mit dem
Stumpf auf ein Minimum reduziert werden
• Kontrakturen: bei OS-Amputationen Flex., Abd., AR; bei US-Amputationen Knieflex
• Phantomschmerzen
• Hautschäden: bedingt durch das Tragen der Prothese oder allergische Reaktion auf
die Prothesenauskleidung.

4.19.1 Prothesenversorgung

Claudia Kiesewetter

Prothesen ersetzen Körperabschnitte.

Die Erstversorgung mit einer Prothese (Früh- oder Interimsversorgung) erfolgt so zügig
wie möglich. Z.B. bei Z.n. Trauma vom 1. Tag post-OP, bei Avk-Pat. nach Wundheilung (ca. 3 Wo. post-OP). Vorteile: frühzeitige Mobilisation, Kreislauftraining,
Vorbereitung des Stumpfes auf spätere Belastungen. Bei Beinamputation behält der
Pat. sein Gefühl für den Bodenkontakt.

Bei der Erstversorgung wird der Stumpf ausgeformt. Entsprechend der Abnahme des
Stumpfumfanges wird der Prothesenschaft ständig nachgepaßt. Die Dauer der Erstversorgung ist unterschiedlich lang (Oberschenkelstumpf ca. 2–5 Mon. post-OP). Anschließend Versorgung durch Definitivprothese. Bei einer Modulbauweise könne
Rohrskelett- und Fußteil in die Definitivprothese übernommen werden (Kostenerspar-
nis).

 Tips & Fallen
Je höher sich das Amputationsniveau befindet, desto komplexer ist die prothetische
Versorgung und desto unbefriedigender der Funktionserhalt.

▌ Prothesen der oberen Extremität

Grundsätzliche Versorgungsmöglichkeiten:

- Kosmetische Prothesen (Schmuckhand, Schmuckarm): der menschlichen Hand in Gestalt, Strukturierung und Farbe nachgebildet (☞ Abb. 4.10). Sie dient dem optischen Ersatz der verlorengegangenen Körperteile und besitzt keine Funktion
- Passive Greifarme zur stabilen Kraftübertragung. Durch einen Handgelenksanschluß kann alternativ ein Handersatzstück (z.B. Haken) durch Aufschrauben angesetzt werden
- Funktionelle Prothesen:
  - „Mechanische" Greifprothese: Auslösen der Funktionen (Öffnen/Greifen) durch Fe-

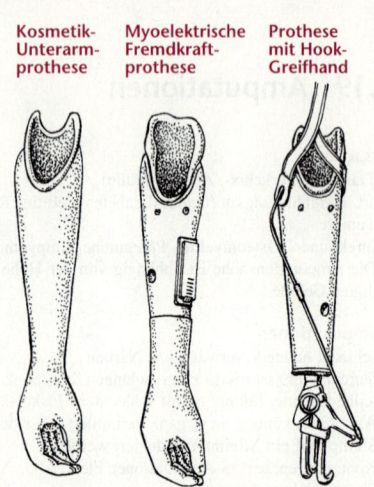

Kosmetik-Unterarmprothese **Myoelektrische Fremdkraftprothese** **Prothese mit Hook-Greifhand**

Abb. 4.10: Unterarmprothesen [A300–190]

der- oder Gummizug. Öffnen über Kraftzugbandage (Schlaufe um eine der Schultern) durch Vorbringen der Schulter. Die Hook-Greifhand (Hook=Haken ☞ Abb. 4.10) bietet den effektivsten Nutzen aller Greifprothesen. Die aktive Systemhand ist eine Greifprothese mit dem Aussehen einer Schmuckhand (leicht verschmutzbarer Kosmetiküberzug). Ein Kugelrastenanschluß gewährleistet unterschiedl. Pro- und Supinationsstellungen beider Handarten
  - Myoelektrische Prothesen: Ansteuerung der Stellmotoren über mechanische Schalter (Betätigung durch Kontakt) oder Sensoren (Aktivierung durch Muskelströme), die die künstlichen Finger bewegen (☞ Abb. 4.10). Nachteil: Die wenigsten Pat. können (nach umfangreichem Training) die mehrfunktionalen Prothesen gezielt steuern. Höherer Reparaturaufwand. Höheres Gewicht. Einsatz nur unter Blickkontrolle (keine Rückmeldung über die Bewegungsausführung). Vorteil: bessere Kosmetik gegenüber den funktionellen Orthesen.

 Tips & Fallen

Bei Verlust eines Armes häufig Kompensation über den intakten Arm. Daher evtl. keine volle Nutzung der Funktionellen Prothese/Fremdkraftprothese → Abwägen der Versorgungsart.

Prothetische Versorgung der oberen Extremität		
Amputation	**Prothetische Versorgung**	**Anmerkung**
Finger-amputation	Bei Klein-, Mittel- und Ringfinger: kosmetischer Ersatz durch Aufsteckfinger, evtl. Versorgung mit Füllstücken für den Handschuh (nicht für Arbeitshandschuhe), evtl. Anfertigung von Arbeits- und Wärmehandschuhen.	Gute kosmetische und funktionelle Kompensation bei Verlust eines Fingers, Ausnahme: Verlust des Daumens.
Teilhand-amputation (Finger II.-V.)	Funktioneller Ersatz: Unterarmhülse mit Aussparung für die vorhandenen Finger und den Daumen, evtl. mit Gegenlager (Löffel/Spange), für den Daumen Kosmetischer Ersatz: Kosmetischer Handschuh zur Befestigung am Unterarm	Beim Verlust aller Finger verliert der Daumen sein Widerlager für die Greiffunktion. Anpassung der funktionellen Prothese über einen längeren Zeitraum (funktionsbedingte Änderungen an der halbfertigen Prothese).
Teilhand- und Daumen-amputation	Funktioneller Ersatz: Funktionelle Teilhandprothese mit gelenkig verbundener Vierfinger- und Daumenprothese Kosmetischer Ersatz: Schmuckhand	Öffnen und Schließen der funktionellen Hand über die Stumpfbewegung. Anpassung der funktionellen Prothese über einen längeren Zeitraum (funktionelle Änderungen an der halbfertigen Prothese)
Hand-amputation	Kosmetischer Ersatz: Schmuckhand	Rekonstruktions-OP (Krugenberg-OP), Ulna und Radius werden scherenartig voneinander getrennt. Es entsteht eine Greifzange unter Erhalt der Sensibilität.
Unterarm-amputation	Funktioneller Ersatz: myoelektrische Prothese (evtl. suprakondyläre Fixierung am Oberarm), funktionelle Prothese Kosmetischer Ersatz: Schmuckprothese	Ein langer Stumpf erleichtert die Pro- und Supinationsbewegung sowie das Führen der funktionellen und myoelektrischen Prothese
Oberarm-amputation	Funktioneller Ersatz: myoelektrische oder funktionelle Prothese (schulterumfassende Kontaktbettung und Begurtung) Kosmetischer Ersatz: Schmuckprothese	Die Einstellung der Ellenbogen- und Unterarmstellung erfolgt manuell durch die intakte Hand.
Schulterexartikulation; interthorakoskapuläre Exartikulation	Funktioneller Ersatz: funktionelle Prothese oder Hybridprothese Kosmetischer Ersatz: Schmuckprothese	Schwirige Bettung der Prothese (Abstützpunkte fehlen). Nur begrenzter funktioneller Einsatz → Schulterkulissenaufbau steht im Vordergrund.

▌ Prothesen der unteren Extremität

Myoelektrische Prothesen sind derzeit an der unteren Extremität nicht möglich.
Beinprothese entweder in Schalenbauweise (meist Holz oder Kunststoff) oder Rohrskelettbauweise (tragende Rohrkonstruktion mit flexibler Ummantelung zur Erzeugung
der Beinform).

 Tips & Fallen

• Begurtung ist insbesondere bei schlechten Stumpfverhältnissen indiziert
• Langzeitversorgte (z.B. Kriegsversehrte) sollten ihre gewohnte Versorgung behalten
  → Umstellungsprobleme.

Prothetische Versorgung des Fußes		
Amputationshöhe	**Prothetische Versorgung**	**Anmerkung**
Zehenamputation (Zehen II.-V.)	Zehenersatzstücke mit und ohne Einarbeitung in den Konfektionsschuh.	Bei Gefäßpatienten keine Zehenersatzstücke als Platzhalter zwischen den Zehen verwenden.
Großzehen-amputation	Einlage mit Zehenersatz-stück (Platzhalter) und eingebauter Plantarfeder (Ersatz der Abstoßfunktion der Großzehe) oder Abrollfeder in den Schuh eingearbeitet.	Nach Amputation besteht eine verminderte Abstoßfähigkeit am Ende der Standbeinphase im Übergang zur Spielbeinphase. Die Verwringung des Beines in der Standbeinphase (Stabilitätserzeugung) ist reduziert.
Transmetatarsale Amputation	Vorfußprothese mit einer Fersenspange zur Kalkaneusführung (Spitzfußprophylaxe) Sohlenverstärkung, Abrollkante nach vorne verlegt.	Je proximaler die Amputationslinie liegt, desto größer ist die Gefahr der Spitzfußbildung. Probleme wie bei Großzehenamputation. Zusätzlich durch die Verkleinerung der Fußfläche und den Ausfall der Fußverwringung Unsicherheit in der Balance und Kniestabilität am Ende der Standbeinphase.
Fußwurzel-amputation	Knöchelübergreifende Fußwurzelprothese (Stabilisierung der Rotation), hochgezogene Fersenspange, Konfektionsschuh möglich	Kein physiologisches Abrollen auf dem endbelastbaren Stumpf möglich. Im Einbeinstand ist ein Balancieren kaum möglich.
Fußamputation (Pirogoff-Spitzy, Syme)	Hochreichende Unterschenkelprothese mit Weichwandinnenschaft (bewirkt starke Rotationsstabilität). Evtl. orthopädischer Schuh, Konfektionsschuh selten möglich.	Längenausgleich durch die Prothese: Pirogoff-Spitzy: 3–4 cm Syme: 4–7 cm Durch Fehlen der Fußverwringung (gegenläufig zur Unterschenkelrotation) wird die Unterschenkelrotation nicht mehr passiv ausgebremst starke Instabilität des Beines → Prothese wirkt dem entgegen

Schaftarten

• Haft- und Saugschaft: In der Schwungbeinphase entsteht (durch einen sog. Saugraum") ein relativer Unterdruck im Bereich des distalen Stumpfendes. Dies verhindert
  das Abgleiten des Schaftes. Nachteil: durch den Unterdruck wird das Stumpfende
  belastet (Gefahr von Ödembildung, pathologische Gewebsreaktionen).
  Ind.: z.B. bei Oberschenkelamputationen

• Vollkontaktschaft: Die Einbettung und Druckverteilung über den gesamten Stumpf führt zu geringen Zug- und Druckspitzen. Voraussetzung ist ein myoplastischer, schmerzfreier Stumpf. Ind.: z.B. bei Knieexartikulation.

▌ Unterschenkelamputation

• Stumpfende nicht voll belastbar
• Keine Belastungsaufnahme der Prothese auf die vordere Tibiakante, das Fibulaköpfchen und die Femurkondylen
• Belastungsaufnahme der Prothese erfolgt durch Kontakt an der medialen und lateralen Vorderseite des Schienbeinkopfes, dem Lig. patellae und mit der gesamten dorsalen Fläche des Stumpfendes
• Bei entsprechender Ind. (z.B. erforderliche Knieentlastung bei Gonarthrose) kann ein Tuberaufsitz nötig sein.

Prothetische Versorgung bei Unterschenkelamputation

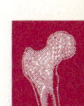

• Prothesen in Modulbauweise
  – PTS (Prothese Tibiale à embiotage Supracodylienne) und Botta-Technik: Kurzprothese mit Vollkontakttrichter (Weichwandinnentrichter). Durch knieübergreifende, die Kondylen fixierende Spangen wird die Prothese in der Schwungbeinphase gehalten. Kein Ventilloch
  – KBM (Kondylen-Bettung-Münster): Vollkontaktschaft und suprakondylärer Keil zur Fixation (veraltet)
• Schalenbauweise mit Oberschaft (PTB, Patella tendon bearing): Typische Versorgung von Kriegsverletzten. Seltene Ind.: z.B. bei sehr kurzen Stümpfen, benötigtem Tubersitz oder körperlich schwer arbeitenden Pat.

▌ Knieexartikulation

Ein vollbelastbares birnenförmiges Stumpfende ist günstiger als der Stumpf einer Oberschenkelamputation. Bestandteile der Prothese: Oberschenkelschaft mit gespaltenem Weichwandinnentrichter, wählbare Knieadapter für die Gelenkkonstruktion (von starr bis dynamisch) und ein Unterschenkelrohrskelett mit Fußadapter. Die Fußkonstruktionen sind austauschbar.

▌ Oberschenkelamputation

Durch Störung des Muskelgleichgewichts bereitet eine Oberschenkelamputation mehr funktionelle Schwierigkeiten als eine Knieexartikulation.

Kriterien für den Prothesenaufbau:
• Situation des Pat.: Zustand der verbleibenden Gegenseite, Alter, Konstitution, körperliche und psychische Mobilität
• postoperative Verhältnisse: Amputationshöhe, -technik, Narbenverlauf
• mögliche orthopädische Versorgungskonzepte
• Verlauf der Rehabilitation: Fortschritt in Gebrauchsschulung, Therapiemöglichkeiten.
! Prothesengestaltung: Je mobiler und anpassungsfähiger der Pat. ist, desto dynamischer ist die Prothese. Junge Pat. i.d.R. mit dynamischen und ältere/immobile Pat. mit statischeren Prothesen versorgen.

Prothetische Versorgung bei Oberschenkelamputation

Modulbauweise

(Rohrskelettbauweise;   ☞ Abb. 4.11):
einzelne Prothesenpaßteile, die grundsätzlich aus 4 Elementen bestehen (Oberschaft, Kniegelenkmodul, Prothesenfuß-
konstruktion, Überzug). Der Überzug besteht aus Schaumstoff, verkleidet das
Rohrgestänge und gestaltet die Beinform
(optische Anpassung an das andere Bein).
Da er bewegungsneutral ist, ist das Tragen
von Röcken in Kombination mit Strümpfen möglich.

Schalenbauweise (☞ Abb. 4.11)

Beinform (wird in Holzpaßteil einge-
schliffen) der Prothese trägt das Gewicht
des Pat. Verdrängung dieses Konzepts
durch die Modulbauweise.

Schaft

Gängig sind Haftschäfte (durch Saugwirkung) mit Vollkontakt, aber ohne maximale Endbelastung. Saugwirkung ist abhängig von der Schaftform. Günstig ist
ein möglichst kleiner Saugraum. Der ge-
bräuchlichste Schaftquerschnitt ist quero-
val mit der Spitze nach medial.

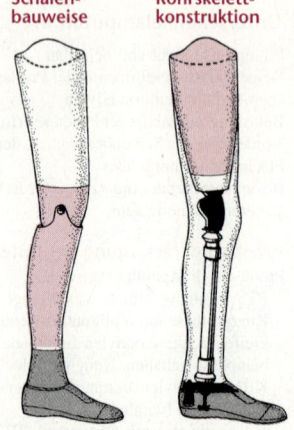

Schalen-   **Rohrskelett-**
bauweise   **konstruktion**

Abb. 4.11: Oberschenkelprothesen
[A300–190]

Weitere Formen sind ein herzförmiger, ein querovaler Querschnitt mit der Spitze nach
lateral und eine nahezu quadratische nach lateral weisende Form. Die Form ist abhängig
von der Anatomie der Muskelgruppen. Entscheidend für eine gute Paßform ist die
Stumpfbettung (komplette Einbettung der Weichteile). Sie garantiert Tragekomfort,
Prothesenführung (ohne Abschnürungen des Stumpfes) und ein entsprechendes Gangbild (Rotationsstabilität).

! Falls das Stumpfende nicht ausreichend belastbar ist → Tuberaufsitz. Bringt das
Becken in Kippung, das Hüftgelenk wird flektiert (ungünstig für Schwungbeinphase
der Prothese).

Kniegelenksmodul

Ausführungen in Titan oder Stahl. Kohlefaserausführungen sind noch in der Erpro-
bung. Unterschiedliche Gelenkbeweglichkeit je nach Kniegelenkskonstruktion:
• Sperrknie: durch Lösen der Verriegelung einknickbar (zum Sitzen)
• Monozentrische Gelenke (einachsig) mit einer Belastungssperre bei achsialer
  Belastung. Erhöhte Stabilität während des Stehens sowie in der Standbeinphase (z.B.
  Jüpa-Knie). Einsatz bei älteren bzw. undynamischen Pat.
• polyzentrische Gelenke (mehrachsig) i.d.R. für junge, kräftige Pat.
• schwungphasengesteuerte Kniegelenke: Steuerung durch eine Hydraulik oder Pneu-
  matik, passen sich Ganggeschwindigkeit an (z.B. HENSCHKE-MUCH).

Fußkonstruktionen
- monozentrisch (Flexions- und Extensionsbewegung): Hängelager-Lang-Fuß
- polyzentrisch (Flexion, Extension, Supination und Pronation) Fußkonstrutionen: Habermann-, Greissinger-, SACH-, und Telasto-Fuß.

▌ Intertrochantäre Amputation, Hüftexartikulation, Hemipelvektomie

Hauptursache dieser hohen Amputationen sind bösartige Tumore. Voll belastbares Stumpfende. Keine Interimsversorgung möglich.

Prothetische Versorgung bei hohen Amputationen
- hüftübergreifender Beckenkorb: Das gegenseitige Bein, die Hüfte und die LWS können so die Führung des Beckenkorbes und der Beinprothese erzeugen → Rotationsstabilität der Prothese
- Canadian-hip-system: Hüftexartikulationsprothese. Die Achse des Prothesenhüftgelenkes ist gegenüber dem normalen Drehpunkt vorverlagert und liegt vor der Sitzfläche. Sitzen ohne Hilfsmittel nur durch Ausgleich der Prothesenseite möglich
- weiterer Beinaufbau wie bei prothetischer Versorgung der Oberschenkelamputation (Modul- oder Schalenbauweise).

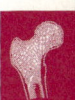

4.19.2 Physiotherapie bei Amputationen

Die Nachbehandlung von Unterschenkelamputationen ist durch den Erhalt des Kniegelenkes i.d.R. unproblematisch.

! Es besteht lediglich die Gefahr von Beugekontrakturen im Kniegelenk. Dies wird vermieden durch Lagerung in Streckstellung, endgradiges Bewegen und gute Funktion des M. quadriceps. Bei Fußamputationen kann die Versorgung mit orth. Schuhen Probleme machen.

Physiotherapie am Beispiel der Oberschenkelamputation

Phase I (Behandlung bis zur Wundheilung)
- DKPT-freier Pat. (☞ 2.2.8): Vermeidung von Kontrakturen in Flexion, Abduktion und Außenrotation durch Lagerung, endgradiges Bewegen
- entstaute Extremität: konsequente Hochlagerung des Stumpfes (Schrägstellen des Bettes, sonst Gefahr von Beugekontrakturen); vorsichtige Ausstreichungen
  🔎 Zusatzmaßnahme: Lymphdrainage
- verminderte Schmerzen: schmerzfreie Lagerung, allgemeine Entspannung; vorsichtiges passives Bewegen
- bestmögliche Gelenkbeweglichkeit: Mobilisationstechniken, z.B. Betontes Arbeiten an der Bewegungsgrenze, Reziproke Hemmung, Postisometrische Relaxation, Agistisch exzentrische Kontraktion
- Krafterhalt von Rumpf, Armen und nichtbetroffenem Bein: stat. und dyn. Muskelarbeit. BRUNKOW; PNF-Chopping, Lifting, bilaterale Armpattern → Ext., Abd., IR (Stütz); → Flex. Abd., AR; Beinpattern. Techniken z.B. Dynamische Umkehr, Agonistische Umkehr. Geräte z.B. Theraband oder Deuserband.

Phase II (Behandlung nach der Wundheilung)
- entstaute Extremität: s. Phase I
  - ↗Zusatzmaßnahme: konische Stumpfentwicklung (wichtig für die Prothesenversorgung)
- optimale Narbenbeweglichkeit: BGM-Anhaken der Narbenränder; Zirkelungen am Narbenrand (auch in tieferen Schichten) evtl. mit speziellen Narbensalben (z.B. Lymphdiaral-Salbe®), Dehnung der Narbe in Längsrichtung
- optimale Stumpfpflege: Stumpf absolut sauber und trocken halten. Bürstungen. Bei Druckstellen: Hirschtalg
- abgehärteter Stumpf und Tuber ischiadicum: Abreibungen, Bürstungen, Eis (KI: art. Durchblutungsstörungen). Hydrogalvanische Teilbäder. Gewichtsverlagerung im Vierfüßlerstand/Kniestand bei unterlagertem Stumpf
- vermindertes Phantomgefühl: E-Therapie-TENS-Gerät. Statische Muskelarbeit mit beiden Beinen und anschließende Entspannung. Massage des nichtbetroffenen Beines
- bestmögliche Beweglichkeit: Lagerung in BL (für Hüftext.); aktive und passive Mobilisationstechniken, z.B. Betontes Arbeiten an der Bewegungsgrenze, Agistisch exzentrische Kontraktion, Reziproke Hemmung; evtl. Manuelle Therapie
- optimale Kraft: wie bei Phase I., stat. und dyn. Kräftigung vor allem der Ext., Add. und IR
  - ↗Zusatzmaßnahmen: PNF mit dem Stumpf, Bridging (Stumpf z.B. mit einem Ball unterlagert), bilaterale Beinpattern symmetrisch reziprok (gleichzeitig Vorbereitung zum Gehen)
- optimales Gangbild (☞ 2.2.5): zur Vorbereitung PNF Scapula-Pelvis-Pattern; 3-Punkte-Gang im Gehbarren oder an Unterarmstützen, der Stumpf schwingt im Gehrhythmus mit
  - ↗Zusatzmaßnahme im Gehbarren: Stabilisation im Stand; Stand ohne Festhalten und Ball zuwerfen; dgl. auch auf dem Schaukelbrett
- funktionelle Gebrauchsbewegungen: ADL-Erarbeiten der aufrechten Körperhaltung; Aufstehen und Hinsetzen auf einen Stuhl: über starke Gewichtsverlagerung nach vorn oder mit Hilfe von Armlehnen; Aufstehen vom Boden (z.B. nach Hinfallen) mit Hilfe von einem Stuhl oder Schrank über den Vierfüßlerstand.

Phase III (Behandlung mit Prothese)
- optimale Standbeinphase auf der Prothese: Waagenkontrolle (ist die Belastung gleichmäßig?); Stabilisation im Stand, auch auf unterschiedlichen Unterlagen wie Matte, Minitrampolin; Gewichtsverlagerung, auch auf dem Schaukelbrett
  - ↗Zusatzmaßnahme: PNF-Übertriebene Balance
- bestmögliches Gleichgewicht: Kopf oder Becken kreisen, der Rumpf bleibt ruhig stehen. Schaukelbrett im Gehbarren längs und quer, darauf Ball spielen
  - ↗Zusatzmaßnahme: Sportkreisel, Minitrampolin
- optimales Gangbild (☞ 2.2.5): seitwärts- (erst zur Prothesenseite hin), Vorwärts- u. Rückwärtsgang mit u. ohne Hilfsmittel; Rotationsgang; Treppengehen Stufe für Stufe (alternierendes Gehen nur sehr schwer o. gar nicht mögl.)
  - ↗Zusatzmaßnahmen: PNF-Gangschulung; Gehen im Freien; rhythmisches Gehen durch Einsatz von Musik
- funktionelle Gebrauchsbewegungen: Tragen von Gegenständen (immer auf der Prothesenseite); Hinsetzen und Aufstehen (das nichtbetroffene Bein steht hinten); Aufheben von Gegenständen (Prothesenbein nach hinten wegstrecken), Aufstehen vom Boden (über die nichtbetroffene Seite hochstützen, Prothesenbein seitlich wegstrecken; evtl. Tisch o.ä. als Hilfe); Überwinden von kleinen Hindernissen.

5

Astrid Frank
Angela Debray
Udo Wolf
Bernard Kolster
Axel Wildke

Orthopädie

Orthopädische Befunderhebung

Datum der Befundaufnahme: ....
Name des Behandlers: ....
Name des Patienten: ....
Alter: ....
Berufliche/ außerberuflicheTätigkeit: ....

Ärztliche Diagnose: ....
Ärztliche Verordnung: ....
Anamnese: Unfallzeitpunkt, Hergang, Ärztl. Versorgung ....

1. Beschwerden

Wo ....
Wann ....
Seit wann ....
Wie ....
Was verstärkt Beschwerden ....
Was reduziert Beschwerden ....
Ausgelöst durch ....

2. Sonstiges

Frühere Verletzungen ....
Operationen ....
Internistische o. a. Erkrankungen ....

3. Sichtbefund
in die Zeichnung eintragen

Haut
Narben
Schwellungen
Atrophien
Haltungsstatus
    dorsal, ventral und lateral
Abweichende
Bewegungsmuster
    Gebrauchsbewegungen, Gang

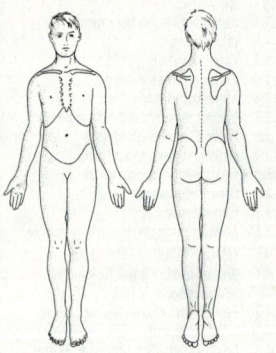

4. Tastbefund
eventuell in die Zeichnung eintragen

Gewebsspannung
    Bindegewebe ....
    Muskulatur ....
Narbenbeschaffenheit ....
Temperatur ....
Feuchtigkeit ....
Schwellung, Ödem, Erguß ....
Sensibilitätsstörungen ....
Schmerzhafte Palpationspunkte ....

....

5. Umfangsmaße

Obere Extremität	li	re
Umfangsmaße in cm		
(Hängender Arm)		
15 cm ob. äußerem		
Oberarmknorren		
Ellenbogengelenk		
10 cm unt. äußerem		
Oberarmknorren		
Handgelenk		
Mittelhand		
(ohne Daumen)		
Armlänge in cm		
Schulterhöhe,		
Speichenende		
Stumpflängen in cm		
Schulterhöhe,		
Stumpfende		
Äußerer Oberarm-		
knorren/Stumpfende		

Untere Extremität	li	re
Umfangsmaße in cm		
20 cm ob. inn.		
Kniegelenkspalt		
10 cm ob. inn.		
Kniegelenkspalt		
Kniescheibenmitte		
15 cm unterhalb		
innerem Gelenkspalt		
Unterschenkel,		
kleinster Umfang		
Knöchel		
Rist über Kahnbein		
Vorfußballen		
Beinlänge in cm		
Vorderer oberer		
D-beinstachel –		
Außenknöchelspalte		
Stumpflänge in cm		
Sitzbein – Stumpfende		
Inn. Knie-Gelenkspalt –		
Stumpfende		

6. Funktionsbefund

Belastungsfähigkeit:
nicht belastbar (übungsstabil) ....
teilbelastbar ....
voll belastbar (belastungsstabil) ....

Gelenk	Bewegung	akt. Ausmaß		pass Ausmaß		pass Endgef.		Kraft		Gelenkspiel	
		re	li	re	li	re	li	re	li	re	li

Einstellung zur Krankheit und Behandlung ....

Sonstiges
  Hilfsmittel ....
  geplante Untersuchungen ....
  soziales Umfeld ....

Abb. 5.1: Befundbogen

5.1   Rheumatische Erkrankungen

Rheuma ist ein Sammelbegriff für zahlreiche extraartikuläre und artikuläre Krankheiten des Stütz- und Bewegungsapparates. Zugrunde liegen z.T. entzündliche Prozesse (Autoimmunkrankheiten, Entzündungen der kleinen Gefäße = Vaskulitiden), z.T. degenerative Prozesse (z.B. Arthrose) und z.T. funktionelle Erkrankungen (z.B. Fibromyalgie-Syndrom).

5.1.1   Physiotherapie bei rheumatischen Erkrankungen ⎯⎯

▌ Befunderhebung

Betroffene Gelenke einstufen nach:
- momentaner Stärke der Ruhe-, Bewegungs- und Belastungsschmerzen
- momentanem Stand der Funktionseinbußen.

5

Stadieneinteilung nach Seyfried	
Große Gelenke (Schulter, Ellenbogen, Hüfte, Knie)	**Kleine bandgeführte Gelenke (Hand- und Fingergelenke)**
Stadium 1: Pat. kann das Gelenk im erhaltenen Bewegungsspielraum gegen Widerstand (bis ca. 50 % der Maximalkraft) flüssig bewegen	Stadium 1: Pat. kann die Deformität aktiv korrigieren
Stadium 2: Eine flüssige Bewegung im erhaltenen Bewegungsspielraum ist nur ohne äußeren Widerstand aber gegen die Eigenschwere der Extremität möglich	Stadium 2: Die Deformität kann passiv korrigiert werden, aktives Halten der korrigierten Stellung ist möglich
Stadium 3: Pat. kann nur noch unter Abnahme der Eigenschwere (manuell oder im Schlingentisch) das Gelenk im erhaltenen Bewegungsspielraum flüssig bewegen	Stadium 3: Wie 2, jedoch kann die korrigierte Stellung nicht mehr aktiv gehalten werden
Stadium 4: Trotz Entlastung bei Bewegung kann der Pat. bei zunehmender Bewegungseinschränkung das Gelenk nicht mehr flüssig bewegen	Stadium 4: Die Deformität kann weder aktiv noch passiv gehalten werden

Typische Deformitäten bzw. Einschränkungen
- HWS-Gelenke: atlanto-axiale Dislokation, Instabilität C3-C7, Destruktion der Dornfortsätze (am häufigsten C7)
- Schultergelenke: ventrale oder kraniale Subluxation, Kapselkontraktur (lange Bizepssehne ist miteinbezogen), Kapselmuster
- Ellenbogengelenke: Einschränkung der endgradigen Ext. und Sup., Seitenbandinstabilität
- Handgelenke: Bajonettstellung, Radialabduktionsstellung, Klaviertastenphänomen des Caput ulnae

- Fingergelenke: Ulnardeviation/Subluxation in den MCP-Gelenken, Knopfloch-Schwanenhalsdeformität, 90–90 Deformität der Daumens (Schuhmacherdaumen), Seitenbandinstabilitäten. Insgesamt: Verlust des Handgewölbes, Ausbildung einer Handskoliose
- Hüftgelenke: eingeschränkte Ext. und Rot.
- Kniegelenke: Flexions- und Extensionskontrakturen, Varus- und Valgusstellungen, Verkleben der Patella
- Fuß- und Zehengelenke: Pes plano-valgus, Hallux valgus, Hallux flexus rigidus, Hammer- und Krallenzehen, Lateraldeviation in den MTP-Gelenken.
- ❗ Außerdem achten auf: Strecksehnenschwellungen auf Hand- und Fußrücken, Gelenkergüsse, Rheumaknoten (Streckseiten der Arme, Handgelenke, Olekranon, Kniegelenke, OSG, Zehengelenke).

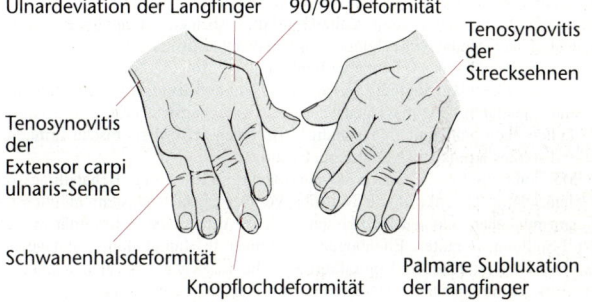

Ulnardeviation der Langfinger

90/90-Deformität

Tenosynovitis der Strecksehnen

Tenosynovitis der Extensor carpi ulnaris-Sehne

Schwanenhalsdeformität

Knopflochdeformität

Palmare Subluxation der Langfinger

Abb. 5.2: Rheumatische Handdeformität [A300–157]

Anamnese der Aktivitäten im täglichen Leben

- Was ist ohne/mit Hilfe von Personen/Hilfsmitteln möglich/nicht möglich?
- Welche Hilfsmittel werden benutzt?
- Bewegungsradius des Pat.: Bett, (Roll-)Stuhl, Zimmer, Wohnung, Haus, Garten, max. mögliche Entfernung vom Haus, Reisefähigkeit (ein-/mehrtägig), selbständiges Auto-/Bus-/Bahnfahren
- max. Sitz- und Stehdauer, Aufstehen, Hinsetzen/-legen, Bücken, max. Gehstrecke (Entfernung/Dauer), Bergauf/-abgehen, Treppauf/-abgehen
- häusliche Tätigkeiten: Spülen, Waschen, Kochen, Staubsaugen, Putzen, Bettenmachen, Bügeln, Nähen, Fensterputzen, Einkaufen, Taschetragen
- spezielle Handfunktionen: Handhabungen mit Besteck, Schere, Messer, Hammer, Zange, Schraubenzieher, Schöpflöffel, Tasse, Glas, Kanne, Topf. Öffnen von Wasserhahn, Tür, Fenster, Schublade, Bedienen elektrischer Schalter und Knöpfe, Steckdosen ein- und ausstecken, Lappen auswringen, Schreiben, Schlüssel einstecken und drehen, Öffnen von Verpackungen (Dose, Glas, Flasche, Yoghurtbecher), Buch/Zeitung halten, Nähgarn einfädeln, Streichholz anzünden

- Hygiene: Waschen, Duschen, Baden, Toilettengang, Haar-, Fuß- und Nagelpflege, Zähneputzen, Rasieren
- An-/Auskleiden: Strümpfe, Schuhe, Wäsche, Pullover, Bluse/Hemd, Jacke, Mantel. Öffnen und Schließen von Schuhbändern, Knöpfen, Schnallen, Reiß- und Klettverschlüssen
- berufliche Aktivitäten: Welche sind möglich/eingeschränkt/nicht mehr möglich? Welche Veränderungen mußten vorgenommen werden (zeitlich, räumlich)?
- soziale Aktivitäten: Besuche erhalten/tätigen, Briefeschreiben, Telefonieren, Kino-/Theater-/Konzertbesuche, Kurse z.B. der VHS
- Tätigkeiten in der Freizeit: z.B. Sportarten, Handarbeiten, Fotografieren, Lesen, Malen, Zeichnen.

■ Physiotherapeutische Behandlung

Phase I: Akuter Schub
! Befunderhebung auf Notwendiges beschränken.
- bestmögliche Schmerzfreiheit: Kälte (Kaltluft, Eisbeutel) auf entzündete Strukturen, feuchte Hitze (Heiße Rolle, Fango) auf verspannte Muskulatur
- Funktionseinbußen der Gelenke verhindern, bzw. Mobilität fördern
  - einzelne Gelenke endgradig (passiv und aktiv-assistiv) in Funktionsrichtung und unter leichtem Zug bewegen, häufige Bewegungswiederholungen, mehrmals täglich üben, Pat. zum eigenständigen Bewegen auffordern, rasche Ermüdbarkeit und starkes Krankheitsgefühl berücksichtigen
  - MT Traktionsstufe II, je nach Schmerztoleranz in Ruhe- oder Behandlungsstellung
- Gelenkschutz: Gelenke durch Bettruhe vorübergehend entlasten: möglichst flach liegen mit einem kleinen Kopfkissen, Gelenke der unteren Extremität in Neutral-Null-Stellung, Schulter, Ellenbogen und Finger in Ruhestellung, Handgelenke in leichter DE. Bestehende Kontrakturen in die Lagerung einbeziehen ohne sie zu fördern. Vorübergehend Gehstützen (Arthritikerstützen) benutzen
- Kraft erhalten: statische Muskelaktivität an einzelnen Gelenken (keine Komplexbewegungen), evtl. Schlingentisch einsetzen.

Phase II: Schubfreie Phase
Behandlungsprinzipien
- Therapieplan gemeinsam mit dem Patienten erstellen (Ziele offenlegen, konsequentes Heimprogramm vereinbaren)
- Schmerzgrenzen respektieren
- Schmerzbehandlung (Kaltluft, Eis, Kältekammer, Wärme, feuchte Hitze, Massagen, Entspannung, Elektrotherapie) geht immer den mobilisierenden und stabilisierenden Maßnahmen voraus
- passive Maßnahmen baldmöglichst durch aktive ersetzen
- Sich auf einige Gelenke in einer Behandlung beschränken. Mögliche Auswahlkriterien: Nach einer Schubphase Gelenke mit entstandenen Funktionsdefiziten, abwechselnd Gelenke der oberen und unteren Extremität oder Gelenke auf begründeten Wunsch der Pat. behandeln
- Muskeldehnung immer unter Traktion, dabei nicht über mehrere Gelenke gleichzeitig bewegen
- Kräftigung: selektiv üben und besonders bei Instabilität und Subluxationsgefahr benachbarte Gelenke fixieren.

! Wegen der verzögerten Wirkung der morgens eingenommenen Schmerzmittel und der
Morgensteifigkeit Behandlungstermine erst ab dem späten Vormittag vereinbaren.

Maßnahmen
Gelenkspezifische Therapieschwerpunkte (s.u.) und individuelles Leistungsvermögen
der Pat. berücksichtigen!

Große Gelenke (Schulter, Ellenbogen, Hüfte, Knie)	Kleine bandgeführte Gelenke (Hand- und Fingergelenke)

Stadium 1:
• optimale Koordination und Kraft:
  Aktive Bewegungen gegen optimal
  dosierte Widerstände, PNF (☞ 2.3.18)
• optimale Beweglichkeit:
  Mobilisationstechniken (☞ 2.2.4),
  MT: Traktion und Gleiten in Behandlungs-
  stellung bis Traktionsstufe 3.
• Stabilität der Gelenke:
  Gelenkschützende Verhaltensregeln.
	Stadium 1:
	• optimale Koordination und Kraft:
	  Aktive Bewegungen zur Korrektur der
	  Deformität, evtl. gegen dosierte
	  Widerstände
	• Stabilität der Gelenke:
	  evtl. Funktionsschiene für Handgelenke,
	  gelenkschützende Verhaltensregeln.

Stadium 2:
• optimale Gelenk- und Muskelfunktion:
  Maßnahmen wie Stadium 1, auf achsenge-
  rechte Bewegungen achten, Widerstände
  und Bewegungswiederholungen optimal
  an passen
• Gelenke schützen:
  Evtl. untere Extremität durch Gehstützen
  entlasten. Gelenkschützende Verhaltens-
  regeln im Alltag.
	Stadium 2:
	• optimale Gelenk- und Muskelfunktion:
	  Nach passiver Korrektur Bewegung aktiv
	  halten, achsengerecht aktiv und assistiv
	  bewegen
	• Gelenke schützen und stabilisieren:
	  Funktions- und Lagerungsschienen.
	  Gelenkschützende Verhaltensregeln im
	  Alltag.

Stadium 3:
• Mobilität erhalten:
  Aktive Bewegungen gegen Führungswider
  stände, MT: Traktion in Ruhe- oder
  Behandlungsstellung Stufe 2
• Kraft erhalten:
  Isometrie funktionsbezogen, evtl. in
  Entlastung (Schlingentisch) üben
• Ersatzfunktionen schulen:
  Erlernen kompensatorischer Bewegungen
• Selbständigkeit im Alltag:
  Einsatz von Hilfsmitteln.
	Stadium 3:
	• Mobilität erhalten:
	  Achsengerecht geführte aktive und
	  assistive Bewegungen
	• Stabilität der Gelenke:
	  Schienenversorgung
	• Selbständigkeit im Alltag:
	  Einsatz von Hilfsmitteln.

Stadium 4:
• Gelenk- und Muskelfunktion erhalten:
  Aktiv-assistive Bewegungen in Entlastung
  (Schlingentisch), wenn möglich Isometrie
• Ersatzfunktionen schulen:
  Erlernen kompensatorischer Bewegungen
• Selbständigkeit im Alltag:
  Einsatz von Hilfsmitteln.
	Stadium 4:
	• Gelenk- und Muskelfunktion erhalten:
	  Achsengerecht geführte aktive und
	  assistive Bewegungen
	• Stabilität der Gelenke:
	  Schienenversorgung
	• Selbständigkeit im Alltag:
	  Einsatz von Hilfsmitteln.

Funktionelle Therapieschwerpunkte für die Gelenke:
• Schultergelenke: muskulären Dysbalancen und Kontrakturen entgegenwirken, v.a.
Flexoren und Rotatoren kräftigen, Schulterblatt und BWS (Ext., Lat.flex., Rot.)
mobilisieren
• Ellenbogengelenke: muskuläre Stabilität erhalten, kein Üben der endgradigen Ext.
(Reizgelenk), Flexionsfunktion des M. Brachioradialis fördern (häufige Tenosynovi-
tiden am M. Bizeps), evtl. Sup. und Pron. durch Schulteradd. und -abd. kompensieren

- Handgelenke: keine Mobilisierung, sondern Stabilisierung (Stabilität ist notwendig zur Kraftentwicklung der Finger), Orthesen zur Erhaltung von Funktionsstellungen
- MCP-Gelenke: Übergewicht der Flexoren fördert Subluxationen nach volar, Extensoren kräftigen
- Hüftgelenke: Ext. und IR. erhalten und kräftigen, Flexions- und Adduktionskontrakturen beseitigen, Ausgleich einer Beinlängendifferenz, Lasten auf der betroffenen Seite tragen, rechtzeitige Entlastung durch Gehstützen
- Kniegelenke: Ext. und Flex. in funktionellen ASTE kräftigen, Flexionskontrakturen entgegenwirken, manuelle Mobilisation der Patella, Bandagen bei Seiteninstabilität, Ausgleich einer Beinlängendifferenz, rechtzeitige Entlastung durch Gehstützen
- Fuß- und Zehengelenke: DE und Pron. zur Erhaltung des Fußgewölbes kräftigen, Gleichgewichtstraining, Spitzfußprophylaxe, Absatzerhöhung bei Verlust der DE, Schienen- und Einlagenversorgung, stabilisierendes Schuhwerk
- HWS-Gelenke: keine Traktion oder Mobilisation, stabilisieren durch Orthesen (v.a. nachts und beim Autofahren), Isometrie in korrigierten ASTE.

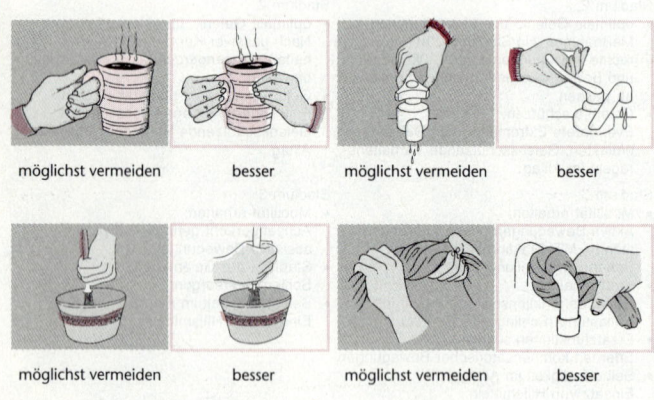

möglichst vermeiden   besser   möglichst vermeiden   besser

möglichst vermeiden   besser   möglichst vermeiden   besser

Abb. 5.3: Gelenkschutz [A300–157]

Prinzipien des Gelenkschutzes

- instabile Gelenke (Knopfloch-, Schwanenhalsdeformität, ulnare Deviation in den MCP-Gelenken) mit Schienen versorgen
- Bei allen Handhabungen distale Gelenke stabilisieren (Finger-, Handgelenke) und über proximale Gelenke (Ellenbogen-, Schultergelenke) Bewegungen ausführen
- vermeiden: Ulnardeviation in den MCP-Gelenken, kräftiger Spitz- und Schlüsselgriff, fester Faustschluß
- Gegenstände körpernah und beidhändig tragen
- Hebel verlängern
- statische Tätigkeiten nur kurzzeitig ausüben
- Haltearbeit durch Hilfsmittel ersetzen

- nichts tragen, was rollen oder gleiten kann
- Griffe verdicken.

Beispiele für Gelenkschutz (v.a. zur Entlastung der Hände)
- Gelenke durch Veränderungen der Bewegungen entlasten, z.B.:
  - Tassen, Kannen, Töpfe beidhändig anheben
  - Lappen über den Wasserhahn hängen und mit beiden Händen in dieselbe Richtung wringen
  - Tellerstapel, Tablett, Körbe mit beiden flachen Händen untergreifen
  - vor dem Öffnen von Schraubgläsern feuchten Lappen unterlegen, Vakuum lösen, beide Hände auf den Deckel legen und aufdrehen
  - beim Spülen und Abtrocknen schwere Gegenstände abstellen
- Gelenke durch Veränderungen an Gegenständen entlasten, z.B.:
  - Stifte, Zahnbürsten, Schraubenzieher, Fahrradgriffe, Schlüssel, Besteck, Häkelnadeln, Nagelfeilen u.a. Werkzeuge mit Moosgummischläuchen verdicken und weich polstern
  - Griffadaptation an Unterarmstützen vornehmen (Holz, Kunststoff, Kork)
  - Hebelverlängerungen an Tür- und Fenstergriffen anbringen
  - Staub- und Wischtücher als Handschuh zusammennähen
- Gelenke durch Ersatz der üblichen Gegenstände und Geräte entlasten, z.B.:
  - Gummischürsenkel einziehen und binden, Schuhe mit Hilfe eines (langen, griffverdickten) Schuhanziehers an- und ausziehen
  - Klettverschlüsse an Schuhen u.a. Kleidungsstücken anbringen
  - Rollwagen statt Tablett verwenden
  - Einkaufsrolli statt Taschen oder Körbe verwenden
- Gelenke durch Einsatz (elektrischer) Geräte schützen, z.B.: Dosenöffner, Brotmaschine, Spülmaschine, (leicht zu reinigende) Küchenmaschine, Schleuder, Wäschetrockner, Federbügelschere, Schraubdeckelöffner
- Spezialhilfsmittel für Rheumatiker: Herdschaltergriff, Wasserhahnöffner, Universal-Drehgrifföffner, Knopfschließer, Arthritikerstütze, Anziehstab, Arthrodesenstuhl, Toilettenaufsatz, Strumpfanzieher, Dusch- und Badewannensitzbrett, Greifzange zum Aufheben leichter Gegenstände.

Praktische Tips zur Herstellung von Alltagshilfen (☞ Abb. 5.4)
- Greifflippe: als einfacher Ersatz kann eine Grillzange dienen
- Strumpfanziehen: Unterarmgehstütze kann für geschickte und bewegliche Pat. zum Strumpfanziehen verwendet werden (Strumpf über die Unterarmspange des Griffes ziehen)
- Eßbestecke/Schreibstifte: Herstellung von Verdickungen für Eßbestecke, Schreibstifte usw. aus Isolierummantelungen für Warmwasserleitungen (Ummantelungsschlauch mit dem richtigen Querschnitt über den Gegenstand schieben). Isolierummantelungen sind z.B. in Baumärkten zu erhalten. Zur Verdickung von Stiften können auch Übungsgolfbälle verwendet werden
- Türgriffe: Verstärkung mit Schaumstofftennisbällen
- Reißverschlüsse an Jacken und Mänteln mit griffigen Anhängern versehen. Reißverschlüsse an Hosen und Röcken können mit einer größeren Perle „griffiger" gemacht werden (reißfeste Garne wie Angelschnur zur Befestigung verwenden)
- Schlüsseldrehhilfen: „Omas" Wäscheklammern (Holzklammern ohne Metallfeder und Gelenk) auf das Schlüsselende stecken (erhalten zusätzlich Halt durch den Schlüsselring des Schlüsselbundes)

- Sockenanziehhilfe: Ausschneiden aus einem 10 l Eimer (2 Stück, Form ähnlich eines Schmetterlings
- Kleideranziehhilfe: Herstellung aus einem Holzkleiderbügel (Metallhaken entfernen) und einem Gummifingerhut (Papierwarenhandel), der über ein Bügelende gestülpt wird. Mit dem „Fingerhut-Ende" bei einer zur Hälfte angezogenen Jacke nach der frei hängenden Jackenschulter angeln, um diese dann mit dem Bügel über die eigene Schulter zu ziehen
- Schuhe zuknoten (Einhänderknoten):
  - Einfädeln des Schnürsenkels: ein Ende des Schnürsenkels knoten, Schnürsenkel von innen durch die Schuhlaschen ziehen (Knoten zeigt in den Schuh; ☞ Abb. 5.4)
  - Schleife binden: Schnürsenkelende zu einer Schlaufe legen und unter letztem Querzug der Schuhschnürung durchziehen. Dies wiederholen. Variante: Zweite Schlaufe durch die erste durchziehen → Schnürsenkel geht nicht so leicht auf
- Tube aufdrehen (einhändig): Tubenende in den Überlaufschlitz des Waschbeckens stecken und mit intakter Hand aufdrehen
- Seifen-„Sicherung" in der Dusche: durch die Seife ein Band durchbohren und umhängen
- Fahrradfahren: für Pat. mit einer verminderten Beugefähigkeit eines Beines. Installation einer „Kinder"-Tretkurbel und einem Verkürzungsstück (beides im Fachhandel erhältlich), das die Pedale auf ca. 8 cm an die Tretlagerachse heranbringt
- Rutschbrett: Maße 65 x 22 cm. Brettstärke 1,5 cm. Brettecken sind gerundet, Schnittkanten von der Unter- zur Oberseite um ca. 4–5 cm abgeschrägt.

5

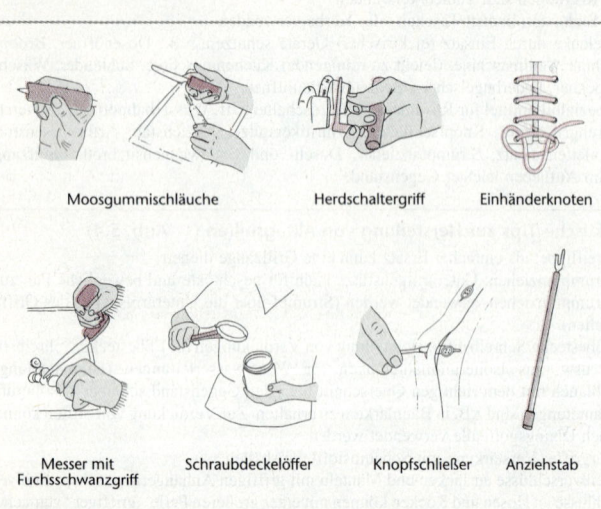

Moosgummischläuche   Herdschaltergriff   Einhänderknoten

Messer mit Fuchsschwanzgriff   Schraubdeckelöffner   Knopfschließer   Anziehstab

Abb. 5.4: Hilfsmittel [A300–157]

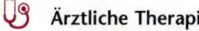 **Zusatzmaßnahmen**

- Physikalische Therapie: Wärme- und Kälteapplikationen wie beschrieben, Bewegungsbad
- Ergotherapie: Schienenversorgung, Gelenkschutz, Beschäftigungstherapie (Ablenken von der Beschäftigung mit der Krankheit, Erfolgserlebnisse durch kreatives Schaffen), Haushaltstraining
- Rückenschule
- Entspannungs- und Körperwahrnehmungsmaßnahmen (Autogenes Training, Feldenkrais, Eutonie, Atemtechniken)
- Orthopädietechnik: Funktions- und Lagerungsschienen, Bandagen, Sitz- oder Lagerungskissen, Schuhversorgung
- Gesprächstherapie: Lernen, mit der chronischen Krankheit umzugehen, Schmerzbewältigungsstrategien.

5.1.2   Chronische Polyarthritis (cP) ——————————

Häufigste rheumatische Erkrankung. Die cP bzw. rheumatoide Arthritis (RA) ist zugleich die häufigste systemische immunologische Erkrankung, gekennzeichnet durch chronische Entzündungen der Gelenkinnenhaut sowie extraartikuläre Entzündungen (Bursen, Sehnenscheiden, Gefäße und innere Organe). Schubweiser und progredienter Verlauf. Ätiologie unklar. Häufigkeit 1 %, Frauen häufiger als Männer betroffen, Altersgipfel 30–50 Lj.

Klinik

Schmerzen mit Funktionseinschränkung der Gelenke, die meist zunächst die Hände befallen. Typische und frühzeitige Manifestation am ulnokarpalen Komplex und den Fingergrundgelenken II und III. Es ist aber ein Befall aller Gelenke möglich. Schwellung der Gelenke und der Weichteile. Morgensteifigkeit der Gelenke. „Rheumaknoten". Rheumafaktor im Blut in 60–80 % der Fälle positiv. Veränderungen im Röntgenbild (spindelförmige Weichteilzeichnung über den Gelenken, gelenknahe Osteoporose und Erosionen; bei schwerem Verlauf: Gelenkfehlstellung und Ankylose).

Ärztliche Therapie

- konservativ: medikamentös mit nicht steroidalen Antiphlogistika, Glukokortikoiden, Basistherapeutika (z.B. Goldpräparate, Chloroquin, Sulfasalazin, Methotrexat, Azathioprin). Ggf. intraartikuläre Injektion von Analgetika und Glukokortikoiden, chemische (Verödung der Gelenkinnenhaut mit Natrium-Morrhuaten) oder Radio-Synoviorthese (z.B. mit ^{169}Erbium oder ^{186}Rhenium)
- operativ: Frühsynovektomie, Resektionsarthroplastik, Endoprothese, Arthrodese.

 Physiotherapie

Phase I: Akuter Schub

Ziele (☞ 5.1.1)
Bestmögliche Schmerzfreiheit, Gelenkfunktion (Mobilität, Stabilität) und Krafterhaltung.

Ziele (☞ 5.1.1)
Selbständigkeit im Alltag; Bestmögliche Schmerzfreiheit, Gelenkfunktion (Mobilität, Stabilität) und Muskelfunktion (Kraft, Kraft-Ausdauer, Dehnfähigkeit, Koordination).

5.1.3   Seronegative Spondylarthropathien

Überbegriff für entzündlich rheumatische Erkrankungen mit Beteiligung des Achsenskelettes ohne Nachweis des Rheumafaktors und hochgradige Assoziation mit dem genetischen Marker HLA-B27.

▌ Morbus Bechterew (Spondylitis ankylosans)

Chronische, entzündliche Systemerkrankung vor allem des Achsenskeletts (starke Ossifikationstendenz) und der Gelenke. Fakultative Mitbeteiligung innerer Organe und der Augen. M:F = 3 : 1; Krankheitsbeginn überwiegend zwischen 15.–40. Lebensjahr. Häufigkeit in Europa ca. 1 % der Bevölkerung. Genetische Prädisposition (HLA-B27 in ca. 90 % positiv).

Klinik
- Persistierender tiefsitzender Rückenschmerz, häufig nachts, Fersenschmerz und Schmerzen an Sehnenansätzen und Gelenken, Mono- bzw. Oligoarthritis, Klopf- und Stauchschmerzen der ISG (Sakroiliitis). Einschränkung der Atembreite. Später: Versteifung der WS (meist von thorakolumbal); Bambusstabwirbelsäule. Spondylitis ant. führt zur Verkürzung des vorderen Längsbandes → Kyphosierung
- röntgenologisch: Sakroiliitis (buntes Bild). Nach Jahren bes. WS-Veränderungen mit Syndesmophyten (flache, verbindende Knochenspangen), Kastenwirbel, Erosionen, Sklerosierungen, Erosionen, Sklerosierungen der Ileosakralfugen
- Komplikationen: sehr schwere Verläufe mit extremen Deformierungen möglich. Evtl. Wirbelsäulenfrakturen aufgrund der fehlenden Elastizität und Osteoporose.

🖐🐍 Ärztliche Therapie
- konservativ: nichtsteroidale Antiphlogistika, z.B. Indometazin, Diclofenac
- operativ: Bei Versteifung in erheblicher Kyphose ist eine Aufrichtung durch Keilosteotomie oder Lordosierungsspondylodese möglich.

🦘 Physiotherapie
Befunderhebung
Nach dem orthopädisch-chirurgischen Schema (☞ 2.1), zusätzlich Mobilität der WS, Vitalkapazität, Thoraxbeweglichkeit (☞ 3.1.3) beurteilen. Im fortgeschrittenen Stadium: Atem-, Herzfrequenz und Blutdruck vor und nach Belastung.

Typischer Sicht- und Funktionsbefund: Becken steht nach dorsal aufgerichtet, verringerte LWS- und HWS-Lordose, verstärkte BWS-Kyphose, evtl. kompensatorisch Flexionsstellung der Kniegelenke, Schultern protrahiert, mangelnde Rotationsfähigkeit der WS (Pat. dreht sich „en bloc"), kleinschrittiges Gangbild, Bewegungen rumpfnaher Gelenke sind eingeschränkt, Vitalkapazität und Thoraxmobilität sind eingeschränkt, deutliche Bauchatembewegungen.

Stadien der Funktionseinschränkungen
- Stadium 1: Fehlstellung der WS ist in Belastung (Sitz, Stand) aktiv korrigierbar
- Stadium 2: Fehlstellung der WS ist nur noch in Entlastung (Rücken- oder Seitlage, Schlingentisch, Bewegungsbad) aktiv korrigierbar
- Stadium 3: Fehlstellung ist fixiert.

Physiotherapeutische Maßnahmen

Phase I: Akuter Schub
- Schmerzfreiheit: Eis auf entzündete Gelenke, Heiße Rolle ventraler Rumpf (nicht auf entzündete Strukturen)
- Mobilität aller Gelenke erhalten: aktive, wenn nötig assistierte endgradige Bewegungen aller Gelenke, evtl. unter Zug und unter Abnahme der Eigenschwere (Schlingentisch), hubfreie Mobilisation der WS, vertieftes Ein- und Ausatmen
- Kraft erhalten: statische Muskelarbeit den zu erwartenden Funktionsverlusten entgegenrichten
- Entlastung entzündeter Strukturen: Lagerung bei Bettruhe (☞ 5.1.1, Phase I).

Phase II: Schubfreie Phase
Stadium 1 und 2:
- Schmerzfreiheit: Eis auf entzündete Gelenke, Heiße Rolle ventraler Rumpf (nicht auf entzündete Strukturen), Massagen der Muskulatur an Rumpf und Extremitäten, v.a. in den Interkostalräumen, aktives Bewegen in warmem Wasser
- optimale Mobilität der WS und des Thorax: aktive Bewegungen der WS in alle Richtungen gegen optimal dosierte Widerstände (im Bewegungsbad günstig), PNF Rumpfpattern, Dehnlagen und Dehnstellungen (☞ 2.2.7), MT: Mobilisation der Intervertebral- und Kostotransversalgelenke
- aufrechte Körperhaltung: Heiße Rolle oder Puzzle-Fango ventraler Rumpf (☞ 2.7.2), agistisch exzentrische Kontraktionen (☞ 2.2.4), Isometrie in aufrechter Körperhaltung
- wirbelsäulenschonendes Verhalten: ADL in Alltag, Beruf und Freizeit (☞ 2.2.6)
- Vitalkapazität: Atemtechniken zur Verbesserung der Vitalkapazität (☞ 2.2.7)
- optimale Funktion stammnaher Gelenke: Mobilisationstechniken für bewegungseingeschränkte Extremitätengelenke (☞ 2.2.4), MT: Mobilisation der Extremitäten- sowie der Iliosakralgelenke
- allgemeine Ausdauer: Training der allgemeinen Ausdauer.

Stadium 3:
wie im Stadium 1 und 2, jedoch keine mobilisierenden Techniken für ankylosierende Gelenke, zusätzlich: Erlernen von Kompensationsbewegungen.

Zusatzmaßnahmen
Therapie in Gruppen und im Bewegungsbad. Rückenschulkurse. Heilstollen (Radonstrahlung).

▮ Psoriasisarthropathie

Chronische entzündliche Systemerkrankung in Verbindung mit Psoriasis (Schuppenflechte) und Onychodystrophie (Störung des Nagelwachstums). In Abhängigkeit von der Erkrankungsform HLA-B27 in bis zu 70 % der Fälle positiv.

Klinik

Asymmetrische Oligo- bzw. Polyarthritis. Manifestationsmuster an der Hand als Strahöbefall (Wurstfinger) oder Transversalbefall. Vertsteifungstendenz. Psoriasis der Haut und Nagelveränderungen (Nageltüpfelung, weiße Flecken).

Röntgenzeichen: an der Hand: Erosionen in den Fingerendgelenken, Fehlstellungen, Ankylosen. An der Wirbelsäule: Parasyndesmophyten, Sakroiliitis (buntes Bild).

 Ärztliche Therapie

Konservativ: Nichtsteriodale Antiphlogistika (z.B. Indometazin, Diclofenac), Basistherapeutika (z.B. Methotrexat, Azathioprin). Physikalische Therapie der psoriatrischen Enthesiopathie (Ultraschall, Kryotherapie, niederfrequente Elektrotherapie).

 Physiotherapie

Bei Mitbeteiligung der Wirbelsäule gleiche Behandlung wie bei M. Bechterew (☞ 5.1.1).

5.1.4   Kollagenosen

Sammelbegriff für chronisch-rheumatische Erkrankungen mit hoher Variabilität und Multiorganbefall. Die Gelenkbeteiligung steht häufig im Hintergrund.

▌ Lupus erythematodes

Immungenetisch pädisponierte systemische Autoimmunerkrankung, u.a. mit Befall der Haut, der inneren Organe und des Bewegungsapparates.

Klinik

* Allgemeinsymptome: Müdigkeit, Fieber u.a.; Hautveränderungen (Schmetterlingserythem)
* Oligo- und Polyarthritis mit (Sub-) Luxationen ohne Destruktions- und Versteifungstendenz.

 Ärztliche Therapie

Nichtsteroidale Antirheumatika, Steroide (im akuten Schub, bei Beteiligung lebenswichtiger Organe), Basistherapeutika (Chloroquin, Azathioprin, Methotrexat).

 Physiotherapie

Physiotherapeutische Behandlung rheumatischer Erkrankungen (☞ 5.1.1).

▌ Progressive systemische Sklerose (Sklerodermie)

Multisystemerkrankung mit Verdickung und Verhärtung der Haut, Arthralgien, Myalgien und Fibrosierung innerer Organe.

Klinik

* Allgemeinsymptome (Müdigkeit, Anämie)
* Raynaud-Symptom (vasospastische Phänomene an den Fingerendgliedern)
* Hautveränderungen mit maskenhaftem Gesichtsausdruck

- Beteiligung innerer Organe
- Arthralgie, selten Arthritis und Myalgien.

🫁 Ärztliche Therapie
Steroide, Basistherapeutika (D-Penicillamin, Azathioprin, Methotrexat).

🦘 Physiotherapie
- Hautelastizität und -durchblutung verbessern: aktive Bew.übungen im Ölbad, weiche Zirkelungen und Hautverschiebungen, Lymphdrainagen, BGM (großer und kleiner Aufbau), Mobilisationstechniken für Weichteilstrukturen (☞ 2.2.4)
- ❗ Je unelastischer das Gewebe, umso geringer dosieren.
- Gesichtsmimik mit Hilfe von PNF-Gesichtspattern schulen, Trainingsprogramm wie bei Facialisparese (☞ 6.3)
- Dehnfähigkeit des Thorax und der Lunge durch atemvertiefende Maßnahmen verbessern, z.B. Dehnlagen und Dehnstellungen, Giebelrohr, Coach Atemtrainer®.

Weitere Physiotherapie und Ergotherapie (☞ 5.1.1).

5.2   Fuß

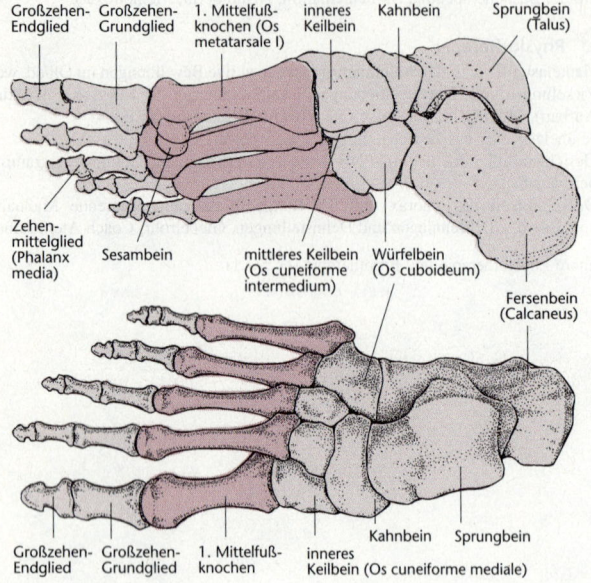

Abb. 5.5: Fußskelett [A300-190]

Tabelle der langen Fußmuskeln (☞ Abb. 5.6)			
Muskel	**Ursprung**	**Ansatz**	**Funktion**
Vordere Muskelgruppe			
M. tibialis anterior	Seitl. Tibiakondylus, seitliche Tibia, Membrana interossea	1. Mittelfuß-knochen, 1. Os cuneiforme	Dorsalextension, Supination und Pronation (je nach Ausgangsstellung)
M. extensor digitorum longus	Lateraler Tibia-kondylus, Membrana interossea, Fibula-Vorderrand	Dorsalaponeu-rose 2.–5. Zehe	Dorsalextension, Pronation, Extension der 2.–5. Zehe
M. extensor hallucis longus	Fibula, Membrana interossea	Endphalanx der Großzehe	Extension der Großzehe; an Dorsalextension des Fußes beteiligt
Seitliche Muskelgruppe			
M. peroneus longus	Fibulaköpfchen und seitlicher Rand	1. Mittelfuß-knochen, Os cuneiforme med.	Pronation, Plantarflexion, Verspannung der Fuß-gewölbe
M. peroneus brevis	Seitenfläche der Fibula	5. Mittelfuß-knochen	Pronation, Plantarflexion
Hintere Muskelgruppe			
M. gastro-cnemius	Zweiköpfig: vom late-ralen und medialen Femurkondylus	Tuber calcanei	Plantarflexion und Supi-nation, Flexion im Knie-gelenk
M. soleus	Obere Fibula- und Tibiaenden	Tuber calcanei	Plantarflexion und Supination
M. tibialis posterior	Membrana interossea, Tibia, Fibula	Os naviculare, Ossa cunei-formia I–III, 2.–4. Mittelfuß-knochen	Supination, Plantarflexion, Verspannung der Fuß-gewölbe
M. flexor hallucis longus	Fibularückfläche, Membrana interossea	Endphalanx der Großzehe	Plantarflexion und Supi-nation, Flexion der Groß-zehe, unterstützt Längs-gewölbe
M. flexor digitorum longus	Tibiarückfläche	Endphalangen der 2.–5. Zehe	Plantarflexion und Supination, Zehenbeugung

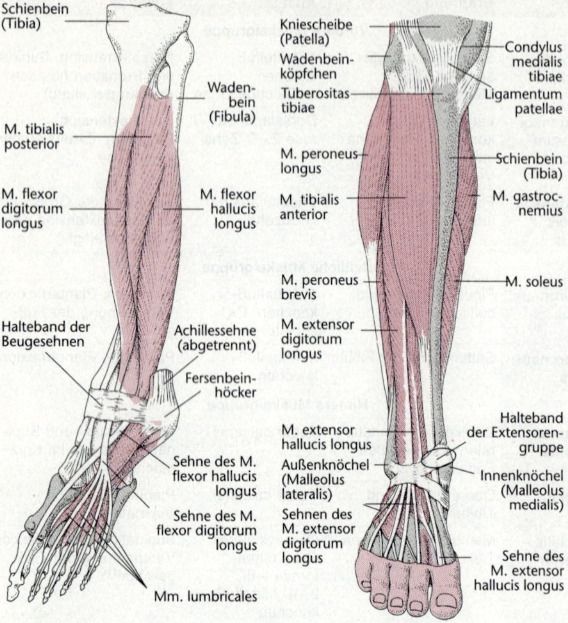

Schienbein (Tibia)

Wadenbein (Fibula)

M. tibialis posterior

M. flexor digitorum longus

M. flexor hallucis longus

Halteband der Beugesehnen

Achillessehne (abgetrennt)

Fersenbeinhöcker

Sehne des M. flexor hallucis longus

Sehne des M. flexor digitorum longus

Mm. lumbricales

Kniescheibe (Patella)

Wadenbeinköpfchen

Tuberositas tibiae

Condylus medialis tibiae

Ligamentum patellae

M. peroneus longus

Schienbein (Tibia)

M. tibialis anterior

M. gastrocnemius

M. peroneus brevis

M. soleus

M. extensor digitorum longus

M. extensor hallucis longus

Halteband der Extensorengruppe

Außenknöchel (Malleolus lateralis)

Innenknöchel (Malleolus medialis)

Sehnen des M. extensor digitorum longus

Sehne des M. extensor hallucis longus

Abb. 5.6: Tiefe Fußbeuger, laterale Sicht (li.) und Unterschenkelmuskulatur, ventrale Sicht (re.) [A300-190]

Physiotherapeutischer Befund (Fuß)

Spezielle Anamnese

- Hauptbeschwerden: seit wann? ständig, gelegentlich, rez.?
- Schmerz: belastungsabhängig, in Ruhe, nachts? Schmerzlokalisation
- Unfall? Unfalldatum
- Erguß, Schwellung
- Gehstrecke: unbegrenzt, schmerzfrei wie weit?
- frühere Fußerkrankungen
- bisherige Ther.: keine, Punktion, Injektion, Medikamente, Ruhigstellung, frühere OP
- Schuhzurichtung, Einlagen?

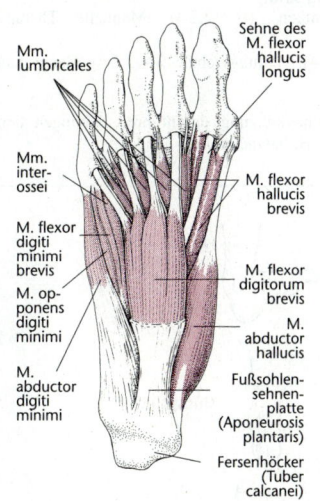

Sehne des
M. flexor
hallucis
longus

Mm.
lumbricales

Mm.
inter-
ossei

M. flexor
hallucis
brevis

M. flexor
digiti
minimi
brevis

M. flexor
digitorum
brevis

M. op-
ponens
digiti
minimi

M.
abductor
hallucis

M.
abductor
digiti
minimi

Fußsohlen-
sehnen-
platte
(Aponeurosis
plantaris)

Fersenhöcker
(Tuber
calcanei)

Abb. 5.7: Die 4 Muskelgruppen der Fußsohle [A300-190]

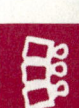

Inspektion
- Gangbild, Einwärtsgang, Hinken, Spastik, Gehhilfen, Hackengang, Zehenspitzengang
- Beckenstand, Beinachsen physiol., varus, valgus?
- Schwellung, Erguß, Hämatom
- Ödeme, diffus, lokalisiert, Entzündung, Varikosis, Pigmentationen, Behaarung, Tendosynovitis
- Inspektion des belasteten Fußes. Fußform (☞ Abb. 5.8): Senk-Spreizfuß, Klumpfuß, Hohlfuß, Knickfuß, Plattfuß, Sichelfuß, Krallen-, Hammerzehen, Zehenstellung, Hallux valgus?
- Fersenstellung: varus, valgus, neutral. Rückfuß im Zehenstand
- Fußnägel: Mykose?
- Schuhinspektion (☞ 5.2.1).

Palpation
Bandverhältnisse stabil? Druckschmerz, wo? Ulkus, Beschwielung, Sinus tarsi? Pulse. Neurologischer Befund (☞ 6.1): Paresen? Sensibilität, Reflexe.

Bewegungsprüfung
Hüfte, Knie, OSG, USG, Chopart-, Lisfranc-Gelenk, Großzehengrundgelenk, Zehengelenke. Bei Hallux valgus: Deviationswinkel passiv ausgleichbar?

5.2.1   Physiotherapie bei Fußfehlstellungen

Die meisten Fußdeformitäten (☞ Abb. 5.8) sind angeboren oder intrauterin erworben. Eine frühzeitig einsetzende und konsequente physiotherapeutische Behandlung kann jedoch eine deutliche Besserung bewirken. Wirbelsäulenprobleme werden oft durch Fußdeformitäten oder Fußfehlhaltungen hervorgerufen.

Ziele
Bei allen Fußdeformitäten: Erreichen von
- optimaler Dehnfähigkeit durch Dehnung der kontrakten Muskulatur mit manueller Redression oder aktiven Maßnahmen
- optimalem Gangbild bei verbesserter Fußbelastung. Dabei auf funktionelle Fußachse achten. Nach Aufsetzen des Fußes mit dem Außenrand der Ferse bei Supination Abrollen über den Großzehballen bei Pronation
- optimaler Kraft geschwächter Muskeln.

Die „Therapiesäulen" der Fußbehandlung sind:
- Gelenkbehandlung: Mobilisationstechniken (☞ 2.2.4); Manuelle Therapie (☞ 2.3.16)
- Korrektur der Statik: Brügger (☞ 2.3.4); Haltungsschule (☞ 2.2.6), Gangschule (☞ 2.2.5).

Vorübungen im Sitzen mit manueller Unterstützung durchführen. Übungen dem Entwicklungsalter entsprechend steigern (z.B. balancieren).

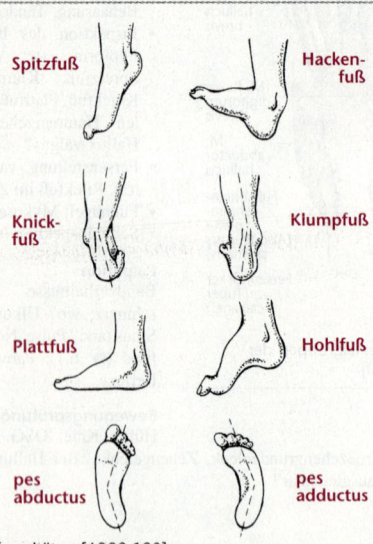

Spitzfuß

Hackenfuß

Knickfuß

Klumpfuß

Plattfuß

Hohlfuß

pes abductus

pes adductus

Abb. 5.8: Fußdeformitäten [A300-190]

„Gesunde" Schuhe

- Gesundes Schuhwerk soll die richtige Größe besitzen, nicht zu lang (Fuß rutscht → verkrampfte Fußmuskeln) und nicht zu breit sein (Fuß verbreitert sich, Quergewölbe sinkt ab)
- Kinderfüße brauchen keine oder nur eine geringe Absatzhöhe, später erleichtert eine Absatzhöhe von ca. 2–3 cm die Supination der Ferse und die Ausprägung des Längsgewölbes
- Sohle soll biegsam und flexibel sein, um die Abrollbewegung zu unterstützen. Im Anschluß an den Absatz soll ein stabiler Teil folgen, der die Vorfußverwringung (Pronation) erleichtert
- Günstig ist ein geschlossener Schuh oder eine Sandale mit Fersenriemen, da häufig beim Tragen von „Schlappen" die Fußmuskeln (Flexoren) überanstrengt werden

- Wechsel der Schuhe im Verlauf des Tages läßt die Fußmuskeln unterschiedlich arbeiten und beugt Überlastungen vor
- Bei stehenden Berufen/Tätigkeiten unterstützt ein Fußbett die Muskelarbeit.

5.2.2   Klumpfuß

Komplexe angeborene Fußdeformität mit Spitzfuß, Varusstellung der Ferse, Hohlfuß, Adduktion des Vorfußes (Pes equinovarus-adductus-supinatus excavatus; ☞ Abb. 5.9). Häufigkeit: 0,1 % aller Neugeborenen. M:F = 2 : 1; in 5 % mit anderen Mißbildungen kombiniert (Hüfte, WS, neurologische Defekte).

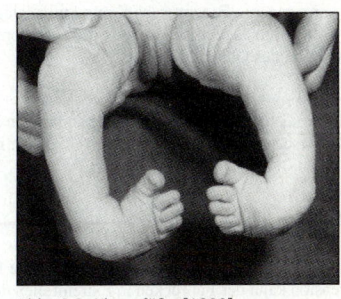

Ärztliche Therapie

Konservativ
Beginn sofort nach der Geburt, konsequente Kontrolle bis zum Wachstumsabschluß. Schrittweise manuelle Korrektur (Redression). Redressierende Oberschenkelgipsverbände (90° Knie-

Abb. 5.9: Klumpfüße [A300]

beugung). Gipswechsel täglich oder nach 1–2 Tagen, für ca. 3 Mon. Redressierungsprinzip: Zuerst Korrektur der Varus- und Adduktionsstellung. Zuletzt vorsichtige Spitzfußredression. Bei Überkorrektur besteht die Gefahr der Induktion eines Schaukelfußes durch Aufbiegen des Fußlängsgewölbes.

Operativ
Häufig notwendig, insbesondere bei nicht ausreichend korrigiertem Spitzfuß.

OP-Techniken:
- Achillessehnenverlängerung (ASV) mit dorsaler Kapsulotomie (Entflechtung). OP-Alter: 2–3 Mon. Komplikation: „Rebellischer Klumpfuß" mit großer Rezidivneigung
- Achillessehnenverlängerung mit kompletter Entflechtung medial, dorsal und lateral, d.h. „pantalares release" (Cincinatti-Technik). Nachbehandlung mit Oberschenkelgips
- bei bestehender Deformität nach Wachstumsabschluß ggf. knöcherne Eingriffe (z.B. subtalare Arthrodese).

Physiotherapie

Säugling
Optimale Dehnfähigkeit: zuerst Ferse aus Varusstellung in physiologische Stellung korrigieren, dann den Vorfuß aus Adduktion/Supination in Mittelstellung/Pronation bringen; anschließend Korrektur des Fersenhochstandes durch Herunterziehen der Ferse.

! Durch alleiniges Hochdrücken des Vorfußes in DE kann durch „Aufbrechen" des Fußgewölbes ein Schaukelfuß hervorgerufen werden.

Zusatzmaßnahmen
Redressierende Bandagen, Gipsverbände; VOJTA (☞ 2.3.25); Anleitung der Eltern.

Kleinkind
- optimale Dehnfähigkeit: wie beim Säugling
- bestmögliches Muskelgleichgewicht: Setzen von manuellen Reizen (z.B. Tapping, Bestreichen, Klopfen, kurze Eisabreibung) am lateralen Fußrücken, der Fußaußenseite oder dem lateralen Unterschenkel, um Muskelaktivitäten in Korrekturrichtung anzuregen. „Exzentrische Kontraktionsfähigkeit" z.B. der Supinatoren/Plantarflexoren durch exzentrische Arbeit der Pronatoren und Dorsalextensoren
- optimales Gangbild (☞ 2.2.5).

Zusatzmaßnahmen
Hitze (Fango, Heiße Rolle) auf die kontrakten Muskeln; Manuelle Therapie (☞ 2.3.16); Nachtschienen, Einlagen; VOJTA (☞ 2.3.25); BOBATH (☞ 2.3.2); Anleitung der Eltern.

5.2.3 Hackenfuß

Angeborene, meist harmlose, relativ häufige Fehlbildung. Durch vermehrte Dorsalextension kann der Fußrücken in Extremfällen den Unterschenkel berühren. Verminderte Plantarflexion. Meist Spontankorrektur innerhalb von Wochen.
DD: Einwärtsgang bei Coxa antetorta, deshalb Hüftgelenke untersuchen. Auf Knie- und Unterschenkeltorsionen achten.

Ärztliche Therapie
Manuelle Redression; evtl. Gips- und Schienenbehandlung.

Physiotherapie
Optimale Dehnfähigkeit: Fixation durch flächige Handfassung auf dem Fußrücken, Bewegungsrichtung aus der Dorsalextension/Pronation in die Plantarflexion/Supination bei gleichzeitiger Fersenfixation in leichter Varusstellung.

Zusatzmaßnahmen
Selten Gips- oder Schienenverbände; BOBATH oder VOJTA (☞ 2.3.2, 2.3.25); später Gangschule (☞ 2.2.5); Anleitung der Eltern (☞ 9.1.1, 1.6.2).

5.2.4 Sichelfuß (Pes adductus)

Vermehrte kontrakte Adduktion des mittleren Vorfußes mit vermehrter Rückfuß-Valgusstellung, häufig doppelseitig.

Ursache
Intrauterine Lage.

Ärztliche Therapie

- konservativ: Vermeidung der Bauchlage. Redressierende Unterschenkelgipsverbände. Nachtlagerungsschienen

• operativ: Selten erforderlich. Evtl. im Kindesalter Kapsulotomie der Fußwurzel bzw. der Mittelfußgelenke. Im Schulalter Reihenosteotomie der Metatarsalia. Danach 6 Wo. Ruhigstellung im Gips, anschließend PT mit zunehmender Belastung.

 Physiotherapie

• optimale Dehnfähigkeit: Fixation der Ferse in leichter Varusstellung, dann Vorfuß aus Adduktion/Supination in Mittelstellung/Pronation
• optimales Muskelgleichgewicht: am lateralen Fußrücken und der Fußaußenseite taktile Reize setzen (z.B. Tapping, Bestreichen, Klopfen, kurze Eisabreibung).
! Bauchlage vermeiden (kann den Sichelfuß verstärken) oder Unterschenkelschaumstoffringe.

🔎 **Zusatzmaßnahmen**

Anleitung der Eltern; BOBATH oder VOJTA; später Gangschule; Einlagen, Gipsverbände, Nachtschienen.

5.2.5 Hohlfuß

Ferse in Varusstellung, überhöhtes Längsgewölbe, Steilstellung des Fersenbeins (Hackenhohlfuß), Ballenhohlfuß häufiger als Hackenhohlfuß. Idiopatisch, familiär gehäuft.

Ursache

Häufig Störung des Muskelgleichgewichtes, oft mit neurologischen Störungen (Poliomyelitis, Spina bifida, Friedreichsche Ataxie) assoziiert.

 Ärztliche Therapie

• konservativ: bei flexiblem Hohlfuß Stufeneinlage.
• operativ:
  - Weichteiloperation beim Jugendlichen: Durchtrennung der Plantarfaszie, Rückverlagerung des M. extensor hallucis longus (OP nach GÖRRES)
  - Knochen-OP beim Jugendlichen: Korrekturosteotomie an den Metatarsalia sowie im Bereich des Rück- und Mittelfußes. Postoperativ Gipsruhigstellung, danach Physiotherapie
  - Knochen-OP beim Erwachsenen: subtalare Arthrodese, Knochenkeilentnahme an den Ossa cuneiformia; ggf. Triple-Arthrodese (Versteifung zwischen Kalkaneus, Talus und Navikulare). Postoperativ Gips, danach PT.

 Physiotherapie

• optimale Dehnfähigkeit: Dehnung der Zehenflexoren nach Applikation von Wärme (Fango, andere Wärmepackungen; ☞ 2.7.2); agistisch exzentrische Kontraktionstechnik der Zehenextensoren
• optimales Gangbild (☞ 2.2.5).

🔎 **Zusatzmaßnahmen**

Manuelle Therapie (☞ 2.3.16); Einlagen; Krallenzehen mitbehandeln (☞ 5.2.12).

! Korrekturerfolge sind schwer zu erzielen, da die anatomischen Voraussetzungen ungünstig sind.

5.2.6   Spitzfuß

Meist erworbene Plantarflexion des Fußes, selten angeboren. Die Ferse berührt nicht den Boden.

Ursachen
Z.B. Infantile Zerebralparese (ICP), Klumpfuß, Poliomyelitis, posttraumatisch.

 Ärztliche Therapie

Operativ
- Achillessehnenverlängerung: postoperativ Oberschenkelgips in Spitzfußstellung für drei Wochen, darauffolgend drei Wochen Unterschenkelgips in Spitzfußstellung
- Ventrale aponeurotische Verlängerung des M. gastrocnemius (quere Durchtrennung der Gastrocnemius-Aponeurose). Postoperativ Unterschenkelgips für eine Woche, Lagerungsorthese für mindestens 1 Jahr. Komplikation: bei Spitzfuß mit Arthrose
- Im unteren Sprunggelenk Triple-Arthrodese des Chopart- und subtalaren Gelenkes mit ventraler Keilentnahme. Postoperativ 2 Wo. Oberschenkelliegegips, danach 6 Wo. Unterschenkelgehgips.

 Physiotherapie
- optimale Dehnfähigkeit: Dehnung der kontrakten Muskeln (M. gastrocnemius, M. plantaris und M. soleus) mit manueller Redression: bei gebeugtem Knie Korrektur des Fersenhochstandes durch Herunterziehen der Ferse (Dorsalextension im oberen Sprunggelenk), dabei das gebeugte Knie strecken
- optimales Gangbild (☞ 2.2.5).

 Zusatzmaßnahmen
Gipsschale; Hitze (Fango, Heiße Rolle), exzentrische Kontraktionsfähigkeit, Querdehnung der Wadenmuskulatur.

Tips & Fallen
Durch alleiniges Hochdrücken des Vorfußes in Dorsalextension kann durch „Aufbrechen" des Fußgewölbes ein Schaukelfuß hervorgerufen werden.

5.2.7   Hängefuß

Folge einer Lähmung der Fußheber.

Ursachen
Poliomyelitis, Druckschäden oder Verletzung des N. peronaeus, infolge Operation oder mangelnder Polsterung bei Gipsanlage, Bandscheibenvorfall mit Schädigung der Wurzel L5.

Ärztliche Therapie

- konservativ: dynamische Fußheberorthese (Peronaeus-Feder, Heidelberger Winkel; ☞ 12.1)
- operativ: Verlegung des M. tibialis posterior durch die Membrana interossea auf den Fußrücken. Postoperativ Unterschenkelgips, Ruhigstellung für vier Wochen, danach Mobilisation.

 Physiotherapie

- optimale Kraft: statische (Placing, isometrische Anspannung) und dynamische (PNF, Übungen gegen Widerstand) Muskelarbeit von M. tibialis ant., M. extensor hallucis long., M. extensor digitorum long. bei flektiertem Knie, E-Therapie: Exponential-strombehandlung nach IT-Kurve (☞ 2.8.3)
- erhaltene Gelenkbeweglichkeit: endgradige passive Bewegungen im Sprunggelenk (Dorsalextension bei Knieflexion), aktiv-passive Bewegungen der Zehenextension (0-Stellung im Fuß)
- erhaltene Dehnfähigkeit: endgradige passive Bewegungen der Dorsalextension bei Knieextension
- optimales Gangbild.

 Zusatzmaßnahmen

Peronaeusschiene; Valenserschiene, mit Feder (☞ 12.1)

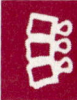

5.2.8   Knick-Senk-Spreizfuß beim Kind ───────────

Häufigste kindliche Fußdeformität. Valgusstellung der Ferse (Knickfuß), Abflachung des medialen Fußgewölbes (Senkfuß). Meist erworben durch Bandlaxität bzw. Muskelschwäche; seltener durch neurologische Grunderkrankung (Infantile Zerebralparese, Poliomyelits); selten Beschwerden.

 Ärztliche Therapie

- konservativ: Einlagen
- operativ:
  - Weichteiloperationen in zahlreiche Techniken, z.B. Rückverlagerung der Sehne des M. tibialis anterior, dadurch Verbesserung der Gewölbesituation (OP nach NIEDERECKER); postoperativ Gipsbehandlung für 4 Wo., danach Mobilisation
  - Knochenoperation beim kindlichen Knick-Senk-Fuß: z.B. Operation nach GRICE, bei der eine extraartikuläre subtalare Arthrodese (Knochenanlagerung in den Sinus tarsi) durchgeführt wird. Postoperativ Oberschenkelgips mit 90° Kniebeugung für 6–10 Wo., danach Mobilisation.

 Physiotherapie

- Schmerzfreiheit: warme Fußbäder, Fußmassage (Streichungen, Knetung, Friktionen). BGM (☞ 2.5.2)
- volle Kraft: verwindende Übungen (Rückfuß in leichter Varusstellung, Vorfuß im Verhältnis dazu in Pronation angespannt), erst ohne Belastung, dann mit Teil- und Vollbelastung
- optimales Gangbild: dabei Korrektur der Fußstellung, Fußbelastung und Beinachsen.

Zusatzmaßnahmen

Spreizfußübungen, da häufige Kombination beim Absinken von Längs- und Querwölbung. Manuelle Therapie. Dehnung (z.B. nach EVJENTH - Hold-Relax) oder exzentrische Kontraktionsfähigkeit der verkürzten Muskeln (☞ 2.2.4). Einlagen, „gesunde Schuhe" (☞ 5.2.1).

5.2.9   Spreizfuß beim Erwachsenen

Häufige Fußdeformität. Die Absenkung des Fußquergewölbes führt zur pathologischen Belastung des 2. und 3. Metatarsale-Köpfchens → Schmerzen im Bereich des Mittelfußes, Schwielenbildung. Kombiniert mit pathologischer Zehendeformität, z.B. Krallen- und Hammerzehen mit Clavi (Hühneraugen).

Ärztliche Therapie

- konservativ: Einlagen zur Entlastung der Metatarsaleköpfchen II–IV durch eine retrokapitale Spreizfußpelotte oder eine Schmetterlingsrolle (mit Aussparung der Metatarsaleköpfchen II und III).
- operativ:
  - Korrektur der begleitenden Zehendeformität, z.B. Krallen-, Hammerzehen (☞ 5.2.12)
  - Retrokapitale Schrägosteotomie nach HELAL. Indikation: Schmerzen unter den Metatarsalia II–IV bei mäßigen Krallenzehen. Technik: stark schräge Osteotomie der Metatarsalia II–IV, Entfernung der vorstehenden Fragmentspitzen. Belastung am 1. postoperativen Tag möglich (Fragmentverschiebung postoperativ erwünscht). Ausheilung der Schrägosteotomie unter Verkürzung der Zehen
  - Operation nach CLAYTON: Resektion der Köpfchen und der Basis der Metatarsalia II–V; Fixierung mit Kirschnerdrähten für 2 Wo., Gangschule mit Vorfußentlastungsschuh
  - Operation nach HOFFMANN: Resektion der Metatarsaliaköpfchen II–V, ebenfalls Kirschnerdrähte für 2 Wo., Gangschule mit Vorfußentlastungsschuh. Danach Rezeptierung der Schuhzurichtung.

Physiotherapie

- Schmerzfreiheit: wie bei Knick-Senk-Spreizfuß, zusätzlich exzentrische Kontraktionsfähigkeit der Zehenflexoren, evtl. auch Zehenextensoren (Grundgelenke)
- bestmögliche Gelenkbeweglichkeit der Zehengelenke mit Manueller Therapie: eingestellte Traktion Stufe III und/oder Gleiten über Stufe III
- bestmögliche Dehnfähigkeit (☞ 2.2.4)
- volle Kraft: Zehengreifübungen gegen Widerstand oder mit Geräten; wenn möglich Flexion im Grundgelenk, Extension im Mittelgelenk und Endgelenk (Mm. lumbricales) üben
- optimales Gangbild: dabei Korrektur der Fußstellung, Fußbelastung und Beinachsen.

 Zusatzmaßnahmen

- verwindende Übungen (wie bei Knick-Senkfuß; ☞ 5.2.8), da ein Absinken von Längs- und Querwölbung häufig kombiniert vorkommt
- Einlagen oder retrokapitale Abstützung unter 2. und 3. Strahl mit Pelotte (☞ 12.1).

5.2.10   Plattfuß

■ Kongenitaler Plattfuß

Kongenitaler Plattfuß (Talus verticalis): Abflachung des Fußlängsgewölbes, Abduktion und Pronation des Vorfußes, Fesselhochstand, kontrakte Valgusstellung der Ferse mit Fersenhochstand, Steilstellung des Talus.

 Ärztliche Therapie

- konservativ: sofort nach Geburt manuelle Redression und Gipsbehandlung
- operativ: wenn konservative Ther. erfolglos, Achillessehnenverlängerung und med.-lat. Kapsulotomie.

■ Erwachsenenplattfuß

Erwachsenenplattfuß: fixierter Endzustand eines primär flexiblen Plattfußes, häufig mit degenerativen Veränderungen im Fußwurzelbereich. Exogene Ursachen: z.B. posttraumatisch bei Kalkaneusfraktur, Paresen, Poliomyelitis und cP.

 Ärztliche Therapie

- konservativ: Einlagenversorgung, orthopädischer Schuh
- operativ: subtotale Arthrodese beim Lähmungsplattfuß, sowie bei arthrosebedingten therapieresistenten Schmerzen.

5.2.11   Hallux valgus

Häufigste Zehendeformität. Frauen häufiger betroffen. Laterale Abweichung der Großzehe im Grundgelenk und Außenrotation bei zusätzlichem Metatarsus primus varus (Varusfehlstellung des Metatarsus der Großzehe). Meist bei Spreizfuß mit Pseudoexostose an der medialen Prominens des Metatarsale I-Köpfchens, dort auch schmerzhafte Schwiele (Bursitis).

 Ärztliche Therapie

- konservativ: Einlagenversorgung
- operativ: es gibt ca. 150 verschiedene OP-Verfahren, z.B.:
  - Pseudoexostosenabtragung, postoperativ Mobilisation im Vorfußentlastungsschuh bis zur Wundheilung
  - Operation nach HUETER-MAYO: Köpfchenresektion des Metatarsus I
  - Operation nach KELLER BRANDES: Basisresektion Grundglied D I.

Es werden bei beiden Resektions-Operationen für 2 Wo. Kirschnerdrähte zur Fixierung eingebracht. Gangschule mit Vorfußentlastungsschuh. Nach 2 Wochen werden die Drähte entfernt, dann zunehmende Belastung. Schuhversorgung rezeptieren.

 Physiotherapie

- Schmerzfreiheit: Fußmassage (Streichung, Knetung, Friktionen)
- bestmögliche Dehnfähigkeit: passive Dehnung von M. adductor hallucis und M. extensor hallucis, evtl. unter leichter Traktion; AeK; Nachtschienen (☞ 2.2.4)

- bestmögliche Gelenkbeweglichkeit: Manuelle Therapie (☞ 2.3.16)
- ! Vorsicht bei Subluxation oder Luxation.
- bestmögliche Muskelkraft: statische und dynamische Muskelarbeit des M. abductor hallucis; zuerst ohne, dann mit Teil- und Vollbelastung üben; die Abduktion mit Extensions- und Flexionsübungen verbinden
- optimales Gangbild: dabei Korrektur der Fußstellung, Fußbelastung und Beinachsen (☞ 2.2.5).

🔑 Zusatzmaßnahmen

Tagsüber Tragen eines Zehenkeils; enge Schuhe und Strümpfe vermeiden; Einlagen, retrokapitale Pelotte; Druckentlastung durch ringförmige Schaumstoffpolster am medialen Grundgelenk.

5.2.12 Hammer-, Krallenzehen

Kontraktur der Zehen II–V, im Frühstadium passiv ausgleichbar, später nicht mehr vollständig korrigierbar.

- am häufigsten Hammerzehen, gekennzeichnet durch Beugekontraktur im Endgelenk und bei gestrecktem Grundgelenk
- Krallenzehe: Hyperextension bzw. Subluxation im Grundgelenk, mit Beugung im Mittelgelenk und Endgelenk. Häufig in Kombination mit Spreizfuß und Hohlfuß. Beschwerden durch Schwielen und Hühneraugen (Clavi). Konservative Therapie meist nicht ausreichend.

🔲 Ärztliche Therapie

- konservativ: Beeinflussung der ursprünglichen Deformität, z.B. Spreizfußeinlage, Nachtschienen, Zügelverbände
- operativ: viele Operationsverfahren sind möglich, häufig eingesetzt werden:
  - Operation nach HOHMANN: Methode der Wahl bei kontrakter Hammerzehe. Technik: Köpfchenresektion im Grundgelenk
  - Operation nach GOCHT: bei stärkerer (Sub-)Luxation im Zehengrundgelenk. Technik: Basisresektion im Grundgelenk
  - Während der Operation werden Kirschnerdrähte eingebracht. Nach 2 Wo. Entfernung der Kirschnerdrähte. Gangschule mit Vorfußentlastungsschuh. Schuhversorgung rezeptieren.

🦘 Physiotherapie

- Schmerzfreiheit: Fußmassage (Streichung, Knetung, Friktionen)
- bestmögliche Dehnfähigkeit: passives Dehnen der Zehenflexoren im Mittel- und Endgelenk, der Zehenextensoren im Grundgelenk bei Extension im Mittel- und Endgelenk (☞ 2.2.4)
- bestmögliche Gelenkbeweglichkeit: Manuelle Therapie: Traktion und Gleiten Stufe III (☞ 2.3.16)
- bestmögliche Kraft: statische und dynamische Muskelarbeit der Mm. extensores digitorum longus, M. extensor hallucis longus und der Mm. lumbricales
- optimales Gangbild (☞ 2.2.5): wie bei Knick-Senkfuß (☞ 5.2.8).

Zusatzmaßnahmen

Einlagen, retrokapitale Pelotte; Filzringe bei Hühneraugen; „gesunde Schuhe"
(☞ 5.2.1).

5.2.13   Digitus quintus varus superductus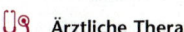

Varusfehlstellung der Kleinzehe, meist beidseits; dabei überkreuzt die Kleinzehe die
danebenliegende vierte Zehe.

Ärztliche Therapie

- konservativ: beim Neugeborenen und Kleinkind stellungskorrigierende Pflaster-
  zügelverbände
- operativ: subkapitale Osteotomie am Metatarsale V, evtl. mit Osteosynthese,
  Gangschule mit Vorfußentlastungsschuh, 6 Wo. keine Belastung.

Physiotherapie

- Schmerzfreiheit: Fußmassage (Streichung, Knetung, Friktionen)
- bestmögliche Dehnfähigkeit: passives Dehnen des M. opponens minimi, AeK
- bestmögliche Gelenkbeweglichkeit: Manuelle Therapie: Traktion und Gleiten Stufe
  III (☞ 2.3.16)
- bestmögliche Kraft: stat. und dyn. Muskelarbeit des M. abduktor digiti minimi
- optimales Gangbild (☞ 2.2.5): Korrektur der Fußstellung, Fußbelastung, Beinachsen.

5.2.14   PT nach operativer Fußbehandlung

Phase I (übungsstabil)

- entstauter Fuß: Lagerung (Fuß höher als Knie, Knie höher als Hüfte), Lymphdrainage
  (☞ 2.4.2), eventuell Kompression
- Schmerzfreiheit: evtl. Eis (max. 2–3 Min.) Sympathikusdämpfung durch schmerzfreies aktives oder passives Bewegen der Wirbelgelenke in allen möglichen ASTE
  im thorakolumbalen Übergang
- erhaltene Beweglichkeit aller nicht operierten Gelenke (inkl. Fußwurzel) bis zum
  Knie: aktive und passive endgradige Bewegungsübungen
- optimale Gehfähigkeit: so bald wie möglich ohne Unterarmgehstützen im Vorfußentlastungsschuh, evtl. Schuherhöhung auf der anderen Seite.

Phase II (belastungsstabil)

- optimale Beweglichkeit: Mobilisation des Sprunggelenkes und anderer evt. eingeschränkter Gelenke
- normales Fußgewölbe: Kräftigung der kurzen Fußmuskeln, Dehnung verkürzter
  Unterschenkelmuskulatur, Stellungskorrektur der Fußwurzelknochen (besonders
  Kalkaneus und Navikulare, eventuell Kuboid) mittels Manueller Therapie
  (☞ 2.3.16): Gleiten Stufe III.
- normales Gangbild: Bodenkontakt mit Abrollen der gesamten Fußsohle unter
  zunehmender Belastung, Gangschulung (☞ 2.2.5)
- gute Koordination: Training der Propriozeption (– reflektorische Umschaltvorgänge)
  im Stand und Gehen (auf verschiedenen Unterlagen etc.).

5.3 Knie

Muskeln, die auf das Kniegelenk wirken			
Muskel	**Ursprung**	**Ansatz**	**Funktion**
M. biceps femoris		Fibulaköpfchen	Flexion und AR im Kniegelenk, Caput longum zusätzlich Extension im Hüftgelenk
Caput longum	Tuber ischiadicum		
Caput breve	Linea aspera		
M. sartorius	Spina iliaca anterior superior	Mediale Tuberositas tibiae (Pes anserinus)	Flexion und AR im Hüftgelenk, Flexion und IR im Kniegelenk
M. gracilis	Ramus inferior ossis pubis	Mediale Tuberositas tibiae (Pes anserinus)	Adduktion im Hüftgelenk, Flexion und IR im Kniegelenk
M. semitendi-nosus	Tuber ischiadicum	Mediale Tuberositas tibiae (Pes anserinus)	Extension im Hüftgelenk, Flexion und IR im Kniegelenk
M. semimem-branosus	Tuber ischiadicum	Medialer Kondylus der Tibia, hinterer Anteil der Gelenkkapsel	Extension im Hüftgelenk, Flexion und IR im Kniegelenk
M. quadriceps femoris		Patella, über das Ligamentum patellae an der Tuberositas tibiae	Extension des Kniegelenkes, M. rectus femoris → zudem Flexion im Hüftgelenk
M. rectus femoris	Spina iliaca ant. Inf., oberer Pfannenrand		
M. vastus medialis, M. vastus lateralis u. M. vastus intermedius	Femurschaft		
M. popliteus	Lateraler Kondylus des Femur, Hinter-horn des Außen-meniskus	Facies posterior tibiae	Flexion und IR im Kniegelenk
M. gastro-cnemius	Vom lateralen und medialen Femur-kondylus	Tuber calcanei	Flexion im Kniegelenk, Plantarflexion, Supination

M. gluteus maximus und M. tensor fasciae latae (☞ 5.4). Die Streckwirkung auf das Kniegelenk wird über den Tractus iliotibialis ausgeübt.

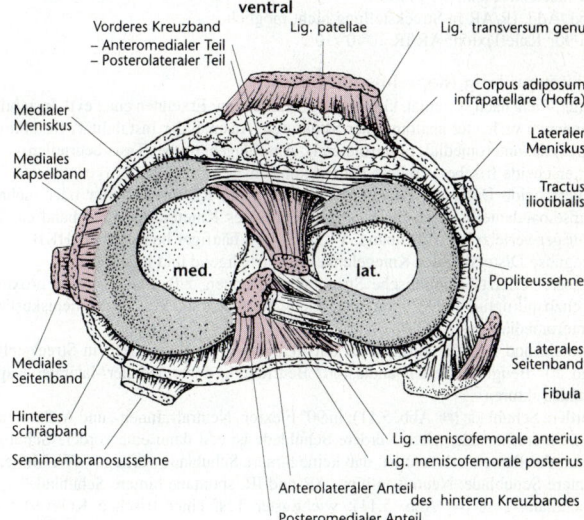

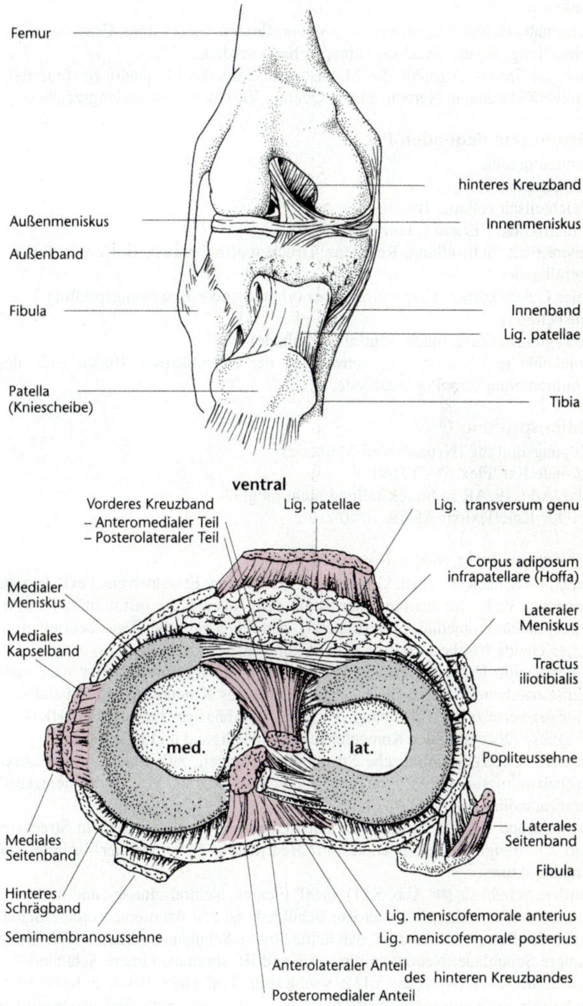

Femur

hinteres Kreuzband
Innenmeniskus

Außenmeniskus

Außenband

Fibula

Innenband
Lig. patellae

Patella
(Kniescheibe)

Tibia

ventral

Vorderes Kreuzband
– Anteromedialer Teil
– Posterolateraler Teil

Lig. patellae

Lig. transversum genu

Corpus adiposum
infrapatellare (Hoffa)

Medialer
Meniskus

Mediales
Kapselband

Lateraler
Meniskus

Tractus
iliotibialis

med.

lat.

Popliteussehne

Mediales
Seitenband

Laterales
Seitenband

Fibula

Hinteres
Schrägband

Semimembranosussehne

Lig. meniscofemorale anterius

Lig. meniscofemorale posterius

Anterolateraler Anteil

Posteromedialer Anteil

des hinteren Kreuzbandes

Abb. 5.10: Anatomie des Kniegelenks [A300–157, A300-190]

5.3.1   Befunderhebung bei Knieerkrankungen

Inspektion
- Achsenabweichung: Genu varum, valgum, flexum, recurvatum; Crus varum
- Schwellung, Erguß, Recessus suprapatellaris verdickt
- Atrophie (insbes. Atrophie des M. vastus medialis des M. quadriceps femoris)
- Hautveränderungen, Narben, Fistel, Ödeme, Varikosis, Entzündungszeichen?

Palpation (am liegenden Pat.)
- Hauttemperatur
- Schmerzpunkte
- Weichteilschwellung, Bursae
- intraartikulärer Erguß („tanzende Patella")
- Gelenkspalt: Schwellung, Resistenz, Druckempfindlichkeit, Hoffa-Fettkörper, Kollateralbänder
- freier Gelenkkörper, Krepitationen bei orientierender Bewegungsprüfung
- Muskeltonus
- Bewegungsumfang (nach Neutral-0-Methode)
- Kniekehle in BL austasten: Schwellung der Gelenkkapsel, Bursae (bes. des M. semimembranosus), Poplitealzyste.

Funktionsprüfung
Bewegungsumfang (Neutral-Null-Methode)
- normale Ext./Flex.: 5°/0°/140°
- Abd./Add, IR/AR in Streckstellung nicht möglich
- bei 90° Knieflexion: AR/IR 20°/0°/10°.

Stabilitätsprüfung (Kapsel-Band-Apparat)
- diagn. Ziele nach systemat. klinischer Untersuchung: Erkennen einer evtl. Instabilität, Benennen verletzter anatomischer Strukturen. Ausmaß der Instabilität? Instabilitätstyp? (z.B. anteromedial, posterolateral). Anschlaghärte bei Tests beurteilen
- Unterscheide frische–veraltete Kniebandläsion
- Unterscheide Dehnung, Zerrung (Teilruptur) und Ruptur isolierter oder mehrerer Kapselbandanteile durch direktes oder indirektes Knietrauma. Innenband ca. 15 x häufiger verletzt als Außenband. VKB ca. 10 x häufiger betroffen als HKB
- Diagnose Distorsion des Kniegelenkes unbefriedigend und leichtfertig!
  Besser: verletzte anatomische Strukturen benennen, z.B. „alte vordere proximale Kreuzbandruptur mit Ruptur der med. Kapsel und V.a. Innenmeniskusläsion (anteromediale Instabilität)"
- mediale und laterale Aufklappbarkeit (Valgus- bzw. Varusstreß) in Streckstellung und 20° Beugung: Seitenbandläsion? Beurteilung dorsomedialer/-lateraler Kapsel-Bandstrukturen
- vordere Schublade (☞ Abb. 5.11): in 90° Flexion, Neutral-, Innen-, und Außenrotation des Unterschenkels. „Jede vordere Schublade ist erst dann eine vordere Schublade, wenn der Beweis erbracht ist, daß keine hintere Schublade vorliegt." (W. Müller)
- hintere Schublade: Neutralstellung, AR und IR, spontane hintere Schublade?
- Lachmann-Test (☞ Abb. 5.11): wichtigster Test einer frischen Knieverletzung; sicherster Nachweis einer Insuffizienz des VKB. Neg.: Schubladenbewegung in 20° Flexion bis 5 mm und hartem eindeutigem Anschlag. Positiv: weicher oder fehlender Anschlag. Bei Schubladenbewegung über 5 mm: Vergleich mit der Gegenseite

- Pivot-shift-Test (dynamischer vorderer Subluxationstest): Ruptur od. Elongation des vord. KB? Verschiedene Techniken (MACINTOSH): z.B. Rückenlage, Fuß IR, Knie in Ext. Valgusstreß am prox. Unterschenkel. Dann vorsichtige Flex.-Ext.-Bewegungen. Positiv: Subluxationsphänomen (Schnappen, oft unangenehm für Pat.). Bei anteromedialer Instabilität meist deutlich. Wichtig: Test vorsichtig ausführen, unbedingt auf gute muskuläre Entspannung des Pat. achten. Bei akuter Verletzung wegen Schmerzen meist nicht zu testen.

Korrelation zwischen klinischen und pathologischen Befunden		
Lokalisation	**Klinischer Befund**	**Pathologischer Befund**
Einfache Instabilitäten		
Medial	Med. Aufklappbarkeit bei 30°	Dehnung oder partielle Risse des med. Seitenbandes
Lateral	Lat. Aufklappbarkeit 30°	Dehnung oder partielle Risse des lat. Seitenbandes
Anterior	Vordere Schublade, Lachmann-Test	Isolierte vordere Kreuzbandruptur
Posterior	Hintere Schublade	Isolierte hintere Kreuzbandruptur
Rotationsinstabilitäten		
Antero-medial (am häufigsten)	Vordere Schublade in AR med. aufklappbar, Lachman-Test, Pivot-shift-Test (s.o.)	Vorderes Kreuzband, med. Seitenband und Kapsel, hinteres med. Kapsel, evtl.: Hinterhorn med. Meniskus
Antero-lateral	Vordere Schublade in IR evtl. Pivot-shift-Test	Vorderes Kreuzband, lat. Seitenband und Kapsel, Lig. arcuatum, evtl. Tractus iliotibialis
Postero-lateral	Hintere Schublade in AR, Recurvatum-Test, umgekehrte Pivot-shift-Test (s.u.)	Lig. arcuatum, lat. Seitenband, lat. Kapsel, Bizepssehne, Popliteussehne, hinteres und evtl. vorderes Kreuzband und Gastrocnemius
Postero-medial (selten)	Hintere Schublade in IR, post.-med. Subluxation in Flexion, Valgus	Hinteres Kreuzband, dorso-med. Kapsel, med. Seitenband, evtl. Gastrocnemius
Kombinierte Instabilitäten		
Ant.-lat. und post.-med.	Vordere Schublade in IR, hintere Schublade in AR	☞ ant.-lat. und post.-lat. Rotationsinstabilitäten
Ant.-lat. und ant.-med.	Vordere Schublade in AR in IR, med. und lat. Aufklappbarkeit	☞ ant.-lat. und ant.-med. Rotationsinstabilitäten
Ant.-med. und post.-med.	Vordere Schublade in AR, hintere Schublade in IR, med. Aufklappbarkeit	☞ ant.-med. und post.-med. Rotationsinstabilitäten
Knieluxation	Völlige Instabilität	Ausgedehnte Rupturen der Bänder und Kapsel

Abschätzen des Ausmaßes einer Instabilität			
Grad	**Kürzel**	**Ausmaß**	**Verschiebung oder Rotation**
I	+	leicht	3–5 mm oder bis 5 Grad
II	+ +	mittel	5–10 mm oder bis 10 Grad
III	+ + +	ausgeprägt	10 mm oder bis 15 Grad

Meniskustests

Tests beruhen überwiegend auf Schmerzprovokation bei Kompression des Meniskus.

- Druckschmerz am Meniskus
- Steinmann I:
  - bei Innenmeniskusläsion Spontanschmerz am inneren Gelenkspalt bei Außenrotation des flektierten Kniegelenks
  - bei Außenmeniskusläsion Spontanschmerz am äußeren Gelenkspalt bei Innenrotation des flektierten Kniegelenks.
- Steinmann II: wandernder Druckschmerz (am inneren oder äußeren Gelenkspalt) bei Knieflexion nach dorsal
- Überstreckschmerz: Vorderhornschaden
- Überbeugeschmerz: Hinterhornschaden
- Payr'sches Zeichen: im Schneidersitz Schmerz am inneren Gelenkspalt bei Innenmeniskusschaden (☞ Abb. 5.11)
- Apley-Grinding-Test: BL, 90° Knieflexion; Oberschenkel fixiert; axialer Druck vom Fuß her auf das Knie unter gleichzeitiger kräftiger Rotation des Unterschenkels (☞ Abb. 5.11). Außenrotationsschmerz = Innenmeniskusschaden; Innenrotationsschmerz = Außenmeniskusschaden
- Distraction-Test (Unterscheidung Meniskusläsion von Kapsel-Bandläsion): gleiche Ausgangsposition, statt Druck nun Distraktion. Schmerzen eher bei Kapsel-Bandläsionen
- Zeichen nach FINOCCHIETTO („signo del salto"): hörbares Zurückspringen des Hinterhornes bei ruckartigem Vorziehen des Tibiakopfes (→ vordere Schublade) bei Meniskusläsion mit Insuffizienz des vorderen Kreuzbandes und med. Seitenbandes.

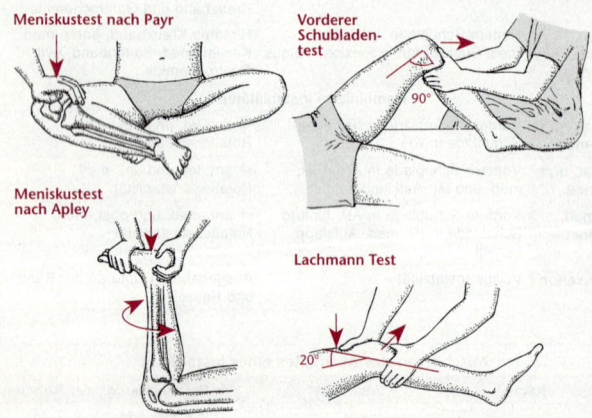

Meniskustest nach Payr

Vorderer Schubladentest

90°

Meniskustest nach Apley

Lachmann Test

20°

Abb. 5.11: Testverfahren des Kniegelenks [A300-190]

5.3.2 Patellaluxation

Laterale Luxation der Patella aus ihrem Gleitlager. Meistens erfolgt eine spontane Reposition. Männer sind häufiger betroffen als Frauen.

Wiederholte Patellaluxation (= habituelle Patellaluxation), besonders bei luxationsfördernder, zur Patellalateralisation neigender Anatomie, z.B. Patelladysplasie („Jägerhut"), Bandlaxizität, Patella alta (Patellahochstand), schwacher Muskulatur (M. quadriceps femoris vastus medialis). Erstluxation häufig vor dem 20. Lebensjahr. Die echte traumatische Patellaluxation ist selten.

 Ärztliche Therapie

- konservativ: Ziel ist die permanente Zentrierung der Patella in ihrem Gleitlager und somit die Verhinderung der frühzeitigen Arthrose über ein verbessertes Muskelgleichgewicht.
  Bei akuter traumatischer Luxation sofortige Reposition, Gipsbehandlung, (Oberschenkelgips für 3 Wo.) danach PT
- operativ:
  - OP nach GOLDTWAITH: Bei habitueller Luxation vor dem Wachstumsabschluß. Verlagerung und Fixation der lateralen Patellarsehnenhälfte nach medial. Postoperativ Oberschenkelgips, danach Mobilisation mit PT
  - Nach dem Wachstumsabschluß ist eine Kombination von Weichteileingriff und knöchernem Eingriff möglich z.B. OP nach ELMSLIE (auch bei therapieresistenter Chondropathia patellae mit lat. Hyperkompressionssyndrom): Lateraler Kapselrelease kombiniert mit einer Raffung des M. vastus medialis sowie einer Medialisierung und Ventralisierung der nach distal gestielten Tuberositas tibiae. Diese wird mit einer Schraube und einem Kirschnerdraht fixiert (Metallentfernung nach 1/2–1 Jahr). Arthroskopisch durchgeführter lateraler Kapselrelease als minimalinvasive Alternative (OP nach VIERNSTEIN).

 Physiotherapie

Nach konservativer ärztlicher Versorgung

- entstautes Gelenk: Hochlagerung; Eis (jeweils nicht länger als 5 Min.), Heiße Rolle; Isometrische Quadrizepsarbeit; E-Therapie (☞ 2.8.7): Diadynamische Ströme (DF 100 Hz) und CP (100 Hz im Wechsel mit 50 Hz)
- volle Kraft des M. vastus medialis: statische Muskelarbeit (Verstärkung über Supination im Fuß, Außenrotation in der Hüfte bei extendiertem Knie), PNF (☞ 2.3.18): Beinpattern mit extendiertem Knie
- volle Kraft der knieumgebenden Muskulatur: Stabilisation im Reitsitz und Stand
- optimales Gangbild (☞ 2.2.5).

Bei OP nach ELMSLIE, GOLDTWAITH

Phase I (übungsstabil bis 90° Flexion freigegeben)
! Ein- und Aussteigen aus dem Bett unter Zuhilfenahme des gesunden Beines.
! Gewicht des Unterschenkels darf nicht aktiv gehalten werden.
- Schmerzfreiheit: Lagerung in aktueller Ruhestellung, eventuell Eis (max. für 2–3 Min.), Sympathikusdämpfung durch Bewegen in thorakolumbalem Übergang

- bestmögliche Beweglichkeit: Flexion über konzentrische Muskelarbeit der ischiokruralen Muskulatur in Seit- und Bauchlage, Patellamobilisation nach kaudal und lateral bei von proximal und distal angenähertem Quadrizeps, passives Bewegen auf der Motorschiene (Continuous Passive Motion = CPM; ☞ 4.2)
- Krafterhalt: Quadrizepsisometrie am gestreckt gelagerten Kniegelenk, Elektrostimulation bei angenähertem Muskel
- entstautes Gelenk: Bewegen im schmerzfreien Bereich aus Bauchlage. Lymphdrainage (☞ 2.4.5), Lagerung: gestrecktes Bein, leicht erhöht in Braunscher Schiene. Quadrizepsisometrie: isolierte Anspannung des M. quadriceps bei gebeugter Hüfte und gestrecktem Knie. Dadurch erfolgt eine Annäherung von Ansatz und Ursprung des Muskels und eine verminderte Zugspannung auf die Tuberositas tibiae
- bestmögliches Gangbild: ohne Bodenkontakt, evt. mit Immobilizer (z.B. Mecronschiene).

Phase II (belastungsstabil, Beugung unlimitiert)
- optimale Kraft: Training für M. quadriceps femoris. Betonung M. vastus medialis. Übungsbeispiel: ASTE Stand; mit außenrotiertem Hüftgelenk des Standbeines mit dem Knie intermittierend und schnell aus leichter Beugung in die Streckung gehen; der Bewegungsablauf ähnelt der Abstoßphase beim Eisschnellauf. Diese Übung kann auch im Sitzen an der Beinpresse durchgeführt werden
- volle Beweglichkeit: Erarbeiten der vollen Flexion: Mobilisationstechniken (☞ 2.2.4), MT. Dehnung der ischiokruralen Muskulatur. Die verkürzte Beugemuskulatur hemmt die Quadricepsaktivität. Eine optimal gedehnte ischiokrurale Muskulatur ist Vorbedingung für Training des M. quadriceps
- normales Gangbild: belasteter 3-Punkte-Gang (☞ 2.2.5).

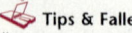
Zusatzmaßnahmen
- E-Therapie: zur Schmerzlinderung stabile Galvanisation, Anode auf den Schmerzbereich; DD-Ströme, Ultrareizstrom, Interferenzstrom: Kathode auf Schmerzbereich (☞ 2.8)
- Erarbeiten der aufrechten Haltung zur Verbesserung des muskulären Gleichgewichts (☞ 2.2.6).

Tips & Fallen
Übungen im Sitzen vermeiden, da Pat. dann meist aus Furcht vor möglicherweise schmerzhafter Beugung isometrische oder exzentrische Quadrizepsarbeit ausführen, um den Unterschenkel zu halten.

5.3.3   Chondropathia patellae

Schmerz unklarer Genese im retropatellaren Gleitlager (Patellaanpreß-Verschiebe-Schmerz). Häufig bei Jugendlichen. Frauen sind öfter betroffen. Meist bilateral. Hohe Spontanheilungsrate.

Ursachen
Muskuläre Insuffizienz, Bandlaxizität, Mikrotrauma, Knorpelerweichung (retropatellare Chondromalazie).

Ärztliche Therapie

- konservativ: Bandage (z.B. Patellarsehnenbandage), Medikamente (Antiphlogistika etc.)
- operative Intervention selten erforderlich, strenge Indikationsstellung z.B. bei lateralem Hyperkompressionssyndrom. Operationsverfahren z.B.:
  - Lateral Release (OP nach VIERNSTEIN): arthroskopische oder offene Spaltung des lateralen Retinakulums. 2 Wo. Entlastung, zunehmende Mobilisation mit PT
  - OP nach ELMSLIE (☞ 5.3.2): Medialisierung der Tuberositas tibiae
  - arthroskopische Knorpel-Abrasio: Übungsstabilität, 2–4 Wo. postoperativ Gangschule ohne Belastung
  - Patellatangentialosteotomie oder Pridie-Anbohrung: Bei fortgeschrittenen Retropatellararthrosen durch die Bildung von Ersatzknorpel (Faserknorpel) angeregt werden. 4–6 Wo. postoperativ keine Belastung; PT wie bei OP nach ELMSLIE, GOLDTWAITH Phase II (☞ 5.3.2).

 Physiotherapie

Bei konservativen ärztlicher Versorgung
- Schmerzfreiheit: Hitze (Fango, Heiße Rolle); evtl. Eis (5 Min.). E-Therapie: Diadynamik (☞ 2.7.7)
- volle Kraft des M. vastus medialis (☞ 5.3.2)
- volle Dehnfähigkeit: Längsdehnung von M. rectus femoris und ischiokruraler Muskulatur, postisometrische Relaxation (☞ 2.2.4)
- optimales Gangbild (☞ 2.2.5).

PT nach Patella-Tangential-Osteotomie, Pridie-Anbohrung
Die Behandlungsvorschläge nach operativer Versorgung der Baker-Zyste (☞ 5.3.6) sind hier anwendbar, volle Streckung ist jedoch erlaubt.

_!_ Schnelleres Bewegen vermindert die Reibung im retropatellaren Gleitlager.
_!_ Kompression bei der Patella-Mobilisation vermeiden: Der Unterarm der mobilisierenden Hand sollte parallel zum Oberschenkel des Pat. liegen, die andere Hand faßt die Patella zwischen Daumen und Zeigefinger und hebt sie etwas vom Gleitlager ab.

Zusatzmaßnahmen
- Erarbeiten der aufrechten Haltung zur Verbesserung des muskulären Gleichgewichts: Erarbeitung der Beckenkippung, Abbau eines Hypertonus des M. quadriceps, welcher über den M. rectus femoris unter ständiger Dehnspannung bei nicht gekipptem Becken steht
- Aufsuchen anderer Störfaktoren (BRÜGGER ☞ 2.3.4), da Knieschmerz auch reflektorisch bedingt sein kann → Behandlung dieser Störfaktoren
- Belastungen unter Knieflexion vermeiden, z.B. Bergsteigen, Radfahren
- wenn nötig Empfehlung von Gewichtsreduktion.

5.3.4 Meniskusschäden

Der Innenmeniskus ist drei mal so häufig betroffen wie der Außenmeniskus. I.d.R. klinische Diagnosestellung, arthroskopische Diagnosesicherung und Resektion des defekten Meniskusanteils. Meniskusschäden treten als Längsriß, Korbhenkelriß, Horizontalriß, Querriß, Vorderhornriß oder Hinterhornriß auf.

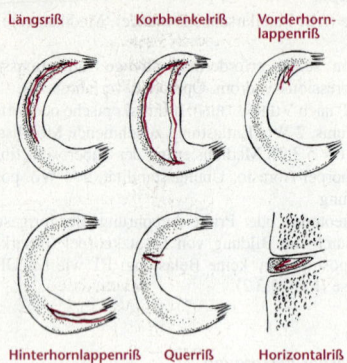

Längsriß	Korbhenkelriß	Vorderhorn-lappenriß

Hinterhornlappenriß	Querriß	Horizontalriß

Abb. 5.12: Typische Meniskusläsionen [A300-190]

5

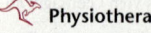 **Ärztliche Therapie**

Operativ:
- arthroskopische OP, ambulant:
  I.d.R. Entlastung 3 Tage postop. (je nach Größe des Eingriffs). Bei diagn. Arthroskopie ohne Meniskuschirurgie sofortige Belastung möglich
- subtotale Meniskektomie: Belastung postoperativ nach einer Woche möglich, ggf. PT mit Quadrizepstraining
- Meniskusrefixation bei kapselnahem (< 0,3 cm), frischem, traumatischem Riß (nicht älter als 4–6 Wo.): Arthroskopie und Meniskusnaht.

Physiotherapie

Nach Meniskus-OP, Synovektomie und nach operativer Entfernung der Plica medio-patellaris („medial shelf").

Phase I (übungsstabil)
- Schmerzfreiheit: Lagerung in aktueller Ruhestellung, evtl. Eis (maximal 2–3 Min.), Sympathikusdämpfung durch Bewegen im thorakolumbalen Übergang, intermittie-rende Traktion (innerhalb Stufe II) in aktueller Ruhestellung (☞ 2.3.16)
- entstautes Gelenk: Bewegen im schmerzfreien Bereich. Lymphdrainage (☞ 2.4.5). Lagerung: leicht erhöht in Braunscher Beinschiene. Quadrizepsisometrie: Patella hochziehen lassen, dadurch entsteht eine Quadrizepsanspannung, 7–10 Sek. Span-nung halten lassen, 10 Wdh. mehrmals täglich (5–10 x). Patellamobilisation (☞ 5.3.2)
- bestmögliche Beweglichkeit: aktive Mobilisationstechniken (☞ 2.2.4) meist ausrei-chend, Patellamobilisation
- ! Beugung nicht forcieren → Ergußgefahr.
- bestmögliche Kraft: isometrisches Muskeltraining. Elektrostimulation (☞ 2.8). Gestreckte PNF-Beinpattern (☞ 2.3.18)
- bestmögliches Gangbild: unbelasteter 3-Punkte-Gang (☞ 2.2.5).

Phase II (belastungsstabil)
- freie Beweglichkeit: Mobilisation mit allen oben beschriebenen Techniken
- volle Kraft: gezieltes Krafttraining, medizinische Trainingstherapie (☞ 11)
- Schmerzfreiheit: evtl. Querfriktionen (☞ 2.2.4) auf den Ligg. coronaria
- normales Gangbild: zunehmende Vollbelastung nach 5–7 Tagen, bei Refixation nach 6 Wo.

5.3.5 Bandverletzungen des Kniegelenks

▮ Kreuzbandrupturen

Am häufigsten durch Valgus-, Flexions- und Außenrotationstraumen (Fußball, Skifahren). Komplette oder partielle Rupturen mit einfachen oder kombinierten Instabilitäten. Frisches Trauma: Pat. berichtet von ,,Krachen" oder ,,Knacken". Altes Trauma: spontanes Wegknicken des Knies (giving-way).

Klinik
Schwellung, Meniskuszeichen und Stabilitätstests positiv, blutiger Erguß ca. 70 % der Fälle.

 Ärztliche Therapie
Je nach Alter und sportlichen Ambitionen des Pat., sowie Instabilitäts- und Arthroseausmaß.

- konservativ: insbesondere bei höhergradiger Gonarthrose und nicht kompletten Rupturen frühfunktionelle Bewegungsbehandlung, Training von M. quadriceps und der ischiokruralen Muskulatur, ggf. Kniegelenksorthese, z.B. DONJOY, LENNOX-HILL
- operativ: s.u.

▮ Seitenbandinstabilität

Bandinstabilitäten, die nur das mediale oder laterale Seitenband betreffen, werden selten operativ versorgt; nur bei drittgradiger Instabilität (s.u.) ist eine Operation indiziert.

Unhappy Triad Knee
Vordere Kreuzbandruptur, mediale Seitenbandruptur und Innenmeniskusschaden. Meist durch Sport- und Verkehrsunfälle. Diagnosestellung klinisch und/oder durch Arthroskopie.

Seitenbandtests
Mediale und laterale Aufklappbarkeit (Valgus- bzw. Varusstreß): in Streckstellung und in 20° Knieflexion; zur Beurteilung von Seitenbandläsionen sowie dorso-medialer/dorso-lateraler Kapsel-Band-Strukturen.

Klinische Tests auf kombinierte Instabilitäten (☞ 5.3.1).

Gradeinteilung (Abschätzung des Ausmaßes einer Instabilität; ☞ 5.3.1).

Ärztliche Therapie

- konservativ: evtl. Gipstutor, frühfunktionelle Physiotherapie
- operativ:
  - bei frischer Seitenbandinstabilität Grad III und/oder knöchernen Ausrissen Bandnaht und/oder Refixation. Gips für 6 Wo. (Oberschenkel-Liegegipsschale in 20° Knieflexion)
  - „Unhappy triad knee": arthroskopische Sanierung des Innenmeniskusschaden, offene Naht des medialen Seitenbandes, Versorgung der vorderen Kreuzbandruptur offen oder arthroskopisch, Kreuzbandnaht oder Kreuzbandersatzplastik mit und ohne Bandverstärkung (Augmentation)
  - Kreuzbandersatzplastik: meist Entnahme des mittleren Patellasehnendrittels mit proximalem und distalem Knochenblock, Ersatz des vorderen Kreuzbandes durch dieses Patellasehnendrittel, mit oder ohne Augmentation; keine Belastung für 2–6 Wo. postoperativ, Oberschenkelliegegipsschiene (Baycast-Kunststoffgips mit Reißverschluß in 20° Knieflexion); aus dem Baycast heraus PT. Anschließend weitere Mobilisation bis zur vollen Streckung, dann Vollbelastung mögl. Sportverbot für 1/2–1 J. (Kontaktsportarten; ☞ 4.9.3).

5 **Physiotherapie nach Bandnähten**

(Kreuzbänder, Seitenbänder, kombinierte Kapsel-Band-Verletzungen).

Phase I (übungsstabil, immobilisiert)
- Schmerzfreiheit: Lagerung in aktueller Ruhestellung, evtl. Eis (max. 2–3 Min.), Sympathikusdämpfung durch Bewegen im thorakolumbalen Übergang
- entstautes Gelenk: Lymphdrainage, Lagerung: leicht erhöht in Braunscher Schiene, Quadrizepsisometrie (s.o.)
- Krafterhalt: Elektrostimulation (☞ 2.8). PNF: gestreckte Beinpattern in 20° Flexions-Ausgangsstellung (☞ 2.3.18)
- möglichst erhaltene Beweglichkeit: Patellamobilisation
- freie Beweglichkeit des Sprunggelenkes besonders in Dorsalextension: endgradiges Bewegen. Manuelle Therapie
- bestmögliches Gangbild: unbelasteter 3-Punkte-Gang (☞ 2.2.5).

Phase II (zunehmend belastungsstabil, unlimitiert)
- muskuläre Stabilität: Stimulation der tonischen Muskelanteile durch gelenknahe Gleitimpulse in verschiedenen Ausgangsstellungen mit unterschiedlichen Hebeln auf verschiedenen Unterlagen (Fußboden → Kreisel); Pat. soll Gleitbewegung durch isometrische Anspannung verhindern
- freie Beweglichkeit: Querfriktionen, Funktionsmassage und reibende Massage im Bereich der meisten Muskelspindeln quer zum Muskelbauch, gezielte Patellamobilisation in submaximaler Flexion, agistisch exzentrische Kontraktion, postisometrische Relaxation und alle Formen aktiver Mobilisation (☞ 2.2.4)
- **!** Vorsicht mit manueller Therapie! Grund: Gleitbewegungen nach Bandplastiken meist vermehrt, da nur selten 100 %ige Isometrie bei der Refixation erzielt wird
- entstautes Gelenk: Bewegen im schmerzfreien Bereich, Lymphdrainage (☞ 2.4.5), Lagerung: Leicht erhöht in Braunscher Schiene, Quadrizepsisometrie
- maximale Kraft: gezieltes Krafttraining der Oberschenkelmuskulatur mit proximalen Widerständen oder unter Kokontraktion (z.B. im Stand)
- optimales Gangbild: unter Ausnutzung der erreichten Beweglichkeit, Beginn zunehmender Belastung ab einem Streckdefizit unter 10° (☞ 2.2.5)

- alltags- oder sportspezifische Bewegungsmuster unter Muskelsicherung: gezieltes Einüben unter Kontrolle von Ausweichbewegungen
- Schmerzfreiheit: wenn nötig wie bei Phase I.

Physiotherapie nach Bandplastiken

Phase I (übungsstabil, limitiert Extension/Flexion 0°/20°/60°)
- Schmerzfreiheit: Lagerung in aktueller Ruhestellung, evt. Eis (max. 2–3 Min.), Sympathikusdämpfung durch Bewegen im thorakolumbalen Übergang (☞ 2.3.18)
- entstautes Gelenk: Bewegen im schmerzfreien Bereich, Lymphdrainage, Lagerung: leicht erhöht in Braunscher Schiene, Quadrizepsisometrie
- Erreichen des erlaubten Bewegungsausmaßes: Patellamobilisation, assistives Bewegen mit unterstütztem Ober- und Unterschenkel, Motorschiene (Continuous passive motion - CPM) unter aktiver Mithilfe des Pat. Hierbei wird eine Bewegung in einem vorgegebenen Bewegungsumfang mit einer Motorschiene unterstützt
- Krafterhalt: isometrisches Muskeltraining, auch über Overflow (☞ 2.3.18) Elektrostimulation (☞ 2.7).
  - bei Versorgung des vorderen Kreuzbandes: Training der gesamten Oberschenkelmuskulatur, Betonung der ischiokrurale Muskeln
  - bei Versorgung des hinteren Kreuzbandes: Training der gesamten Oberschenkelmuskulatur, Betonung Quadrizeps
- bestmögliches Gangbild: unbelasteter 3-Punkte Gang (☞ 2.2.5).

Phase II (belastet, unlimitiert)
Wie bei Physiotherapie nach Bandnähten, Phase II.

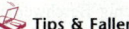 **Tips & Fallen**
Je nach OP-Technik (Fixation, Augmentation) ggf. direkt mit Phase II starten.

5.3.6 Baker-Zyste/Poplitealzyste

Zysten im Bereich des Knies (Poplitealzysten) gehen von der Kniegelenkskapsel (Bakerzyste) oder der Bursa des M. gastrocnemius bzw. des M. semimembranosus aus. Bakerzyste: Aussackung der dorsalen Kniegelenkkapsel mit stielartiger Verbindung zum Gelenk. Oft Folge einer Kniebinnenerkrankung (z.B. cP, chronische Meniskusläsion) mit Kniegelenkerguß bei langandauernd erhöhten Innendruck. Klinisch pralleslastische Vorwölbung in der Kniekehle, gut tastbar bei Knieextension.

 Ärztliche Therapie
Operativ: bei Beschwerden und funktionellen Beeinträchtigungen. Bei Erwachsenen Arthroskopie zur Feststellung der Ursachen; operative Behandlung des Primärleidens, z.B. Meniskektomie mit anschließender Entfernung der Zyste; Rezidive möglich. Bei Kindern zunächst Beobachtung; Exstirpation bei Beschwerden.

 Physiotherapie
- Phase I (übungsstabil, erste und zweite Woche): Bewegung limitiert Extension/Flexion bis 0°/20°/90°
- Phase II (belastungsstabil, ab der dritten Woche): Bewegung frei.

5.3.7 Osteochondrosis dissecans

Lokalisierte aseptische Nekrose eines subchondralen Knochenknorpels mit der Gefahr der Abstoßung als freier Gelenkkörper (Gelenkmaus).

Lokalisation: überwiegend am lateralen Rand des medialen Femurkondylus; seltener lateraler Kondylus oder Patellarückfläche. Doppelseitiger Befall in ca. 25 %. Ätiologie weitgehend unbekannt.

Klinik

Beginn mit uncharakteristischen, belastungsabhängigen Knieschmerzen. Auftreten überwiegend gegen Ende des Wachstumsalters. Plötzliche rezidivierende Einklemmungen nach Abstoßen des Dissekates möglich.

Stadieneinteilung	
Stadium	**Pathologischer/röntgenologischer Befund**
Stadium I	Schlummerstadium (pathologischer Befund im NMR)
Stadium II	Deutliche Aufhellung
Stadium III	Demarkierung durch Sklerosewall
Stadium IV	Freier Körper

Ärztliche Therapie

- konservativ: im Stadium I und II bei jüngeren Kindern mit wenig Beschwerden Entlastung für 6 Wo., Sportverbot, Kontrollen über 3–6 Mon.
- operativ:
  - bei noch intakter Gelenkfläche (Stadium II) Maßnahmen zur Revaskularisierung der Osteonekrose: retrograde Spongiosaplastik oder Anbohrung der Sklerose (arthroskopisch)
  - bei Knorpeldemarkierung (Stadium III): nach Anfrischen des Mausfeldes Refixierung des Dissekates durch z.B. an der Tibia entnommene Kortikalisspäne
  - bei Dissekatabstoßung (Stadium IV): abhängig von Größe und Vitalität des Herdes Gelenkmausentfernung, Replantation des Dissekats oder Defektauffüllung durch autologe Knorpel-Knochen Transplantation (entnommen aus Anteilen der dorsalen Femurkondylen)
  - bei älteren Knorpeldefekten: Pridie-Anbohrung (☞ 5.3.3). Ggf. Umstellungsosteotomie (Entlastung des betroffenen Kniekompartments).
- ! Nach allen OP-Verfahren in der Regel mindestens 6 Wo. Entlastung.

Physiotherapie

Nach Refixierung des Dissekats bei Osteochondrosis dissecans wie Physiotherapie nach Bandplastik (☞ 5.3.5). Der Bewegungsumfang ist jedoch i.d.R. unlimitiert. Prinzipien der Behandlung bei operativ versorgten Knorpelschäden beachten (☞ 5.3.3).

5.3.8 Genu valgum, Genu varum

Ein- oder doppelseitige Beinachsenfehlstellung, angeboren oder erworben.
Normale Beinstellung: Säugling O-Bein; Kleinkind (3 Jahre) X-Bein mit 10° Valgusstellung; Kind (7 Jahre) X-Bein mit 5°-7° Valgusstellung.

Eine einseitige Achsenfehlstellung kann idiopathisch, posttraumatisch oder durch
Lähmung bedingt sein, eine beidseitige Achsenfehlstellung durch Stoffwechselerkran-
kungen (z.B. Rachitis) oder Systemerkrankungen (z.B. Osteogenesis imperfecta).
Fehlstellungen führen zur frühzeitigen Gonarthrose (Valgus, Varusgonarthrose). Exakte
Messung und Dokumentation der Beinachsen, ggf. Röntgen (Ganzbeinstandaufnahme).

 Ärztliche Therapie

- konservativ: beim X-Bein Schuhinnenranderhöhung, beim O-Bein Schuhaußenranderhöhung
- operativ: Korrekturosteotomie im femoralen/tibialen Bereich, im Sinne einer Vari-
sierungs- oder Valgisierungs-OP mit Keilentnahme und nachfolgender Osteosynthese
mit Winkelplatte. Sofortige Übungsstabilität, 6 Wo. postoperative Entlastung. Metallentfernung nach 1 Jahr. Im Wachstumsalter ist eine temporäre Epiphysiodese
(BLOUNT) möglich (Metallklammer überbrückt die Wachstumsfuge und verhindert
an dieser Stelle das Wachsen der Extremität). Postoperativ für 6 Wo. keine Belastung.

 PT nach Umstellungsosteotomien

Phase I (übungsstabil)
- Schmerzfreiheit: Lagerung in aktueller Ruhestellung, evt. Eis (max. 2–3 Min.)
- erhaltene Kraft: isometrische Spannungsübungen (auch über Overflow; ☞ 2.3.18),
Kokontraktion Fuß, Knie, Hüfte, zum Krafterhalt gezieltes Training der gesunden
Seite
- bestmögliche Beweglichkeit: meist sind aktive Mobilisationstechniken (☞ 2.2.4)
ausreichend; über 90° nicht forciert beüben
- optimales Gangbild: 3-Punkte-Gang mit Bodenkontakt ohne Belastung (☞ 2.2.5)
- resorbierter Bluterguß: Lymphdrainage (☞ 2.4.5)
- schmerzfreie Nachbargelenke: Behandlung eventuell auftretender Schmerzen (durch
die neue Belastungssituation) mittels Traktion und schmerzlindernder Maßnahmen
(an benachbarten Gelenken; ☞ 2.3.16)
- optimales Körpergewicht: ggf. Unterstützung der Gewichtsreduzierung durch Kraft-
und Ausdauertraining.

Phase II (belastungsstabil)
- Schmerzfreiheit: wie bei Phase I, eventuell jedoch Querfriktionen auf schmerzhaften
Kollateralbändern
- volle Kraft: Kräftigung der Oberschenkelmuskulatur mit MTT (☞ 11)
- optimale Beweglichkeit; wie Phase I, zusätzlich: Manuelle Therapie mit Fixation
oberhalb der Osteotomie erlaubt, ggf. Patellamobilisation.

 PT bei Genu valgum
(bei Muskelinsuffizienz, Bindegewebsschwäche)

- optimales muskuläres Gleichgewicht: statische und dynamische Muskelarbeit der
medialen Muskeln (M. sartorius, M. semitendinosus und M. semimembranosus,

M. gracilis, M. vastus medialis). PNF-Pattern: Ext./Add./AR → Flex./ABd./IR. Muskuläre Verhältnisse von Fuß und Hüfte beachten
* optimales Gangbild (☞ 2.2.5).

 PT bei Genu varum

(bei Muskelinsuffizienz, Bindegewebsschwäche)

* optimales muskuläres Gleichgewicht: statische und dynamische Muskelarbeit der lateralen Muskeln (M. biceps femoris, Tractus iliotibialis, M. vastus lateralis), muskuläre Verhältnisse von Fuß und Hüfte beachten
* optimales Gangbild (☞ 2.2.5).

 Tips & Fallen

Genu varum und Genu valgum bei Kindern: auf Ausgangsstellung beim Spielen achten; Haltungskorrektur; Erarbeiten der optimalen Fußstellung durch Übungen (☞ 5.2.1) und evtl. Einlagen.

5.3.9   Genu recurvatum

Vermehrte Überstreckbarkeit des Knies, meist angeboren, aber auch posttraumatisch bzw. kompensativ durch nicht ausgeglichene Spitzfußstellung bzw. kontralaterale nicht ausgeglichene Beinverkürzung oder neurogen (Poliomyelitis).

 Ärztliche Therapie

* konservativ: Beinlängenausgleich, Spitzfußbeseitigung. Bei neurogener Ursache Verordnung einer Oberschenkelorthese mit Schweizer Sperre (☞ 12.1)
* operativ: nach Abschluß des Wachstum Korrekturosteotomie mit einer dorsalen Keilentnahme; alternativ eine ventrale Anhebungsosteotomie, 6 Wo. postoperativ keine Belastung, Metallentfernung nach 1/2–1 Jahr.

 Physiotherapie

* optimales muskuläres Gleichgewicht: statische und dynamische Muskelarbeit der Knieflexoren und des M. quadriceps zur Wiederherstellung des muskulären Gleichgewichts. Muskuläre Verhältnisse von Fuß und Hüfte beachten
* optimales Gangbild (☞ 2.2.5).

 Tips & Fallen

Bei Kindern auf Ausgangsstellung beim Spielen achten; Haltungskorrektur; Erarbeiten der optimalen Fußstellung durch Übungen (☞ 5.2.1), evtl. Einlagen.

5.3.10   Gonarthrose

Häufigste Arthroseform neben den Spondylarthrosen. Zwischen dem 30. und 50. Lj. bestehen bereits bei 50 %, ab dem 70. Lj. bei 100 % Arthrosezeichen im Bereich der Kniegelenke. Die Arthrose kann vorwiegend den medialen, lateralen oder femoropatellaren Gelenkanteil betreffen. Sind alle drei Gelenkanteile betroffen spricht man von einer Pangonarthrose.

Ursachen
Idiopatisch, statisch, insbesondere bei Varus-, Valgus-Fehlstellung, posttraumatisch, entzündlich (Arthritis).

Ärztliche Therapie
- konservativ: Prinzip ist die Entlastung und Bewegung.
  - Medikamente oral: Analgetika, Antiphlogistika; intraartikulär: Steroide, Knorpelaufbaupräparate; perkutan: Salben, Gele (nichtsteroidale)
  - orthopädietechnische Möglichkeiten: Handstock auf der Gegenseite, Pufferabsätze, Schuhversorgung, Schuhinnenranderhöhung (Valgusgonarthrose), Schuhaußenranderhöhung (Varusgonarthrose), Orthesen bei Bandinstabilität (☞ 12.1.3)
- operativ
  - Arthroskopie mit Spülung des Gelenkes, Gelenktoilette, Knorpelglättung ggf. Anbohrung, arthroskopische Osteophytenabtragung, (Teil-)Synovektomie. Entlastung postop. je nach Größe des Eingriffs zwischen 1 Tag und 2 Wo.
  - Umstellungsosteotomie als gelenkerhaltender korrigierender Eingriff. Indikation: Nicht zu stark fortgeschrittene mediale oder laterale Gonarthrose. Das Bewegungsausmaß sollte mindestens Extension/Flexion 0°/10°/90° sein. Osteotomie im Bereich der stärksten Achsenkrümmung.
  - Varusgonarthrose (Achsenfehlstellung im Tibiakopfbereich): valgisierende Tibiakopfumstellung mit Entnahme eines lateralen Knochenkeils oberhalb der Tuberositas tibiae und einer schrägen Fibula-Osteotomie im mittleren bis distalen Drittel. Osteosynthese des Tibiakopfes mit einer L-Platte. Postoperativ 6 Wo. Entlastung; Mobilisation nach röntgenologischem Befund; Metallentfernung nach 1 Jahr
  - Valgusgonarthrose (Achsenabweichung meist im femoralen Teil): Suprakondyläre varisierende Femurosteotomie oder varisierende Tibiakopfumstellung. Entnahme eines medialen Keils aus dem femur oder der tibia. Plattenosteosynthese, postoperativ 6 Wo. Entlastung, Belastung nach Röntgenbefund
- endoprothetische Versorgung s.u.

Physiotherapie
- Schmerzfreiheit: Hitze (Fango, Heiße Rolle). Querfriktionen ansatzgereizter Muskulatur. Querdehnung verkürzter, hypertoner Muskulatur: Einstellen des Gelenkes an das Bewegungsende, Muskelbauch manuell quer zum Faserverlauf dehnen. E-Therapie: Stabile Galvanisation, Anode auf den Schmerzbereich; Diadynamische Ströme; Ultrareizstrom; Interferenzstrom, Kathode auf den Schmerzbereich (☞ 2.8). Manuelle Therapie (☞ 2.3.16): Schmerztraktion auch als Autotraktion (Extension mit distalem Gewicht: nichtbetroffenes (Stand-) Bein steht auf einer Erhöhung, das betroffene (Spiel-)Bein kann mit distalem Gewicht (z.B. Skistiefel) frei schwingen. Hierbei entsteht eine leichte Distraktion der proximalen Gelenke). Bewegungsbad.
- erhaltene Beweglichkeit: aktiv-passives, endgradiges Bewegen; exzentrische Kontraktionsfähigkeit verkürzter Muskeln. Manuelle Ther.: Traktion
- erhaltene Dehnfähigkeit: schonende Mobilisationstechniken im Bereich der Knieflexoren und des M. rectus femoris (☞ 2.2.4)
- erhaltene Kraft: statische Muskelarbeit (gelenkschonend). BRUNKOW (☞ 2.3.5)
- optimales Gangbild (☞ 2.2.5).

Zusatzmaßnahmen
- angrenzende Gelenke mitbehandeln (auch WS; Haltungskorrektur mit optimaler Kniebelastung)

- Hilfsmittelversorgung: Schuhe, Gehhilfen (Unterarmgehstützen, Stock), Einlagen
- wenn nötig Empfehlung von Gewichtsreduktion.
! Der Therapieerfolg besteht meist nur in der Vermeidung der Progredienz.

Postoperative physiotherapeutische Maßnahmen (☞ 5.3.11).

5.3.11 Endoprothetische Eingriffe am Knie

Indikationen
Ausgeprägte schwere uni- oder mehrkompartimentale Gonarthrose beim älteren, eher inaktiven Menschen. > 60 Lj. Umstellungsosteotomie nicht mehr sinnvoll.

Ärztliche Therapie
- Unikondyläre Schlittenprothese: bei einseitiger medial oder lateral betonter Gonarthrose. Kein Patellaersatz, da retropatellar keine Arthrose vorliegt. Vollbelastung bei zementiertem Modell sofort möglich
- Gleitflächenersatz: ungekoppelte kondyläre Prothese z.B. MILLER GALANTE, LCS- oder PCA-Knie. Indikation: Pangonarthrose. Bei weitgehend stabilen Bandverhältnissen und nicht zu großen Achsenfehlstellung i.d.R. zementfreier Einbau. Postoperativ 3–6 Wo. Entlastung, Vollbelastung nach Röntgenbefund
- Ungekoppelte kondyläre Prothese mit kurzen achsenstabilisierenden Fortsätzen, z.B. INSALL-BURSTEIN Knieprothese zementiert. Sofort voll belastbar. Indikation: Pangonarthrose mit Bandinstabilität, insbesondere bei cP
- Achsengeführte Knieendoprothese, gekoppelt (z.B. Link-Knie). Kombination von Gleitflächenersatz mit achsenstabilisierenden langen Fortsätzen; indiziert bei schwerer Pangonarthrose, großer Achsenfehlstellung und komplexer Bandinstabilität Grad III; zementiert. Sofort Vollbelastung möglich.

Physiotherapie
! Bei allen Knieeingriffen mit Implantat keine Rotation üben.

Phase I (übungsstabil)
- DKPT-freier Patient (☞ 2.2.8)
- Schmerzfreiheit: Lagerung in aktueller Ruhestellung, eventuell Eis (max. 2–3 Min.). Sympathikusdämpfung durch Bewegen im thorakolumbalen Übergang. Bei Kältebehandlung Patella freilassen (Nekrosegefahr)
- bestmögliche Beweglichkeit: Motorschiene, schmerzarme Mobilisation vor allem der Extension mit Mobilisationstechniken (z.B. Querreiben, Querdehnen, Antagonistisch exzentrische Dekontraktion; ☞ 2.2.4), assistive und aktive Übungen, vorsichtige Patellamobilisation
! Patient zur regelmäßigen selbständigen Patellamobilisation anleiten.
- entstautes Gelenk: Bewegen im schmerzfreien Bereich; Lymphdrainage; Lagerung; Quadrizepsisometrie
- bestmögliche Kraft: isometrische Spannungsübungen (auch über Overflow; ☞ 2.3.18). Gezieltes Training zum Krafterhalt auf der gesunden Seite. E-Therapie: Elektrostimulation (Fazilitationstraining und Atrophieprophylaxe). Gleichstromfreier Exponentialstrom 50 Hz (z.B. BMR®-Gerät), angepaßte Anspannungs- und Pausenzeiten, zunehmende Steigerung

- Bestmögliches Gangbild (☞ 2.2.5): 3-Punkte-Gang mit Bodenkontakt (Abrollen) ohne Belastung (ggf. Belastungslimiter verwenden).

Phase II (teilbelastet)
Wie Phase II, zusätzlich: Übungen im Schenkeltrainer mit Negativgewicht oder im Stand am Rollenzug möglich (☞ 11).

! Keine Rotation im Kniegelenk bei Phase I und II.

Phase III (belastungsstabil)
- optimale Kraft: gezieltes Maximalkraft- und Kraftausdauertraining
- *!* Günstig sind physiologische Ausgangsstellungen (z.B. Stand) mit Fußsohlenkontakt am Boden, ungünstig ist die Knieextension im Sitz.
- funktionelles Gangbild: Entwöhnung von Gehstützen, ggf. reaktive Gewichtsübernahme provozieren. Gangschule nach PNF (☞ 2.3.18). Eigenkorrektur unter Sicht, Gehen auf verschiedenem Untergrund
- freie Beweglichkeit: mit allen zur Verfügung stehenden Techniken, auch der Manuellen Therapie.

 Tips & Fallen
INSALL-BURSTEIN, LINK und medialer Knieschlitten sind i.d.R. sofort belastungsstabil → alle Phase III-Maßnahmen sind sofort anwendbar.

5.4   Hüfte

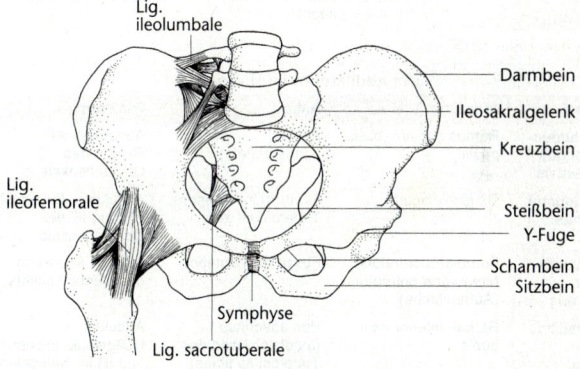

Abb. 5.13: Knochen und Bänder des Beckens [A300–157]

Die Beuger und Strecker des Oberschenkels im Hüftgelenk (☞ Abb. 5.14)

Muskel	Ursprung	Ansatz	Funktion
Beuger des Oberschenkels im Hüftgelenk			
M. iliacus	Fossa iliaca	Trochanter minor	Flexion und AR im Hüftgelenk
M. psoas major	Lendenwirbel-körper		Flexion und AR im Hüft-gelenk, Rumpfbeugung
M. quadriceps femoris		über das Ligamentum patellae an der Tuberositas tibiae	Extension des Kniegelenkes; M. rectus femoris beugt zudem im Hüftgelenk
M. rectus femoris	Spina iliaca anterior inferior, oberer Pfannenrand		
M. vastus medialis, intermedi-alis und lateralis	Femurschaft		
M. sartorius	Spina iliaca anterior superior	Medialer Rand der Tuberositas tibiae, (Pes anserinus)	Flexion und AR im Hüftgelenk, Flexion und IR im Kniegelenk
Strecker des Oberschenkels im Hüftgelenk			
M. biceps femoris		Caput fibulae	Flexion und AR im Kniegelenk, Caput longum zus. Extension im Hüftgelenk
Caput longum	Tuber ischiadicum		
Caput breve	Linea aspera		
M. semiten-dinosus	Tuber ischiadicum	Mediale Tuberositas tibiae (Pes anserinus)	Extension im Hüftgelenk; Flexion im Kniegelenk
M. semi-membra-nosus	Tuber ischiadicum	Medialer Kondylus der Tibia, hinterer Anteil der Gelenk-kapsel	Flexion und IR im Kniegelenk, Extension im Hüftgelenk

Die Adduktoren im Hüftgelenk

Muskel	Ursprung	Ansatz	Funktion
Mm. adduc-tor longus und brevis	Ramus sup./inf. ossis pubis	Femur (Linea aspera)	Adduktion, AR, Flexion des Oberschenkels
M. adductor magnus	Os ischiadicum	Femur (Linea aspera, Tuberculum add.)	Adduktion, Extension, AR und IR des Oberschenkels
M. obtura-torius externus	Foramen obturatum, Membrana obturatoria (Außenfläche)	Fossa trochanterica	AR und Adduktion des Oberschenkels
M. gracilis	Ramus inferior ossis pubis	Pes anserinus (medialer Rand der Tuberositas tibiae)	Adduktion im Hüftgelenk, Flexion und IR im Kniegelenk
M. pectineus	Pecten ossis pubis	Femur (Linea pectinea)	Adduktion, Flexion und AR im Hüftgelenk

5

Die äußeren Hüftmuskeln (☞ Abb. 5.14)			
Muskel	**Ursprung**	**Ansatz**	**Funktion**
M. glutaeus maximus	Os ileum, Os sacrum, Os coccygis	Tuberositas glutaea Tractus iliotibialis	Extension, AR, Abduktion (Tractus iliotibialis) und Adduktion (Tuberositas glutaea) des Oberschenkels
M. glutaeus medius	Os ileum	Trochanter major	Abduktion des Oberschenkels, teils IR, teils AR
M. glutaeus minimus	Os ileum	Spitze des Trochanter major	Abduktion des Oberschenkels, teils IR, teils AR
M. tensor fasciae latae	Spina iliaca ant. sup.	Tractus iliotibialis	Flexion, IR und Abduktion des Oberschenkels
M. piriformis	Innenfläche des Os sacrum	Trochanter major	AR und Abduktion des Oberschenkels
M. obturatorius internus	Foramen obturatum, Membrana obturatoria (Innenfläche)	Fossa trochanterica	AR des Oberschenkels
M. gemellus superior M. gemellus inferior	Spina ischiadica bzw. Tuber ischiadicum	Sehne des M. obturatorius internus	AR des Oberschenkels
M. quadratus femoris	Tuber ischiadicum	Crista intertrochanterica	AR und Adduktion des Oberschenkels

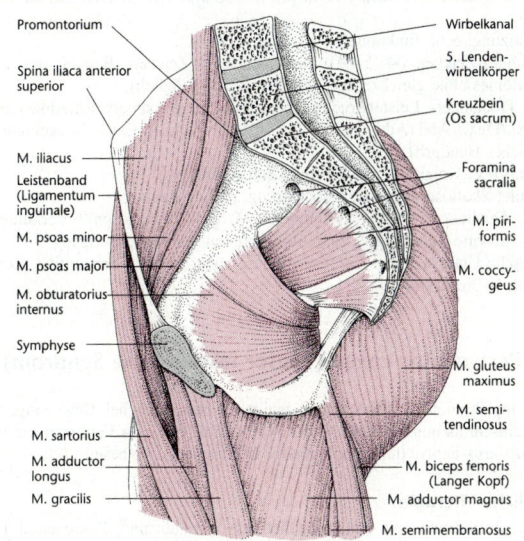

Abb. 5.14: Innere und äußere Hüftmuskulatur, mediale Sicht [A300-190]

5.4.1 Befunderhebung bei Hüfterkrankungen

Allgemeine Anamnese

Frühere OP's? Endoprothese? Sonstige Erkrankungen, Medikamente? Allergien? Thrombosen?

Familien-, Sozialanamnese (☞ 2.1)

Spezielle Anamnese

- Hauptbeschwerden: Seit wann? Ständig, gelegentlich, rezidivierend?
- Schmerz belastungsabhängig, Einlaufschmerz, Ruheschmerz, Nachtschmerz?
- Unfall: Unfalldatum, Arbeitsunfall? Unfallmechanismus? Unfallursache?
- Frühere Hüfterkrankungen? Epiphyseolysis capitis femoris, M. Perthes, Coxitis, Fraktur, Hüftdysplasie, -luxation?
- Schmerzlokalisation: z.B. Leiste, Trochanter major, Gesäß, LWS, Knie
- Gehstrecke: unbegrenzt; schmerzfrei > x km, nicht gehfähig, Stockbenutzung?
- Strumpf, Schuh anziehen: nicht möglich, eingeschränkt, voll möglich
- Bisherige Therapie? Punktion, Injektion, Medikamente, physikalische Therapie?

Funktionsbefund

- Pulse, Entzündungszeichen? Rötung, Überwärmung, Narben, Fistel, Mykosen u.a.
- Beinachse: normal, X-Bein (Genu valgum), O-Bein (Genu varum), Genu recurvatum
- Beckenstand: gerade, re. oder li. tiefer um x cm. Technik: Pat. steht mit dem Rücken zur UntersucherIn, die die flach ausgestreckten Hände an den Beckenkamm des Pat. legt und so optisch den Beckenstand prüft; Verkürzungsausgleich mit Brettchen-unterlage
- Beinverkürzung: echt, funktionell
- Trendelenburg-Zeichen (☞ 5.4.4), Drehmannsches Zeichen (Beugen des außen-rotierten Beines ohne gleichzeitige Abduktion nicht möglich)
- Schmerz: Trochanter-, Leistendruckschmerz, Stauchungsschmerz, Rotationsschmerz
- Hüfte: Ext./Flex., Abd./Add., AR/IR (in 90° Flex. und in Ext.); Beugekontraktur (Thomasscher Handgriff)
- Knie: Ext./Flex., Knieinstabilität? Erguß, Schwellung
- Wirbelsäule: Skoliose, Kyphose, Blockierung, Zwangshaltung
- Gangbild: Duchenne-Hinken (Störung der M. gluteus-Funktion)? Verkürzungs-, Schmerz-, Schon-, Lähmungs-, Versteifungshinken, Innenrotationsgang
- neurologische Untersuchung: Lasèguesches Zeichen. Paresen, Sensibilität, Reflexe: PSR, ASR. Babinski (☞ 6.1).

5.4.2 Periarthritis coxae (Tensor fasciae latae Syndrom)

Schmerzen im Bereich des Trochantor major, insbesondere bei Bewegung, keine Bewegungseinschränkungen. Häufiges Krankheitsbild bei Varus-Fehlform der Hüfte, sowie bei in Varus-Fehlstellung implantierter Hüfttotalendoprothese.

 Ärztliche Therapie

Konservativ: Infiltration mit Lokalanästhetikum (Scandicain®, Pasconeural 1 %®) und/oder Glukokortikoiden.

Physiotherapie

- Schmerzfreiheit: Hitze (Fango, Heiße Rolle). E-Therapie: Hochfrequenzstrom, Ultrareizstrom. Schlingentisch (☞ 2.3.20): Pendeln in axialer oder neutraler Aufhängung, Lateral-, Distaltraktion. Bewegungsbad
! Bei Kalkeinlagerungen keine Querfriktionen.
- volle Dehnfähigkeit: schonende Mobilisationstechniken im Bereich der hypertonen Muskulatur, z.B. Antagonisten-Hemmung
- volle Gelenkbeweglichkeit: aktiv-passives endgradiges Durchbewegen im schmerzfreien Bereich. Mobilisationstechniken (☞ 2.2.4), z.B. Querreiben, reziproke Hemmung
- bestmögliche Haltung: Erarbeiten der aufrechten Körperhaltung (☞ 2.2.6)
- optimales Gangbild (☞ 2.2.5)
! Fehlende Muskelkraft wird sich nach Tonusnormalisierung (Senkung des Muskelhypertonus) wieder einstellen; vorher besteht eine reflektorische Hemmung und damit eine Muskelschwäche.

 Zusatzmaßnahmen

Schmerzbedingte Entlastung. Bei anhaltenden Beschwerden vorsichtige statische Muskelkräftigung. Angrenzende Gelenke mitbehandeln.

 Tips & Fallen

Differentialdiagnostische Abgrenzung zur Koxarthrose, da Ähnlichkeiten im Krankheitsbild bestehen

5.4.3 Coxa saltans (Schnappende Hüfte)

Schmerzhaftes ruckartiges Springen des Tractus iliotibialis über den Trochantor major, bedingt durch starke Vorwölbung des Trochantor major. Besonders bei allgemeiner Bindegewebsschwäche, Beinlängendifferenz. Häufig bei jungen Mädchen.

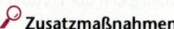 **Ärztliche Therapie**

- Konservativ: lokale Injektion von Lokalanästhetika (Scandicain®, Pasconeuronal 1 %®) evtl. mit Glukokortikoidzusatz
- Operative Behandlung ist selten notwendig. Weichteileingriff: Z-Plastik des Tractus iliotibialis zur Verlängerung. Knöcherner Eingriff: Abtragen von verdickten Trochanter-major-Anteilen.

 Physiotherapie

Rotation erlaubt, Abduktion nach 14 Tagen. Nach Z-Plastik: Teilbelastung bis Abschluß der Wundheilung.

- Schmerzfreiheit: Hitze (Fango, Heiße Rolle; ☞ 2.7.2) zur Tonussenkung. E-Therapie (☞ 2.8): Ultraschall, Lasertherapie im Bereich der Bursa trochanterica
- volle Muskelkraft der Hüftabduktoren: zunächst statische, dann dynamische Muskelarbeit (ohne Auslösung des Schnappens)
- bestmögliche Haltung: Erarbeiten der aufrechten Körperhaltung (☞ 2.2.6). Durch veränderte Muskelaktivitäten im ganzen Körper verringert sich das Schnappen
- optimales Gangbild (☞ 2.2.5).

$\mathcal{P}$ **Zusatzmaßnahmen**

Mobilisationstechniken zur Detonisierung. Ausgleich einer Beinlängendifferenz.

! Bei Schmerzen (V.a. entzündliche Veränderungen) sind Kräftigungsübungen kontraindiziert.

5.4.4 Hüftdysplasie und angeborene Hüftluxation ────────

Hüftdysplasie: Ossifikationsstörung der Hüftpfanne. I.d.R. ist die Pfanne zu steil und abgeflacht, nach kranial ausgezogen. Keine Dislokation des Hüftkopfes.

Hüftluxation: Dislokation des Hüftkopfes aus der dysplastischen Pfanne.

Ursache

Multifaktorelles Erbleiden, M:F =1 : 6, ca. 40 % doppelseitig. Häufigkeit der Hüftdysplasie in Deutschland ca. 4 %.

Klinik

- Instabilitätszeichen: Ortolani-Zeichen mit spür- und hörbarem Schnappen (entsprechend einer (Sub-)luxation des Hüftkopfes) ist das wichtigste Kriterium zur Beurteilung und Differenzierung von lockeren, instabilen (ein- und ausrenkbaren) Hüftgelenken. Die Prüfung dieses Zeichens erfordert viel Erfahrung
- Abspreizbehinderung
- Faltenasymmetrie am Oberschenkel und Gesäß
- Beinverkürzung und Bewegungsarmut
- Gangbild: bei Laufbeginn bei einseitiger Hüftluxation hinkendes Gangbild (Duchenne-Hinken); bei doppelseitiger Hüftluxation Watschelgang (Charlie Chaplin Gang)
- Trendelenburgsches Zeichen: funktioneller Hüfttest des M. glutaeus medius; normalerweise kann im Einbeinstand das Becken gerade gehalten werden. Bei Hüftluxation kommt es zum Höhertreten des Trochanter major der betroffenen Seite und damit zur Insuffizienz des M. glutaeus medius; dadurch sinkt das Becken zur Gegenseite ab (Trendelenburg pos.)
- Zur Früherkennung und Prophylaxe von Folgeschäden sollte bei Neugeborenen zwischen der 1. und 12. Wo. eine Sonographie der Hüften durchgeführt werden.

$\mathbb{U}$ Ärztliche Therapie

Konservativ: Eine tiefe Zentrierung des Hüftkopfes in die Pfanne bedingt eine Nachreifung und Ausbildung einer nomalen Pfanne. Sie gelingt in der Abspreizstellung. Je früher die Behandlung einsetzt, desto besser ist das Ergebnis. Therapie mit Spreizhosen, ggf. Pawlik-Bandagen, ggf. Braunscher Schiene. Stark instabile Hüften werden stationär in Overhead-Extension und/oder Gips behandelt.

Operativ:
- Bei Vorliegen eines Repositionshindernis, ggf. offene (operative) Einstellung des Hüftkopfes. In einigen Fällen ist eine spätere operative Maßnahme zur Verbesserung der Hüftkopfüberdachung notwendig
- Pfannendach-Plastik bei Hüftdysplasie:
  - OP nach LANCE, PEMBERTON: im Alter von 2–6 Jahren. Prinzip: Das Pfannendach wird nach ventrolateral heruntergeschwenkt und dann zur Abstützung in den Osteotomiespalt ein Knochenkeil eingebracht

- OP nach SALTER (☞ Abb. 5.15): im Alter von 2–6 Jahren. Prinzip: Osteotomie am Os ilium proximal des Pfannenerkers, das distale Osteotomiefragment wird ventralisiert und lateralisiert, in den Osteotomiespalt wird ein autologer Beckenkammspan eingebracht. Fixierung mit einem Kirschnerdraht und Gipsbehandlung für 6 Wo., danach Entfernung des Kirschnerdrahtes
- OP nach CHIARI (☞ Abb. 5.15): bei Kindern > 10 Jahre. Prinzip: Osteotomie am Pfannenerker, Medialisierung des distalen Beckens. In manchen Fällen mit Kirschnerdraht fixiert; keine Gipsbehandlung, evtl. Extensionsbehandlung
- Polygonale Beckenosteotomie (Pfannenschwenkosteotomie, Triple Osteotomie): bei älteren Kindern und jungen Erwachsenen. Prinzip: Ventralisierung und Lateralisierung des Pfannendaches durch Durchtrennung von Sitz-, Scham- und Darmbein. Rotation der Pfanne, Einbringen von Osteosynthesematerial. Metallentfernung nach 1 Jahr.

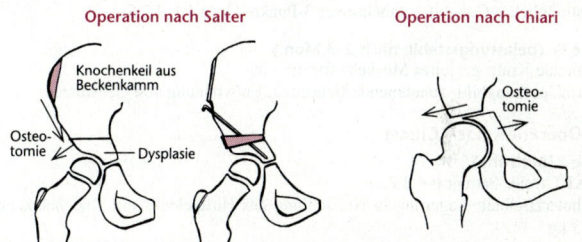

Abb. 5.15: Operative Verfahren bei Hüftdysplasie [A300-190]

 PT bei Hüftdysplasie und angeborener Hüftluxation

Bei konservativ Versorgung

- **Schmerzfreiheit:** Hitze (Fango, Heiße Rolle). Querfriktionen auf verkürzter, hypertoner Muskulatur (z.B. Adduktoren). E-Therapie: Hochfrequenz, Ultrareizstrom. Schlingentisch (☞ 2.3.22): Pendeln in axialer oder neutraler Aufhängung, Lateral-, Distaltraktion. Manuelle Therapie: Schmerztraktion (Aktuelle Ruhestellung, intermittierende Traktion innerhalb Stufe II). Bewegungsbad
- **erhaltene Gelenkbeweglichkeit:** aktiv-passives, endgradiges Bewegen, z.B. Antagonisten-Hemmung (☞ 2.2.4). Manuelle Therapie: Traktion in Zielstellung (Traktion Stufe III; ☞ 2.3.16)
- **erhaltene Dehnfähigkeit:** schonende Mobilisationstechniken, z.B. Querdehnung im Bereich der Adduktoren, Hüftflexoren, Außenrotatoren (betreffenden Muskel in Dehnstellung bringen, Muskelbauch mit der Hand flächig fassen und quer zum Faserverlauf dehnen)
- **erhaltene Muskelkraft:** statische Muskelarbeit (gelenkschonend) der Hüftabduktoren, -extensoren, -innenrotatoren
- **bestmögliche Haltung:** Erarbeiten der aufrechten Körperhaltung (☞ 2.2.6)
- **optimales Gangbild** (☞ 2.2.5).

Bei Pfannendachplastik

Phase I (Beckenbeingips)
Krafterhalt: isometrisches Muskeltraining der betroffenen Seite durch Irradiation (Training der nicht betroffenen Seite führt zu einer reflektorischen Innervation der betroffenen Seite). PNF (☞ 2.3.18): Kräftigung der Armmuskulatur.

Phase II (Mobilisation, beginnende Belastung)
Bestmögliche Beweglichkeit: unterstütztes Bewegen (Extension/Flexion) mit kurzem Hebel unter Zug, leichte Abduktion erlaubt, endgradige Bewegungen vermeiden. Üben der Flexion im Knie in Rückenlage mit überhängendem Unterschenkel erlaubt.

Phase III (übungsstabil)
* bestmögliche Beweglichkeit: freies Bewegen mit kurzem Hebel erlaubt, auch im Bewegungsbad
* bestmögliche Kraft: zunehmendes Training der Hüftgelenksmuskulatur auch aus Bauch- und Seitenlage (nach 14 Tagen)
* bestmögliches Gangbild: unbelasteter 3-Punkte-Gang (☞ 2.2.5).

Phase IV (belastungsstabil, nach 2–3 Mon.)
* optimale Kraft: gezieltes Muskelaufbautraining
* normales Gangbild: zunehmende Belastung, Entwöhnung von Gehstützen.

Bei Operation nach Chiari

Phase I (Bettruhe)
* DKPT-freier Patient (☞ 2.2.8)
* Schmerzfreiheit: Lagerung in Nullstellung des Hüftgelenks mit Knöchelextension 2–3 kg
* bestmöglicher Krafterhalt: statisches Muskeltraining des betroffenen Beines, dynamisches Training aller anderen Extremitäten ohne weiterlaufende Bewegungen auf das Becken.

Phase II (Bettruhe, übungsstabil)
Bestmögliche Beweglichkeit: unterstütztes Bewegen (Extension/Flexion) mit kurzem Hebel unter Zug, leichte Abduktion erlaubt, endgradige Bewegungen vermeiden, Üben der Flexion im Knie in Rückenlage mit überhängendem Unterschenkel erlaubt.

Phase III (übungsstabil)
* bestmögliche Beweglichkeit: freies Bewegen mit kurzem Hebel erlaubt, auch im Bewegungsbad
* bestmögliche Kraft: zunehmendes Training der Hüftgelenksmuskulatur auch aus Bauch- und Seitenlage (nach 14 Tagen)
* bestmögliches Gangbild: unbelasteter 3-Punkte-Gang.

Phase IV (belastungsstabil, nach 2–3 Mon.)
* optimale Kraft: gezieltes Muskelaufbautraining
* normales Gangbild: zunehmende Belastung, Entwöhnung von Gehstützen.

Bei Polygonaler Beckenosteotomie

Phase I (Bettruhe, meist 5 Tage)
* DKPT-freier Patient (☞ 2.2.8)

- Schmerzfreiheit: Lagerung in 0-Stellung der Hüfte, Eisanwendung (maximal 2–3 Min.)
- entstauter Oberschenkel: Lymphdrainage (☞ 2.4.5)
- bestmögliche Kraft: isometrisches Muskeltraining, Kräftigung der Arm- und Rumpfmuskulatur, evtl. Elektrostimulation des M. quadrizeps femoris (☞ 2.8).

Phase II (übungsstabil nach 6 Tagen)
Wie Phase I, zusätzlich:
- bestmögliche Beweglichkeit: assistives Bewegen der betroffenen Seite aus Rückenlage, Abduktion nur passiv, nach 14 Tagen im Schlingentisch, nach 6 Wochen auch aus Seitenlage, keine Außenrotation für 6 Wo.
- bestmögliches Gangbild: unbelastetes Gehen im 3-Punkte-Gang (☞ 2.2.5).

Phase III (belastungsstabil, nach 12 Wo.)
Zusätzlich:
- optimale Kraft: gezieltes Muskelaufbautraining
- optimale Beweglichkeit: Gelenkmobilisation und Muskeldehnung
- optimales Gangbild: belastete Gangschule (z.B. nach PNF).

⌕ Zusatzmaßnahmen
- Hilfsmittelversorgung, z.B. gesunde Schuhe, Gehhilfen, Toilettensitzerhöhung, evtl. Gewichtsreduktion
- Angrenzende Gelenke und das andere Bein mitbehandeln, sonst Gefahr der Fehl- oder Überbelastung.

5.4.5 Morbus Perthes

Ischämische Nekrose des Hüftkopfes im Kindesalter (3–12 Lj.). Altersgipfel 5–6 Lj. Meist Hüft- und besonders Knieschmerzen ohne vorhergegangenes Trauma. M:F = 4 :1; Ätiologie unklar (Gefäßanomalien am proximalen Femur oder hormonelle Dysregulation?).

Verlauf in vier Stadien:
- Initialstadium mit Gelenkerguß
- Kondensationsstadium mit Verdichtung des Kopfkerns
- Fragmentationsstadium mit Teilauflösung des Kopfkerns
- Reparationsstadium mit strukturellem Wiederaufbau.

Die Dauer des Umbauprozesses beträgt 2–4 J. mit entsprechenden Röntgenveränderungen. Diagnosestellung erfolgt durch klinische Untersuchung (Rotationsschmerz der Hüfte), Sonographie und Röntgen.

🖉 Ärztliche Therapie
- konservativ: Es gibt verschiedene Therapieansätze. Bei leichteren Verlaufsformen (jüngere Kinder mit geringen Veränderungen) Beobachtung und funktionelle Therapie (Physiotherapie und Antiphlogistika)
- operativ: bei schweren Verlaufsformen (ältere Kinder mit großer Nekrose und Lateralisation des Hüftkopfes) entweder Orthese (Thomas-Schiene) zur Teilentlastung des Beines bis zu 1 J. oder Varisierungs-OP zur besseren Einstellung des Kopfes in der Pfanne, post-OP 6 Wo. Entlastung.

Physiotherapie

Nach varisierender Umstellung (☞ 5.4.7).

5.4.6 Epiphysiolysis capitis femoris

Langsame, selten akute Lösung der prox. Femurkopfepiphyse während der Pubertät. M:F = 2 : 1. Knaben 12–16 Jahre, Mädchen 10–14 Jahre. Die Lösung kann progredient fortschreiten. Gefahr: Hüpftkopfnekrose durch Zerstörung der Epiphysengefäße. In 50 % bilaterale Beteiligung. Positives Drehmann'sches Zeichen (☞ 5.4.1).

Formen

- Lenta-Form: langsames Lösen der Hüftkopfepiphyse; häufig. Beschwerden initial diskret. Ermüdbarkeit nach Belastung, Hinken, Leisten- und Knieschmerz; Diagnosestellung meist erst nach Wochen
- Akuta-Form: progrediente Lösung, selten. Diagnosestellung einfach; akute Belastungsunfähigkeit der Hüfte; die Betroffenen brechen plötzlich zusammen und können nicht mehr laufen.

 Ärztliche Therapie

Operativ:

- Akute Epiphysiolysis capitis femoris: Reposition der Epiphyse offen oder geschlossen mit Kirschnerdrähten. Die akute Epiphysenlösung ist ein orthopädischer Notfall
- Lentaform: Operationsverfahren hängt vom Ausmaß des Abkippens der Epiphyse ab. Ist der Hüftkopf < 20° abgekippt, Fixierung mit Kirschnerdrähten. Beide Seiten müssen fixiert werden, da die nicht abgerutschte Seite häufig später auch abrutscht. Abkippungen > 20° werden mit Osteotomien (z.B. Valgisations-, Flexions-, Derotationsosteotomien nach IMHÄUSER) behandelt. Postoperative Entlastung für 6 Wo. bei Osteotomie.

 Physiotherapie

☞ 5.4.7

5.4.7 Coxa vara congenita

Varusdeformität (Unterschreiten des altersphysiologischen CCD-Winkels) mit Verkürzung und Verplumpung des Schenkelhalses. Im Extremfall Hirtenstabdeformität des Femur. Diese angeborene Varusfehlstellung der Hüfte mit relativem Trochanter-Hochstand führt zur Abduktoreninsuffizienz mit positivem Trendelenburg-Zeichen (☞ 5.4.4).

CCD-Winkel
Centrum-Collum-Diaphysenwinkel; Maß für Steilheit des Schenkelhalses.

Normwerte:
- Neugeborene ca. 150°; 10 Lj. ca. 138°
- 15 Lj. ca. 130°
- Erwachsene ca. 125°.

Ein CCD-Winkel < 120° ist immer pathologisch. Der CCD-Winkel bei Coxa valga ist beim Erwachsenen > 140°.

 Ärztliche Therapie
Operativ: mögliche Versetzung des Trochanter nach distal, postoperativ für 6 Wochen keine Belastung.

Physiotherapie
Bei Umstellungsosteotomie nach Coxa vara congenita.

! Bei valgisierenden Osteotomien werden die kleinen Gluteaen vorgedehnt. Bei varisierenden Osteotomien werden die kleinen Gluteaen angenähert und neigen daher zur aktiven Insuffizienz.

Phase I (übungsstabil)
- Schmerzfreiheit: Lagerung in neutraler Rotationsstellung mit leichter Abduktion, bei valgisierenden Eingriffen unter Umständen detonisierende Maßnahmen anwenden. Wärmeanwendungen außerhalb des OP-Gebietes
- *!* Bei Anzeichen einer beginnenden Degeneration der anderen Hüfte diese frühzeitig mitbehandeln (z.B. Manuelle Therapie: Traktion), um Schmerzen (Überbelastungsfolge) zu vermeiden oder zu lindern.
- bestmögliche Beweglichkeit: assistives Bewegen, keine Rotation üben
- bestmögliche Kraft: leichte Widerstände beim assistiven Üben, gezieltes Krafttraining für die Armmuskulatur (Stützkraft)
- bestmögliches Gangbild: unbelasteter 3-Punkte-Gang mit Abrollen des Fußes (☞ 2.2.5)
- optimales Gewicht: Hilfestellung bei der Gewichtsreduktion durch gezieltes Ausdauer- und Krafttraining.

Phase II (belastungsstabil)
- optimale Kraft: gezieltes Training der kleinen Gluteaen (Schrägbrett, Rollenzug) und der Extensoren (Schenkeltrainer, Rollenzug), funktionelle Übungen: z.B. Treppensteigen, Sprungtraining auf Minitrampolin

- optimale Beweglichkeit: gezieltes Arbeiten am Bewegungsende, Beginn vorsichtiger Muskeldehnung, Instruktion der Automobilisation (z.B. durch Beckenkippung aus sitzender Position mit submaximal gebeugter Hüfte)
- optimales Gangbild: zunehmende Vollbelastung und Entwöhnung von Gehhilfen, Gehen auf verschieden Unterlagen (☞ 2.2.5)
- bestmögliche Bewegungsübergänge: z.B. Üben von Ein- und Aussteigen in Auto, Badewanne
- beschwerdefreie andere Hüfte: Instruktion von Autotraktionsübungen zur täglichen Anwendung. Beratung zur Gewichtsreduzierung durch Aktivitätssteigerung und Ernährungsumstellung.

5.4.8 Koxarthrose

Sammelbezeichnung für degenerative Veränderungen des Hüftgelenks mit schmerzhafter Funktionsminderung, vor allem im Erwachsenenalter. Steigende Zahl von KoxarthrosepatientInnen durch höhere Lebenserwartung.

Ursache
- primäre Koxarthrose 25 % (idiopathisch)
- sekundäre Koxarthrose (75 %); Entstehung aus nicht vollständig ausgeheilten Hüfterkrankungen, z.B. Epiphyseolysis capitis femoris, Hüftdysplasie, rheumatische Erkrankungen, bakterielle Coxitis, M. Perthes, posttraumatische Hüftkopfnekrosen.

Klinik
Familiär gehäuftes Auftreten, insbesondere bei Rheuma. Schmerzen in der Leiste, Gesäß, Oberschenkel bis ins Knie ausstrahlend. Ruhe-, Einlauf- und Belastungsschmerzen mit Bewegungseinschränkung.

Befund
Verkürzungs- oder Schmerzhinken, Trochanterklopfschmerz, Leistendruckschmerz; frühzeitige schmerzhafte Einschränkung der Innenrotation, Hüftkontrakturen mit sekundären Beschwerden (Kreuz- und Knieschmerz).

Röntgen: Beckenübersicht mit den typischen Arthrosezeichen (Gelenkspaltschmälerung, osteophytäre Randzackenbildung, Geröllzysten, subchondraler Sklerosierung).

Ärztliche Therapie
- konservativ: allgemeine Maßnahmen (Gewichtsreduzierung, Belastungsregulation, Physiotherapie), medikamentöse Therapie: knorpelaufbauende Substanzen, Schmerzmittel, Antiphlogistika; intraartikuläre Injektionen: z.B. Lokalanästhetika (Scandicain®, Pasconeuronal 1 %®), ggf. mit Glukokortikoiden. Orthopädietechnische Versorgung: Gehstock auf der gesunden Seite, Pufferabsätze, elastischer Fersenkeil, Toilettensitzerhöhung
- operativ: Korrigierende gelenkerhaltende Eingriffe, z.B. hüftnahe Femurkorrekturosteotomie: Varusfehlstellung → valgisierende Hüftumstellung, Valgusfehlstellung → varisierende Hüftumstellung. Coxa valga antetorta → intertrochantere derotierende Varisierung (IDVO). Bei Epiphyseolysis capitis femoris ggf. eine Immhäuserosteotomie (☞ 5.4.6). Postop. bis 6 Wo. Fußbodenkontakt. Vollbelastung nach Röntgenbefund. Assistive Bewegungsübungen erlaubt.

! Bei Varisierungsoperationen Abduktoreninsuffizienz des M. glutaeus medius durch Trochanter major Hochstand möglich. Evtl. Trochanterverlagerung: Osteotomie des Trochanter major und Refixation weiter distal.

 Physiotherapie

Nach Trochanterverlagerungen bei Umstellungsosteotomie
6 Wo. nicht aktiv abduzieren. Isometrische Spannungsübungen der kleinen Gluteaen in Annäherung erlaubt.

Bei Koxarthrose
- Schmerzfreiheit: Hitze (Fango, Heiße Rolle; ☞ 2.7.2). Querfriktionen auf verkürzter, hypertoner Muskulatur (z.B. Adduktoren). E-Therapie: Hochfrequenz, Ultrareizstrom. Schlingentisch: Pendeln in axialer oder neutraler Aufhängung, Lateral-, Distaltraktion. Manuelle Therapie: Schmerztraktionen (in aktueller Ruhestellung intermittierende Traktion innerhalb Stufe II). Bewegungsbad
- erhaltene Gelenkbeweglichkeit: aktiv-passives, endgradiges Bewegen, Dekontraktion (exzentrisches Training der Abduktoren), Manuelle Ther.: Traktion in Zielstellung (z.B. endgradig eingestellte Extension, Traktion Stufe III)
- erhaltene Dehnfähigkeit: schonende Mobilisationstechniken (☞ 2.2.4), z.B. Querdehnung im Bereich der Adduktoren, Hüftflexoren, Außenrotatoren
- erhaltene Muskelkraft: statische Muskelarbeit (gelenkschonend) der Hüftabduktoren, -extensoren, -innenrotatoren
- bestmögliche Haltung: Erarbeiten der aufrechten Körperhaltung (☞ 2.2.6)
- optimales Gangbild (☞ 2.2.5).

 Zusatzmaßnahmen
- Hilfsmittelversorgung, z.B. gesunde Schuhe, Gehhilfen, Toilettensitzerhöhung, evtl. Gewichtsreduktion
- Angrenzende Gelenke und anderes Bein wegen Gefahr der Fehl- oder Überbelastung mitbehandeln.
! Der Therapieerfolg besteht i.d.R. nur in der Vermeidung der Progredienz.

 Tips & Fallen
Bei Flexionseinschränkungen des Hüftgelenkes:
- Langer Schuhlöffel und ein Strumpfanzieher ermöglichen das Anziehen von Strümpfen und Schuhen (Slipper oder Ersatz der Schnürung durch einen Elastikzug), wenn das Erreichen des Fußes nicht mehr möglich ist
- Toilettenerhöhung (Toilettensitzerhöhung), wenn durch die Beugeeinschränkung das tiefe Sitzen nicht möglich ist
- Greifzange (Greifflippe), wenn der Boden beim Bücken nicht erreicht wird.

5.4.9 Hüftkopfnekrosen im Erwachsenenalter ──────

Aseptische, nicht traumatische subchondrale Osteonekrose als Folge einer lokalen Durchblutungsstörung. M:F = 4 : 1, vorwiegend im 30.–60. Lj.; 50 % beidseitig vorkommend. Risikofaktoren: Stoffwechselstörungen (Fettstoffwechselstörung, Gicht); Gefäßerkrankungen (art. Verschlußkrankheit, Thrombose); Alkoholabusus; Blutkrankheiten; Glukokortikoide.

Klinik

Zunehmende belastungsabhängige Leistenschmerzen, Bewegungseinschränkungen. Frühdiagnose im Kernspintomogramm möglich.

Stadien der Hüftkopfnekrose nach FICAT/ARLET	
Stadium	**Klinischer/pathologischer Befund**
Stadium 0	Keine Symptome, Veränderungen im NMR, Knochenszintigramm
Stadium 1	Leistenschmerz, geringe Bewegungseinschränkung (IR)
Stadium 2	Erste röntgenolog. Veränderungen, Sklerosen und Zysten am Hüftkopf
Stadium 3	Sequestrierung des Knorpels
Stadium 4	Zusammenbruch des Knorpels

 Ärztliche Therapie

- konservativ: Krankheitsverlauf meist progredient. Ursache, wenn möglich, beseitigen (Alkohol, Glukokortikoide). Entlastung an Unterarmgehstützen, PT, Physikalische Therapie
- operativ:
  - Stadium 1 und 2: Gelenkerhaltender Eingriff. Anbohrung des Nekroseherdes (Forage) oder Entnahme eines bis in die nekrotischen Areale reichenden Knochenzylinders (zentrale Markraum-Dekompression nach FICAT). Postoperative Entlastung für 6 Wo.
  - Stadium 2 und 3: evtl. Umstellungsosteotomie (Nekroseherd wird aus der Belastungszone herausgedreht; meist Flexions-/Valgisationsosteotomie)
  - Stadium 4: Hüftendoprothese.

 Physiotherapie bei Z.n. Forage

Phase I (teilbelastbar)
- Schmerzfreiheit: Bewegen im schmerzfreien Bereich, ggf. auch mit Motorschiene, eventuell intermittierende Traktion
- optimale Beweglichkeit: alle Mobilisationstechniken (☞ 2.2.4) erlaubt, auch Manuelle Therapie (☞ 2.3.16), damit alle Knorpelbereiche in die Belastungszone kommen, Radfahren (Ergometer)
- bestmögliche Kraft: aktive Kräftigung über dosierte PNF, medizinische Trainingstherapie mit bis zu 20 kg
- belastbares Ersatzgewebe: wenn schmerzarm möglich, intermittierende Kompression geben
- bestmögliches Gangbild: teilbelastender 3-Punkte-Gang (☞ 2.2.5).

Phase II (belastungsstabil; ☞ 5.4.10)

5.4.10 Endoprothetische Eingriffe der Hüfte

Indikation zu endoprothetischen Eingriffen (TEP) bei nicht mehr durch konservative Behandlungsmaßnahmen bzw. gelenkerhaltende Umstellungsosteotomien therapierbarer Arthrose des Hüftgelenkes.

Ärztliche Therapie

- junger Pat.: zementfreie Totalendoprothese oder Hybrid-System (d.h. teilzementierte Totalendoprothese) mit zementfreier Pfanne, Schaft zementiert. Postoperativ keine Belastung für 6 Wo.
- ältere Pat.: zementierte Totalendoprothese, Pfanne und Schaft zementiert. Postoperativ belastungsstabil
- operativer Zugangsweg: vorderer, hinterer und transglutealer Zugang möglich. Beim Primäreingriff wird meist der transgluteale Zugang nach BAUER bevorzugt: Durchtrennung der Abduktoren bis zur Bursa. Die Außenrotatoren bleiben in der Regel erhalten.

 Physiotherapie

Physiotherapie bei zementierter Hüftendoprothese

- ! Kontrolle des N. femoralis (innerviert M. quadriceps femoris).
- ! Stark verkürztes Bein kann auf Luxation hinweisen. Luxationsmechanismus: Adduktion, Aussenrotation.
- DKPT-freier Patient (☞ 2.2.8)
- Schmerzarmut: Lagerung in Braunscher Schaumstoffschiene mit Innenrotation und leichter Abduktion
- bestmögliche Beweglichkeit: assistives Bewegen aus Rückenlage in Flexion, Extension, Innenrotation, Abduktion, Vorsichtige Dehnung des M. psoas aus Rückenlagen über maximale Flexion der nicht operierten Seite bei Extension der betroffenen Seite. Eventuell Querdehnung der Adduktoren
- bestmögliche Kraft: Training besonders der kleinen Gluteaen und der Hüftextensoren. Statische und dynamische Übungen aus der Rückenlage, später auch aus Seitenlage und aus unterstützter Bauchlage. Bridging erlaubt. Später MTT (☞ 11)
- bestmögliches Gangbild: belastet im 2- oder 4-Punkte Gang, Treppensteigen üben. Beinlänge kontrollieren (☞ 2.2.5)
- bestmögliche Haltung und Bewegung: Transfers, An- und Ausziehen von Kleidungsstücken (☞ 2.3.1) üben.

Physiotherapie bei zementfreier/teilzementierter Hüftendoprothese

Phase I (übungsstabil), 6 Wo.

- ! Kontrolle des N. femoralis (innerviert M. quadriceps femoris).
- DKPT-freier Patient (☞ 2.2.8)
- schmerzarmer Patient: Lagerung in Braunscher Schaumstoffschiene mit Innenrotation und leichter Abduktion, nach ca. 1 Wo. nur noch nachts. Keine Seitenlage für 6 Wo. (zum Üben und bei entsprechender Lagerung in Abduktion erlaubt), Bauchlage erlaubt
- bestmögliche Beweglichkeit: assistives Bewegen in Flexion, Extension, Innenrotation, Abduktion, Vorsichtige Dehnung des M. psoas aus Rückenlage über eine maximale Flexion der nicht operierten Seite bei Extension der betroffenen. Eventuell Querdehnung der Adduktoren
- bestmögliche Kraft: wie oben, jedoch kein gestrecktes Bein heben, kein Bridging (hohe Druckbelastungen für die Pfanne). Kräftigung der Armmuskulatur für Stützengehen mit PNF (☞ 2.3.18). Stimulation der gelenknahen Muskeln über leichte Traktions- und Gleitimpulse. Pat. soll die Bewegungen durch isometrische Anspannungen verhindern (☞ 2.3.16)
- bestmögliches Gangbild: unter korrigierter Rotationsstellung der Hüfte im teilbelastenden 3-Punkte-Gang

- bestmögliche Haltung und Bewegung: Einüben von Transfers, An- und Ausziehen von Kleidungsstücken
- optimales Körpergewicht: ggf. Unterstützung der Gewichtsreduzierung durch Kraft- und Ausdauertraining.

 Tips & Fallen

Bei zusätzlicher Pfannendachplastik mit Spongiosa u.U. längere Entlastung. Die Flexion ist zunächst auf 90° limitiert.

Phase II (belastungsstabil)
Physiotherapie wie bei zementierter Hüftendoprothese.

▌ TEP-Wechsel

 Ärztliche Therapie

Zugang postero-lateral mit Durchtrennung der Außenrotatoren und Längsschnitt des M. glutaeus maximus. Postoperativ 5 Tage Bettruhe. Postoperative Belastung je nach Operationstechnik. Bevorzugtes Prothesensystem: Wagner-Revisionsschaft, zementfrei; keine Belastung für mind. 6 Wo.

 Physiotherapie bei TEP-Wechsel

Phase I
Bettruhe, Bewegung limitiert, 5 Tage.
- DKPT-freier Patient (☞ 2.2.8)
- Schmerzfreiheit: Lagerung in Braunscher Schaumstoffschiene bei leichter Außenrotation und Abduktion
- bestmögliche Beweglichkeit: assistives Bewegen in Flexion, Extension, Abduktion. Vorsichtige Dehnung des M. psoas über maximale Flexion der nicht operierten Seite bei Extension der betroffenen Seite. Eventuell Querdehnung der Adduktoren
- bestmögliche Kraft: wie bei TEP zementfrei. Eine aktive Bewegung in die Abduktion ist nicht erlaubt, jedoch vorsichtige Isometrie in Annäherung möglich.

Phase II
Pat. mobilisiert, Bewegung limitiert, meist belastungsstabil, ab 5. Tag. PT wie oben, zusätzlich:
Bestmögliches Gangbild: belasteter 3-Punkte-Gang, evtl. auch nur teilbelastet (☞ 2.2.5).

Phase III
Bewegung frei, belastungsstabil. PT wie oben, zusätzlich:
- volle Beweglichkeit: Mobilisation in alle Richtungen erlaubt, aktive Techniken, Instruktion der Automobilisation im Sitz
- optimale Kraft: zunehmendes Training der Glutaealmuskulatur und Hüftgelenksextensoren.

▌ TEP und TEP-Wechsel mit Pfannendachplastik

 Ärztliche Therapie

Bei totalendoprothetischer Versorgung des Hüftgelenkes und bestehender Pfannendysplasie kann ein Keil aus dem resezierten Hüftkopf zur Pfannenverbesserung angeschraubt werden. Postoperativ 12 Wo. keine Belastung.

PT nach Pfannendachplastik

- in Verbindung mit Gelenkersatz wie TEP, Flexion nur bis 90°
- nach Trochanterverlagerung bei TEP 6 Wo. keine aktive Abduktion; isometrische Spannungsübungen der kleinen Glutaeen in Annäherung sind erlaubt.

 Tips & Fallen

Endgefühl beachten (☞ 2.3.16, OMT): Harter Stop bei Flexion: nicht weiter mobilisieren.

▌ TEP und TEP-Wechsel mit Trochanterversetzung/-refixation

Bei akuter Insuffizienz der kleinen Glutaeen, knöchern blockierter Abduktion und bes. operativen Zugang.

 Physiotherapie

- wie TEP, jedoch keine aktive Abduktion für 4–6 Wo.
- Isometrie in Annäherung erlaubt (passiv eingestellte Abduktion).

▌ Tumorprothese

 Ärztliche Therapie

Bei ausgeprägten Osteolysen. In der Regel Resektion des Hüftkopfes, Schenkelhalses und des proximalen Femurs mit Trochanter major. Deshalb wird während der Operation die Muskulatur, die am Trochantor major ansitzt, an der Prothese fixiert.

 Physiotherapie bei Krückstockprothese

Ziele wie TEP. Rücksprache mit OperateurIn: abgetrennte und refixierte Muskeln, Art der Verankerung und Zustand des übrigen Knochens. Belastbarkeit und Übungsauswahl aus TEP-Programm ist davon abhängig.

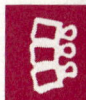

5.5   Hand

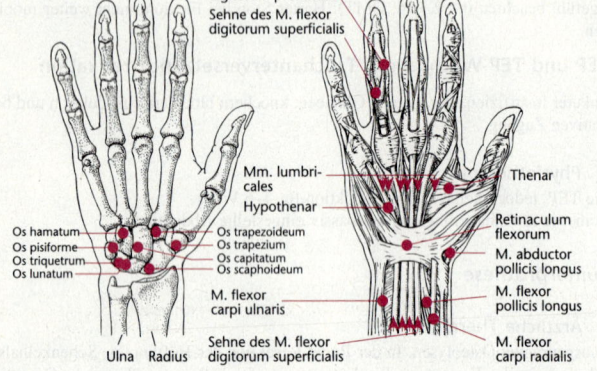

Sehne des M. flexor digitorum profundus
Sehne des M. flexor digitorum superficialis
Mm. lumbricales
Hypothenar
Os hamatum
Os pisiforme
Os triquetrum
Os lunatum
Os trapezoideum
Os trapezium
Os capitatum
Os scaphoideum
M. flexor carpi ulnaris
Ulna   Radius
Sehne des M. flexor digitorum superficialis
Thenar
Retinaculum flexorum
M. abductor pollicis longus
M. flexor pollicis longus
M. flexor carpi radialis

Abb. 5.16: Anatomie der Hand [A300-190]

Muskeln des Daumenballens–Thenar (☞ Abb. 5.16)			
Name	**Ursprung**	**Ansatz**	**Funktion**
M. adductor pollicis	Os capitatum, 3. Mittelhandknochen	Ulnares Sesambein, Basis des Daumen-grundgliedes	Adduktion, Flexion des Grundgelenkes, hilft bei der Opposition
M. oppo-nens pollicis	Retinaculum flexorum,Os trapezium	Radialer Rand des 1. Mittelhandknochen	Opposition des 1. Mittelhandknochens
M. flexor pollicis brevis	Retinaculum flexorum, Os trapezium, Os trapezoideum, Os capitatum	Radiales Sesambein, Basis des Daumen-grundgliedes	Flexion des Grund-gelenkes, hilft bei der Opposition
M. abductor pollicis brevis	Retinaculum flexorum, Os scaphoideum	Radiales Sesambein, Basis des Daumen-grundgliedes	Palmare Abduktion

Fingermuskulatur (☞ Abb. 5.16)

Muskel	Ursprung	Ansatz	Funktion
Flexorengruppe			
M. flexor digitorum superficialis	Epicondylus medialis humeri, Proc. coronoideus ulnae und Vorderfläche des Radius	Mittelglieder des 2.–5. Fingers	Flexion in den Handgelenken, Flexion in Grund- und Mittelgelenken der Finger 2–5
M. flexor digitorum profundus	Ulna, Membrana interossea	Endglieder des 2.–5. Fingers	Flexion aller übersprungenen Gelenke
M. flexor pollicis longus	Vordere Fläche des Radius	Endglied des Daumens	Flexion des Daumens bis ins Endglied
Extensorengruppe			
M. extensor digitorum	Epicondylus lat. humeri	Dorsalaponeurose des 2.–5. Fingers	Extension der Hand und Finger 2–5
M. extensor digiti minimi	Epicondylus lat. humeri	Dorsalaponeurose des 5. Fingers	Extension des 5. Fingers
M. abductor pollicis longus	Hinterfläche von Radius und Ulna, Membrana interossea	1. Mittelhandknochen	Radialabduktion von Hand und Daumen, hilft bei der Opposition
M. extensor pollicis brevis	Hinterfläche von Radius und Ulna, Membrana interossea	Grundglied des Daumens	Radialabduktion von Hand und Daumen, Extension im Daumengrundgelenk, Reposition des opponierten Daumens
M. extensor pollicis longus	Hinterfläche der Ulna, Membrana interossea	Endglied des Daumens	Daumenextension und Adduktion zum Zeigefinger, Reposition des opponierten Daumens
M. extensor indicis	Hinterfläche der Ulna	Dorsalaponeurose des Zeigefingers	Zeigefingerextension; Unterstützung der Handextension

Muskeln des Kleinfingerballens-Hypothenar (☞ Abb. 5.12)

Name	Ursprung	Ansatz	Funktion
M. abductor digiti minimi	Retinakulum flexorum, Os pisiforme	Basis Kleinfingergrundglied	Abduktion des Kleinfingers
M. flexor digiti minimi brevis	Retinakulum flexorum, Os hamatum	Basis Kleinfingergrundglied	Flexion im Grundgelenk, ABD des Kleinfingers
M. opponens digiti minimi	Retinakulum flexorum, Os hamatum	Außenrand des 5. Mittelhandknochen	Opposition des 5. Mittelhandknochens

5.5.1   Physiotherapie bei Erkrankungen der Hand

 Physiotherapeutischer Befund

! Vergleich mit Gegenseite.

Inspektion
- Form und Haltung der Hand, Achsenfehlstellungen (z.B. nach Trauma, Luxation), schlaffe Streckhaltung von Fingern (Beugesehne verletzt?), Krallen- oder Fallhand (Nervenläsion? ☞ 6.3.4), Schwellungen (z.B. bei Entzündungen, Frakturen, cP, Tumoren), Muskelatrophien, z.B. periphere Nervenläsion
- Hautfarbe: Durchblutungsverhältnisse, gelbe Fingerkuppen bei Rauchern
- palmare Schwielen: atrophisch flache, anhydrotische Hautleisten bei Nervenläsionen, Hinweis auf Gebrauch und Belastung der Hand
- Fingernägel, z.B. mykotische, toxische Veränderungen.

Palpation
- Turgor, Temperatur, z.B. bei Entzündung ↑, bei Durchblutungsstörung ↓, Oberflächenbeschaffenheit, Verschieblichkeit der Haut, Konsistenz, Schmerzlokalisation
- Beklopfen von Nervenstämmen und -endigungen (z.B. Kompression, Neurome).

Funktionsprüfung (spezielle Tests; ☞ einzelne Krankheitsbilder)
- Greifformen (Grob-, Spitz-, Schlüsselgriff), Faustschluß, Streckung, Beugung, Abspreizung der einzelnen Finger und Anspreizen. Berührung der Fingerspitzen mit dem Daumen (Opposition)
- Beweglichkeit, Kontrakturen, Narbenzüge
- Sensibilitätsprüfung, grobe Kraft, Pulse.

Behandlungsgrundlagen

Therapieziele
- Schmerzfreiheit: allgemeine Entspannung (☞ 2.3.10, 11), evtl. Hand kühlen, Heiße Rolle nach Wundheilung
- entstaute Hand: konsequente Hochlagerung, Einsatz der Muskelpumpe durch aktive Bewegungen der Finger soweit möglich. Lymphdrainage proximal des OP-Bereichs
- erhaltene Beweglichkeit der angrenzenden Gelenke: mehrmals tägl. Ellenbogen- und Schultergelenk aktiv endgradig bewegen, auch nicht betroffene Seite (Hausaufgaben)
- erhaltene Kraft der nichtbetroffenen Muskulatur: statische und dynamische Muskelarbeit. BRUNKOW (☞ 2.3.5). PNF: bilaterale Armpattern, Technik Agonistische Umkehr, wiederholte Kontraktionen. Arm- und Scapulapattern, auch bilateral mit Dynamischer Umkehr
- optimale Beweglichkeit von Hand- und Fingergelenken: Aktive und passive Mobilisationstechniken der betroffenen Gelenke (☞ 2.2.4), z.B. Arbeiten an der Bewegungsgrenze, Reziproke Hemmung, AeK. Manuelle Therapie (☞ 2.3.16): Gleiten in eingeschränkte Richtung
- volle Kraft der betroffenen Seite: statische und dynamische Muskelarbeit vor allem der Finger- und Handmuskulatur, aber auch der Arm- und Schultermuskulatur, PNF: Arm- und Scapulapattern, evtl. geänderte Fixation an der Hand. Einsatz von Geräten bei Belastungsstabilität der Hand, z.B. Theraband, Hantel, Expander
- funktionelle Gebrauchsbewegungen: grob- und feinmotorische Fähigkeiten ohne und mit Geräte, z.B. Handknete, Übungsbrett, Handimpander trainieren, aufrechte Körperhaltung erarbeiten. Anleitung zur Selbstbeobachtung (Schonhaltung vermeiden), Hausaufgabenprogramm.

5.5.2   Enchondrom

Häufigster gutartiger Knochentumor der Hand, meist meta- und diaphysär in der Grundphalanx. M:F = 1 : 1.

Klinik

Meist Zufallsbefund. Schmerzen nur bei Spontanfraktur im Tumorbereich, evtl. Druckschmerz. Harte Schwellung dorsal über dem Tumor. Oft keine Bewegungseinschränkung.

 Ärztliche Therapie

Nur operative Therapie möglich. Ausräumung wegen Frakturgefahr, Auffüllung mit autologen Knochenspänen aus dem Beckenkamm. Kleine Enchondrome werden nur ausgeräumt.

 Physiotherapie ☞ 5.5.1

! Häufig nicht erforderlich.

5.5.3   Ganglien

Gutartige, prallelastische mit visköser Flüssigkeit (Mucin) gefüllte, unter der Haut gelegene Weichteiltumore mit Verbindung zur Gelenkkapsel bzw. Sehnenscheide. Vorkommen häufig dorsal über dem Os lunatum, aber auch im Bereich der Ringbänder der Finger; häufigster Weichteiltumor. M:F = 1 : 3, 20.–30. Lj.

Ursachen

Nicht völlig geklärt, meist Dehnung und Überlastung.

Klinik

Sehr unterschiedlich, von Beschwerdefreiheit bis zu heftigsten Schmerzen. Ausstrahlung bis in den Oberarm; Greifschwäche; evtl. Dys- und Hypästhesie bei Druck auf Nerv.

 Ärztliche Therapie

• konservativ: Aufklärung über Gutartigkeit des Tumors
• operativ: Exzision.

 Physiotherapie

☞ 5.5.1. Zusätzlich Gelenkstabilisierung durch Kräftigung der Unterarmmuskulatur, z.B. isometrische Anspannungsübungen.

5.5.4   Lunatummalazie (M. Kienböck)

Aseptische Knochennekrose des Mondbeins, führt zur Handgelenksarthrose.

Ursachen

Ungeklärte Durchblutungsstörung (z.B. bei Minusvariante der Elle → Kompression des Mondbeins); Gefäßanomalien; rezidivierende kleinere Traumen (Arbeit mit Preßluftwerkzeugen); posttraumatisch (Unfall führt zu Gefäßverschluß/-ruptur).
M:F = 1 : 4, handwerkliche Berufe überwiegen. Altersgipfel 20.–30. Lj.

Klinik

Schmerzen im Handgelenk; umschriebener Druckschmerz, besonders dorsal über dem Os lunatum. Im Endstadium Einschränkung der Dorsalextension.

Stadieneinteilung der Lunatummalazie	
Stadium	**Röntgenologischer/Klinischer Befund**
Stadium 0	Keine röntgenologische Veränderungen; Veränderungen im Knochen-Szintigramm und NMR
Stadium 1	Verdichtung des Os lunatum
Stadium 2	Kleinfleckige Aufhellung
Stadium 3	Zusammenbruch des Os lunatum
Stadium 4	Deformierung und radiokarpale Arthrose

 Ärztliche Therapie

Operativ: Resektion des Os lunatum und Interposition von Sehnenmaterial. STT-Arthrodese (Skaphoid, Trapezium, Trapeziodeum: dadurch Aufrichtung des Kahnbeins und Entlastung des Mondbeins). Radiusverkürzungsosteotomie, bei Minusvariante der Elle. Gips für 6 Wo., danach PT (☞ 5.5.1).

Physiotherapie

☞ 5.5.1, Behandlung nach Befund

5.5.5   Rhizarthrose

Arthrose des Daumensattelgelenks.

Ursachen

Meist primäre Arthrose, besonders bei Frauen nach der Menopause; oft gleichzeitige arthrotische Veränderungen anderer Gelenke der Hand.

Klinik

Schmerzen besonders beim Zufassen (Opposition des Daumens), Bewegungseinschränkungen mit Kapselschwellung.

Ärztliche Therapie
- konservativ: Wärmebehandlung; Antiphlogistika, ggf. intraartikuläre Injektion von Glukokortikoiden; Ledermanschette zur Ruhigstellung des Gelenks
- operativ: bei jungen Pat. Arthrodese oder Resektion des Trapezium mit Interposition einer Sehne; ggf. Silikoninterposition, endoprothetischer Ersatz bei alten Pat.

 Physiotherapie
☞ 5.5.1.

 Tips & Fallen
Beruf bzw. Hobbies erfragen; evtl. vorhandene Funktionsstörungen behandeln.

5.5.6 Navikular-Pseudarthrose (Scaphoidpseudoarthrose) —

Meistens nicht ausgeheilte Fraktur des Kahnbeins, die Bruchstücke sind bindegewebig miteinander verbunden.

Ursachen
Oft übersehene oder falsch behandelte Navikularfrakturen; ungenügende Gefäßversorgung des kleineren proximalen Fragments. Dislokation und Instabilität der Fragmente.

Klinik
Gelegentlich symptomloser Zufallsbefund; sonst starke, belastungsabhängige Schmerzen dorsal und palmar über dem Os naviculare (besonders in der Tabatière). Dorsalextension im Handgelenk eingeschränkt. DD: M. Preiser (avaskuläre Navikularnekrose).

 Ärztliche Therapie
- konservativ: Gipsruhigstellung, 4–6 Mon. nach Unfall allerdings nicht mehr erfolgreich; Magnetfeldtherapie (nicht sicher bewiesen); Infiltration von Glukokortikoiden; Handgelenksbandage aus Walkleder
- operativ:
  - Matti Russe-Plastik: Einfalzung eines Knochenspanes zwischen den beiden Navikularebruchstücken (stabile Pseudarthrose). Instabile Pseudarthrose: Fixierung der Fragmente mit Kirschnerdraht oder Schraubenosteosynthese
  - postoperativ Oberarmgips mit Daumengrundgliedeinschluß für 6 Wo., dann Unterarmgips mit Daumengrundgliedeinschluß für ebenfalls 6 Wo.
  - Bei schon bestehender schwerster radiokarpaler Arthrose kommt nur die Handgelenksarthrodese in Frage.

 Physiotherapie
☞ 4.5.2, 5.5.1, Behandlung nach Befund.

5.5.7 Syndaktylie

Fehlende komplette bzw. inkomplette Trennung zweier oder mehrerer Finger in unterschiedlich starkem Ausmaß, oft mit weiteren Fehlbildungen (Polydaktylie, Spalthand). Häufige Fehlbildungsform der Hand. Häufigkeit: 1 : 2000 Geburten; M:F = 2 : 1.

Ursachen
In der 6.–8. Schwangerschaftswoche bleibt die Trennung der Finger aus; 70 % sporadisch, sonst autosomaler dominanter Erbgang.

Klinik
Es wird unterschieden in komplett/inkomplett sowie kutan/ossär und komplexe Syndaktylie.

 Ärztliche Therapie
Operativ: je schwerer die Fehlbildung, desto früher sollte die operative Trennung erfolgen (< 3. Lebensjahr).

 Physiotherapie
☞ 5.5.1.

5.5.8 Tendinosen, Insertionstendinosen, Tendopathien

Schmerzhafte Veränderung der Sehnen an Muskelansätzen oder -ursprüngen, aber auch an Kapsel- und Bandansätzen.

Ursachen
Lokale chronische Überlastung (gleichförmige Belastung, ungewohnte Tätigkeiten). Prinzipiell können alle Sehnen und Sehnenansätze erkranken, am häufigsten sind Tendopathien im Bereich von Schulter, Ellenbogen, Knie, Ferse und Hüfte.

Wichtige Lokalisationen

Epicondylus humeri ulnaris und radialis (☞ 5.6.6), Rotatorenmanschette (M. supraspinatus), Bizepssehne, Trochanter major, Patella, Pes anserinus, Achillessehne, Fersensporn.

Tendovagopathien (Tendovaginitis, Tendosynovitis)

Schwellungen und Verdickungen des Sehnengleitgewebes bzw. der Sehnenscheiden.

 Ärztliche Therapie
• konservativ: orale Antirheumatika (z.B. Diclofenac); Salben (z.B. Voltaren Emulgel®); Ruhigstellung (Tape-Verband oder Gips); Infiltration (Kortikoide und Lokalanästhetikum); Vermeidung von Auslösebewegungen; Orthesen (Armbandage, Ellenbogenbandage, Fersenpolster, Epikondylitisspange)

- Stoßwellentherapie: Wirkungsmechanismus: wahrscheinlich Beeinflussung der afferenten Schmerzfasern oder Änderung des chemischen Milieus um den Schmerzrezeptor. Mit einem Applikator werden Stoßwellen auf die entsprechenden Stellen „geschossen". Erfolgsaussichten 70–80 %; ambulante Durchführung von 2–4 Sitzungen je 30 Min. Ind.: bei chron. rez. Reizzuständen an Band- und Sehnenstrukturen, wenn kons. Methoden bereits ausgereizt sind; z.B. Tennis- und Golferellenbogen, Periarthropathia humeroscapularis, Fersensporn, Patellaspitzensyndrom.
- operativ: selten OP-Indikation (z.B. Epikondylitis; ☞ 5.6.6).

Physiotherapie

Tendinosen (☞ 5.6.6)

PT der Tendovaginopathie nach Ruhigstellung oder OP

- Schmerzfreiheit: allgemeine Entspannung. TENS-Gerät (☞ 2.8.10). Querfriktionen auf überlasteten Sehnenansätzen
- entstaute Hand: konsequente Hochlagerung, Einsatz der Muskelpumpe durch intensive aktive Bewegung der Finger, Lymphdrainage (☞ 2.4.5), evtl. Heiße Rolle
- optimale Beweglichkeit der betroffenen Finger- und Handgelenke: aktive Beuge- und Streckübungen anfangs ohne Widerstand, um erneuter Überlastung vorzubeugen, Manuelle Therapie (☞ 2.3.16)
- optimaler Muskeltonus: exzentrische Kontraktionsfähigkeit der überlasteten Muskulatur, auch mit Theraband, zur Vorbereitung Heiße Rolle
- volle Kraft: statische und dynamische Muskelarbeit der Finger- und Unterarmmuskulatur
  - Zusatzmaßnahmen: PNF – uni- und bilaterale Armpattern, Kombination Arm-Scapula, Techniken z.B.: Agonistische Umkehr, betonte Bewegungsfolge (☞ 2.3.18)
- ! Kräftigung erst nach dem Abklingen der Reizzustände → oft Rezidive!
- optimale Gebrauchsfähigkeit: aufrechte Körperhaltung erarbeiten; Sitzhaltung korrigieren, evtl. Sitzkeil zur Unterstützung der AH. Anleitung zur Selbstbeobachtung (Schonhaltung und erneute Überbelastung vermeiden; ☞ 2.2.6), Hausaufgabenprogramm.

5.5.9   Tendovaginitis de Quervain

Schmerzhafte Einengung und Stenose der im 1. Strecksehnenfach verlaufenden Sehnen des M. abductor pollicis longus sowie des M. extensor pollicis brevis (☞ Abb. 5.17) mit nachfolgender Auftreibung der Sehne und Verdickung des Retinakulums. Meist Frauen im mittleren Alter oder jüngere Frauen mit manueller Tätigkeit (z.B. Sekretärinnen) betroffen.

Ursachen
Übermäßige Beanspruchung.

Klinik

Belastungs- und bewegungsabhängige Schmerzen im 1. Strecksehnenfach im Bereich des Processus styloideus radii, z.B. bei festem Halten und Zugreifen. Eingeschränkte Ulnarduktion des Handgelenkes. *Finkelsteinsches Zeichen:* Starke Schmerzen bei max. Beugung des Daumens (Daumen in Hand eingeschlossen) und Ulnarduktion des Handgelenkes.

Ärztliche Therapie

- konservativ: Ruhigstellung des Daumens im Tape- oder Gipsverband; lokale Infiltration von Glukokortikoiden
- operativ: Spaltung des Retinakulums und damit Dekompression der Sehne, sofortige Mobilisation bei zunehmender Belastung.

Physiotherapie

☞ 5.5.8.

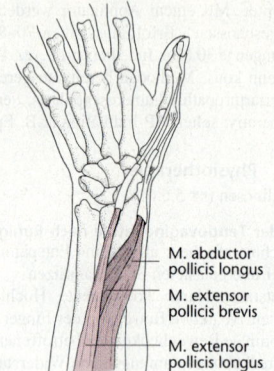

M. abductor pollicis longus

M. extensor pollicis brevis

M. extensor pollicis longus

Abb. 5.17: Tendovaginitis de Quervain – Sehnenscheiden [A300-157]

5.5.10 Schnellender Finger, schnellender Daumen

Plötzliches, teilweise schmerzhaftes Schnappen des Fingers bei Beugung und Streckung durch degenerative, knotige Verdickung des Sehnengleitgewebes. Evtl. vollständige Beuge- bzw. Streckhemmung. Bei Kleinkindern häufig Beugekontraktur des Daumenendgliedes (Pollex flexus).

Ätiologie

Durch Überlastung oder degenerative Veränderung Schwellung des Sehnengewebes → knotige Verdickung der Sehne in Höhe des ersten Ringbandes; der Knoten kann nur mit Kraft durch den Ringbandkanal gezogen werden.

Klinik

Schmerzen bei Beugung und Streckung des Fingers in Höhe des Metakarpalköpfchens; hier auch Druckschmerz. Plötzliches Schnappen des Fingers bei zunehmender Beugung oder Streckung im proximalen Interphalangealgelenk der Finger oder des Interphalangealgelenk des Daumens. Reiben und knotige Verdickung der Sehne über dem Metakarpalköpfchen tastbar.

Ärztliche Therapie

- konservativ: Injektion eines Glukokortikoids in die Beugesehnenscheide
- operativ: komplette Durchtrennung des Ringbandes, postoperativ sofortige Mobilisation der Finger.

〰️ Physiotherapie

Frühphase
- Schmerzfreiheit: Hochlagern, evtl. Kühlen, Querfriktionen nach Wundheilung
- entstaute Hand: konsequente Hochlagerung, Einsatz der Muskelpumpe durch aktive Bewegungen der Finger soweit möglich, Lymphdrainage proximal des OP-Bereiches (☞ 2.4.5)
- optimale Beweglichkeit der betroffenen Finger, aktive Streck- und Beugeübungen, Manuelle Therapie (☞ 2.3.16)
- ! Anfangs die Gelenke selektiv beüben.
- volle Kraft: statische und dynamische Muskelarbeit der Finger; Geräte: z.B. Schaumstoffball, Handimpander. PNF (☞ 2.3.18): uni- und bilaterale Armpattern, Kombination mit Skapula
- optimale Gebrauchsbewegungen und Schulung der feinmotorischen Fähigkeiten mit und ohne Geräte (Knete, Übungsbrett).

🔎 Zusatzmaßnahmen

Haltungsschule, Anleitung zur Selbstbeobachtung (Schonhaltungen vermeiden), Hausaufgabenprogramm.

Spätphase (nach 6 Wo.)
- Schmerzfreiheit: wie bei Frühphase, zusätzlich Querfriktionen
- entstaute Hand: wie bei Frühphase
  - 🔎 Zusatzmaßnahmen: Einsatz der Muskelpumpe durch intensive aktive Bewegung der Finger; Lymphdrainage (☞ 2.4.5)
- optimale Beweglichkeit der betroffenen Finger: aktive Streckübungen und Beugeübungen ohne Widerstand für 2 Wo. (Rupturgefahr), Manuelle Therapie
- volle Kraft: statische und dynamische Muskelarbeit der Finger, PNF: uni- und bilaterale Armpattern, Kombination Arm-Scapula (☞ 2.3.18)
- optimale Gebrauchsfähigkeit der Hand: Trainieren der grob- und feinmotorischen Fähigkeiten ohne und mit Geräten (Knete, Übungsbrett), Handstütz, Haltungsschule Anleitung zur Selbstbeobachtung (Schonhaltung vermeiden), Hausaufgabenprogramm.

5.5.11 Karpaltunnelsyndrom

Einengung des N. medianus im Karpaltunnel, verbunden mit Gefühlsstörungen, Mißempfindungen und Schmerzen der von ihm versorgten Gebiete (palmarer Daumen, Zeige- und Mittelfinger sowie radiale Hälfte des Ringfingers). M:F = 1 : 2, Altersgipfel bei Frauen 50.–60. Lj.

Ursachen

Meist idiopathisch, Tendosynovialitis bei Rheumatikern, in Fehlstellung verheilte distale Radiusfrakturen, Verrenkung der Handwurzelknochen, Tumore, hormonelle Veränderungen (Schwangerschaft, Myxödem, Hyperthyreose).

Klinik

Hoffmann-Tinel-Zeichen: Klopfschmerz und Parästhesien bei Beklopfen des Karpaltunnels.

Flaschen-Test: Flasche kann mit betroffener Hand nicht richtig umfaßt werden, da der Daumen nicht weit genug abgespreizt werden kann (Ausfall des M. opponens).

Phalen-Test: bei maximaler Flexion im Handgelenk treten nach einer Minute zunehmende Parästhesien auf.

DD: HWS-Symptomatik (C6/C7), Thoracic-Outlet-Syndrom, Medianuskompression am distalen Oberarm oder im Bereich des M. pronator teres.

Ärztliche Therapie

- konservativ: Ruhigstellung und nächtliche Hochlagerung auf dorsaler Schiene (starke Belästigung des Pat., Erfolg unsicher), Kortisoninfiltration des Karpaltunnels (meist kein dauerhafter Erfolg, Gefahr der Medianusschädigung)
- operativ: Dekompression des N. medianus durch Spaltung des Lig. carpi transversum; postoperativ sofort mit PT beginnen, nach ca. 3 Wo. zunehmende Belastung der Hand, schwere manuelle Tätigkeit frühestens 6 Wo. postop.

Physiotherapie

☞ 5.5.1.

- Innervationsschulung der Daumenballenmuskulatur: E-Therapie nach IT-Kurve (☞ 2.8.3), taktile Reize, Eisabreibungen, PNF
- optimale Sensibilität: Reize setzen, z.B. mit Frottee-Handtuch, weicher Bürste, kurzen Eisabreibungen; Sensibilitätstraining zum „Erkennen" von Gegenständen: Pat. tastet, ohne hinzuschauen, Gegenstände ab, zuerst einfache Formen (Holzklötze als Quader, Pyramide); dann zusätzlich mit unterschiedlichen Oberflächen (Holzklötzchen z.B. überzogen mit Teppichboden, Wollstoff, Seidenstoff), schließlich Gegenstände des täglichen Lebens
- normaler Muskeltonus der Unterarmpronatoren und der Finger- und Handflexoren: AeK der Pronatoren und Flexoren; vorbereitend Heiße Rolle (☞ 2.7.2) auf die entsprechende Muskulatur

5.5.12 Morbus Dupuytren

Knötchen- oder strangförmige Veränderung der Palmaraponeurose überwiegend bei Männern im 5.–7. Lebensjahrzehnt. Am häufigsten betroffen sind der IV. und V. Finger, Vorkommen aber auch am Daumen und am Fuß (M. Ledderhose).

Stadieneinteilung des M. Dupuytren	
Stadium	**Klinischer Befund**
1. Stadium	Isolierte Strangbildung, Knötchen; noch keine Kontrakturen
2. Stadium	Beginnende Kontraktur: MCP kann nicht mehr voll gestreckt werden
3. Stadium	Beugekontraktur in MCP und PIP
4. Stadium	Wie 3. Stadium, zusätzlich Hyperextension im DIP

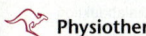 **Ärztliche Therapie**

- konservativ: Therapie meist nicht erfolgreich, da die Erkrankung i.d.R. fortschreitet
- operativ: partielle Aponeurektomie (nachfolgende kurzfristige Ruhigstellung) ab 2. Stadium oder bei Beschwerden.

Physiotherapie

Nach sichergestellter primärer Wundheilung.

- **Schmerzfreiheit:** Hochlagern, Kühlen, allgemeine Entspannung
  - ♪ Zusatzmaßnahmen: E-Therapie – TENS-Gerät (☞ 2.7.11), Ultraschall
- **entstaute Hand:** konsequente Hochlagerung, Einsatz der Muskelpumpe durch intensive aktive Bewegungen der Finger
  - ♪ Zusatzmaßnahmen: Lymphdrainage (☞ 2.4.5), Wrapping – Auswickeln der Finger und Hand mit einem dünnen Seil, anschließend sofort wieder abziehen und bewegen.
- **optimale Narbenverhältnisse:** Narbenmobilisation, evtl. mit Narbensalben (z.B. Contractubex®). BGM (☞ 2.5.2). Hitze (z.B. Heiße Rolle; ☞ 2.7.2). E-Therapie: Iontophorese mit Kaliumjodat (☞ 2.8.2), Ultraschall (☞ 2.8.14)
- **optimale Beweglichkeit von Finger- und Handgelenken:** aktive und passive Mobilisationstechniken, z.B. Arbeiten an der Bewegungsgrenze, AeK, Ermüden der Antagonisten, Reziproke Hemmung (☞ 2.2.4), Manuelle Therapie (☞ 2.3.16)
- ! Anfangs jedes Gelenk selektiv beüben.
- **volle Kraft:** statische und dynamische Muskelarbeit von Finger- und Handmuskulatur
  - ♪ Zusatzmaßnahmen: PNF (☞ 2.3.16) – uni- und bilaterale Armpattern, Kombination Arm-Scapula; BRUNKOW (☞ 2.3.5)
- **funktionelle Gebrauchsbewegungen:** Trainieren der grob- und feinmotorischen Fähigkeiten ohne und mit Geräten (Knete, Übungsbrett), Handstütz.
  - ♪ Zusatzmaßnahmen: Erarbeiten aufrechter Körperhaltung (☞ 2.2.6), Anleitung zur Selbstbeobachtung (keine Schonhaltung!), Hausaufgabenprogramm.

5.6   Ellenbogen

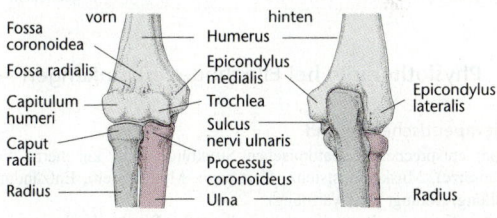

Abb. 5.18: Anatomie des Ellenbogengelenks [A300-190]

Die wichtigsten Unterarmmuskeln (☞ Abb. 5.18)			
Muskel	**Ursprung**	**Ansatz**	**Funktion**
Strecker (Extensoren) im Handgelenk			
M. extensor carpi radialis longus	Lateraler Rand des Humerus	2. Mittelhand-knochen	Handextension, Radialabduktion
M. extensor carpi radialis brevis	Epicondylus lateralis humeri	3. Mittelhand-knochen	Handextension
M. extensor carpi ulnaris	Epicondylus lateralis humeri und Ulna-hinterfläche	5. Mittelhand-knochen	Handextension, Ulnarabduktion
Beuger (Flexoren) im Handgelenk			
M. flexor carpi radialis	Epicondylus medialis humeri	2. und 3. Mittel-handknochen	Handflex., Radialab-duktion, Pronation
M. flexor carpi ulnaris	Epicondylus medialis humeri und Ulnahinterrand	Os pisiforme, von dort an 5. Mittel-handknochen	Handflexion, Ulnarabduktion
M. palmaris lon-gus	Epicondylus medialis humeri	Palmaraponeurose	Handflexion
Supinatoren			
M. biceps brachii	Tuberculum supraglenoidale scapulae; Proc. coracoideus	Radius, Unterarmfaszie	Ellenbogenflexion, Supination
M. supinator	Epicondylus lateralis humeri und Ulna	Tuberositas radii	Supination
Pronatoren			
M. pronator teres	Epicondylus medialis humeri und Medialseite der Ulna	Lateraler Radius	Pronation, Ellenbogenflexion
M. pronator quadratus	Vorderrand der Ulna	Vorderrand des Radius	Pronation
Supinator und Pronator			
M. brachioradialis	Lateraler, distaler Humerus	Processus styloideus radii	Bringt Unterarm aus Pronation bzw. Supination in Mittel-stellung, Ellenbo-genflexion

5.6.1 Physiotherapie bei Ellenbogenerkrankungen

Physiotherapeutischer Befund

- Palpation: entsprechende anatomischen Strukturen (z.B. knöcherne Vorsprünge, Sehnenansätze), Muskelkonsistenz (Hartspann, Myogelosen), Entzündungszeichen (Schwellung, Rötung, Überwärmung)
- Stabilitätsprüfung: zur Beurteilung der kollateralen Bandverbindungen
- Bewegungsprüfung: Beugung/Streckung, Pro- und Supination
- Provokationstests: radiale Handgelenksextension und ulnare Handgelenksflexion (schmerzhaft bei Epikondylitis).

! Immer prox. (Schultergelenk) und distales Gelenk (Handgelenk) mit untersuchen.

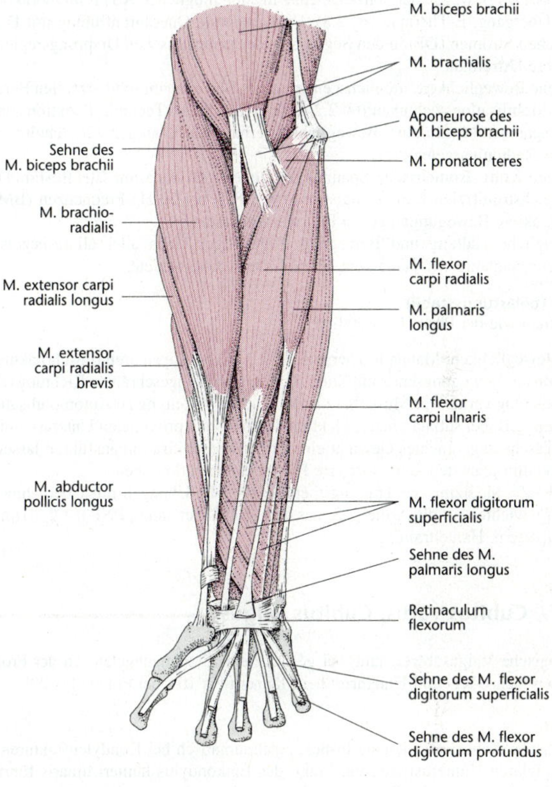

M. biceps brachii

M. brachialis

Aponeurose des
M. biceps brachii

M. pronator teres

Sehne des
M. biceps brachii

M. brachio-
radialis

M. extensor carpi
radialis longus

M. flexor
carpi radialis

M. palmaris
longus

M. extensor
carpi radialis
brevis

M. flexor
carpi ulnaris

M. abductor
pollicis longus

M. flexor digitorum
superficialis

Sehne des M.
palmaris longus

Retinaculum
flexorum

Sehne des M. flexor
digitorum superficialis

Sehne des M. flexor
digitorum profundus

Abb. 5.19: Unterarmmuskeln in Pronationsstellung [A300-190]

Physiotherapie nach operativen Eingriffen am Ellenbogen

Phase I (übungsstabil)

- entstautes Gelenk: Arm in ASTE über Schulterhöhe lagern, aktives Bewegen von
  Finger- und Handgelenken, Lymphdrainage (☞ 2.4.5), Hitzeanwendung (☞ 2.7.2)
  außerhalb des OP-Gebietes (z.B. heiße Rolle)

- Schmerzfreiheit: Weichteiltechniken (☞ 2.2.4), z.B. Funktionsmassage, zur Entspannung von M. biceps, M. triceps sowie der Handgelenksbeuger und -strecker, intermittierende Traktion in aktueller Ruhestellung innerhalb Stufe II im Humeroradial- und Humeroulnargelenk. Sympathikusdämpfung durch schmerzfreies aktives oder passives Bewegen der Wirbelgelenke in allen möglichen ASTE im thorakolumbalen Übergang, E-Therapie (☞ 2.8): Paravertebrale Querdurchflutung mit Diadynamischen Strömen (DF) in den Segmenten der sympathischen Ursprungsregion für die obere Extremität
- erhaltene Beweglichkeit: möglichst endgradiges Bewegen im schmerzfreien Bereich, aktive Mobilisationstechniken (☞ 2.2.4) mit Hold-Relax-Technik, Funktionsmassage verspannter Muskulatur, Beweglichkeitserhaltende Übungen für Schulter- und distales Radioulnargelenk
- erhaltene Kraft: isometrische Spannungsübungen ggf. auch mit Elektrostimulation mit gleichstromfreiem Exponentialstrom (☞ 2.8.5) bei 50 Hz-Frequenzen (BMR®-Gerät), aktive Bewegungen gegen Führungswiderstand
- bestmögliche Haltung und Bewegung: frühzeitiges Üben aller alltagsbezogenen Bewegungsabläufe wie Hand zum Mund führen, Kämmen etc.

Phase II (belastungsstabil)
Maßnahmen wie bei Phase I, zusätzlich:

- volle Beweglichkeit: Manuelle Therapie (☞ 2.3.16) bei kapsulären Einschränkungen: Traktion am Bewegungsende mit Stufe III, Gleiten in eingeschränkte Richtung (Stufe III). Dehnung verkürzter Muskeln (z.B. M. biceps), Anleitung zu Automobilisationsübungen (z.B. bei submaximaler Flektion durch ein am proximalen Unterarm mittels einer Tasche angebrachtes Gewicht eine Traktionsmobilisation ausführen lassen)
! Bei Metallimplantaten keine forcierte Pro- und Supination üben.
- volle Kraft: Medizinische Trainingstherapie (☞ 11), Übungen mit Übernahme des Körpergewichtes auf die Arme (z.B. aus dem Vierfüßlerstand), PNF (☞ 2.3.18): alle Rumpfpattern. Hanteltraining.

5.6.2 Cubitus varus, Cubitus valgus

Physiologische Valgusabweichung bei gestrecktem Ellenbogengelenk in der Frontalebene zwischen Ober- und Unterarm: bei Männern bis 10°, bei Frauen bis 20°.

Ätiologie
Pathologische Achsenabweichung insbes. posttraumatisch bei Kondylenfrakturen und suprakondylären Humerusfrakturen. Frakt. des Epikondylus humeri ulnaris führt zur Varusdeformität, Frakt. des Radiusköpfchens zur Valgusdeformität.

Ärztliche Therapie
Operativ: suprakondyläre Umstellungsosteotomie bei Fehlstellungen mit Bewegungseinschränkungen.

Physiotherapie
☞ 5.6.1.

5.6.3   Arthrose des Ellenbogengelenks

Ätiologie
Posttraumatische Achsenfehlstellung bei in Fehlstellung verheilten intraartikulären Frakturen; postinfektiös; Chondromatosen (multiple intraartikuläre, zum Teil verknöcherte Knorpelneubildungen, die zu freien Gelenkkörpern führen).

Klinik
Zunehmende, zum Teil schmerzhafte aktive und passive Bewegungseinschränkung mit Streck- und Beugedefizit.

 Ärztliche Therapie
- konservativ: intraartikuläre Injektion von Analgetika und Glukokortikoiden
- operativ: Arthrolyse (offen oder arthroskopisch); alternativ Resektions-Interpositionsarthroplastik.

 Physiotherapie
☞ 5.6.1.

5.6.4   Bursitis olecrani

Ätiologie
Chronische Schleimbeutelentzündung des Ellenbogens meist nach Überlastung (z.B. Schreibtischarbeit); akute eitrige Bursitis nach offener Verletzung.

Klinik
Deutliche teigige bis fluktuierende Schwellung über dem Olekranon; bei bakterieller akuter Bursitis zusätzlich mit Rötung und Überwärmung.

 Ärztliche Therapie
- konservativ: bei chron. Bursitis Schonung, Ruhigstellung, Salbenverbände (Voltaren Emulgel®); ggf. entlastende und diagnostische Punktion
- operativ: bei therapieresistenter chronischer Bursitis Bursektomie und Antibiose. Akute eitrige Bursitis: Bursektomie.

 Physiotherapie
☞ 5.6.1.

5.6.5   Ellenbogenluxation

Luxation im Bereich des Humeroulnargelenks bei meist adäquatem Trauma, z.B. Sturz auf den Arm. Selten angeborene Luxation im Humeroulnargelenk bzw. Radiusköpfchenluxation. Ca. 85 % dorsale Luxation, ca. 40 % knöcherne Begleitverletzungen.

Klinik

Diagnose meist eindeutig aufgrund der Schwellung und Fehlstellung. Häufige Begleitverletzungen: Fraktur des Processus coronoideus, Ausriß des Epicondylus ulnaris.

 Ärztliche Therapie

- konservativ: Reposition in Narkose, danach Ruhigstellung im Oberarm-Gipsverband für 2–3 Wo.
- operativ: bei Begleitverletzungen wie Frakturen, Gefäß- und Nervenverletzungen und drohendem Kompartmentsyndrom, Reposition, Orthosynthese.

 Physiotherapie

☞ 5.6.1.

5.6.6 Epicondylitis

Umschriebenes Schmerzsyndrom im epikondylären Ursprungsbereich der Muskulatur. Häufiger radial (Epicondylitis humeri radialis – Tennisellenbogen): Ansätze der Fingerextensoren (☞ Abb. 5.19); seltener ulnar (Epicondylitis humeri ulnaris – Golferellenbogen): Ansatztendinose der Fingerbeuger.

Ursache

Überbeanspruchung, Degeneration der Muskelansätze im Bereich der Epikondylen.

Klinik

Schmerzen, z.B. beim Händeschütteln, Gegenstände heben. Druckschmerz im Bereich der Epikondylen.

Provokationstests: Bei Epicondylitis humeri radialis Schmerzen bei Pronation und Dorsalextension der Hand sowie des Mittelfingers gegen Widerstand. Bei Epicondylitis ulnaris Schmerzen bei Supination und Volarflexion gegen Widerstand.

DD: Nervenkompressionssyndrome (Sulcus ulnaris, Pronator teres, Supinatorlogen), HWS-Syndrom (C6).

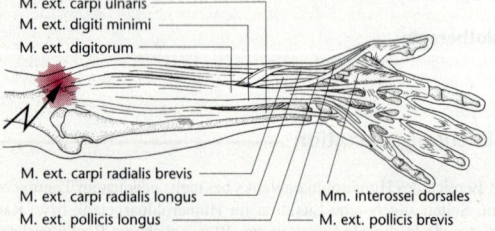

Abb. 5.20: Epicondylitis radialis humeri [A300–157]

Ärztliche Therapie

Konservativ:
- Aufklärung über Gutartigkeit und zeitlichen Verlauf der Erkrankung. Vermeidung von Bewegungen, die den Schmerz auslösen (Heben schwerer Gegenstände bei Epicondylitis ulnaris). Medikamente: Antiphlogistika (oral/i.m.), Infiltration von Analgetika
- Ruhigstellung: volare Oberarmgipsschiene, Tape-Verband
- Orthopädietechnik: Epikondylitisspange oder Bandage (z.B. Epitrain®) führt zur Zugrichtungsänderung der Sehnen der Handgelenksextensoren und somit zur Entlastung des Sehnenansatzes.

Operativ:
- Epikondylitis humeri radialis: Desinsertion des M. extensor carpi radialis brevis und Durchtrennung der sensiblen Nervenäste im Ansatzgebiet der Muskulatur (OP nach HOHMANN und WILHELM). Bei zusätzlichen Supinatorsyndrom wird auch die Durchtrittsstelle des M. supinator erweitert. Postoperativ: Oberarmgipsschiene bis zur Wundheilung
- Epikondylitis humeri ulnaris: Desinsertion der Handgelenksflexoren am Epikondylus ulnaris.

 Physiotherapie

Bei konservativer Versorgung

! Behandlung erfolgt auf den überbeanspruchten Ursprungsstellen der Flexoren oder Extensoren am Ellenbogen; die Handflexoren sind oft überlastet (fast alle Tätigkeiten verlangen Fingerflexion). Dabei entsteht ein Kontraktionsschmerz der Handextensoren oder Dehnschmerz der Handflexoren. Die Behandlung erfolgt ursächlich im Bereich der Handflexoren (☞ 2.3.4).
- Schmerzfreiheit: Ultraschall, Lasertherapie, Ultraphonophorese, Iontophorese. Eis (nicht länger als 2–3 min). Hitze (Fango, Heiße Rolle ☞ 2.7.2); Entspannungstechniken (für Arme und Schultern ☞ 2.3.9–2.3.11). Querfriktionen
- volle Dehnfähigkeit: vorsichtige Längsdehnung (☞ 2.2.4), exzentrische Kontraktionsfähigkeit über Antagonisten-Hemmung
- erhaltene Beweglichkeit: aktive endgradige Bewegungen für Schulter- und Ellenbogen-, Hand- und Fingergelenke
- bestmögliche Haltung: aufrechte Körperhaltung zur Herstellung des muskulären Gleichgewichts im ganzen Körper erarbeiten (☞ 2.2.6)
- bestmögliche Alltagsbewegungen: Überbelastung vermeiden, z.B. bei Computerarbeit Pausen einlegen, Bewegungsausgleich schaffen, Sitzhaltung verbessern, Arbeitshöhe anpassen; beim Sport Technik verbessern
- Aufsuchen anderer Störfaktoren (Brügger ☞ 2.3.4), da Ellenbogenschmerzen auch reflektorisch bedingt sein können → Behandlung dieser Störfaktoren.

Zusatzmaßnahmen

Nach Abklingen der Beschwerden Beheben der Muskelschwächen, um damit einem Rezidiv vorzubeugen.

PT post-OP

Phase I (übungsstabil)
- Schmerzfreiheit: Arm in ASTE über Schulterhöhe lagern. Allg. Entspannung (z.B. nach JACOBSON; ☞ 2.3.11)

- entstauter Arm: konsequente Hochlagerung, Einsatz der Muskelpumpe durch aktive Finger- und Handbewegungen
- erhaltene Beweglichkeit von Schulter- und Handgelenk: aktive/passive endgradige Bewegungen von Schulter- und Handgelenk
- optimale Beweglichkeit des Ellenbogengelenks: vorsichtiges passives Durchbewegen, wenn erlaubt in allen Bewegungsrichtungen, passives Bewegen auf der Motorschiene, Mobilisationstechniken (☞ 2.2.4): z.B. Querreiben, Funktionsmassage
- erhaltene Kraft der nicht betroffenen Muskulatur: statische und dynamische Muskelarbeit, PNF (☞ 2.3.18) nichtbetroffener Arm, Scapula-Pattern, PNF betroffener Arm (Ellenbogen in Gipsschiene).

Zusatzmaßnahmen

- Lymphdrainage (☞ 2.4.5) außerhalb des operierten Bereiches
- Aufrechte Körperhaltung (☞ 2.2.6).

Phase II (belastungsstabil)
- Schmerzfreiheit: Behandlung ansatzgereizter und verspannter Muskeln (besonders Unterarmflexoren) mit Querfriktionen, Dekontraktionen (☞ 2.2.4), Funktionsmassage. Hitze, Ultraschall
- entstaute Extremität: Hochlagerung, aktives Bewegen im schmerzfreien Bereich, intermittierende Traktionen, Lymphdrainage (☞ 2.4.5)
- physiologische Gelenkstellung: bei Radiushochstand Traktionsmobilisation nach distal
- bestmögliche Beweglichkeit: Mobilisationstechniken (☞ 2.2.4), aktive Muskeldehnungen, Manuelle Therapie (Traktions- und Gleitmobilisation)
- bestmögliche Kraft: Widerstandübungen (auch mit Therabändern), später Medizinische Trainingstherapie (☞ 11).

5.7   Schulter

Vordere und hintere Muskulatur des Schultergürtels			
Muskel	**Ursprung**	**Ansatz**	**Funktion**
Vordere (ventrale) Schultermuskulatur			
M. subclavius	1. Rippe	Clavicula	Zieht die Clavicula herab, sichert SCG
M. pectoralis minor	3.–5. Rippe	Processus coracoideus	Zieht die Scapula nach vorne unten. Bei fixierter Scapula hebt er die 3.–5. Rippe (Atemhilfsmuskel)
M. serratus anterior	1.–9. Rippe	Margo medialis scapulae	Zieht die Scapula nach vorne und rotiert sie nach lateral, hebt die Rippen bei fixierter Scapula

Hintere (dorsale) Schultermuskulatur			
M. trapezius	Os occipitale, Dornfortsätze der Hals- und Brustwirbel	Clavicula, Acromion, spina scapulae	Hebt Clavicula und Scapula (Koffertragen), zieht die Scapula zur WS und rotiert sie nach lateral
M. levator scapulae	Proc. transversus C1–C4	Angulus superior scapulae	Hebt die Scapula und rotiert sie leicht nach medial
M. rhomboideus major	Dornfortsätze Th1–Th4	Margo medialis scapulae	Medial- und Aufwärtsbewegung der Scapula
M. rhomboideus minor	Dornfortsätze C6–C7		

Schulter und Oberarmmuskulatur			
Muskel	**Ursprung**	**Ansatz**	**Funktion**
Vom Stamm zum Oberarm			
M. pectoralis major	Clavicula, Sternum, Knorpelfläche der 2.–6. Rippe, Bauchwand	Crista tuberculi majoris	Anteversion, Adduktion, IR, kraftvolle Senkung des erhobenen Armes
M. latissimus dorsi	Dornfortsätze Th6–Th12, L1–L5, Crista iliaca und Kreuzbeinkamm, untere vier Rippen	Crista tuberculi minoris	Retroversion, Adduktion, IR, zieht die Schulter nach hinten und unten
Von der Scapula zum Oberarm			
M. deltoideus	Clavicula, Acromion, spina scapulae	Tuberositas deltoidea humeri	Abduktion, Anteversion, Retroversion, IR und AR
M. subscapularis	Fossa subscapularis	Tuberculum minus	IR
M. supra spinatus	Fossa supraspinale	Tuberculum majus	AR, Abduktion
M. infraspinatus	Fossa infraspinale	Tuberculum majus	AR
M. teres major	Margo lateralis scapulae	Crista tuberculi minoris	Retroversion, Adduktion und IR
Von der Scapula bzw. vom Humerus zum Unterarm			
M. biceps brachii	Tuberculum supragenoidale scapulae, Proc. coracoideus	Radius, Unterarmfaszie	Ellenbogenflexion, Supination, Anteversion
M. brachialis	Distaler Humerus	Tuberositas ulnae	Ellenbogenflexion
M. triceps brachii	Tuberculum infraglenoidale scapulae, Humerus	Olecranon	Ellenbogenextension, Adduktion

Bewegungsrichtungen des Schultergelenkes und daran beteiligte Muskeln	
Bewegung	**Muskeln**
Abduktion	• M. deltoideus (Fasern vom Akromion kommend) • M. supraspinatus
Adduktion	• M. pectoralis major • M. latissimus dorsi • M. teres major • M. deltoideus (Fasern von Spina scapulae und Klavikula kommend)
Anteversion	• M. deltoideus (Fasern von Akromion und Klavikula kommend) • M. pectoralis major • M. coracobrachialis
Retroversion	• M. deltoideus (Fasern von der Spina scapulae kommend) • M. latissimus dorsi • M. teres major
Innenrotation	• M. subscapularis • M. pectoralis major • M. deltoideus (Fasern von der Clavicula kommend) • M. teres major • M. latissimus dorsi
Außenrotation	• M. infraspinatus • M. teres minor • M. deltoideus (Fasern von der Spina scapulae kommend) • M. supraspinatus

5

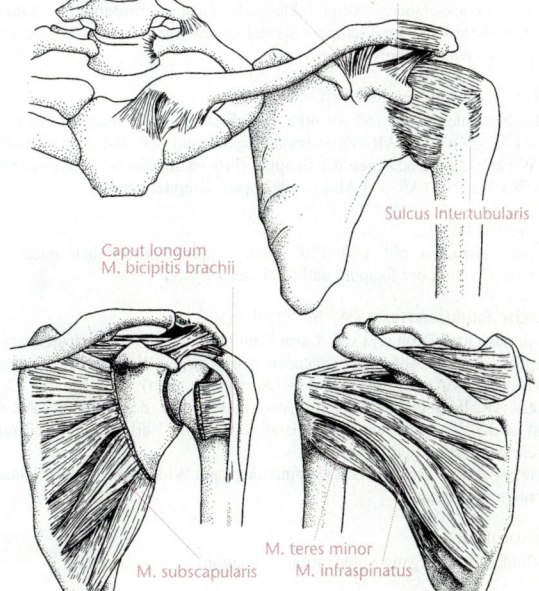

Ligamenta coracoclaviculares
Ligamentum coracoacromiale
Sulcus intertubularis
Caput longum M. bicipitis brachii
M. subscapularis
M. teres minor
M. infraspinatus

Abb. 5.21: Anatomie des Schultergürtels und der Schulter [A300–157]

5.7.1 Physiotherapeutischer Befund

Inspektion

Beobachtung beim Entkleiden. Schulter- und Beckenstand, Hämatom, Entzündungszeichen, Narben, sonstige Hautveränderung, Schwellung, Umfangsvermehrung, Atrophien, Hypertrophien, Deformität (Schulter, WS, Thorax), Schonhaltung, Asymmetrien, Achsenfehlstellung (z.B. Cubitus varus, Cubitus valgus), Skapulastand, Scapula alata?

„Screening der HWS"

Kinn-Jugulum-Abstand, Seitneigung, Rotation, axialer Druck; pos. Lhermitte-Zeichen (starke Kopfvorbeugung führt zu Parästhesien i. d. oberen Extremität), Blockierung, Zwangshaltung, Myogelosen, Hartspann, Krepitation.

Palpation Schultergürtel

Überwärmung, Myogelosen, Hartspann, Muskelatrophie. Druckschmerz Tuberculum majus (kraniale Anteile der Rotatorenmanschette), Processus coracoideus (Impingement-Sy.; ☞ 5.7.2), Sulcus intertubercularis: bei 10° IR genau ventral (Tendinitis lange Bizepssehne). Druckschmerz Akromioklavikular-Gelenk (Instabilität, Klaviertastenphänomen, Arthrose). Druckschmerz Sternoklavikulargelenk, Klavikula: Subluxation, Luxation, Klaviertastenphänomen.

Aktive und passive Beweglichkeit

Abd./Add.: Normalerweise 180°-0°-40°, bei Fixation der Skapula 90°/0°/40°. Flex./Ext.: 170°/0°/40°. IR/AR (Oberarm anliegend und 90° abd.): 95°/0°/60°. Ab welchem Winkelgrad Mitbewegen der Skapula (Frozen shoulder)? Schürzengriff (IR und Add.), Nackengriff (AR und Abd.). Schnappen, Krepitationen?

Impingementtests

„Painful arc" zwischen 60° und 120° Abd.; Impingementzeichen nach NEER: Schmerzen bei Fixation der Skapula und forcierter Flexion.

Isometrische Funktionstests (Widerstandstests)

- Supraspinatussehne: Drop arm sign (Arm kann nicht in 90° Abd. gehalten werden), Null-Grad-Abd.-Test (Abd. des hängenden Armes gegen Widerstand), Supraspinatustest (Halten des Armes in 90° Abd. bei Druck von oben)
- Rotatoren: AR, IR gegen Widerstand. Ausschluß des M. deltoideus bei AR durch 90° Abd. und 30° Anteflexion Pseudoparalyse (völliger Verlust der Abd.-Kraft bei Rotatorenmanschettenruptur)
- lange Bizepssehne: Yergason-Test (Supination gegen Widerstand bei 90° flektiertem und proniertem Unterarm).

Stabilitätsprüfung

Beachte: fließender Übergang Subluxation - Luxation!

- vordere Instabilität
  - Apprehensiontest (wichtigster Test): schmerzhafte Subluxation des Humeruskopfes bei AR und Abd. und Druck auf den vorderen Glenoidalrand
  - Test nach LEFFERT: Ventralisation des Humeruskopfes durch Daumendruck bei Abd. und AR, evtl. Schnappen bei Rückführung des Armes
  - vorderer Schubladentest nach GERBER: Fixation der Skapula und ca. 90° Abd., dann Ventralschub des proximalen Oberarmes
- hintere Instabilität
  - hinterer Schubladentest nach GERBER: dorsale Schublade bei Daumendruck in 30° Anteflexion und leichtem axialen Druck
  - Test nach FUKUDA: Fixation beider Skapulae mit dem Daumen und Humerusköpfe mit den Zeigefingern nach hinten ziehen
- untere Instabilität:
  - unterer Schubladentest: Zug am herabhängenden Arm, evtl. Rinne unterhalb des Akromion („sulcus sign")
  - unteres „apprehension sign": Abwehrbewegung des Pat. bei 90° Abd. und forciertem Druck auf den prox. Oberarm
- AC-Sprengung: Hochstehen der Klavikula, Klaviertastenphänomen
- allgemeine Bandlaxität: Überstreckung im Daumengrund-, Ellenbogengelenk

Ellenbogengelenk

- Palpation: Druckschmerz über entspr. anatomischen Strukturen (z.B. knöcherne Vorsprünge, Sehnenansätze); Muskelkonsistenz (z.B. Muskelhartspann, Myogelosen); Fluktuationen. Bei Schwellungen Konsistenz (teigig, derb, fluktuierend) sowie zusätzliche Entzündungszeichen (z.B. Rötung, Überwärmung) beschreiben
- Stabilitätsprüfung: zur Beurteilung der kollateralen Bandverbindungen
- Bewegungsprüfung: Beugung/Streckung sowie Pro- und Supination
- Provokationstests: radiale Handgelenksextension und ulnare Handgelenksflexion (Epikondylitis).

Neurologischer Befund (☞ 6.1)

Immer Seitenvergleich! Paresen, Sensibilität, Reflexe (BSR, TSR, RPR).

Durchblutung: Pulse.

5.7.2 Degenerative Erkrankungen des Schultergürtels

▌ Periarthropathia humeroscapularis (PHS)

Kein eigenständiges Krankheitsbild, Sammelbegriff degenerativer Erkrankungen (Bursitis, Kapsulitis, Tendinitis) des Schultergelenkes. Am häufigsten Tendopathie der Rotatorenmanschette. Häufig zusätzlich Bursitis subacromialis, degenerative Rotatorenmanschettenruptur, Fibrose der Gelenkkapsel (frozen shoulder). „Diagnose" PHS möglichst vermeiden. Besser ist folgende Differenzierung:

Periarthropathia humeroscapularis	
Klinische Diagnose	**Ätiologische Diagnose**
• PHS simplex (schmerzhafte Schulter)	• Tendopathie der Rotatorenmanschette (oder der langen Bizepssehne)
• PHS acuta (hyperalgische Schulter),	• Akute Bursitis subacromialis (bei Tendopathie der Rotatorenmanschette)
• PHS pseudoparalytica (Pseudoparalyse)	• Ruptur der Rotatorenmanschette (und der langen Bizepssehne)
• PHS ancylosans (Schultersteife)	• Fibrose der Gelenkkapsel

▌ Supraspinatussehnensyndrom (SSP-Syndrom)

Degenerative Veränderungen der Supraspinatussehne begünstigt durch eine physiologische Enge in diesem Bereich. Dies führt zu einem mechanischen Reizzustand der Sehne (und evtl. der Bursa subacromialis) durch Druck- und Reibebeanspruchung bei Abduktion und Adduktion. Hypovaskularisierte Zone am Sehnenansatz. Verstärkung der Minderdurchblutung bei herabhängendem Arm („Wringing-Out-Phänomen") vor allem bei SchwimmerInnen, LangstreckenläuferInnen. Muskuläre Insuffizienz führt zum Humeruskopfhochstand.

Einteilung des SSP-Syndroms nach NEER	
Stadium	**Klinischer Befund**
Stadium I	Ödem und Einblutung, junge Pat. < 25 Lj.; Beschwerden nach konservativer Therapie
Stadium II	Fibrose und Tendinitis, Patient zwischen 20.–40. Lj., schulterbelastende Arbeit oder Sport; Besserung durch konservative Therapie und Vermeidung von Auslösebewegungen
Stadium III	Ruptur der Rotatorenmanschette, Omarthrose; Patient > 40 Lj.

Klinik

Bewegungsabhängiger chronischer Schulterschmerz, auch nachts. Druckschmerz am Tuberculum majus und am vorderen Gelenkspalt.

Painful arc (schmerzhafter Bogen; ☞ 5.7.1): Schmerz bei Abduktion zwischen 60° und 120°. Supraspinatustest positiv: Arm kann nicht in 90° Abduktion gehalten werden (Drop arm sign; ☞ 5.7.1). 0°-Abduktionstest: Abduktion des Armes gegen Widerstand schmerzhaft.

Röntgen: evtl. Humeruskopfhochstand und Sklerose bzw. Verkalkung im Bereich des Supraspinatussehnenansatz.

Ärztliche Therapie

• konservativ: Vermeidung von Auslösebewegungen (Sportreduktion); Voltaren®-Salbenverbände, orale Antiphlogistika; Infiltration von Analgetika, Kortikoiden
• operativ: Akromioplastik und Defiléerweiterung (nach NEER). Prinzip: Erweiterung des subakromialen Raumes durch Resektion des korakoakromialen Bandes sowie durch Resektion der Unterfläche des Akromions (arthroskopisch und/oder offen möglich). Bei vorliegender Rotatorenmanschettenruptur muß ggf. eine offene Rotatorenmanschettennaht durchgeführt werden. Postop. Thoraxabduktionsschienen; großes Kalkdepot (Tendinitis calcarea) wird entfernt.

▮ Impingementsyndrom

Durch Einklemmung Reizung der subakromialen Weichteile (Rotatorenmanschette, Bursa subakromialis) zwischen Akromion, Lig. coracoacromiale, Akromio-Klavikular-Gelenk, Tuberculum majus und Humeruskopf während der Abduktion des Armes, z.B. bei SSP-Syndrom, Rotatorenmanschettenruptur, muskulärer Insuffizienz, muskulärer Dysbalance.

Ärztliche Therapie s.o.

Physiotherapie

Tendinitis

Befunderhebung (betroffener Muskel/Sehne) nach verschiedenen Methoden (z.B. CYRIAX ☞ 2.3.7, BRÜGGER ☞ 2.3.4)

- Schmerzfreiheit: Ultraschall, Iontophorese. Fango auf die betroffene Muskulatur und sternokostal, evtl. Linea nuchae und Bauchmuskulatur. BRÜGGER (☞ 2.3.4). Eismassage (☞ 2.7.1). Schmerztraktion, Mobilisation nach kaudal. Entspannungstherapie. Lagerung: aufrechte Haltung in Rückenlage. Querfriktion (nicht bei Kalkeinlagerung)
- volle Beweglichkeit: Muskelspannung der betroffenen Muskeln normalisieren, Antagonisten-Hemmung, hubfreie/hubarme widerlagernde Mobilisation (☞ 2.3.12), Schlingentisch, Bewegungsbad
- bestmögliche Alltagsbewegungen: optimale Schultergürtelstellung in Verbindung mit der aufrechten Körperhaltung erarbeiten (☞ 2.2.6).

🔑 Zusatzmaßnahmen
Beweglichkeit der angrenzenden Gelenke erhalten (Klavikulargelenke, WS 1.–4. Rippe, Ellenbogen-, Handgelenk, Scapula). Dehnung der seitlichen und hinteren HWS-Muskeln und der Muskeln, die die Aufrichtung verhindern. Kräftigung der aufrichtenden Muskulatur.

! Zunächst keine Kräftigung im Schulterbereich, da die Muskeln reflektorisch zum Schutz der gestörten Strukturen weniger leistungsbereit sind. Nach Beseitigung der Störfaktoren verbessert sich die Kraft sofort.
Wenn Störherde in anderen Körperabschnitten liegen, dann Behandlung dort (BRÜGGER ☞ 2.3.4).

Bursitis
- Schmerzfreiheit: wie bei Tendinitis, jedoch keine Querfriktion
- erhaltene Beweglichkeit: passives oder aktiv-passives Durchbewegen der Schulter, evtl. unter Traktion
- bestmögliche Alltagsbewegungen: optimale Schultergürtelstellung in Verbindung mit aufrechter Körperhaltung führt zur Entlastung der Bursen (☞ 2.2.6).

🔑 Zusatzmaßnahmen
Beweglichkeit der angrenzenden Gelenke erhalten (Klavikulargelenke, WS, Ellenbogen-, Handgelenk, Skapula). Dehnung der seitlichen und hinteren HWS-Muskeln und der Muskeln, die die Aufrichtung verhindern. Kräftigung der aufrichtenden Muskulatur.

! Keine Kräftigung der Abduktoren → Druck auf Bursen führt zu Schmerz.

Kapsulitis
- Schmerzfreiheit: wie bei Tendinitis, jedoch keine Querfriktion. E-Therapie: Ultraschall, Impulsschall, Laser
- optimale Beweglichkeit: Manuelle Therapie, Antagonisten-Hemmung, hubfreie/hubarme widerlagernde Mobilisation (☞ 2.3.12), Schlingentisch (☞ 2.3.22), Bewegungsbad
- volle Kraft: statische und dynamische Muskelarbeit, PNF: Arm- und Scapulapattern (Techniken: Dynamische Umkehr, Agonistische Umkehr)
- bestmögliche Alltagsbewegungen: wie bei Tendinitis.

🔑 Zusatzmaßnahmen
Beweglichkeit der angrenzenden Gelenke erhalten (Klavikulargelenke, WS, Ellenbogen-, Handgelenk, Skapula). Dehnung der seitlichen und hinteren HWS-Muskeln und der Muskeln, die die Aufrichtung verhindern. Kräftigung für die aufrichtende Muskulatur.

Nach Défiléerweiterung

- **Schmerzarmut:** optimale Positionierung der Abduktionsschiene, vor allem in der transversalen Ebene. Querfriktionen. Funktionsmassagen. Hitze (außerhalb des OP-Gebietes). Ultraschall (☞ 2.8.14). Gelenkbehandlung mit intermittierender Schmerztraktion, Bewegen im schmerzfreien Bereich. Selbstübungen wie Pendeln oder Bewegungen im Bett-Schlingentisch, später Autotraktion
- ! Zu schmerzhafte Behandlung behindert die Verbesserung der aktiven Beweglichkeit.
- **optimale Gelenkstellung:** Manuelle Therapie (☞ 2.3.16) bei Stellungsdiagnose des Humerus (wahrscheinlich Mobilisation nach dorsal und kaudal)
- **bestmögliche Beweglichkeit:** aktive und passive Mobilisation des Schultergelenkes (wichtig: Außenrotation), des Schultergürtels und der BWS mit Manueller Therapie (☞ 2.3.16), PNF (betonte Bewegungsfolgen ☞ 2.3.18), hubfreie/hubarme Mobilisation der Wirbelsäule (☞ 2.3.12)
- **stabiles Gelenk:** isometrische Anspannung der gelenknahen kurzen Muskeln, Fazilitation mit Gleit- und Traktionsimpulsen in verschieden ASTE, wobei Pat. Bewegung verhindern soll, Kräftigung der Schulterblattmuskulatur und besonders der Rotatoren mit MTT (☞ 11), PNF (☞ 2.3.18)
- **optimale Haltung:** s.o.
- ! Verursacht die Lagerung auf der Abduktionsschiene in den Kleinfinger ausstrahlende Beschwerden, N. ulnaris durch Unterlagerung des proximalen Unterarms entlasten.

5.7.3 Tendinitis calcarea, Bursitis subacromialis

Tendinitis calcarea: Reaktive Kalkablagerungen in den Sehnenansätzen bei Minderdurchblutung der Rotatorenmanschette (90 % Supra- und Infraspinatus).
Chron. Bursitis subacromialis: Ausdehnung des Kalkdepots bis an die Oberfläche des Sehnenspiegels und mechanische Irritation der Bursa subacromialis.
Akute Bursitis subacromialis: Durchbrechen des Kalkdepots in die Bursa.

Klinik

- **Tendinitis calcarea:** keine Schmerzen, oft nach Unfall
- **chron. Bursitis:** Impingementsyndrom (☞ 5.7.1) mit chron. rez. Beschwerden
- **akute Bursitis:** sehr starker Dauerschmerz mit painful arc (☞ 5.7.1) und starker Bewegungseinschränkung.

Ärztliche Therapie

- **konservativ:** hohe Selbstheilungstendenz, deshalb meist konservative Therapie
  - **Tendinitis calcarea:** bei im Röntgenbild weich gezeichnetem Verkalkungsherd Versuch der Punktion des Herdes und Spülung der Bursa subacromialis (Needling), sonst lokale Infiltration mit Analgetika/Glukokortikoide
  - **chron. Bursitis:** lokale Infiltration, Ultraschall
  - **akute Bursitis:** starke Analgetika
- **operativ:** Akromioplastik und Défiléerweiterung mit Kalkdepotentfernung bei Beschwerdepersistenz.

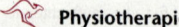 Physiotherapie

Wie bei Défiléerweiterung (☞ 5.7.2).

5.7.4   Engpaßsyndrom, Thoracic outlet Syndrom

Chronische, nicht traumatische Schädigung des Plexus brachialis (Wurzel C4–Th1) bzw. der A. subclavia, A. brachialis, V. subclavia durch Kompression an einer anatomischen Engstelle (☞ Abb. 5.22).

Ätiologie
Angeborene muskuläre, ossäre oder vaskuläre Varianten.

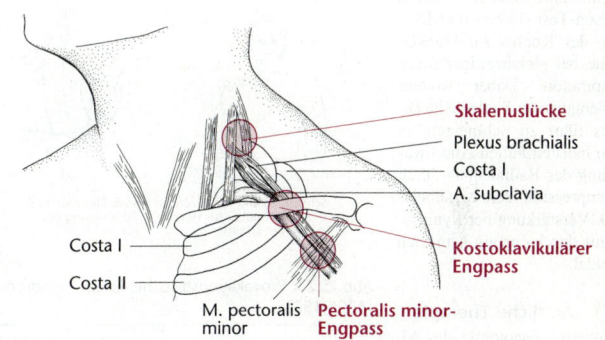

Abb. 5.22: Nervenengpässe im Bereich des Schultergürtels [A300–157]

Klinik
Parästhesien und Sensibilitätsstörungen. Motorische Ausfälle selten. Provokation der Schmerzen bei bestimmten Bewegungen (☞ Abb. 5.23).

 Ärztliche Therapie
• konservativ: Anordnung von PT
• operativ: bei zunehmender Symptomatik oder Durchblutungsstörungen.

▌ Halsrippe
Durch Rippe oder Stummelrippe am 7. Halswirbel Irritation des unteren Plexus.

Klinik
Wechselnde, häufig nachts am stärksten ausgeprägte Schmerzen im Bereich des Versorgungsgebiets des N. ulnaris. Schmerzprovokation: Drehung des Kopfes zur gesunden Seite führt zu einer Reizung des unteren Plexus und evtl. Kompression der A. subclavia (Änderung der Pulsqualität).

 Ärztliche Therapie
Operativ: Entfernung der Halsrippe ggf. mit Tenotomie des M. scalenus ant.

▮ Skalenussyndrom

Einengung der A. subclavia und des Plexus brachialis beim Durchtritt durch die hintere Skalenuslücke (zwischen M. scalenus anterior und M. scalenus medialis) z.B. durch einen verbreiterten Ansatz des M. scalenus anterior.

Schmerzprovokation durch Adson-Test: Heben und Drehen des Kopfes zur kranken Seite bei gleichzeitiger tiefer Inspiration. Dabei weitere Einengung der Skalenuslücke; dies führt zu Schmerzen, in den meisten Fällen Abschwächung des Radialispuls durch Kompression der A. subclavia. Verstärkung der Symptomatik durch Zug am Arm nach kaudal.

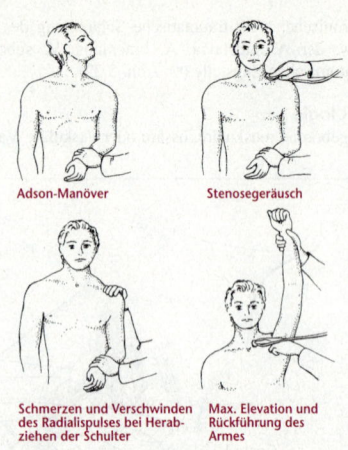

Adson-Manöver   Stenosegeräusch

Schmerzen und Verschwinden des Radialispulses bei Herabziehen der Schulter   Max. Elevation und Rückführung des Armes

Abb. 5.23: Provokationstests bei Engpaßsyndromen [A300-190]

🩺 **Ärztliche Therapie**

Operativ: Tenotomie des M. scalenus anterior und ggf. zusätzlich Resektion der 1. Rippe.

▮ Kostoklavikuläres Syndrom

Kompression des Plexus und der Subclavia-Gefäße zwischen 1. Rippe und Klavikula.

Ätiologie

Kongenitale Frakturen, in Fehlstellung verheilte Klavikulafraktur.

Schmerzprovokation: Zug des bis zur Horizontalen abduzierten Armes nach hinten unten. Adson-Test wie bei Skalenussyndrom.

🩺 **Ärztliche Therapie**

Nur selten erforderlich (Resektion der 1. Rippe).

▮ Hyperabduktionssyndrom

Engstelle zwischen Processus coracoideus und Ansatz des M. pectoralis minor.

Klinik

Neurologische Ausfälle selten. Brachialgien vor allem beim Schlafen mit hypereleviertem Arm.

Schmerzprovokation: maximale Elevation und gleichzeitiges Rückführen des Armes.

Ärztliche Therapie

- konservativ: Aufklärung; Auslösebewegung vermeiden
- operativ: selten; Tenotomie des M. pectoralis minor, ggf. Resektion des Processus coracoideus.

 Physiotherapie bei Engpaßsyndromen

- volle Dehnfähigkeit: z.B. schonende Dehnung der Mm. scaleni (es dürfen keine Beschwerden auftreten), evtl. Vorbereitung mit Hitze
- optimale Kraft: stat. Muskelarbeit für HWS, Schultergürtel zur Stabilisation
- ! Vermeidung der Tonisierung bzw. Kräftigung der Scalenusmuskulatur, da dadurch eine Verschlimmerung auftreten kann.
- bestmögliche Beweglichkeit: ggf. Mobilisation der Schultergürtelgelenke und 1./2. Rippe, sowie zerviko-thorakaler Übergang und BWS
- bestmögliche Haltung: Erarbeiten der aufrechten Haltung (☞ 2.2.6) als bessere Ausgangssituation für die eingeengten Strukturen.

 Zusatzmaßnahmen

Kräftigung aller Muskeln des Körpers, die aufrichtend arbeiten, z.B. Außenrotatoren der Schulter, schulterblattanlegende Muskeln, Rückenstrecker, Abduktoren der Hüfte. Exzentrische Kontraktionsfähigkeit aller Muskeln des Körpers fördern, die die Aufrichtung verhindern, z.B. Innenrotatoren der Schulter, Hand- und Fingerflexoren, Bauchmuskeln, Adduktoren der Hüfte, Plantarflexoren am Fuß. Die angrenzenden Gelenke mitbehandeln (Klavikulargelenke, Schultergelenk, Skapula). Schlingentisch (☞ 2.3.22): Kopfaufhängung zur Entspannung, Dehnung.

5.7.5   Traumatische Schulterluxation

Unterscheidung in vordere, hintere, obere, untere Luxation; häufigste Luxationsrichtung nach vorne-unten.

Schweregrade der Schulterluxation	
Grad	**Pathologischer Befund**
Grad I (Distorsion)	Dehnung, Zerreißung einiger Fasern, Kapsel und Muskulatur intakt
Grad II (Subluxation)	Ruptur oder Ablösung der Kapsel, partielle Läsion der Muskulatur
Grad III (Luxation)	Kapsel-Band Verletzung obligatorisch; zu 97 % vordere Luxationsrichtung

Klinik

Leere Pfanne. Arm in Fehlstellung, federnd fixiert. Oberarmkopfimpression (Hill-Sachs-Läsion). Vordere Pfannenrandfraktur (Bankart-Läsion). Rotatorenmanschetten-Ruptur in 35 % der Fälle. N. axillaris Schädigung in 15 % der Fälle. Knöcherne Begleitverletzungen in 40 % der Fälle.

Ärztliche Therapie

- konservativ: Reposition und Ruhigstellung im Desault- oder Gilchrist-Verband (☞ 12.3) für 1–3 Wo., danach PT, Repositionsmanöver bei vorderer Luxation (☞ Abb. 5.24, Abb. 5.25):
  - nach ARLT: schonende Reposition durch Längszug am Arm bei 90° flektiertem Ellenbogen, Patient sitzt auf einem Stuhl und läßt luxierten Arm über die gepolsterte Stuhllehne hängen
  - nach KOCHER: Pat. liegt bei leicht aufgerichtetem Oberkörper, Ellenbogen in 90° flektiert, Reposition erfolgt in drei Schritten: Zug und Adduktion, Außenrotation und Elevation, Innenrotation und Adduktion
  - nach HIPPOKRATES: Zug am gestreckten Arm bei liegendem Pat.; der Fuß der ÄrztIn dient als Hypomochlion

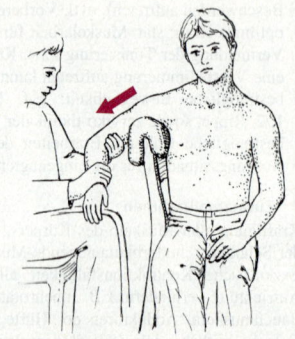

Abb. 5.24: Reposition nach ARLT bei vorderer Schulterluxation [A300-190]

- operativ: Arthroskopie, Inspektion des Gelenks, Spülung des Hämatoms, ggf. Labrumrekonstruktion (OP nach BANKART), offene Rekonstruktion bei sonst nicht möglicher Reponierbarkeit.

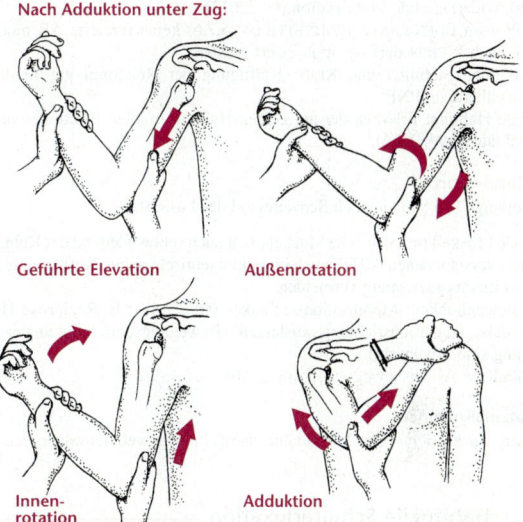

Nach Adduktion unter Zug:

Geführte Elevation   Außenrotation

Innen-   Adduktion
rotation

Abb. 5.25: Reposition nach KOCHER bei vorderer Schulterluxation [A300-190]

 Physiotherapie

Postoperativ

Phase I (assistiv)
* Schmerzarmut: Lagerung auf Abduktionsschiene, dann Gipsverband. Befundung und ggf. Behandlung der HWS, BWS und des Schultergürtels
* optimale Muskelkraft: Isometrische Anspannung der schultergelenknahen kurzen Muskeln. Fazilitation mit Gleit- und Traktionsimpulsen, wobei Pat. in alle Richtungen Bewegungen verhindern soll, Elektrostimulation (☞ 2.8), PNF (☞ 2.3.18): Schulterblattpattern aus Rücken- und Seitenlage, Stabilisation bei Gewichtsverlagerung im Sitz und Stand
* erhaltene Beweglichkeit: aktive Übungen für Ellenbogen- und Handgelenk, geführte Bewegungen in Abduktion und horizontale Adduktion aus der Schiene heraus, hubfreie Mobilisation der WS (☞ 2.3.12).
! Keine Außenrotation.

Phase II (übungs- und belastungstabil)
* optimale Gelenkstellung: Manuelle Therapie bei Stellungsdiagnose des Humerus (meist Mobilisation nach dorsal)

- bestmögliche Beweglichkeit: aktive und passive Mobilisation des Schultergelenkes, des Schultergürtels und der WS mit Manueller Therapie, PNF (betonte Bewegungsfolgen), widerlagernde Mobilisation (☞ 2.3.12)
! Bei OP nach EDEN-LANGE-HYBINETTE (☞ 5.7.6) keine forcierte AR mobilisieren, bei OP nach WEBER darf AR mobilisiert werden.
- bestmögliche Stabilität und Kraft: Kräftigung der Rotatoren mit Medizinischer Trainingstherapie, PNF
- optimale Haltung: Erlernen der aufrechten Haltung in allen Positionen und Bewegungsabläufen (☞ 2.2.6).

Nach Reposition
Ruhigstellung (1–6 Wo., je nach Schweregrad der Läsion).

- optimale Muskelkraft: statische Muskelarbeit auch schon während der Ruhigstellung, später in verschiedenen ASTE, auch im Schlingentisch: axiale Aufhängung; Anspannung in Luxationsrichtung vermeiden
- volle Beweglichkeit: Mobilisationstechniken (☞ 2.2.4), z.B. Reziproke Hemmung, AeK, dabei Luxationsrichtung auslassen (Bewegungseinschränkungen in diese Richtung sind erwünscht)
- bestmögliche Alltagsbewegungen: (☞ 2.2.6).

Zusatzmaßnahmen
Kräftigung der aufrichtenden Muskulatur, da oft bindegewebsschwache Pat.

5.7.6   Habituelle Schulterluxation

Meist Vorliegen einer vorderen-unteren Instabilität (95 % der Fälle).

Ätiologie
Meist anatomische Varianten, z.B. knöchern, ligamentär, flache kleine Pfanne, Torsion des Humeruskopfes (normal ca. 20° Retroversion), angeborene Bindegewebsschwäche.

Positiver Apprehension-Test (☞ 5.7.1): schmerzhafte Subluxation des Humeruskopfes bei Außenrotation und Abduktion, dabei Druck auf den vorderen Glenoidalrand.

Ärztliche Therapie
- konservativ: Vermeidung von Auslösebewegungen
- operativ (Auswahl)
  - Operation nach PUTTI-PLATT: Refixation von Kapsel und Limbus, Raffung der vorderen Gelenkkapsel, Raffung des M. subscapularis (Weichteileingriff)
  - OP nach EDEN-LANGE-HYBINETTE: Knochenspaneinbolzung am vorderen Pfannenrand zur Vergrößerung der Pfanne; Raffung der vorderen Kapsel und des M. subscapularis, besonders bei Bankart-Läsion
  - Dreh-Ostetomie nach WEBER: subkapitale Drehosteotomie bei Hill-Sachs-Defekt und/oder Torsionsfehler des Humerus

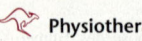 Physiotherapie
☞ 5.7.5.

5.7.7 Rotatorenmanschettenruptur

Ruptur des Sehnen-Muskelmantels der Rotatoren, entweder partiell oder komplett (mit Verbindung zur Bursa subacromialis), aber meist partielle Rupturen an der Unterseite des Ansatzes der Rotatoren. M:F=10 : 1. Alter meist > 50 Lj.

Ursachen
- degenerative Vorschäden (häufig)
- Trauma (selten): durch Sturz auf den ausgestreckten Arm.

Klinik
- inkomplette Ruptur: (☞ 5.7.2)
- frische Ruptur: heftiger Schmerz, oft hörbares Reißen oder Krachen, Pseudoparalyse: Verlust der aktiven Abduktion (M. supraspinatus) bzw. der Außenrotation (M. infraspinatus), Drop arm sign (☞ 5.7.1)
- degenerative Ruptur: Schmerzen bei Abduktion (painful arc; ☞ 5.7.1), Krepitation, Atrophie von M. supra- und infraspinatus, evtl. Schultersteife; Symptomatik entsteht langsam mit geringerem aktivem Bewegungsverlust, häufig Nachtschmerz.

Ärztliche Therapie
- konservativ: inkomplette Ruptur (☞ 5.7.2), komplette Ruptur: bei inaktiven Pat. > 65. J. und tolerablen Beschwerden Ruhigstellung (Thoraxabduktionsorthese), danach PT
- operativ: Wahl des OP-Verfahrens abhängig von Lage und Ausdehnung der Ruptur
  - Dekompression, vordere Akromioplastik nach NEER mit Resektion des Lig. coracoacromiale (notwendiger Bestandteil bei jeder Rekonstruktion einer Rotatorenmanschettenruptur)
  - transossäre Verankerung nach MCLAUGHLIN bei relativ breitem Sehnenausriß: Ausmeißelung einer Knochennut und transossäre Fixation der U-förmig gefaßten Rißränder in Abduktionsstellung des Armes. Erhalt der Bursa subacromialis. Bei großen Defekten evtl. Transposition der noch intakten Rotatorensehnenanteile oder Verschiebe- und Schwenklappenplastiken
  - plastisch rekonstruktive Verfahren z.B. lokale Verschiebeschwenkplastik, Infraspinatussehnentransfer, kombinierter Sehnentransfer des M. infraspinatus und subscapularis nach NEVIASER, Subskapularissehnentransfer nach COFIELD, Mobilisierung nach DEBEYRE, Muskelersatz-OP
  - OP nach APOIL und DAUTRY: bei schwerster degenerativer Zerstörung und vergeblicher Defektdeckung, Exzision des rupturierten Gewebes und des Lig. coracoacromiale.

Physiotherapie
(☞ 5.7.2)

- während der Immobilisation nur in frontaler Ebene aus der Schiene nach oben bewegen
- bei Übungsstabilität: vorsichtiges Üben der Adduktion
- bei älteren Pat. und/oder kleinem Defekt frühfunktionelle Nachbehandlung (keine Immobilisation).

5.7.8 Omarthose (Schultergelenksarthrose)

Meist sekundäre Arthrose (nach Trauma, rezidivierender Luxation, Osteonekrose). Selten primär, da das Schultergelenk nicht statisch belastet wird.

Klinik

Schmerzhafte aktive und passive Bewegungseinschränkung, vor allem der Rotation. Krepitationen, Reibegeräusche, Muskelatrophien der Rotatorenmanschette.

Ärztliche Therapie

- **konservativ:** Medikamente, intraartikuläre Injektion (Analgetika, Kortikoide)
- **operativ:** Akromio-Plastik und Défiléerweiterung (arthroskopisch oder offen), Hemi-arthroplastik, Osteotomie (Doppelosteotomie), Arthrodese in Funktionsstellung, als **letzte** Möglichkeit: Endoprothese (NEER).

Physiotherapie

Omarthrose
Je nach Auftreten der Beschwerden; Behandlung wie bei PHS (Tendinitis, Kapsulitis; ☞ 5.7.2).

Nach Neer-Prothese

Phase I (assistiv)
- **Schmerzfreiheit:** Lagerung im Gilchrist-Verband. Behandlung ansatzgereizter Muskeln mit vorsichtigen Mobilisationstechniken. Evtl. Fango außerhalb des OP-Gebietes
- **erhaltene Beweglichkeit:** aktive Übungen für Ellenbogen- und Handgelenk, assistives Bewegen des Schultergelenkes mit Motorschiene, Schlingentisch, direkt und vom Rumpf her, hubfreie Mobilisation der WS (☞ 2.3.12)
- **kräftige Schulterblattmuskulatur:** Schulterblattpattern (PNF; ☞ 2.3.18) aus Rücken- und Seitenlage, Stabilisation bei Gewichtsverlagerung im Sitz und Stand.

Phase II (übungsstabil)
- **stabiles Gelenk:** isometrische Anspannung der gelenknahen kurzen Muskeln, Fazilitation mit Gleit- und Traktionsimpulsen in verschieden ASTE, Pat. soll Bewegung verhindern
- **bestmögliche Beweglichkeit:** vorsichtige Mobilisationstechniken (☞ 2.2.4), aktive bewegungserweiternde Übungen.

5.8 Wirbelsäule

5.8.1 PT bei Wirbelsäulenerkrankungen

 Befund

Schmerzanamnese
- Wo? – Lokalisation? Mit Finger zeigen lassen, Ausstrahlung, anatomische Zuordnung (☞Abb. 5.22)? Pseudoradikulär? Diffus, punktförmig, flächenhaft?
- Wann? Dauernd, intermittierend, remittierend, episodisch. Tagesrhythmus?
- Warum? Abhängig von bestimmten Faktoren (Bewegung, Belastung, Lage, Witterung)? Hust- und Niesschmerz
- Wie? Dumpf, bohrend, brennend, ziehend. Gleichbleibend, wechselnd im Charakter, Schmerzstärke?

Inspektion
- Aus- und Ankleiden, Gang, Sitzhaltung
- psych. Auffälligkeiten
- von ventral:
  - Habitus
  - Kopfhaltung, Kopf mittelständig, Gesichtsskoliose, Schiefhals
  - Schulterstand, Nacken- und Schultermuskulatur, Schlüsselbeinkontur
  - Horner-Sy. (Lidspaltenverengung, Miose, Enophthalmus): Schädigung Wurzel C8, Th1
  - Besonderheiten der Thoraxform? Atemexkursion seitengleich?
  - Abdomen
  - Bein-, Fußdeformitäten
- von dorsal:
  - lotgerechter Aufbau der WS? Skoliose? Zwangshaltung? Beckenstand
  - beim Vornüberbeugen (funktionelle Tests; ☞ Abb. 5.28): Rippenbuckel, Lendenwulst, fixierte Brustkyphose?
- von lateral:
  - Rückenform? Physiol. Lendenlordose, HWS-Lordose, BWS-Kyphose, Bauchdecken
  - Reifezeichen? (Skoliose, Kyphose).

Palpation
- Stauchungsschmerz
- Druck-/Klopf-/Rüttelschmerz, Fersenfallschmerz
- Thoraxkompressionsschmerz (Prellung, Rippenfraktur)

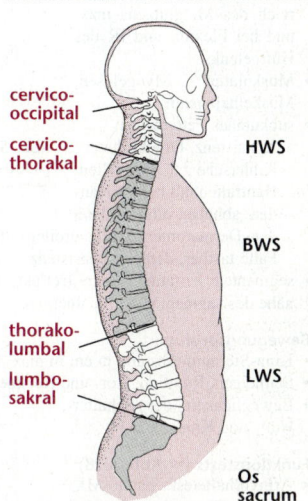

cervico-occipital
cervico-thorakal
thorako-lumbal
lumbo-sakral

HWS
BWS
LWS
Os sacrum

Abb. 5.26: Aufbau der Wirbelsäule [A300–157]

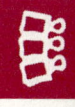

- Stufe in der Dornfortsatzreihe
- „Hängenbleiben" einzelner Rippen bei Inspiration oder Exspiration (Blockierung)
- Muskeltonus; M. piriformis → Piriformis-Syndrom: Einklemmung des N. ischiadicus bei Durchtritt durch den Piriformis → Schmerzen im Bereich des M. glutaeus max. und bei Flexion und IR des Hüftgelenks
- Muskulatur: Myogelosen, Muskelhartspann
- subkutanes Fettgewebe:
  - Konsistenz, Druckschmerz
  - Kiblersche Hautfalten: Hautfalten mit beiden Händen abheben und entlang den Dermatomen „entlangrollen". In hyperalgischen Zonen Verdickung dieser Falte tastbar, derbere Konsistenz
- segmentale Irritationspunkte (reflektorische Gewebsirritationen) meist in Austrittsnähe des segmentalen Spinalnerven.

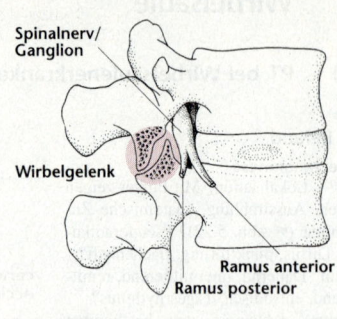

Abb. 5.27: Bewegungssegment nach JUNGHANS [A300–157]

Bewegungsprüfung
- Kinn-Sternum-Abstand in cm in max. Flex. und Ext.
- Seitneigen, Rotation, Vor- und Rückneigen
- Beweglichkeit der Schulter-, Hüft- und Kniegelenke.

Funktionstests (☞ Abb. 5.28)
- Armvorhaltetest nach MATTHIASS: Feststellung der Leistungsfähigkeit der Muskulatur und zur Differenzierung Haltungsschwäche/-fehler
- Ott-Zeichen: im Stand Dornfortsatz C7 aufsuchen und markieren; 30 cm langen Strecke nach kaudal auf der WS ausmessen und markieren; anschließend maximales Vorbeugen und Ausmessen der jetzt länger gewordenen Strecke (Norm 30 cm/34 cm)
- Schober-Zeichen: im Stand Dornfortsatz S1 aufsuchen und markieren; ausmessen und markieren einer 10 cm langen Strecke nach kranial auf der WS; anschließend maximales Vorbeugen und Messen der

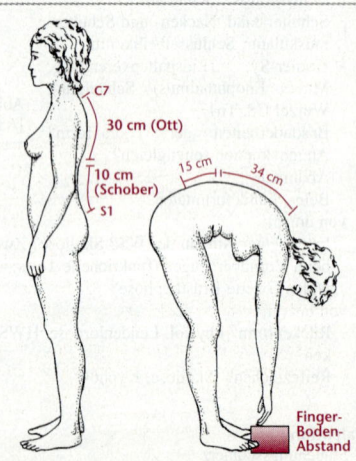

Abb. 5.28: Untersuchung der Wirbelsäule [A300-190]

jetzt länger gewordenen Strecke (Norm 4–5 cm)
* Finger-Fußboden-Abstand (FBA): maximales Vorbeugen bei gestreckten Kniegelenken; Messung des Abstands der Fingerspitzen - Fußboden (Norm 10–15 cm).

Funktionsprüfung und Messung
* Trendelenburgsches Zeichen (☞ 5.4.4)
* Beinlänge
* Atemexkursion (insbes. bei V.a. M. Bechterew, Normalwert beim jungen Erwachsenen 5 cm, gemessen über den Mamillen)
* Bewegungsspiel der WS, lokale Haltungsanomalien? Passiver Torsionsschmerz LWS → Instabilität?

Spezielle Tests
* z.B. Mennell-Zeichen (ISG): Pat. in Seitenlage, Überstrecken des Hüftgelenkes der betroffenen Seite löst im ISG Schmerzen aus
* Viererzeichen, Vorlaufphänomen
* Federtest (ventralisierender Druck segmental); passive axiale Rotation.

Neurostatus (☞ 6.1)
* Sensibilität? Dermatom?
* Motorische Ausfälle? Gang, Zehen-, Hackengang, Extension und Flexion der Zehen
* Reflexsstatus
* Lasègue, Bragard (Dorsalext. im OSG nach Anheben des Beines), umgekehrter Lasègue (Femoralisdehnungsschmerz).

Pulsstatus
Periphere Pulse? Bei V.a. Thoracic outlet Sy.: Adson-Test u.a. (☞ 5.7.4).

Patientenberatung
* Beruf und Hobbies: einseitige Belastungen und Überbelastung meiden; bei einseitiger Tätigkeit (Sitzberufe) Bewegungsausgleich schaffen, z.B. zwischendurch aufstehen, ,,sich recken", ein paar Schritte gehen
* Freizeitsport:
  - Beim Joggen auf richtige Technik (u.a. aufrechtes Bewegungsmuster), weiche Böden (Waldboden), gute Laufschuhe achten
  - Beim Fahrradfahren auf eine Lenkerhöhe achten, die einen aufrechten Sitz ermöglicht; Abstand unteres Pedal zum Sattel so einstellen, daß das Knie fast gestreckt werden kann; ein breiter Lenker ermöglicht eine bessere Schultergürtelstellung und Brustkorbhebung
  - Beim Brustschwimmen (günstig für thorakale Aufrichtung), den Kopf ins Wasser tauchen (Überstreckung der HWS wird vermieden); beim Rückenschwimmen darf das Gesäß nicht absinken
  - Beim Reiten auf leichten Sitz achten (Entlastungssitz); Dressurarbeit vermeiden
* Alltagsumgebung rückenschonend einrichten, z.B. Arbeitsflächen der Körpergröße anpassen; richtiges Sitzen, evtl. mit Hilfsmitteln (Sitzkeil, Lordosekissen), richtiges Stehen (☞ 2.2.6).

5.8.2 Flachrücken, Rundrücken, Hohlrundrücken

Haltungsschwächen bzw. Haltungsfehler, die passiv oder aktiv völlig ausgleichbare Abweichungen von der Normhaltung in der Sagittal- oder Frontalebene sind (☞ Abb. 5.29). Hauptursache relative Schwäche der Rumpfmuskulatur.

- Rundrücken: vermehrte BWS-Kyphose
- Flachrücken: verminderte LWS-Lordose, verminderte BWS-Kyphose
- Hohlrundrücken: vermehrte BWS-Kyphose und verstärkte LWS-Lordose.

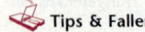 **Ärztliche Therapie.**
Verordnung von PT.

Tips & Fallen
Haltungsschwäche von echter Wirbelsäulendeformität abgrenzen (ggf. Röntgen).

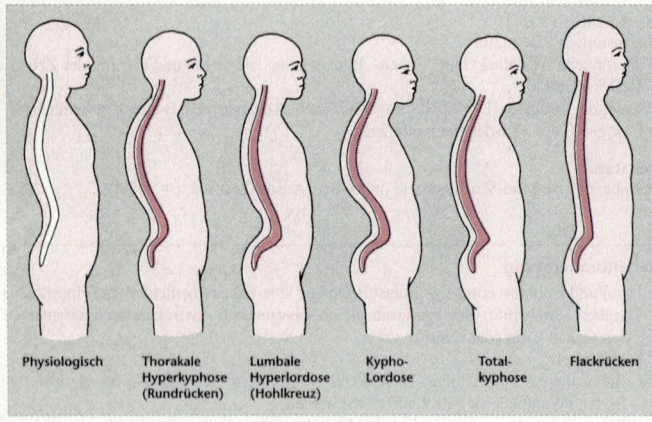

Physiologisch | Thorakale Hyperkyphose (Rundrücken) | Lumbale Hyperlordose (Hohlkreuz) | Kypho-Lordose | Total-kyphose | Flackrücken

Abb. 5.29: Haltungstypen [A300-157]

 Physiotherapie

PT bei Flachrücken
- volle Dehnfähigkeit: Längsdehnung und exzentrische Kontraktionsfähigkeit der Muskulatur, die der Beckenkippung und damit der physiologischen LWS-Lordose entgegenwirkt, z.B. Bauchmuskulatur, Hüftextensoren, ischiokrurale Muskulatur
- volle Muskelkraft: statische und dynamische Muskelarbeit der aufrichtenden Muskulatur in Muskelketten und -verbänden in aufrechter Haltung wie Beckenkipper und Rückenstrecker
! Thorakal nicht in die Kyphose arbeiten, da sonst wieder die Belastungshaltung entsteht.

- volle Beweglichkeit: Mobilisation, Extension (Manuelle Therapie ☞ 2.3.16) hubfreie/hubarme Mobilisation der LWS in Richtung Extension, mobilisierende Massage nach KLEIN-VOGELBACH (☞ 2.3.12)
- bestmögliche Haltung und Bewegung: Schulung neuer Haltungs- und Bewegungsmuster (☞ 2.2.6).

PT bei Rundrücken
- volle Dehnfähigkeit: Dehnung aller Muskeln, die die AH behindern; z.B. exzentrische Kontraktionsfähigkeit der ischiokruralen Muskulatur, Adduktoren der Hüfte, Bauchmuskulatur, Interkostalmuskeln, Innenrotatoren und Adduktoren der Schultergelenke, dorsalen und seitlichen HWS-Muskulatur
- volle Kraft: statische und dynamische Muskelarbeit der aufrichtenden Muskulatur in Muskelketten und -verbänden in der AH; z.B. Beckenkipper, Abduktoren der Hüfte, Rückenmuskulatur, Außenrotatoren im Schultergelenk, ventrale HWS-Muskulatur, Bauchmuskulatur
- volle Beweglichkeit: hubfreie/hubarme WS-Mobilisation im Sinne der Extension von BWS und LWS (☞ 2.3.12), Pezziballgymnastik, Dehnlagerungen, Streckübungen
- bestmögliche Haltung und Bewegung: Schulung neuer Haltungs- und Bewegungsmuster (☞ 2.2.6).

PT bei Hohlrundrücken
PT wie bei Rundrücken; bei Brustkorbaufrichtung normalisiert sich die Stellung der LWS, so daß entlordosierende Übungen nicht nötig sind. Ein Training der Bauchmuskulatur würde wieder zur Thoraxsenkung führen.

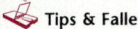 **Tips & Fallen**
Oft wird durch die starke Kyphose mit normaler Beckenkippung eine verstärkte Lordose vorgetäuscht

5.8.3   Skoliose

Fixierte Seitausbiegung der WS mit Torsion (☞ Abb. 5.30).

Formen
- strukturelle (echte) Skoliose: fixierte Seitausbiegung der WS mit Torsion
- funktionelle (unechte) Skoliose: Seitausbiegung der WS bei voller Ausgleichbarkeit, keine Fixation, reversibel, z.B. Ischiasskoliose, Beckenschiefstand.

Pathogenese
Ungleiche Druckverteilung auf die Wachstumsspalten der Wirbelkörper; dies führt zu zunehmenden Formveränderungen mit Fixation. Die Torsion der Wirbelkörper bewirkt im thorakalen Bereich Rippenbuckel, im lumbalen Bereich Lendenwulst (besonders auffällig beim Vorbeugen).

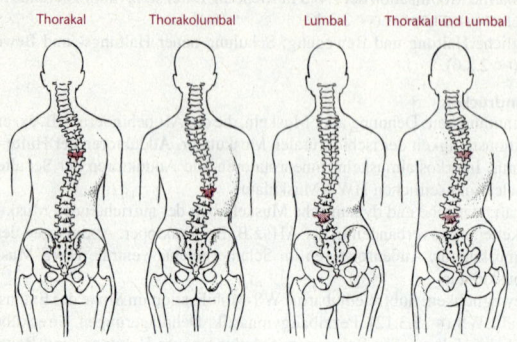

Thorakal   Thorakolumbal   Lumbal   Thorakal und Lumbal

Abb. 5.30: Skolioseformen [A300-190]

▌ Strukturelle Skoliose

Ätiologie

- idiopathisch: ca. 90 %, F:M = 5 : 1
- neuropathisch: z.B. bei infantiler Zerebralparese, Meningomyelozele
- osteopathisch: z.B. bei Mißbildungen, Osteochondrodystrophie, Fraktur, Tumor, Entzündungen, Beckenschiefstand
- desmogen: z.B. bei Narben, nach Thoraxoperationen
- myopathisch: z.B. bei Muskeldystrophie.

Die meisten Skoliosen werden im 10.–12. Lebensjahr diagnostiziert. Unterscheidung von 4 Skolioseformen: thorakal, thorakolumbal, lumbal, thorakal und lumbal.

Rö.: Bestimmung des Skoliosewinkels nach COBB, Rigiditätsbestimmung durch Seitbeuge (Bending)-Aufnahmen.

Ärztliche Therapie

Konservativ: Abhängig von der Progredienz der Skoliose:
- leichte Skoliose: (Cobbwinkel < 20°): konservativ mit PT
- mittelschwere Skoliose (Cobbwinkel 20–50°): PT, Korsettbehandlung (Milwaukee-, Chêneau-Korsett) bis zum Wachstumsabschluß (☞ 12.1.1).
  Chêneau-Korsett: bei lumbalen, thorakolumbalen und thorakalen Skoliosen bis 45° nach COBB; Grenzindikation ist Scheitelwirbel Th6.
  Milwaukee-Korsett: bei hochsitzenden Thorakalskoliosen bis 50° nach COBB und bei thorakalen Kyphosen (☞ 12.1.1)
- rigide Skoliose: Halo-Extension präoperativ.

Operativ: Bei schwerer Skoliose (Cobbwinkel > 50°): Operative Versorgung. Günstigstes OP-Alter 12–14 Lj. (kurz vor Wachstumsabschluß). OP-Indikationen im Erwachsenenalter: anhaltende Schmerzen, deutliche Beeinträchtigung der Herz-Lungen-Funktion. OP-Prinzip:

- **Spondylodese:** Versteifungsoperation der WS mit Distraktion an der konkaven, Kompression an der konvexen Seite der WS. Wird ermöglicht durch Resektion der kleinen Wirbelgelenke und Überbrückung mit kortiko-spongiösen Knochenspänen sowie durch extendierenden Metallstab
- **dorsale Spondylodese nach** HARRINGTON: bei thorakaler, thorakolumbaler Skoliose, Korrektur durch Kombination von Distraktion und Kompression der WS durch Metallstäbe, Wirbelfusion durch Resektion bzw. Anfrischung der kleinen Wirbelgelenke, Überbrückung mit kortikospongiösen Knochenspänen. Ergänzung möglich durch quere Stabilisierung zwischen den Metallstäben; dann postoperativ kein Korsett notwendig
- **ventrale derotierende Spondylodese nach** ZIELKE: bei thorakolumbalen und lumbalen Skoliosen, mit speziellen Instrumentariums (Derotator) erfolgt Lordosierung und Derotation.

Postoperativ: Bettruhe für 10–14 Tage, dann eine Wirbelsäulenorthese (z.B. Stagnara-Korsett: Derotationskorsett mit passiver Wirkungsweise) für 6–9 Monate nach vorherigem Gipsabdruck. Ggf. stationäre Korsettentwöhnung.

 Physiotherapie

Skoliotische Fehlhaltung

- **korrigierte WS:** Erarbeiten der WS-Korrektur in verschiedenen ASTE (Bauchlage, Rückenlage, Seitenlage, Vierfüßlerstand, Sitz, Stand) und in drei Schritten:
  - in der Sagittalebene (physiologische WS-Krümmungen)
  - in der Frontalebene (Lateralflexion)
  - in der Transversalebene (Rotation): dabei Aktivierung/Kräftigung der konvexseitigen Muskulatur und Dehnung der konkavseitigen Muskulatur; Hilfen über verbale (Kommando), taktile (Führungswiderstand) und optische (Spiegel) Reize
- **volle Kraft:** bei Erreichen der Symmetrie Aufbau einer Muskelmantelspannung, Stabilisation in verschiedenen ASTE wie z.B. Vierfüßlerstand, Sitz
- **gedehnte Muskulatur:** Packegriffe, Dehnlagerungen. Atemtherapie (☞ 2.2.7). Lösen der konkaven Muskulatur
- **bestmögliche Haltung und Bewegung:** Schulung neuer Haltungs- und Bewegungsmuster (☞ 2.2.6).

Fixierte Skoliose

- **korrigierte WS:** wie bei skoliotischer Fehlhaltung, als Hilfe Einsetzen von Arm oder Bein, z.B. rechts-konvexe BWS-Skoliose im Vierfüßlerstand: den linken Arm in Elevation nehmen; links-konvexer LWS-Gegenbogen im Vierfüßlerstand: das rechte Bein ausstrecken (Fuß bleibt am Boden)
- **volle Kraft:** Erreichen der konvexen Muskulatur über Arm- und Beinstellung, z.B. bei rechts-konvexer BWS-Skoliose im Vierfüßlerstand: den rechten Arm abheben; je nach Scheitelpunkt unterschiedliche Abduktionsstellung des Arms
- **gedehnte Muskulatur:** wie bei skoliotischer Fehlhaltung
- **Bestmögliche Atemverhältnisse:** Atemtherapie (☞ 2.2.6) mit Durchlüftung der konkaven Seite

- bestmögliche Kreislaufverhältnisse: Ausdauertraining, dabei Stauchung der WS vermeiden
- bestmögliche Haltung und Bewegung: Schulung neuer Haltungs- und Bewegungsmuster (☞ 2.2.6), Beratung über ungünstige Alltagsgewohnheiten.
! Der Therapieerfolg besteht in der Regel nur in der Vermeidung weiterer Progredienz.

Skoliosebehandlung im Korsett

PT wie bei fixierter Skoliose. Zunächst im Korsett üben; Pat. kann sich an den Pelotten und Freiräumen orientieren. Später evtl. häusliches Üben im Korsett, zur besseren Orientierung in der PT-Behandlung ohne Korsett.

PT nach Skoliose-OP

Phase I (präoperativ, stationär)

- bestmögliche Beweglichkeit: Pat. in Halo-Extension. Mobilisation der WS mit Manueller Therapie (☞ 2.3.16): Mobilisation aller zur OP vorgesehenen Segmente in alle Bewegungsrichtungen (Verbesserung und Erleichterung der operativen Versorgung). PNF: Rumpfpattern (Chopping und Lifting). Übungen aus der Funktionellen Bewegungslehre (☞ 2.3.12). Extension mit Gewichten; maschinelle Traktion (z.B. Tru Trac® ☞ 4.2). Bewegungsbad.
- Schmerzarmut: klassische Massage (☞ 2.4.2) mit Knetung, Zirkelung, Streichungen, Vibration. Fango (bes. HWS-Bereich und konkave Abschnitte)
- bestmögliche Atmung: Steigerung der Vitalkapazität. Dreh-Dehn-Lagerung (☞ 2.2.7)
- vorbereiteter Pat.: Drehen, Aufstehen über Bauchlage üben.

Phase II (postoperativ, Bettruhe)

- DKPT-freier Patient (☞ 2.2.8)
- Schmerzarmut: Lagerung auf dem Rücken mit kleinem Kopfkissen und Knierolle
- erhaltene Beweglichkeit: assistives Bewegen der Extremitätengelenke ohne Mitbewegung der WS
- bestmögliche Transfers: Drehen in Seitenlage
- Rumpfspannung: Beginn vorsichtiger Isometrie für die Rumpfmuskulatur
- Krafterhalt: Kräftigung der Arm- und Beinmuskulatur in Rückenlage.

Phase III (postoperativ, mobilisiert im Rumpfgips)

- bestmögliche Rumpfspannung: isometrische Anspannung unterstützt durch Overflow von Extremitätenpattern
- bestmögliche Transfers: anfangs über Stehbrett aufstehen, später über Bauchlage
- bestmögliche Haltung: Erlernen der aufrechten Haltung (☞ 2.2.7), angelehntes Stehen erlaubt
! Sitzen verboten, wenn die unteren Lumbalsegmente (L3-L5) betroffen sind. → Stehhilfe verwenden (Pat. kann sich im Stehen anlehnen, ohne zu sitzen)!
- bestmögliches Gangbild: zunächst mit Gehstützen (☞ 2.2.5)
- bestmögliche ADLs: Einüben von Alltagsbewegungen (z.B. Bücken, Schuhe anziehen).

5.8.4 Degenerative Erkrankung der LWS

Häufigste Ursache von Rückenbeschwerden bei Pat. > 30 Jahre. 70 % der Pat. > 50 J. haben degenerative Veränderungen der LWS, M > F. LWS am häufigsten betroffen (biomechanische Ursachen). LWS-Beschwerden resultieren häufig aus einer Kombination von Schäden, deswegen schwierige Diagnosestellung und schwierige Therapie. 50 % der vorzeitigen Rentenanträge in der BRD sind bandscheibenbedingt.

Chondrose
Regressive Veränderung der Bandscheibe mit Degeneration des Gallertkernes, Risse im Faserring; Bandscheibeninstabilität im Bewegungssegment, Abnahme der Pufferfunktion. Rö: Höhenabnahme des Zwischenwirbelraumes. Chondrose führt zur Osteochondrose mit subchondraler Sklerosierung der Deck- und Grundplatten.

Osteochondrose
Vermehrte mechanische Belastung bei Chondrose. Deck- und Grundplatten der Wirbelkörper zeigen vermehrte subchondrale Sklerosierung und exophytäre Randzackenbildung mit daraus resultierender Instabilität des Bewegungssegmentes.

Spondylose
Instabilität des Bewegungssegmentes → Gefügelockerung → vermehrte Zugbeanspruchung der Bänder → an den Wirbelkörperrändern Bildung von reparativen appositionellen Knochenzacken (Spondylophyten).

Spondylarthrose
Instabilität des Bewegungssegmentes führt zur Inkongruenz im Bereich der kleinen Wirbelgelenke → vermehrte Belastung → Spondylarthrose.

Verschiebung der Wirbelkörper
Verschiebung der WK gegeneinander durch Instabilität: Retrolysthesis (Rückwärtsgleiten); degenerative Spondylisthesis (Vorgleiten); Drehgleiten (seitliches Gleiten).

Klinik: schleichender oder akuter Schmerzbeginn. Dumpfe, ziehende, evtl. stechende Schmerzen mit radikulärer oder pseudoradikulärer Ausstrahlung. Oft durch mechanische Faktoren (Bücken, Aufrichten, Drehen, Heben) ausgelöst.

Ärztliche Therapie
- konservativ: akutes Stadium: Aufklärung, orale Analgetika/Antiphlogistika, Muskelrelaxantien; evtl. Stufenbett - chronisches Stadium: Miederversorgung, Injektionsbehandlung
- operativ: Auswahlkriterien für OP bei Kreuzschmerz: häufig rezidivierende oder dauernde, lokalisierbare Kreuzschmerzen mit eindeutig segmental zuzuordnenden anatomisch-funktionellem Substrat, therapieresistent und „normale" Persönlichkeitsstruktur. OP-Ind.: echte oder degenerative Spondylolysthesis (mit/ohne engen Lumbalkanal); ein-/mehrsegmentale Segmentarthrose mit Instabilität (mit/ohne engen Lumbalkanal). OP-Verfahren z.B.:
  - posterolaterale Spondylodese (nach WILTSE): Knochenanlagerung dorsal zwischen L5/S1

- dorsale Spondylodese: transpedikuläre Verschraubung
- ventrale interkorporelle Spondylodese: Ausräumung des Bandscheibenraumes und Einbringen von Knochen
- kombinierte ventrale/dorsale Spondylodese.

 Physiotherapie

Bei akuten Beschwerden

Schmerzfreiheit: Fango (☞ 2.7.2). E-Therapie (☞ 2.8): Interferenz 100 Hz, Ultrareizstrom, Diadynamische Ströme: DF, CP, LP. Massage (☞ 2.4.2), Unterwassermassage (☞ 2.4.3). Lagerung mit optimaler WS-Stellung, hubfreie WS-Mobilisation (☞ 2.3.12).

Bei chronischen Beschwerden

- Schmerzfreiheit: wie bei akuten Beschwerden, zusätzlich Puzzlefango (☞ 2.7.2)
- weitere Ziele wie bei Rundrücken; dabei dosierte Kräftigung, kürzere Anspannungsphasen; ASTE eher ohne axiale Belastung der WS (z.B. Rückenlage, Vierfüßlerstand), öfter wechseln.

 Tips & Fallen

Bei Spangenbildung (Ankylose) im Röntgenbild keine mobilisierenden Maßnahmen; durch Fehlhaltung verkürzte Muskeln können jedoch gedehnt werden.

5.8.5 Lumbalsyndrom

Sammelbegriff für Rückenschmerzen, i.d.R. ohne Ausstrahlung und ohne neurologische Defizite.

Ursachen

Blockierungen, degenerative Veränderung, Tumoren, Spondylolisthesis, traumatisch und posttraumatisch, chron. Polyarthritis.

Begriffsbestimmung

- Lumbalgie: chron. Kreuzschmerz
- Lumbago: Hexenschuß, akuter Kreuzschmerz
- Lumboischialgie: Kreuzschmerz mit Ausstrahlung in die untere Extremität
- Ischialgie: Schmerz im Verlauf des N. ischiadicus
- radikuläre Schmerzen: Wurzelkompressionsschmerz, segmentale Schmerzausbreitung (☞ Abb. 5.31)
- pseudoradikuläre Schmerzen: ausgehend von Zwischenwirbelgelenken, Muskeln, Bändern der WS, extraspinalen Strukturen, keine segmentale Zuordnung.

* Die Höhe der Wirbelkörper (und Rückenmarkswurzeln) entspricht nicht der Lokalisation der entsprechenden Rückenmarkssegmente

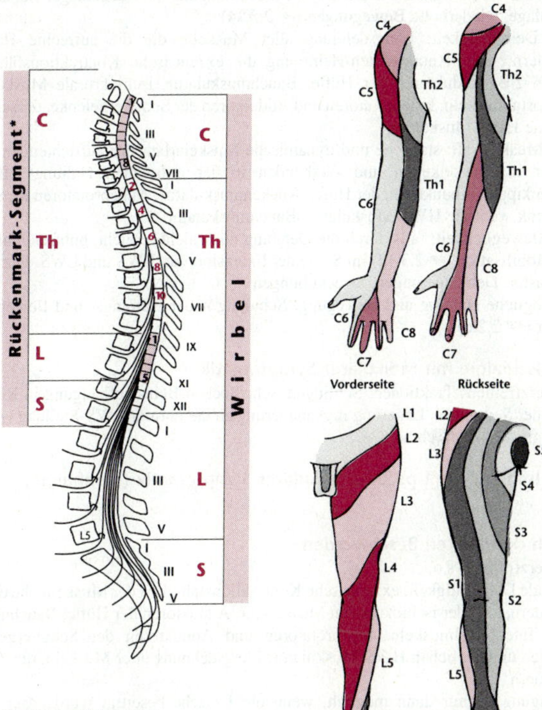

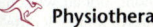

Abb. 5.31: Wirbelkörper und korrespondierende Rückenmarksegmente (links). Dermatome der oberen und unteren Extremität (rechts) [A300-190]

Ärztliche Therapie

konservativ und operativ: richtet sich nach der Grunderkrankung.

Physiotherapie

PT bei Lumbalgie ohne neurologische Störungen

Die Muskulatur reagiert auf einseitige Belastung, auf Fehl- oder Überbelastung meist im Sinne der krummen Körperhaltung.

- Schmerzfreiheit: Puzzlefango. E-Therapie (☞ 2.8). Massage, Unterwassermassage. Lagerung mit optimaler WS-Stellung (☞ 5.8.1). Hubfreie WS-Mobilisation

(☞ 2.3.12). Schlingentisch: Becken-Bein Aufhängung in Rückenlage, Seitenlage, Bauchlage, wiederholte Bewegungen (☞ 2.3.14)

- volle Dehnfähigkeit: Längsdehnung aller Muskeln, die die aufrechte Haltung behindern. Über Antagonisten-Hemmung die exzentrische Kontraktionsfähigkeit fördern z.B. Adduktoren der Hüfte, Bauchmuskulatur, ischiokrurale Muskulatur, Interkostalmuskeln, Innenrotatoren und Adduktoren der Schultergelenke, dorsale und seitliche HWS-Muskulatur
- volle Muskelkraft: statische und dynamische Muskelarbeit der aufrichtenden Muskulatur in Muskelketten und -verbänden in der aufrechten Haltung z.B. der Beckenkipper, Abduktoren der Hüfte, Rückenmuskulatur, Außenrotatoren im Schultergelenk, ventrale HWS-Muskulatur, Bauchmuskulatur
- volle Beweglichkeit: falls durch die Dehnung noch nicht erreicht, hubfreie/hubarme WS-Mobilisation (☞ 2.3.12) im Sinne der Extension von BWS und LWS. Pezziball-gymnastik. Dehnlagerungen. Streckübungen
- bestmögliche Haltung und Bewegung: Schulung neuer Haltungs- und Bewegungs-muster (☞ 2.2.6).

PT bei Ischialgie mit radikulärer Symptomatik

- Schmerzfreiheit: Traktionen. Schlingentisch: Becken-Bein-Aufhängung in Rücken-lage oder Seitenlage. Lagerung in Annäherung an die optimale WS-Stellung (AKH), abhängig von den Schmerzen.

PT bei Ischialgie mit pseudoradikulärer Symptomatik (Lumbalgie)

s.o.

PT nach den akuten Beschwerden

- Schmerzfreiheit: s.o.
- optimale Dehnfähigkeit: exzentrische Kontraktionsfähigkeit der Muskeln, die die AH behindern, z.B. der ischiokruralen Muskulatur, Adduktoren der Hüfte, Bauchmusku-latur, Interkostalmuskeln, Innenrotatoren und Adduktoren der Schultergelenke, dorsalen und seitlichen HWS-Muskulatur. Längsdehnung aller Muskeln, die die AH behindern
- ! Kräftigung ist nur dann möglich, wenn die Ursache beseitigt wurde. Bei einem Prolaps ist kaum eine Besserung zu erwarten.
- volle Muskelkraft: Kräftigung der durch den Prolaps geschwächten oder ausgefalle-nen Muskeln (Kennmuskeln). Je nach Muskelstatus auch: E-Therapie (☞ 2.8); Tapping; PNF: z.B. Stabilisation über Extremitätenpattern, Agonistische Umkehr, Rumpfmuster
- bestmögliche Haltung und Bewegung: Schulung neuer Haltungs- und Bewegungs-muster (☞ 2.2.6).

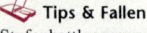 **Tips & Fallen**

Stufenbettlagerung tut den Pat. nur für eine Zeit subjektiv gut. Sie befinden sich wieder in ihrer Belastungshaltung, der ventrale Bandscheibendruck ist erhöht, dorsal wirken Zugkräfte ein. Das gleiche gilt für das Perlsche Gerät, in dem die kyphosierenden Kräfte noch stärker wirken.

5.8.6   Thorakalsyndrom ————————————————————

Sammelbegriff für Schmerzen im Bereich der BWS mit und ohne Bewegungseinschränkung, ggf. Ausstrahlung entlang der Nn. intercostales (entlang der Rippen).

Ursache
Blockierung, degenerative Osteochondrose, Spondylose, Spondylophyten, Bandscheibenvorfälle, chronische Polyarthritis (cP), Tumoren, Spondylolysthesis. Häufig sind BWS-Syndrome bei degenerativ veränderten Wirbeln sowie Blockierungen, die zu Schmerzen und Bewegungseinschränkungen und veg. Symptomen führen.

 Ärztliche Therapie
☞ 5.8.7.

 Physiotherapie
☞ 5.8.5.

5.8.7   Zervikalsyndrom (HWS-Syndrom) ————————

Sammelbegriff für von der HWS ausgehende Beschwerden.

Ursachen
Degenerative Veränderung im Bereich der HWS, Blockierung im Bereich der HWS, Bandscheibenvorfall, posttraumatisch (Schleudertrauma), chron. Polyarthritis, Spondylolyse, Tumor, psychogen.

Begriffsbestimmung
• Zervikalgie: Nackenschmerzen
• zervikozephales Syndrom: durch Druck auf die A. vertebralis und den Sympatikus hervorgerufene Beschwerden, Symptome: Kopfschmerzen, Schwindel, Hör-, Seh- und Schluckstörungen (Segmente C0-C3; ☞ Abb. 5.31).
• zervikobrachiales Syndrom: durch Wurzelreizung, hervorgerufene Nacken-, Schulter-, Arm- und Handschmerzen (Segmente C4-C7; ☞ Abb. 5.31).

 Ärztliche Therapie
• konservativ: Analgetika (Tramal®), Antiphlogistika (Diclofenac®), Infiltration von Lokalanästhetika/Glucokortikoiden, evtl. Halskrawatte, Extension, PT
• operativ: bei Kompression einer Nervenwurzel, der Medulla oblongata oder der A. vertebralis - OP-Methoden: Unkoforaminektomie mit selektiver Dekompression der A. vertebralis bzw. von Nervenwurzeln, ggf. Spondylodese (Knochenspaninterposition nach Ausräumung der Bandscheibe), OP n. ROBINSON.

 Physiotherapie

PT bei Spondylodesen der HWS
Prinzipiell wie bei Spondylodesen der LWS durchführen (☞ 5.8.11).

• Schmerzfreiheit: Halskrawatte, Lagerung in Rückenlage ohne oder mit flachem Kissen
• volle Beweglichkeit: Aufstehen über Seitenlage (HWS unterlagert)

PT bei Zervikalsyndrom

Keine neurologischen Ausfälle

- Schmerzfreiheit: Hitze (☞ 2.7.2, Fango, Heiße Rolle). E-Therapie (☞ 2.8) bei akutem Zervikalsyndrom: Interferenz 100 Hz, Ultrareizstrom. Diadynamische Ströme: paravertebral quer DF, CP, LP, Ultraschall 0,2–0,5 Watt paravertrebral. Ultraschall in Kombination mit Reizströmen. Allgemeine Entspannung (☞ 2.3.9, 10, 11). Lagerung in optimaler WS-Stellung (☞ 5.8.1). Traktionen (intermittierend zur Entlastung). Massage. Bindegewebsmassage (☞ 2.5.2)
- optimale Dehnfähigkeit: aktive Dehnung der durch die Belastungshaltung verkürzten Muskeln (Mm. scaleni, M. trapezius pars descendens, HWS-Strecker)
- ! Kein passives Nachdehnen oder Drücken der HWS (empfindl. Strukturen!).
- volle Beweglichkeit: isolierte Kopfbewegungen üben, evtl. unter Traktion oder in der PNF-Kopfdiagonale, nicht gegen die Schwerkraft
- volle Muskelkraft: statische Muskelarbeit aller Muskeln, die die physiologische HWS- und Kopfstellung durchführen (HWS-Flexoren, ventral) – statische und dynamische Muskelarbeit aller Muskeln, die die Aufrechthaltung unterstützen (☞ 2.2.7, 2.3.4)
- bestmögliche Haltung und Bewegung: Schulung neuer Haltungs- und Bewegungsmuster (☞ 2.2.6).

Tips & Fallen

Störfaktoren können auch in einem anderen Körperabschnitt liegen und die HWS Beschwerden reflektorisch sein (BRÜGGER ☞ 2.3.4).

Radikuläre Symptomatik mit segmentaler Zuordnung

- Schmerzfreiheit: statische manuelle Traktionen (nur wenn Beschwerdelinderung eintritt). Schlingentisch: Schulter-Arm-Aufhängung in Rückenlage oder Sitz, Dauer bis 20 Min. Massage (☞ 2.4.2). BGM (☞ 2.5.2). Lagerung schmerzfrei in annähernd optimaler WS-Stellung (☞ 5.8.1)
- volle Muskelkraft: wie oben; zusätzlich: Innervationsschulung für die paretische Muskulatur (☞ 6.3.1) – je nach Muskelstatus auch E-Therapie: neofaradischer Schwellstrom, Exponentialstrom - Tapping, PNF: Arm- und Scapulapattern soweit schmerzfrei möglich und ohne Stretch und Traktion
- bestmögliche Haltung und Bewegung: Schulung neuer Haltungs- und Bewegungsmuster (☞ 2.2.6).

Pseudoradikuläre Symptomatik (ohne segmentale Zuordnung)

Die Störungen können ihre Ursache in allen Strukturen des Körpers haben und durch reflektorische Schaltung der Muskulatur zu ähnlichen Beschwerden führen wie bei radikulärer Symptomatik. Ursächlich Körperfehlhaltung, -fehlbelastung.
PT wie bei Rundrücken (☞ 5.8.2).

PT nach Schleudertrauma

- Schmerzfreiheit: Halskrawatte. detonisierende Maßnahmen für den Schulterbereich und Rumpf (nur dort: Hitze, Massage). E-Therapie (☞ 2.8)
- volle Muskelkraft: nach Beseitigung der akuten Schmerzen Stabilisation (☞ 2.3.16)
- bestmögliche Haltung und Bewegung: Schulung neuer Haltungs- und Bewegungsmuster (☞ 2.2.6).
- ! Keine Mobilisation und Dehnung für mindestens 6 Wo. Danach gezielte manuelle Untersuchung der HWS. Bei Blockierungen (☞ 2.3.16) Manipulation durch entsprechend ausgebildete Therapeuten.

5.8.8 Bandscheibenvorfall

■ Lumbaler Bandscheibenvorfall

Verlagerung von Bandscheibengewebe nach dorsal mit oder ohne neurologischer radikulärer Symptomatik durch Wurzelkompression (☞ Abb. 5.32). Über 90 % aller lumbalen Vorfälle treten in L4/5 bzw. L5/S1 auf. Richtung des Vorfalls: medio-lateral ca. 90 %. Thorakale Bandscheibenvorfälle sind sehr selten.

- Bandscheibenprotrusion (medial, paramedian, lateral oder intraforaminal): Vorwölbung der Bandscheibe, die äußeren Schichten des Anulus fibrosus bleiben intakt
- Bandscheibenprolaps (Vorfall): Gallertkern quillt hinter das hintere Längsband; pendelnder Prolaps: stielartige Verbindung; sequestrierender Prolaps: freies Bandscheibengewebe im Spinalkanal; Massenprolaps: Austritt großer Bandscheibenanteile.

Klinik
Meist plötzlicher Schmerz (Hexenschuß), häufig nach abrupten Körperdrehbewegungen.

Anamnese
Schmerzausstrahlung? Schmerzverstärkung bei Niesen, Pressen, Husten? Blasen-, Mastdarmstörungen, Erektionstörungen? → Kauda-Syndrom (Notfall!).

Untersuchung
- Ziel: exakte Höhenlokalisation des Bandscheibenvorfalls
- Inspektion: typische Zwangshaltung (Ischiasskoliose), vorsichtige, langsame Bewegungen, Lendenstrecksteife mit fixierter Verspannung der paravertebralen Muskulatur, FBA (☞ 5.8.1) zunehmend
- neurolog. Befund (☞ 6.1): Lasègue positiv (Ischiasdehnungsschmerz: bei Anheben des gestreckten Beins Schmerzausstrahlung von LWS bis Oberschenkelrückseite). Sensible und motorische Ausfälle, Reflexabschwächung bzw. Reflexausfall.

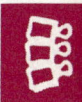

Synopsis der lumbalen Wurzelsyndrome			
Wurzel	**Dermatom**	**Kennmuskeln**	**Reflexe**
L 3	Schmerz, Sensibilitäts-störung quer über Ober-schenkelvorder-seite zum Condylus med. ziehend	Parese des M. quadriceps und der Hüftadduktoren (Knieextension ↓, Hüft-adduktion ↓)	PSR fehlend oder abgeschwächt
L 4	Oberschenkelaußenseite über Patella und Innen-seite des Unterschenkels	Parese des M. quadriceps und M. tibialis anterior (Knie-extension ↓, Supination ↓)	PSR fehlend oder abgeschwächt
L 5	Knieaußenseite, ventro-lateraler Unterschenkel, Fußrücken, Großzehe	Parese des M. extensor hallucis longus, M. ext. digitorum brevis (Fersen-gang ↓, Fußheber ↓, Zehen-heber ↓)	Tibialis-post.-Re-flex fehlend oder abgeschwächt
S 1	Laterodorsaler Ober- - und Unterschenkel, Ferse, Kleinzehe	Parese des M. triceps surae, M. peronaeus, M. glutaeus max. (Zehengang ↓, Fuß-senker ↓, Pronation ↓)	ASR fehlend oder abgeschwächt

Ärztliche Therapie

Konservativ

Wenn keine schweren neurologischen Ausfälle vorhanden sind.

- Kombinationstherapie: individueller Therapieplan unter Berücksichtigung von Schmerzausmaß, Alter, Psyche, klinischem Befund, Krankheitsstadium
- Aufklärungsgespräch: Bettruhe, entlastende Lagerung (geeignete Körperposition findet Pat. meist selbst), evtl. Stufenbett (angewinkelte Hüft- und Kniegelenke)
- periodische oder Dauerextension: Druckreduktion im Zwischenwirbelraum, Zugkräfte greifen am Becken an. Extensionswirkung auf LWS mit verschiedenen Übungen und Geräten (Aushängen an der Sprossenwand, Türrahmen, Streckbandage, Tru Trac®) erzielen

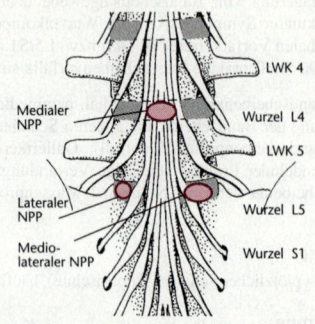

Abb. 5.32: Lokalisationsmöglichkeiten der lumbalen Diskushernie (NPP: Nucleus-pulposus-Prolaps) [A300-190]

- Medikamente: Analgetika (z.B. Tramal® Infusion); Antiphlogistika (z.B. Voltaren®); Muskelrelaxantien (z.B. Muskeltrancopal®); Tranquilizer (z.B. Valium®)
- Weichteilinfiltration: an Stellen schmerzhafter Insertion von Bändern, Sehnen der WS (Lokalanästhetika/Glukokortikoide)
- paravertebrale Injektion: in die Umgebung des Foramen intervertebrale (Lokalanästhetika/Reischauer Blockade).

Operativ

- OP-Prinzip: Entfernung des verlagerten Bandscheibengewebes zur Entlastung der Nervenwurzel
- Chemonukleolyse: enzymatische Andauung des Nukleus z.B. durch Chymopapain. Voraussetzung: intaktes hinteres Längsband, kein sequestrierter Prolaps, i.d.R. bei Protrusion
- perkutane Nukleotomie: Ausräumung des Bandscheibenraumes über eine perkutan eingeführte Sonde bzw. Faßzange, i.d.R. bei Protrusion
- offene Nukleotomie: mikrochirurgische Operation, häufig Entfernung von Anteilen des Wirbelbogens, i.d.R. bei sequestriertem Vorfall.
- ! Postoperativ bei allen OPs: 6 Wo. bis 3 Mon. halbelastisches Mieder.

 Physiotherapie nach Bandscheiben-OP

(PT bei konservativer Therapie; ☞ 5.8.5)

Phase I (Bettruhe), 1.–3. post-OP Tag

- DKPT-freier Patient (☞ 2.2.8)
- Schmerzfreiheit: Lagerung entsprechend dem aktuellen Schonungsbedürfnis, möglichst physiologische Lordose. Behandlung ansatzgereizter Muskulatur mit Hitze

außerhalb des OP-Gebietes, Querfriktionen, Dekontraktionen und Ultraschall, evtl. spezifische Schmerztraktion aus Seitenlage
- muskelgesichertes Segment: Stimulation der gelenknahen Muskeln durch Bewegungs- und taktile Reize, isometrische Spannungsübungen
- innervierbare Muskulatur: evtl. Stimulation paretischer Muskulatur durch: Quick-Eis. Tapping, PNF-Techniken, Elektrostimulation mit BMR®-Gerät (☞ 2.8)
- bestmögliche Transfers: Drehen in Seitenlage en bloc.

Phase II (Mobilsation), ab 4. post-OP Tag
- bestmögliche Transfers: Aufstehen über Bauchlage mit halbelastischem Mieder, Sitzen für 14 Tage verboten, angelehntes Stehen erlaubt
- bestmögliche Stabilität in Segment: wie Phase I, jedoch längere Hebel, verschiedene ASTE
- bestmögliche Stellung von Becken und LWS: vorsichtige Dekontraktionen von kontrakten Muskeln der Becken-Region, nach 12 Wo. Mobilisation hypomobiler Wirbelsäulenabschnitte zur Entlastung des operierten Segmentes mit hubfreier WS-Mobilisation (☞ 2.3.12)
- bestmögliche ADL : Einüben von rückenschonenden Alltagsbewegungen (z.B. Bücken, Schuhe anziehen), Sitzhaltung erarbeiten (Sitzkeil, Lordosekissen)
- Schmerzfreiheit: bei Bedarf vorsichtige intermittierende Traktion in Schonhaltung (maximal bis Stufe II)
- bewegliches Nervengewebe: um Verklebungen vorzubeugen, Nerv bei schmerzfrei eingestellter Hüftflexion und Knieextension über Dorsal- und Plantarflexion des Fußes bewegen.

▌ Zervikaler Bandscheibenvorfall

Bandscheibenvorfälle im HWS-Bereich sind ca. 100 x seltener als im LWS-Bereich. Überwiegend dorsolaterale Vorfälle.

Klinik
Je nach Form radikuläre Nacken-, Schulter-, Armschmerzen mit und ohne Parästhesien; ggf. Bewegungseinschränkungen der HWS (,,Schiefhals"), Paresen, Sensibilitätsstörungen, Reflexausfälle bzw. -abschwächung, positiver HWS-Kompressionstest.

Synopsis von Wurzelreizsyndromen im HWS-Bereich			
Wurzel	**Dermatom**	**Kennmuskeln**	**Reflexe**
C 3/4	Schmerz bzw. Hypalgesie im Schulterbereich	Partielle oder totale Zwerchfellparese	Keine faßbaren Reflexstörungen
C 5	Schmerz bzw. Hypalgesie etwa über dem Bereich des M. deltoideus	Innervationsstörungen des M. deltoideus und M. biceps brachii (Schulterabd. ↓, Flexion im Ellenbogen ↓)	BSR abgeschwächt
C 6	Radialseite des Ober- und Vorderarmes, bis zum Daumen abwärts ziehend	Paresen des M. biceps brachii und M. brachioradialis (Flexion im Ellenbogen ↓)	Abschwächung oder Ausfall des BSR und des Radiusperiostreflexes

Synopsis von Wurzelreizsyndromen im HWS-Bereich

Wurzel	Dermatom	Kennmuskeln	Reflexe
C 7	Dermatom lateral-dorsal vom C6-Dermatom, zum 2.–4. Finger ziehend (insbes. 3. Finger)	Parese M. triceps brachii, des M. pronator teres gelegentlich der Fingerbeuger. (Ellenbogenext. ↓ Flexion im Handgelenk ↓). Oft sichtbare Atrophie des Daumenballens	Abschwächung oder Ausfall des TSR
C 8	Dermatom dorsal neben C7, zieht zum Kleinfinger	Parese der kleinen Handmuskeln (Finger-Abd. und -Add. ↓). Sichtbare Atrophie insbes. des Kleinfingerballens	Abschwächung des TSR

 Ärztliche Therapie

- konservativ: wenn keine schweren neurologischen Defizite, Ruhigstellung (Halskrawatte), Analgetika (Tramal®), Antiphlogistika (Diclofenac®), Infiltration (Lokalanästhetika/Glukokortikoide); langfristig Rückenschule
- operativ: Robinson Spondylodese: Ausräumung des Bandscheibenraumes meist von ventral und Spondylodese (Versteifung durch Einbringen von autologem Knochen oder Zement). Postoperativ Halskrawatte für 6 Wo. bis 3 Mon.

Physiotherapie

☞ 5.8.7

5.8.9 Blockierung

Blockierung eines WS-Segments oder einer Ileosakralfuge (ISG): Reversible Bewegungseinschränkung (oft primär hypermobil) in eine oder mehrere Richtungen ohne radikuläre Symptomatik. Meist spontan einsetzender Schmerz bei einer Bewegung.

 Ärztliche Therapie

Konservativ: Infiltration von Lokalanästhetikum (Scandicain®) und Glukokortikoid (Celestan®); Muskelrelaxans (Musceltrancopal®); Antiphlogistika (Di-clofenac®); Manipulation (Manuelle Therapie).

Physiotherapie

Schmerzfreiheit: Manuelle Therapie zum Lösen der Blockierung: kleine Bewegungen unter Traktion, Weichteiltechniken, Mobilisation, Manipulation.

Zusatzmaßnahmen

Fango, Heiße Rolle (☞ 2.7.2); Funktionsmassage; BGM (☞ 2.5.2).

Tips & Fallen

Nach erfolgreicher Lösung der Blockierung erneute manuelle Untersuchung. Da insbesondere hypermobile Segmente zu Blockierungen neigen, sind folgende ergänzende Maßnahmen zur Rezidivprophylaxe sinnvoll:

- bestmögliche Muskelkraft: statische Muskelarbeit der aufrichtenden Muskulatur in der HWS, statische und dynamische Muskelarbeit am Rumpf, Kräftigung erfolgt besser über die Extremitäten oder über den Rumpf, weniger direkt am Kopf
- bestmögliche Haltung und Bewegung: Schulung neuer Haltungs- und Bewegungsmuster (☞ 2.2.6).

Es können noch andere Störfaktoren im gesamten Körper zu finden sein, die durch veränderte Muskelspannung die Blockierung immer wieder provozieren (☞ BRÜGGER 2.3.4).

5.8.10 M. Scheuermann (Adoleszentenkyphose)

Im Jugendalter auftretende Wachstumsstörung an Grund- und Deckplatten der BWS und/oder LWS mit teilfixierter vermehrter Kyphose. Häufigste WS-Erkrankung im Jugendalter (ca. 20 % der Bevölkerung). Unklare Ätiologie.

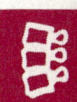

Pathogenese
Reduzierte Belastbarkeit der knorpeligen Abschlußplatten → Bandscheibengewebe bricht in den Wirbelkörper ein (Schmorlsche Knötchen) → Schädigung vor allem der ventralen Wachstumszonen der Wirbelkörper → zunehmende Keilwirbelbildung und fixierte Kyphosierung.

Lokalisationstypen
- thorakal → Hohlrundrücken
- thorakolumbal → totaler Rundrücken
- lumbal → Flachrücken (selten).

Klinik
Oft muskelschwache Jugendliche mit segmentaler Fixation der WS. Nur ca. 30 % der Erkrankten im Wachstumsalter haben Beschwerden. Die Lumbalform ist schmerzanfälliger.

 Ärztliche Therapie
- konservativ:
  - bei leichten Formen konsequente Rückendisziplin; Berufsberatung (keine körperlich anstrengenden Berufe); Sport (z.B. Schwimmen)
  - schwere progrediente Kyphose: wie oben, zusätzlich ab Kyphosewinkel > 50° nach COBB Korsettbehandlung (Milwaukee-Korsett; ☞ 12.1).
- operativ: selten; ab Kyphosewinkel > 70° nach COBB; bei ausgewachsenen Patienten dorsales und ventrales Vorgehen notwendig (ventrale Mobilisation mit Ausräumung der Bandscheiben und Durchtrennung der Ligamente sowie dorsale Aufrichtung, z.B. Harrington-Spondylodese).

 Physiotherapie
☞ 5.8.5, 5.8.6

5.8.11 Spondylolyse, Spondylolisthesis

▮ Spondylolyse

Defekt in der Interartikularportion eines Wirbelbogens → Ablösung des Wirbelbogens vom Wirbelkörper.

Röntgen: LWS a.p., seitlich und Schrägaufnahme. In der Schrägaufnahme stellt sich eine Spondylolyse am besten dar („Hündchen" = Wirbelbogen mit aufgehelltem „Halsband" = Lysezone). Beurteilung, ob ein- oder doppelseitige Lyse vorliegt.

▮ Spondylolisthesis

Ventrale Verschiebung eines Wirbelkörpers mit Bogenwurzeln, Querfortsätzen und oberen Gelenkfortsätzen (☞Abb. 5.32) über den nächst tieferen (= Olisthesis).

6 % der Bevölkerung haben eine Spondylolyse, 2 % davon eine Spondylolisthesis. In 80 % der Fälle ist der LWK 5, in 15 % der LWK 4 betroffen. Gehäuftes Auftreten bei Leistungssportlern mit Hyperlordosierungsbelastung der LWS (Turner, Speerwerfer). In 50 % der Fälle ist die Spondylolisthesis asymptomatisch und ein Zufallsbefund. Einteilung der Ventralverschiebung nach MEYERDING I–IV.

Spondyloptose
Abkippen eines Wirbels nach ventral, stellt sich in der Röntgen a.p.-Aufnahme als umgekehrter „Napoleonshut" dar.

🩺 Ärztliche Therapie
Konservativ: Immer, wenn keine Beschwerden oder neurologische Ausfälle vorhanden sind. Bei Beschwerden zunächst konservative Therapie mit entlordosierender, stabilisierender WS-Gymnastik, entlordosierendes halbelastisches Mieder.
- Bei Lyse oder geringer Ventralverschiebung (Olisthesis) ohne Beschwerden: keine Therapie notwendig. Aufklärung über Vermeidung von reklinierenden Sportübungen (z.B. Flic-Flac). Kontrolle wichtig → Gefahr des Abgleitens
- Spondylolysen im Kindesalter: Rumpforthese für 6–12 Mon., da knöcherne Konsolidierung möglich.

Operativ:
- bei geringgradiger Olisthesis: direkte Verschraubung des Wirbelbogens mit Spongiosaplastik des Defekts
- bei höhergradiger Olisthesis: posterolaterale Spondylodese, dorsale (transpedikulare) Spondylodese oder ventrale (interkorporelle) Spondylodese
- bei Spondyloptose: dorsale/ventrale Spondylodese kombiniert.

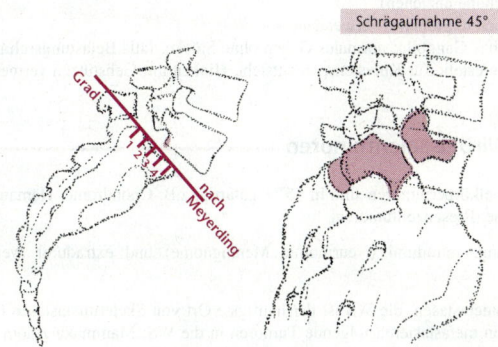

Schrägaufnahme 45°

Grad I · II · III · IV
nach Meyerding

Abb. 5.33: Gleitsegment bei degenerativer Spondylolisthesis [A300-190]

 Physiotherapie

Bei konservativer Behandlung (keine Mobilisation)

Entlordosierende Übungen bringen durch die Krafteinwirkung das Gleiten genauso weiter in Gang wie hyperlordosierende Übungen. Die günstigste WS-Stellung ist auch hier die physiologische LWS-Lordose bei gekipptem Becken. Diese Haltung ist zu stabilisieren. (☞ VOJTA 2.3.25)

PT nach Spondylodese

Phase I (Bettruhe)
- DKPT-freier Patient (☞ 2.2.8)
- Schmerzfreiheit: Lagerung entsprechend dem aktuellen Schonungsbedürfnis, möglichst in physiologischer Lordose. Behandlung ansatzgereizter Muskulatur mit Hitze (außerhalb des OP-Gebietes); Querfriktionen; Dekontraktionen; Ultraschall
- bestmögliche Transfers: Drehen en bloc in Seitenlage
- innervierbare Muskulatur: evtl. Stimulation paretischer Muskulatur durch Quick-Eis, Tapping, PNF, Elektrostimulation: gleichstromfreier Exponentialstrom (BMR®-Gerät)
- Krafterhalt: isometrische Spannungsübungen für Rumpf- und Beinmuskulatur
- Beweglichkeitserhalt: assistives Bewegen der rumpfnahen Gelenke ohne Mitbewegung der LWS, freies Bewegen der distalen Gelenke.

Phase II (mobilisiert)
- bestmögliche Transfers: zusätzlich Aufstehen über Bauchlage üben
- bestmögliche Stellung von Becken und WS: vorsichtige Dekontraktionen von kontrakten Muskeln der Lenden-Becken-Hüft-Region, später (nach 12 Wo.) Mobilisation hypomobiler Wirbelsäulenabschnitte zur Entlastung des operierten Segmentes mit hubfreier WS-Mobilisation (☞ 2.3.12), und manueller Therapie

- bestmögliche Haltung: Erlernen der Entlastungshaltung (BRÜGGER ☞ 2.3.4), angelehntes Stehen erlaubt, Einüben von rückenschonenden Alltagsbewegungen (z.B.
  Bücken, Schuhe anziehen).
! Sitzen verboten. Stehhilfe verwenden.
- bestmögliches Gangbild: normales Gehen ohne Stöcke, falls Belastungsschmerz an
  der Entnahmestelle für Knochenspan entsteht, Hinken mit Gehstützen vermeiden.

5.8.12   Wirbelsäulentumoren

Primäre Wirbelkörpertumoren sind in 85 % gutartig, z.B. Chondrome, Hämangiome,
Osteoblastome, Riesenzelltumoren.

Unterscheidung: intradural (Neurinome, Meningnome) und extradural (vertebral,
intraspinal).

Wirbelsäulenmetastasen: die WS ist der häufigste Ort von Skelettmetastasen (70 %).
Am häufigsten metastasieren folgende Tumoren in die WS: Mammakarzinom > Pro-
statakarzinom > Bronchialkarzimon > Nierenkarzinom > Lymphom.

Komplikationen: Querschnitt, Instabilität.

Ärztliche Therapie

Operativ: bei Instabilität, drohendem Querschnitt oder bösartigem Tumor.
- wenn möglich (operationstechnisch, Tumorstadium) Operationsverfahren von ventral: radikale Tumorresektion, Resektion des Wirbelkörpersegements, Defektauffüllung mit Knochenzement ggf. Knochentransplantat, Stabilisierung mit Instrumen-
  tarium (Osteosynthese, Fixateur interne)
- dorsale Operationsverfahren, z.B. Stabilisierung mit einem Harrington-Instrumenta-
  rium und/oder einem Luque-Rahmen, bei schlechtem Allgemeinzustand oder weit
  vorgeschrittenem Tumorwachstum ggf. Fixateur interne, ggf. Dekompression des
  Rückenmarks (dorsale Entdachung). Kombination von Operationsverfahren mit
  Radiatio bei strahlensensiblen Tumoren und/oder Chemotherapie bei sensiblen
  Tumoren.

Physiotherapie

PT wie bei Schmerzfreiheit und Stabilisation der entspr. WS-Abschnitte.

5.9   Osteoporose

Verminderung der Knochenmasse, der Knochenfunktion und der Knochenstruktur bei regelgerechter Verteilung des Verhältnisses Osteoid: Mineral. Erhöhtes Auftreten von Frakturen und Skelettdeformitäten. Häufig mit akuten bzw. chron. Schmerzen im Bereich der WS (LWS) einhergehend. 25 % der Frauen entwickeln aufgrund des postmenopausalen Östrogenmangels im höheren Alter eine manifeste Osteoporose (☞ Abb. 5.34). Ca. 65000 Schenkelhalsfrakturen pro Jahr in Deutschland sind Folge einer Osteoporose. Risikofaktoren sind best. Hormone, Immobilität und Kalziummangel.

Ursachen

- primäre Osteoporose: postmenopausal durch Östrogenmangel („hight turn over Osteoporose") oder senile Altersinvolution („low turn over Osteoporose")
- sekundäre Osteoporose: endokrin, medikamentös (z.B. Glukokortikoide), durch chron. Polyarthritis, Alkoholabusus, Inaktivität und Bindegewebserkrankungen.

Anamnese

Verdachtsdiagnose bei akuten und chronischen Rückenschmerzen (speziell bei Frauen nach der Menopause) sowie bei Frakturen von proximalem Femur, distalem Radius, Wirbelkörpern bei inadäquatem Trauma in fortgeschrittenem Alter.

Klinischer Befund bei manifester Osteoporose

- betonte Kyphose der BWS („Witwenbuckel"), Körperlängenverlust
- Hartspann der Rückenmuskulatur
- Schmerzen bei Seitneigung (Kontakt von Rippenbogen und Beckenkamm)
- „Tannenbaumeffekt" durch schlaffe quere Hautfalten am Rücken
- scheinbare Überlänge der Arme durch Rumpfverkürzung.

Diagnostik

- Röntgen BWS/LWS in zwei Ebenen zeigt Abnahme der Knochendichte
- Knochendichteanalyse (Knochendensitometrie)
- Knochenbiopsie
- Laborbestimmungen (Parathormon, Kalzium, Phosphor, AP).

 Ärztliche Therapie

- konservativ:
  - Osteoporose-Prophylaxe: ausreichende orale Kalziumzufuhr (Milchprodukte)
  - postmenopausale Osteoporose: Östrogensubstitution über mindestens 10 Jahre; körperliche Aktivität über Gymnastik, Sport; Verzicht auf Alkohol und Nikotin
  - Schmerztherapie bei Osteoporose: bei akuter, stark schmerzhafter Osteoporose, z.B. nach Wirbelkörperfrakturen Analgetika (Voltaren®; Tramal®); Infiltration von Schmerzpunkten (Lokalanästhetika, Glukokortikoide); halbelastisches Mieder; gelockerte Bettruhe; E-Therapie. Bei chron. Schmerzen zusätzlich stabilisierende PT
  - Pharmakotherapie der manifesten Osteoporose mit Östrogenen, Fluoriden (mind. 2–4 Jahre, Stimulation knochenbildender Zellen), Kalzitonin (z.B. Karil® s.c.), Anabolika
- operativ: bei Schenkelhalsfrakturen Versorgung mit Totalendoprothese oder dynamischer Hüftschraube (DHS); WS-Frakturen sind im Allg. keine OP-Indikation.

5

Prophylaxe der Osteoporose
Viel Bewegung und Sport schon Jahre vor Beginn der Menopause, um die Knochen zu festigen; richtige Ernährung (viel Milchprodukte); Gewichtsregulierung (weder Über- noch Untergewicht).

🦘 Physiotherapie
! Erhöhtes Frakturrisiko, deshalb Vorsicht v.a. passiven Behandlungstechniken!
- Schmerzfreiheit: Puzzlefango, Heiße Rolle. Lagerung in Annäherung an die optimale WS-Stellung abhängig von den Schmerzen. Vorsichtige Massage (ohne Druck). BGM. Unterwassermassage. Akut: Interferenz 100 Hz, Ultrareizstrom. Diadynamische Ströme: paravertebral quer DF, CP, LP, Ultraschall 0,2–0,5 Watt paravertebral. Ultraschall in Kombination mit Reizströmen. Bewegungsbad. Hubfreie Mobilisation (☞ 2.3.12). Schlingentisch: Becken-Bein-Aufhängung, Oberkörper-Aufhängung, Sitz-Aufhängung. Exzentrische Kontraktionsfähigkeit der verkürzten Muskulatur
- optimale Kraft: vorsichtige Widerstände, kürzere Anspannungsphasen, ASTE eher ohne axiale Belastung der WS (z.B. RL, Vierfüßlerstand) und öfter wechseln
- bestmögliche Haltung und Bewegung: Schulung neuer Haltungs- und Bewegungsmuster (☞ 2.2.6)
- Gangschulung zur besseren Gangsicherheit und zur Verhinderung von Stürzen.

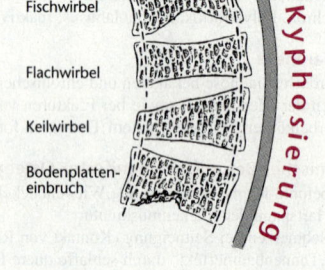

Fischwirbel

Flachwirbel

Keilwirbel

Bodenplatteneinbruch

Kyphosierung

Abb. 5.34: Wirbelveränderungen bei manifester Osteoporose [A300-190]

🔍 Zusatzmaßnahmen
Gipsliegeschale, Korsett.

5.10 Osteomalazie

Die Osteomalazie ist die Rachitis der Erwachsenen. Vitamin-D-Mangel entweder durch verminderte Aufnahme und/oder durch verminderte Resorption führt zu einem verminderten mineralisierten Skelettanteil. Dadurch verliert der Knochen an Festigkeit. Dies führt zur Deformierung. Charakteristisch sind generalisierte Schmerzen und Gangstörungen.

Klinik
Generalisierte Knochenschmerzen, Gehstörungen, rasche Ermüdung infolge allgemeiner Muskelschwäche (Watschelgang), allmähliche Deformierung der belasteten Knochen → WS-Kyphose, Beckenverformung, Genu varum.

Ursachen
- Störung des Vitamin D-Stoffwechsels, z.B. bei Mangelernährung, Malabsorption (Magenresektion, Dünndarmerkrankung), Leberzirrhose, Antiepileptikaeinnahme; verminderte Sonneneinstrahlung führt über verminderte Bildung von Vitamin D_3 zu Rachitis bei Kindern
- Störung des Phosphatstoffwechsels führt zu Phosphatdiabetes und Osteomalazie.

 ### Ärztliche Therapie
- konservativ: Vitamin D-Gabe (oral, i.m.), ggf. Phosphatgabe
- operativ: nur bei schweren Beinachsfehlstellungen Korrekturosteotomie.

 ### Physiotherapie
☞ 2.2.6. Keine Stufenbettlagerung!

Ulrich Beck
Werner Wenk

6

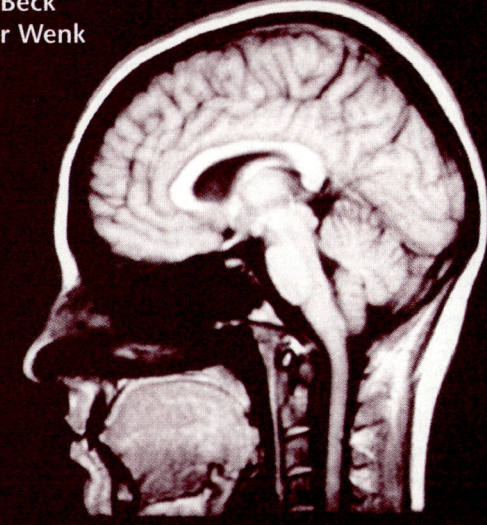

Neurologie

Befunderhebungsbogen Neurologie

Datum der Befundaufnahme: ....
Name des Behandlers: ....
Name des Patienten: ....
Alter: ....
Beruf/Tätigkeit: ....

Ärztliche Diagnose: ....

1. Anamnese

Beginn der Erkrankung: .... Weiterer Verlauf: ....
Medizinische Versorgung: ....
Physikalische Therapie: ....
Bereits Bewegungstherapie verordnet? ....
Welche? ....
Medikamente: ....
Familiäre Häufung: ....
Sonstige Erkrankungen: ....

2. Kommunikation

Bewußtseinslage
    zeitliche, räumliche, persönliche Orientierung: ....
    Gedächtnis, Wahrnehmung: ....
Sprache
    Aphasie: sensorisch, motorisch, global, amnestisch?...............................
    Dysarthrie: ....
    Sehstörungen (z.B. Hemianopsie)?..
    Hörstörungen? .... Neglect-syndrom? ....
Persönlichkeit des Patienten: ....
Einstellung zu Erkrankung und Therapie: ....

3. Sichtbefund

Wie treffe ich den Patienten an
    Position, Körperhaltung: ....
    Anschluß an Infusionen, Überwachungs-, Versorgungsgeräte: ....
    Katheter? ....
    Gesichtsausdruck, auffallende Veränderungen: ....
    (z.B. Facialisparese, Blickparese)

Atmung: ....

Auffallende Hautveränderungen | **Besondere Phänomene**
    Ödeme: .... Klonus: ....
    Hämatome: .... Tremor: ....
    Narben: ....   Faszikulationen: ....
    Atrophien: ....   Myoklonien: ....
    Hypertrophien: ....   Tics: ....
    Hautfarbe: ....   Hyperkinesen: ....

4. Tastbefund

Haut   **Muskulatur**
    Temperatur: .... Tonus: ....
    Feuchtigkeit: .... Widerstand beim
    Verschieblichkeit: .... passiven Durchbewegen: ....
    Spannungszustand: .... Art des Widerstandes
                                                (elastisch, plastisch): ....
Gelenk   Zahnradphänomen: ....
    Endgefühl bei Kontrakturen: .... Taschenmesserphänomen: ....
    Krepitation? .... Myogelosen: ....

5. Funktionsbefund

Sensibilität

Oberflächensensibilität
Berührungssensibilität: ....
Temperaturempfinden: ....
Zweipunktediskrimination: ....

Tiefensensibilität
Erkennen der
Gelenkstellung: ....
Stereognosie: ....

Schmerzempfinden
Analgesie: ....
Hypalgesie: ....
Hyperalgesie: ....
Parästhesien: ....

Schmerzanalyse
Art: ....
Lokalisation: ....
Intensität (Skala 0-5): ....
Dauer: ....

Motorik
Händigkeit: ....
Muskelkraft: ....

Koordination
Intentionstremor: ....
Dysmetrie: ....
Diadochokinese: ....
Finger-Finger-Versuch (FFV): ....
Finger-Nase-Versuch (FNV): ....
Knie-Hacke-Versuch (KHV): ....
Verlängerter KHV: ....
Barany Zeigeversuch: ....
Arm-Vorhalte-Test: ....
Unterberg-Tretversuch: ....

Gleichgewicht
Sitz: ....
Rombergstand: ....
Einbeinstand: ....
Stand in
Schrittstellung: ....
einseitiger Kniestand: ....
automatische
Schutzreaktionen: ....

Reflexverhalten

Eigenreflexe
Patellarsehnenreflex (PSR): ....
Achillessehnenreflex (ASR): ....
Trizepssehnenreflex (TSR): ....
Bizepssehnenreflex (BSR): ....
Trömner: ....

Pathologische Reflexe
Babinsky: ....
Spinale Automatismen: ....
Statische Reaktionen
(ATNR, STNR, TLR): ....
Stellreflexe: ....

Gelenkfunktion

Einschränkung
aktive, passive
Gelenkbeweglichkeit: ....
(Messung Neutral-Null-Methode)

Umfang (Differenz
rechts - links): ....
Beinlängendifferenz: ....

Ganganalyse

Feinmotorik

Welche wichtigen Gebrauchsbewegungen
sind nur teilweise oder gar nicht möglich: ....

Grad der Unabhängigkeit/Selbstständigkeit
An- und Auszieren: ....
Körperpflege: ....
Nahrungsaufnahme: ....
Fortbewegung: ....

Hilfsmittelversorgung ....

Abb. 6.1: Befundbogen

6.1   Befunderhebung

▌ Besonderheiten der Befunderhebung

Sensibles System

- Oberflächensensibilität: Berührung und Schmerzempfinden (möglichst alle Dermatome prüfen, v.a. an den Extremitäten; ☞ Abb. 6.2), Temperatursinn
- Tiefensensibilität: Lagesinn, Vibration und Zwei-Punkte-Diskrimination (Unterscheidung zweier Reizpunkte auf der Haut).

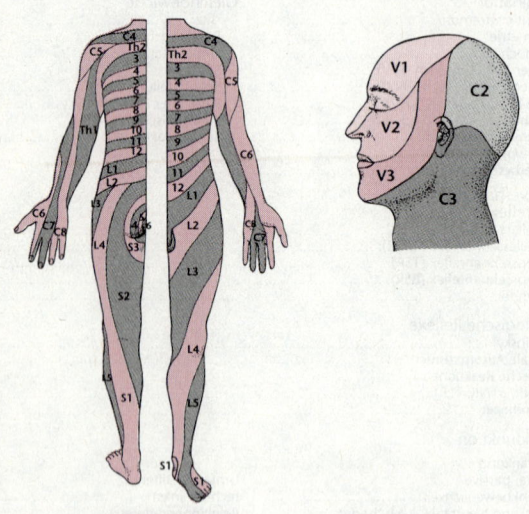

Abb. 6.2: Dermatome [A300–190]

Prüfung der groben Kraft

- Bewegung zunächst aktiv ausführen lassen, dann in Endstellung gegen Widerstand halten lassen. Die grobe Kraft kann z.T. auch in Mittelstellung geprüft werden
- Prüfung der wesentlichen Muskelgruppen in allen großen Gelenken, evtl. Trendelenburg-Zeichen (bei einer Schwäche des M. glutaeus medius kann das Becken beim Einbeinstand nicht mehr fixiert werden, sondern fällt auf die gelähmten Seite ab)
- Beurteilung des Muskeltonus (Widerstand beim schnellen passivem Durchbewegen?)
- Atrophien, Hyperkinesen.

Muskelfunktionsprüfung - Einteilung in 5 Kraftgrade		
Kraftgrad	**Beurteilung**	**Befund**
Status 5	Normal	Bewegung auf dem vollen Bewegungsweg, gegen die Schwerkraft, gegen max. Widerstand
Status 4	Gut	Bewegung auf dem vollen Bewegungsweg, gegen die Schwerkraft, gegen leichten Widerstand
Status 3	Schwach	Volles, aktives Bewegungsausmaß unter Abnahme der Eigenschwere, gegen die Schwerkraft, ohne Widerstand
Status 2	Sehr schwach	Volles, aktives Bewegungsausmaß unter Abnahme der Eigenschwere
Status 1	Anspannung	Muskelanspannung spürbar oder sichtbar, keine Bewegung
Status 0	Keine Kraft	Keine Muskelkontraktion möglich

Merkregel für die Reflexe und ihre Segmente				
Reflex	**ASR**	**PSR**	**RPR**	**BSR**	**TSR**
Segment*	1–2 (S)	3–4 (L)	5–6 (C)	5–6 (C)	7–8 (C)

* Ansteigende Folge der Segmentzahlen, wenn Reflexe am Körper von unten nach oben getestet werden.

Reflexe

Eigenreflexe: monosynaptisch; Auslösung nach dem Alles-oder-Nichts-Prinzip; keine Ermüdung, Bahnung (d.h. erleichterte Auslösung) durch
• den Jendrassik'schen Handgriff (Fingerhakeln mit sich selbst) für die Beinreflexe
• Aufeinanderbeißen der Zähne für die Armreflexe.
Ein Reflex gilt nur als fehlend, wenn die Bahnung erfolglos war.
! Funktionsstörungen der Pyramidenbahnen führen zur Steigerung, periphere Nervenschädigungen zur Abschwächung der Eigenreflexe.

Kloni: rasche, wiederholte Abfolge von Eigenreflexen als Ausdruck einer gesteigerten Reflextätigkeit. Seitendifferenz und fehlende Erschöpfung (> 6) sind pathologisch und deuten auf Pyramidenbahnschädigung; erschöpfliche Form nur bei Seitendifferenz pathologisch.
• Patellarklonus auslösen: Patella ruckartig nach distal schieben
• Fußklonus auslösen: ruckartige Dorsalflexion des Fußes.

Fremdreflexe: polysynaptisch; Lebhaftigkeit ist abhängig von Reizstärke; ermüdbar. Verlust der Fremdreflexe ist ein empfindlicher Indikator für eine Pyramidenbahnschädigung.

BHR = Bauchhautreflexe (Th9-Th12): am besten in drei Höhen prüfen (Dermatome ☞ 4.4); mit stumpfer Nadelspitze rasch und energisch von lateral nach medial über die Bauchhaut streichen → sichtbares Zucken der Bauchmuskulatur; falsch-neg. Ergebnisse bei Adipositas, Narben, Schwangerschaft; Ausfall als ED-Frühzeichen; wichtig zur Höhenlokalisation von Rückenmarksläsionen.

Pathologische Reflexe: Frühzeichen einer ipsilateralen Pyramidenbahnläsion.
• Babinski-Reflex: Bestreichen des äußeren Randes der Fußsohle mit Holzstab von der Ferse in Richtung Zehen. „Babinski pos.": tonische Dorsalflexion der großen Zehe, meist mit Abspreizung und Plantarflexion der Zehen II–V
• Gordon-Reflex: Kneten der Wadenmuskulatur: wie „pos. Babinski"

- Oppenheim-Reflex: kräftiges Streichen entlang der Tibiakante von proximal nach distal: wie „pos. Babinski".

Der Babinski-Reflex gilt nur dann als negativ, wenn auch die alternativen Methoden negativ waren.

Koordination

- Finger-Nase-Versuch (FNV): Pat. führt bei geschlossenen Augen und mit gestrecktem Arm den Zeigefinger in bogenförmiger Bewegung an die Nasenspitze
- Finger-Finger-Versuch (FFV): Pat. versucht, bei geschlossenen Augen und mit gestreckten Armen die Zeigefingerspitzen beider Hände zusammenzuführen
- Knie-Hacken-Versuch (KHV): Pat. soll das gestreckte Bein in Rückenlage anheben, die Ferse auf das Knie des gestreckten anderen Beines legen und zügig am Schienbein nach unten gleiten lassen (verlängerter KHV)
- Prüfung der Diadochokinese: gegensätzliche Bewegungen schnell alternierend ausführen. Z.B. mit beiden Händen „Glühbirne einschrauben", „Klavierspielen"
- Barany-Zeigeversuch: Pat. zielt erst mit offenen, dann mit geschlossenen Augen mit dem Zeigefinger des gestreckten Arms den Zeigefinger der UntersucherIn an
- Romberg-Stand: Pat. steht mit geschlossenen Füßen und nach vorn ausgestreckten Armen vor UntersucherIn. Vergleich der Standfestigkeit bei offenen und geschlossenen Augen durch wechselseitige Druckimpulse an der Schulter
- Rebound-Phänomen: UntersucherIn drückt den vorgehaltenen Arm gegen den Widerstand des Pat. nach unten und läßt plötzlich los
- Unterberger-Tretversuch: Pat. tritt mit geschlossenen Augen 50 x auf der Stelle. Pathologisch, wenn dabei eine Drehung des Rumpfes um mehr als 45° erfolgt.

Weitere Kriterien der Befundung

- Gang: Beurteilung des Gangbildes (Humpeln? Spastik? Unsicherheit? Fallneigung?) Prüfung von Zehen- und Fersengang, Romberg-Versuch, evtl. Seiltänzergang
- Sprache: Sprachstörung (☞ Aphasie), Sprechstörung (Dysarthrie, Anarthrie, Dyslalie)
- vegetatives Nervensystem: Hyperhidrosis? Cutis marmorata? Dermographismus albus (nach mechanischer Reizung der Haut Abblassen infolge einer Gefäßkonstriktion)? Schweißsekretionsstörung? Störung von Blasen- oder Mastdarmfunktion?
- psychischer Befund: Bewußtseinslage, Orientierung (zeitlich, örtlich, situativ und zur eigenen Person), Antrieb, Initiative, Merkfähigkeit, Gedächtnis, Intelligenz, Affekt, Wahn, Halluzinationen, Suizidalität.

6.2   Neurologische Syndrome und Erkrankungen des ZNS

6.2.1   Zentrale Lähmung

Entstehung durch Schädigung des zentralen Nervensystems (Gehirn oder Rückenmark), z.B. durch Hirninfarkte, intrazerebrale oder intraspinale Blutungen, Tumore, entzündliche Prozesse.

Klinik
- Lähmung der Muskulatur:
  - Hemiparese (unvollständige Halbseitenlähmung) oder Hemiplegie (vollständige Halbseitenlähmung)
  - Tetraparese bzw. Tetraplegie: Lähmung aller 4 Extremitäten, z.B. bei hoher Rückenmarksschädigung oder beidseitiger Hirnsubstanzschädigung
  - Paraparese bzw. Paraplegie: Lähmung nur der unteren oder nur der oberen Extremität, z.B. bei Rückenmarksschädigung in Brust- oder Lendenmark
- Reflexsteigerung
- Auftreten pathologischer Reflexe (z.B. Babinski-Zeichen)
- später Entwicklung einer Spastik (federnder Dehnungswiderstand, ,,Taschenmesserphänomen")
- häufig in Kombination mit Sensibilitätsstörungen (Hemihypästhesie, -anästhesie, -hypalgesie).

 Physiotherapie

Besonderheiten bei der physiotherapeutischen Befunderhebung
- Einfluß pathologischer Reflexe (z.B. ATNR = Asymmetrisch tonischer Nackenreflex, STNR = Symmetrisch tonischer Nackenreflex, TLR = Tonischer Labyrinthreflex ☞ 9.1.3) auf die Motorik: persistierende (pathologische) Reflexe verhindern physiologische Bewegungsmuster. Beispiel: Nahrungsaufnahme setzt einen Hand-Mund-Kontakt voraus, dieser wird jedoch verhindert durch einen persistierenden ATNR
- Tonusverhältnisse in den verschiedenen Positionen und Stellungen der proximalen Gelenke, Tonusveränderungen bei Lagewechsel
- Muskeldehnfähigkeit: Inwieweit behindern verkürzte Hüftadduktoren und -flexoren oder verkürzte Plantarflexoren das Gehfähigkeit, ebenso verkürzte Schulteradduktoren und Ellenbogenflektoren sowie Fingerflektoren die Gebrauchsbewegungen?
- Haltung des Rumpfes: Sind die Gleichgewichtsreaktionen beeinträchtigt?
- Grad der Selbständigkeit: Ist eine selbständige Lebensführung (Körperhygiene, Nahrungsversorgung) möglich?

Physiotherapeutische Maßnahmen
! Übungspositionen dürfen fehlgestellte Gelenke nicht zusätzlich belasten.
! Bei Bettlägerigkeit oder Rollstuhlabhängigkeit auf Atemfunktion, Dekubitusprophylaxe achten.
- tonusreduzierende Maßnahmen: Rumpfmobilisation, reflexhemmende Lagerung (☞ 2.3.3), reflexhemmendes Handling. Anwendung von Lagerungsschienen und Orthesenmaterial, Üben in spastikhemmenden Ausgangsstellungen (☞ 2.3.3); Ermüden durch aktive Arbeit, feinschlägige Vibrationen, elektrisches Fahrrad, Long-ice

in Form von Eistauchbädern, Eishandtüchern. Schlingentisch (☞ 2.3.22): Dehnlagerungen, Rumpfmobilisation in mobilen Wirbelsäulenaufhängungen

𝒫 Zusatzmaßnahmen: Bewegungsbad: McMILLAN (☞ 2.3.15) oder Ragazer Ringmethode, Unterwassermassage (☞ 2.4.3); Hippotherapie (☞ 2.3.24); Stangerbad: absteigende Behandlung (Anode: Kopf, Kathode: Füße)

- funktionelle Muskelaktivität: Stimulierung der nicht spastischen Muskulatur mit extero- und propriozeptiven Reizen: Quick-ice, Tapping, Klopf-Druck-Massage, wohldosierter Stretch mit anschließendem wohldosierten Widerstand zur Ausnutzung der reziproken Hemmung, intensives Streichen mit Hand oder Bürste in Kontraktionsrichtung, Vojta für Erwachsene (= E-Technik) in Bauch- oder Seitenlage; PNF-Diagonalen in die nicht spastischen Bewegungskomponenten mit dosiertem Initialstretch
- reflexhemmende Maßnahmen:
  - reflexhemmendes Durchbewegen: Spastik von den proximalen Schlüsselpunkten her (Schulterblatt, Becken) auflösen; dann bei distaler Reflexhemmung (Hand und Fuß) die proximalen Gelenke dynamisch, rotatorisch, angulär oder mit widerlagernder Mobilisation (☞ 2.2.2) durchbewegen
  - reflexhemmende Lagerung (Ausmaß der Gelenkstellung richtet sich nach dem Grad der Spastizität): Bei Beugespastik an der oberen Extremität Arm in Außenrotation, Abduktion, Elevation, Ellenbogenstreckung, Handdorsalextension, Fingerstreckkung, Daumenabduktion. Bei Tendenz zur Streckspastik im Arm: Ellenbogen in mittlerer Beugestellung. Bei Streckspastik im Bein: Je nach Spastizitätsgrad leichte bis starke Hüft- und Kniebeugung, Dorsalextension des Fußes und leichte Zehenstreckung. Bei Beugespastik im Bein: Lagerung in Bauchlage, Stehbrett

! Je stärker die Spastik, desto endgradiger sollte die Lagerung angestrebt werden.
  - reflexhemmende Positionen: Bauchlage gegen Beugespastik im Bein, Vier-Füßlerstand gegen Beugespastik in Hand, Fingern und Streckspastik im Bein. Seitsitz und Drehdehnlagerung gegen Streckspastik im Bein und Spastik im Rumpf, Stand im Stehbrett gegen Spastik der Plantarflektoren des Fußes und gegen Beugespastik der Hüft- und Knieflektoren, Handstütz gegen Beugespastik der Hand- und Fingerflektoren
  - Hemmung pathologischer Reflexaktivitäten und assoziierter Reaktionen: Bahnung von reflexhemmenden funktionellen Bewegungen aus reflexhemmenden Positionen heraus mit reflexhemmendem Handling (☞ 2.3.3)
- Erzielung einer funktionellen Gelenkbeweglichkeit
  - Lagerung, Umlagerung
  - endgradiges, weiches Durchbewegen mit kurzem Verharren in der Endstellung, Durchbewegen in PNF-Mustern, reziprokes Durchbewegen
  - Intervall-Gipsbehandlung
  - Muskeldehnung und Dehnlagerungen, Manuelle Therapie
  - Versorgung mit Orthesenmaterial (☞ 12.1, 2.3.3): Stehbrett gegen Spitzfußstellung, Hüftbeuge- und Kniebeugekontraktur. Peronaeusschiene, Valenserschiene gegen Spitzfuß. Innenschuh zur Korrektur der Pro- oder Supination. Zirkuläre Mecronschiene, aufblasbare Druckmanschetten gegen Beugespastik im Arm. Abduktionsschiene gegen die Adduktorenspastik im Arm. Sitzkeil gegen Adduktorenspastik in den Beinen. Heidelberger Schiene mit Schweizer Sperre oder dorsale Schiene gegen Kniebeugekontraktur. Zirkuläre Handschiene gegen Beugekontraktur in Hand- und Fingergelenken. Genu-recurvatum-Schiene gegen Überstreckung im Kniegelenk

! Verstärkt sich bei Widerstand die Spastik: Widerstand reduzieren, Reflexhemmung intensivieren oder andere Bewegungsmuster ausprobieren.

- bestmögliches Gleichgewicht: Training der automatischen Halte- und Gleichgewichtsreaktionen mit den Techniken von BOBATH in den funktionell wichtigen Positionen Sitz und Stand (☞ 2.3.3). Zu trainieren sind:
  - automatische Steuerung der Körperlage durch Rumpfaktivität wie: Lateralflexion, Flexion, Extension zur Sicherung des Gleichgewichts
  - automat. Schutzreaktionen am Arm (Stütz) und Bein (Schutzschritt)
- Bestmögliches Gangbild mit größtmöglicher Unabhängigkeit von Gehhilfen. Prinzip der minimalen Therapiehilfe: Gangschule mit minimaler Unterstützung, um den Lerneffekt für den Patienten zu maximieren. Möglichst keine Gangschule mit 2 Th. oder mit Hilfsmitteln. Zum Steh- und Kreislauftraining besser Stehbrett einsetzen
  - bei Überwiegen der Spastizität: Anwendung von tonusreduzierenden Maßnahmen vor der Gangschulung
  - bei ataktischen Bewegungsstörungen (☞ 6.2.3).

Gangschule bei zentraler Lähmung

Die Gangschule kann verschieden gestaltet werden: Üben der einzelnen Gangphasen selektiv oder des Gehens als kompletter Bewegungsablauf; Gangschule mit Unterstützung der Therapeutin, freies Gehen mit Kommando oder verbaler Korrektur.

- Gangarten: Zuschwunggang, Durchschwunggang, Vierpunktegang mit Gehstützen. Bei Unterstützung durch Th.: Rotationsgang, Zügelgang, Schwunggang, Sturmgang (☞ 2.2.5)
- zu trainierende Elemente des Gehens: In der Standbeinphase der erste Bodenkontakt mit der Ferse, Gewichtsverlagerung, Schwerpunktverschiebung nach vorne, Abrollvorgang, Kniekontrolle, Rumpfhaltung (z.B. Duchenne - übertriebene Lateralflexion zu einer Seite), Hüftstabilität (z.B. Trendelenburg - Absinken einer Beckenhälfte), Abdruckphase. Spielbeinphase: Pre-Swing (passive Knieflexion), Schwungphase mit Hüft- und Knieflexion, Knie-kick, Fußdorsalextension
- Gehhilfen: Rollator, Gehstützen, Gehwagen, Vierpunktestock, reziprokes Gehgestell, Gehbarren, Laufkatze.

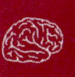

- optimaler Umgang mit Hilfsmitteln: Beratung bei der Auswahl der Hilfsmittel, Hinweis auf verschiedene Hilfsmittel für Haushalt, Kommunikation, Beruf, Körperpflege, An- und Ausziehen, Schulung im Gebrauch und Pflege von Hilfsmitteln, Anleitung von Hilfspersonen
- größtmögliche Selbständigkeit:
  - Fortbewegung: z.B. Transfer Rollstuhl → Bett oder Auto, Aufstehen vom Boden, Kriechen, Rollen, Gehen mit Hilfsmitteln, Transfer: Sitz → Stand
  - Körperpflege: z.B. Transfer in die Badewanne, Kämmen, Waschen, Hautpflege, Rasieren, Zähneputzen
  - Kommunikation: z.B. Schreib- und Lesehilfen, Telefonhilfen, Kommunikationstafeln
- verbesserte Feinmotorik für Gebrauchsbewegungen: Ergotherapie, feinmotorische Übungen: (☞ 6.2.2). Vorbereitend: Gelenkmobilisation mit Manueller Therapie, Dehnung der spastischen Muskeln, Stimulierung der entsprechenden Muskulatur mit Reizen
- DKPT-freier Pat. (☞ 2.2.8)
- verhinderte Knochenatrophie: Belastung im Stehbrett, Gangschule.

🔎 **Zusatzmaßnahmen**

Hippotherapie, Ergotherapie, Logopädie, Kryotherapie, Schlingentisch.

6.2.2 Stammgangliensyndrome

Die Stammganglien steuern die unwillkürliche, aber auch die willkürliche Motorik und sind die Zentren des „extrapyramidalen Systems". Die durch Störungen der Stammganglien ausgelösten Symptome werden deshalb auch als „extrapyramidale Syndrome" bezeichnet.

▮ Parkinson-Syndrom („hypokinetisch-rigides Syndrom")

Ausgelöst durch Untergang von Zellen in der Substantia nigra entsteht ein Dopaminmangel im Corpus striatum, der ein Überwiegen des cholinergen Systems zur Folge hat.

Ursachen

Z.B. dominant vererbte Degeneration der Stammganglien, arteriosklerotische Veränderungen, postenzephalitisch, überwiegend idiopathisch (Ursache unbekannt). Das Erkrankungsalter liegt meist über dem 40. Lebensjahr.

Klinik

- Trias „Rigor, Tremor, Akinese"
- zusätzlich: Verarmung an mimischen und gestischen Ausdrucksbewegungen (Hypomimie), leise, monotone Sprache, nach vorne gebeugte Körperhaltung bei kleinschrittig schlurfendem Gangbild. Verringerte Mitbewegung der Arme beim Gehen (bedingt u.a. durch den Rigor)
- Tremor: Ruhetremor mit niedriger Frequenz (4–6 Hz), der bei Intentionsbewegungen abnimmt
- häufig vegetative Begleitsymptome wie vermehrter Speichelfluß, Verdauungsprobleme (Obstipation) oder Seborrhoe (Salbengesicht) durch vermehrte Talg- und Schweißproduktion.

🖐 Ärztliche Therapie

Ziel der Arzneitherapie ist es, das gestörte Verhältnis zwischen dem cholinergen und dopaminergen System im Corpus striatum wiederherzustellen.

- Dopaminersatz durch L-Dopa und Decarboxylasehemmer (z.B. Madopar®, Nacom®)
- Dopaminagonisten (ähnliche Wirkung wie Dopamin), z.B. Bromocriptin (z.B. Pravidel®) oder Lisurid (z.B. Dopergin®)
- Verminderung des Dopaminabbaues durch Monoaminooxydase-B-Hemmer, z.B. Deprenyl (z.B. Movergan®)
- Anticholinergika, um das Überwiegen des cholinergen Systems zu vermindern, z.B. Biperiden (z.B. Akineton®)
- Amantadin (z.B. PK-Merz®) insbesondere bei akinetischer Krise
- Physiotherapie.

Physiotherapie

Besonderheiten bei der physiotherapeutischen Befunderhebung
- Gelenkbeweglichkeit: Extensionsfähigkeit ist in den Extremitätengelenken und in der Brustwirbelsäule eingeschränkt
- Gangbild: fehlende Rumpfmobilität, kleine Tippelschritte, Retro- oder Propulsion und ungenügendes Reaktionsvermögen bei der automatischen Schutzreaktion können Pat. erheblich gefährden
- Grad der Selbständigkeit: bes. alleinstehende Menschen haben durch fehlende Mobilität Defizite bei der Körperpflege und Nahrungsmittelversorgung
- Atmung: Beeinträchtigt die fehlende Rumpfmobilität die kosto-sternalen Atembewegungen?

Physiotherapeutische Maßnahmen
Prinzipien: keine Widerstandsübungen (Mobilität vor Stabilität), Pat. motivieren durch forciertes Kommando, Partner- und Gemeinschaftsspiele, reichhaltige Auswahl an Geräten, Ortswechsel (Gymnastikraum, Bewegungsbad, Gymnastik im Freien), viel Lob und Anerkennung, leichte Übungsauswahl, Verwendung von Rhythmik und Musik.

- DKPT-freier Pat. (☞ 2.2.8)
- größtmögliche Mobilität: Rumpfmobilisation, Schlingentisch: mobile Wirbelsäulenaufhängungen, assistierte, schnelle reziproke Bewegungsmuster, z.B. Boxen, Sägen, Rudern, Fahrradfahren, Wischen, Reaktionsspiele. Schnelle Positionswechsel, z.B. Stand → Kniestand → Seitsitz → Rückenlage → Seitenlage → Bauchlage → Vier-Füßlerstand → einseitiger Kniestand oder Bärenstand → Stand
- bestmöglicher Muskeltonus: Drehdehnlagerung (☞ 2.2.7), HWS-Traktion als einleitende Behandlung, Entspannungsübungen, Körperwahrnehmungsschulung (☞ 2.3.9, 2.3.10, 2.3.11, 2.3.21), rhythmische Bewegungsübungen, unterstützt durch Musik
- bestmögliches Reaktionsvermögen und Gleichgewicht: reaktive Stabilisierung (Haltewiderstand plötzlich loslassen), Training der automatischen Schutzreaktionen an Arm (Stütz) und Bein (Ausfallschritt). Ballfangspiele, Fußballspielen, Federball, Family-Tennis, Schaukelbrett, Pezziball
- bestmögliche Haltung: Erarbeiten der Entlastungshaltung nach BRÜGGER (☞ 2.2.6, 2.3.4). Muskeldehnung: M. pectoralis major, M. iliopsoas. Hilfen für die Aufrichtung: Reize am Scheitel, Sternum; Anlehnen an die Wand
- bestmögliches Gangbild: Rotationsgang (☞ 2.2.5) mit verschiedenen Schlüsselpunkten: Schultern, Sternum, Arme oder Becken. Gehen über vorgegebene Hindernisse, Gehen nach Rhythmus oder Musik, Gehen mit Start/Stopp-Phasen oder Richtungswechsel, Treppengehen (☞ 2.2.5). Bei Retropulsion: vorbereitend Gewichtsverlagerung nach vorne im Sitz, Üben des Aufstehens mit genügender Vorverlagerung des Gewichts; an die Wand lehnen, und versuchen, von dieser wegzukommen. Hände auf die Schultern der TherapeutIn und diese vor sich herschieben, Rollstuhl o.ä. vor sich herschieben
- bestmögliche Feinmotorik: vorbereitend Finger-PNF, Schreibübungen an einer Tafel (Schrift soll größer werden); Schreiben in vorgegebenen Zwischenräumen auf einem Blatt Papier, Figuren nachzeichnen, Knoten machen und wieder auflösen, Papier falten, Seiten in einem Buch oder einer Zeitschrift einzeln umblättern, Papier zerreißen, Geld aus einem Portemonnaie herausholen, Schrauben auf- und zudrehen
- größtmögliche Vitalkapazität: vorbereitend Rumpfmobilisation, Atemtherapie (☞ 2.2.7)
- bestmögliche Sprache: Gesichts-PNF (☞ 2.3.18), Zungenbewegungen, Exspirationsübungen, Totraumvergrößerer zur Verstärkung der Ausatmung, laute Phonations-

übungen mit Vokalen oder Konsonanten, die eine intensive Lippen und Zungenbewegung erfordern: Bla Bla, hoho, mei mei etc.
• verbesserte Mimik: Gesichts-PNF (☞ 2.3.18)
• aufgeklärter Pat:. Beratung in bezug auf Kleidung (sie soll leicht an- und ausziehbar sein); Nahrung (z.B. viele Ballaststoffe wegen der Darmträgheit); Anziehhilfen; Sicherheitshinweise (z.B. Teppiche als Stolperfallen); Hilfen für die Körperpflege, Hilfen zum Aufstehen aus dem Bett, Gehhilfen. Hinweis auf Selbsthilfegruppen zur Vermeidung einer sozialen Verarmung.

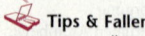 **Tips & Fallen**

Bei bewußter Übermedikation zur Verlängerung der „On"-Phasen kann das Parkinson-Syndrom in ein hyperkinetisches Syndrom mit choreatischen, athetotischen oder sogar ballistischen Elementen oder in allgemeine Hyperaktivität umschlagen. In diesem Fall ist die Behandlung wie bei Ataxie (☞ 6.2.3) und hyperkinetischem Syndrom (☞ 6.2.2).

▍Hyperkinetisch-hypotones Syndrom

Syndrome mit vermehrter Bewegungsunruhe bei gleichzeitig hypotoner Muskulatur.

Choreatisches Syndrom

Dauernde, schnelle Muskelkontraktionen in regellos wechselnden Muskelgruppen (anfänglich oft wie Verlegenheitsbewegungen: Grimassieren, Schmatzen usw.). Zugrunde liegen Läsionen des Corpus striatum, z.B. durch Hirninfarkt oder -blutungen, aber auch durch erbliche Einflüsse (Chorea Huntington).

Chorea Huntington

Seltene, dominant erbliche Erkrankung. Erkrankungsalter zwischen dem 40. bis 60. Lebensjahr. Krankheitsdauer 12–20 Jahre.

Klinik: ständige Bewegungsunruhe der Extremitäten sowie Grimassieren des Gesichts mit ständigen Kau- und Zungenbewegungen. Früh kommt es zu psychischen Veränderungen (z.B. erhöhte Reizbarkeit und Neigung zur Gewalttätigkeit). Im Verlauf meist schwere Wesensänderung und Demenz. Eine kausale Therapie ist nicht bekannt. Evtl. Besserung der Hyperkinesen durch Neuroleptika.

 Physiotherapie bei hyperkinetischen Bewegungsstörungen

Besonderheiten bei der physiotherapeutischen Befunderhebung
Achten auf: Rumpfhaltung, Hyperkinesemuster, Gangbild, Alltagsbewegungen, Sprache, Gesichtsausdruck, psychisches Verhalten.

Physiotherapeutische Maßnahmen
• Behandlung in ruhiger und reizarmer Umgebung. Bewegungsintention und positive (Lob, Freude, Lachen etc.) sowie negative Affekte (negative Kritik, Schreck, depressive Stimmung etc.) beeinflussen die Hyperkinesen
• Vorbereitung zur aktiven Ther.: Stangerbad (absteigende Behandlung), Entspannungsmaßnahmen, entspannende Massage, bes. zentrifugale Streichungen am Rücken. Alle Extremitätenbewegungen mit voller Konzentration, ohne Leistungszwang unter Begleitung von Augen-, Kopf-, Rumpfbewegungen
• Erarbeiten der Kopfkontrolle, da die Kopfstellung oft die Hyperkinesen an Rumpf (bes. Extensionsmuster) und Extremitäten stark beeinflußt

! An Kopf und Rumpf überwiegend in die Flexion arbeiten, da meist ein Hyperextensionsmuster besteht, welches das Bewahren des Gleichgewichts in einer Position unmöglich macht.

- Hilfen für den Pat.: Kontaktbewegen, Bewegungen unter Zug oder Approximation, Bewegen gegen gedachten oder realen Widerstand, Wahl einer großen Unterstützungsfläche
- weitere mögliche Behandlungstechniken (☞ 6.2.3).

Dystone Syndrome (Dystonien)

Langsame, unwillkürliche Tonussteigerungen und Bewegungen sowie abnorme Haltungen. Verstärkung durch emotionale Erregung und Bewegungsintentionen, Nachlassen im Schlaf.

Torsionsdystonie

Drehbewegungen des ganzen Rumpfes und der proximalen Extremitätenabschnitte, wobei diese auch gegensinnig zueinander gedreht werden können. Häufig auch Grimassieren durch Hyperkinesen der Gesichtsmuskulatur. 2 Formen: symptomatische Form (z.B. durch frühkindliche Hirnschädigung oder Überempfindlichkeit gegen Psychopharmaka) und idiopathische Form (Beginn meist im Jugendalter mit Fortschreiten zu einer schweren Behinderung mit erheblicher Fehlstellung der Wirbelsäule).

 Physiotherapie

☞ Physiotherapie bei hyperkinetischen Bewegungsstörungen.

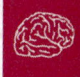

Torticollis spasticus

Erkrankungsbeginn im mittleren Lebensalter ohne Geschlechtsbevorzugung. Es kommt zu unwillkürlicher Seitwärtsdrehung des Kopfes mit gleichzeitiger Neigung zur Gegenseite, während sich meist die gleichseitige Schulter anhebt. Die Bewegung wird hauptsächlich durch den M. sternocleidomastoideus und den M. trapezius der Gegenseite bewirkt, der bei lang bestehender Erkrankung oft hypertrophiert ist. Mit bestimmten Hilfsgriffen ohne großen Krafteinsatz kann der Kranke versuchen, die dystonen Hyperkinesen abzuschwächen (z.B. Hand- oder Fingerspitzen an das Kinn legen). Neben einer medikamentösen Behandlung ist die Therapie mit Botulinustoxininjektion in die betroffene Muskulatur möglich. Diese führt zu einer Blockierung der neuromuskulären Übertragung und damit zu einer (meist nur vorübergehenden) Lähmung der Muskulatur.

 Physiotherapie

Traktion der HWS, Ausstreichungen der HWS, Extensionsmassage, feuchte Wärme, Stemmführung nach BRUNKOW in verschiedenen Positionen, PNF-Kopfdiagonalen in das entgegengesetzte Muster. Behandlungsprinzipien wie bei Chorea Huntington (s.o.).

Athetotisches Syndrom

Langsame, träge, nicht-rhythmische wurm- oder schraubenartige Bewegungen, v.a. im distalen Extremitätenbereich. Nicht selten mit choreatischen Formen gemischt (Choreoathetose).

Zugrunde liegen auch hier Schädigungen des Striatums, zumeist als Folge eines Sauerstoffmangels bei der Geburt (Asphyxie), selten beim Erwachsenen nach einem Hirninfarkt (kontralateral zur geschädigten Hirnhälfte). Beginn meist im frühen Kindesalter. Sie kann einseitig (Hemiathetose) oder doppelseitig (Athetose double) auftreten. Bei gleichzeitiger Agonisten- und Antagonistenanspannung kommt es zu bizarren Bewegungen der Hände und Füße (,,Thalamushand": volarflektierte Hand, in den Grundgelenken überstreckte Finger, Fuß in vermehrter Dorsalextension). Häufig führen die athetotischen Impulse auch zu einer Koordinationsstörung der Sprech- und Atemmuskulatur und zu übersteigerten mimischen Mitbewegungen (,,pathologisches Lachen und Weinen").

 Physiotherapie

Besonderheiten bei der physiotherapeutischen Befunderhebung
• Gelenkstellung: Überstreckung in Ellenbogen, Fingergrundgelenken, Kniegelenk, Knickfuß mit Valgusstellung im Vorfuß
• Rumpfhaltung: Hyperlordose in LWS
• Kopfhaltung: Hyperlordose mit Lateralflexion und Rotation zur Gegenseite oder Kyphose. M. sternocleidomastoideus meist verkürzt und hypertroph
• Muskeltonus: wechselnd
• Koordination: gezielte Bewegungen oft nicht möglich
• Gleichgewicht: sehr instabil, besonders im Stand und Kniestand
• Gangbild: (meist nur mit Unterstützung überprüfbar) Trendelenburg, Adduktion und Innenrotation der Beine, Plantarflexion der Füße
• Einfluß der Kopf- und Rumpfhaltung auf die Bewegungen der Extremitäten: einschießende Hyperextension in der HWS läßt z.B. den gesamten Rumpf extendieren, so daß ein normales Stehen unmöglich wird
• Grad der Selbständigkeit: Körperpflege, Nahrungsversorgung, Fortbewegungsmöglichkeiten, Kommunikation.

Physiotherapeutische Maßnahmen
☞ 6.2.2 (Choreatisches Syndrom)

Ballistisches Syndrom
Selten, meist halbseitig (Hemiballismus) nach zerebralen Ischämien mit Beteiligung der Stammganglien (Nucleus subthalamicus). Im Vergleich zu den choreatischen Bewegungsstörungen sind diese gröber, meist im Schulter- und Beckengürtelbereich lokalisiert. Es kommt zu plötzlich einsetzenden unwillkürlichen Bewegungen, die zum Heran- oder Wegschleudern der Gliedmaßen vom Rumpf führen und weit ausfahrend sind.

 Physiotherapie
Keine wirkungsvolle Therapie bekannt.

6.2.3 Kleinhirnsyndrome

Erworbene oder angeborene Schädigung des Kleinhirns. Dabei kommt es zur Ataxie (Störung der Bewegungskoordination).

Ursache
Z.B. durch Tumore, Durchblutungsstörungen, Schädel-Hirn-Traumata, Atrophien (zerebelläre Heredoataxie), Multiple Sklerose, Alkohol.

Klinik

- Gang-, Stand-, Rumpf- und Extremitätenataxie
- ! Wichtig ist die Unterscheidung der zerebellären Ataxie von der spinalen Ataxie. Pat. mit spinaler Ataxie können über die Optik fehlerhafte Motorik korrigieren (Ataxie verstärkt sich bei geschlossenen Augen), während dies Pat. mit zerebellärer Ataxie nicht mehr möglich ist (Ataxie mit geschlossenen und offenen Augen gleich stark). Während die zerebelläre Ataxie durch Schädigung des Kleinhirns entsteht, ist die spinale Ataxie durch Schädigungen der sensiblen Bahnen des Rückenmarks bedingt.
- Dysdiadochokinese: schnelle Wechselbewegungen, z.B. Händeklatschen, sind nicht mehr oder nur unvollkommen möglich
- Dysmetrie: Zielbewegungen werden meist zu schnell und ausfahrend durchgeführt (Extremitätenataxie)
- Charcotsche Trias: Intentionstremor, Nystagmus und skandierende Sprache
- Kleinhirnhypotonie: Muskeltonus auf der Seite der Läsion abgeschwächt.

🦘 Physiotherapie

Besonderheiten bei der physiotherapeutischen Befunderhebung

- Gleichgewicht: Test im Sitz (Rumpfataxie), Stand (z.B. Romberg-Stand), Einbein-stand (wichtig für die Standbeinphase beim Gehen), Kniestand oder einseitigem Kniestand
- Stabilität: Sind die unter „Gleichgewicht" genannten Positionen auch gegen Widerstände oder bei Labilisierung der Unterstützungsfläche stabil?
- Tiefensensibilität: getestet werden zuerst die kleinen Gelenke der Finger und Zehen. Ist hierbei das Gefühl für die Gelenkstellung bei geschlossenen Augen in Ordnung, brauchen die großen Gelenke nicht mehr getestet zu werden, da diese dann ebenfalls unauffällig sind
- Ganganalyse: breitbeiniger Gang, ataktische Bewegungen in der Spielbeinphase, instabiler Rumpf oder Beckengürtel
- Koordinationsprüfung: mit dem Zeigefinger oder den Zehenspitzen auf verschiedene Gegenstände zeigen lassen, Arm oder Bein in verschiedenen Positionen halten lassen (Placing).

Physiotherapeutische Maßnahmen

- koordinierte Bewegungen der Extremitäten:
  - PNF: dynamische Umkehr mit Halten in verschiedenen Bewegungsabschnitten, rhythmische Stabilisation, betonte Bewegungsfolge bei proximaler Stabilisierung durch Approximation, Widerstand der TherapeutIn oder Kontakt mit einer Unterstützungsfläche
  - konzentrative Bewegungsführung: langsame Bewegungen gegen Führungswider-stand unter Blickkontakt (nicht bei Nystagmus und Doppelbildern) und verbaler Unterstützung, langsame und bewußte aktiv-passive Bewegungsführung durch Th. unter Blickkontakt und verbaler Unterstützung, zuerst eingelenkig eindimensional, später mehrgelenkig mehrdimensional (PNF-Pattern)
  - Kontaktbewegen: Pat. hält den Kontakt z.B. mit seiner Handfläche an der Hand der TherapeutIn und folgt bei allen Bewegungen. Th. kann durch die Intensität des Kontaktes und durch die Bewegungsrichtungen den Schwierigkeitsgrad bestim-men. Diese Technik ist nicht zu verwechseln mit dem Bewegen gegen Führungs-widerstand
  - Bewegen gegen einen gedachten Widerstand: durch ein Moor gehen, einen zähen Brei rühren, etwas Schweres vor sich her schieben, wegstemmen oder zu sich heranziehen

– Bewegungen auf einer Unterstützungsfläche, z.B. einer Wand, auf dem Boden, auf dem Tisch. Zielübungen: Pat. soll körpereigene oder körperfremde Ziele mit der Hand oder dem Fuß ansteuern. Wichtig ist, daß Pat. die Zielansteuerung in entspannter Haltung und ohne Leistungszwang durchführt. Passive Unterstützung durch Th. oder Anwendung von Gewichtsmanschetten können Hilfestellung bieten

• sichere Bewegungsübergänge:
– Mattenprogramm: Schulen von Bewegungsübergängen gegen Führungswiderstände oder im Sinne der Stemmführung nach BRUNKOW (☞ 2.3.5). Bewegen gegen gedachten Widerstand
– Wenn der Intentionstremor nicht mehr zu kontrollieren ist: Einschulen von Kompensationsmechanismen und Trickbewegungen zur Reduzierung der ausfahrenden Bewegungen, z.B. bei allen Armbewegungen Ellenbogen an den Körper drücken, Hände falten oder die andere Hand am Handgelenk fixieren, sich an einer Fläche entlang bewegen, Füße am Boden schleifen, Arme an der Wand oder auf der Tischfläche entlang bewegen, im Stand oder beim Gehen zur Minderung der Rumpfataxie Arme hinter dem Rücken oder vor dem Körper verschränken, Hände auf den Beckenkämmen und Schultern nach hinten unten spannen

! Jeder Pat. reagiert unterschiedlich auf verschiedenen Kompensationsmechanismen, deshalb müssen bei jedem Pat. evtl. wieder neue Möglichkeiten ausprobiert werden.

• bestmögliches Gleichgewicht: Stabilisierung einer Ausgangsposition durch: langsam an- und abschwellende Widerstände einseitig oder diagonal, schnelle und unerwartete Widerstände, Widerstände plötzlich loslassen (reaktive Stabilisierung). Zur Steigerung: Pat. soll beim Stabilisieren die Augen schließen

! Durch Variation der ASTE läßt sich der Schwierigkeitsgrad erhöhen: Auswahl einer Ausgangsposition wie sie in der kindlichen Entwicklung vorkommen: Bauchlage, Rückenlage, Seitenlage, Vier-Füßlerstand, Langsitz, Fersensitz, Seitsitz, Kniestand, halber Kniestand, Bärenstand, Stand und Einbeinstand; Vergrößerung oder Verkleinerung der Unterstützungsfläche einer Ausgangsposition, z.B. breitbeiniger Stand oder Stand in Schrittstellung; Labilisierung einer Unterstützungsfläche durch Pezziball, Schaukelbrett, Trampolin, weiche Matte, Sportkreisel, Sitzrolle, Bewegungsbad, Gehen auf Sand, Waldboden. Verlagerung des Schwerpunktes in einer Ausgangsposition durch Gewichtsverlagerung oder asymmetrische Übungen, z.B. einen Arm zur Seite heben.

! Hilfen für Pat.: Approximation durch Th. an Becken, Schultern oder Kopf, Spiegelkontrolle, Ganzkörperspannung, Anlehnen oder Stützen an der Wand z.B. beim Sitz oder Stehen.

• sicheres Gangbild: Gehen unter Rumpfspannung oder mit Hilfen (s.o., „sichere Bewegungsübergänge"), z.B. mit Approximation an Becken oder Schultern. Gehen gegen Widerstand am Becken oder an den Schultern (Sturmgang). Während des Gehens etwas Schweres vor sich herschieben. Gehen auf markierten Feldern, Gehen mit schleifenden Fersen (mit den Füßen über den Boden rutschen), Gangschule im Gehbarren, Gehen mit Gewichtsmanschetten, Gehen unter Stemmführung (☞ 2.3.5)

• bestmögliches Lageempfinden: z.B. Methoden nach FELDENKRAIS (☞ 2.3.10), SCHAARSCHUCH-HAASE (☞ 2.3.21); konzentratives Nachempfinden der Gelenkstellung mit geschlossenen Augen: zuerst die endgradigen Gelenkstellungen, später die mittleren Bewegungsabschnitte. Stimulierung der Gelenkrezeptoren durch „push und pull". Halten der Position einer Extremität mit geschlossenen Augen ohne Bewegung oder Absinken. Auf der betroffenen Seite Gelenkstellung einnehmen, Pat. soll auf der gesunden Seite die Stellung nachahmen oder umgekehrt. Bei einseitigen Lageempfindungsstörungen hilft die konzentrative Projektion des Lagegefühls von der gesunden auf die betroffene Seite.

6.2.4   Rückenmarkssyndrome

▌ Querschnittslähmung

Durch Schädigung der Rückenmarksstrukturen in horizontaler und/oder vertikaler Ebene kommt es zu einem unvollständigen bzw. vollständigen Querschnittssyndrom.

Ursachen

- traumatische Schädigung des Rückenmarks (z.B. Verkehrsunfälle, Abstürze, Sport- und Badeunfälle) mit Prellung, Zerrung oder Quetschung des Rückenmarks (Contusio spinalis) oder kompletter Durchtrennung
- Rückenmarkstumoren (6 x seltener als Hirntumoren, zu über 60 % gutartig)
- Spinalis-anterior-Syndrom: Rückenmarksschädigung (Myelomalazie) durch Durchblutungsstörung im Versorgungsgebiet der A. spinalis anterior. Zunächst radikuläre Schmerzen, dann Ausbildung eines unvollständigen Querschnittssyndroms
- akute Querschnittsmyelitis: meist viraler Genese, seltener bakteriell bedingt; meist verbleibt eine Restsymptomatik.

Klinik

- Frühstadium bei plötzlicher Entwicklung des Querschnitts (z.B. traumatisch). Spinaler Schock: kompletter Ausfall der Willkürmotilität (Paraparalyse bzw. Tetraparalyse bei Halsmarkläsion) unterhalb der Schädigungsstelle, schlaffer Muskeltonus und Erlöschen der Muskeleigenreflexe. Ausgefallene Sensibilität unterhalb der Schädigungsstelle, Unfähigkeit, Harn- und Stuhldrang zu empfinden bzw. Harn und Stuhl zu entleeren, Störung der Sexualfunktion. Dauer des spinalen Schocks: 4–6 Wo.
- Folgestadium: spastisches Syndrom: Der unterhalb der Schädigungsstelle gelegene Rückenmarksabschnitt nimmt seine Eigenaktivität wieder auf. Entwicklung innerhalb der ersten drei Monate nach Querschnittsläsion. Symptome:
  - unwillkürliche aktive Harnentleerung („Reflexblase")
  - reflektorische Darmentleerung
  - Spastik der Muskulatur, die unbehandelt zu Beuge- oder Streckkontrakturen führt (Paraspastik, Tetraspastik)
  - Hyperreflexie, pathologische Reflexe (Zeichen nach BABINSKI)
- mögliche Komplikationen:
  - trophische Störungen (Wachstumsstörungen), Druckgeschwüre mit Gefahr der Osteomyelitis (Knochenmarksentzündung), Dekubitus
  - Infektionen der Harnwege mit nachfolgender Schädigung der Niere
  - Verkalkungen im Gelenkbereich durch Kontrakturen
  - Bein- und Beckenvenenthrombosen mit der Gefahr der Lungenembolie
  - Pneumonie.

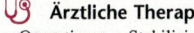 Ärztliche Therapie

- Operation zur Stabilisierung einer evtl. Fraktur
- konservativ-funktionelle Behandlung und Pflege mit regelmäßigem Umlagern, Blasentraining, Vermeidung von Kontrakturen
- medikamentöse Behandlung, z.B. antibiotische Ther., Thromboseprophylaxe

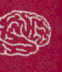

- Rehabilitationsmaßnahmen: Steh- und Gehtraining (☞ 2.2.5); Rollstuhltraining (☞ 12.2): Umgang mit dem Rollstuhl, Hindernisparcour; Rollstuhlsport (z.B. Basketball); Schwimmtraining (z.B. nach McMILLAN ☞ 2.3.15); Transfertraining: Rollstuhl - Auto, Rollstuhl - Bett, Rollstuhl - Stuhl
- Ergotherapie.

▌ Brown-Séquard-Syndrom („Halbseitensyndrom des Rückenmarks")

Ursache dieses seltenen Syndroms ist eine meist traumatische halbseitige Rückenmarksläsion (z.B. Stich- oder Schußverletzung).

Klinik

Auf der geschädigten Seite entsteht eine zentrale Parese durch Pyramidenbahnläsion und eine Störung der Tiefensensibilität durch Schädigung der gleichseitigen Hinterstränge. Auf der Gegenseite besteht eine sog. dissoziierte Sensibilitätsstörung (Störung des Schmerz- und Temperaturempfindens).

▌ Zentrale Rückenmarksschädigung

Ursache: Syringomyelie, intramedulläre Rückenmarkstumoren.

Klinik

Sind die Vorderhörner betroffen, so entwickeln sich periphere Lähmungen. Durch Schädigung der kreuzenden Fasern des Tracus spinothalamicus entsteht eine beidseitige dissoziierte Sensibilitätsstörung ab der Läsionshöhe. Evtl. trophische Störungen der Haut, Nägel und Muskeln (Atrophien) durch Schädigung der Seitenhörner, wo z.T. auch das sympathische Nervensystem seinen Ursprung hat.

▌ Kauda- und Konusläsion

Da die Fasern der Cauda equina dicht am Conus medullaris entlang laufen, findet man häufig eine Schädigung beider Strukturen. Ursachen sind häufig Bandscheibenvorfälle oder traumatische Läsionen.

Klinik

- bei Kaudasyndrom: periphere Lähmung beider Beine (schlaffer Muskeltonus, Eigenreflexe abgeschwächt). Reithosenförmig begrenzte Sensibilitätsstörungen für alle Qualitäten. Harn- und Stuhlverhalt. Störung der Sexualfunktion
- bei Konusläsionen: Harn- und Stuhlverhalt. Störung der Sexualfunktion. Analreflex nicht auslösbar. Sensibilität perianal beeinträchtigt.

Physiotherapie

Besonders bei traumatischer Querschnittslähmung. Methoden: z.B. VOTJA, PNF, Schlingentisch.

Frühphase (0–6 Wo.)

- DKPT-freier Pat. (☞ 2.2.8): Besonderheiten: Lagerung im Stryker-Drehbett, Drehung alle 2–3 Std. Beim passiven Durchbewegen darf keine Bewegung auf die Frakturstelle übertragen werden (zuerst keine Flexionsbewegungen in der Hüfte bei LWS-Frakturen). Bei C6-Pat. wird der Arm in Außenrotation und Ellenbogenexten-

sion gelagert, damit die Überstreckung im Ellenbogengelenk zur Kompensation des Trizeps bei Handstütz gesichert wird, die Hand in Funktionsstellung (Manschette)
* Bei Paraplegien auf eine gute Überstreckfähigkeit des Fußgelenkes, der Zehen und des Hüftgelenkes (Steh- und Gehfähigkeit mit Orthesen) und die volle Streckfähigkeit des Knies achten. Wichtig ist die venöse Rückstromförderung, Sekretlösung und Vergrößerung des Atemvolumens.
! Zwerchfelltraining, Abhusttechniken (☞ 2.2.7) unmittelbar nach dem Inhalieren üben.
! Täglich Muskelstatus und Sensibilität überprüfen (Querschnitt kann sich durch Nachblutungen oder Ödembildung verschlechtern).

Übergangsphase (6–10 Wo.)
* stabiler Kreislauf und verhinderte Knochenatrophie: Stehbrettbelastung und Rollstuhlbelastungstraining, später: Gangschule bei Paraplegikern
* bestmöglicher Umgang mit dem Rollstuhl: Rollstuhlgebrauchstraining (☞ 12.2.3).
* Bestmögliche Blasenfunktion. Blasentraining: Abklopfen der Blase zur Tonisierung und besseren Entleerung, Kontrolle der Flüssigkeitszufuhr und Ausscheidungsmenge (Zeitplan), Reizung von Triggerpoints, Sensibilisierung für die Vorboten der beginnenden Blasenentleerung, Umgang mit Kondomen, Urinalen und suprapubischen Kathetern, Hautpflege
* funktionelle Gelenkbeweglichkeit: Dehnung der ischiokruralen Muskulatur, des Iliopsoas, der Adduktoren und Innenrotatoren der Beine. Bewahrung der Überstreckung von Fußgelenk und Zehen bei Paraplegikern, funktionelle Versteifung der Fingerbeuger bei C5 bis C7-Tetraplegikern für die aktive oder passive Funktionshand und Dehnung der Innenrotatoren der Schulter sowie des Biceps brachii für die kompensatorische Stützfunktion ohne Trizeps

* verbesserte Muskelkraft in den Muskeln mit Restfunktionen (☞ 2.3.18).

Spätphase
* Maximale Muskelkraft und Ausdauer in der nicht betroffenen Muskulatur. PNF: alle Techniken, evtl. abgewandelte Fixierung. Schlingentisch (☞ 2.3.22): Arbeit mit Expandern und Gewichten. Hanteltraining, Medizinische Trainingstherapie (☞ 11)
* Funktionelle Gelenkbeweglichkeit und Muskeldehnfähigkeit: wie in der Übergangsphase. Soweit möglich selbständiges Durchbewegen. Dehnlagerungen im Schlingentisch für Iliopsoas, Adduktoren und Innenrotatoren des Beins, ischiokrurale Muskulatur, Gastrocnemius
! Zu forciertes Durchbewegen und Dehnen (Pat. empfindet keinen Dehnschmerz) kann paraartikuläre Ossifikationen begünstigen! Auf Schwellung, Rötung und Erwärmung im Gelenkbereich achten.
* bei Kontrakturen MT (☞ 2.3.16)
* bestmögliche Selbständigkeit und Mobilität: Rollstuhltraining, Rollstuhlsport, Transfer: Rollstuhl → Boden → Bett → Auto, und zurück. Transfer: Rückenlage → Bauchlage, Rückenlage → Langsitz und zurück. Hinfallen aus dem Stand und aus dem Rollstuhl trainieren. Aufstehen vom Boden üben. Gleichgewichtstraining auf der Matte, eigenständiges Durchbewegen, Training von An- und Ausziehen, Körperpflege, Kommunikation (Schreiben, Telefonieren) mit Hilfsmitteln. Gangschule im Gehbarren oder mit Gehstützen: Zuschwung-, Durchschwung- und Vierpunktegang
* funktioneller Muskeltonus: Reduzierung der Spastik in den Muskeln, die eine wichtige Funktion behindern, z.B. Beugespastik in den Beinen für die Stehfunktion. Spastik z.B. im Quadrizeps fördert die Stehfähigkeit und verhindert eine Knochen-

sowie Muskelatrophie, die Durchblutung ist besser als in einem schlaffen Muskel, Dekubitus kann wegen der besseren Muskelmasse nicht so leicht entstehen

- Dekubitusfreiheit: Kontrolle der gefährdeten Hautbezirke durch Pat. mit Spiegel oder durch Hilfsperson, Hautpflege, Bürstungen oder kalte Abreibungen der gefährdeten Stellen, Stimulierung der atrophischen Muskulatur mit TENS-Heimgeräten. Es wird ein besseres Weichteilpolster geschaffen, die Durchblutung ist verbessert und die Körperteile erscheinen nicht so atrophisch. Regelmäßiges Entlasten im Rollstuhl (ca. alle 15 Min.)
- neurogene Blasenentleerungsstörungen (☞ 6.6).

⌕ Zusatzmaßnahmen
Schwimmtherapie nach MCMILLAN (☞ 2.3.15), Ergotherapie, Rollstuhlsport.

Physiotherapie bei Harninkontinenz (☞ 6.6)
- Hydrotherapie: ansteigende Unterschenkelbäder, Sitzbäder mit T-Wickel, Heiße Rolle auf Kreuzbein (☞ 2.6, 2.7)
- BGM: Bearbeiten der Reflexzonen der Blase
- E-Therapie: Schwellstrombehandlung (wenn keine nervale Schädigung vorliegt) oder Exponentialstrombehandlung (bei nervaler Schädigung) zur Stimulierung der Blasenschließmuskulatur: Kathode über Symphyse, Anode über Kreuzbein, Impulszeit: 200 ms Dreieck. Interferenzstrom: 0–100 Hz im Intervall, Behandlungsdauer 8–10 min, 2 Elektroden über Harnblase, je eine Elektrode an die proximale Oberschenkelinnenseite, vaginale oder rektale Reizung der Harnblase oder der nervalen Strukturen.

6

6.2.5   Dezerebrationssyndrome (Hirnstammschädigung) ──

Der Hirnstamm (Medulla oblongata, Pons und Mittelhirn) wird von sämtlichen efferenten und afferenten Bahnen durchzogen. Eine Unterbrechung führt zum weitgehenden Ausfall der gesamten Großhirntätigkeit.

▌ Dezerebrationssyndrome

Funktionelle Abkoppelung des Hirnstammes vom Hirnmantel (,,apallisches Syndrom" = ,,ohne Hirnmantel"). Die häufigsten Ursachen sind ein schweres Hirntrauma (meist mit Kleinhirneinklemmung im Foramen ovale), Enzephalitis, Intoxikationen oder Sauerstoffmangel nach Reanimationen.

Phasen der Hirnstammschädigung
Die Hirnstammschädigung verläuft in mehreren Phasen vom sog. Mittelhirn-Syndrom bis zum Hirntod:

Der Beginn einer Mittelhirnschädigung ist durch eine leichte Benommenheit und eine Reaktionsverzögerung gekennzeichnet. Mit fortschreitender Schwere der Hirnstammschädigung treten Somnolenz bis zur Bewußtlosigkeit, Pupillenstörungen, vegetative Störungen (Blutdruckschwankungen, Pulsfrequenzstörungen, gesteigerte Schweißsekretion) und motorische Entäußerungen hinzu (Streckstellung der Arme und Beine). Im Vollbild des Mittelhirnsyndroms besteht eine Bewußtlosigkeit mit Streckkrämpfen und Rückwärtsbeugung des Kopfes (Opisthotonus) bei erhöhtem Muskeltonus und einer Hyperreflexie sowie Auftreten von pathologischen Reflexen (Babinski-Phänomen). Werden auch tiefere Hirnstammregionen (Pons und Medulla oblongata) geschädigt, tritt das akute Bulbärhirnsyndrom auf: tiefe Bewußtlosigkeit durch das Fehlen jeglicher spontanen oder reaktiven Motorik bei schlaffem Muskeltonus. Die Muskeleigenreflexe sind erloschen, pathologische Reflexe nicht mehr zu erhalten. Es kommt zum Absinken der Pulsfrequenz und des Blutdrucks, schließlich zum Hirntod mit Atemstillstand.

Grundsätzlich sind alle Dezerebrationsstadien reversibel, wobei die klinischen Erscheinungsbilder rückläufig durchlaufen werden. In der Rückbildungsphase ist oft bei Aufhellung des Bewußtseins eine exogene Psychose zu beobachten. Bei irreparabler Schädigung kann es zu einer chronischen Dezerebration ohne Aussicht auf Rückbildung kommen. Die Prognose des Bulbärhirnsyndroms ist insgesamt sehr schlecht und geht oft in das Syndrom des dissoziierten Hirntodes (= vollständiger Ausfall aller Hirnfunktionen bei erhaltener basaler Herz-Kreislaufaktivität) über.

 Physiotherapie

Akutphase
- DKPT-freier Pat.: DKPT-Prophylaxe zur Vermeidung von Sekundärschäden (☞ 2.2.8). Besonderheiten: Vorsichtiges und ruhiges reziprokes Durchbewegen ohne Schmerzen zu provozieren (alle unangenehmen Reize vermeiden); Überprüfung der Reaktionslage durch taktile, akustische und visuelle Reize. Begleitverletzungen an Wirbelsäule, Extremitäten und inneren Organen sowie ein bestehendes hirnorganisches Psychosyndrom beachten. Das Durchbewegen ungeachtet der Bewußtseinslage immer verbal begleiten - der Pat. hört auch „unbewußt" mit
- reduzierter Muskeltonus: weiches Dehnen der spastischen Muskulatur, reflexhemmende Lagerung, Orthesenmaterial wie Schienen, Gipsschalen, Innenschuhe etc. (☞ 6.2.1)
- verbesserte Reaktionslage: Setzen von akustischen (Ansprache), taktilen (Hautreize) und thermischen (Eis) Reizen zur Verbesserung des Wachheitsgrades und der Ansprechfähigkeit.

Spätphase
Behandlungsziele und Maßnahmen: wie bei zentraler Lähmung (☞ 6.2.1), Hemiplegie (☞ 6.2.7), Kleinhirnsyndromen(☞ 6.2.3).

6.2.6   Aphasie und Apraxie

▌ Aphasie

Es handelt sich um eine zentrale Sprachstörung, bei erhaltener Funktion der zum Sprechen benötigten Muskulatur, ausgelöst z.B. durch Hirninfarkt, Hirnblutungen, Hirntumoren.

Im Gegensatz zur Dysarthrie (Sprechstörung) sind hierbei die Sprechorgane und deren nervale Versorgung intakt, nur der Sprachentwurf oder das Sprachverständnis sind gestört.

Aachener-Aphasie-Test

Mit dem Aachener-Aphasie-Test (AAT) lassen sich die einzelnen Formen der Aphasien unterscheiden. Es werden Spontansprache, Schriftsprache, Nachsprechen, Benennen und Sprachverständnis untersucht. Der Token-Test ist im AAT integriert: Anhand von vorgelegtem Testmaterial soll der Pat. eine Auswahl farbiger Kreise und Rechtecke zeigen und benennen.

Formen

- **motorische (Broca-) Aphasie:** Störung der Sprachproduktion, die Pat. können kaum oder überhaupt nicht sprechen und nicht schreiben. Wenn sie sprechen, besteht ihre Sprache aus einzelnen Worten (Telegrammstil), teilweise werden Silben vertauscht oder entstellt (Paraphasien). Es treten häufig beharrliche Wiederholungen von einzelnen Wörtern (Perseverationen) oder sich wiederholende inhaltslose Redefloskeln (sprachliche Stereotypien) auf
- **sensorische (Wernicke-) Aphasie:** Störung des Sprachverständnisses. Die Pat. können das Gesprochene kaum oder überhaupt nicht verstehen. Sie sprechen mit normalem Sprachfluß und normaler Sprachmelodie. Da aber die Kontrolle über die Sprache fehlt, können Worte durch Paraphasien völlig entstellt sein, es werden teilweise neue Worte gebildet, die nicht dem Sprachgebiet angehören (Neologismen)
- **globale Aphasie:** Kombination aus motorischer und sensorischer Aphasie
- **amnestische Aphasie:** Wortfindungsstörungen, die durch Umschreibungen kompensiert werden.

 Physiotherapie

Bei sensorischer Aphasie die Bewegungsaufträge durch Demonstration, passives Führen (nonverbaler Körperkontakt) oder schriftlich vermitteln.

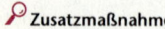 **Zusatzmaßnahme**

Logopädie.

❚ Apraxie

Zentrale Störung von integrierten Handlungs- und Bewegungsfolgen bei erhaltener Muskelkraft und Koordination von Einzelhandlungen. Ursachen wie bei Aphasie.

Formen

- **ideomotorische Apraxie:** Unfähigkeit, gezielte mimische (Gesichtsapraxie) oder gestische (Gliedmaßenapraxie) Bewegungen auszuführen, z.B. Nase rümpfen, Lippen ablecken, sich räuspern, Winken, Armbewegung des Kämmens symbolisieren, Bewegung des Ballkickens imitieren
- **ideatorische Apraxie:** Pat. ist nicht imstande, logische und gewohnte Handlungsfolgen korrekt durchzuführen, z.B. den aus mehreren Handlungsfolgen bestehenden Vorgang des Zähneputzens oder Ankleidens
- **konstruktive Apraxie:** geometrische Figuren können nicht korrekt nachgezeichnet werden.

Zusatzmaßnahme

Logopädie.

6.2.7   Zerebrale Durchblutungsstörungen

Bei 85 % aller Schlaganfälle handelt es sich um akute zerebrale Durchblutungsstörungen durch Sauerstoffmangel des Gehirns (ischämischer Insult). Dies kann Folge einer Gefäßstenose bei Arteriosklerose sein, von Emboli aus ulzerierten Plaques der hirnversorgenden Arterien oder von Herzrhythmusstörungen, insbesondere Embolien aus dem linken Vorhof bei absoluter Arrhythmie.

Stadien der zerebrale Durchblutungsstörung nach Hennerici	
Stadium	**Klinische Symptomatik**
I	Symptomlose Stenose der hirnversorgenden Arterien
II	• Transitorische Ischämische Attacke (TIA): neurologische Ausfälle, die innerhalb von 24 Std. vollständig abgeklungen sind. 30–40 % erleiden in den nächsten 5 J. einen Hirninfarkt • Prolongiertes Reversibles Ischämisches Neurologisches Defizit (PRIND): neurologische Ausfälle mit völliger Rückbildung nach mehr als 24 Std.
III	Frischer Schlaganfall: Hirnsubstanzschädigung (Hirninfarkt) mit neurologischen Ausfällen (teilweise reversibel)
IV	Endstadium eines abgelaufenen Schlaganfalls mit chronischem neurologischen Defizit

Klinik

Die klinische Symptomatik ergibt sich aus dem jeweils betroffenen Gefäßgebiet (☞ Abb. 6.3).

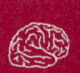

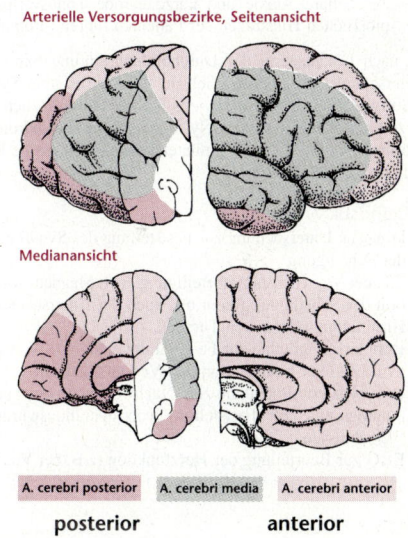

Arterielle Versorgungsbezirke, Seitenansicht

Medianansicht

A. cerebri posterior	A. cerebri media	A. cerebri anterior
posterior		anterior

Abb. 6.3. Art. Versorgungsbezirke des Gehirns [A300–190]

- **Syndrom der A. carotis interna** (ca. 10 %): kontralaterale Hemiparese mit Sensibilitätsstörungen, gesteigerten Eigenreflexen, positiven spastischen Zeichen und spastischer Tonuserhöhung. Aphasie bei Befall der dominanten Hirnseite. Anamnestisch flüchtige gleichseitige Sehstörungen („Amaurosis fugax"), Hemianopsie
- **Syndrom der A. cerebri media** (ca. 30 %): kontralaterale brachiofazial betonte Hemiparese mit Sensibilitätsstörungen. Hemianopsie. Gesteigerte Muskeleigenreflexe mit spa-

stischen Zeichen. Wernicke-Mann-Gangtyp. Aphasie bei Befall der dominanten Hirnseite

- **Syndrom der A. cerebri anterior** (weniger als 5 %): kontralaterale beinbetonte Hemiparese, evtl. Sensibilitätsstörungen. Gesteigerte Muskeleigenreflexe mit spastischen Zeichen
- **Syndrom der A. cerebri posterior** (5–10 %): kontralaterale homonyme Hemianopsie. Bei doppelseitigen Verschlüssen Blindheit. Leichte kontralaterale Hemiparese und Sensibilitätsstörungen möglich
- **vertebrobasiläre Syndrome** (Basilarisinsuffizienz): Die Vertebralarterien und die daraus hervorgehende A. basilaris versorgen Teile des oberen Halsmarks, die Medulla oblongata, die Brücke (Pons), das Kleinhirn und Teile des Mittelhirns. Bei arteriosklerotischer Einengung resultieren (meist flüchtige) Durchblutungsstörungen, aber auch Hirnstamm-, Kleinhirn- oder Mittelhirninfarkte. Wegen des Verlaufs der Vertebralarterien durch die Foramina costotransversaria der Halswirbelsäule treten die flüchtigen Störungen häufig bei extremen Kopfbewegungen (z.B. Rückwärtsfahren mit dem Auto, Rasieren am Kinn, Wäscheaufhängen) auf. Die Vielfältigkeit der möglichen Hirnstammsymptome ist durch die enge Nachbarschaft von Bahnen, Hirnnervenkernen und Funktionssystemen in diesem Bereich bedingt:
  - Drehschwindel, Kopfschmerzen, Übelkeit mit Erbrechen
  - Augenmuskellähmungen mit Doppelbildern, Gesichtsfeldstörungen
  - Horner-Syndrom: Ptosis (Hängen des Augenlids), Miosis (Engstellung der Pupille) und Enophthalmus (Zurücksinken des Augapfels)
  - Hörstörungen, Sprechstörungen, Schluckstörungen
  - Paresen, Sensibilitätsstörungen
  - Zerebelläre Ataxie und kurzdauernde Tonusverluste der Muskulatur, die zum plötzlichen Hinstürzen der Patienten führen (drop attacks).

Je nach Lokalisation der Durchblutungsstörung bzw. des Infarktes im Hirnstamm unterscheidet man eine Vielzahl von Hirnstamm-Syndromen (insgesamt selten). Häufigster Vertreter: *Wallenberg-Syndrom* mit plötzlich einsetzendem Drehschwindel, dazu Erbrechen, Heiserkeit, Nystagmus, Horner-Syndrom, Trigeminusausfall, Schluckstörung, gleichseitige Extremitätenataxie, gegenseitige Halbseitenlähmung und Sensibilitätsstörung.

Diagnostik

- klinische Untersuchung zur Feststellung des Syndroms und Rückschluß auf den Ort der Schädigung
- CT, bei V.a. Hirnstammbeteiligung auch Magnetresonanztomographie zur Lokalisation der Schädigung (dient u.a. auch der Unterscheidung zwischen Hirninfarkt und Hirnblutung oder selten Tumor)
- Dopplersonographie zur Feststellung einer evtl. Verengung der Halsgefäße
- evtl. EEG zur Lokalisation und Verlaufskontrolle
- evtl. evozierte Potentiale zum Nachweis von Hirnstammfunktionsstörungen
- Angiographie zur Feststellung von operationswürdigen Gefäßverengungen oder -verschlüssen
- EKG zur Beurteilung der Herzfunktion (z.B. bei V.a. kardiale Embolien).

Ärztliche Therapie
- Prophylaktische Maßnahmen, wie z.B. medikamentöse Senkung eines erhöhten Blutdrucks, gute Einstellung des Blutzuckers bei Diabetes mellitus. Meiden von Nikotin und Alkohol, Reduktion von Übergewicht
- bei flüchtigen Durchblutungsstörungen: Behandlung mit Medikamenten, die die Gerinnungsneigung des Blutes herabsetzen, meist Acetylsalicylsäure (Aspirin).

 Physiotherapie bei zerebralen Durchblutungsstörungen

Besonderheiten bei der physiotherapeutischen Befunderhebung
- Muskeltonus: erniedrigt meist in den Hand-, Finger- und Unterarmstreckern sowie am M. deltoideus, Kniebeuger, Fuß und Zehenstrecker; erhöht (besonders in der Spätphase) bei folgenden Muskeln: Innenrotatoren und Adduktoren der Schulter, Beuger und Pronatoren des Unterarms, Fingerflexoren, Adduktoren der Hüfte, Kniestrecker, Plantarflektoren und Supinatoren des Fußes, Zehenbeuger
- Gelenkbeweglichkeit: häufig eingeschränkt sind die Schulterabduktion und Außenrotation, Supination im Ellenbogen, Extension der Fingermittel- und endgelenke und die Dorsalextension im Sprunggelenk, Innenrotation im Hüftgelenk
- Sensibilität: Inwieweit beeinflußt die fehlende Tiefen- und Oberflächensensibilität die Motorik?
- Gleichgewichtsreaktionen im Sitz und Stand: Reagiert der Rumpf mit einer kompensatorischen Lateralflexion oder Flexion/Extension, kommt es zu automatischen Mitbewegungen der Extremitäten bzw. zu Schutzreaktionen oder statt dessen zur Verstärkung der spastischen Muster (assoziierte Reaktionen; ☞ 2.3.3)?
- Aphasie: Versteht Pat. nonverbale Aufträge?
- Neglect: Wahrnehmung der betroffenen Seite. Vergißt Pat. seine geschädigte Seite, übernimmt er das Gewicht auf die betroffene Seite?
- Apraxie: Elemente einer komplexen Handlung (z.B. Kaffeekochen) werden nicht folgerichtig kombiniert
- Grad der Selbständigkeit: Inwieweit kann Pat. unabhängiger werden, kann er seine Spastizität kontrollieren?
- ! Besonderheiten bei der Krankengymnastik der vertebrobasilären Syndrome zusätzlich zu beachten: Bei Schwindel auf Häufigkeit und Intensität, Gleichgewicht, Schluckakt, Zungenbewegungen, Blickparesen achten.

Physiotherapeutische Maßnahmen
Methode der Wahl: BOBATH (☞ 2.3.3).

Frühphase
- DKPT-freier Pat. (☞ 2.2.8): Lagerung in reflexhemmenden Positionen (☞ 2.3.3), reflexhemmendes Handling (☞ 2.3.3)
- ! Vorsicht beim Handling mit der Schulter, da bei unsachgemäßer Handhabung wegen der schlaffen Muskulatur der Humerus subluxieren kann. Folge ist eine Kapselreizung mit Mikrotraumen, die zur schmerzhaften Schultersteife führen und damit die Behandlung erheblich behindern können.
- Kompensation des Neglectsyndroms: Aktivitäten des TherapeutInnenteams immer von der betroffenen Seite her: Ansprache, Standort, Nahrungszufuhr usw. Lagerung des Kopfes leicht zur betroffenen Seite gedreht, bei allen Aktivitäten der gesunden Seite so oft wie möglich die hemiplegische Seite einbeziehen. Pat. soll so oft wie möglich betroffene Seite mit dem gesunden Arm berühren, streicheln, durchbewegen. Der Nachttisch sollte sich ebenfalls auf der betroffenen Seite befinden

- bestmögliche Muskelaktivität: Placing, Pressure Tapping, vorsichtige Approximationsimpulse auf ein Gelenk, mentales Training funktioneller Bewegungen unter Blickkontakt und verbaler Begleitung. Zur Tonisierung der nichtspastischen Muskulatur Applikation von extero- und propriozeptiven Reizen (☞ 2.3.18)
- größtmögliche Rumpfaktivität: Drehen aus Rückenlage in Seitenlage oder Bauchlage zu beiden Seiten hin üben, Transfer Rückenlage → Sitz, Aufrichtung des Rumpfes im Sinne der Entlastungshaltung nach BRÜGGER (☞ 2.3.4), Lateralflexion im Rumpf durch Schwerpunktverlagerung im Sitz zur Seite. Gleichgewichtstraining in den verschiedensten Positionen.

Übergangs- und Spätphase

- verbesserte Kopf- und Rumpfkontrolle: Einstellung von Rumpf und Kopf bei allen Stell- und Stützreaktionen in den verschiedenen Ausgangspositionen und Bewegungsübergängen üben. Unterstützung durch manuelle Hilfen und propriozeptive Reize (☞ 2.3.18) mit möglichst wenig verbalen Stimuli (keine kortikale Steuerung)
- bestmöglicher Muskeltonus: Maßnahmen zur Tonussenkung der spastischen Muskulatur und Aktivierung der inakt. nichtspastischen Muskeln (☞ 2.3.3)
- normale Muskelkraft (☞ 2.3.3)
- bestmögliches Gangbild (☞ 2.2.5): Voraussetzungen zur Gangschule sind sicheres Gleichgewicht und Stabilität im Stand. Schulung der Gewichtsverlagerung, selektives Üben der Stand- und Spielbeinphase, Üben der Kniekontrolle (Überstreckung vermeiden)
  - Gangarten: Rotationsgang, Zügelgang (Spielbein wird mit Gurten o.ä. durch Th. geführt), Oberschenkelgang (manuelle Führung des Beins am Oberschenkel in der Spielbeinphase und Stabilisierung des Knies in der Standbeinphase durch die Th.-Hand)
  - Hilfen zum Gehen: Peronaeusschiene, Genu-recurvatum-Schiene, wenn keine Besserung der Fußheberaktivität mehr zu erwarten ist
- schmerzfreie Schulter: Zur Prophylaxe vorsichtiges passives Durchbewegen, korrektes Handling am Arm, Anleitung des Pflegepersonals, korrekte Lagerung, beim Transfer nie Pat. am schlaffen Arm anfassen, sondern an der Skapula (Griff in die Achselhöhle). Bei akuten Schmerzen Eishandtuch, Ultraschall, feuchte Wärme
- verbesserte Gesichts-, Zungen- und Mundmotorik, fazio-orale Therapie: Ausstreichungen mit Fingern am Zahnfleisch und im Rachenraum, Führung von Zungenbewegungen; Gesichts-PNF (☞ 2.3.18), Logopädie
- größtmögliche Selbständigkeit (☞ 6.2.1, 6.2.4).

☌ Zusatzmaßnahmen
Logopädie, Neurotraining, Schlingentisch.

Physiotherapie der vertebrobasilären Syndrome

- grundsätzliche Behandlungsprinzipien: PT bei Ataxie (☞ 6.2.3), bei Hemiplegie (☞ 6.2.1)
- Gangschule, Gleichgewichtstraining
- ! Pat. nicht überlasten, Puls- und Blutdruckkontrolle.

6.2.8   ZNS-Blutungen

▮ Intrazerebrale Blutung

Meist Blutung aus arteriosklerotisch veränderten kleinen Hirnarterienästen bei art. Hypertonie (,,hypertensive (Massen)-Blutung"), seltener bei Schädelverletzungen, Angiomen, Aneurysmen, Tumoren und Gerinnungsstörungen. Ursache von 15 % aller ,,Schlaganfälle".

Klinik

Initial Kopfschmerzen, Übelkeit und Erbrechen; Bewußtseinsstörungen bis hin zum Koma. Auftreten meist unter körperlicher Tätigkeit oder bei Aufregung. Lokalisationsabhängige neurologische Ausfälle (Entwicklung über Minuten bis Std., z.B. Halbseitenlähmung, Aphasie, konjugierte Blickwendung, Pupillenerweiterung auf der Herdseite, hirnorganische Anfälle).

Komplikationen

Durch den raschen Anstieg des Hirndrucks kann es zur Einklemmung des Mittelhirns mit Störung der vitalen Regelfunktionen kommen.

Diagnostik

CT, evtl. Angiographie zum Angiomnachweis.

 Ärztliche Therapie

In der Regel konservativ; nur bei guter anatomischer Zugänglichkeit operative Entfernung der Blutung.

 Physiotherapie

☞ 6.2.7.

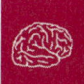

▮ Subarachnoidalblutung

Die Blutungsquellen sind meist sackförmige Aneurysmen (Aussackungen der Gefäßwand), aber auch arteriovenöse Fehlbildungen (z.B. Angiome) an Gefäßen der Hirnbasis.

Klinik

Schlagartig einschießender, meist okzipital akzentuierter Kopfschmerz, Meningismus (Nackensteifigkeit); Bewußtseinsstörungen, evtl. Krampfanfälle und vegetative Regulationsstörungen (z.B. Übelkeit, Erbrechen). Auftreten häufig bei schwerer körperlicher Belastung.

Diagnostik

CT: Nachweis von Blut im Subarachnoidalraum, in den Ventrikeln oder auch im Hirngewebe. Lumbalpunktion (→ blutiger Liquor?) nur bei unauffälligem CT. Angiografie nur, wenn sekundäre Vasospasmen durch transkranielle Doppleruntersuchung ausgeschlossen sind.

Ärztliche Therapie

Bettruhe mit Vermeidung jeglicher Belastung (evtl. medikamentöse Ruhigstellung). Prophylaxe und Therapie der nach einigen Tagen oft auftretenden Gefäßspasmen durch Nimodipin (Kalziumantagonist). Bei Aneurysma oder Angiom frühzeitige Operation (Gefahr eines Rezidivs).

 Physiotherapie
• DKPT-Prophylaxe (☞ 2.2.8)
• Atemtherapie (☞ 2.2.7).

▌ **Hirnsinus- und Hirnvenenthrombosen**

Thrombosen im Bereich der Hirnvenen und Hirnsinus. Formen:
• primäre Form, v.a. bei Gerinnungsstörungen (z.B. bei Schwangerschaft, Einnahme von oralen Kontrazeptiva)
• sekundäre Form: bei fortgeleiteten Infektionen (z.B. bei Nasennebenhöhlenentzündung, Otitis media oder Mastoiditis) oder bei Schädel-Hirntrauma.

Klinik

Kopfschmerzen mit Übelkeit und Erbrechen, häufig Fieber, Schüttelfrost, später Hirnödem mit Stauungspapille, evtl. zentrale Paresen, Hirnnervenlähmungen, evtl. epileptische Anfälle.

 Ärztliche Therapie

Ursächliche Behandlung bei septischen Formen, Therapie mit Antikoagulantien (→ Hemmung der Blutgerinnung).

6.2.9 Entzündliche Erkrankungen des ZNS

▌ **Meningitis**

Infektiöse Hirnhautentzündung durch Bakterien, Viren, seltener auch Pilze; Ausbreitung über den Blut- oder Lymphweg oder direkt aus benachbarten Entzündungen, z.B. Mastoiditis.

Klinik

Starke Kopfschmerzen bei Nackensteifigkeit z.T. mit Übelkeit und Erbrechen. Starke Licht- und Geräuschempfindlichkeit. Evtl. Fieber. Im Liquor Pleozytose (Zellzahlerhöhung).

Komplikationen

Verbleibende Hirnnervenstörungen (Hör- oder Sehstörungen), seltener zerebrale Paresen, Ataxie.

 Physiotherapie

Maßnahmen bei neurologischen Ausfallerscheinungen: wie bei zerebralen Paresen (☞ 6.2.1) und bei Ataxie (☞ 6.2.3).

▌ Enzephalitis

Entzündung der Hirnsubstanz, meist viral bedingt („neurotrope" Viren), selten para-oder postinfektiös (Autoimmunreaktionen) oder als sog. embolische Herdenzephalitis mit septischen Emboli, z.B. ausgehend von einer Endokarditis.

Krankheitsbilder (Auswahl)

- Frühsommermeningoenzephalitis (FSME, Erreger sind durch Zecken oder Mücken übertragene Arboviren)
- Herpesenzephalitis (akut nekrotisierende = zellzerstörende Enzephalitis mit Betonung im Temporallappen und in den Stammganglien); Erreger ist das Herpes-simplex-Virus Typ I
- Enzephalitis nach Infektion mit Borrelia burgdorferi (von Zecken übertragene Bakterien)
- tuberkulöse Meningoenzephalitis (oft mit Hirnnervenlähmungen)
- „seröse Meningoenzephalitis", hervorgerufen durch Pilze, Protozoen und Parasiten (z.B. Toxoplasmose, Malaria, Trichinose und Zystizerkose).

Klinik

Psychopathologische Auffälligkeiten (Aufmerksamkeitsstörungen, psychotische Symptome), zerebrale Herdsymptome oder auch Hirnnervenlähmungen (z.B. bei der tuberkulösen Meningoenzephalitis).

Bei Herpesenzephalitis typisches Bild mit zweigipfligem Fieberverlauf, rasch fortschreitenden psychotischen Symptomen mit Geruchs- und Geschmackshalluzinationen, Aphasie, psychomotorischen Ausfällen, Augenmuskellähmungen oder Halbseitensymptomen.

 Physiotherapie

Maßnahmen bei neurologischen Ausfallerscheinungen: wie bei zerebralen Paresen (☞ 6.2.1) und bei Ataxie (☞ 6.2.3).

▌ Encephalomyelitis disseminata („Multiple Sklerose")

Eine der häufigsten organischen Nervenkrankheiten. Betroffen sind hauptsächlich Erwachsene zwischen dem 20. und 45. Lebensjahr, Frauen häufiger als Männer, es besteht eine familiäre Häufung. Zugrunde liegt ein ungeklärter degenerativer Prozeß der Nervenscheiden → multiple Entmarkungsherde in der weißen Substanz des ZNS, vor allem im Hirnstamm, im Kleinhirn, im Rückenmark und im Nervus opticus, seltener in den Stammganglien und in der Hirnrinde.

Klinik

Die Symptomatik wird von der Lage der Entmarkungsherde bestimmt.

- Zu Beginn oft nur Zeichen eines einzelnen Fokus, z.B. einseitige Neuritis des N. opticus (→ Ausfall des zentralen Sehfeldes), Augenmuskellähmungen mit Doppelbildern oder umschriebene Sensibilitätsstörungen
- später Pyramidenbahnzeichen, Auftreten pathologischer Reflexe: BABINSKI, OPPENHEIM, GORDON (☞ 6.1)
- Störungen von seiten des Kleinhirns (Koordinationsstörungen, skandierende Sprache, Gleichgewichtsstörungen), spastische Lähmungen und Sensibilitätsstörungen

- evtl. hirnorganisches Psychosyndrom mit Stimmungsschwankungen, Kritiklosigkeit und Wesensänderung.

 Physiotherapie

Physiotherapeutischer Befund
- Muskelkraft: abgeschwächt, meistens Kraftgrade 0–3
- Feinmotorik: wichtige Gebrauchsbewegungen z.B. Schreiben, Schuhe binden, Kleidung auf- und zuknöpfen, Umgang mit Essbesteck, Kämmen sind nur mangelhaft durchführbar (gestörte Koordination)
- Oberflächen- und Tiefensensibilität: Es können alle sensiblen Qualitäten betroffen sein. Für die Therapie besonders wichtig ist das Druckempfinden an den Fußsohlen (Gleichgewicht beim Stehen und Gehen) und das Erkennen von Gelenkstellungen
- Parästhesien: wichtig sind Mißempfindungen, die die Physiotherapie behindern können: Berührungsüberempfindlichkeit für das Widerstandsetzen, Dehnschmerzhaftigkeit der Muskeln für das Stretchen bei PNF (☞ 2.3.18) und endgradiges Durchbewegen zur Kontrakturprophylaxe, Gelenkbelastungsschmerz beim Üben in verschiedenen Ausgangsstellungen, z.B. Vierfüßlerstand oder Seitsitz
- Koordination und Gleichgewicht: Koordinationsteste (☞ 6.1)
- Sprache: meist skandierend (abgehackt)
- vegetative Störungen: vermehrtes Schwitzen, Durchblutung der Haut (bläuliche oder extrem rote Verfärbung), trockene, schuppige Haut
- Gelenkbeweglichkeit: Messung der Gelenke nach der Neutral-Null-Methode (☞ hintere Umschlagseite), Differenzierung zwischen myogener und kapsulärer Kontraktur durch Testen des Endgefühls: weich elastisch bei Muskelverkürzung und Spastik, hart elastisch bei Kapselschrumpfung
- Muskeltonus: normal bis hyperton
- Reflexverhalten: gesteigerte Eigenreflexe und pathologische Reflexe (z.B. BABINSKI)
- Harnblasenfunktion: Harnretention oder Inkontinenz
- bei Bettlägerigkeit: Grad der Selbständigkeit (Drehen im Bett, Aufstehen, Rollstuhlbedienung, Nahrungsaufnahme, Körperpflege); Dekubitus (Problemstellen sind Kreuzbein, Trochanter major und Fersen); Atemfunktion (Messungen mit dem Spirometer; ☞ 3.1.1)

Physiotherapeutische Maßnahmen
Je nach Symptomatik (s.o.) muß differenziert werden! Die Therapiemöglichkeiten sind je nach Symptomatik teilweise konträr!

! Zu starke körperliche Belastung vermeiden, öfter Pausen einlegen und diese mit passiven Begleitmaßnahmen oder Beratung füllen. Pat. können depressiv oder euphorisch gestimmt sein.
- bei spastischer Bewegungsstörung: BOBATH (☞ 2.3.3), VOJTA (☞ 2.3.25), Übungsmethoden bei zerebralen Paresen (☞ 6.2.1)
- bei ataktischen Bewegungsstörungen: Ataxiebehandlung (☞ 6.2.3)
- bei pseudoschlaffer Symptomatik: ☞ 6.3.1, PNF (☞ 2.3.18) und Schlingentisch (☞ 2.3.21)
- bei Rollstuhlabhängigkeit oder Bettlägerigkeit DKPT-Prophylaxe (☞ 2.2.8)
- bei Miktionsproblemen (☞ 6.2.4, 6.6).

Zusatzmaßnahmen
Hippotherapie, Kryotherapie, Bewegungsbad, Logopädie, Schlingentisch, FELDENKRAIS.

6.2.10   Schädel-Hirn-Trauma (SHT) ───────

Formen der Kopfverletzungen	
Schädelprellung	Kopfverletzung ohne Bewußtseinsstörung oder -verlust
Schädel-Hirn-Trauma (SHT)	Kopfverletzung mit Bewußtseinsstörung oder -verlust: • SHT 1. Grades: Commotio cerebri: keine morphologischen Veränderungen (Veränderungen von Form und Struktur), keine bleibenden Funktionsstörungen • SHT 2. Grades: Leichte Contusio cerebri: strukturelle Schädigung der Hirnsubstanz • SHT 3. Grades: Schwere Contusio cerebri

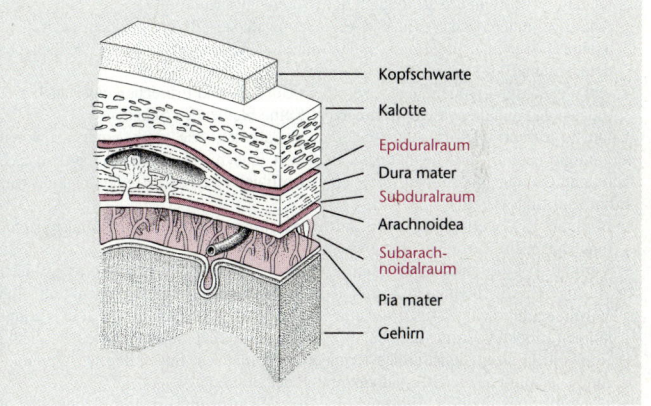

Kopfschwarte
Kalotte
Epiduralraum
Dura mater
Subduralraum
Arachnoidea
Subarach-noidalraum
Pia mater
Gehirn

Abb. 6.4: Topographie der Hirnhäute [A300–190]

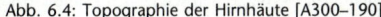

Dem SHT können folgende Mechanismen zugrunde liegen:

Gedeckte Hirnschädigung: Hirnschädigung ohne Verletzung der Dura mit Schädigung des Gehirns durch Hirnödem oder Hämatome (Bluterguß), z.B.:
- epidurales Hämatom: Entsteht durch eine art. Blutung, meist durch Zerreißung der A. meningea media. Symptomatik: anfängliche kurze Bewußtlosigkeit, danach häufig „freies Intervall" von einigen Stunden; anschließend fortschreitende Bewußtseinstrübung und neurologische Störungen (Hemiparese, Okulomotoriuslähmung mit weiter Pupille auf der betroffenen Seite) durch Zunahme des Hirndrucks. Ther.: sofortige operative Ausräumung des Hämatoms
- subdurales Hämatom: Meist Folge einer Sickerblutung aus verletzten Venen der Dura, seltener aus einer kleinen Arterie an der Hirnrinde. Das Hämatom liegt zwischen harter und weicher Hirnhaut und entwickelt sich meist sehr langsam (Tage bis Wochen, manchmal sogar über Monate). Symptomatik: allmähliche psychische Veränderung mit Bewußtseinsbeeinträchtigung im Anschluß an einen Sturz oder eine

leichte Schädelprellung. Später neurolog. Ausfälle (meist Halbseitensymptome, z.B. Hemiparesen, Aphasie) oder hirnorganische Anfälle. Ther.: OP zur Ausräumung des Hämatoms.

Offene Hirnverletzung: SHT mit Duraverletzung ($\rightarrow$ Verbindung zwischen Gehirn oder Liquorraum und der Außenwelt). Zusätzlich zur direkten Hirnschädigung (Contusio, Compressio, s.u.) besteht die Gefahr der Infektion mit Entwicklung von bakterieller Meningitis, subduralem Empyem (Eiteransammlung unter der Dura), Hirnabszeß. Therapie: chirurgische Säuberung der Wunde, Verschluß des Duradefektes sowie intensive antibiotische Therapie.

Klinik von Commotio und Contusio cerebri

- Commotio cerebri:
  - direkte posttraumatische Bewußtlosigkeit von wenigen Sekunden bis zu 1–2 Std. oder Bewußtseinstrübung in Form von Schläfrigkeit oder Unruhe; oft gefolgt von leichten psychischen Auffälligkeiten („Durchgangssyndrom")
  - Amnesie: anterograde Amnesie (Erinnerungslücke für einige Zeit nach dem Trauma) oder manchmal retrograde Amnesie (Erinnerungslücke für die Zeit vor dem Trauma)
  - evtl. vegetative Erscheinungen, vor allem Übelkeit und Erbrechen, aber auch z.T. monatelang anhaltende Kopfschmerzen. Keine bleibenden Schäden
- Contusio cerebri (Hirnsubstanzschädigung): ähnlich wie nach einer schweren Commotio cerebri, die Bewußtlosigkeit dauert jedoch > 1–2 Std.. Außerdem z.B. zerebrale Lähmungen, Sprachstörungen. Nachfolgend treten häufig Durchgangssyndrome auf (meist Delir)
  - Befunde: EEG verlangsamt, evtl. mit Herdbefunden, im CT evtl. Kontusionsblutung, später oft Substanzdefekte
  - Verlauf: bei der unkomplizierten Contusio mit Rindenprellungsherden meist günstig. Häufig bleiben jedoch leichtere psychische Veränderungen und eine Verminderung der geistigen Leistungsfähigkeit zurück. Bei schwererem Verlauf können Defektsyndrome bleiben, z.B. Anosmie (Geruchsstörung), leichte Spastik, Reflexdifferenzen, Sensibilitätsstörungen, „traumatische Spätepilepsie", Veränderung des Antriebs, der Persönlichkeit und der Stimmung
  - Komplikationen: Beim Auftreten eines Hirnödems mit Hirndruck kann es zum Entstehen von Dezerebrationssyndromen (☞ 6.2.5) und schließlich zum dissoziierten Hirntod kommen.

Physiotherapie bei neurologischer Symptomatik

Behandlungsprinzipien wie bei zentralen Paresen (☞ 6.2.1), Dezerebrationssyndromen (☞ 6.2.5) und Ataxie (☞ 6.2.3).

6.2.11 Degenerative Systemerkrankungen des ZNS

▌ Progressive spinale Muskelatrophien

Eine genetisch bedingte Degeneration von motorischen Vorderhornzellen führt zu peripheren Lähmungen mit Muskelatrophien, Erlöschen der Eigenreflexe und Faszikulationen (unwillkürliche kleine Muskelzuckungen). Sensibilitätsstörungen fehlen. Je nach Erkrankungsalter, Lokalisation und Verlauf unterscheidet man:

- infantile spinale Muskelatrophie (Typ WERDNIG-HOFFMANN): autosomal rezessive Erkrankung; manifestiert sich meist zuerst im Beckengürtelbereich. Die Kinder sind bereits im 1. Lj. auffällig, das 6. Lj. wird selten überlebt
- hereditäre proximale neurogene Amyotrophie (Typ KUGELBERG-WELANDER): Erkrankungsalter zwischen dem 2. und 16. Lj. bei unregelmäßig dominantem Erbgang, langsame Progredienz. Beginn der Erkrankung mit Muskelschwächen, die beim Treppensteigen auffällig werden
- Typ ARAN-DUCHENNE: Erkrankungsalter dieser häufigsten spinalen Muskelatrophie ohne geklärtem Erbgang ist etwa zwischen dem 20. und 40. Lj. Beginn distal mit Atrophie der kleinen Handmuskeln, langsame Progredienz von distal nach proximal
- Typ VULPIAN-BERNHARD: Beginn der Atrophien im Schultergürtelbereich mit Ausbreitung nach distal. Beckengürtelmuskulatur nur selten betroffen.

 Physiotherapie

Besonderheiten bei der physiotherapeutischen Befunderhebung
Muskelkraft und -dehnfähigkeit, Faszikulationen, Gelenkbeweglichkeit, Gelenkfehlstellungen. Bei Bettlägerigkeit: Atembefund, Dekubitus.

Physiotherapeutische Maßnahmen
- im Anfangsstadium wie bei peripheren Paresen (☞ 6.3.1), im fortgeschrittenen Stadium wie bei Guillain-Barré-Syndrom und Progressiver Muskeldystrophie (☞ 6.3.5 und 6.4.1)
- Behandlungsmethoden: PNF (☞ 2.3.18), BRUNKOW (☞ 2.3.6), VOJTA (☞ 2.3.25).

 Zusatzmaßnahmen
Bewegungstherapie im Schlingentisch (☞ 2.3.22), Bewegungsbad (☞ 2.6.9), Manuelle Therapie (☞ 2.3.16).

▌ Progressive Bulbärparalyse

Durch eine symmetrische Degeneration der motorischen Hirnnervenkerne (V, VII, X, XII) mit Ausnahme der Augenmuskelkerne kommt es etwa im 3.–5. Lebensjahrzehnt rasch fortschreitend zu Sprechstörungen bis hin zur Anarthrie, Kau- und Schluckstörungen mit häufigem Verschlucken und der Gefahr von Aspirationspneumonien, die neben der Kachexie häufig zum Tode führen.

Die progressive Bulbärparalyse wird häufig als Sonderform der amyotrophischen Lateralsklerose angesehen, bei der es nicht mehr zur Ausbildung zentraler Symptome kommt.

▌ Spastische Spinalparalyse

Sehr seltene, genetisch bedingte Degeneration der Pyramidenbahn und des Gyrus praecentralis.

Klinik: Im Kindesalter beginnend, kommt es über zwei bis drei Jahrzehnte zu einer ausgeprägten spastischen Paraparese (Steifigkeitsgefühl der Beine, Adduktorenspasmus). Die Arme sind erst viel später betroffen, Sensibilitätsstörungen fehlen.

 Physiotherapie

Wie bei Querschnittslähmung (☞ 6.2.4) und zerebralen Paresen (☞ 6.2.1), z.B. VOJTA (☞ 2.3.25), BOBATH (☞ 2.3.3), PNF (☞ 2.3.18).

Zusatzmaßnahmen

Schlingentisch (☞ 2.3.22), Bewegungsbad (☞ 2.6.9), Hippotherapie (☞ 2.3.24).

■ Amyotrophische Lateralsklerose (ALS)

Meist sporadisch auftretende häufigste Systematrophie mit nukleärer Atrophie (Vorderhornzellen und Hirnnervenkerne) und Pyramidenbahndegeneration.

Klinik

Sie beginnt meist mit einer Atrophie der kleinen Handmuskulatur und befällt bevorzugt Männer im 40. bis 60. Lebensjahr. Rasch progredient kommt es zu hochgradigen Lähmungen, wobei sowohl periphere Lähmungen mit schweren Muskelatrophien als auch spastische Lähmungen auftreten können. Sensibilitätsstörungen fehlen. Bei Befall der Hirnnervenkerne treten bulbäre Lähmungen, z.T. auch als Erstsymptom, auf.

Im EMG lassen sich sogenannte ,,Riesenpotentiale" durch Bildung größerer motorischer Einheiten sowie Faszikulationen nachweisen.

Physiotherapie

Da bei dieser Erkrankung schlaff und spastisch gelähmte Muskeln nebeneinander bestehen, gelten hier die Behandlungsrichtlinien wie für periphere Paresen (☞ 6.3.1), zentrale Paresen (☞ 6.2.1), Muskeldystrophien (☞ 6.4.1) und Querschnittslähmung (☞ 6.2.4).

■ Friedreichsche Ataxie

Genetisch bedingte Degeneration der Hinterstränge, Hinterwurzeln und Kleinhirnseitenstrangbahnen, später auch das Kleinhirn, manchmal sind auch die Pyramidenbahnen betroffen. Beginn: zwischen dem 8. und 14. Lj.

Klinik

- sensible Ataxie durch Störung der Tiefensensibilität
- Hypotonus der Muskulatur mit fehlenden Muskeleigenreflexen
- Langsam fortschreitend über 3–4 Jahrzehnte entwickelt sich eine zerebellare Ataxie, eine skandierende Sprache, ein grober Intentionstremor sowie einer Dysdiadochokinese
- Bei Befall der Pyramidenbahn kann sich ein spastisch-ataktisches Gangbild zeigen, wobei auch die Muskeleigenreflexe wieder auslösbar sein können oder pathologische Reflexe auftreten
- Durch pathologischen Muskeltonus können sich bereits im Kindesalter Skelettdeformitäten entwickeln: Hohlfuß mit Hammerzehen (,,Friedreich-Fuß"), Kyphoskoliose, ,,Friedreich-Hand" (seltener)
- Im Spätstadium findet sich nahezu immer ein dementieller Abbauprozeß.

Physiotherapie

Besonderheiten bei der physiotherapeutischen Befunderhebung
- Oberflächen- und Tiefensensibilität: Parästhesien
- Koordination: Dysdiadochokinese, grober Intentionstremor, explosive skandierende Sprache, unleserliche Schrift
- Gangbild: ataktischer Gang
- Muskelkraft: besonders distale Muskelschwächen mit Atrophien

6

- Muskeltonus: kann erhöht oder erniedrigt sein
- Reflexverhalten: es können Reflexabschwächung und Reflexerhöhung nebeneinander bestehen
- Gelenke: Einschränkungen der Gelenkbeweglichkeit
- Gelenkfehlstellung: Hohlfuß mit Krallenzehen
- Haltung: Skoliose.

Physiotherapeutische Maßnahmen
- prophylaktisch: orthopädische Fußgymnastik, Skoliosetherapie nach LEHNERT-SCHROTH (☞ 2.3.23)
- weitere Maßnahmen wie bei Ataxie (☞ 6.2.3) und zentralen Paresen (☞ 6.2.1).

 Zusatzmaßnahmen

PNF (☞ 2.3.18), BOBATH (☞ 2.3.3), VOJTA (☞ 2.3.25).

▍ Zerebelläre Heredoataxie (NONNE-PIERRE-MARIE)

Bei dieser sehr seltenen, dominant erblichen Erkrankung kommt es etwa ab dem 35. Lebensjahr langsam progredient durch eine Kleinhirndegeneration zu einer zerebellären Ataxie (Gang- und Standataxie) sowie zu einer explosiven skandierenden Sprechstörung (Löwenstimme). Eine Großhirnrindenatrophie ist verantwortlich für eine zentrale Paraparese mit spastischer Tonuserhöhung und pathologischen Reflexen. Durch Untergang von Kernen und Bahnen im Hirnstamm entstehen Augenmuskel- oder Blickparesen, Hör- und Schluckstörungen. Im Laufe der Erkrankung kommt es meist zur Demenz.

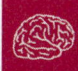

Physiotherapie

Wie bei Ataxie (☞ 6.2.3) und zentralen Paresen (☞ 6.2.1).

▍ Olivo-ponto-zerebelläre Atrophie

Durch Degeneration des Brückenfußes, der unteren Olive, Teilen des Kleinhirns sowie der Substantia nigra kommt es etwa ab dem 40. Lebensjahr zu einer fortschreitenden Gangstörung, Ausbildung eines Parkinsonsyndroms und einer Demenz. Hirnnervenlähmungen und Blickparesen können auftreten. Die Ätiologie ist bislang ungeklärt, Erblichkeit nur selten nachzuweisen.

Physiotherapie

BRUNKOW (☞ 2.3.5). Weitere Maßnahmen wie bei Ataxie (☞ 6.2.3) und extrapyramidalen Bewegungsstörungen (☞ 6.2.2).

6.2.12   Entwicklungsstörungen des ZNS

Spina bifida dorsalis (☞ 9.3)

▍ Syringomyelie

Durch fehlerhaften Schluß des Neuralrohres in Verbindung mit Zellwucherung und Gewebsdegeneration kommt es zu einer fortschreitenden Höhlenbildung (Syrinx) im dorsalen Rückenmarksgrau vor allem des Hals- und Brustmarks. Beim Übergreifen des Prozesses auf den Hirnstamm spricht man von Syringobulbie. Die Erstsymptome setzen zwischen dem 20. und 40. Lebensjahr ein, Männer sind doppelt so häufig betroffen wie Frauen.

Klinik

- diffuse Schulter-, Armschmerzen
- früh Entwicklung von dissoziierten Empfindungsstörungen (Störung von Schmerz und Temperaturempfinden) auf beiden Seiten: Verbrennungen und Verletzungen werden nicht wahrgenommen
- vegetativ-trophische Störungen durch Läsion des Sympathikus im Seitenhorn, z.B. Störungen der Schweißsekretion, bläuliche Verfärbung und Schwellung der Hände, Knochenentkalkung, brüchige Nägel
- Mischung von peripheren Lähmungen mit Muskelatrophien und spastischen Lähmungen mit Reflexerhöhung und pathologischen Reflexen.

 Physiotherapie

Behandlungsprinzipien wie bei zentralen Paresen (☞ 6.2.1), Querschnittslähmung (☞ 6.2.4) und peripherer Lähmung (☞ 6.3.1).

6.2.13 Schädigung des Nervensystems durch Alkohol

Alkoholdelir

Das Delir entsteht meist nach akutem Alkoholentzug bei jahrelang bestehendem Alkoholismus, z.B. durch plötzliche Erkrankungen oder Unfälle, die das gewohnheitsmäßige Trinken unterbrechen. Sehr viel seltener ist das Kontinuitätsdelir bei anhaltender Alkoholzufuhr.

Klinik

Störungen des Bewußtseins, der Orientierung, des Denkens und der Wahrnehmung, z.T. mit optischen und akustischen Halluzinationen, sowie einer erheblichen motorischen Unruhe; häufig mit vegetativen Funktionsstörungen (Veränderungen von Blutdruck und Puls), gelegentlich mit Krampfanfällen. Vor allem fällt ein starkes, grobes Zittern der Arme und Hände auf (Delirium tremens).

 Ärztliche Therapie

Gabe von Clomethiazol (Distraneurin®) oder auch Carbamazepin (Tegretal®), langfristig Versuch einer Entzugsbehandlung.

Alkoholische Polyneuropathie

Die alkoholische Polyneuropathie ist Folge eines jahrelangen Alkoholkonsums, tritt aber vollausgebildet nur bei sehr wenigen AlkoholikerInnen auf. Ursächlich wird eine Ernährungsstörung vermutet. Typisch für die Alkoholpolyneuropathie ist eine Rückbildung nach Alkoholkarenz sowie eine stärkere Betroffenheit der Beine. Insbesondere treten Fuß- und Zehenheberparesen auf (☞ 6.3.4).

 Physiotherapie

Wie bei peripheren Lähmungen (☞ 6.3.1).

Wernicke-Enzephalopathie

Ursache des Wernicke-Syndroms ist ein Vitamin B_1-Mangel (Thiamin), der bei verschiedenen Erkrankungen mit Mangelernährung, häufig aber bei Alkoholikern auftreten kann. Hauptsymptome: Augenmuskel- und Blickparesen, Nystagmus, zerebelläre Ataxie, psychische Störungen, z.T. Auftreten eines Korsakow-Syndroms.

 Ärztliche Therapie

Parenterale Gabe von Vitamin B_1.

 Physiotherapie

Wie bei Ataxiebehandlung (☞ 6.2.3).

Korsakow-Syndrom

Kombination von Desorientiertheit, Merkfähigkeitsstörungen und Konfabulationen; Auftreten nach langjährigem Alkoholismus.

6.3 Erkrankungen und Syndrome des peripheren Nervensystems

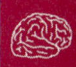

6.3.1 Periphere Lähmung

Die periphere oder schlaffe Lähmung entsteht durch eine Schädigung des zweiten peripheren motorischen Neurons, das seinen Ursprung im Vorderhorn des Rückenmarks hat und dessen Neurit über Spinalnerv, Plexus und peripheren Nerv zur Muskulatur führt. Schädigungsursachen: Kompression der Spinalwurzeln, z.B. durch Bandscheibenprolaps, Tumor, Hämatom, Infektionen (Polyradikulitis), iatrogene Läsionen (z.B. Spritzen, Bestrahlung, Schnittverletzungen bei OP), Schädigung peripherer Nerven durch Schnittverletzungen, Zerrung, Kompression durch Knochenfragmente bei Frakturen, Polyneuropathien.

Klinik

Minderung oder Aufhebung der Muskelkraft. Muskelatrophien, Muskeltonus erniedrigt, Reflexabschwächung oder Reflexlosigkeit, keine pathologischen Reflexe, bei Störungen der vegetativen Fasern art. Durchblutungsstörungen, venöse Insuffizienz sowie Aufhebung der Schweißsekretion möglich. Gefühlsstörungen: An-, Hyp- oder Hyperästhesien, Parästhesien, Kausalgien. Spätfolgen sind Gelenkkontrakturen und Gelenkfehlstellungen, Muskelverkürzungen, Thrombosen.

 Ärztliche Therapie

Behebung der Ursache: Nervennaht, Antibiotika bei nachgewiesenem Infekt, Reposition und Ruhigstellung einer Fraktur, Ausräumung eines Hämatoms oder Entfernung eines Tumors.

Physiotherapie

- bestmögliche Muskelkraft:
  - E-Therapie: Reizung der paretischen Muskulatur bis Muskelstatus 2 mit Exponentialstrom (☞ 2.8)
  - PNF: alle Techniken, bei Status 0–1 keinen Stretch auf die paretische Muskulatur, abgewandelte Grifftechnik auf der betroffenen Seite, Ausnutzung des ipsi- und kontralateralen Overflows (☞ 2.3.18)
  - Einsatz des Myofeedbackgerätes (☞ 2.8.16)
  - allg. Techniken: Placing, Halten in Annäherung, mentales Training (Pat. verfolgt in Gedanken die von Th. verbal unterstützte Bewegung mit, versucht aktiv, die geführte Bewegung zu unterstützen oder gibt sich selbst beim eigenen Durchbewegen das Kommando), dyn. konzentrische und exzentr. Arbeit gegen angepaßten Widerstand, Ausnutzen automat. Gleichgewichts- und Schutzreaktionen und des Reboundphänomens (☞ 6.1)
  - Schlingentisch: Pendeln, Pendeln mit Zielangabe, Placing, exzentrische Nullpunktnäherung in axialen Aufhängungen (☞ 2.3.22)
- ! Folgende extero- und propriozeptive Reize unterstützen die aktive Arbeit: Tapping (☞ 2.3.18), Klopf-Druckmassage nach TEIRICH-LEUBE, Quick-ice (☞ 2.7.1), Bürstungen oder intensive Streichungen in Kontraktionsrichtung.
- ! Keine starke Dehnung der paretischen Muskulatur durch extreme Ausgangsstellungen, Lagerungen oder Stretch.
- Schmerzfreiheit: ☞ 6.3.4 (Kausalgien)
- bestmögliche art. Durchblutung: Die betroffenen Extremitätenabschnitte warmhalten, Bürstenmassage (☞ 2.4.4), BGM (Unterhauttechnik ☞ 2.5.2), E-Therapie (☞ 2.8): stabile Galvanisation, Hydrogalvanisches Teilbad, Kurzwellenbestrahlung. Aktives Arbeiten mit der benachbarten ipsilateralen und kontralateralen gesunden Muskulatur (konsensuelle Reaktion). Hydrotherapie: ansteigendes Teilbad, auf gesunder Seite Wechselgüsse (☞ 2.6)
- bestmöglicher venöser Rückstrom: Hochlagerung der betroffenen Extremität, Kompressionsbandagen, intermittierende Drückungen, zentripedale Ausstreichungen, aktive Übungen der benachbarten gesunden Muskulatur, rhythmisches Durchbewegen
- ! Kontrolle der venösen Thrombose-Druckpunkte.
- freie Gelenkbeweglichkeit: Lagerung der gelähmten Muskulatur in Annäherung oder Funktionsstellung, endgradiges Durchbewegen und kurzzeitiges Verharren in der Endstellung, prophylaktisches Dehnen der antagonistischen Muskulatur nach vorheriger Relaxation durch dynamische oder statische Ermüdung, Manuelle Therapie, Lagerung in geeignetem Schienenmaterial, Löschen der Ausweichbewegungen durch Training der aktiven Widerlagerung (☞ 2.3.12)
- normale Oberflächensensibilität: Bürstungen, BGM, E-Therapie (stabile Galvanisation: Kathode auf betroffenes Gebiet bei Hyp- oder Anästhesie, Anode auf betroffenes Gebiet bei Hyperästhesie oder Hyperalgesie)
- Förderung der Tiefensensibilität (☞ 6.2.3)
- normaler Muskeltonus: Alle aktiven Maßnahmen zur Steigerung der Kontraktionsfähigkeit (s.o.) und Hautreize, z.B. Tapping, Quick-ice, Klopf-Druck-Massage, können den Tonus direkt oder indirekt beeinflussen
- aufgeklärter und informierter Pat.: Aufklärung über die Regenerationszeit des Nerven und über die Folgeerscheinungen, Beratung über die Notwendigkeit des selbständigen Übens und über die Hilfsmittel sowie deren Gebrauch, evtl. Einweisung, Aufklärung und Integration der Angehörigen in die Behandlung.

6.3.2   Plexusparesen (Plexus cervico-brachialis)

Plexusschädigungen durch traumatische Einwirkungen (Motorradunfall, Sportunfall, Geburtsverletzungen, Schnittverletzungen), Röntgenbestrahlung beim Mammakarzinom, Ausräumung von Lymphknoten bei Mammakarzinomoperationen, chronische Druckschädigung (Rucksacklähmung), Halsrippe, Tumoren der Lungenspitze (Pancoast-Tumor), Reizung des Plexus in den anatomischen Engpassagen: Skalenuslücke, kosto-sternale Passage, kosto-pektorale Passage (☞ 5.7.4).

Klinik
- Durchblutungsstörungen, vegetative Störungen
- obere Plexuslähmung (ERB-DUCHENNE) C5-C6:
  - Ausfall des M. deltoideus: Arm kann nicht nach vorne, zur Seite und nach hinten gehoben werden
  - Ausfall des M. supra- und infraspinatus: Arm kann nicht nach außen gedreht und abduziert werden
  - Ausfall des M. biceps brachii, M. brachialis und M. brachioradialis: Arm kann nicht gebeugt und supiniert werden
  - zusätzlich können der Ellenbogenstrecker und die Handstrecker bei Beteiligung der Wurzel C7 ausgefallen sein
  - sensible Störungen: über dem M. deltoideus und der radialen Unterarmseite
- untere Plexuslähmung (DEJERINE-KLUMPKE) C8-Th1:
  - Ausfall der kleinen Handmuskeln und Fingerbeuger
  - Atrophie des Kleinfinger- und Daumenballens, Krallenhand mit eingefallenen Spatii interossii (Zwischenräume zwischen Mittelhandknochen)
  - zusätzlich können der M. triceps brachii und die Hand- und Fingerextensoren mitbetroffen sein (bei C7-Schädigung)
  - Horner-Syndrom (Miosis, Ptosis und Enophthalmus) bei zusätzlichem Wurzelausriß bei der unteren Plexuslähmung
  - Bei wurzelnahen Schädigungen oder Wurzelausrissen können zusätzlich zur oberen und unteren Plexuslähmung der M. trapezius, der M. latissimus dorsi, der M. pectoralis major und die Mm. rhomboidei ausgefallen sein
  - sensible Störungen: ulnarer Unterarm.

Ärztliche Therapie
Nervennaht, z.T. operative Dekompression nach traumatischer Schädigung sinnvoll und nötig.

Physiotherapie
Wie bei peripheren Paresen (☞ 6.3.1).

- Gefahr von Mikrotraumen in der Gelenkkapsel und Luxation bei unsachgemäßer Handhabung der Schulter. Arm nicht hängenlassen, da Luxationsgefahr und vegetative Störungen die Durchblutungen beeinträchtigen
- Fingermittel- und -endgelenke werden besonders schnell in Flexion kontrakt
- orthetische Versorgung: Drillich-Armschlinge, Abduktionsschiene.

6.3.3 Radikuläre Reiz- und Ausfallerscheinungen ─────

Die neurologischen Reiz- und Ausfallserscheinungen sind einer oder mehreren Wurzeln zugeordnet, d.h. Lähmungen, Reflexabschwächungen, Reflexausfälle oder Gefühlsstörungen lassen eine Höhenlokalisation der zugrundeliegenden Störung zu.

Ursachen
Bandscheibenvorfälle, knöcherne Veränderungen (Ostechondrose, Osteophyten), spinale Tumore, Anomalien des Durasacks, Muskelverhärtungen, Neurinome, Meningeome, Lipome, Wirbelsäulenmetastasen, Zosterinfektionen.

Klinik
- Schmerzen, Parästhesien und Gefühlsstörungen in dem entsprechenden segmentalen Hautversorgungsgebiet
- Muskelschwächen und Reflexabschwächungen in den segmental zugehörigen Muskeln
- Verstärkung der Beschwerden beim Husten, Niesen und Pressen
- Blasenentleerungsstörungen und Muskellähmungen (Operationsindikation).

Häufig betroffene Wurzeln			
Wurzel	Betroffene Muskeln	Reflexab-schwächung	Abgeschwächte Dermatome
C 6	M. biceps brachii	BSR	Radialseite des Ober- und Unterarmes bis Daumen
C 7	M. triceps brachii und Fingerbeuger; Atrophie des Daumenballens	TSR	2. bis 4. Finger
C8	Kleine Handmuskeln; Atrophie des Kleinfinger-ballens	TSR	Ulnarer Unterarm und ulnare Hand
L4	M. quadriceps femori	PSR	Schmales Band von der lateralen Oberschenkelseite über die Patella, Tibia zum medialen Fußrand
L5	Fuß- und Zehenheber, besonders M. extensor hallucis longus	Tibialis posterior-Reflex	Laterale Knieseite über laterale Vorderseite des Unterschenkels bis zum Fußrücken und Groß-zehe
S1	Plantarflektoren des Fußes und Zehenbeuger	ASR	Von der Oberschenkelrückseite über den lateralen Gastrocnemi-uskopf zum lateralen Fußrand

 Ärztliche Therapie
Operation, paravertebrale Anästhesie, Muskelrelaxantien.

Physiotherapie

- Schmerzfreiheit: Elektrotherapie: DD-Ströme segmental, Interferenzstrom, Ultraschall kombiniert mit DD-Strömen (☞ 2.8). Schlingentisch: Traktion in der Kopfaufhängung und Becken-Beinaufhängung (☞ 2.3.22). Massage (☞ 2.4), Bindegewebsmassage (☞ 2.4.4)
- normale Muskelkraft: Reizung der betroffenen Muskulatur mit Exponentialstrom oder neofardischem Schwellstrom (☞ 2.8).

6.3.4   Läsionen einzelner peripherer Nerven

▌ Axillarisparese (N. axillaris)

Der N. axillaris entspringt aus C5-C6. Muskuläre Versorgung: M. deltoideus, M. teres minor. Urs.: Schulterluxation, Schulterprellung.

Symptome: Ausfall des M. deltoideus und des M. teres minor, fehlende Armhebung zur Seite, nach vorne und nach hinten, abgeschwächte Außenrotation.

 Physiotherapie

Behandlungsrichtlinien wie bei peripheren Paresen (☞ 6.3.1).

! Verwendung einer Abduktionsschiene zur Vermeidung einer Kontraktur. Luxationsgefahr bei unachtsamem Durchbewegen.
! Der M. trapezius kompensiert teilweise die fehlende Bewegungsmöglichkeit im Schultergelenk und reagiert mit Hypertonus. Haltungskorrektur (BRÜGGER ☞ 2.3.4, KLEIN-VOGELBACH ☞ 2.3.12).

▌ Fazialisparese

Ursachen

Idiopathische periphere Fazialisparese, Schädelbasisfrakturen, Schnittverletzungen im Gesicht, Polyneuritis, Infektionen bei Otitis media, Meningitis, Zoster oticus, Tumoren (z.B. Kleinhirnbrückenwinkeltumor), Schlaganfall (zentrale Fazialisparese).

Symptome

Unterschiedl. je nach Läsionsort.
Motorische Lähmung der Gesichtsmuskulatur, Geschmacksstörung der vorderen 2/3 der Zunge. Minderung oder Aufhebung der Speichelsekretion. Hyperakusis. Verminderung oder Aufhebung der Tränensekretion. Bläschenausschlag am Ohr bei Zoster oticus, Hörstörungen. Bei zentralen Schädigungen kann ipsi- oder kontralateral eine Hemiplegie bestehen (Foville-, Millard-Gubler-Syndrom).

 Tips & Fallen

Bei zentraler Fazialisparese ist der Stirn- oder Augenast nicht mitbetroffen, da dieser von beiden Hemisphärenseiten innerviert wird. Ther. der Ursache.

Physiotherapie

Befund
Muskelaktivität, Gesichtsasymmetrie, Sprechen, Muskeltonus, Fazialisspasmus, Geschmack, Hören, Tränensekretion, Schwierigkeiten bei Nahrungsaufnahme, Bläschenausschlag am Ohr, Hörfähigkeit, Geschmack.

Physiotherapeutische Maßnahmen
Größtmögliche Muskelaktivität der betroffenen Seite und bestmögliche Gesichtssymmetrie:

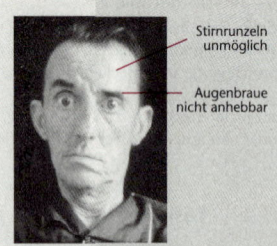

Stirnrunzeln unmöglich

Augenbraue nicht anhebbar

Gesunde Seite   Gelähmte Seite

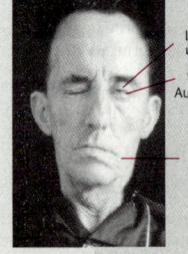

Lidschluß nur unvollständig, sichtbares Wandern des Augapfels nach oben

Mundwinkel hängt nach unten

Abb. 6.5: Fazialisparese [A300]

- Gesichts-PNF, evtl. mit Spiegelkontrolle. Es werden immer beide Seiten beübt, da der Overflow hier sehr gut ausgenutzt werden kann. Techniken: passives Bewegen und Placing am Bewegungsende, wohldosierter Initialstretch und dynamisch-konzentrische Arbeit, Haltewiderstand, verhinderte Bewegung auf der gesunden Seite.
- funktionelle Übungen, z.B. Blasen, mit Strohhalm trinken, Augenzwinkern, Wangen aufblasen, Zähnezeigen, Lachen
- Sprechübungen, besonders die Vokale „o", „u", „e" und die Konsonanten „b", „f", „m", „p", „w"
- Wärmeanwendung und detonisierende Gesichtsmassage auf der nicht betroffenen Seite
- zur Tonisierung und als Hilfe für aktive Anspannung der betroffenen Seite: Tapping, Quick-ice, Bürstungen
- Anwendung von Exponentialstrom ist umstritten. Strombehandlung fördert nicht die Regeneration des Nerven
- Anleitung zum selbständigen Üben.

▌ Femoralisparese (N. femoralis)

Läsion des N. femoralis (L2-L4, Innervation von M. quadriceps femoris, M. iliopsoas, teilweise M. sartorius). Urs.: Tumore im Bauch-, Beckenraum, iatrogene Läsionen bei Bauch-, Hüft- und gynäkologischen OPs, retroperitoneale Hämatome.

Symptome
- fehlende Hüftbeugung und Kniestreckung durch Ausfall des M. quadriceps femoris und M. iliopsoas
- Gehstörungen: Treppen werden nur mit Hilfsmitteln bewältigt
- Sensibilitätsausfall im Bereich des vorderen Oberschenkels und an der vorderen Tibiakante.

Physiotherapie

Wie bei peripheren Paresen (☞ 6.3.1).

❗ Kompensatorisches Training des M. gluteus maximus für die Standbeinphase. Bei ungenügender Kraft des Gluteus zur Kompensation: Heidelberger Schiene oder dorsale Schiene (☞ 11.2.3). Häufig zusätzlich Verspannungen im Quadratus lumborum-Bereich wegen der kompensatorischen Zirkumduktion.

▌ Medianusparese (N. medianus)

Entstehung durch Frakturen am Ober- und Unterarm, distale Radiusfraktur, Luxationsfraktur der Handwurzel, Kompression bei Pronator-teres-und Karpaltunnel-Syndrom. Schnittverletzungen bei Suizidversuchen (C6-Th1).

Muskuläre Versorgung: M. pronator teres, M. pronator quadratus, M. palmaris longus, M. flexor carpi radialis, M. flexor digitorum profundus und superficialis radiale Hälfte, M. flexor pollicis longus und brevis, M. opponens pollicis, M. abductor pollicis brevis, M. lumbricales I und II.

Klinik

- fehlende Fingerbeugung des 2. und 3. Fingers (D2 und D3; ☞ Abb. 6.6)
- positives Flaschenzeichen (☞ Abb. 6.7) durch Ausfall des M. abd. pollicis brevis
- Einschränkung der Pronation durch Ausfall der Mm. pronator quadratus et pronator teres
- fehlende Opposition des Daumens durch Ausfall des M. opponens pollicis
- Sensibilitätsausfälle an Daumen, Zeigefinger und Mittelfingerkuppen.

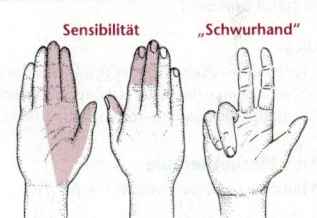

Sensibilität   „Schwurhand"

Abb. 6.6: Schwurhand bei Medianusparese (mit sensiblem Ausfallsgebiet) [A300–157]

Physiotherapie

Wie bei peripheren Paresen (☞ 6.3.1)

❗ Verwendung der Opponensschiene zur Verbesserung der Greiffunktion. Das Grundgelenk des Daumens neigt wegen der fehlenden stabilisierenden Funktion des M. abductor pollicis brevis zur Dislokation oder Subluxation. Vegetative Ausfälle an der Hand sind hier besonders häufig.

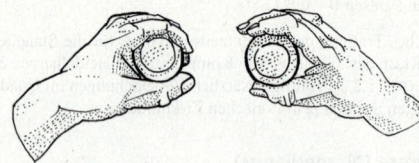

Abb. 6.7: Positives Flaschenzeichen bei Medianusparese rechts: durch die fehlende palmare Abduktion des Daumens kann ein runder Gegenstand nicht ganz umschlossen werden. [A300]

■ Peronaeusparese (N. peronaeus)

Läsion des N. peronaeus (L4-S2) durch Oberschenkelfrakturen, Oberschenkelverletzungen, Knieverletzungen, Fibulafrakturen, Stoffwechselstörungen und toxische Einwirkungen (s.u.), Degeneration (☞ 6.3.5). Muskuläre Versorgung: M. tibialis anterior, M. extensor digitorum longus und brevis, M. extensor hallucis longus, Mm. peronaei longus et brevis.

Klinik
- fehlende Dorsalextension des Fußes durch Ausfall der Fuß- und Zehenstrecker
- Steppergang (das Knie wird reflektorisch höher genommen)
- Spitzfuß, pes-equino-varus als Spätfolge.

🦘 Physiotherapie
Wie bei peripheren Paresen (☞ 6.3.1).

❗ Spitzfuß und Klumpfußgefahr. Erhaltung der Überstreckfähigkeit der Zehen, besonders der Großzehe für den Abrollvorgang. Orthetische Versorgung: Peronaeusschiene, Valenserschiene (☞ 12.1).

■ Radialisparese (N. radialis)

Schädigung des N. radialis (C5-C8) in seinem Verlauf. Urs.: Oberarmfrakturen, Druckschädigung (Krückenlähmung, Parkbanklähmung), Plexusläsion, toxische Ursachen (Bleivergiftung), Supinatorlogen-Syndrom, Luxation des Radiusköpfchens. Muskuläre Versorgung: M. triceps brachii, M. extensor digitorum, M. extensor pollicis longus et brevis, M. abductor longus, M. extensor carpi radialis et ulnaris, M. brachioradialis, M. supinator.

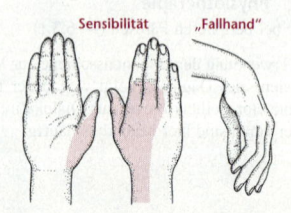

Sensibilität   „Fallhand"

Abb. 6.8: Fallhand bei Radialisparese (mit sensiblem Ausfallgebiet) [A300–157]

Klinik

- fehlende Ellenbogenstreckung, Fallhand durch Ausfall des M. extensor digitorum, M. extensor carpi radialis und M. extensor carpi ulnaris
- fehlende Daumenabduktion durch Ausfall des M. extensor pollicis longus, M. extensor pollicis brevis und M. abductor pollicis longus (M. abductor pollicis brevis wird durch den N. medianus versorgt)
- mangelnde Greiffunktion, ödematöse Schwellung am Handrücken (Gublersche Schwellung)
- sensible Ausfälle: Radialseite des Unterarms und der Hand, besonders das Gebiet zwischen Metacarpale I und Metacarpale II (☞ Abb. 6.8)

 Physiotherapie

Wie bei peripheren Paresen (☞ 6.3.1).

❗ Lagerung der Hand in Funktionsstellung, Verwendung der Radialisschiene. Bei Trizepsbeteiligung: Lagerung in Schulteraußenrotation und Ellenbogenextension.

❗ Die M. lumbricales können die Fingerextension bei gebeugten Grundgelenken vortäuschen. Selektives Training der Fingerextensoren durch Streckung der im Mittelgelenk gebeugten Finger.

■ Serratus-Lähmung (N. thoracicus longus)

Schädigung des N. thoracicus longus (C5-C7) in seinem Verlauf. Urs.: Druckläsion (bei Rucksacklähmung), Transport von Gewichten auf den Schultern, Schulterläsionen, Plexusschädigungen. Durch Ausfall des M. serratus anterior entsteht eine Scapula alata (inspektorisch steht das Schulterblatt der betroffenen Seite leicht ab), Pat. kann den Arm bei vollständiger Lähmung nicht über 90 Grad heben.

 Physiotherapie

Wie bei peripheren Paresen (☞ 6.3.1).

❗ Vermeidung von Ellenbogen- oder Handstütz wegen der massiven Dehnung des M. serratus ant. und Arbeiten mit gestrecktem Arm (langer Hebelarm).

🔍 **Zusatzmaßnahmen**

VOTJA (☞ 2.3.25); Schlingentischtherapie (☞ 2.3.22); Seitliche Armaufhängung; Stemmführung nach BRUNKOW (☞ 2.3.5).

■ Tibialisparese (N. tibialis)

Schädigung des N. tibialis in seinem Verlauf. Urs.: Kniegelenksverletzungen, suprakonduläre Femurfraktur, Tibiafrakturen, Polyneuropathie, Kompression unter dem Retinaculum der Mm. flexorum am medialen Malleolus (Tarsaltunnelsyndrom). Muskuläre Versorgung: alle Plantarflexoren und Zehenflexoren.

Symptome

- gestörter Abrollvorgang beim Gehen und Treppenabsteigen durch fehlende Plantarflexion
- Verminderung des venösen Rückstroms durch fehlende Muskelpumpe
- Überstrecken des Knies in der Standbeinphase

• brennende Schmerzen bzw. Sensibilitätsstörungen an der Fußsohle oder Parese der kleinen Fußmuskeln beim Tarsaltunnelsyndrom.

↝ Physiotherapie

Wie bei peripheren Paresen (☞ 6.3.1).

! Das Knie wird kompensatorisch wegen der fehlenden Abdruckphase überstreckt. Kein Laufen oder Hüpfen auf der Stelle möglich. Orthetische Versorgung durch Schuhe mit Abrollsohle. In manchen Fällen Gefahr der Hackenfußbildung.

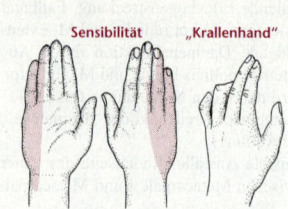

Abb. 6.9: Krallenhand bei Ulnarisparese (mit sensiblem Ausfallsgebiet und Atrophie der Mm. interossei) [A300–157]

■ Ulnarisparese (N. ulnaris)

Schädigung des N. ulnaris (C8-Th1) in seinem Verlauf. Urs.: Schnittverletzungen und Frakturen am Unterarm, mediale Kondylenfraktur, Ellenbogenfrakturen, distale Oberarmfrakturen, Plexusschädigung. Muskuläre Versorgung: M. flexor carpi ulnaris, ulnarer Anteil des M. flexor digitorum profundus, Mm. interossei dorsales und palmares, Mm. lumbricales III und IV, M. adductor pollicis.

Klinik

• sichtbare Atrophie der Mm. interossii und des Spatium interosseum I. Krallenhand wegen Ausfall der Mm. interossii und Mm. lumbricales (☞ Abb. 6.9)
• positives Froment-Zeichen: Pat. kann kein Papier zwischen Daumen und Zeigefinger wegen der fehlenden Add. des Daumens festhalten. Er kompensiert durch Flexion des Daumenendgliedes (☞ Abb. 6.10).

↝ Physiotherapie

Wie bei peripheren Paresen (☞ 6.3.1).

! Mittel- und Endgelenke von D4 und D5 neigen besonders zur Beugekontraktur, da im Grundgelenk überstreckt wird. Verwendung des Ulnaris-Splints (☞ 12.1) zur Korrektur dieser Fehlstellung. Gezieltes Training der Mm. lumbricales IV und V.

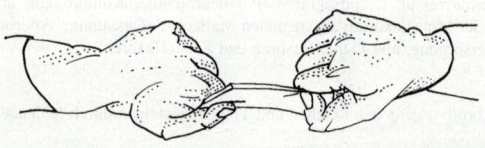

Abb. 6.10: Positives Froment-Zeichen rechts bei Ulnarisparese. Die fehlende Daumenadduktion wird durch Flexion des Daumenendgliedes kompensiert. [A300]

█ Kausalgien

Dumpf brennender, anfallsartiger Schmerz, häufig nach traumatischer Nervenschädigung. Schmerzauslöser können taktile, thermische oder später sogar akustische bzw. optische Reize sein. Besonders häufig sind der N. medianus oder N. tibialis betroffen, da sie viele vegetative Fasern enthalten.

Ärztliche Therapie

Sympathikusblockade oder Sympathikusresektion.

Physiotherapie

Befund
Lokalisation, Dauer und Art des Schmerzes.

Physiotherapeutische Maßnahmen
Hauptziel Schmerzfreiheit: Elektrotherapie: Stabile Galvanisation, Anode auf Schmerzbereich. Hydrogalvanisches Teilbad. Hydrotherapie: feuchte kalte Umschläge, Kryotherapie in Form von Eishandtüchern. Entspannungstherapie, Körperwahrnehmung (☞ 2.3.2).

█ Neuralgien

Anfallsartiger Schmerz, der als hell, reißend oder brennend empfunden wird und sich auf das sensible Versorgungsgebiet eines peripheren Nerven oder einer Nervenwurzel beschränkt.

Formen
Trigeminusneuralgie, Interkostalneuralgie, Okzipitalneuralgie, Zosterneuralgie nach Zosterinfektion.

Ärztliche Therapie

Sympathikusblockade oder Sympathikusresektion.

Physiotherapie

Ultraschall 0,2–0,5 Watt über den Austrittsstellen des betroffenen Nerven bzw. dessen Ausbreitungsgebiet, stabile Galvanisation.

6.3.5   Polyneuropathien

Läsionen multipler peripherer Nerven z.B. durch metabolische Ursachen (Diabetes mellitus, Niereninsuffizienz, Porphyrie), Vitaminmangelzustände, Fehlernährung, toxisch durch Alkohol, Medikamente oder Blei, Infektionen (Lepra, Zoster), immunologisch bzw. parainfektiös oder auch genetisch bedingt (neurale Muskelatrophie).

Formen
- Mononeuropathie: Schädigung eines einzelnen Nerven (selten)
- Mononeuritis multiplex: Schädigung mehrerer isolierter Nerven
- symmetrisch distal betont
- symmetrisch proximal betont.

Klinik

- nicht auf das Versorgungsgebiet einzelner Nerven oder Nervenwurzeln beschränkte schlaffe Lähmungen sowie sensible Reiz- und Ausfallerscheinungen
- anfangs Sensibilitätsstörungen in Form von Hypästhesie oder Parästhesie, gestörtes Vibrationsempfinden
- später: schlaffe Paresen, Reflexabschwächungen, Durchblutungsstörungen, trophische Störungen der Haut, Störungen der Blasen-, Mastdarm- und Sexualfunktion, gelegentlich Hirnnervenbefall (Fazialisparese, Okulomotoriusparese).

Diagnostik

- Laboruntersuchungen (z.B. Blutzucker-, Harnstoff- und Kreatininbestimmung).
- apperative Untersuchungen: Elektroneurographie (ENG), Elektromyographie (EMG), Nervenbiopsie.
- Liquoruntersuchungen bei Verdacht auf entzündliche Genese (Polyradikulitis).

 Ärztliche Therapie

Behandlung der Grunderkrankung, Ausschaltung tox. Substanzen, Gabe von Immunsuppressiva, Analgetika. Plasmapherese.

 Physiotherapie

Befund

Periphere Paresen. Zusätzlich: Parästhesien beachten, Dehnschmerz bei Muskeldehnung, vegetative Ausfälle, Miktionsstörungen.

Physiotherapeutische Maßnahmen

Wie bei peripheren Paresen (☞ 6.3.1).

! Die Muskeln können dehnschmerzhaft sein. Vorsicht bei extrem endgradigen Gelenkstellungen und bei Anwendung von Stretch (Dehnungsreize).

! Durch Parästhesien kann der Handkontakt unangenehm sein.

▌ Idiopathische Polyneuritis (Guillain-Barré-Syndrom)

Ursächlich scheint eine Autoimmunreaktion gegen peripheres Nervengewebe zu sein, die z.B. parainfektiös ausgelöst werden kann. Da keine sichere Ätiologie faßbar ist, spricht man von einer idiopathischen Polyneuritis. Auffällig ist eine jahreszeitliche Häufung im Frühjahr und Herbst.

Klinik

Beginn mit Parästhesien oder Schmerzen an Füßen, seltener an Händen. Danach Auftreten von schlaffen Paresen an den Extremitäten. Innerhalb von wenigen Tagen kann sich das Vollbild einer Tetraparese mit Atemlähmung, Blasen- und Schließmuskellähmung und Befall der Hirnnervenkerne (Gesichts-, und Zungenmotorik, Schluckstörungen) ausbilden: Landry'sche Paralyse. Bei Befall des vegetativen Nervensystems bestehen orthostatische Hypotonie, Herzrhythmusstörungen, Schweißsekretionsstörungen. Die Rückbildung erfolgt in der umgekehrten Reihenfolge des Auftretens der Symptome und ist nicht immer vollständig.

Diagnostik

Im Liquor ist eine starke Proteinerhöhung bei normaler Zellzahl auffällig.

Physiotherapie

• Akut- und Frühphase: DKPT-Prophylaxe (☞ 2.2.8)
• Spätphase: ☞ 6.3.1
! Bei allen aktiven Maßnahmen und besonders bei Belastung im Stehbrett Puls- und Blutdruckkontrolle. Komplikationsmöglichkeiten: Drohende Emboliegefahr, Herzversagen; Kontrakturgefahr: Streckkontraktur im Knie, in den Fingerbeugern, den Zehenbeugern und Plantarflektoren (Spitzfuß). Bei Rollstuhlabhängigkeit Gefahr der Hüft- und Kniebeugekontraktur.

 Zusatzmaßnahmen

Rollstuhl-Fahrtraining (☞ 12.2).

 Tips & Fallen

Gefährdet sind die Pat. durch Atemlähmung, Herzrhythmusstörungen, Schluckstörungen, Dekubitus, Lungenembolie und Infektionen.

■ Neurale Muskelatrophie

Die neuralen Muskelatrophien werden heute als Untergruppe der hereditären motorisch-sensiblen Neuropathien (HMSN) zugeordnet. Typ I und II entsprechen der neuralen Muskelatrophie CHARCOT-MARIE-TOOTH, die die häufigste genetisch bedingte Neuropathie ist. Meist autosomal dominant vererbt kommt es bei ihr im 2.–3. Lebensjahrzehnt durch Degeneration der Myelinscheiden des peripheren Nervensystems, bes. des N. peroneus, zu distal betonten sensiblen und motorischen Ausfällen.

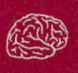

Klinik

• Infolge symmetr. peripherer Lähmungen mit Muskelatrophien entstehen Fußdeformitäten (Hohlfuß, Hammerzehen und eine Wadenatrophie (,,Storchenbeine")
• Steppergang (Lähmung der Fuß- und Zehenheber)
• Bügeleisengang (Lähmung der Plantarflektoren- und Zehenbeuger)
• Achillessehnenreflex (ASR) früh erloschen
• Nervenleitgeschwindigkeit (NLG) stark erniedrigt.

 Physiotherapie

Wie bei peripheren Paresen (☞ 6.3.1).

■ Diabetische Polyneuropathie

Ca. 80 % der DiabetikerInnen zeigen zumind. leichte polyneuropathische Veränderungen!

Klinik

• nächtliche Parästhesien sowie Wadenkrämpfe
• distal betonte, symmetrische strumpf- oder seltener handschuhförmig begrenzte Hypästhesien, -algesien, Störungen des Vibrationsempfindens
• sensible Ataxie
• Muskeleigenreflexe abgeschwächt bzw. erloschen, insbes. ASR früh betroffen
• Durch Störungen des vegetativen Nervensystems entstehen trophische Hautveränderungen, Diarrhöen, Herzfrequenzstarre, Blasen- und Potenzstörungen

- asymmetrische diabetische Neuropathie (diabetische Amyotrophie): selten, nächtliche Schmerzen und Lähmungen typischerweise des Quadrizeps und Iliopsoas
- Paresen der Fuß-, Unterschenkel- und kleinen Handmuskulatur.

 Ärztliche Therapie:

Normalisierung der Stoffwechsellage.

 Physiotherapie

☞ 6.3.1.

6.4 Muskelerkrankungen (Myopathien)

Nach dem zugrundeliegenden Defekt unterscheidet man:
- Funktionsmyopathien ohne morphologische Veränderungen der quergestreiften Muskulatur (Myasthenien, Myotonien)
- Strukturmyopathien (degenerativ, entzündlich, stoffwechselbedingt).

Klinik

Durch Störungen im Bereich der motorischen Endplatte, der Muskelzellen bzw. -fasern oder des umliegenden Bindegewebes kommt es zu folgenden Symptomen:

- schlaffe Lähmungen ohne Sensibilitätsstörungen
- normale, abgeschwächte oder fehlende Eigenreflexe je nach Schädigungsgrad
- häufig langsam fortschreitender Muskelschwund, der z.T. durch Fettgewebe ersetzt oder verdeckt wird
- vorwiegend symmetrischer Befall in bestimmten Körperbereichen
- Ausfälle entsprechen nicht den Versorgungsgebieten peripherer Nerven
- Oft Nachweis einer Erhöhung des Muskelenzyms Kreatinkinase (CK) im Blut. Dieses wird beim Untergang von Muskelzellen freigesetzt
- gehäuft familiäres Auftreten bei degenerativen Muskelerkrankungen
- Im EMG Nachweis eines myopathischen Musters mit kurzen polyphasischen Potentialen und einem dichten, niedrigen Aktivitätsmuster.

Einteilung

- dystrophische Myopathien: progressive Muskeldystrophie, Dystrophia myotonica
- entzündliche Myopathien: Polymyositis, Herdmyositis, Dermatomyositis
- funktionelle Myopathien: Myotonie, Myasthenie, Stoffwechselerkrankungen.

6.4.1 Progressive Muskeldystrophie

Es handelt sich um eine Gruppe von erblichen Erkrankungen mit fortschreitender Degeneration der quergestreiften Muskulatur. Ihre Ursache liegt in genetisch bedingten Stoffwechselstörungen in den Muskelzellen. Die verschiedenen Formen der progressiven Muskeldystrophie unterscheiden sich hinsichtlich des Erbgangs, des Manifestationsalters, des Verteilungsmusters und der Geschwindigkeit des Muskeluntergangs.

In der Regel wird die proximale (stammnahe) Muskulatur bevorzugt befallen. Daraus resultieren typische Bewegungs- und Haltungsstörungen, wie ,,Watschelgang", ,,lose Schulter", ein positives Trendelenburg-Zeichen. Häufig wird der Muskelschwund durch eine Zunahme von Fett und Bindegewebe kompensiert (,,Gnomenwaden").

Die häufigsten Muskeldystrophien

- Typ DUCHENNE: rezessiv-X-chromosomal erblich, nur Knaben betroffen, Auftreten im 1.–3. Lj., Beckengürtel, sehr rascher Verlauf, der Tod tritt meist vor 20. Lj. ein
- Typ BECKER-KIENER: rezessiv-X-chromosomal erblich, nur Knaben betroffen, Auftreten im 12.–25. Lebensjahr, gutartige Beckengürtelform, langsamer Verlauf, oft erst im 5. Lebensjahrzehnt gehunfähig
- Fazio-Skapulo-Humerale Muskeldystrophie: autosomal dominant vererbte Erkrankung. Die ersten Symptome treten zwischen dem 7. und 25. Lj. auf und schreiten langsam voran.

Klinik

Facies myopathica bei Befall der mimischen Muskulatur, Paresen des Schultergürtels bzw. Beckengürtels, Skapula alata.

Diagnostik

Typische EMG-Befunde und typische histologische Befunde; Erhöhung der Transaminasen (Leberenzyme) und vor allem der CK im Blut. Keine kausale (ursächliche) Behandlungsmöglichkeit bekannt.

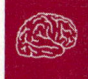

 Physiotherapie

Besonderheiten bei der physiotherapeutischen Befunderhebung
Muskelkraft, Pseudohypertrophien und Atrophien der Muskulatur, Gelenkbeweglichkeit, Atmung, Dekubitus.

Physiotherapeutische Maßnahmen
Behandlungsziele und Maßnahmen im Anfangsstadium decken sich mit denen der peripheren Paresen (☞ 6.3.1). Physiotherapie (☞ 9.5.3).

- Erhaltung der Muskelkraft: isometrische Übungen besonders für die folgenden Muskeln: M. erector spinae, M. glutaeus maximus, M. quadriceps femoris, Bauchmuskeln, Fußheber und Fußsenker, M. triceps brachii, Hand- und Fingerextensoren. Besonders geeignet hierfür sind Stabilisierungsübungen in Rücken- oder Bauchlage auf dem Pezziball oder in mobilen Schlingentischaufhängungen, Stabilisierungsübungen im Wasser mit Auftriebskörpern, Isometrie in PNF-Diagonalen, Stemmübungen nach BRUNKOW. Das Verhältnis von statischen zu dynamischen Übungen sollte etwa 2 : 1 betragen. Statische Übungen dienen zur Erhaltung bzw. Verlängerung der Muskelkraft, dynamische Übungen zur Verbesserung bzw. Erhaltung der Ausdauer
! Nicht bis an die Leistungsgrenze gehen, keine extreme Muskeldehnung, kein maximaler Stretch und keine längerdauernden Ausgangsstellungen (z.B. Fersensitz) einnehmen, bei denen orthostatische Muskeln extrem gedehnt werden.
- optimale Muskeldurchblutung vor der aktiven Arbeit: E-Therapie: Stabile Galvanisation, Ultraschall. BGM: Unterhaut-Faszientechnik. Hydrotherapie: feuchte Wärme. Zur Unterstützung der aktiven Arbeit können zusätzlich Hautreize wie bei den peripheren Paresen (☞ 6.3.1) angewandt werden

- Orthesenversorgung: Nachtschienen gegen Spitzfuß, Liegeschale oder Stützkorsett gegen eine beginnende Skoliose, Stehbrett, Bauchlageschrägbrett oder Bauchliegekeil, Rollstuhl mit umklappbarer Rückenlehne (gegen Hüftbeugekontraktur) und hochstellbare Fußstützen (gegen Kniebeugekontraktur)
- bettlägerige Pat. und Rollstuhlabhängigkeit: DKPT-Prophylaxe (☞ 2.2.8).
- ! Atemtherapie ist besonders wichtig zur Erhaltung von Vitalfunktionen und Kondition bei Fortschreiten der Erkrankung.

♪ Zusatzmaßnahmen
BRUNKOW (☞ 2.3.5), Schlingentisch (☞ 2.3.22), Bewegungstherapie im Wasser (☞ 2.6.9), Ganzkörperisometrie, VOTJA (☞ 2.3.25), PNF (☞ 2.3.28).

6.4.2 Entzündliche Myopathien (Myositiden)

Man kann eine Herdmyositis bei bekannten Erregern wie Viren, Parasiten, Bakterien oder Pilzen von einer Myositis ungeklärter Ätiologie (Polymyositis) unterscheiden.

Polymyositis
Die Erkrankung setzt häufig zwischen dem 40. und 60. Lj. ein, wobei Frauen etwa doppelt so häufig betroffen sind. Ein Autoimmunprozeß scheint der Erkrankung zugrundezuliegen. Der Verlauf ist meist subakut bis chronisch. Akute Bilder, die innerhalb weniger Wochen unter hohem Fieber, Muskelschmerzen und -schwäche zum Tode führen, sind eher selten.

Klinik
- Muskelschmerzen und -schwäche proximal im Becken- und Schultergürtelbereich (erschwertes Treppensteigen, Kämmen oder Rasieren)
- Ausbreitung auf die Nacken- und Schlundmuskulatur (Schluckstörungen, nasale Sprache)
- Fieber, Blutsenkungsbeschleunigung, Kreatinkinase- und Transaminasenerhöhung
- okuläre Myositis: Augenmuskelparesen, Ptose
- Hautveränderung (Dermatomyositis)
- Muskelbiopsie zeigt entzündliche Infiltrate.

⊌❂ Ärztliche Therapie
Glukokortikoide.

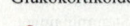 Physiotherapie
Wie bei der progressiven Muskeldystrophie (☞ 6.4.1).

6.4.3 Myasthenie

Das myasthenische Syndrom ist durch eine abnorme Ermüdbarkeit der Muskulatur unter Belastung sowie einer Rückbildung der auftretenden Lähmungen nach langen Ruhephasen gekennzeichnet. Man unterscheidet die Myasthenia gravis pseudoparalytica von verschiedenen symptomatischen Formen, u.a. das Lambert-Eaton-Syndrom bei kleinzelligem Bronchialkarzinom.

▋ Myasthenia gravis pseudoparalytica

Die Erstsymptome treten meist zwischen dem 20. und 40. Lj. auf, Frauen sind doppelt so häufig betroffen wie Männer. Bei ca. 80 % der Erkrankten lassen sich Antikörper gegen Acetylcholinrezeptoren nachweisen, die eine Blockierung der Rezeptoren an der postsynaptischen Membran verursachen sollen. Bei der Entstehung von Autoantikörpern scheint der Thymus eine große Rolle zu spielen, da man häufig bei Erkrankten Thymome bzw. Thymushyperplasien findet. Die chronisch verlaufende Erkrankung beginnt meist an der Muskulatur, die von den motorischen Hirnnervenkernen versorgt wird und breitet sich allmählich auf die übrige Muskulatur aus. Es kommt zu schubartigen Verschlechterungen mit partieller Remission, im Endstadium bilden sich die Muskellähmungen auch in Ruhe nicht mehr zurück. Die Pat. sind besonders durch Atemlähmung gefährdet, so daß die Letalität mit 15–20 % relativ hoch ist.

Klinik
Hängen des Augenlids (Ptose), Doppelbilder durch Augenmuskelparesen. Facies myopathica durch Lähmungen der mimischen Muskulatur. Kau- und Schluckstörungen. Näselnd-kloßige Sprache. Später Ausbreitung auf die Arm-, Hals- und Rumpfmuskulatur, einschließlich der Atemmuskulatur.

Myasthenische Krise: Atemlähmung, allgemeine Muskelschwäche, Schluckstörungen und Verschleimung des Respirationstraktes.

Diagnostik
„Tensilontest" (Gabe von Cholinesterasehemmern bessert die klinische Symptomatik), Stimulations-EMG (Abnahme der Amplitude).

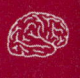

Ärztliche Therapie
Cholinesterasehemmer (Mestinon®), Immunsuppressiva (Kortison, Azathioprin (Imurek®)), Thymektomie, Plasmapherese.

Physiotherapie
- PNF
- funktionelles Alltagstraining, Beratung über rationale Bewegungsabläufe und Handlungsmuster, Veränderung der Arbeitsweise im Haushalt und Beruf. ADL
- medizinische Trainingstherapie (☞ 11)
- bei Beteiligung der Atemmuskulatur: Atemtherapie (☞ 2.2.7).

6.4.4 Myotonien

Durch Störungen an der Muskelfasermembran kommt es auch nach Beendigung eines Reizes nur zu einer verzögerten Erschlaffung der Willkürmuskulatur, die bei wiederholten Übungen zunehmend rascher wird, bis Normalzustand erreicht wird.

▋ Myotonia congenita (THOMSEN)

Dominant vererbte Erkrankung, die sich als Störung an der Muskelzellmembran oder motorischen Endplatte und dadurch mit einer verlängerten Erschlaffungszeit des Muskels äußert (myotone Reaktion). Die Pat. klagen über Muskelsteifigkeit, besonders am Beginn von Willkürbewegungen. Die Willkürmuskulatur ist meist gut ausgebildet

(Hypertrophie). Die Erkrankung beginnt bereits im Jugendalter, läßt aber im Laufe des Lebens etwas nach. Keine wirksame Therapie bekannt.

 Physiotherapie

Konzentrative Bewegungstherapie, FELDENKRAIS (☞ 2.3.10), SCHAARSCHUCH-HAA-SE (☞ 2.3.21).

▌ Dystrophia myotonica (CURSCHMAN-STEINERT)

Die im frühen Erwachsenenalter einsetzende, langsam fortschreitende, autosomal dominant vererbte Erkrankung ist durch ein myotones Syndrom in Verbindung mit einer fortschreitenden Muskeldystrophie sowie einer typischen äußeren Gestalt („Jammergestalt") gekennzeichnet. Sie ist die zweithäufigste Krankheit unter den erblichen Myopathien. Keine kausale Therapie möglich.

Klinik
• Facies myopathica (schlaffes, mimikarmes Gesicht)
• distal betonte Muskelatrophien mit myotoner Reaktion
• angeborene Minderbegabung oder Schwachsinn, fortschreitendes hirnorganisches Psychosyndrom mit Entwicklung einer Demenz
• Stoffwechselstörungen: Hodenatrophie bzw. Amenorrhoe, Schilddrüsenunterfunktion, evtl. mit Struma (Kropf), myotonischer Katarakt (Linsentrübung am Auge)
• myotone Reaktion mit typischem EMG-Befund (auf Einzelreiz Salven von Muskelentladungen)
• Händedrucktest: Hand kann nicht sofort gelöst werden.

 Physiotherapie

Behandlungsprinzipien wie bei der progressiven Muskeldystrophie (☞ 6.4) und Myotonia congenita (s.o.).

6.5 Kopfschmerzsyndrome

Der Kopfschmerz ist eine sehr häufige Beschwerde und kann ein Symptom vieler neurologischer, internistischer oder auch HNO-Erkrankungen sein. Da das Gehirn selbst nicht schmerzempfindlich ist, gibt es durchaus auch Hirnerkrankungen ohne Kopfschmerzen.

Zur Zuordnung von Kopfschmerzen ist neben einer gründlichen Anamnese (Schmerzmittelmißbrauch, familiäre Häufung, Begleitsymptome) eine ausführliche neurologische bzw. internistische (z.B. Hypertonieausschluß) Untersuchung erforderlich. Evtl. sind Zusatzuntersuchungen wie EEG, cCT, Liquor zu veranlassen.

6.5.1 Migräne

Überwiegend sind Frauen bis zum 40. Lj. betroffen. In der Gesamtbevölkerung schwanken die Angaben über die Häufigkeit zwischen 8 und 20 %. Die Ursache ist ungeklärt. Es besteht eine familiäre Häufung. Auslösende Faktoren sind z.B. Wetterfühligkeit, Zufuhr von Alkohol oder Käse, Schlafmangel und Streß.

Zu Beginn des Migräneanfalls ist eine Konstriktion der intrakraniellen Arterien, ausgelöst durch eine Serotoninfreisetzung, nachgewiesen worden. In der zweiten Phase, der Gefäßdilatation, tritt erst die eigentliche Kopfschmerzsymptomatik auf.

Klinik
- Anfallsartig, z.T. mit periodischer Häufung, kommt es meistens morgens zu dumpf drückenden oder auch klopfenden Halbseitenkopfschmerzen, evtl. mit vegetativen Symptomen (Übelkeit, Erbrechen, Durchfall, Schwitzen) sowie Licht- und Geräuschempfindlichkeit. Der Anfall dauert einige Stunden, selten einen ganzen Tag und endet in allgemeiner Erschöpfung
- „Migraine accompagnée": neurologische Reiz- und Ausfallerscheinungen wie Kribbelmißempfindungen oder flüchtige Lähmungen.

Formen
- einfache Migräne: halbseitige pulsierende Kopfschmerzen mit Übelkeit, Erbrechen, Durchfall
- klassische Migräne: zu Beginn des Anfalls zusätzlich Flimmerskotome (visuelle Aura), später neurologische Herdsymptome, z.B. Hemiparese oder Aphasie
- Basilarismigräne (Sonderform der klassischen Migräne): okzipital betonte Kopfschmerzen mit einer visuellen Aura, Drehschwindel, Hypakusis, Ohrenklingen und Mißempfindungen um den Mund, an Zehen und Fingern. Besonders betroffen sind junge Frauen
- komplizierte Migräne: visuelle Aura dauert länger als eine halbe Stunde und die neurologischen Herdsymptome überdauern die Kopfschmerzen
- Status migraenosus: eine Attacke geht unmittelbar in die andere über.

Physiotherapie
- E-Therapie: 1. Blockade des Ganglion stellatum mit DF 3 Min. oder mit Interferenzstrom 1000 Hz. DF 2 Min. mit Kathode auf Schläfe, Anode auf Halsschlagader. Paravertebral quer oder längs obere HWS mit DF 2 Min., CP 3–4 Min. Achtung: absteigende Behandlung, Anode immer kranial
- ! Äußerst vorsichtige Dosierung.
- BGM: Behandlung des Rückens (kleiner und großer Aufbau), abschließend Striche vom Hinterhaupt Richtung Schultern und Oberarme, und Richtung Os sacrum
- Manuelle Segmentmassage nach QUILITZSCH (☞ 2.5.4)
- Hydrotherapie: aufsteigende Teilbäder, kalte Güsse, Unterwassermassage, Heiße Rolle, Fango
- Körperwahrnehmungsschulung nach SCHAARSCHUCH-HAASE (☞ 2.3.21), FELDENKRAIS (☞ 2.3.10), Eutonie (☞ 2.3.9), psychomotorische Übungen nach ALEXANDER (☞ 2.3.1), Autogenes Training. Durch die Körperwahrnehmungsübungen soll der Pat. die Möglichkeit bekommen, mit dem Zustand besser umgehen zu können.

6.5.2   Vasomotorische Kopfschmerzen

Dieses sehr häufig auftretende Kopfschmerzsyndrom ist gekennzeichnet durch dumpf drückende, weniger intensive Schmerzen. Es besteht keine Halbseitigkeit. Häufig findet sich eine allgemeine vegetative Labilität mit Neigung zu Hypotonie aus. Maßnahmen zur vegetativen Stabilisierung sind therapeutisch erfolgversprechend.

6.6   Neurogene Blasenfunktionsstörungen

Da eine Vielzahl neurologischer Erkrankungen zur Störung der Blasenfunktion führen kann, müssen diagnostisch und therapeutisch sowohl urologische als auch neurologische Ursachen berücksichtigt werden.

▌ Anatomische Voraussetzungen

Die Blase wird, wie auch andere viszerale Organe, von beiden Teilen des autonomen Nervensystems versorgt. Das spinale Zentrum der sympathischen Innervation liegt in der grauen Substanz der Seitenhörner von Th12-L2, das der parasympathischen Innervation im unteren Sakralmark (S2-S4). Eine zentrale Kontrolle der spinalen Zentren und der von hier ausgehenden Reflexbögen geschieht über efferente Bahnen, die z.T. aus dem Lobulus paracentralis und auch der Stammganglien stammen. Die präganglionären parasympathischen Neurone werden über den N. pelvicus, die des Sympathicus nach Durchlaufen des Grenzstranges über den N. hypogastricus zum Plexus pelvicus geführt. Von dort gelangen postganglionäre sympathische Neurone zur Harnblase und präganglionäre parasympathische zu den intramuralen Ganglien.

Die motorische Innervation der glatten Blasenmuskulatur (M. detrusor vesicae), die bei der Miktion zur aktiven Öffnung des Blasenausganges führt, geschieht über den Parasympathicus. Der Sphinkter internus, gebildet aus Blasenhals und glatter proximaler Harnröhrenmuskulatur, wird vorwiegend sympathisch innerviert. Neben der autonomen Innervation der Blase werden über den N. pudendus (S2-S4) efferente Impulse zum M. sphincter externus (quergestreifte Muskulatur) und afferente Impulse der Blasenschleimhaut (Füllungsgrad) zum ZNS geführt. Zur Miktion ist eine Erschlaffung des M. sphincter externus und des Beckenbodens bzw. zur Beendigung der Miktion eine Kontraktion durch Impulse des N. pudendus erforderlich. Eine vorzeitige Detrusorkontraktion bei Dehnung der Blasenwand wird durch zentrale Hemmung des parasympathischen Reflexbogens verhindert. Gleichzeitig wird bei zunehmender Blasenfüllung der Sympathicus aktiviert und verschließt vorübergehend den Blasenhals. Die Miktion wird willkürlich über Großhirnaktivität eingeleitet.

▌ Detrusorhyperreflexie

Da zerebrale Zentren einen hemmenden Effekt auf den Miktionsprozeß bzw. die spinalen Zentren der Blaseninnervation haben, kann eine Schädigung dieser zu einer sog. Detrusorhyperreflexie (hypertone, spastische Blase) führen. Ursachen sind z.B. dementielle Prozesse, das Parkinson-Syndrom, ED, Hydrozephalus oder Hirntumoren.

Die Enthemmnung des Miktionsreflexes zeigt sich klinisch im imperativen Harndrang bzw. unwillkürlicher Miktion. Die Blase ist klein und die Miktion restharnfrei.

 Ärztliche Therapie

Blasentraining mit dem Ziel einer zunehmenden Verlängerung des Miktionsintervalls. Durch vermehrte Dehnung kann die Empfindlichkeit der Mechanorezeptoren in der Blase z.T. gesenkt werden. Medikamentös: anticholinerg wirkende Pharmaka, die als Nebenwirkung zum Harnverhalt führen können.

▎ Detrusor-Sphinkter-Dyssynergie (DSD)

Bei gleichzeitiger Detrusorkontraktion besteht auch eine Hyperaktivität des M. sphincter internus und/oder externus (Blasenausgang). Die DSD tritt häufig zusammen mit einer hypertonen Blase bei Schädigung der Bahnen im Rückenmark unterhalb der zerebralen Zentren und oberhalb des sakralen Miktionszentrums auf. Häufigste Ursachen sind eine traumatische Querschnittsläsion nach Abklingen der sogenannten Schockblase und spinale Entmarkungen bei der ED. Klinisch kommt es bei der Miktion durch unzureichende Öffnung des Blasenausgangs zur Verminderung bzw. Unterbrechen des Harnstrahles, aber auch durch Schädigung der hemmenden Einflüsse zu unwillkürlicher Kontraktion mit Inkontinenz. Restharn ist möglich.

▎ Detrusorarreflexie

Inaktivität der glatten Blasenmuskulatur, die man auch als schlaffe, atone, sog. ,,Überlaufblase" bezeichnet. Sie kann nach akuten Querschnittverletzungen im Rahmen eines spinalen Schocks oder bei anderen akuten Krankheiten des ZNS entstehen. Nach Abklingen des ersten Stadiums kann es zur Ausheilung kommen, in eine hypertone Blase übergehen (s.o.) oder auch bei Verletzungen und Läsionen in Höhe des Miktionszentrums bzw. darunter (Cauda equina) eine schlaffe Blase bestehen bleiben.

Ursachen: medialer Bandscheibenvorfall, Trauma, ED, Konus-Kaudatumor, autonome Polyneuropathie, Radikulitis.

Die intramuralen Ganglienzellen können einen geringen Grundtonus der Blasenwand aufrechterhalten, und die Blase sich bei einem gewissen Füllungsgrad teilweise zusammenziehen (autonome Blase). Da der Wandtonus herabgesetzt ist, bleibt bei großer Blasenkapazität viel Restharn zurück. Klinisch zeichnet sich die schlaffe Blase durch einen erschwerten Miktionsbeginn, den Einsatz der Bauchpresse bei Blasentleerung und eine Überlaufblase durch Überdehnung des Blasenausganges bei fehlendem Harndrang aus. Ein akuter schmerzhafter Harnverhalt ist z.B. bei medialen Bandscheibenvorfällen zu beobachten.

 Ärztliche Therapie

Restharnfreie Miktion durch die Bauchpresse oder manuelles Ausdrücken der Blase (Credé-Manöver) möglich. Ist dies nicht ausreichend, sollte der Pat. sich selbst katheterisieren. Medikamentöse Behandlung ist nicht erfolgversprechend.

Physiotherapie

- Beckenbodengymnastik (☞ 8.2.1)
- Hydrotherapie: ansteigende Unterschenkelbäder, Sitzbäder mit T-Wickel, Heiße Rolle auf Kreuzbein
- BGM: Bearbeiten der Reflexzonen der Blase
- E-Therapie: Schwellstrombehandlung (wenn keine nervale Schädigung vorliegt) oder Exponentialstrombehandlung (bei nervaler Schädigung) zur Stimulierung der Blasenschließmuskulatur: Kathode über Symphyse, Anode über Kreuzbein, Impulszeit: 200 ms Dreieck. Interferenzstrom: 0–100 Hz im Intervall, Behandlungsdauer 8–10 Min., 2 Elektroden über Harnblase, je eine Elektrode an die proximale Oberschenkelinnenseite.

Zusatzmaßnahmen

Hydrotherapie.

6

Angela Debray

7
Geriatrie

Geriatrie ist die Lehre von den Krankheiten älterer Menschen.

Gerontologie ist die Wissenschaft, die sich mit den typischen Veränderungen der körperlichen, psychischen und sozialen Funktionen im Prozeß des Alterns befaßt.

Menschen bleiben bis ins hohe Alter physisch und psychisch leistungsfähig, vorausgesetzt die Funktionen werden fortlaufend wahrgenommen. Verluste dieser Funktionen führen nicht zwingend zum Auftreten chronischer Krankheiten. Die Übergänge können fließend sein. In der physiotherapeutischen Behandlung müssen gleichermaßen nachlassende Körperfunktionen, bestehende Alterserkrankungen und das individuelle psychosoziale Umfeld des älteren Menschen berücksichtigt werden.

7.1 Alterstypische Veränderungen und Krankheiten verschiedener Organsysteme

7

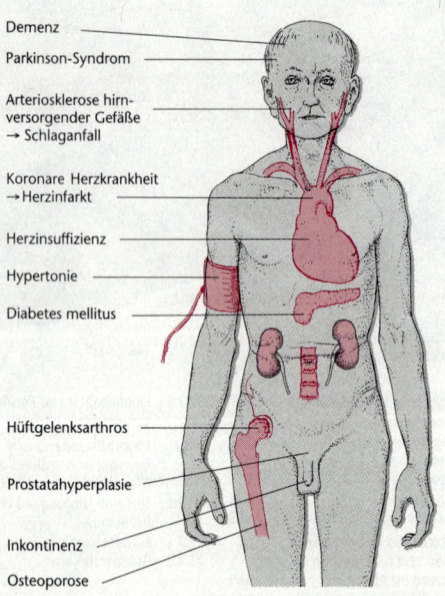

Demenz
Parkinson-Syndrom
Arteriosklerose hirn-
versorgender Gefäße
→ Schlaganfall
Koronare Herzkrankheit
→ Herzinfarkt
Herzinsuffizienz
Hypertonie
Diabetes mellitus
Hüftgelenksarthros
Prostatahyperplasie
Inkontinenz
Osteoporose

Abb. 7.1: Häufige medizinische Probleme des älteren Menschen [A400-190]

7.1.1   Herz-Kreislaufsystem ————————————

Veränderungen

Durch abnehmende Kontraktilität der Herzmuskelzellen, zunehmende Arteriosklerose der Koronararterien und verringerte Sauerstoffaufnahme der Lunge verminderte Versorgung und Leistung des Herzmuskels. Insgesamt verringertes Herzzeitvolumen. Tendenz zu erhöhtem systolischen und diastolischen Blutdruck. Verlust der Elastizität und Lumenweite der Arterien verschlechtern die Windkesselfunktion der Aorta, die erhöhte Nachlast erschwert die Herztätigkeit. Durch den Verlust der Gefäßelastizität verlangsamte orthostatische Regulation, dadurch Schwindel beim Aufstehen aus Rückenlage oder bei längerem Stehen (☞ 3.4.2).

Alterserkrankungen

Herzinsuffizienz (☞ 3.2.3), Bluthochdruck (☞ 3.4.1), KHK (inkl. Synkopen; ☞ 3.2.2), Herzinfarkt (☞ 3.2.2), AVK (☞ 3.3.2), Apoplex (☞ 6.2.7), Durchgangssyndrom (☞ 6.2.10).

 Konsequenzen für die Physiotherapie

- dynamische Muskelarbeit, dabei Puls- und Blutdruckkontrolle (Ruhepuls, Puls nach subjektiver Anstrengung, nach Lagewechsel, Erholungspuls)
- Übungen vermeiden, bei denen der Kopf unter Herzniveau gerät
- Atempressen verhindern
- kein Training der Schnellkraft, da Gefahr katecholamininduzierter Herzrhythmusstörungen, stattdessen angemessenes Reaktionstraining
- ausreichende Pausen einlegen, Überlastungszeichen erkennen:
  - nachlassende Konzentration, eigenständiger Übungsabbruch
  - erhöhte Atemfrequenz, Seufzer, Atemhilfsmuskeleinsatz
  - Blässe, Schweiß auf der Stirn
  - subjektives Überlastungsempfinden
  - erhöhte Herzfrequenz
- wenn möglich, allgemeine Ausdauer trainieren (Fahrrad- und Laufbandergometer, Walking)
- Sturzgefahren vorbeugen: vor dem Aufstehen aus Rückenlage kreislaufanregende Muskelaktivität der Waden-, Oberschenkel- und Gesäßmuskulatur, beim Aufsetzen sofort Fuß-Bodenkontakt, Füße bewegen, weiteratmen und geradeausschauen, nur aufstehen, wenn kein Schwindel besteht, so aufgerichtet wie möglich gehen
- Gleichgewichts-, Reaktions- und Gangtraining (Balancieren, Hindernisgehen, Gehen auf verschiedenen Untergründen)
- Beratung zur Unfallprophylaxe im Haushalt: rutschfeste Bodenbeläge, v.a. auf Treppen und in Naßbereichen, Mobiliar nicht zu eng stellen, beim Schuhkauf auf rutschfeste Sohlen achten, angepaßte Toiletten- und Betthöhe, Gehhilfen benutzen, Brillen und Hörgeräte tragen und dem Bedarf anpassen, stabile Haushaltsleiter verwenden statt Tisch und Stuhl, keine dreibeinigen Hocker benutzen, Eile vermeiden, auf ausreichende Beleuchtung achten, Telefon an gut erreichbarem Platz, unbekannte Wohnungen konzentriert begehen (Schwellen, Kabel, unebene Stufen).

7.1.2 Atmungsorgane

Veränderungen
Durch abnehmende Retraktionskraft und Thoraxmobilität wird die Atemarbeit erschwert, Vitalkapazität verringert und die Sauerstoffaufnahme reduziert.

Alterserkrankung
Altersemphysen.

 Konsequenzen für die Physiotherapie
- Atemvertiefende und thoraxmobilisierende Übungen zur Förderung der Vitalkapazität (☞ 2.2.7), dabei nachlassende Thoraxelastizität berücksichtigen
- dynamische Mobilisationen
- Dehnlagen abwandeln, auf Schmerzfreiheit achten (☞ 2.2.7)
- Bei bestehender Belastungsdyspnoe Einsatz der Lippenbremse vor allem unter Belastung, z.B. beim Treppensteigen, üben.

7.1.3 Bewegungsapparat

▌Knochen

Veränderungen
Abnehmende Knochendichte erhöht die Frakturgefahr.

Alterserkrankung
Osteoporose.

 Konsequenzen für die Physiotherapie
- abrupte Bewegungen und Sprünge vermeiden
- passive Techniken und Widerstände angemessen dosieren
- aufrechte Körperhaltung fördern (☞ 2.2.6, 2.3.19)
- umfangreiche Unfallprophylaxe durchführen.

▌Gelenke

Veränderungen
Elastizitätsverlust an Gelenkkapseln, Bändern, Sehnen und Knorpel reduzieren den Bewegungsspielraum einzelner Gelenke.

Alterserkrankung
Arthrose.

 Konsequenzen für die Physiotherapie
- passiv nicht über festelastische Widerstände hinausbewegen
- gelenk- und rückenschonendes Verhalten schulen

- Beweglichkeit vor allem der Gelenke fördern, die zur Bewältigung des Alltags und zum Erhalt der Selbständigkeit nötig sind. Gebrauchsbewegungen schulen für z.B. Körperpflege, Bekleidung, Fortbewegung innerhalb und außerhalb des Hauses
- Prothesen/Orthesen/Gehhilfen/Arthrodesen/Kontrakturen schränken die Mobilität ein. Den Umfang dieser Einschränkungen mit dem Pat. besprechen und in der Behandlung berücksichtigen. Erfragen, ob besondere Hilfestellungen nötig sind.

Muskulatur

Veränderungen
Durch Kraft- und Elastizitätsverlust der Skelettmuskulatur verringern sich Mobilität, Koordinations- und Reaktionsfähigkeit.

Konsequenzen für die Physiotherapie
- passive Muskellängsdehnungen vermeiden, statt dessen aktiv am Bewegungsende arbeiten
- Widerstände optimal anpassen
- kein Stretch
- Übungsauswahl an Alltagsaktivitäten orientieren: Komplexbewegungen der Extremitäten und des Rumpfes, Bewegungsübergänge und Transfers
- Überforderung der koordinativen Fähigkeiten vermeiden.

7.1.4 Sinnesorgane und -funktionen

Augen

Veränderungen
Altersweitsichtigkeit verringert die Sehschärfe im Nahbereich → Brille. Verlangsamte Anpassung auf Änderung der Lichtverhältnisse, insbesondere bei Betreten dunklerer Räume, zunehmende Blendempfindlichkeit.

Konsequenzen für die Physiotherapie
- verminderte Sehschärfe und verlangsamtes Reagieren einkalkulieren
- taktil unterstützen
- ausreichend Zeit zum Reagieren geben
- für gut beleuchtete Räume sorgen
- nicht durch starkes Gegenlicht blenden (z.B. Gegenlicht vom Fenster) → weitere Reduzierung der Wahrnehmung
- „Stolperfallen" (z.B. auf dem Boden herumliegende Geräte) wegräumen. Sind diese nicht zu beseitigen, Pat. darauf aufmerksam machen
- reduzierte räumliche Orientierung des Pat. in der Behandlung berücksichtigen, z.B. kein Ballwerfen oder ähnliche Fangspiele
- evtl. Güte der Hilfsmittel überprüfen lassen.

■ Ohren

Veränderungen

Verringerte Hörschärfe, zuerst des oberen Frequenzbereiches (Telefonklingeln), später auch der Sprache.

Konsequenzen für die Physiotherapie

- Langsam, deutlich, in kurzen Sätzen, aber erwachsenengerecht sprechen. Nur so laut wie nötig sprechen, vorher Blickkontakt aufnehmen lassen
- ausreichend Zeit zum Reagieren geben
- störende Umgebungsgeräusche, wenn möglich, reduzieren oder beseitigen.

■ Haut

Veränderungen

Elastizitäts- und Wasserverluste der Haut erhöhen die Verletzungsgefahr und verlangsamen die Wundheilung.

Konsequenzen für die Physiotherapie

- Pflegemittel für trockene Haut empfehlen
- hautdurchblutungsfördernde Bürstungen oder Bäder (☞ 2.4, 2.6)
- bei manuellen Techniken auf druckschwaches und großflächiges Greifen achten Hautverletzungen der Füße verhindern: nicht barfuß laufen, Fußpflege von Fachleuten verrichten lassen, auf reibungsfreies Schuhwerk achten.

■ Weitere Sinnesleistungen

Veränderung

Eingeschränktes Temperaturempfinden. Nachlassende Regulationsfähigkeit der Körpertemperatur. Abnahme der Oberflächen- und Tiefensensibilität (v.a. bei Diabetes mellitus; ☞ 9.4.4)

Konsequenzen für die Physiotherapie

- auf intensive Hitze- oder Kältemaßnahmen verzichten, auf ausreichend warme Bekleidung achten
- Schmerzgrenzen respektieren, deutlich unterhalb der Schmerzgrenze arbeiten
- verschlechterte Gleichgewichtsreaktionen einkalkulieren, z.B. beim Aufstehen nach längerem Liegen zur Sicherheit dicht neben den Patienten stehen
- Zeit geben, um Bewegungsaufträge/Lagewechsel auszuführen
- komplexe Bewegungsabläufe in einzelnen Abschnitten üben
- Körperwahrnehmungsfähigkeit schulen.

Übersicht über die Abnahme von Organfunktionen zwischen dem 30. und 75. Lebensjahr (Prozentwerte nach Sloane, 1992)		
	sinkt um ca.	**daraus resultierende mögliche Probleme**
Gehirngewicht	44 %	sinkende Gedächtnisleistung
Gehirndurchblutung	20 %	geringere Reserve, z.B. bei OP
Nervenleitungs-geschwindigkeit	10 %	Herabsetzung der Reaktionsgeschwindigkeit
Anzahl der Geschmacks-knospen	65 %	Unlust am Essen
maximaler Pulsschlag	25 %	geringere körperliche Leistung
Herzschlagvolumen in Ruhe	30 %	geringere körperliche Leistung
Nierenfiltrationsleistung, Nierendurchblutung	31 % 50 %	langsamere Ausscheidung von Medikamenten
max. Sauerstoff-Aufnahme des Blutes max. Ventilationsrate	60 % 47 %	geringere Leistungsreserven, z.B. in Höhenlage
Vitalkapazität	44 %	Einschränkung z.B. der OP-Fähigkeit möglich
Mineralgehalt der Knochen • Frauen • Männer	30 % 15 %	Osteoporose mit Gefahr pathologischer Frakturen
Muskelmasse (v.a. Anti-gravitationsmuskeln)	30 %	Haltungs- und Rückenbeschwerden
max. körperl. Dauerleistung	30 %	geringere körperl. Leistungskraft
Grundstoffwechsel	16 %	Übergewicht bei nicht angepaßter Ernährung

7.2   Veränderungen der zentralnervösen und psychischen Funktionen im Alter

7.2.1   Kognitive Funktionen

Veränderungen

Verringerte Nervenleitgeschwindigkeit, abnehmende Konzentrations- und Merkfähigkeit (Gehirnleistungen bleiben trainierbar). Erfahrungswissen nimmt zu, problemlösendes Denken erfordert vermehrt stressfreie Umgebung ohne Zeitdruck. Gehirnleistungen sind gekoppelt an die Funktionstüchtigkeit des Herzens.

Konsequenzen für die Physiotherapie
- komplexe Bewegungsaufträge in Einzelabschnitte aufteilen
- zwischen Anweisung und Ausführung genügend Zeit geben, Geduld haben
- günstig sind Wiederholungen von gleichen Bewegungen statt vieler Bewegungsvariationen
- Training der Konzentrations- und Merkfähigkeit.

7.2.2   Emotionalität und Persönlichkeit

Veränderungen
In der Regel größere Ausgeglichenheit. Gesundheitszustand, Aktivitätsniveau und sozialer Status beeinflussen die Emotionalität. Charaktereigenschaften bleiben bestehen oder können sich evtl. verstärken. Eine plötzlich ungewohnte Umgebung (Krankenhaus) kann zu Aggressivität, ungerechten Reaktionen oder sogar zu vorübergehender Verwirrtheit führen.

 Konsequenzen für die Physiotherapie
- durch körperliche Aktivität Erfolgserlebnisse und Selbstsicherheit vermitteln
- durch Entspannungsübungen, z.B. Autogenes Training, Progressive Muskelrelaxation nach Jacobsen, Feldenkrais, Atemwahrnehmung emotionale Ausgeglichenheit und Selbstzufriedenheit erreichen.

7.2.3   Verwirrtheit

Formen
Bewußtseinsstörung
Zeitliche und örtliche Desorientierung, Denk- und Gedächtnisstörungen, Wahnvorstellungen.

Akute Verwirrtheit
Bei Auftreten sofort ärztliche Untersuchung veranlassen: Abklärung der Ursachen, z.B. Dehdratation, Herzinsuffizienz, akute Infekte.

Chronische Verwirrtheit (Senile Demenz, Morb. Alzheimer)
Langsam fortschreitende irreversible Atrophie der Großhirnrinde. Abbau körperlicher, geistiger und sozialer Leistungen bis zur maximalen Pflegebedürftigkeit, allmählicher Verlust von Eigenorientierung (Ort, Zeit, Biographie) und Alltagskompetenz, Stimmungslabilität, Antriebslosigkeit oder/und stereotype Bewegungswiederholungen, Muskelatrophien, Tremor, Tod nach ca. 2–10 J. seit Beginn der Symptomatik.

Umgang mit chronisch Verwirrten
- für überschaubaren, gleichbleibenden Tagesablauf und personelle Konstanz sorgen, unbedingt zuverlässig sein, feste Plätze für die Gegenstände des Alltags schaffen
- den Menschen mit seinen Stärken und nicht mit seinen Schwächen konfrontieren
- nicht überfordern, nicht zwei Dinge auf einmal ausführen lassen (z.B. nicht gleichzeitig gehen und Fragen beantworten lassen); einfache, sich wiederholende Aufgaben geben, vertraute Tätigkeiten und Spiele auswählen

- keine Oder-Fragen stellen, natürlich und in ruhigem Tonfall sprechen
- Zeit zum Reagieren lassen
- Sinneserfahrungen fördern (Fühlen, Sehen, Hören, Schmecken, Riechen), einfache Klänge erzeugen lassen
- unruhigen Patienten ausreichend Bewegungsraum verschaffen
- Bei sich wiederholenden Fragen, Mißtrauen oder unberechtigten Vorwürfen gelassen reagieren
- Dem Menschen von vorn mit Blickkontakt entgegentreten, sich ihm zuwenden, ihn berühren, Achtung bewahren
- Nur die Tätigkeiten und Entscheidungen übernehmen, die nicht selbständig möglich sind.

7.3   Physiotherapeutische Einzel- und Gruppenbehandlung mit alten Menschen

7.3.1   Tips zum Umgang mit älteren PatientInnen

- Behandlungsraum zur Therapie vorbereiten: Stolperfallen (Matten und Geräte, die auf dem Boden liegen) wegräumen. Ausreichend Platz zum Abfangen des Pat. bei Sturz schaffen, Abstand zu Kanten halten. Bei Gleichgewichtsstörungen keine Hockerbehandlung. Motivationssteigerung: bei aktiven Maßnahmen Geräte und Musik einsetzen. Übungsauswahl vielseitig gestalten.

- ! PatientIn sichern.
- Überanstrengung vermeiden:
  - Vor und nach den Übungen Puls und Blutdruck messen. Übungsstabil im Stand bis zu 30 Herzschläge mehr oder bis zu 10 Herzschlägen weniger als der Ruhepuls. Trainingsstabil 180 Herzschläge minus Lebensalter des Pat.
  - Pat. auf vegetative Reaktionen beobachten. Typische Zeichen sind Blässe und Kaltschweißigkeit (glänzendes Gesicht, Stirn fühlt sich kalt und feucht an).
- Therapieabbruch wegen Erschöpfung → Ursache klären:
  - Puls und Blutdruck messen
  - nach Beschwerden fragen
  - Keine Suggestivfragen wie „Ist Ihnen schwindelig?" stellen. Der Pat. wird verführt, „ja" zu sagen
  - ungenaue oder indifferente Antworten können ein Zeichen für mangelnde Motivation sein.
- ! Pat. mit Wahrnehmungsstörungen (z.B. Diabetes mellitus) nehmen Beschwerden, bzw. Überanstrengungen schlecht wahr. Entsprechende Rückmeldungen (z.B. Schmerz) sind selten oder zeitlich verzögert.
- Kleidung: Immer der Therapie anpassen. Pat. soll z.B. bei der Gangschule feste Schuhe tragen und Bekleidung, die die Bein- und Rumpfbewegungen beurteilen lassen (keine „Pantoffeln", Morgenmantel)
- Bei Pat., die sich nicht ausreichend äußern können (z.B. verwirrten Pat.), evtl. einen Angehörigen zur Behandlung hinzuziehen.

7.3.2   Einzelbehandlung

▎ Befunderhebung

Selten sind ältere Pat. von nur einer Krankheit betroffen. Es überlagern sich:
* Krankheiten, die primär im Alter auftreten
* Krankheiten, die schon viele Jahre bestehen
* alterstypische Funktionsverluste
* Nebenwirkungen von Medikamenten.

Ein abwägendes Gewichten der Diagnose und Therapie ist nötig. Multimorbidität erschwert die Auswahl eines Befunderhebungsbogens. Bestehende Schemata müssen ggf. kombiniert werden. Sind sie ungeeignet, werden in Abhängigkeit der Defizite Anamnese, Sicht-, Tast- und Meßbefunde formlos erstellt. Eine besondere Bedeutung kommt der psychosozialen Anamnese zu.

Physiotherapie-Befund
* Herzinsuffizienz (☞ 3.2.1; 3.2.4)
* Hypertonie (☞ 3.2.1; 3.4.1)
* Arteriosklerose (pAVK ☞ 3.3.1)
* Arthrose (Koxarthrose: ☞ 5.4.8; Gonarthrose: ☞ 5.3.10; Omarthrose: ☞ 5.7.8; Arthrose des Ellenbogengelenks: ☞ 5.6.3, degenerative Erkrankungen der LWS: ☞ 5.8.4)
* Osteoporose (☞ 5.9)
* zerebrale Gefäßsklerose (☞ 6.1; 6.2.7)
* apoplektischer Insult (☞ 6.1; 6.2.1; 6.2.7)
* Parkinson (☞ 6.1; 6.2.2)

Psychosoziale Anamnese
* Orientierung bzgl. eigener Person, Ort, Zeit, Krankheit, Lebensumstände
* familiäre und berufliche Lebenschronik, dabei v.a. Erleben von Verlusten, z.B. von Angehörigen, Freunden, Mobilität u.a. Körperfunktionen, Berufstätigkeit, Wohnung, Haus, Heimat
* einschneidende Erlebnisse und Veränderungen der letzten Zeit
* finanzielle Versorgung
* gesundheitliche Prognose
* Selbstzufriedenheit
* Bewegungsspielraum: Zimmer, Wohnung, Haus, Garten, Ort, Reisefähigkeit
* Wohnsituation
* Bezugs- und Kontaktpersonen: Häufigkeit, Dauer und Art der Kontakte (Pflege, Haushaltshilfe, Besuch, Telefon, Brief)
* Konflikte mit nahestehenden Personen
* Ängste vor Leiden, Siechtum, Vereinsamung, Verunstaltung, Nutzlosigkeit, mißverstanden und abgeschoben zu werden, Opfer von Verbrechen zu werden
* Einstellung zu Medikamenten, Häufigkeit der Arztbesuche
* Körperpflege, Bekleidung
* Für welche Tätigkeiten werden welche Hilfsmittel, bzw. Hilfspersonen benutzt?
* tägliche Aktivitäten (geistig, körperlich), Interessen
* Informiertheit über z.B. polit. Tagesgeschehen, Lokal- Staats- und Wel:ereignisse
* Was hat zu einer Isolation beigetragen? Verringertes Seh- und Hörvermögen, Schlafstörungen, Finanzlage, Übelkeit, Appetitlosigkeit, depressive Stimmung, Stim-

mungslabilität, Lustlosigkeit, Inkontinenz, Schwindel, Vergeßlichkeit, verlangsamte Auffassung, Konzentrationsschwäche, Umständlichkeit, mangelnde Flexibilität, Selbstvertrauen und Eigeninitiative, gesellschaftliche Normen (z.B. wie sich eine Witwe nach dem Tod ihres Mannes zu verhalten hat), geringe Stresstoleranz, Hypochondrie, Verstärkung schon vorhandener Wesensmerkmale zum Negativen (Argwohn, Eigensinn, Geiz, Schwerfälligkeit, Rigidität, Dogmatismus).

▌ Physiotherapeutische Techniken

- Es können **alle** physiotherapeutischen Techniken zur Anwendung kommen
- Übungsintensität, z.B. Übungsdauer, Anzahl der Wiederholungen, Geschwindigkeit, Stärke der Widerstände muß immer individuell dosiert werden
- aktive Techniken sind den passiven vorzuziehen
- Schwerpunkt liegt auf einfachen Bewegungen, die der Patient auch selbständig durchführen kann
- Auswahl der Übungen soll sich an den alltäglichen Belastungen (ADL) bzw. den bestehenden Defiziten orientieren
- Es sollte in alltagsnahen Ausgangstellungen geübt werden (Stehen, Sitzen, Gehen).

▌ Hausbesuche

Mit dem Pat. oder seinen Angehörigen Gefahrenquellen besprechen. Bei Hausbesuchen diese aufzeigen.

- Teppiche: Teppiche entfernen oder Ränder befestigen (ist unsicher, da die Kante bleibt). Bei Hemiplegikern und alten Menschen ist ein Sturz die häufigste Ursache für Oberschenkelhalsfrakturen
- Türschwellen/Teppichleisten: wenn möglich absenken oder entfernen, ansonsten durch Schrägen „entschärfen"
- Aus „tiefen" Sitzgelegenheiten besteht häufig keine Möglichkeit, sich mit eigener Kraft zu erheben
- Probleme beim Bücken oder dem Aufheben von Gegenständen vom Boden: in der Behandlung unter Zuhilfenahme verschiedener Hilfsmittel (Hocker, Stuhl) üben. Ist das Bücken nicht mehr möglich, können Hilfsmittel (z.B. Grillzange) Ersatzdienste übernehmen
- Sturz: Häufiges Problem ist, daß alte Menschen nicht gewohnt sind, sich auf dem Boden zurechtzufinden (Entstehen von Angst). Abbau durch Fortbewegungstraining (z.B. PNF-Mattenprogramm) auf Matten/Boden möglich. Üben des Transfers, auch über Hilfsmittel, vom Boden bis zum Stand und umgekehrt
- Probleme beim Anziehen: entsprechend der körperlichen Handicaps mit Hilfsmitteln (☞ 5.1.1) diese wieder ausgleichen

▌ Sport im Alter

Durch körperliche Bewegung und Sport können die Alterungsprozesse verzögert werden.

- Geeignet sind Sportarten, die die Kondition, Beweglichkeit und Koordination fördern (z.B. Skilanglauf, Fahrradfahren, Schwimmen, Wandern, Seniorengymnastik). Am effektivsten wirkt sich das Training auf das Herz-Kreislauf-System aus, wenn 2–3 x/Woche im submaximalen Belastungsbereich (☞ 12.1) die Ausdauer trainiert wird.

- keine einseitig belastenden Sportarten z.B. Krafttraining, spezielles Expandertraining
- keine Sportarten mit überwiegend isometrischer Kraftanstrengung und bei denen gepreßt werden muß, z.B. Gewichtheben
- **Keine Sportarten mit hohem Verletzungsrisiko** wie alpines Skifahren, Schlittschuhlaufen. Ausnahme: Alte Menschen, die schon „ihr Leben lang" eine Sportart betrieben **haben** und in guter Verfassung sind. Das Verletzungsrisiko wird aufgrund erhöhter Übung kleiner und der Gewinn an Lebensfreude überwiegt.

7.3.3   Gruppentherapie

- zur Gerophylaxe (Aufhalten der im Alter auftretenden Funktionsverluste)
- für Patienten mit gleichen Erkrankungen, z.B. Herzerkrankungen, Diabetes mellitus, Osteoporose, Parkinson, Alzheimer.

Vorteile
Anreiz und Zutrauen zu Bewegungen durch andere. Möglichkeit, Kontakte zu knüpfen.

Nachteile
Gefahr der Überforderung durch Gruppenzwang. Ziele können weniger intensiv verfolgt werden, individuelle Befunderhebung und Korrekturen sind nur eingeschränkt **möglich.** Gefahr der „Cliquenbildung", dadurch Bildung von Außenseitern.

Planung der Gruppentherapie mit Älteren
- Zielgruppe festlegen (bestimmte Alters- oder Patientengruppe, Geschlecht)
- geschlossene Gruppe einer offenen vorziehen
- Teilnehmerzahl auf ca. 12–16 begrenzen
- Übungsort nach günstiger Verkehrsanbindung auswählen
- Übungsdauer 60 bis max. 90 min, Zeitpunkt vormittags oder nachmittags günstig
- in einer Vorbesprechung informieren über: Inhalte, Organisatorisches, Bekleidung (rutschfeste Sohlen, keine langen Hosen mit „Schlag"), Mitzubringendes (Matte, **Handtuch,** Wollsocken,....), Fragen und Erwartungen besprechen, Teilnehmer kennenlernen (Erkrankungen, Vorkenntnisse, soziales Umfeld,..).

Durchführung
- Teilnehmer einzeln begrüßen und deren körperliches und seelisches Befinden erfassen, evtl. Vorabsprachen mit Einzelnen treffen
- **Aufbau:** vom Leichten zum Schwierigen, vom Bekannten zum Unbekannten, vom Einfachen zum Komplexen
- **Übungsstunde** auf Unfallpropylaxe überprüfen: Standort so wählen, daß alle **Teilnehmer** gut zu sehen sind (Korrekturen, Überlastungszeichen), herumliegende **Geräte** wegräumen, keine Wettläufe oder Wettspiele
- Pulskontrollen nach anstrengenden Übungen
- Teilnehmer zu individuellen Pausen ermutigen (jeder wie **er** kann!)
- positive Atmosphäre schaffen: Lob und Korrekturen an alle, statt an einzelne richten, **Korrekturen** immer positiv formulieren
- in den Pausen: Aufgaben für zu Hause geben, gemeinsame Aktivitäten planen
- **Stundenprotokoll** anlegen: Teilnehmer, Inhalte, Verlauf, erreichte/nicht erreichte **Ziele,** Gelungenes, Verbesserungswürdiges, Besonderheiten einzelner Pat., Rahmenbedingungen.

7

Geeignete Geräte für die Gruppentherapie

- leichte Geräte: Seile, Handtücher, Taschentücher, Kirschkernsäckchen, Schaumstoff-, Tennis- oder Wasserbälle
- Geräte mit griffiger Oberfläche: Gummiringe, Igelbälle, Theraband, Gymnastikbälle
- Geräte, die langsames Bewegen erlauben: Seidentücher, chinesische Papierbälle, Luftballons, Gymnastikbänder
- Geräte, bei denen sich alle miteinander bewegen: Schwungtuch (alternativ: Fallschirm, Bettlaken, Tischtuch), Tau, Zauberschnur
- Geräte, die Klänge erzeugen: Stäbe, Keulen, Kochlöffel, Tambourin, Kastanietten, mit Reis gefüllte Schachteln.

Geeignete Bewegungsformen für die Gruppentherapie

- Volkstänze, Polonaisen oder einfache Schrittfolgen nach Musik, evtl. Sitztänze
- Spiele, bei denen möglichst alle gleichzeitig in Bewegung sind, z.B.: „Schlange": ein Teilnehmer geht voran, alle Nachfolgenden ahmen seine Bewegungen nach.

Literatur

BEYSCHLAG, R.: Altengymnastik und kleine Spiele, Gustav Fischer Verlag, Stuttgart 1996

BÖGER, J.: Gerontologie und Geriatrie für Krankenpflegeberufe, Thieme, Stuttgart 1995

HÜTER-BECKER, A. (Hrsg.): Physiotherapie, Taschenlehrbuch in 14 Bänden, Bd. 14: Prävention, Rehabilitation, Geriatrie, Thieme, Stuttgart 1997

SCHMIDT, M.:..und fühle mich so jung dabei: 15 J. Gymnastik mit Senioren, Pflaum, München 1992

TUM SUDEN-WEICKMANN, A. (Hrsg.): Physiotherapie der Geriatrie, Pflaum, München 1993

ZUHRT, R.: Stundenbilder. Gruppengymnastik im Altersheim. Gustav Fischer Verlag, Stuttgart 1993

Meike Plefka
Ertmute Jacobi
Isa Dittrich-Scherer
Bernard Kolster

8

Gynäkologie

8.1 Schwangerschaft und Geburt

8.1.1 Schwangerschaftsverlauf

Die normale Schwangerschaft dauert 267 Tage p.c. (post conceptionem) bzw. 281 Tage p.m. (post menstruationem), gerechnet vom 1. Tag der letzten Regelblutung bei einem 28-Tage-Zyklus.

Haltung und Statik

Der Schwerpunkt der Frau verlagert sich mit zunehmender Schwangerschaftsdauer durch das Wachstum der Gebärmutter nach vorne. Im Laufe der Schwangerschaft erfolgt eine Kompensierung durch eine zunehmende Lordosierung im Bereich der LWS und eine vermehrte Kyphosierung im BWS-Bereich (☞ Abb. 8.1).

Diese Veränderungen führen zu erhöhter Beanspruchung der Muskeln und Bänder des Halte- und Stützapparates. Eine Überlastung kann Schmerzen im HWS- und LWS-Bereich verursachen.

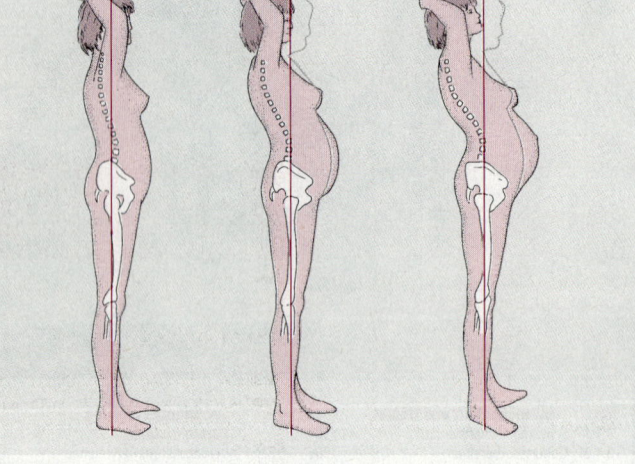

Abb. 8.1: Haltungsveränderungen in der Schwangerschaft [A300–157]

8

▌ Beratung der Schwangeren

Ernährung und Gewicht
- Die Gewichtszunahme in der Schwangerschaft sollte etwa 10–12 kg betragen. Sie ist abhängig von der Schwangerschaftsdauer:
  - 1.–3. Mon.: keine wesentliche Gewichtszunahme
  - 4.–6. Mon.: 200–250 g/Woche
  - 7.–10. Mon.: 400–500 g/Woche
- Ballaststoff- und kohlenhydratreiche Kost empfehlen. Fette (bes. versteckte Fette, z.B. in Wurst, Käse und Fleisch) sollten vermieden werden. Der Kalorienbedarf beträgt 2300–2800 kcal./Tag
  - Eiweiß: 80–100 g/Tag, 1/3 pflanzlicher Herkunft, 2/3 tierischer Herkunft
  - Kohlenhydrate: 320–380 g/Tag, Vollkornbrot, ungeschälter Reis, Nudeln. Stark zuckerhaltige Speisen, z.B. Bonbons, Schokolade und Eis reduzieren
  - Fett: 60–80 g/Tag, die Hälfte davon wird durch versteckte Fette bereits zugeführt
  - Mineralien: Den erhöhten Jodbedarf durch jodiertes Speisesalz und ggf. durch Jodtabletten, den Kalziumbedarf durch Milchprodukte decken
  - Flüssigkeit: mindestens 1,5–2 l/Tag
  - Meiden: rohes Hackfleisch (Toxoplasmose, Trichinen).

Ramadan
Moslemischer Fastenmonat, durch eigenen Kalender in jedem Jahr zu einem anderen Zeitpunkt. Das Fasten einer Schwangeren ist nach dem Koran ,,Sünde" (ist den Frauen evtl. nicht bekannt). Probleme durch Fasten entstehen insbesondere bei:
- Hyperemesis gravidarum (Verstärkung der Beschwerden)
- EPH-Gestose (ungenügende Eiweißzufuhr)
- durch Elektrolytverschiebungen (Kalium-Mangel).

Sodbrennen
Häufige Beschwerde in der Schwangerschaft, bedingt durch Weitstellung der Hohlorgane und Druck der Gebärmutter auf den Magen. Therapie: 5 kleine Mahlzeiten, nach dem Essen mit leicht erhöhtem Oberkörper liegen, Milch trinken.

Genußmittel
Generelle Verbote können zu Schuldgefühlen oder Ablehnungsreaktionen gegenüber dem Ungeborenen führen.

- Koffein (Kaffee, Tee, Cola): nicht mehr als 5 Tassen am Tag, da sonst mit fetalen Mangelentwicklungen zu rechnen ist
- Alkohol: Abort- und Mißbildungsrisiko steigt ab 60 g Alkohol/Wo. (ca. 100 ml Wein/Tag oder 200 ml Bier/Tag) deutlich an. Auch in geringeren Dosen kann eine Alkoholtoxizität nicht ausgeschlossen werden
- Nikotin (auch Passivrauchen!): durch Gefäßkontraktion Mangelentwicklung des Kindes. Kinder können bei Geburt Symptome des Nikotinentzugs aufweisen. Rauchen in der Familie fördert die Allergie- und Asthmaneigung des Kindes sowie akute und chron. Entzündungen der Atemwege
- Drogenabhängigkeit (Opiate): ein Entzug in der Schwangerschaft stellt für das Kind ein höheres Risiko dar, als die weitere Drogeneinnahme. Auf Methadon übergehen, wenn die Kooperation der Pat. gewährleistet ist (Schwangerschaft stellt eine Verordnungsindikation für Methadon dar, kann auf BtM-Rezept verordnet werden).

Geschlechtsverkehr

Bei normal verlaufender Gravidität ist gegen Geschlechtsverkehr nichts einzuwenden, jedoch bei: Blutungen in der Schwangerschaft, vorzeitiger Wehentätigkeit, Zervixinsuffizienz, Uterusmißbildungen, Plazenta praevia und bei habituellen Aborten.

! Vorsicht vor Orgasmus (→ Uteruskontraktion) und Ejakulat (→ prostaglandinhaltig).

Impfungen

Aktive Impfungen sind, abgesehen von Tetanus und Poliomyelitis, in der Schwangerschaft kontraindiziert. Passive Impfungen (z.B. Polyglobuline bei Hepatitis A, Masern) sind möglich; spezifische Immunglobuline sollten möglichst direkt nach der Exposition verabreicht werden und stehen zur Verfügung für: Hepatitis B, Frühsommer-Meningoenzephalitis (FSME), Mumps, Röteln, Tollwut, Varizellen.

Medikamente

Indikation zur medikamentösen Therapie in der Gravidität so streng wie möglich.

Reisen

Zusätzlich zu den Reiseanstrengungen belasten die Schwangere Milieu- und Klimawechsel sowie ein eventueller Arztbesuch in fremder Umgebung. Vorsicht vor Tropenreisen (Infektionsgefahr, notwendige Lebendimpfungen, große Hitze). Fliegen im Flugzeug ist bis 4 Wo. vor Entbindung möglich (danach nur in Ausnahmefällen), dabei muß allerdings die hohe Strahlenbelastung insbesondere bei Interkontinentalflügen berücksichtigt werden! → Rücksprache mit GynäkologIn. Empfehlenswert sind Zugreisen, abzuraten ist von längeren Autofahrten. Tragen schwerer Koffer und Höhenaufenthalte über 2500 m sind zu meiden, gegen Seilbahnfahrten bestehen keine generellen Bedenken. Ggf. bei der Krankenkasse Behandlungsschein für Ausland besorgen. Cave: Schwangerschaftserkrankungen sind bei Reiserückholversicherungen meistens von der Leistungspflicht ausgeschlossen!

Sport

Kraftsportarten, Leistungssport und Sportarten, die mit starken Erschütterungen einhergehen (z.B. Karate, Tennis) vermeiden. Günstig sind Schwimmen, Fahrradfahren, Wandern und leichte Gymnastik.

8.1.2 Geburtsvorbereitung

Kurse werden für Frauen oder Paare oder zur individuell angepaßten Einzelvorbereitung durchgeführt. Beginn in der 25.–28. SSW.

 Ärztliche Verordnung

Rezept: x mal Geburtsvorbereitung

Seit dem 1.10.93 darf einer gesunden Schwangeren kein Kassenrezept zur Geburtsvorbereitung ausgestellt werden. Die Rezeptierung erfolgt nur noch auf Privatrezept. Eine Kostenübernahme (oder Teilerstattung) durch die entsprechende Krankenkasse ist in der Regel nachträglich möglich.

Ziele

- Selbstvertrauen der Schwangeren stärken, der Geburtsarbeit und der veränderten Lebenssituation gewachsen zu sein.
- Verständnis dafür wecken, was während der Schwangerschaft und der Geburt im Körper der Schwangeren geschieht.
- Natürliche und ursprünglich vorhandene Kräfte und Verhaltensweisen bei der werdenden Mutter fördern, damit sie sich unter der Geburt adäquat der Situation anpassen kann.

▍ Kursinhalte

Schwangerschaft

Veränderungen in der Schwangerschaft besprechen, angepaßte Verhaltensweisen erklären und Übungen dazu anbieten.

- Veränderungen der Körperstatik (☞ 8.11): Rückenschule (☞ 2.3.20), rückenschonendes Bücken und Heben üben, Haltungskorrektur zur Vermeidung einer unphysiologischen Hohlkreuzhaltung (☞ 2.2.6)
- Übungen zur Vermeidung schmerzhafter Muskelverspannungen. Beispiele: Beckenkreisen auf Pezziball sitzend; in Rückenlage mit angebeugten Beinen Becken anheben und Wirbelsäule abrollen
- Vermeiden einer größeren Rektusdiastase: Aufstehen aus der Rückenlage über Seitenlage üben; Übungen zur Bauchmuskelanspannung immer mit der Ausatmung verbinden, keine schweren Bauchmuskelübungen durchführen lassen (Negativbeispiel: In Rückenlage beide Beine gleichzeitig gestreckt anheben lassen)
- Neigung zu Varizen (Hämorrhoiden): kreislaufanregende und entstauende Übungen zur Förderung des Venenrückstromes wie bei Thromboseprophylaxe (☞ 2.2.8). Knie-Ellenbogen-Lage zur Beckenraumentstauung empfehlen
- ADL: täglich eine halbe bis eine Stunde Spazierengehen, evtl. Stützstrumpfhosen tragen, Beine öfters (evtl. auch während der Nacht) hochlagern
- Striaeprophylaxe (Striae = Schwangerschaftsstreifen): Zupfmassage, Streichmassage erklären und üben
- Tips zur Stillvorbereitung: Brustwarzen abhärten durch leichte Abbürstungen mit Babyhaarbürste, rauhem Frotteehandschuh. Bei Hohl- oder Schlupfwarzen Tragen von sogenannten Brustschilden empfehlen
- Bei Vena-cava-Syndrom: flache Rückenlage vermeiden, bei Auftreten von Schwindel oder Übelkeit aus der Rückenlage in die Seitenlage rollen

Geburtsablauf (☞ 8.1.5)

- Geburtsablauf besprechen, anatomische Voraussetzungen anhand von Bild- und Filmmaterialien erklären
- Erklären der angepaßten Verhaltensweisen für die verschiedenen Phasen der Geburt:
  - Eröffnungsphase: Gelassen bleiben. Wenn der Geburtsablauf es erlaubt, und die Gebärende es möchte: aufbleiben, umhergehen, Treppensteigen. Schwerkraft und Bewegung unterstützen den Geburtsvorgang. Während der Wehen jeweils wehenerleichternde und geburtsfördernde Körperhaltungen wählen. Bewußter Einsatz einer ruhigen, fließenden, rhythmischen Wehenatmung („Grund- und Seufzatmung") erst, wenn die Wehenstärke es erfordert. Diese Atemformen sichern die Sauerstoffversorgung und fördern die Entspannung

- Übergangsphase: schwieriger Abschnitt mit heftigen Wehen und einsetzendem Preßdrang. Sobald Preßdrang auftritt, dies der Hebamme mitteilen. Falls noch nicht nach unten gedrückt werden soll, weil
  a. der Muttermund noch nicht vollständig eröffnet ist: flache, beschleunigte ,,Seufzatmung" oder ,,Hecheln" einsetzen.
  b. der Muttermund zwar vollständig eröffnet ist, aber das Köpfchen sich noch nicht tief genug und in der richtigen Haltung eingestellt hat: flache, beschleunigte ,,Seufzatmung" oder ,,Hecheln" einsetzen. Zusätzlich durch Beckenbewegungen das Einstellen des Köpfchens unterstützen. Beispiele: 2–3 Wehen in re. Seitenlage, 2–3 Wehen in li. Seitenlage beatmen. Sitzend auf einem Pezzi-Ball in den Wehenpausen Becken kreisen, während der Wehen beschleunigte ,,Seufzatmung" oder ,,Hecheln" einsetzen
- Austreibungsphase: veränderte Wehentätigkeit. Der Schmerz tritt in den Hintergrund, beherrschend ist das Gefühl, drücken zu müssen. Die Gebärende soll dem Preßimpuls folgend nach unten heraus schieben/drücken, während der Beckenboden entspannt bleibt. Gute Zusammenarbeit mit Hebamme und Arzt ist wichtig, auf Signalworte reagieren
- Nachgeburtsphase: weiterhin Wehentätigkeit zur Plazentalösung und Geburt von Eihäuten, Plazenta und Nabelschnurrest. Keine schwierigen Wehen, keine besondere Atemform erforderlich. Abnabeln, erstes Anlegen des Babys an die Brust
• Klinik aufsuchen: bei Blutungen; bei Blasensprung (auch ohne Wehentätigkeit), bei regelmäßigen Wehen (alle 10 Min. über mehr als eine Stunde)
! Bei Blasensprung liegender Transport, um einen eventuellen Nabelschnurvorfall und damit die Komprimierung der Nabelschnurgefäße zu verhindern.
• geburtshilfliche Eingriffe (☞ 8.2.2) besprechen: Dammschnitt, Saugglocke/Zange, Kaiserschnitt. Darauf hinweisen, daß geburtshilfliche Eingriffe kein Versagen der werdenden Mutter bedeuten
• Schmerzmittel unter der Geburt
• Kreißsaalbesichtigung, Gespräch mit Hebamme ermöglichen.

8

Schulung der Körperwahrnehmung und Entspannungsfähigkeit
Damit es der Gebärenden möglich ist, ihrem Körpergefühl zu vertrauen und sich durch ihr Verhalten Erleichterung zu verschaffen (bei einer normalen Geburt möglich), sollte sie lernen, ihre Körpersignale wahrzunehmen, und ermutigt werden, diesen Signalen zu folgen, z.B. während einer Wehe wehenerleichternde und geburtsfördernde Körperhaltungen zu wählen (☞ unten).

Gute Entspannungsfähigkeit fördert das Gelassenbleiben, wirkt Angst und Verkrampfung entgegen, verbessert die Atmung und damit die Sauerstoffversorgung für Mutter und Kind.

Bewußtes Entspannenkönnen der willkürlich beeinflußbaren Muskulatur, die bei der Geburtsarbeit entspannt bleiben soll, erleichtert die Geburt. Die Kräfte der Gebärenden werden geschont und reflektorisch die Entspannung der nicht beeinflußbaren Muskulatur gefördert.

Methoden
• JACOBSON, progressive Muskelentspannung (☞ 2.3.11)
• Eutonie nach G. ALEXANDER (☞ 2.3.9)
• SCHAARSCHUCH-HAASE, Lösungstherapie (☞ 2.3.21)
• Yoga.

Um die Körperwahrnehmung und die Entspannungsfähigkeit zu schulen gibt es noch viele andere Möglichkeiten. Die Schwierigkeit besteht darin, sich zu beschränken und die Übungsauswahl so zu treffen, daß im zeitlichen Rahmen eines Geburtsvorbereitungskurses dieses Ziel erreicht wird und der Bezug zur Geburt nicht verloren geht.

Massage
Partnermassage, Massage mit Tennis- oder Noppenball, mit Massageroller.

Massage eignet sich in der Geburtsvorbereitung ebenfalls zur Förderung der Körperwahrnehmung und Entspannungsfähigkeit.

Massage unter der Geburt während einer Wehe oder auch in den Wehenpausen eingesetzt, kann für viele Gebärende hilfreich sein. Sie wirkt schmerzlindernd, psychisch entspannend, über Reflexbögen auf innere Organe, eutonisierend und stabilisierend auf das Vegetativum (☞ 2.4).

Einsatz während einer Wehe z.B. im Kreuzbereich, im unteren Rücken- und LWS-Bereich, auf dem seitlichen Becken-Trochanterbereich einschließlich der Oberschenkel. In den Wehenpausen z.B. Nackenmassage, Fußmassage.

Wehenerleichternde und geburtsfördernde Körperhaltungen

Eröffnungsperiode
Die günstigste Position, sowohl während einer Wehe als auch in den Wehenpausen, ist die, in der sich die Gebärende am wohlsten fühlt.

- im Stehen: Füße sollten in leichter Schrittstellung oder hüftbreit stehen, dadurch wird das Loslassen im Beckenboden- und Unterbauchbereich begünstigt. Der Oberkörper und/oder der LWS-Kreuzbereich sollten abgestützt sein, z.B.:
  - am Partner anlehnen
  - mit den Händen oder Unterarmen beispielsweise auf einer Fensterbank, einer Stuhllehne oder dem Kreißbett abstützen.
  - mit dem LWS-Kreuzbereich am Partner oder einer Wand abstützen.
  Sanfte Beckenbewegungen wie Wiegen oder Kreisen können hilfreich sein
- im Sitzen:
  - rittlings auf einem Stuhl, mit den Armen auf der Lehne abgestützt
  - auf einem Pezziball, dabei mit den Unterarmen auf einer Stuhllehne oder dem Kreißbett abgestützt. Beckenkreisen und wiegen, vor allem in den Wehenpausen, fördern das Einstellen des kindlichen Kopfes und entlasten den LWS-Kreuzbeinbereich wohltuend
  - in einem Sessel mit Kissen
  - im Bett, bequem abgestützter Schneidersitz oder Langsitz mit unterlagerten Knien. Bei diesen Sitzpositionen ist die Beinstellung so, daß die Entspannung im Beckenboden- und Unterbauchbereich automatisch gefördert wird
- Vierfüßlerstand: Hände stehen schulterbreit und die Knie hüftbreit auf der Unterlage aufgestützt. Entlastet den LWS-Kreuzbeinbereich vom Druck der Gebärmutter und wirkt schmerzlindernd. Sanfte Beckenbewegungen können zusätzlich helfen
- Seitenlage: je nach Bedarf Kopf, obenliegendes Bein, evtl. obenliegenden Arm, Bauch und Rücken mit Kissen oder Rollen bequem abstützend unterlagern.

Austreibungsperiode
Die Körperhaltung während einer Wehe wird so gewählt, daß alle vorhandenen Kräfte optimal zusammenwirken können: Schwerkraft, Wehenkraft der Gebärmutter, Kraft des Bauchmuskeleinsatzes.

Die Körperhaltung soll einen günstigen Verlauf der Führungslinie des Geburtsweges gewährleisten und der Gebärenden einen wirkungsvollen Krafteinsatz ermöglichen: die Fußsohlen müssen eine Unterstützungsfläche haben, Knie und Hüften gebeugt sein, die LWS muß kyphosiert sein. Der Kopf wird zur Kraftverstärkung nach vorne genommen, die Hände fassen in die Kniekehlen oder um die Knie, können sich aber ebensogut am Partner, an Griffen oder einem Seil halten. So kann die Gebärende kraftvoll und mit dem Preßimpuls nach unten herausschieben.

- Halbsitzend im Kreißbett, Kopfteil ca. 45–50° erhöht, die Knie sind angewinkelt und abduziert, die Füße entsprechend breit aufgestellt. Der Partner oder eine Hilfsperson kann Nacken und Schultern stützen, damit die Gebärende alle Kraft auf das Herausschieben konzentrieren kann (häufigste Stellung)
- auf einem Gebärhocker, vom dahinter sitzenden Partner gestützt
- in einem Gebärstuhl
- Vierfüßlerstand
- abgestützte Hocke
- Seitenlage, Beine angewinkelt und das obenliegende Bein in Abduktion gestützt, LWS kyphosiert, Kopf nach vorne genommen, die Hände fassen um die Knie oder in die Kniekehlen.

Welche Körperhaltung gewählt wird, hängt vom Geburtsverlauf, von den Wünschen der Gebärenden, vom geburtshilflichen Team und den technischen Möglichkeiten ab.

Atemschulung für die Geburtsarbeit

Atemwahrnehmung
- Erklären und Bewußtmachen des normalen Atemvorganges (3-phasige Ruheatemform: Einatmung/Ausatmung/endexspiratorische Pause)
- Atembewegung wahrnehmen. Auflegen der Hände auf Bauch, Brust, Flanken
- Veränderung der Atembewegung, des Atemrhythmus (durch Anspannung, Anstrengung, Schmerz, Angst) wahrnehmen lernen
- Erspüren der Beziehungsebenen Beckenboden - Zwerchfell - Mundraum. Beispiel: Beckenbodenmuskulatur fest anspannen, gleichzeitig Lippen fest aufeinanderpressen; Spannung in beiden Ebenen halten und dann nur die Spannung der Lippen lösen → die Spannung im Beckenboden wird sich automatisch auch lösen
- Einfluß der vertieften Bauchatmung auf die Beckenbodenmuskulatur wahrnehmen lernen. Beispiel: Beckenbodenmuskulatur fest anspannen, dann tief in den Bauch atmen → bei richtiger Bauchatmung wird sich die Spannung der Beckenbodenmuskulatur automatisch lösen
- Hyperventilationsphänomene erklären: bei Anzeichen (Kribbeln im Bereich der Mundregion, in Händen und Füßen, Schwindelgefühl) als Sofortmaßnahme beide Hände dachartig vor den Mund halten und die Ausatemluft eine Zeitlang wieder einatmen (Rückatmung)

Kontraktionen beatmen
Eine Minute pro gedachter Wehe. In allen geburtshilflichen Körperhaltungen üben.

- Für die Eröffnungsperiode:
  - Grundatmung: Ziel ist eine vertiefte, verlangsamte Bauchatmung mit einer Frequenz von 6–10 Atemzügen/Minute. Ein- und Ausatmung durch die Nase, endexspiratorische Pause, dabei Lippen und Kiefer entspannt. In verschiedenen wehenerleichternden Körperhaltungen üben

- Seufzatmung: Einatmung durch die Nase, Ausatmung durch den Mund. Entweder mit Lippenbremse oder auf ,,aaah" ausatmen. Angepaßt an die Wehenstärke darf die Atmung schneller und flacher werden
- Für die Übergangsphase:
Wenn Preßdrang auftritt, aber noch nicht mitgedrückt werden soll:
  - flachere, beschleunigte Seufzatmung; wenn nicht möglich
  - Hecheln: flache, beschleunigte Atmung; Ein- und Ausatmung durch die leicht geöffneten Zähne und Lippen; Ein- und Ausatmung gleich lang, Atemrhythmus und Frequenz nicht starr vorgeben. Um einer Verkrampfung entgegen zu wirken, kann das Hecheln bei Bedarf immer wieder durch vertieftes Durchatmen unterbrochen werden
- Für die Austreibungsperiode:
Pressen/Drücken/Herausschieben/Herausatmen des Babys besprechen: Signalworte: ,,Einatmen - Kopf nach vorne nehmen - schieben!"
  - Preßübungen werden nicht durchgeführt
  - beim Schieben Bauchmuskeleinsatz bei gleichzeitiger Entspannung der Beckenbodenmuskulatur, Kiefer locker lassen
  - Nicht zu tief einatmen, Preßdruck geht sonst in den Kopf. Bei Druck in den Kopf etwas ausatmen, dann weiter nach unten schieben.

Wochenbettzeit

Hinweise zur Rückbildungsgymnastik. Die Beckenbodenmuskulatur und Bauchmuskulatur sollen wieder den Spannungszustand erreichen, der vor der Schwangerschaft bestand.

Gespräche/Erfahrungsaustausch

in der Gruppe anregen. Hoffnungen und Ängste sollen ausgesprochen werden können. Geburtsvorbereitung benötigt Raum für seelische Vorbereitung, In-sich-Horchen, Gefühle zulassen, Loslassen lernen.

8.1.3   Schwangerschaftskomplikationen —————————

Zu den wichtigsten Erkrankungen während der Schwangerschaft gehören die Gestosen. Diese werden in Früh- und Spätgestosen unterschieden.

▌ Frühgestose

Häufigkeitsgipfel im ersten Schwangerschaftsdrittel. Kennzeichen sind Übelkeit und morgendliches Erbrechen (Emesis gravidarum). Besserung meist im weiteren Verlauf der Schwangerschaft. Keine spezielle Therapie nötig. Die Steigerungsform, die Hyperemesis gravidarum, geht mit mehrmals täglich auftretenden Brechanfällen einher. Das häufige Erbrechen führt durch Flüssigkeits- und Elektrolytverlust zur Austrocknung (Exsikkose). Als auslösende Ursachen werden hormonelle Dysregulationen und psychische Faktoren (Ablehnung der Schwangerschaft; umstritten) angenommen.

⬙ Ärztliche Therapie

Bei gelegentlichem morgendlichen Erbrechen keine spezielle Therapie. Stationäre Behandlung der Hyperemesis gravidarum mit Nahrungskarenz und ggf. parenteraler Ernährung (intravenöse Zufuhr von Nährstoffen und Elektrolyten).

▌ Spätgestose

Synonyme: EPH-Gestose, Schwangerschaftsinduzierte Hypertonie (SIHT), Präeklampsie. Schwere Form der Gestose, die im letzten Drittel der Schwangerschaft auftritt. Zählt zusammen mit Blutungen zu häufigsten Schwangerschaftskomplikationen.

Symptome

- Ödeme (E): Schwellung im Bereich der Extremitäten und des Gesichtes durch übermäßige Wassereinlagerung im Gewebe
- Proteinurie (P): vermehrte Eiweißausscheidung im Urin (mehr als 0,3 g/l im 24-Std-Urin)
- Hypertonie (H): Druckerhöhung über 140/90 mmHg.

Als Steigerungsformen treten auf:

- drohende Eklampsie: zusätzliches Auftreten von ZNS-Symptomen wie Kopfschmerzen, Augenflimmern, Sehstörungen, Übelkeit und Erbrechen
- Eklampsie: Tonisch-klonische Krämpfe mit Bewußtseinsverlust bis hin zum Koma. Müttersterblichkeit und perinatale Mortalität nehmen mit der Anzahl der Anfälle zu.

 Ärztliche Therapie

Stationäre Behandlung: Bettruhe, Regulierung des erhöhten Blutdrucks, Vorbeugung von Krampfanfällen, Ausschwemmung der Ödeme, Regulierung von Flüssigkeits- und Elektrolytbilanz, Verordnung von Physiotherapie.

▌ Vorzeitige Wehentätigkeit, Zervixinsuffizienz

Symptome einer drohenden Frühgeburt sind vorzeitige Wehentätigkeit und beginnende, vorzeitige Zervixreifung. Kriterien für eine erhöhte, therapiebedürftige Gebärmutteraktivität sind:

- vorzeitige Wehentätigkeit: Kontraktionen der Gebärmutter mit einer Frequenz von mehr als 6 Kontraktionen/Std. mit einer Dauer von ca. 30 Sek.
- fortschreitende Verkürzung oder Eröffnung der Cervix auch ohne Nachweis einer erhöhten Gebärmutteraktivität.

 Ärztliche Therapie

Bettruhe. Medikamentöse Wehenhemmung mit β-Mimetika in der 20.–35. SSW. Operativer Verschluß der Zervix durch eine Cerclage: Umschlingung der Zervix durch Legen einer sogenannten Tabaksbeutelnaht mit nicht resorbierbarem Nahtmaterial. Verordnung von Physiotherapie.

 Physiotherapie

Im Stadium der Bettruhe bei Gestosen, vorzeitiger Wehentätigkeit, Zervixinsuffizienz.

- DKPT-freie Patientin (☞ 2.2.8)
- Erhalten der Kraft der Beinmuskulatur: isometrische Anspannungsübungen ohne Einsatz der Bauchmuskulatur
- Sensibilisierung für Druckbelastungen im Alltag auf Bauch und Beckenboden. Z.B. Aufrichten und Hinlegen nur über die Seitenlage
- Schulung der Körperwahrnehmung und Entspannungsfähigkeit. Beispiel: Körperauflage erspüren, passives Bewegen, Kontaktatmung
- Geburtsvorbereitung nach Anordnung, individuell angepaßt.

8.1.4   Orthopädische Probleme in der Schwangerschaft ——

▌ Symphysenlockerung

Symphysenschaden durch Auflockerung der gelenkigen Beckenverbindungen während der Schwangerschaft, unter der Geburt oder im Wochenbett. Diagnose etwa ab dem 4. Schwangerschaftsmonat. Häufig bedingt durch Hormoneinwirkung (Östrogene). Symphysenlockerungen können über eine Lockerung des Beckenringes zu schmerzhaften Blockierungen im Bereich der Iliosakralgelenke führen.

Klinik

Druckschmerzen in der Symphysenregion, Verstärkung der Beschwerden bei Tätigkeiten, die zu einer einseitigen Belastung des Beckenringes führen (Treppensteigen, Einbeinstand, Aufstehen, Heben, Tragen, Rotationsbewegungen). Test: Einbeinstand auf der betroffenen Seite schmerzhaft. Typischer ,,Watschelgang" bei stärkerer Schädigung. Schwellung in der Symphysenregion.

Ärztliche Therapie

Symptomatische Behandlung mit schmerzlindernden (z.B. Paracetamol®) und entzündungshemmenden (z.B. Bromelain®) Medikamenten. Bei stärkeren Beschwerden Symphysengürtel oder orthopädische Leibbinde mit seitlichen Stützpelotten. Verordnung von PT.

Physiotherapie

• Erarbeiten der Bauch-Beckenboden-Gesäßspannung im Liegen, Sitzen, Stehen
• Anleitung für schmerzarme Bewegungsübergänge. Beispiel: Drehung en bloc mit leicht gegeneinander angespannten und gebeugten Beinen.
! Abspreizübungen, Scherbewegungen, asymmetrische Übungen vermeiden.

▌ Rückenschmerzen

Die schwangerschaftspezifischen Veränderungen wie Verstärkung der Lendenlordose, Auflockerung der bindegewebigen Strukturen und Gewichtszunahme führen zu einer Mehrbelastung von Wirbelsäule, Muskulatur und Bandapparat. Als Folge dieser Überbeanspruchung treten im Verlauf der Schwangerschaft häufig Schmerzen im Bereich der Lenden- und Halswirbelsäule auf.

Ärztliche Therapie

Verordung von PT und Schwangerschaftsgymnastik.

Physiotherapie

• Gangschulung (☞ 2.2.5)
• Haltungsschulung: rückenschonendes Bücken, Heben, Tragen üben
• Isometrisches Training der Rücken- und Bauchmuskulatur im Liegen, Sitzen, Stehen. Übungen in Seitlage, im Vierfüßlerstand, auf Pezziball. Immer individuell der Schwangeren anpassen.

8.1.5 Geburtsverlauf

Der normale Geburtsverlauf umfaßt folgende Phasen: Eröffnungs-, Übergangs-, Austreibungs- und Nachgeburtsperiode.

Eröffnungsperiode
Die Eröffnungsperiode beginnt mit regelmäßiger Wehentätigkeit oder nachdem die Fruchtblase gesprungen ist. Sie umfaßt den Zeitraum bis zur vollständigen Eröffnung des Muttermundes (10 cm). Bei der Erstgebärenden dauert diese Phase 8–12 Std., bei der Mehrgebärenden 4–8 Std. Der vorangehende Teil (im Normalfall der Kopf) paßt sich dem Wehendruck und dem Geburtskanal an und steht am Ende der Eröffnungsperiode mit gerader Pfeilnaht und führender kleiner Fontanelle im längsovalen Beckenausgang (Abschnitt 1–3 der Geburtsmechanik; ☞ Abb. 8.2). Die Eröffnungsperiode läßt sich in unterschiedliche Phasen unterteilen:
- langsame Phase: Gebärmutterhals verkürzt sich und der Muttermund beginnt, sich zu öffnen. Die Wehen sind zunächst schwach. Die langsame Phase dauert etwa 8 Std. bei der Erstgebärenden und 4 Std. bei Mehrgebärenden. Sie ist abgeschlossen, wenn der Muttermund 3 cm geöffnet ist
- aktive Phase: Mit stärker werdenden Wehen erfolgt eine schnellere Eröffnung des Muttermundes auf etwa 8 cm. Dauer 4 Std. bei Erst- und 2 Std. bei Mehrgebärenden.

Übergangsphase
Diese Phase stellt den Übergang zwischen Eröffnungs- und Austreibungsperiode dar und entspricht dem Ende des 3. Abschnittes des Geburtsmechanismus (☞ Abb. 8.2).

Austreibungsperiode
Die Austreibungsperiode umfaßt den Zeitraum von der vollständigen Eröffnung des Muttermundes bis zur Geburt des Kindes. Dauer bei Erstgebärenden 30–40 Minuten und bei Mehrgebärenden 20–30 Min. (Abschnitt 4–6 des Geburtsmechanismus; ☞ Abb. 8.2). Durch den Druck des kindlichen Kopfes auf die Scheidenwände entsteht der Pressdrang. Bei diesen Presswehen wird die Gebärende zum Mitpressen angeleitet. Pro Wehe sollten 3–4 Pressversuche erfolgen.

Nachgeburtsperiode
Die Nachgeburtsperiode umfaßt den Zeitraum zwischen Geburt und Loslösung der Plazenta von ihrer Haftstelle und die vollständige Ausstoßung aus der Gebärmutter.

8.1.6 Geburtsmechanik

Im Geburtsverlauf (☞ Abb. 8.2) öffnet sich der Muttermund. Das Kind passiert den Geburtskanal, der sich in einen knöchernen Anteil (Becken) und einen Weichteilanteil (Gebärmutter, Muttermund, Scheide und Beckenbodenmuskulatur) unterscheidet. Die Länge dieses Kanales beträgt 9–12 cm. Etwa 3–4 Wochen vor der Geburt senkt sich der Fundus uteri und ist unterhalb des Rippenbogens tastbar. Zu diesem Zeitpunkt tritt bei der Erstgebärenden der kindliche Kopf ins Becken ein. 95 % aller Geburten verlaufen als vordere Hinterhauptslagen (VHL).

Stadien des Geburtsverlaufes

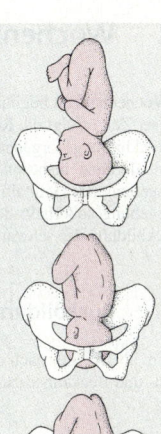

1. Abschnitt: Eintritt des Kopfes in den querovalen Beckeneingang. Die Pfeilnaht verläuft quer.

2. Abschnitt: Beim Durchtritt durch die Beckenhöhle nimmt der Kopf eine Beugehaltung ein (Flexion) und führt eine Rotationsbewegung um 90° durch, um sich dem längsovalen Beckenausgang anzupassen.

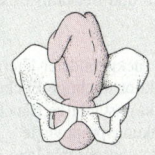

3. Abschnitt: Vor dem Austritt aus dem Geburtskanal ist der Kopf ausrotiert. Die Pfeilnaht steht gerade, die kleine Fontanelle führt.

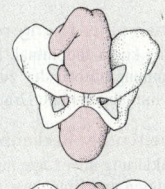

4. Abschnitt: Zum Austreten des Kopfes aus dem Geburtskanal muß sich der Kopf um die Symphyse drehen. Dazu muß die Beugehaltung aufgegeben werden (Deflexion). Der Hinterkopf tritt unter das Schambein. Der Bereich der Nackenhaargrenze dient als Stemmpunkt für den unteren Rand der Symphyse.

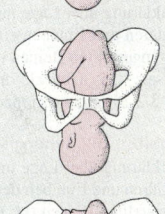

5. Abschnitt: Nachdem der Kopf über den Damm geboren ist, drehen sich die Schultern in den längsovalen Beckenausgang ein. Bei dieser Drehung wird der bereits geborene Kopf mitgedreht.

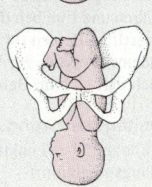

6. Abschnitt: Nach der vollendeten äußeren Drehung des Kopfes erfolgt der Austritt der Schultern. Zunächst tritt die vordere, dann die hintere Schulter gefogt vom übrigen Körper aus.

Abb. 8.2: Stadien des Geburtsablaufs [A300–157]

8.2 Wochenbett

Die Wochenbettzeit beginnt nach der Geburt der Plazenta und dauert ca. 6–8 Wochen. In dieser Zeit erfolgt die Rückbildung der schwangerschaftsbedingten Veränderungen. Die Rückbildungsvorgänge betreffen die
* Genitalorgane, insbesondere die Gebärmutter
* Umgebung des Genitaltraktes: Beckenboden, Beckengürtel, Blase und Darm
* Umgebung außerhalb des Genitalbereiches: Tonuszunahme der Bauchmuskulatur; Rückbildung der schwangerschaftsbedingten Flüssigkeitseinlagerungen.

8.2.1 Rückbildungsgymnastik

Beginn: ab 24 Std. nach der Geburt. Dauer: bis zur vollständigen Rehabilitation der Bauch- und Beckenbodenmuskulatur (bis zu 6 Mon.).

Ziele
* gut rückgebildeter Uterus
* funktionstüchtige Beckenbodenmuskulatur
* funktionstüchtige Bauchmuskulatur
* Senkungsprophylaxe
* Thromboseprophylaxe (☞ 2.2.8).

Erlernen einer übungsrelevanten Atemform
Atmung kosto-abdominal, Kontaktatmung, Lippenbremse (☞ 2.2.7).
! Spannungsaufbau der zu rehabilitierenden Muskulatur mit Ausatmung verbinden, um intraabdominale Druckerhöhung weitgehend zu vermeiden.

Erarbeiten der Beckenbodenmuskelspannung
* Aufklärung über Lage und Funktion der Beckenbodenmuskulatur (☞ Abb. 8.3)
* Erklären und Einüben einer isolierten Beckenbodenmuskelspannung in Rückenlage mit angestellten Beinen (☞ Rückbildungsprogramm).
! Einsatz der Gluteal- und Adduktorenmuskulatur vermeiden. Bei Episiotomie (☞ 8.2.2) Schmerzgrenze beachten.

Erarbeiten der synergistischen Bauchmuskelspannung
* Aufklärung über Lage und Funktion der Bauchmuskulatur
* Erklären und Einüben der synergistischen Bauchmuskelspannung in Rückenlage mit angestellten Beinen (☞ Rückbildungsprogramm).
! Lendenwirbelsäule zur Vermeidung eines Hohlkreuz auf die Unterlage drücken. Der Bauch darf sich im Bereich der Mittellinie und des Nabels nicht vorwölben.

Erarbeiten der Grundspannung
* Aufklärung über Funktionseinheit von Beckenboden und Bauchmuskeln (☞ Rückbildungsprogramm)
* Erklären und Einüben der kombinierten Bauch- und Beckenbodenmuskelspannung in Rückenlage mit angebeugten Beinen (☞ Rückbildungsprogramm)

- Die Grundspannung wird in verschiedenen Ausgangsstellungen geübt. Steigerungsfolge: Rückenlage mit angebeugten Beinen - bequeme Seitenlage - Rückenlage mit gestreckten Beinen - Sitz - Stand.

Beckenboden-Entlastung; Dehnen der verkürzten Rückenmuskulatur
Übungsbeispiel: Rückenlage mit angestellten Beinen. Becken abheben, dann die Wirbelsäule Wirbel für Wirbel abrollen und zuletzt das Gesäß wieder auf der Unterlage ablegen.
Wird diese Übung mit Beckenbodenspannung verbunden, lassen sich der Trainingszustand der Beckenbodenmuskulatur und der Übungsfortschritt erkennen. Die Wöchnerin soll versuchen, diese Übung mit Beckenbodenspannung zu beginnen, diese beim Abheben so lange wie möglich beizubehalten und ebenso beim Abrollen sobald wie möglich die Beckenbodenspannung hinzunehmen.

! Wird in den ersten Tagen nach der Geburt das Becken schnell und weit abgehoben und dabei gute Beckenbodenspannung bis zum Bewegungsende angegegeben, wird meist die Beckenbodenspannung mit der Gesäßmuskelspannung verwechselt. Mit den nachfolgenden Übungen dann noch warten, bis das Gefühl für den Beckenboden vorhanden ist.

Kräftigung der Bauch- und Beckenbodenmuskulatur
Trainieren der schrägen Bauchmuskeln unter Beibehaltung der Grundspannung (☞ Rückbildungsprogramm).
Mit den Übungen für die schrägen Bauchmuskeln erst beginnen, wenn die Spannung der Beckenbodenmuskulatur beim Abheben des Kopfes gehalten werden kann. Immer wieder die Beckenbodenmuskulaturspannung bei den Übungen betonen, da für die Wöchnerinnen meistens der Bauch im Vordergrund steht.
Übungssteigerung der Haltekraft der Beckenbodenmuskulatur anpassen. Bei keiner Übung die Luft anhalten, da durch die daraus entstehende intraabdominale Druckerhöhung Senkungsgefahr besteht.

! Falsch ausgeführte oder zu schwere Übungen können eine Senkung begünstigen oder dazu führen, daß sich eine Rektusdiastase schlecht zurückbildet.

Sensibilisierung für die Belastung des Beckenbodens im Alltag
Verstärkter Druck entsteht bei Heben und Tragen, Husten, Niesen, Pressen beim Stuhlgang, Jogging, Springen, Krafttraining und auch längerem Stehen.

ADL
- Über die Seite aufstehen, Informationen über Hebe- und Tragetechnik, Merkblatt mitgeben
- Tägliches Üben gehört zur Körperpflege und kann unauffällig in die Alltagsaktivitäten eingebaut werden. Beispiele: Beim Zähneputzen, an der Ampel, beim Fernsehen oder Telefonieren die Beckenbodenmuskulatur öfter fest anspannen.

Senkungsprophylaxe
lebenslanges Beckenbodentraining.

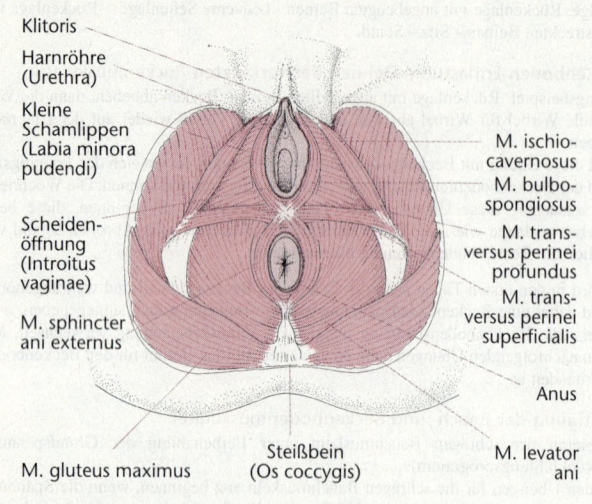

Klitoris

Harnröhre (Urethra)

Kleine Schamlippen (Labia minora pudendi)

Scheidenöffnung (Introitus vaginae)

M. sphincter ani externus

M. ischiocavernosus

M. bulbospongiosus

M. transversus perinei profundus

M. transversus perinei superficialis

Anus

M. gluteus maximus

Steißbein (Os coccygis)

M. levator ani

Abb. 8.3: Muskulatur des Beckenbodens [A300–190]

▌ Rückbildungsprogramm

Auszug aus dem Rückbildungsprogramm der Universitätsklinik für Frauenheilkunde und Geburtshilfe Marburg (Leiter Prof. Dr. Schulz).

ASTE: Rückenlage, Oberkörper evtl. leicht erhöht, Beine bequem aufgestellt, Hände liegen auf dem Bauch.

Erlernen der Bauchatmung
• Atmen Sie langsam durch die Nase ein und langsam hörbar durch den Mund aus („ff .")
• Spüren Sie, wie sich unter Ihren Händen der Bauch beim Einatmen hebt und beim Ausatmen senkt
• Üben Sie über mehrere Atemzüge.

Erlernen der Beckenbodenspannung
• Spannen Sie die Blasen- und Darmschließmuskeln an (wie Urin- und Stuhleinhalten)
• Verstärken Sie die Spannung, indem Sie Scheiden- und Aftergegend nach innen oben ziehen (Scheide eng machen)
• Verbinden Sie die Beckenbodenspannung nun mit der Atmung, d.h. spannen Sie an, während Sie langsam hörbar durch den Mund ausatmen („ff .")
• Entspannen Sie beim Einatmen
• Machen Sie zwei Atemzüge Pause, bevor Sie die Übung wiederholen

- Achten Sie beim Anspannen der Beckenbodenmuskulatur darauf, daß Gesäß- und Oberschenkelmuskulatur nicht mit anspannen. Überprüfen Sie dies, indem Sie beim nächsten Mal die Hände unters Gesäß legen
- Diese Übung kann in der ersten Zeit noch sehr schwierig sein, lassen Sie sich nicht entmutigen, üben Sie weiter.

Erlernen der Bauchspannung

- Ziehen Sie den Bauch sternförmig zum Nabel hin zusammen, ziehen Sie den Nabel nach innen zur Wirbelsäule, der Bauch wird kleiner und flacher
- Verbinden Sie die Bauchspannung nun mit der Atmung, d.h. spannen Sie an, während Sie langsam hörbar durch den Mund ausatmen
- Entspannen Sie beim Einatmen
- Machen Sie zwei Atemzüge Pause und wiederholen Sie die Übung.

Erlernen der Grundspannung

Funktionstüchtige Bauch- und Beckenbodenmuskeln arbeiten zusammen, d.h. sie spannen bei Belastungen wie Husten, Niesen, Lachen, Heben gleichzeitig an. Um dieses nach der Geburt gestörte Zusammenspiel wiederherzustellen (und aufrechtzuerhalten), ist die nachfolgende Übung von besonderer Bedeutung.

Grundspannung in Rückenlage

Spannen Sie die Beckenbodenmuskeln und die Bauchmuskeln gleichzeitig an. Sie erreichen damit die sogenannte Grundspannung. Verbinden Sie die Grundspannung nun mit der Atmung. Spannen Sie an, während Sie langsam hörbar durch den Mund ausatmen („ff ."). Entspannen Sie, während Sie einatmen, machen Sie zwei Atemzüge Pause, wiederholen Sie.

Grundspannung in Seitlage

ASTE: bequeme Seitenlage, Beine angebeugt, den Kopf nach vorne nehmen, so daß Sie auf den Bauch schauen können. Im entspannten Zustand wölbt sich der Bauch vor, Hand an den Bauch legen.

- Spannen Sie wieder die Beckenboden- und Bauchmuskeln beim Ausatmen an. Der vorgewölbte Bauch zieht sich dabei von der Hand weg zum Körper hin.
- Entspannen Sie beim Einatmen
- Machen Sie zwei Atemzüge Pause
- Wiederholen Sie.

Grundspannung in anderen Ausgangsstellungen

Üben Sie die Grundspannung im Sitzen und im Stehen.

Grundspannung in Belastungssituationen

Setzen Sie die Grundspannung ein beim Heben und Tragen, auch des Babies.
! Beim Husten und Niesen Beckenbodenmuskeln gegenspannen.

Übungen für die schräge Bauchmuskulatur

ASTE: Rückenlage, Oberkörper evtl. leicht erhöht, Beine bequem aufgestellt oder gestreckt.

Übung 1

- Während der Ausatmung Grundspannung aufbauen, dabei Kopf und rechte Schulter in Richtung linke Hüfte nur so weit abheben, daß der Bauch sich nicht vorwölbt
- Beckenbodenspannung beibehalten, evtl. nachspannen

- Langsam zurücklegen und über zwei Atemzüge entspannen
- Wiederholen zur anderen Seite.

Übung 2
- Während der Ausatmung die Grundspannung aufbauen. Kopf, rechte Schulter und rechte Hand ziehen dabei schräg vor in Richtung Außenseite des linken Knies (oder linke Hüfte)
- Beckenbodenspannung beibehalten, evtl. nachspannen
- Langsam zurücklegen und über zwei Atemzüge entspannen
- Wiederholen zur anderen Seite.

Übung 3
Ausgangsstellung: Sitz an der Stuhlkante, Beine hüftbreit aufgestellt, Fußsohlen haben Bodenkontakt, rechte (linke) Hand auf linken (rechten) Oberschenkel.
- Während der Ausatmung Grundspannung aufbauen, dabei mit der rechten Hand nur so fest gegen den linken Oberschenkel drücken, daß die Beckenbodenspannung gehalten werden kann
- Entspannen Sie beim Einatmen, machen Sie zwei Atemzüge Pause
- Wiederholen Sie zur anderen Seite.

8.2.2 Komplikationen im Wochenbett

❚ Rektusdiastase

Gegen Ende der Schwangerschaft wird die Bauchmuskulatur so stark gedehnt, daß sie im Bereich der Bauchmittellinie mehr als 2 Finger breit auseinanderweicht. In diesem Bereich kommt es dann zu einer typischen Vorwölbung, der sogenannten Rektusdiastase. Nach der Geburt kann es eine Zeit dauern, bis sich die Lücke zwischen den beiden Muskelanteilen schließt. Eine konsequente Rückbildungsgymnastik beschleunigt diesen Vorgang.

Klinik
- optischer Befund und Tastbefund: Nabel verstrichen oder herausgestülpt
- Test: Ausgangsstellung Rückenlage - beim Anheben von Kopf und Schultern wölbt sich der Bauch spitzbauchartig vor, die Muskelränder der Mm. recti abdomini sind beidseits des Spaltes tastbar.

 Physiotherapie (☞ 8.2.1)
- Wöchnerin anleiten unter Tast- bzw. Sichtkontrolle zu üben
- Gefühl für Nabelregion und Bauchmuskulatur ist oft sehr beeinträchtigt → synergistische Anspannungsübungen der Bauchmuskulatur durch taktile Reize (Streichen Richtung Nabel)
- Beim Üben der schrägen Bauchmuskulatur für Wöchnerinnen individuelle Zugrichtung ausprobieren. Beispiel: Statt in Richtung Knie/Hüfte besser Zug in Richtung Taille.

 Tips & Fallen
- Die inneren Muskelränder des M. rectus abdominis müssen sich während der Übungen so weit wie möglich annähern
- Bei keiner Übung darf sich der Bauch spitzbauchartig vorwölben.

Symphysenschaden (☞ 8.1.4)

 Physiotherapie

- Grundspannung in verschiedenen Ausgangsstellungen einüben (☞ 8.2.1)
- Schräge Bauchmuskeln erst dann trainieren, wenn bei den Übungen keine Schmerzen im Symphysenbereich auftreten!

Dammverletzungen

- Episiotomie: Dammschnitt zur Vergrößerung des Geburtskanales, Durchführung als mediane, laterale und mediolaterale (Standardmethode) Episiotomie (☞ Abb. 8.4)
- Dammriß
  - I. Grades: oberflächlicher kleiner Riß der Scheidenschleimhaut bis max. zur Mitte des Dammes
  - II. Grades: Riß bis an den M. sphincter ani, Dammuskulatur mit eingerissen
  - III. Grades: zusätzlich Verletzung des M. sphincter ani externus
  - IV. Grades: zusätzlich Verletzung des Rektums.

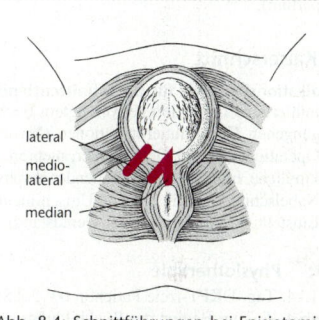

Abb. 8.4: Schnittführungen bei Episiotomie [A300–190]

Ärztliche Therapie

- Episiotomie, Dammriß I. und II. Grades: Infiltration mit Lokalanästhetikum und schichtweiser Wundverschluß
- Dammriß III. und IV. Grades: Kurznarkose, Naht des M. sphincter ani externus, Rekonstruktion des Beckenbodens. In den ersten drei Tagen sollten die Frauen nach Möglichkeit keinen Stuhlgang haben, daher in dieser Zeit nur flüssige Ernährung.

Physiotherapie

Nach operativ versorgtem Dammriß III. und IV. Grades:
- Thromboseprophylaxe (☞ 2.2.8, 4.2.1)
- Beginn der Rückbildungsgymnastik nach Rücksprache mit der ÄrztIn (meist 3.–6. Tag post partum).

Vakuum-Extraktion und Forzeps-Entbindung

Voraussetzungen für eine Vakuum-Extraktion (Saugglockenentbindung) oder eine Forzeps-(Zangen-)Entbindung sind: Schädellage, vollständige Eröffnung des Muttermundes, Stand des größten Kopfumfanges auf Interspinalebene oder auf Beckenboden, eröffnete Fruchtblase und Ausschluß eines Mißverhältnisses zwischen Kopf und Beckenboden.

Indikationen für vaginal-operative Entbindungen
- Geburtsstillstand in der Austreibungsperiode, wenn der Kopf mindestens interspinal oder auf Beckenbodenebene bei vollständig geöffnetem Muttermund steht (sekundäre Wehenschwäche, straffes, rigides Weichteilgewebe)
- drohende kindliche Asphyxie.

 Physiotherapie
- Thromboseprophylaxe (☞ 2.2.8)
- Beginn der Rückbildungsgymnastik nach Rücksprache mit ÄrztIn (3.–6. Tag post partum).

▮ Kaiserschnitt

Indikationsbeispiele für die Schnittentbindung
- mütterliche Indikation bei verengtem Becken, Plazenta praevia totalis und vorangegangenen Gebärmutteroperationen (Myom-Ausschälungen, plastisch-korrigierende Operationen an der Gebärmutter, mehrere vorangegangene Schnittentbindungen)
- kindliche Indikation bei drohender Asphyxie (kindlicher Herztonabfall im CTG), Nabelschnurkomplikationen (Umschlingung, Knoten), Lageanomalien (Querlage), Einstellungsanomalie (hoher Geradstand).

 Physiotherapie
- 1.–4. Tag: DKPT-freie Patientin (☞ 2.2.8)
- ab 4.–5. Tag: Beginn der Rückbildungsgymnastik mit Grundspannung (☞ 8.2.1)
- ab 7.–8. Tag: normales Rückbildungsprogramm.

8.3   Gebärmuttersenkung, Harninkontinenz

8

8.3.1   Descensus uteri et vaginae

Als Folge einer funktionellen Insuffizienz der Haltestrukturen im kleinen Becken können sich Gebärmutter und Vagina gemeinsam oder getrennt senken (Descensus uteri, Descensus vaginae, Descensus uteri et vaginae). Die Portio kann im Scheideneingang sichtbar werden. Die Gebärmutter kann schließlich unter Umstülpen der Scheide vor den Introitus vorfallen als Sub- oder Totalprolaps (☞ Abb. 8.5).

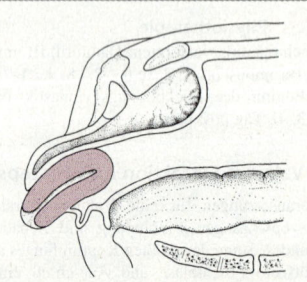

Abb. 8.5: Vollständiger Gebärmutterprolaps [A300–157]

Ursachen
Körperliche Überforderung: Adipositas, schwere berufliche körperliche Tätigkeit (Landwirtschaft, dauerndes schweres Heben). Bindegewebsschwäche. Z.n. Geburten und Geburtsverletzungen.

Klinik: Schmerzen im Rücken und Unterbauch. Druckgefühl nach unten. Harninkontinenz. Häufig Blasenentzündung. Neigung zu Verstopfungen.

8.3.2 Harninkontinenz

Unwillkürlicher Urinverlust.

▮ Streßinkontinenz
Unwillkürlicher Urinabgang bei körperlichen Anstrengungen (Belastungsinkontinenz), bei ca. 50 % aller Frauen; bei ca. 20 % besteht Behandlungsbedürftigkeit. Ursache: Genitaldeszensus, Insuffizienz des Blasenverschlußmechanismus, hormonelle Faktoren (Absinken des Hormonspiegels in der Menopause führt zu Spannungsverlust der Harnröhre). Diagnose: Anamnese; Urodynamik (Messung des Urethraverschlußdruckes), radiologische oder sonographische Messung des Blasenhalswinkels.

- Grad 1: Urinabgang bei erhöhtem intraabdominalem Druck (Husten, Pressen, Niesen, Heben von schweren Gegenständen)
- Grad 2: Urinabgang bei leichtere körperlicher Tätigkeit (Laufen, Treppensteigen)
- Grad 3: Urinabgang in Ruhe (Stehen).

℞ Ärztliche Therapie
Konservativ: Bei leichter Ausprägung der Beschwerden Normalgewicht anstreben, Training der Beckenbodenmuskulatur (Physiotherapie, Femkonen, Elektrostimulation des Beckenbodens, Bio-Feedback; ☞ 2.8.16) und medikamentöse Behandlung: Bei Östrogenmangel Östrogensubstitution (z.B. Presomen comp. 0,6®). Bei hypotoner urethraler Verschlußmuskulatur Behandlungsversuch mit α-Sympathomimetika zur Tonisierung der glatten Muskulatur der Urethra (z.B. Gutron®). Pessarbehandlung unter lokaler Östrogentherapie bei Inoperabilität.

Operativ: Bei stärkeren Beschwerden (Harninkontinenz, Versagen der konservativen Behandlungsversuche, Totalprolaps) stehen verschiedene operative Verfahren zur Verfügung. Das gewählte Verfahren ist abhängig vom Grad der Harninkontinenz (II. und III. Grad) und dem klinischen Befund (Ausprägung der Senkung).
Operationsverfahren
- Von abdominalem Zugang ventro-kraniale Verlagerung des Meatus urethrae internae. Das periurethrale Gewebe wird mit einem Luftknoten beiderseits lose am Lig. ileopectinale fixiert
- Vordere und hintere Scheidendammplastik (vaginaler Zugang). Hierbei wird eine Anhebung des Blasenbodens bzw. die Versenkung einer Rektozele durchgeführt. Bei beiden Plastiken wird die überschüssige Vaginalhaut reseziert
- Je nach Befund werden die beiden Verfahren miteinander kombiniert.

■ **Urge-Inkontinenz**

Urinabgang mit Harndrang bei intaktem Blasenverschlußmechanismus. Unterscheidung in motorische (nicht beeinflußbare Detrusorkontraktionen) und sensorische (verstärkte afferente Impulse der Dehnungsrezeptoren der Blasenwand bei normaler zentraler Hemmung führen zu Detrusorkontraktionen) Inkontinenz.

 Ärztliche Therapie

Ausschluß von Harnweginfekten, Harnblasensteinen, urogenitalem Tumor. Medikamentöse Behandlung mit Anticholinergika (z.B. Uro-Riperin®).

■ **Reflexinkontinenz**

Als Folge anomaler spinaler Reflexaktivität kommt es zu selbständigen, unkontrollierbaren Blasenkontraktionen (häufig bei Querschnittssyndromen; ☞ 6.6).

■ **Überlaufinkontinenz**

Bei zunehmender Blasenfüllung wird der Harnröhrenverschlußdruck überschritten. Es kommt zum Urinabgang bei voller Blase ohne Detrusoraktivität (z.B. nach Verletzungen des Sakralmarks).

 Ärztliche Therapie

☞ Urge-Inkontinenz.

 Physiotherapie

Bei Harnstreßinkontinenzen und Lageveränderungen der weiblichen Genital- und Nachbarorgane.

Fragebefund zum Beckenboden

- Art der Beschwerden: z.B. Druckgefühl nach „unten", Inkontinenz, Rückenschmerzen
- Seit wann treten die Beschwerden auf?
- In welchen Situationen tritt Inkontinenz auf (z.B. beim Lachen, Husten, Niesen, Heben, Joggen)?
- Wieviele Schwangerschaften und Geburten, Geburtstraumata (Dammriß III. oder IV. Grades; Zangen- oder Saugglockengeburt)?
- Welche körperlichen Belastungen bestehen im Alltag, Beruf, beim Sport (z.B. schweres Heben und Tragen, langes Stehen, Joggen)?
- Druckbelastung durch Husten (bei Asthma, Bronchitis, Raucherhusten)?
- Kenntnisse über Lage und Funktion der Beckenbodenmuskulatur?
- Ist isoliertes Anspannen der Beckenbodenmuskulatur möglich?
- Kann der Urinstrahl willkürlich unterbrochen werden?

Funktionsbefund der Bauchmuskulatur

Geschwächte, insuffiziente Bauchmuskeln müssen trainiert werden. Übungen individuell an den Trainingszustand des Beckenbodens anpassen.

! Belastung darf Haltekraft des Beckenbodens nicht übersteigen.

8

Maßnahmen

Motivation

- Entscheidend für den Erfolg einer konservativen Senkungsbehandlung ist die Motivierung der Patientin zum täglichen Üben über einen Zeitraum von mindestens einem halben Jahr
- Um den Trainingszustand der rehabilitierten Muskulatur zu erhalten, muß das Erlernte in den Alltag übertragen werden ("Lebenslang im Training bleiben")
- Aufklärung darüber, daß kontinuierliches Training evtl. eine Senkungsoperation überflüssig machen kann oder bei unumgänglicher OP den Operationserfolg sichern hilft, daß sich Inkontinenz und sexuelle Empfindungsfähigkeit verbessern können.

Erarbeiten der Beckenbodenmuskelspannung

- Informieren über Lage, Aufbau und Funktion des Beckenbodens mit Hilfe von Bildmaterial
- Erklären des physiologischen Zusammenspiels von Bauch- und Beckenbodenmuskulatur
- Patientin soll versuchen, beim letzten Drittel des Wasserlassens den Urinstrahl zu unterbrechen und dabei aufmerksam nachspüren, wo Spannung entsteht. Nach Beendigung des Wasserlassens Anspannung mehrmals wiederholen
- ! Nicht als tägliche Übung gedacht, Gefahr der Induktion einer unphysiologischen Blasenentleerung.
- Erspüren der Beckenbodenmuskulatur mit Hilfe von Vorstellungsbildern (z.B. Lift- oder Aufzugübung); Die Patientin soll versuchen, ihren Beckenboden hochzuziehen, zu heben
- Patientin soll mit eigener Hand ihre Beckenbodenanspannung erspüren. Beispiel: 2 Finger in Scheide legen, Scheide eng machen

Üben mit Hilfsmitteln

Z.B. mit Konen (z.B. Femkonen®), Bio-Feedback Mechanismus (☞ 2.8.16). Elektrostimulation mit Vaginal- oder Analsonde kann Frauen helfen, die ihre Beckenbodenmuskulatur überhaupt nicht bewußt anspannen können (z.B. Uno Max® oder Duo Max®).

Kräftigung der Beckenbodenmuskulatur

- Beckenbodenmuskulatur während der Ausatmung anspannen. Wichtig: Isoliertes Anspannen der Beckenbodenmuskulatur ohne Glutealmuskulatur und Adduktoren. Um unbewußtes Anspannen dieser Muskelgruppen zu verhindern, soll die Patientin ihre Hände unter Gesäß legen
- Wenn die Beckenbodenmuskulatur isoliert angespannt werden kann, wird zusätzlich die Bauchmuskulatur mit angespannt (☞ 8.2.1)
- Übungen in verschiedenen Ausgangsstellungen durchführen lassen (z.B. Steigerung von Rückenlage mit unterlagertem Becken bis hin zum Stand)
- ! Spannungsstärke, Spannungsdauer und Anzahl der Wiederholungen variieren, um unterschiedliche Trainingsreize zu setzen.
- Anspannen in Belastungssituationen wie Heben und Tragen üben
- Schnelles Anspannen für Belastungssituationen wie Husten, Niesen, Lachen üben.

Sensibilisierung für Druckbelastung im Alltag

Verstärkter Druck entsteht beim Heben und Tragen, Husten, Niesen. Eventuell sind Veränderungen am Arbeitsplatz erforderlich. Einkaufstasche mit Rädern empfehlen.
- Obstipation vermeiden durch ballaststoffreiche Ernährung und ausreichende Trinkmenge

• ungeeignet sind Sportarten, bei denen Laufen, Hüpfen, Springen im Vordergrund stehen (z.B. Joggen, Tennis) und Krafttraining.

Entstauter Bein- und Beckenbodenbereich
Knie-Ellenbogen-Lage. In Rückenlage Beine und Becken hochlagern (Stufenlagerung), täglich 20 Min. und immer dann wenn Druckgefühl im Beckenbereich auftritt. Häufig ist eine Varikosis vorhanden: Muskelpumpe.

Haltungsschule
(☞ 2.2.6). Tägliches Üben gehört zur Körperpflege und kann unauffällig in die Alltagsaktivitäten eingebaut werden. Beispiele: Beim Zähneputzen, an der Ampel, beim Fernsehen und Telefonieren die Beckenbodenmuskulatur fest anspannen.

Physiotherapie bei erforderlicher operativer Behandlung
Eine intensive physiotherapeutische Behandlung sollte mindestens drei Monate vor einer geplanten Senkungsoperation begonnen werden, um die Wahrnehmungsfähigkeit für den Beckenboden zu schulen und die Beckenbodenmuskulatur zu kräftigen. Jeder operative Eingriff zur Behebung der Senkungsbeschwerden führt selbst zu einer Schädigung der sensiblen und motorischen Nervenäste im Bereich des Beckenbodens.
• ab 1. postoperativem Tag; DKPT-freie Patientin (☞ 2.2.8)
• Wiederaufnahme des Beckenbodentrainings ist notwendig, um das OP-Ergebnis zu sichern; das Training sollte lebenslang (wie die Körperpflege) durchgeführt werden
• Übungsbeginn wird von ÄrztIn bestimmt.

8.4 Operative Gynäkologie

8.4.1 Uterus und Adnexe

8

Eine Vielzahl von Erkrankungen führt zu operativen Eingriffen im Bereich der Genitalorgane. Das postoperative Management ist bei den verschiedenen Eingriffen im Bereich des Unterleibes im wesentlichen gleich. Wichtig ist das Vorbeugen von Komplikationen wie Dekubitus, Pneumonie, Thrombose und Kontraktur (☞ 2.2.8, 4.2.1).

Ärztliche Therapie
Abdominelle Hysterektomie
Komplette Entfernung des Uterus als einfache abdominelle Hysterektomie von einem Bauchschnitt aus (Längsschnitt oder Querschnitt). Je nach Indikation mit Entfernung beider Tuben und ggf. auch der Ovarien.

Vaginale Hysterektomie
Entfernung des Uterus von der Scheide aus, ggf. in Kombination mit einer beidseitigen Adnexektomie (Entfernung von Eierstöcken und Eileitern). Bei Senkungsbeschwerden, Vorwölbung des Scheidendaches durch die Blase (Zystozele) oder Vorwölbung des Scheidenbodens durch das Rektum (Rektozele) erfolgt im gleichen Eingriff eine vordere bzw. hintere Plastik. Hierbei wird die überflüssige Vaginalhaut reseziert und das darunter liegende Gewebe gerafft, mit speziellen Nahttechniken adaptiert und ein straffes Widerlager für Darm oder Blase hergestellt.

Op nach WERTHEIM-MEIGS
Hysterektomie mit Entfernung der Parametrien und des oberen Scheidendrittels; Lymphknotenresektion entlang der A. iliaca interna, externa und communis sowie im Bereich der Obturatorloge. Bei jüngeren Frauen wird auf eine Entfernung der Eierstöcke verzichtet.

 Physiotherapie
- ab 1. post-operativem Tag DKPT-freie Patientin (☞ 2.2.8)
- Hustentechnik (☞ 2.2.7).

⚲ Zusatzmaßnahmen
Bei Operationen mit Lymphknotenentfernung (z.B. Werthheim-Meigs OP): Becken-Bein-Hochlagerung; Muskelpumpe, ggf. Stützstrumpfhose; ggf. Lymphdrainage, Merkblatt über Lymphödemprophylaxe mitgeben.

8.4.2   Mammachirurgie

Anatomische Grundlagen der Brustregion (☞ Abb. 8.6)
- Lokalisation der Brustdrüse: parasternal bis zur vorderen Axillarlinie und von 3.–6. Rippe, der Pektoralisfaszie verschieblich aufsitzend
- Aufbau: Drüsenkörper besteht aus 15–20 bindegewebig getrennten Lappen (Lobi) mit einem Milchgang. Die Lappen sind aus kleineren Untergruppen (Lobuli) und Azini (Drüsenendstücken) aufgebaut
- mediale Arterien: Rami mammarii mediales aus der A. thoracica. Lateral: Rami mammarii laterales aus dem Bereich der A. axillaris.
- Lymphabfluß zur Axilla: Nodi lymphatici pectorales, axillares centrales und infraclaviculares. Lymphabfluß entlang der A. mammaria interna zu parasternalen und mediastinalen Lymphknoten, zur kontralateralen Brustseite über die Nodi lymphatici interpectorales. Die axillären Lymphknoten werden klinisch in 3 Level eingeteilt:
  - Level I: Lateral des M. pectoralis minor
  - Level II: Zwischen lateralem und medialem Rand des M. pectoralis minor
  - Level III: Vom medialen Rand des M. pectoralis minor bis unter die Klavikula.

❚ Zysten
Intramammäre Zysten durch Sekretretention, oft mit fibrös-zystischer Mastopathie (s.u.)

 Ärztliche Therapie
Mammographie, Sonographie. Bei Malignitätsverdacht: Exzision.
Bei nicht malignitätsverdächtigem Befund: Punktion der Zyste unter Ultraschallkontrolle und zytologische Untersuchung des Sekretes.

❚ Fibroadenome
Häufigste gutartige Neubildung der Mamma vor der Menopause. Altersgipfel 20–40 Jahre.

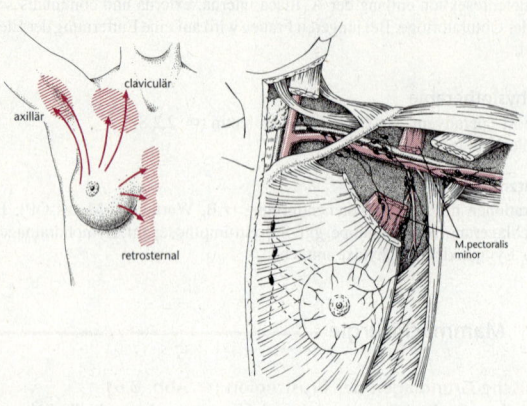

Abb. 8.6: Anatomie der Axilla und Lymphabflußgebiete der Mamma [A300–190]

 Ärztliche Therapie

Exzision und feingewebliche Untersuchung zum Ausschluß eines Mammakarzinoms.

▌ Mastopathie

8

Durch Hormoneinflüsse (Progesteronmangel und relativer Östrogenüberschuß) entstehende Umbaureaktionen der Mamma (Fibrosierung, intraduktale Epithelproliferationen, Zystenbildung). Vorwiegend peri- und postmenopausal auftretend. Altersgipfel 50. Lebensjahr. Häufigste gutartige Erkrankung der Mamma.

Einteilung nach PRECHTEL
- Mastopathie Grad I: Ohne Epithelproliferationen, 70 % aller Mastopathien, kein erhöhtes Karzinomrisiko
- Mastopathie Grad II: Epithelproliferationen, jedoch keine Zellatypien, gering erhöhtes Karzinomrisiko
- Mastopathie Grad II: Epithelproliferationen und Zellatypie, Karzinomrisiko um den Faktor 3 erhöht.

Ärztliche Therapie

Bei allen verdächtigen Befunden Probeexzision und feingewebliche Untersuchung. Bei Mastopathie Grad III und zusätzl. Risikofaktoren (positive Familienanamnese, Alter der Pat.) ist eine subkutane Mastektomie (Erhalt der Mamille, ggf. gleichzeitiger Brustaufbau durch subpektorale Prothese) anzuraten. Ansonsten engmaschige, jährliche klinische und mammografische Kontrolle.

▌Mammakarzinom

Häufigster maligner Tumor der Frau (24 % aller Karzinome), häufigste Todesursache bei Frauen zwischen 40.–50. Lebensjahr. Jede 9. Frau erkrankt im Laufe ihres Lebens an einem Mammakarzinom.

Operative Therapie

Brusterhaltend (Quadrantektomie, Segmentresektion, Tumorexzision mit Sicherheitssaum) und verschiedene Mastektomieformen (☞ Abb. 8.7).

Mammaoperationen
- Subkutane Mastektomie: Durchführung z.B. bei Mastopathie Grad III (s.o.). Exzision des Drüsenkörpers unter Belassung von Haut, Mamille und subkutanem Fettsaum
- Modifizierte radikale Mastektomie: Standardverfahren der operativen Behandlung des Mammakarzinoms. Querovale Umschneidung der Brust mit leicht in die Axilla ansteigender Schnittführung, Entfernung der Brustdrüse und Ausräumung der axillären Lymphknoten vom selben Zugang aus
- Radikale Mastektomie nach ROTTER-HALSTEDT: Durchführung bei ausgedehntem Karzinom mit Infiltration des M. pectoralis. Entfernung der Brustdrüse, beider Mm. pectorales und Ausräumung der axillären Lymphknoten vom selben Zugang aus.

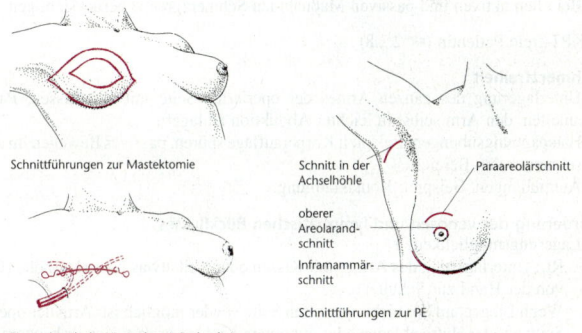

Schnittführungen zur Mastektomie

Zustand nach der Hautnaht mit Redondrainage

Schnitt in der Achselhöhle — Paraareolärschnitt

oberer Areolarandschnitt
Inframammärschnitt

Schnittführungen zur PE

Abb. 8.7: Mastektomie [A300–190]

Strahlentherapie
Primärtherapie bei fortgeschrittenen Karzinomen, als Kombinationstherapie in Verbindung mit brusterhaltender OP. Die Bestrahlung erfolgt in der Regel mit Telekobalt. Behandlung der Bestrahlungsregion:
- während der Radiatio: keine Cremes und Öle (Verhinderung der Hitzeabstrahlung durch die Haut)
- täglich mehrmals die Appliktion von Azulen-Puder® auf die betroffenen Hautabschnitte

- 4 Wo. nach Abschluß der Radiatio: Baby-Öl (z.B. Penaten-Öl®), Fettcreme (z.B. Linola-Fett®)
- physiotherapeutische Behandlung.
- *!* Sonnenbestrahlung vermeiden.

Chemotherapie
Durchführung als adjuvante Therapie bei Lymphknoten-Metastasen oder als palliative Therapie bei inoperablen Karzinomen. Es existiert eine große Anzahl unterschiedlicher Zytostaseschemata.

Hormontherapie
Bei hormonsensiblen Tumoren (positiver Östrogen- und Progesteronrezeptorstatus) werden verschiedene ,,Antihormone" eingesetzt.

 Physiotherapie
Beginn ab 1. postoperativem Tag bis zur bestmöglichen Rehabilitation.

Ziele
- Verbesserung und Behebung von funktionellen Einschränkungen
- Erreichen eines guten Körpergefühles
- Stärkung des Selbstvertrauens.

Frühphase/klinische Phase
! Bei allen aktiven und passiven Maßnahmen Schmerzgrenze berücksichtigen.

DKPT-freie Patientin (☞ 2.2.8)

Schmerzfreiheit
- Unterlagerung des ganzen Armes der operierten Seite mit Kopfkissen; Patientin anleiten, den Arm selbst in leichter Abduktion zu lagern
- Entspannungsübungen. Beispiel: Körperauflage spüren, passives Bewegen im absolut schmerzfreien Bereich
- Atemübungen, Beispiel: Kontaktatmung

Förderung des venösen und lymphatischen Rückflusses
- Lagerungsmöglichkeiten
  - RL: Unterlagerung des Armes mit Kissen oder Keil etwas über Herzhöhe (Gefälle von der Hand zur Schulter)
  - Wenn Liegen auf der nicht operierten Seite wieder möglich ist: Arm der operierten Seite auf der Hüfte ablegen oder mit einem Kissen vor dem Körper bequem lagern
  - im Sitzen, bei Spannungs- oder Schweregefühl Arm auf Stuhl- oder Sessellehne mit oder ohne Kissen erhöht lagern. Arm auf den Tisch ablegen
- entstauende Übungen
  Ausgangsstellungen:
  - Rückenlage, Arm entstauend gelagert
  - Seitenlage, Arm entstauend gelagert oder bis max. 60–80° abduziert (Schmerzgrenze!)
  - im Sitzen, entstauend gelagert oder bis ca. 100° abgehoben in Elevation/Abduktion (Schmerzgrenze!)
  - im Stehen oder Gehen, Arm bis ca. 100° Elevation/Abduktion (Schmerzgrenze!)

8

- Übungsbeispiele
  - im Sekundenrhythmus Faust öffnen und schließen
  - in ruhigem Rhythmus Faust schließen mit Supination und Ellenbogen beugen; Finger strecken und spreizen, mit Pronation Ellenbogen strecken
  - Übung jeweils 5–10 x wiederholen mit entsprechend langen Erholungspausen. Das Üben darf nicht zu Ermüdungserscheinungen, Schmerzen oder Schweregefühl im Arm führen
  - Langes Herunterhängenlassen des Armes erschwert den Rückfluß! Bei längerem Gehen oder Stehen, Hand der betroffenen Seite in die Tasche stecken oder auf der Hüfte abstützen.

! Die entstauenden Maßnahmen auch zu Hause weiter durchführen, mehrmals täglich oder immer bei Schwere- oder Stauungsgefühl im Arm!

Lymphödemprophylaxe
- Bei Brustoperationen mit Ausräumung der axillären Lymphknoten besteht das Risiko, an einem Armlymphödem zu erkranken. Nachfolgende Strahlentherapie kann das Risiko erhöhen. Patientinnen über vorbeugende Maßnahmen und adäquate Verhaltensweisen aufklären
- Patientinnen darüber informieren, daß noch vorhandene Lymphwege nicht eingeengt oder zerstört werden dürfen und im lymphabflußbehinderten Arm nicht übermäßig viel Lymphflüssigkeit entstehen darf.

Die wichtigsten Punkte zur Ödemprophylaxe
- Lymphabflußbehinderung auf der betroffenen Seite vermeiden!
  Risiken: einschnürende BH-Träger, Blutdruckmanschette, langes Herunterhängenlassen des Armes
- Überanstrengungen und Übermüdung der betroffenen Seite vermeiden!
  Risiken: schweres Arbeiten, Bewegungsübungen mit großem Kraftaufwand, überdehnende und zerrende Bewegungsausschläge
! Bei Arbeit und Sport vor Eintritt der Ermüdung Pausen einlegen.
- Überwärmung und Unterkühlung vermeiden.
  Risiken: heiße Packungen, Eispackungen, knetende Massagen am betroffenen Körperquadranten, heiße Bäder, ausgiebige Sonnenbäder, extreme Sauna
- Verletzungen und Entzündungen am betroffenen Arm vermeiden!
  Gefahrenquellen:
  - Schnitt- und Brandwunden, Insektenstiche, Verletzungen durch Stacheln und Dornen, Kratzer und Bisse von Haustieren
  - Blutabnahme, Injektionen, Infusionen
  - Sportarten mit hohem Verletzungsrisiko (Judo, Karate).

Auch bei Bagatellverletzungen Wunde vorbeugend desinfizieren, ggf. antibakterielle und bei Insektenstichen antiallergische Salben auftragen. Bei Entzündungszeichen sofort ÄrztIn aufsuchen, da Gefahr einer schnellen Ausbreitung der Entzündung (Beispiel: Erysipel) besteht.

Übungsbeispiele
um die optimale Beweglichkeit von Arm und Schulterbereich wieder zu erreichen. Übungsauswahl und Übungssteigerung orientieren sich an Operationsverfahren, Ausdehnung des Operationsgebietes und zunächst an der Schmerzgrenze der Patientin.

Grundsätzlich keine zerrenden, unkontrolliert schwungvollen Übungen, die Verletzungen von Blut- oder Lymphgefäßen verursachen können, durchführen. Möglich sind:
- Bewegungsübungen unter der Abnahme der Eigenschwere
- Erarbeiten von Gebrauchsbewegungen (Essen, Waschen, Kämmen, Anziehen)
- Gruppenbehandlung mit anderen Mastektomie-Patientinnen.

Übungen in RL
- Hände auf Unterarme legen, Arme heben bis zur Schmerzgrenze, ablegen
- Hände auf Unterarme legen, Arme heben, nach re/li schieben, ablegen
- Hände falten, Arme strecken und abheben bis Schmerzgrenze, Arme beugen und ablegen.

Übungen im Sitzen
! Alle Übungen, die in RL durchgeführt werden, sind auch im Sitzen möglich.
ASTE: aufrechter Sitz, Füße haben Bodenkontakt. Beispiele:
- Hände liegen auf Oberschenkeln, beide Schultern gleichzeitig oder im Wechsel heben und senken
- Hände liegen auf Oberschenkeln, beide Hände vorschieben zum Knie und zurückziehen bis zur Leiste, Ellbogen zeigen nach hinten
- Hände auf Schultern, mit Ellbogen von vorne nach hinten kreisen
- Hände falten und den Kopf legen, Ellenbogen zeigen zur Seite, gefaltete Hände senkrecht zur Decke strecken. Hände zurück auf Kopf legen.

Übungen im Stand
- ASTE: aufrechter Stand, Füße hüftbreit, Gesicht zur Wand
- mit beiden Händen an der Wand hochkrabbeln bis zur Schmerzgrenze und zurück
- ASTE: aufrechter Stand, Füße hüftbreit, Arme gestreckt vor dem Körper kreuzen, über den Kopf heben, öffnen und Arme gestreckt im großen Bogen nach unten führen
- Übungen mit Geräten (Stab, Tuch, Luftballon).

Gutes Körpergefühl
- Übungen mit beiden Armen symmetrisch ausführen, um Haltungsasymmetrie zu vermeiden
- Ausweichbewegungen korrigieren, vor dem Spiegel üben (Selbstkontrolle). Haltungsschulung, ggf. Gangschule
- bei Übungen im Sitz und Stand senkrechte Körperachse (Schonhaltung vermeiden)
- Prothesenversorgung (Statik).

Psychosoziale Betreuung
- Patientin aus Isolation herausführen, Gespräche ermöglichen über Ängste (Krankheitsbedrohung, Verlust der Weiblichkeit, Ausgrenzung, Partner)
- Austausch mit anderen betroffenen Frauen ermöglichen.

Spätphase/Zeit nach dem Klinikaufenthalt
- Auch nach abgeschlossener Wundheilung besteht für lange Zeit eine Schrumpfungsneigung im Narbenbereich, evtl. mit Strangbildung der verödeten Lymphgefäße in der Achsel und am Arm
- Um bestmögliche Beweglichkeit wiederzuerlangen und einer Narbenkontraktur vorzubeugen, sollen weiterhin gymnastische Übungen durchgeführt werden (bis 1 J. nach OP)
- Übungskriterien verändern sich dahingehend, daß dehnende Übungen im Schmerzgrenzbereich erlaubt, bzw. notwendig sind

8

- Bei den genannten Übungen können Positionen im Schmerzgrenzbereich über 2–3 Atemzüge gehalten werden, um eine sanfte Dehnung zu erreichen
! Kriterien der Ödemprophylaxe gelten weiterhin.
- ADL: Maßvoll durchgeführte Hausarbeiten (Staubwischen, ein Fenster putzen, kleine Wäschestücke aufhängen) können auch als Gymnastik gelten. Dehnhaltungen und entstauende Lagerungen können unauffällig in den Alltag integriert werden (beim Gespräch, im Büro, beim Fernsehen). Hinweise auf Selbsthilfegruppen, Gymnastik-angebote für Frauen nach Brust-OPs.

Sport in der Nachsorge

- Um Erfolge zu festigen und soziale Kontakte zu knüpfen, sind spezielle Gymnastik-gruppen für betroffene Frauen empfehlenswert. Übungsangebote können durch spielerische Elemente Spaß an Bewegung und neue Lebensfreude fördern. Beispiele:
  - Elemente aus Tanz und Rhythmik
  - Volleyball mit Schaumstoffball spielen
  - Übungen mit großem Schwungtuch
- Für viele Frauen sind diese speziellen Gruppen nur Durchgangsstation. Es ist durchaus anzustreben, in die ehemaligen Gymnastik- oder Sportgruppen zurückzu-kehren oder sich ggf. eine leichtere Sportart auszusuchen. Gut geeignet sind: Tai Chi, Schwimmen, Tanz
- Die Kriterien zur Ödemprophylaxe (s.o.) bei gefährdeten Patientinnen gelten weiterhin.

Zusatzmaßnahmen

Lymphödem: manuelle Lymphdrainage und spezielle Kompressionsbandagierung, ggf. maßgefertigter Kompressionsstrumpf für den Arm, bei Bedarf auch für die Hand (☞ 2.4.5).

▌ Rekonstruierende Brustoperationen

Zeitpunkt: Im Rahmen der Ablatio oder 6 Mon. nach Amputatio. Bei Z.n. Bestrahlung 12 Mon. danach.

Operationen mit Schwenklappenplastiken

Prinzip: mit Körpergewebe, zum Teil inkl. Muskulatur, wird der durch die Mammaam-putation entstandene Defekt aufgefüllt. Kann genügend Gewebe verlagert werden, erübrigt sich die Einlage einer Prothese.

- Thorakoepigastrischer Lappen: Er besteht aus Haut und Fettgewebe (= kutaner Lappen ☞ Abb. 8.8)
- Latissimus-dorsi-Lappen (☞ Abb. 8.8): Ein Stück des M. latissimus dorsi mit dem darüberliegenden Hautareal (myokutaner Lappen) wird unter dem Arm hindurch auf die Brust verlagert
- Transversaler Rectus-abdominis-Lappen (TRAM): Aufwendigste der drei Methoden. Der gerade Bauchmuskel (M. rectus abdominis) wird nach distal abgetrennt und mit dem darüberliegenden Hautareal in den Mastektomiedefekt eingeschwenkt (☞ Abb. 8.8).

Operationen ohne Schwenklappenplastik
Ist auf der operierten Seite ausreichend stabile Haut vorhanden, kann auf eine Schwenklappenplastik verzichtet und eine weniger aufwendige Rekonstruktion durchgeführt werden.

- Oberbauch-Verschiebeplastik: Mobilisierung eines Hautmantels für die wiederaufzubauende Brust aus dem Oberbauchbereich. Von der alten, eröffneten Mastektomienarbe wird die für die neue Brust erforderliche Haut von der Thorax- bzw. Bauchfaszie abgehoben. Die unten liegende Haut wird nach oben gezogen und im Bereich der neuen Inframammarfalte an der Thoraxwand fixiert. Dann Einlage einer Prothese
- Hautexpander: Implantation einer Expanderprothese in einer Sitzung mit der Ablatio mammae oder zu einem beliebigen späteren Zeitpunkt. Die Expanderprothese wird 1–2 x wöchentlich durch Auffüllung mit NaCl-Lsg. vergrößert. Ist die gewünschte Größe erreicht, wird der Expander gegen eine Prothese ausgetauscht.

Physiotherapie
Zahlreiche, teilweise modifizierte Verfahren. Daher spezifisches Nachbehandlungskonzepte nach Möglichkeit in Zusammenarbeit mit OperateurIn entwickeln. Die Angabe eines festen Schemas ist nicht möglich.

! Bei subpektoralem Aufbau kein Pektoralistraining; Übungsbehandlung nicht forcieren - M. pectoralis steht unter Dehnspannung.

8

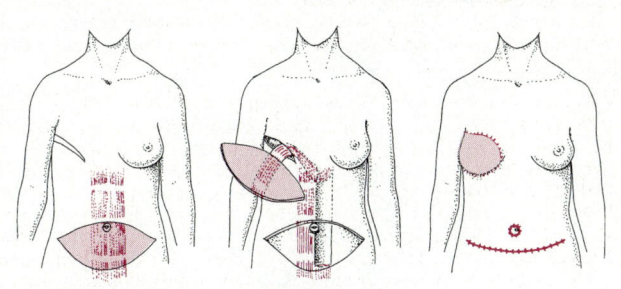

a   Transversale Rectus abdominis-Lappenplastik (TRAM)

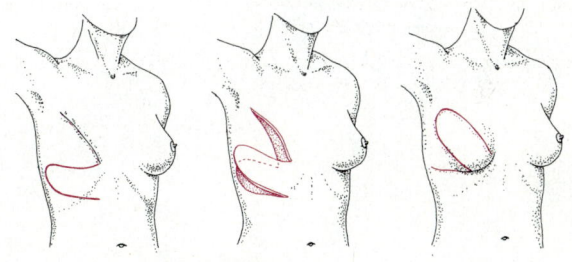

b   Thorakoepigastrische Lappenplastik

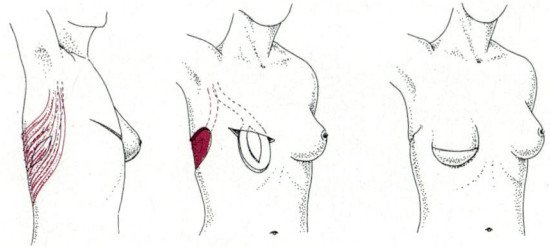

c   Latissimus-dorsi-Lappenplastik

Abb. 8.8: Schwenklappenplastiken [A300–190]

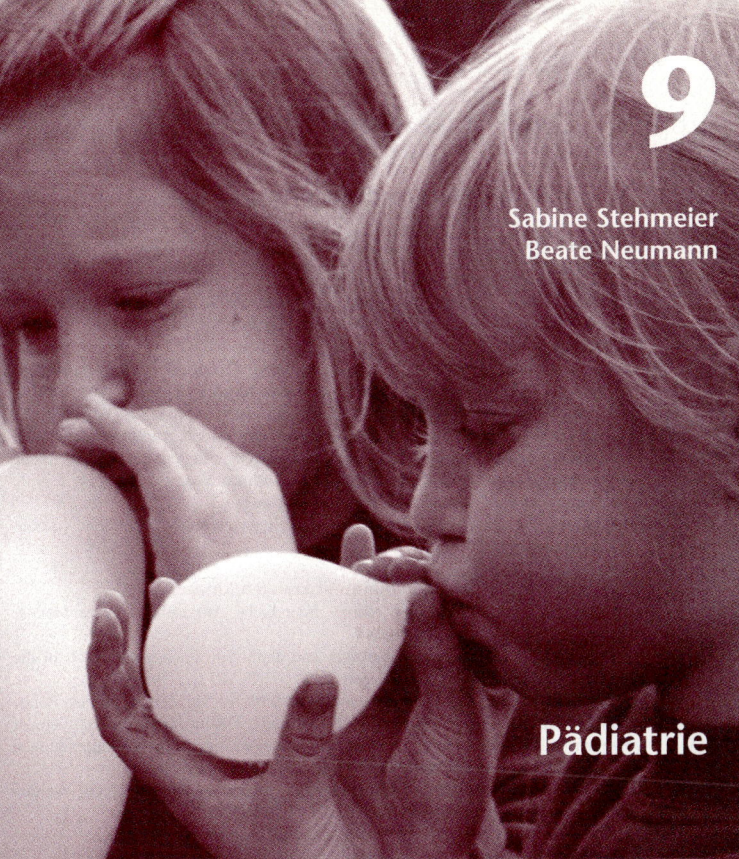

9

Sabine Stehmeier
Beate Neumann

Pädiatrie

9.1 Das kranke Kind

9.1.1 Was ist anders an Kindern?

Grundsätzlich gilt: keine Angst vor kleinen Menschen! Die meisten physiotherapeutischen Fertigkeiten sind auch bei Kindern anwendbar.

• Krankheitsverlauf ist häufig schwierig einzuschätzen → genaue Befunderhebung und Information durch ÄrztIn bzw. Akte; regelmäßige Verlaufskontrolle und Neubefundung
• Auch Erwachsene haben Angst bei der Behandlung, aber Kinder zeigen ihre Angst und wehren sich! → mit rücksichtsvoller Konsequenz vorgehen
• Neben dem Patienten begibt sich in der Regel ein ganzes System von Angehörigen in Behandlung → die Eltern mit einbeziehen, gut informieren, Ängste verstehen und ernst nehmen. Jedoch: leicht wird beim „vernünftigen" Umgang mit den Eltern das „unvernünftige" Kind vergessen. Das Kind muß primär wissen, was los ist
• Altersstufen der Kinder haben ihre eigenen Gesetze (s.u.)
• Definitionen: Neugeborenes: bis 28 Tage; Säugling: bis 1 Jahr; Kleinkind („toddler"): 2–4 Jahre.

Grundsätze und Tips zum Umgang mit kranken Kindern
• allgemeiner Rahmen: möglichst ruhige, freundliche Atmosphäre, keine Hektik, ruhige Stimme
• kleine Kinder mit Schnullern, Spielzeug und ähnlichen Tricks spielerisch in die Untersuchung, Behandlung einbeziehen
• langsame Annäherung; warme Instrumente (in Handflächen vorwärmen), warme Hände
• Niemals Dinge versprechen, die nicht zu halten sind („Das tut gar nicht weh"). Kinder verzeihen keine Lügen → vor schmerzhaften oder unangenehmen Manipulationen stets sagen, was passieren wird, und wie das Kind evtl. helfen kann
• Bei Kleinkindern sind Schmerzangaben mit Vorsicht zu genießen. Oft werden Schmerzen aus anderen Körperregionen z.B. auf den Bauch „projeziert"
• Oft leiden die Eltern bei der Untersuchung bzw. Therapie mehr als das Kind → klare „Führung" der Eltern: kleine Aufgaben verteilen
• Auf Kinderstationen, insbes. Säuglings- und Neugeborenenstationen, grassieren meist vielfältige und durchschlagende Infekte → genaue Beachtung der Hygieneregeln: Handdesinfektion vor und nach jedem Patientenkontakt; „Kittelpflege"; stationsinterne Regeln insbesondere auf Neugeborenenstationen beachten!

Besonderheiten einzelner Altersstufen
• im 1. Lj.: Warmer Untersuchungs- und Therapieplatz. Satte und ausgeschlafene Kinder sind am ausgeglichensten. Ther. z.B. 1 Std. nach der Fütterung. Mit Pflegepersonal abstimmen! Ab 6–9 Mon. („Fremdeln") fühlen sich Kinder auf dem Schoß von Mutter, Vater am wohlsten → bei Befund soweit möglich berücksichtigen
• 1–3 J. alte Kinder: Spielerische Einbeziehung des Kindes, z.B. Übungen an einem Teddy demonstrieren oder auch an sich selbst. Die Kinder sind oft überraschend verständig. Kinder loben; die Dinge erklären, die man ausführt
• 3–6 J. alte Kinder: Komplimente! Erzählen lassen. Alles erklären, auch wenn nicht alles verstanden wird
• 7 Jahre: meist Erwachsenen-ähnliche Modalitäten, oft Untersuchung in Kooperation möglich.

9

▌ Das Handling für einen Säugling ohne Bewegungsstörung

An- und Ausziehen. Während des An- und Ausziehens auf dem Wickeltisch so oft wie möglich das Kind aus der RL über Anbeugen der Beine und Flexion des Beckens auf die Seite drehen (re. und li. Seite abwechseln). In der SL hat das Kind mehr Stabilität. Hemden und Pullover grundsätzlich von hinten nach vorne über den Kopf ziehen, damit keine Überstreckung ausgelöst werden kann. Den Ärmel des Pullovers aufrollen und die Hand des Kindes mit der freien Hand ganz umschließen und dann über den Arm des Kindes ziehen. So wenig wie möglich am Arm des Kindes ziehen.

Wickeln. In der RL mit einer Hand unter dem Oberschenkel von seitlich außen zum anderen Oberschenkel greifen und mit Flexion das Becken von der Unterlage entfernen. Das Kind kann aus der RL auf die Seite gedreht werden, damit der Po gereinigt und die Windel gewechselt werden kann.

Hochnehmen und Hinlegen. Aus der RL die Bewegung mit Rotation vom Schultergürtel einleiten und über die SL hochnehmen. Schultern des Kindes von seitlich unten greifen, Daumen liegt am Brustkorb, übrigen Finger dorsal um die Schultern. Zum Hinlegen den gleichen Weg zurück.

Lagern. Zum Schlafen abwechselnd SL rechts und links; zur Unterstützung eine Handtuchrolle an den Rücken. Im weiteren Verlauf der Entwicklung kommt die Bauch- und Rückenlage als Schlafposition hinzu. Die BL zum Spielen mit kurzen Zeitabschnitten beginnen, diese langsam steigern.
Die RL bietet keine ausreichenden Möglichkeiten zum Spielen, deswegen den Säugling in dieser Lage nicht zu lange verweilen lassen.

Spielen. In der RL mit zwei Handtuchrollen oder Lagerungskissen für eine Nestlagerung eine Begrenzung des ganzen Körpers schaffen, so kann der Säugling Anregungen aus seiner Umwelt aufnehmen.
Mit zunehmender Stützaktivität wird die BL an Attraktivität für den Säugling zunehmen, darum ist es wichtig, den Säugling frühzeitig mit der BL vertraut zu machen.
In der SL mit einer Begrenzung von hinten, so kann der Säugling schon die ersten Wahrnehmungserfahrungen über Hand-Hand und Hand-Mundkontakt machen. Umweltreize in der nächsten Umgebung können aufgenommen werden (Unterlage ertasten).

Tragen. Seitlich im Arm in Flexion, der Kopf liegt in der Ellenbogenbeuge, die Hand umfaßt von außen das Becken und flektiert das Becken und die Beine.
In SL vor dem Körper. Mit einer Hand von dorsal unter der Achsel durch zum diagonalen Oberschenkel greifen. Das Kind liegt auf dem Unterarm mit Kopf und Rumpf auf, die Arme und das untere Bein sind frei. Die Schultern sind in Protraktion, Kopf und Rumpf mit Becken und oberem Bein sind flektiert.
Für die BL greift eine Hand unter beiden Achseln durch und umgreift die äußere Schulter oder liegt seitlich am Rumpf. Die zweite Hand greift zwischen den Beinen durch und liegt am Bauch. Das Tragen in BL ist eine gute Vorbereitung für das Liegen in BL.

▌ Umgang mit Frühgeborenen (Frühgeborenen-Handling)

Allgemeine Hinweise

- jeglichen Streß vermeiden
- ruhige Atmosphäre (Hektik, Lärm und extremes Licht vermeiden)

- optimale Zusammenarbeit zwischen PhysiotherapeutInnen, Pflegepersonal und Ärzten anstreben
- Pflegepersonal mit einbeziehen.

Tips zum Umgang mit Früh-(und Neu-)geborenen Kindern

- Mahlzeiten: günstiger Zeitpunkt für die Behandlung 30–60 Min. vor der Nahrungsaufnahme. Wenn die Kinder zum Behandlungszeitpunkt jedoch zu hungrig sind, nur die Hälfte der vorgesehenen Mahlzeit geben und den Rest direkt im Anschluß an die Behandlung füttern
- Abstimmung mit dem Pflegepersonal bei intensiv-überwachten Kindern: sich von dem zuständigen Pflegepersonal in die elementare Bedienung der Überwachungsgeräte einweisen lassen und die Behandlungen nach Bedarf (in Abstimmung mit den Mahlzeiten, s.o.) durchführen. Darauf achten, daß nach Ende der Behandlung Infusionsleitungen und ähnliches korrekt angelegt sind
- Inkubatorbehandlung: vorher mit den behandelnden Ärzten absprechen, ob das Kind kurzzeitig für die Behandlung aus dem Inkubator herausgenommen werden kann. Wenn dies möglich ist, erfolgt die Behandlung unter der Wärmelampe am besten auf dem Schoß (bei mobiler Wärmelampe), sonst auf der Wickelunterlage (unter der Wärmelampe)
- Wenn eine Behandlung außerhalb des Inkubators nicht möglich sein sollte, erfolgt die Physiotherapie im Rahmen der gegebenen Möglichkeiten. Im Vordergrund stehen die Prinzipien der Lagerung
- Hygiene auf Neu- und Frühgeborenenstationen:
  - Händedesinfektion mit alkoholischer Lösung (z.B. Sterilium®) vor und nach jeder Behandlung
  - Kittelpflege: den üblichen Stationskittel an der Schleuse ablegen und den Kittel am Bett des Kindes anlegen. Prinzipiell sollte bei jedem Kind ein separater Kittel bereitliegen.
- Mundschutz: bei Atemwegserkrankungen der TherapeutIn (oder Pat. unter Quarantänebedingungen) Mundschutz verwenden und diesen nach jeder Behandlung wechseln.

Physiotherapeutische Ziele

- verbessertes Wohlbefinden
- verminderte Atemarbeit
- geförderte Perzeption
- geförderte sensometrische Entwicklung.

Inkubator-Lagerung

Lagewechsel zwischen re. und li. SL, RL und BL auf einer Fellunterlage.

- SL: Begrenzung von hinten und vorne mit einem Corpomed-Kissen oder mit Wasser gefüllten Gummihandschuhen
- RL: Eine Nestlagerung ist für eine gute Begrenzung des ganzen Körpers wichtig. Kopf muß sich in der Mittellinie befinden
- BL: Für die Unterlagerung mit Wasser (nicht zu prall) gefüllten Handschuh benutzen. Evtl. seitliche Begrenzung schaffen oder mit einem Tuch unter dem Bauch durch über dem Becken fixieren, damit das Kind nicht wegrutschen kann. Den Kopf abwechselnd zur rechten und linken Seite ablegen.

Lagerung und Behandlung außerhalb des Inkubators
- Eine weitaus bessere Alternative zur Lagerung im Inkubator bietet die Möglichkeit, das Kind warm eingepackt, auf dem Körper der Eltern abwechselnd in BL und SL abzulegen (Känguruhen)
- Wenn möglich das Kind aus dem Inkubator herausnehmen und mit der Nestlagerung in RL oder SL in eine Federwiege (Lulla-Baby) legen (→ Schaukeln in der Federwiege oder auf dem Körper der Eltern stimuliert das vestibuläre System)
- Stimulation der Haut und der Tiefensensibilität durch sanfte Massagen und Streichungen
- Mit kurzen Behandlungseinheiten auf dem Schoß (☞ Schoßbehandlung, Bobath-Kinder 2.3.2) beginnen, sobald ärztlicherseits keine Einwände bestehen
- Stimulation der Atmung, z.B. wenn das Kind beatmet ist oder andere Probleme bestehen.

▌ Schoßbehandlung

Außer bei Frühgeburten kann die Schoßbehandlung auch bei sehr unruhigen Kindern und Kindern mit Tonusproblemen angewendet werden. Wenn die Raumtemperatur es zuläßt, das Kind ausziehen.

Die TherapeutIn sitzt bequem auf einer Matte mit angelehntem Rücken oder auf einem Stuhl mit erhöhten Beinen, der Säugling liegt mit dem Kopf Richtung Knie. Becken flektieren, um eine gute Position zu erreichen: mit Nackenextension, Schulterprotraktion, Rumpfflexion und lockerer Beinflexion.

Säuglingsmassage (nach FREDERICK LEBOYER)
Die Säuglingsmassage muß nicht nach einem festem Muster durchgeführt werden, je nach Situation können Griffe und Ablauf variiert werden. Alle Streichungen mehrmals ausführen. Babyöl kann verwendet werden.

Brust. Von der Brustmitte im Verlauf der Rippen nach außen streichen. Lateral angekommen, wieder in der Mitte beginnen. Danach lateral vom untere Rippenbogen diagonal über den Brustkorb zur gegenüberliegenden Schulter und weiter hoch bis zum Hinterhaupt streichen. Hände wechseln dabei ab.

Arme. In SL mit einer Hand den Arm des Kindes festhalten, mit der anderen Hand von der Schulter Richtung Hand streichen, am Handgelenk wechseln die Hände. Danach mit einer Hand wieder von der Schulter beginnend, mit intermittierendem Druck den Arm des Kindes bis zum Handgelenk massieren. An der Hand angekommen, Th.-Hände wechseln. Variation des Griffes: wringende Drehung der Hände, gleichzeitig von der Schulter beginnend bis zum Handgelenk. Im Bereich des Handgelenkes etwas länger verweilen.

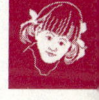

Hände. Ausstreichen der Hand vom Handgelenk Richtung Fingerspitzen. Abwechselnd mit Daumen die Hand ausstreichen. Den Daumen- und Kleinfingerballen mit kleinen kreisenden Bewegungen massieren.

Bauch. Im Verlauf des Colons im Uhrzeigersinn auf dem Bauch des Kindes kreisend massieren. Vom unteren Rippenbogen abwärts bis zur Symphyse den Bauch ausstreichen.

Beine und Füße. Die Beine und Füße werden wie die Arme und Hände massiert.

Rücken. Das Kind liegt quer auf den Oberschenkeln. Mit einer Hand am Po stützen, mit der anderen Hand vom Hals abwärts bis zum Po streichen. Die Beine, an den Fersen gehalten, leicht strecken. Mit der anderen Hand vom Hals über den Rücken und beide Beine bis zu den Füßen streichen. Hände arbeiten gegengleich quer über den Rücken, vom Hals zum Gesäß und wieder zurück. Während eine Hand vorwärts streicht, streicht die andere zurück.

Gesicht. Symmetrisch in der Stirnmitte beginnend, mit beiden Daumen nach außen bis zu den Schläfen streichen. Seitlich an den Nasenflügeln beginnend über die Nase, aufwärts über die Augenbrauen nach außen streichen. Unter den Augen beginnend, abwärts bis zu den Mundwinkeln, nach außen zu den Ohren streichen, der Mund wird dabei etwas in die Breite gezogen.

Sensorische Reize

Anbahnen des Blickkontaktes (Fixieren): Die Position des Kindes auf dem Schoß schafft die besten Voraussetzungen, um den Blickkontakt anzubahnen. Der Abstand zum Gesicht des Kindes beträgt zwischen 20–30 cm, auf diese Distanz ist es dem Kind ab 1/2 Mon. möglich, Blickkontakt aufzunehmen und zu verfolgen.

Anbahnen der Hand-Handkoordination: Arme von den Schultern aus führen, dadurch kann das Kind Hand-Handkontakt aufnehmen. Es spürt seine Hände und ertastet sich.

Anbahnen der Hand-Augenkoordination: In dieser Position kann das Kind die Bewegungen seiner Hände optimal beobachten und verfolgen.

Anbahnen der Hand-Mundkoordination: Mit beiden Händen zusammen die Bewegung zum Mund unterstützen und das Kind an seinen Händen saugen lassen. Der Mund ist das erste wichtige Organ zur Erforschung des eigenen Körpers und der Umwelt.

Anbahnen der Hand-Körperkoordination: Hand des Kindes über seinen Körper führen. Das Kind spürt sich selber.

Schaukeln im Tuch: Kind liegt in einem Tuch, das wie eine Hängematte zusammengerafft wird und langsam in drei Richtungen bewegt wird:
* kopf- und fußwärts schaukeln
* seitlich schaukeln
* hoch und runter bewegen.

 Tips & Fallen

Das Kind sehr genau beobachten v.a. während der ersten Behandlungen, wie es auf die verschiedenen Reize reagiert. Es darf nicht zu einer Überstimulation kommen. Direkt während der Behandlung auf die mimischen Äußerungen des Kindes achten (Wohloder Unwohlsein), Tonusschwankungen, Schreien.

Anbahnen physiologischer Bewegungsmuster

Für die Bahnung normaler Bewegungsmuster muß eine gute Tonussituation vorhanden sein: durch sensorische Reize wird eine Grundlage geschaffen, um das Kind auf die folgenden Bewegungen vorzubereiten:
* in RL von beiden Seiten seitlich unter das Becken greifen, abwechselnd das Becken in der Diagonalen bewegen
* Beide Schultern von außen umgreifen und jeweils eine Schulter in Protraktion bringen (in der Diagonalen) mit leichtem Zug nach vorne. Das Kind soll seinen Kopf entsprechend der Zugrichtung einstellen
* von den Schultern aus die Bewegung der Arme und Hände zu den Knien und Füßen unterstützen

9

- Hände und Knie oder Hände und Füße des Kindes zusammen festhalten und nach rechts und links bewegen
- auf dem Schoß nach rechts und links drehen, an den Schultern beginnend.

9.1.2   Meilensteine der kindlichen Entwicklung

▌Motorische, sprachliche und soziale Entwicklung

Neugeborenes
- BL: Arme und Beine gebeugt
- RL: gebeugte Haltung, dreht Kopf von einer Seite zur anderen, keine Kopfkontrolle
- Sehen: Wahrnehmung von Licht oder Gesicht, ,,Puppenaugenbewegung", wenn Körper gedreht wird
- Soziales: bevorzugt menschliches Gesicht.

6 Wochen
- BL: Im Wachzustand Hüften häufig gestreckt, im Schlaf häufig noch gebeugt. Kopf kann kurz angehoben werden
- RL: Kopf zur Seite, Extremitäten auf dieser Seite mehr gestreckt (asymmetrischer tonischer Nackenreflex). Kopfkontrolle für Augenblick
- Sehen: fixiert Objekte; folgt bewegtem Objekt von Seite bis Mittellinie (90°)
- Soziales: reaktives Lächeln; Interesse.

Diagn. erforderlich bei: gestreckten Gliedmaßen, ausgeprägter Schlaffheit, Asymmetrie von Tonus/Bewegungen, Nystagmus, fehlendem Fixieren/Folgen von Objekten mit den Augen, schwachem Saugen, fehlendem Lächeln.

---

2 Monate
- BL: Hüften häufig gestreckt. Kopf kann bis 45° von Unterlage angehoben werden
- RL: Kopfkontrolle beim Hochziehen zum Sitzen für mehrere Augenblicke; in sitzender Haltung ist Kopf meist zur Seite geneigt
- Sehen: konvergiert beim Fixieren, folgt bewegtem Objekt von Seite über Mittellinie hinaus.

3 Monate
- BL: Hüften flach auf Unterlage. Kopf und Schultern können 45–90° von Unterlage gehoben und für längere Zeit gehalten werden, stützt sich auf Unterarme
- RL: beim Hochziehen zum Sitzen hängt Kopf nur noch geringfügig nach hinten, beim Halten im Sitzen kippt er noch gelegentlich nach vorn
- Sehen: beobachtet eigene Hände, folgt bewegtem Objekt von einer Seite zur anderen (180°), schaut sofort auf Gegenstand in Mittellinie
- Soziales: aufgeregt, wenn etwas Angenehmes in Aussicht ist (z.B. Flasche).

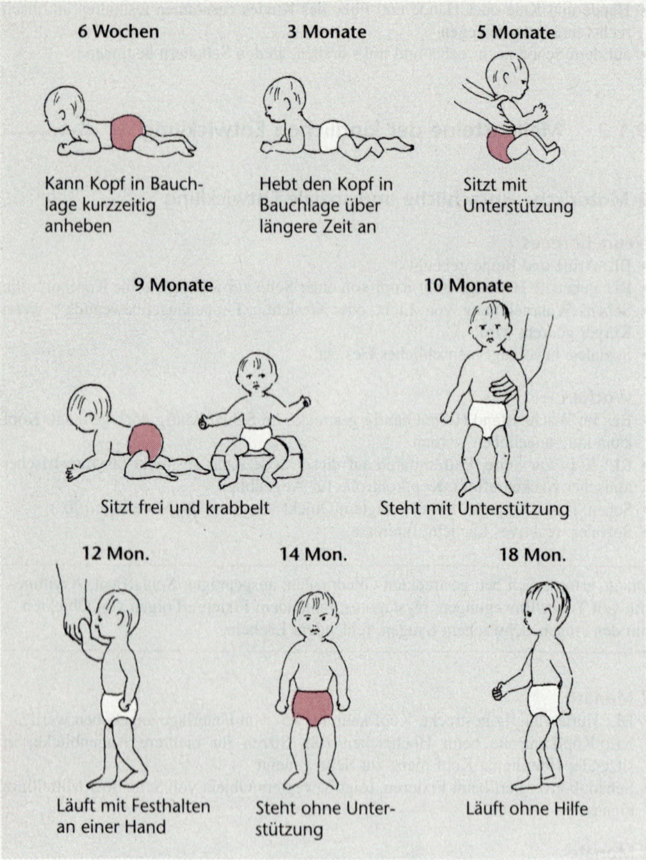

6 Wochen

Kann Kopf in Bauch-
lage kurzzeitig
anheben

3 Monate

Hebt den Kopf in
Bauchlage über
längere Zeit an

5 Monate

Sitzt mit
Unterstützung

9 Monate

Sitzt frei und krabbelt

10 Monate

Steht mit Unterstützung

12 Mon.

Läuft mit Festhalten
an einer Hand

14 Mon.

Steht ohne Unter-
stützung

18 Mon.

Läuft ohne Hilfe

Abb. 9.1: Motorische Entwicklung bis zum 18. Mon. [A300–190]

9

4 Monate

- BL: Schwimmbewegungen, Extremitäten gestreckt. Kopf kann 90° von Unterlage gehoben werden
- RL: Kopf in Mittellinie; beim Hochziehen zum Sitzen nur noch zu Beginn leichtes Zurückbleiben des Kopfes, im Sitzen kann er auf Dauer gehalten werden
- Feinmotorik: Gegenstände werden zum Mund geführt. Beim Versuch, einen Gegenstand zu ergreifen, wird zu weit gegriffen
- Sehen: kann quer durch Zimmer sehen, erkennt bewegten Gegenstand sofort
- Soziales: lacht, freundlich gegenüber Fremden; sitzt gern (mit Unterstützung).

5 Monate

- BL: Abstützen auf Unterarmen; Umdrehen in RL kann beginnen
- RL: Füße werden in den Mund genommen. Beim Hochziehen zum Sitzen und im Sitzen gute Kopfkontrolle
- Sitzen: mit Unterstützung, Rücken gerade
- Stehen: mit Unterstützung, trägt größten Teil seines Gewichts
- Feinmotorik: Gegenstände können ergriffen werden, Klötzchen werden mit beiden Händen gleichzeitig ergriffen, spielt mit Zehen
- Sprache: Silben aus den Konsonanten m, b, p, die auf Vokale enden, z.B. maa, paa.

6 Monate

- BL: Abstützen auf Hände, Brust und Oberbauch werden von Unterlage gehoben. Dreht sich in RL
- RL: hebt Kopf von Unterlage
- Sitzen: beginnt mit dem Sitzen, stützt sich dabei mit Armen ab
- Stehen: mit Unterstützung, trägt fast sein ganzes Gewicht
- Feinmotorik: palmares Greifen (d.h. Gegenstände werden zwischen allen Fingern und Handfläche gehalten), gibt Gegenstände von einer in andere Hand
- Sprache: imitiert Konversation (Töne, Rhythmen)
- Soziales: reagiert auf Spiegelbild (lächeln, plappern); Fremdeln kann beginnen.

Diagn. erforderlich bei: ausgeprägter Schlaffheit, mangelndem Gebrauch beider Hände, Strabismus (kann bis 8. Mon. normal sein, Diagn. aber bei jedem konstanten Strabismus > 3. Mon.), mangelnder Hinwendung zu Geräuschquellen, geringer oder fehlender Reaktion auf Personen.

9 Monate

- Sitzen: kann sich aus BL alleine aufsetzen, sitzt frei
- Stehen: mit Festhalten, kann sich aber nicht alleine wieder hinsetzen
- Krabbeln: kann Krabbeln
- Feinmotorik: haut Klötzchen aneinander; ißt Kekse allein; Pinzettengriff beginnt
- Hören: Geräuschquelle ca. 1 m ober- bzw. unterhalb der Ohrebene kann sofort lokalisiert werden
- Sprache: Plappern, Rufen, um Aufmerksamkeit zu erregen
- Soziales: wirft Spielzeug auf Boden; winkt; kennt seinen Namen; versteht „nein"; fremdelt.

Diagn. erforderlich bei: Unfähigkeit zu sitzen und zu krabbeln, Asymmetrie, hyper- oder hypotoner Muskeltonus.

12 Monate
- Laufen: mit Festhalten an einer Hand
- Feinmotorik: reifer Pinzettengriff; nimmt Gegenstände nicht mehr in den Mund
- Sprache: 2–3 Worte, versteht mehr
- Soziales: streckt Arm zum Anziehen aus; ißt Fingermahlzeiten selbständig.

Diagn. erforderlich bei: Unfähigkeit zu stehen, fehlendem Pinzettengriff, fehlender Reaktion auf Geräusche.

18 Monate
- Laufen: läuft frei; steigt Treppe auf und ab mit Festhalten; klettert auf Möbel; beginnt mit zwei Füßen zu springen
- Feinmotorik: Turm aus 2–3 Klötzchen; wirft Ball; zieht Handschuhe, Socken aus, öffnet Reißverschluß; ißt gut mit Löffel, trinkt aus Becher; kritzelt spontan, imitiert Linien
- Sprache: Jargon, > 3 verständliche Worte (außer Mama, Papa), 2-Wortsätze. Zeigt auf ein genanntes Körperteil. Gehorcht einfachen Aufforderungen
- Soziales: imitiert Hausarbeit. Liebt Bücher, blättert 2–3 Seiten gleichzeitig.

Diagn. erforderlich bei: Tremor, Unfähigkeit zu laufen.

2 Jahre
- Laufen: steigt Treppen, 2 Füße/Stufe. Kann rennen
- Feinmotorik: Turm aus 6 Klötzchen, Zug aus 3 Blöcken. Kopiert horizontale und vertikale Linien mit Stift
- Sprache: kurze Sätze, benutzt Pronomen (mein, dein, ich, du). Benennt sich mit Namen
- Soziales: folgt einfachen Instruktionen. Gelegentlich tagsüber sauber und trocken.

Diagn. erforderlich bei: Tremor oder mangelnder Koordination, Unfähigkeit, einfache Aufforderungen zu verstehen.

3 Jahre
- Laufen: steigt Treppe hoch mit 1 Fuß/Stufe, herab mit 2 Füßen/Stufe. Springt mit Füßen zusammen auf der Stelle. Kann sekundenlang auf 1 Fuß stehen, kann Dreirad fahren
- Feinmotorik: Handpräferenz (Rechts- bzw. Links-Händigkeit) ausgebildet. Turm aus 8 Klötzchen, imitiert Brücke aus Klötzchen. Kopiert Kreis, Kreuz. Zieht sich aus und unter Anleitung auch an
- Sprache: ganze Sätze; kennt sein Geschlecht; benutzt Mehrzahl

9

- Soziales: kennt einige Kinderlieder. Evtl. Zählen bis 10. Sauber und trocken bei Tag und gelegentlich auch bei Nacht. Kann unter Aufsicht Hände waschen und trocknen. Beginnt mit anderen Kindern zu spielen.

Diagn. erforderlich bei: Gebrauch nur einzelner Wörter, Gangstörungen.

---

5 Jahre
- Laufen: kann 10 Sek. auf 1 Bein balancieren und auf 1 Bein hüpfen. Läuft entlang einer Linie in Fersen-Zehen-Gang
- Feinmotorik: hält Bleistift mit 3 Fingern. Malt Männchen aus 3–6 Teilen (ein Paar Gliedmaßen, Augen etc. zählt als 1 Teil). Baut Brücke aus Erinnerung
- Sprache: spricht fließend; kennt eigenen Vor- und Zunamen, Alter, Adresse
- Soziales: sauber und trocken Tag und Nacht. Kleidet sich ohne Aufsicht an. Wählt seine Freunde selbst, kann teilen und sich abwechseln.

9.1.3   Der pädiatrische Befund

Tips
- Je jünger der Säugling ist, desto mehr können Beobachtungen voneinander abweichen. Deshalb ist es wichtig, konstante Untersuchungsbedingungen zu schaffen
- Verlaufskontrollen sollten, wenn immer möglich von der selben Person durchgeführt werden
- Störungen und extreme Licht-, Lärm- und Temperatureinflüsse, sowie zuviele Umweltreize, z.B. durch Bilder, Mobiles vermeiden
- Kind keine Reizüberflutung zumuten, sondern das Kind gezielt mit geeigneten Spielsachen zur Bewegung motivieren
- Kind sollte nicht zu hungrig sein, nicht aus dem Tiefschlaf geweckt werden und nicht direkt nach dem Essen beobachtet werden
- Für die Beobachtung empfiehlt es sich schon eine erste Kontaktaufnahme mit dem Kind hergestellt zu haben. Ein gewisses Vertrauen ist Voraussetzung, vor allem bei älteren Kindern
- während der Beobachtung nicht zu viel mit den Eltern sprechen.

Die Beobachtungen anschließend den Eltern erläutern. Die Fähigkeiten des Kindes herausstellen und auf die Schwierigkeiten des Kindes hinweisen. Eltern mit weniger Gespür für ihr Kind geduldig die Problematik erklären und die besondere Handhabung zeigen. Im Verlauf der Physiotherapie können Eltern eine gewisse Sicherheit im speziellen Umgang mit ihrem Kind erlangen. Sie dürfen nicht überfordert werden und brauchen Zeit, um sich mit der Behinderung ihres Kindes auseinander zu setzen. Sie sollen nicht die Rolle der TherapeutIn übernehmen, sondern auch weiterhin emotional und spontan mit ihrem Kind umgehen.

Befund
- Anamnese der Eltern: Alter, sozialer Hintergrund, familiäre genetisch bedingte Erkr.
- Schwangerschaftsanamnese: SS-Verlauf (Erkrankungen, Komplikationen), errechneter Geburtstermin
- Geburtsanamnese: Geburt am Termin, zu früh, zu spät?, Lage, Geburtsverlauf (Kompl. bei Mutter, Kind), APGAR-Wert

- Anamnese des Kindes: tatsächliches Alter, Kompl. nach der Geburt, Klinikaufenthalte, Operationen, Krampfanfälle, sonstige Erkrankungen, z.B. Impfreaktionen, Allergien, Unverträglichkeiten, Medikamente, bisherige Therapien
! Bei älteren Kindern die Anamnese aus der Sicht des Kindes.
- Problematik (Diagnose)
- erster Eindruck: kurze Beschreibung, welchen Eindruck das Kind bei der ersten Kontaktaufnahme auf die TherapeutIn macht (Sozialkontakt)
- sensorische Fähigkeiten:
  - optische Wahrnehmung und Koordination: Fixieren, Verfolgen, abnorme Symptomatik (Strabismus, Nystagmus)
  - akustische Wahrnehmung: Reaktion auf akustische Reize, akustische Orientierungsfähigkeit
  - sensible Wahrnehmung: Oberflächensensibilität, Reaktion auf Berührungen, Reaktion auf Schmerzreize, Tiefensensibilität, Reaktion auf ,,Bewegt werden", Körperbildentwicklung
- mimisches Verhalten: Gesichtsausdruck (immer gleich?), werden Emotionen geäußert?
- orale Situation: Tonus im Mund und Gesichtsbereich (in Ruhe und bei Aktivität), Koordination beim Saugen - Trinken Essen
- Sprachentwicklung: Laute, aktiver und passiver Wortschatz
- Atmung: sichtbare Atembewegungen, Frequenz, Atemgeräusche, andere abnorme Symptomatik (z.B. Einziehungen, paradoxe Atmung)
- Haut: Farbe, Ausschläge, Turgor, Pigmentation (Café au lait), andere Veränderungen
- Muskulatur: Hypotonus, Hypertonus, Atrophien, Diastasen, andere Abweichungen
- Gelenke: Deformitäten, Mißbildungen, Fehlhaltungen, Schonhaltungen
- funktionelle Bewegungsabläufe: Kind in RL und BL; aktuelle Positionen; aktive Bewegungsübergänge, aktive Fortbewegungsmöglichkeiten
- Reflexe und Lagereaktionen (s.u.)
- Hilfsmittelversorgung
- Selbständigkeit: bei größeren Kindern erfragen oder Eltern befragen, wie der Alltag bewältigt wird.

Reaktionen

Automatische Reaktion (schützende Seitwärtsdrehung des Kopfes)
Muß bei jedem Neugeborenem vorhanden sein.
- **Auslösen:** Kind in BL auf die Unterlage legen
- **Reaktion:** Kopf wird zu einer Seite gedreht. In der Neugeborenenphase hebt und dreht das Kind den Kopf in mehreren kleinen Schritten. Der Kopf muß spontan zu beiden Seiten gedreht werden
- **Zeitraum:** geht mit ca. 3 Mon. in die Willkürmotorik über
- **funktionelle Bedeutung:** Freihalten der Atemwege, erste Aufrichtung gegen die Schwerkraft aus Bauchlage.

Palmare Greifreaktion (Handgreifreaktion)
Fehlt bei Frühgeburten häufig ganz, zeigt sich aber im Verlauf der weiteren Entwicklung noch.
- **Auslösen:** symmetrische RL, mit dem Zeigefinger von der Ulnarseite gleichzeitig in beide Handflächen greifen, evtl. mit leichtem Druck
- **Reaktion:** festes Umgreifen des angebotenen Fingers. Der Faustschluß löst sich erst, wenn der Reiz auf die Handinnenfläche aufhört

- **Zeitraum:** nimmt von der Kleinfingerseite zur Daumenseite hin ab, ca. 5.–6. Mon. abgebaut
- **Alarmzeichen:** bei einseitig fehlender Greifreaktion Verdacht auf Plexusparese. Einseitig gesteigerte Greifreaktion weist auf eine Halbseitensymptomatik hin. Liegt eine Spastik vor, so ist die Greifreaktion verstärkt ausgeprägt und persistiert; bei abgeschwächter Greifreaktion besteht Verdacht auf eine Hypotonie oder Athetose
- **funktionelle Bedeutung:** Mit dem Abbau der Handgreifreaktion entwickelt sich das differenzierte Greifen, das koordinierte Loslassen und das Abstützen auf die geöffneten Hände.

Plantare Greifreaktion (Fußgreifreaktion)
- **Auslösen:** symmetrische RL, mit den Daumen gleichzeitig auf die Fußballen drücken
- **Reaktion:** symmetrisches Krallen der Zehen. In den ersten 6 Wo. werden beim Loslassen die Zehen gespreizt
- **Zeitraum:** baut sich ca. bis zum 10.–12. Mon. durch den aktiven Stand ab
- **Alarmzeichen:** Ist die Fußgreifreaktion abgeschwächt oder gar nicht vorhanden, so besteht Verdacht auf eine Hypotonie, eine schlaffe Parese (z.B. bei Spina Bifida) oder eine spastische Entwicklung. Bei der Entwicklung einer Spastik überlagern die tonischen Streckreaktionen die Greifreaktionen. Bei athetoiden Koordinationsstörungen tritt die Fußgreifreaktion meist verstärkt auf und persistiert
- **funktionelle Bedeutung:** Bleibt die Fußgreifreaktion bestehen, kann das Kind kein koordiniertes Stehen und Gehen mit angepaßter Fußbelastung, richtigem Abrollen und Gleichgewichtsreaktionen entwickeln.

Babkin-Reaktion (Palmomentalreaktion)
- **Auslösen:** gleichmäßigen Druck in die Handinnenfläche geben
- **Reaktion:** Öffnen des Mundes, evtl. verbunden mit einer Streckung des Kopfes nach hinten
- **Zeitraum:** bis ca. 4.–6. Wo.
- **Alarmzeichen:** bei Frühgeborenen meist sehr deutlich ausgeprägt. Bei der Entwicklung einer zerebralen Koordinationstörung kann die Babkin-Reaktion erhalten bleiben. Die Babkin-Reaktion kann auch bei zerebralen Abbauprozessen persistieren oder wieder auftreten
- **funktionelle Bedeutung:** Kontrolle der Mundfunktion fehlt; es kommt zu vermehrtem Speichelfluß. Deshalb beim Füttern nicht in die Handinnenfäche drücken.

Babinski-Reaktion (Plantarreaktion)
Im Säuglingsalter beweist diese Reaktion die physiologische Unreife des ZNS.
- **Auslösen:** symmetrische RL mit Mittelstellung des Kopfes, Beine semiflektiert. Laterale Fußsohle von den Zehen zur Ferse bestreichen
- **Reaktion:** Dorsalextension der Großzehe, evtl. werden die übrigen Zehen gefächert
- **Zeitraum:** bis zur Ausreifung der Pyramidenbahn, verschwindet im Alter von ca. 1–1,5 Jahren
- **Alarmzeichen:** fehlt bei Läsion des Rückenmarks und schwer apathischen Kindern. Tritt diese Reaktion zu einem späteren Zeitpunkt wieder auf, so ist dies ein Hinweis auf eine Störung des ZNS (Pyramidenbahnzeichen).

Rooting-Reaktion (Suchreaktion)
- **Auslösen:** in symmetrischer RL mit einem Finger am Mundwinkel, Ober- und Unterlippe berühren. Während der Neonatalenphase ist die reizempfindliche Zone verbreitert, so daß die Reaktion fast am Ohr ausgelöst werden kann
- **Reaktion:** Mund wird zur stimulierten Seite hin verzogen, der Kopf in die entsprechende Richtung gedreht und die Zunge zum Reiz hin bewegt

- **Zeitraum:** auslösbar bis ca. 2.–3. Mon., besonders ausgeprägt, wenn das Kind hungrig ist. Die Reaktion wird abgelöst durch willkürliches, aktives Kopfdrehen
- **Alarmzeichen:** asymmetrische Reaktionen bei Säuglingen mit Schädigungen des N. trigeminus und des N. facialis. Bei schweren zerebralen Schädigungen ist diese Reaktion besonders stark ausgeprägt und bleibt bestehen.

Saug-Schluckreaktion
Bei Frühgeborenen kann die Reaktion zu Beginn des Tests noch schwach ausgebildet sein, nimmt aber an Intensität zu, wenn sie weiter angeregt wird.

Bei Säuglingen, die eine „Tendenz zu Überinformiertheit" (☞ 9.2.4) haben, ist die Reaktion oft besonders stark auslösbar.
- **Auslösen:** in symmetrischer RL den Zeigefinger zwischen die Lippen oder Ober- und Unterkiefer legen
- **Reaktion:** rhythmische Saug- und Schluckbewegungen bei guter Koordination mit der Atmung (Saugen - Saugen - Schlucken). Die Zungenbewegung muß wellenartig nach oben-hinten-unten verlaufen. Dies läßt sich beim Test mit dem Finger fühlen. In den ersten Tagen kann die Saug-Schluckbewegung noch schwach sein (Geburts-streß), sie wird jedoch mit der Zeit deutlicher
- **Zeitraum:** bis ca. 4.–5. Mon. auslösbar, geht in willkürliches Saugen über
- **Alarmzeichen:** bei apathischen Säuglingen und Hypotoniesyndromen meistens stark abgeschwächt. Die Saug-Schuckreaktion kann bei schweren zerebralen Schädigungen wieder auftreten.

Glabella-Reaktion
- **Auslösen:** in symmetrischer RL mit dem Finger von kranial her auf die Mitte der Stirn drücken
- **Reaktion:** kurzfristiges kräftiges Schließen der Augen
- **Zeitraum:** bis ca. 8. Wo. auszulösen
- **Alarmzeichen:** bei asymmetrischer Reaktion Verdacht auf eine Facialisparese.

Puppenaugenphänomen
- **Auslösen:** Der Kopf des Säuglings wird langsam passiv zu einer Seite gedreht
- **Reaktion:** Die Augen folgen nicht der Drehung des Kopfes, die Blickrichtung bleibt bestehen
- **Zeitraum:** Nach 4 Wochen nicht mehr konstant auslösbar, Ende 2. Monat ganz verschwunden
- **Bemerkung:** Bei einer Asymmetrie kann es ein Hinweis auf eine Abducensparese sein. Bleibt er länger bestehen gibt es einen Hinweis auf eine Reifungsstörung des ZNS.

Primäres Stehen
- **Auslösen:** Kind seitlich am Brustkorb in der Senkrechten halten und die Fußsohlen fest auf die Unterlage stellen
- **Reaktion:** Kind baut einen von unten nach oben fortlaufenden Extensorentonus auf, die Beine werden abduziert und nach außen rotiert. Die Belastung liegt etwas mehr auf dem Vorfuß
- **Zeitraum:** bis ca. 8. Wo. auslösbar, wird abgelöst von der physiologischen Astasie
- **Alarmzeichen:** Zeigt sich diese Reaktion überschießend mit deutlicher Adduktion und Innenrotation der Beine, und persistiert sie über den physiologischen Zeitraum hinaus, so kann dies auf die Entwicklung einer zerebralen Koordinationsstörung mit einer Spastik hinweisen.

Primäre Schreitbewegung (neonataler Gehautomatimus, Schreitreaktion)
- **Auslösen:** Kind seitlich am Brustkorb in der Senkrechten halten, eine Fußsohle belasten und das Gewicht des Kindes nach vorne verlagern
- **Reaktion:** bei Belastung eines Beines wird dieses starkt gestreckt (totale Extension) und das andere Bein im Sinne einer Schreitbewegung gebeugt
- **Zeitraum:** bis ca. 8. Wo. auslösbar
- **Alarmzeichen:** Bei einer überschießenden Schreitreaktion kommt es zu einer Extension des belasteten Beines mit Adduktion und Innenrotation. Auf der freien Seite kann die Beugung durch die überfließende Extension blockiert sein. Bei extrem starkem Hypotonus ist die Schreitreaktion häufig überhaupt nicht auslösbar; es besteht eine pathologische Astasie.

Gekreuzte Streckreaktion (gekreuzte Extensoren-Reaktion)
- **Auslösen:** in symmetrischer RL mit Kopfmittelstellung ein Bein in Hüft- und Kniegelenk beugen, etwas abduzieren und einen leichten Druck in die Hüftpfanne geben
- **Reaktion:** freies Bein wird gestreckt und adduziert, der Fuß wird plantarflektiert
- **Zeitraum:** bis ca. 8. Wo. auszulösen, wird abgelöst durch die gekreuzte Beugereaktion
- **Alarmzeichen:** Bei der Entwicklung einer zerebralen Koordinationstörung mit spastischer Komponente zeigt sich eine ausgeprägte Extension mit starker Adduktion und Innenrotation. Diese überschießende Reaktion bleibt über den normalen Zeitraum hinaus erhalten.

Stehbereitschaft
- **Auslösen:** Kind wird seitlich am Rumpf in der Senkrechten gehalten und mit den Fußsohlen in Kontakt mit der Unterlage gebracht
- **Reaktion:** Kind übernimmt mit Kokontraktion sein Körpergewicht
- **Zeitraum:** Löst die physiologische Asthasie (8. Woche bis 5.–6. Monat) ab und wird in die Willkürmotorik integriert
- **Alarmzeichen:** Zeigt das Kind einschießende Extension mit Add. und IR weist es auf eine Koordinationsstörung mit Spastik hin. Übernimmt das Kind kein Gewicht kann es ein Hinweis auf ein Hypotoniesyndrom oder eine Muskelhypotonie sein.

Moro-Reaktion
Bei überinformierten Kindern (☞ 9.2.4) ist diese Reaktion besonders stark ausgebil- det. Nur schwach auslösbar bei apatischen Kindern.
- **Auslösen:** Kind liegt auf einer Unterlage (Handtuch) und es wird ein kurzer kräftiger Zug an der Unterlage ausgeführt
- **Reaktion:**
  - **1. Phase:** Extension und Abduktion der Arme, fächerförmiges Spreitzen der Finger und Öffnen des Mundes
  - **2. Phase:** Flexion der Arme („Umklammerung"); Mund wird geschlossen
- **Zeitraum:**
  - **1. Phase:** baut sich bis zum 4.–5. Mon. ab
  - **2. Phase:** nur bis zur 7.–8. Wo. zu sehen
- **funktionelle Bedeutung:** Entwicklung der Mundkoordination und Sprachentwick- lung kann stark beeinträchtigt sein, wenn Reaktion bestehen bleibt.

Galant-Reaktion

Die Reaktion kann in den ersten Lebenstagen nur schwach ausgebildet sein oder ganz fehlen, ab ca. 6. Tag ist sie konstant auslösbar.

- **Auslösen:** Kind liegt in BL auf der Hand des Untersuchers. Mit einem Finger paravertebral vom unteren Schulterblattwinkel bis zum Beckenkamm streichen
- **Reaktion:** Lateralflexion mit Konkavität zur stimulierten Seite hin, das Becken wird nach kranial gezogen. Die Extremitäten auf der gereizten Seite strecken sich, während sie auf der anderen Seite gebeugt werden. Reaktionen der Extremitäten sind oft nur in der Neugeborenenphase zu sehen
- **Zeitraum:** auslösbar bis ca. 4.–5. Mon.
- **Alarmzeichen:** Kinder, die eine zerebrale dyskinetische Koordinationsstörung entwickeln, zeigen diese Reaktion häufig überschießend und über den normalen Zeitraum hinaus
- **funktionelle Bedeutung:** bei einseitiger immer wiederkehrender spontaner Auslösung Gefahr einer Rumpfasymmetrie oder Skoliose.

Labyrinthstellreaktion (LSR)

- **Auslösen:** Durch eine passive Positionsveränderung z. B. den Säugling seitlich am Brustkorb halten und in dieser Ebene zu einer Seite kippen
- **Reaktion:** Aufgrund der Positionsveränderung werden die Labyrinthe gereizt und der Säugling stellt seinen Kopf im Raum ein, d. h. der Kopf wird so eingestellt, daß die Augen horizontal und die Nase vertikal ist
- **Zeitraum:** Beginnt sich ab der Geburt auszubilden (Automatische Reaktion) und ist ca. mit 5 Monaten voll ausgebildet
- **Alarmzeichen:** wenn Kind nicht reagiert, kann das auf eine Muskelhypotonie und/oder zentrale Koordinationsstörung hinweisen
- **funktionelle Bedeutung:** Diese Reaktion wird modifiziert und bildet eine Grundlage zur Ausbildung der Gleichgewichtsreaktionen.

Der Vollständigkeit halber müssen hier auch noch die Körperstellreaktion auf den Kopf und die akustischen und optischen Stellreaktionen erwähnt werden. Wenn die LSR getestet wird, testen wir automatisch die Körperstellreaktion auf den Kopf mit. Es sei denn, die Labyrinthe werden – wie es ein Tierexperiment gezeigt hat – ausgeschaltet und der Kopf wird, wenn eine Körperhälfte in Kontakt mit der Unterlage gebracht wird, aufgrund der taktilen Reizung der Rezeptoren im Raum eingestellt. Die optischen und akustischen Stellreaktionen ergänzen die LSR und KSR und dienen der Einstellung des Körpers im Raum. In unserem sensomotorischen Verhalten sind die optischen und akustischen Stellreaktionen enorm wichtig: sie dienen unserer Haltungsbewahrung. Bei Patienten mit einer spinalen Ataxie kommt es zu einer Kompensation der fehlenden Haltungsbewahrung über die Optik. Diese Stellreaktionen sind in Verbindung mit der KSR mit ca. 7 Monaten voll ausgebildet.

Sprungbereitschaft (Parachut-Reaktion)

- **Auslösen:** Der Säugling wird seitlich am Brustkorb gehalten und schnell der Unterlage mit dem Kopf voran angenähert
- **Reaktion:** Bevor der Kopf die Unterlage berührt werden die Arme zum Abstützen nach vorne gestreckt und der Säugling übernimmt sein Gewicht auf die Arme
- **Zeitraum:** Diese Reaktion entwickelt sich ab dem 6. Mon. in Verbindung mit dem Handstütz in der BL und dem vollständigen Abbau der palmaren Greifreaktion
- **funktionelle Bedeutung:** Physiologisch bleibt diese Reaktion ein ganzes Leben erhalten. Liegt bei einem Kind ein Hypo- oder Hypertonus vor entwickelt sich die

Sprungbereitschaft nicht oder nur unvollständig. Wenn die Mororeaktion oder die tonischen Reaktionen persistieren kann sich diese Reaktion nicht entwickeln.

Tonische Labyrinthreaktion (TLR)

- **Auslösen:** Das Kind in Bauchlage auf die Unterlage legen
- **Reaktion:** Der Säugling reagiert mit einer totalen Flexion des Rumpfes und der Extremitäten
- **Zeitraum:** Baut sich bis spätestens 3. Mon. ab. Nach 6–8 Wo. ist die Flexionshaltung schon nicht mehr so deutlich
- **Alarmzeichen:** Bleibt diese Reaktion mit gesteigertem Tonus bestehen gibt dies Hinweis auf eine cerebrale Entwicklungsstörung
- **funktionelle Bedeutung:** Bleibt diese Reaktion in Bauchlage bestehen wird die physiologische Aufrichtung gegen die Schwerkraft sich bei dem Kind nicht entwickeln. Ist die totale Flexion mit einem zu hohen Tonus verbunden, wird das Kind seinen Kopf nicht zu einer Seite drehen um seine Atemwege freizuhalten (Automatische Reaktion). Zeigt sich parallel in der RL eine tonische Anspannung in die Extension, mit Opisthotonus, Hyperextension des Rumpfes, Extension der unteren Extremität und Extension oder Flexion der oberen Extremität kann keine koordinierte Aufrichtung und Entwicklung der Stell- und Gleichgewichtsreaktionen stattfinden.

Symmetrisch tonische Nackenreaktion (STNR)

- **Auslösen:** In der Symmetrische Rückenlage mit Mittelstellung des Kopfes wird der Kopf in Flexion nach ventral gebracht, oder in Extension nach dorsal
- **Reaktion:** Die Arme gehen in Flexion und die Beine in Extension bei Flexion des Kopfes. Bei Extension des Kopfes gehen die Arme in Extension und die Beine in Flexion
- **Zeitraum:** Bis spätestens Ende des ersten Trimenon soll diese Reaktion abgebaut sein
- **Bemerkung:** Persistiert diese Reaktion so wird die koordinierte, differenzierte Bewegungsentwicklung gehemmt und eine gute Ausbildung der Stell- und Gleichgewichtsreaktionen gestört. Ist diese Reaktion mit einem stark ausgeprägtem Hypertonus verbunden dann kann es sein, daß das Kind sich nicht selbst aktiv aus diesen Mustern befreien kann.

Asymmetrisch tonische Nackenreaktion (ATNR)

- **Auslösen:** In der Symetrischen Rückenlage mit Kopfmittelstellung wird der Kopf bei fixierter Hinterhauptsschulter zu einer Seite 90° gedreht
- **Reaktion:** Die Extremitäten der Gesichtsseite (GSS)gehen in Exsension und auf der HHS in Flexion. Dabei kommt es zu einer Lateralflexion des Rumpfes mit Konvexsität zur GSS
- **Zeitraum:** Bis zum Ende des ersten Trimenon soll diese Reaktion abgebaut sein
- **Alarmzeichen:** Wenn diese Reaktion einseitig verstärkt auslösbar ist und persistiert, kann es ein Hinweis auf eine Halbseitensymptomatik sein. Persistiert diese Reaktion, dann kann es ein Hinweis auf eine cerebrale Entwicklungsstörung sein
- **funktionelle Bedeutung:** Diese Reaktion kann spontan vom Kind selbst mit einer Drehung des Kopfes ausgelöst werden und aktiv wieder unterbrochen werden. Ist die Reaktion überschießend und das Kind kann sie nicht aktiv unterbrechen, wird die gesamte Entwicklungskoordination gehemmt und die Ausbildung der Stell- und Gleichgewichtsreaktionen verhindert. Das Kind kann in der Rückenlage keine Symetrie entwickeln mit Hand-Hand und Hand-Augekoordination. Bei einem reifgeborenem Kind zeigt sich diese Reaktion eher armbetont. Bei einem frühgeborenem Kind eher beinbetont.

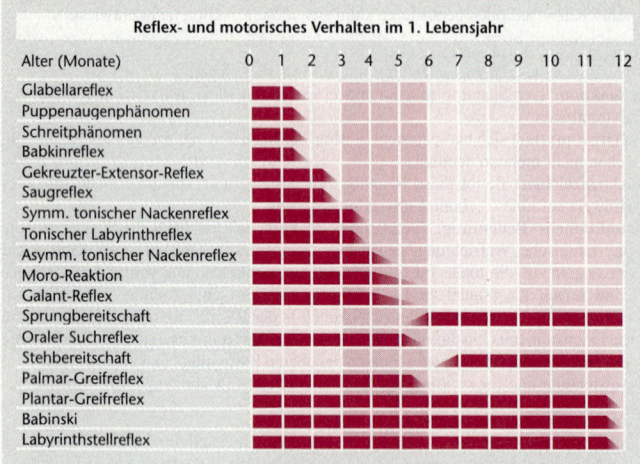

Abb. 9.2: Reflexe im 1. Lebensjahr [A300–157]

Lagereaktionen

Traktionsreaktion

- **Auslösen:** aus RL, Kopf in Mittelstellung, Daumen des Th. in palmarer Handfläche des Kindes, langsamer Zug bis 45°-Winkel zwischen Rumpf und Unterlage. Auf Kopf und Extremitäten achten
- **Reaktion:** *bis 6. Wo.* kaum Kopfkontrolle, Arme und Beine gebeugt, *bis 3 Mon.* Kopf in gerader Verlängerung der WS, *4.–6. Mon.* Kinn auf der Brust, Beine max. flektiert, *ab 7 Mon.* Arme gebeugt, Beine locker gestreckt
- **auffällig:** Asymmetrie, Opisthotonus, Streckhaltung mit Überkreuzung, Hypotonie.

Landau-Reaktion

- **Auslösen:** aus BL Kind auf der flachen Hand horizontal frei im Raum halten, Kopf evtl. kurz beugen. Auf Kopf, WS und Extremitäten achten
- **Reaktion:** *bis 6. Wo.* Kopf und Extremitäten locker flektiert, *bis 3./4. Mon.* Nacken symmetrisch gestreckt, leichte Beugehaltung des Rumpfes, *ab 4. Mon.* symmetrische Rumpfstreckung bis thorakolumbaler Übergang, Beine gestreckt oder gebeugt
- **auffällig:** Asymmetrie, Opisthotonus mit Armretraktion, Faustschluß, Streckhaltung der Beine mit Überkreuzung, Rumpfhypotonie.

Axillar-Hänge-Reaktion

- **Auslösen:** aus BL, Kopf Th.-abgewandt, Kind an Rumpfseiten fassen, nicht auf unteren Trapezius-Rand drücken, mit dem Rücken zum Th. in die Vertikale heben. Auf Beine achten
- **Reaktion:** *bis 3 Mon.* Beine locker flektiert, *4–7 Mon.* Beine aktiv gebeugt, *ab 8. Mon.* Beine locker gestreckt
- **auffällig:** Asymmetrie, Streckhaltung, Überkreuzen, Innenrotation, Spitzfußhaltung.

Seitkipp-Reaktion nach VOJTA

- **Auslösen:** wie bei Axillar-Hänge-Reaktion, Hände sollen geöffnet sein, plötzliches Seitkippen in die Horizontale nach links, dann nach rechts. Auf jeweils obenliegende Extremität achten
- **Reaktion:** *bis 10. Wo.* Arme wie bei Moro-Reaktion, Finger gespreizt, oberes Bein gebeugt, unteres Bein gestreckt, *bis 7. Mon.* lockere Beugehaltung aller Extremitäten, *8./9. Mon.* Arme und Hüftgelenk leicht gebeugt, Knie locker gestreckt, *ab 9./10. Mon.* Arm und Bein locker gestreckt
- **auffällig:** steife Streckhaltung von Bein oder Oberarm, Schulterretraktion, steife Armbeugung, Rumpfhypotonie.

Vertikale Hängereaktion nach PEIPER-ISBERT

- **Auslösen:** aus RL, später auch BL, Kopf in Mittelstellung, Hände öffnen, Kind oberhalb beider Knie umfassen und pötzlich in die Vertikale bringen. Auf WS und obere Extremitäten achten
- **Reaktion:** *bis 6. Wo.* Arme gebeugt, *bis 3. Mon.* Arme waagrecht ausgestreckt, Hände geöffnet, *4.–6. Mon.* Arme halbhoch gestreckt, Rumpf bis thorakolumbal gestreckt, *7.–12. Mon.* Arme hoch gestreckt, Rumpf bis lumbosakral gestreckt
- **auffällig:** Asymmetrie, Hochstrecken, Faustschluß, Opisthotonus, konstante Beugehaltung.

Vertikale Hängereaktion nach COLLIS

- **Auslösen:** aus RL, Kind mit rechter Hand am rechten Knie halten, Gegenspannung der Muskulatur abwarten, plötzlich mit dem Kopf nach unten in die Vertikale bringen, andere Seite prüfen. Auf jeweils freies Bein achten
- **Reaktion:** *bis 6. Mon.* Hüft-, Knie- und Sprunggelenk flektiert, *ab 7. Mon.* Knie locker extendiert, Hüfte flektiert
- **auffällig:** Asymmetrie, Strecktendenz, Innenrotation, Spitzfuß.

Horizontale Seitenhängereaktion nach COLLIS

- **Auslösen:** aus SL (Rücken zum Th.) Kind am Oberarm und seitengleichem Oberschenkel umfassen, Gegenspannung der Muskulatur abwarten, Kind hochheben, *ab 4./7. Mon.* unterer Hand/Fuß Möglichkeit zum Abstützen geben. Auf jeweils untenliegende Extremität und Kopf achten
- **Reaktion:** *bis 6. Wo.* keine Kopfkontrolle, Moro-Reaktion des Armes, Bein locker flektiert, *bis 3. Mon.* Kopfkontrolle, Arme und Beine locker gebeugt, *4.–6. Mon.* Bein bleibt in Beugehaltung, Unterarm und Hand in Pronationsstellung, *ab 6. Mon.* Handstütz, *ab 8./9. Mon.* zusätzlicher Fußstütz
- **auffällig:** steife Streckhaltung von Arm/Bein mit Spitzfußstellung, steife Armbeugung mit Schulterretraktion.

9.2 Neurologische Erkrankungen

9.2.1 Lähmungen des Plexus brachialis

Schädigung des Plexus meistens durch Geburtstrauma, Unfall, Schlüsselbeinfraktur.

▌ Obere Armplexuslähmung (ERB-DUCHENNE)

Schädigung der Nervenwurzeln C4-C6. Meist Geburtstraumen (Beckenendlagen), Unfälle, Schlüsselbeinfrakturen (etwa 80 % aller Wurzelläsionen).

Symptome

Schlaff nach unten herabhängender, leicht nach innen rotierter und deutlich pronierter Arm. Der Arm kann im Schultergelenk nicht gehoben oder außenrotiert werden. Die Schulter der betroffenen Seite steht tiefer. Der Ellenbogen kann nicht gebeugt oder gestreckt werden. Bei Schädigung der Wurzel C4 besteht zusätzlich eine partielle Zwerchfellähmung.

Prognose

Unsicher, abhängig vom Ausmaß der Schädigung.

Ärztliche Therapie

Fixation des gelähmten Armes in Adduktion am Körper, näheres s.u.
Anschließend Physiotherapie.

Physiotherapie

Erhaltene Beweglichkeit

- Lagerung in der Frühphase (0–3 Mon.): abwechselnd RL und SL
  - RL: betroffenen Arm dicht am Körper in Add. und Rotationsnullstellung lagern oder mit einem Schlauchmullüberzug in Add., Rotationsnullstellung und Ellenbogenflexion vor dem Körper fixieren
  - SL auf der betroffenen Seite: Schulter nicht zu stark belasten (→ gute Durchblutung gewährleisten). Darauf achten, daß die Schulter in Protraktion liegt. Kind evtl. auf zwei Kissen lagern, so daß ein Freiraum für die Schulter entsteht
  - SL auf der gesunden Seite: betroffener Arm darf nicht frei nach vorne oder hinten herunterhängen, vorn auf einem Kissen lagern oder mit einem Schlauchmullüberzug seitlich am Körper fixieren
  - Nicht am betroffenen Arm manipulieren: es darf kein Zug oder Dehnung auf den Plexus ausgeübt werden. Bei Handling und Elternanleitung (☞ 9.1.1) darauf achten, daß die Schwere des Armes abgenommen wird, oder am Bewegungsausmaß der gesunden Seite orientieren
- Lagerung in der Spätphase (ab 3./4. Monat):
  - RL: betroffenen Arm nicht mehr fixieren. Das Kind soll durch Reize den Arm aktiv mit einsetzen. Kind soll in der Symmetrie liegen
  - SL: Kind liegt auf der gesunden Seite: betroffenen Arm nicht mehr fixieren. Kind liegt auf der betroffenen Seite → darauf achten, daß die Schulter in Protraktion ist
  - BL: beide Arme liegen mit Abd., AR und Flex. auf der Unterlage

9

- bei größeren Kindern nach Unfall ab 7. Wo. (nach Akutphase): passives oder unterstütztes Durchbewegen je nach Begleitverletzungen (Klaviculafraktur) nach ärztlicher Anweisung oder an der Schmerzgrenze orientieren
- Provozieren von Bewegungen über Anbieten von Spielzeug, Handling und Fazilitieren. Beim Handling das Kind ständig auffordern, den betroffenen Arm zum Greifen einzusetzen. Während des Fazilitierens immer wieder Stütz- und Greifaktivität auf der betroffenen Seite fordern.

Geförderte Entwicklung gemäß der sensomotorischen Entwicklung

- Handling: im alltäglichen Umgang das Kind immer wieder dazu anregen, seinen betroffenen Arm einzusetzen
- Schoßbehandlung: Bewegungen der betroffenen Seite provozieren; der Arm soll zum Greifen eingesetzt werden
- Fazilitation: u.a. Stützfunktion im Unterarmstütz, Handstütz, Langsitz, Seitsitz und Vierfüßlerstand schulen. Eine gute Stützfunktion ist Voraussetzung für eine gute Greiffunktion. Die Greiffunktion über Spielzeuge provozieren, dabei den gesunden Arm durch Stützen fixieren
- Psychomotorikgruppe: Kinder ab 3 Jahren. Kinder werden in einer Gruppe stärker zur Eigenaktivität angeregt
- Säuglings- und Kleinkindschwimmen: im Wasser werden die Bewegungen erleichtert, das Kind hat bessere Möglichkeiten, seinen Arm einzusetzen. Beim Kleinkind mit Oberarmschwimmhilfen (wenn der Schultergürtel stabil genug ist) die freie Bewegung im Wasser fördern.

Optimale Kraft

- Innervationsschulung: Fazilitation, Erarbeiten der Stützfunktion und Anbahnen von Bewegungsübergängen
- Vojta-Methode (☞ 2.3.25): Kriech- und Drehmuster (neurophysiologische Bewegungsmuster). Beide Bewegungsmuster werden je nach Schwerpunkt der Behandlung verwendet
- statische und dynamische Muskelarbeit mit verschiedenen Materialien (Pezziball, Rollbrett und Trampolin).

Geförderte Perzeption

- Säuglingsmassage (☞ 9.1.1; Schoßbehandlung) zur taktilen und propriozeptiven Wahrnehmungsförderung
- Säuglingsschwimmen zur Anregung der Eigenaktivität und damit zur Förderung der Tiefensensibilität (= propriozeptive Stimulation), der taktilen und der vestibulären Wahrnehmung
- basale Stimulation (umfaßt alle Wahrnehmungsbereiche): taktil-kinestetisch, vestibulär und propriozeptiv, je nach Auswahl der Behandlungsreize, z.B. mit Bürste, Frotteetuch, Creme.

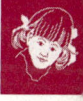

▌ Untere Armplexusparese (Klumpke-Lähmung)

Schädigung der Zervikalwurzeln C8-Th1 (10 % aller Wurzelläsionen). Häufig Endzustand nach totaler Armlähmung.

Symptome

Halb offene Fallhand bei gebeugtem Unterarm und Krallenhand durch Lähmung der langen und kurzen Handmuskeln sowie teilweise des M. triceps brachii. Bei Beteiligung des Sympathikus (Th1) zusätzlich Horner-Symptomatik: Ptosis (hängendes Augenlid auf der betroffenen Seite), Miosis (enge Pupille), Enophthalmus (tief in die Orbita zurückgesunkener Augapfel).

Selten liegt eine isolierte untere Plexusparese vor, häufig kommt es zu einer kombinierten oberen und unteren Plexusparese.

Ganz selten (bei Beckenendlage) kommt es zu einer beidseitigen Plexusparese.

 Ärztliche Therapie

Schienung der Hand, dadurch Vermeidung von Fingerkontrakturen; frühzeitig beginnende Bewegungsübungen.

Prognose

Schlechter als bei oberer Armplexusparese.

 Physiotherapie

Optimale Kraft und geförderte Perzeption (☞ 9.2.1).

Erhaltene Gelenkbeweglichkeit
- in der Frühphase (0–6 Wo.) keine spezielle Lagerung; in der Spätphase Schienenversorgung, falls die Hand funktionsunfähig bleibt (Zusammenarbeit mit Ergotherapeuten!)
! Beim Anlegen der Schiene darauf achten, daß die Hand nicht eingeklemmt wird. Wenn Sensibilitätsstörungen vorliegen, merkt das Kind nicht, ob die Schiene drückt.
- passiv-assistives Durchbewegen: Bei Schmerzen kein passives Durchbewegen in der Frühphase; in der Spätphase am Bewegungsausmaß der gesunden Seite orientieren. Bei größeren Kindern nach Unfall: nach Akutphase und wenn keine anderen Komplikationen vorliegen
- Provozieren von Mitbewegungen: Durch Anbieten von Spielzeug auf der geschädigten Seite Aktivität der Hand provozieren. Bei größeren Kindern altersgerechte Spiel- und Übungsangebote zur Förderung der Handfunktion anbieten (wichtig: Ergotherapie).

Geförderte Entwicklung gemäß der sensomotorischen Entwicklung
- Handling: im alltäglichen Umgang das Kind immer wieder auffordern, seine Hand zum Greifen einzusetzen
- Schoßbehandlung: die geschädigte Seite über Spielzeug, gezielte Stimulation beginnender Stütz- und Gleichgewichtsreaktionen zur Aktivität auffordern
- Fazilitation: Schulen von Stütz- und Gleichgewichtsreaktionen → Basis für eine gute Greiffunktion. Stützreaktionen in unterschiedlichen Positionen anbahnen, z.B. im Unterarmstütz oder Vierfüßlerstand. Gleichgewichtsreaktionen provozieren, um automatische Bewegungen der geschädigten Seite zu erreichen.

9.2.2 Spina bifida

Angeborene dorsale Verschlußstörung (Dysraphie) der Wirbelsäule (→ Wirbelbogenspalt). In 80 % lumbosakrale Lokalisation. Häufig in Kombination mit Hydrozephalus und Kyphoskoliose, selten Nierenfehlbildungen und Rippenanomalien. Häufigkeit ca. 1–2 auf 1.000 Geburten. Je nach Ausmaß und Beteiligung umgebender Gewebe wird unterschieden:
- **Spina bifida occulta** (☞ Abb. 9.3): Spaltbildung der Wirbelkörper, evtl. Hautveränderung oder vermehrte Behaarung im betroffenen Bereich, keine Ausstülpung des

Rückenmarks oder der umgebenen Rückenmarkshäute, meist harmlose Fehlbildung. Problem: Verwachsungen im Bereich der Spina bifida können zu einer Wachstumsdifferenz zwischen Wirbelsäule und fixiertem Rückenmark führen (tethered cord syndrome). Sakralmark- oder Nervenwurzelschädigung können die Folge sein
• **Meningozele** (☞ Abb. 9.3): zehenartige Ausstülpung der Rückenmarkshäute bei normaler Morphologie des Spinalmarks
• **Meningomyelozele** (☞ Abb. 9.3): Aussackung der harten und der weichen Hirnhaut sowie des Rückenmarks. In 80 % kombiniert mit Hydrozephalus.

Diagnostik
Pränatale Sonographie, erhöhtes Alpha-Fetoprotein (im Fruchtwasser oder mütterlichen Serum) und postnatale Röntgenaufnahmen.

Meningomyelozele
Haut, Wirbelbogen und Dura gespalten, Nervenwurzeln oder Myelon in die Zele Hernienartig vorgewölbt. Rückenmark immer verändert.

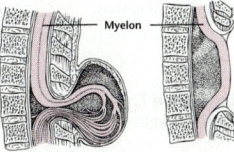

— Myelon —

Myelozele
Spaltung von Haut, Wirbelbogen, Dura, plattenförmige Vorwölbung des Myelons oder der kaudalen Nervenwurzeln.

Spina bifida occulta
Mit Haut bedeckter Wirbelspalt ohne Hervortreten von Rückenmark oder Meningen.

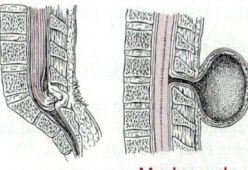

Meningozele
Wirbelbogen und Dura gespalten, keine Ausstülpung des Myelons oder kaudaler Nervenwurzeln.

Abb. 9.3: Formen der Myelozelen [A300–157]

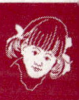

Klinik der Meningozele und Meningomyelozele
Abhängig vom Ort der Läsion: zervikale (1 %), thorakale (3 %), thorakolumbale (21 %), lumbale (41 %), lumbosakrale (23 %), sakrale (11 %) Formen. Häufig Assoziation mit Hydrozephalus. Weitere Begleitkomplikationen: Nabelhernien, Fußdeformitäten (Klump-, Hacken- oder Knickfüße vor allem bei sakralen Formen), neurogene Blasenstörungen mit rezidivierenden Harnwegsinfekten. Fast 2/3 der erkrankten NG zeigen schon bei der Geburt Paresen der unteren Extremität bis hin zur kompletten Querschnittssymptomatik. Bei Heranwachsenden können Skoliosen und ein Gibbus entstehen. Gehfähigkeit korreliert mit Höhe der Läsion.

Ärztliche Therapie
Ziel: Vertikalisation. Stehfähigkeit, Gehfähigkeit erreichen. Multidisziplinäres Konzept mit Einbeziehung von Eltern, PädiaterIn, NeurochirurgIn, OrthopädIn, UrologIn, PhysiotherapeutIn usw.
• Neurochirugie: Primärversorgung, Defektdeckung, bei Hydrozephalus ggf. Ventilimplantation

- Urologie: Kontrolle der Blasenfunktion
- Physiotherapie (s.u.) zur Prophylaxe von Skelettdeformitäten, Kontrakturen, Kräftigung der Rumpfmuskulaur bei thorakalen Formen, Blasen- und Mastdarmtraining
- orthopädische Behandlung: Wachstumslenkung durch korrigierende Schienen, Sitz- und Stützhilfen, Orthesen, orthopädische Schuhzurichtungen (☞ 12).

 Physiotherapie

Erhaltene Gelenkbeweglichkeit
- passives, assistives und aktives Durchbewegen der Gelenke
- Dauerlagerung in Bauchlage bei lumbaler und thorakaler Schädigung: Hüftstreckung (Gesäß durch einen Gurt fixieren), Rotations-0-Stellung, 0-Stellung zwischen Abduktion/Adduktion, Knie in Streckung, Füße in Nullstellung überhängen lassen oder in Dorsalschienen fixieren.

Optimale Blasen-Mastdarm-Funktion
Ziel: Anleitung zur Selbständigkeit
- Blasentraining zur Unterstützung bzw. Anregung der Blasenentleerung: Tonisierung der Blase durch festes Klopfen oder kräftiges Ausdrücken der Blase mit dem Handballen von oben nach unten (= Grätscher-Handgriff)
- Mastdarmtraining durch aktiven Einsatz der Bauchmuskulatur.

Geförderte Perzeption
Säuglingsmassage, Säuglingsschwimmen.

Geförderte Entwicklung gemäß der sensomotorischen Entwicklung
- Anspannung der nicht ausreichend innervierten Muskulatur durch neuromuskuläre Bahnung (z.B. BOBATH, VOJTA, PNF)
- Säuglings- und Kleinkindschwimmen
- basale Stimulation: Zur Stimulierung der Oberflächensensibilität Haut mit unterschiedlichen Materialien abreiben. Schulung der vestibulären und Tiefenwahrnehmung durch unterschiedliche Bewegungserfahrungen (z.B. Spontanmotorik auf Trampolin, Schaukelbrett, Schaukel)
- Steh- und Gehtraining je nach Ausfall der Muskulatur mit Hilfsmitteln (orthopädische Schuhe, Gehapparat mit Beinschienen und Beckenteil, Stehständer oder Stehbrett)
- funktionelle Hilfsmittelversorgung: die Hilfsmittelversorgung soll die Selbständigkeit des Kindes fördern.

Optimale Kraft der oberen Extremität und Rumpf
Aktive dynamische Muskelarbeit in Einzel- oder Gruppentherapie durch kleine Sportspiele, die die Muskelausdauer schulen, oder durch Techniken wie PNF, BOBATH und VOJTA.

9.2.3 Zerebrale Bewegungsstörungen

❚ Infantile Zerebralparese
Synonyme/Abkürzungen: CP, ZKS (Zentrale Koordinationsstörung). Unterschiedlich ausgeprägte, entwicklungsabhängige Lähmungserscheinungen, die auf einer nicht progredienten frühkindlichen zerebralen Schädigung beruhen.

Symptome

Die klinischen Symptome richten sich nach dem Ausmaß der Schädigung. Typisch neurologische Symptomatik mit positiven Pyramidenbahnzeichen (z.b. pathologische Mitbewegungen, unerschöpfliche Kloni; pathologische Reflexe, z.B. Babinski), gesteigerten Muskeleigenreflexen, spastischer Muskeltonuserhöhung, begleitet von mehr oder weniger deutlichen Zeichen einer extrapyramidalmotorischen Schädigung (z.b. Rigor, Dystonie, Athetosen). Zusätzlich häufig geistige Retardierung, Sprachentwicklungsverzögerung oder Anfallsleiden.

Diagnostik

- Nachweis der zerebralen Schädigung durch Computertomographie
- pathologische frühkindliche Reflexe.

 Physiotherapie

Hinweise zur Eltern-Anleitung

In der Frühbehandlung hat die Eltern-Anleitung (Hausaufgabenprogramm) einen sehr hohen Stellenwert für die Behandlung. Prinzipien:

- Eltern sollen eindeutig angeleitet werden und wissen, was und warum sie etwas tun
- Anleitung sollte sich auf 3 bis (max.) 4 Schwerpunkte konzentrieren
- Schwerpunkte (Behandlungsziele) müssen im Behandlungsverlauf immer wieder neu definiert werden
- Eltern sollten nicht zu Kotherapeuten angeleitet werden, um eine spontane (elterngerechte, gefühlsbetonte) Interaktion mit dem Kind nicht zu zerstören. Das Kind soll von den Eltern nicht ständig aus therapeutischer Sicht betrachten und von außen manipuliert werden
- Inhalte eines Hausaufgabenprogramms sind vom Entwicklungsstand und Alter des Kindes abhängig
- Informationsmaterial über Bundesverband für spastische gelähmte und andere Körperbehinderte e.V. (☞ Kap.13).

▋ Spastische Hemiparese

Die Lähmungserscheinungen betreffen hauptsächlich eine Körperhälfte, sie können arm- oder beinbetont sein. Die geistige Entwicklung der betroffenen Kinder ist meist gut. Besteht gleichzeitig ein Anfallsleiden ist die Prognose schlechter.

 Physiotherapie (☞ 2.3.2)

Ziel der Behandlung ist, daß das Kind lernt, seine hemiparetische Seite immer mit einzusetzen.

- geförderte Perzeption
- geförderte sensomotorische Entwicklung
- Hemmung assoziierter Reaktionen (aktive Inhibition): Gewichtsverlagerung auf die hemiparetische Seite anbahnen. Diese Gewichtsübernahme soll das ältere Kind zur Vermeidung der Tonuserhöhung selbst durchführen. Je besser das Kind angeleitet ist und die Hemmung durchführt, desto eher können Kontrakturen vermieden werden
- Verminderung von Kontrakturen
- funktionelle Hilfsmittelversorgung: in Absprache mit den Eltern Hilfsmittelversorgung zur Unterstützung der Behandlung und Förderung der Selbständigkeit des Kindes.

Beispiel für Hausaufgabenprogramm

Zielgruppe Säuglinge

Behandlungsschwerpunkt: Handling und Schoßbehandlung (im Rahmen der Frühbehandlung)

- Handling: Tragen, Halten auf dem Schoß, paretische Seite immer mit einbeziehen: darauf achten (ggf. unterstützen), daß beide Hände/Arme vor dem Körper in der Mitte zusammengebracht werden. Spielzeuge usw. als Anreiz anbieten
- Lagerung: Schlafphasen bezogener Wechsel zwischen Rückenlage, Seitlage auf der betroffenen Seite und Seitlage auf der gesunden Seite. Die Bauchlage wird am Anfang nicht durchgeführt, da unter anderem Gefahr für den paretischen Arm besteht, unter dem Körper eingeklemmt zu werden
- Baden:
  - möglichst viele taktile Reize zur Stimulation auf der paretischen Seite geben
  - mit dem Schwamm/Waschlappen abreiben
  - Eincremen mit betontem Druck auf der paretischen Seite
- Wickeln: beim Wickeln Anwendung des sogenannten Kreuzgriffs (aus dem Bobath-Konzept). Vorteil: das Kind wird beim Wickeln nicht in eine pathologische Streckhaltung „hochgezogen" (☞ 9.1.1, Handling).

Zielgruppe ältere Kinder (ab 1,5–2. Lebensjahr)

Behandlungsschwerpunkt: Inhibition (Vermeiden von assoziierten Reaktionen). Anleitung zu günstigen Spielpositionen; Ziel: freies Hantieren mit gesunder Seite.

- Seitsitz auf der paretischen Seite auf dem Boden, Knie und Hüften beidseits flektiert und mit Kontakt zueinander
- Der hemiparetische Arm sollte seitlich neben dem Körper möglichst mit geöffneter Hand zum Abstützen mit Gewichtsübernahme gebraucht werden.

Zielgruppe ältere Kinder, ab Schulalter

Behandlungsschwerpunkt: aktive Inhibition.

- Sitz am Tisch:
  - Nach vorne Bringen und Ablegen des hemiparetischen Armes auf dem Tisch mit Unterstützung des gesunden Armes
  - Integration der betroffenen Seite bei Alltagsaktivitäten wie Essen, Trinken, Dinge-Festhalten usw.
- Stehen neben dem Tisch: hemiparetischer Arm sollte zum Abstützen mit der geöffneten Hand eingesetzt werden
- Alltagsaktivitäten: bei Aktivitäten wie Stehen, Gehen usw. sollte die paretische Hand geöffnet in der Hosentasche stecken.

▌ Spastische Diparese

Die Lähmungserscheinungen betreffen hauptsächlich die Beine. Die geistige Entwicklung ist i.d.R. weniger beeinträchtigt.

 Physiotherapie

Optimale Tonusregulation

Spastikhemmende Positionen oder ASTE herausfinden und dem Kind anbieten.

Geförderte Perzeption

- Stimulation: Streichungen des ganzen Körpers, damit das Kind seine Körpergrenzen, vor allem die der unteren Extremität, kennenlernt
- basale Stimulation (☞ 9.2.1)

- Säuglings- und Kleinkindschwimmen: im Wasser werden verschiedene Schwünge durchgeführt zur Bahnung physiologischer Bewegungsmuster; gleichzeitig findet eine starke Stimulation der Oberflächen- und Tiefensensibilität sowie der vestibulären Wahrnehmung statt.

Geförderte Entwicklung gemäß der sensomotorischen Entwicklung
Techniken: Handling; Schoßbehandlung; Fazilitieren; Schwimmen; Hippoth.

Während aller Entwicklungsstufen Anbahnen isolierter Bewegungen in der Hüfte oder im Knie, z.B. zur Streckung der Hüfte in Rückenlage bei gebeugten Knien den Po abheben (Bridging) oder für eine isolierte Hüftstreckung im Kniestand den Po nach vorne bringen.

! Im Verlauf der Behandlung (vom Säugling bis zum größeren Kind) verändern sich die Schwerpunkte:
- Am Anfang viel Wert auf die Bahnung der Rumpfrotation und der physiologischen Bewegungsmuster (Aktivität) der Beine legen
- Beim Kleinkind auf günstige Positionen zum Spielen achten, da die Kinder oft sehr lange in diesen Positionen verweilen (z.B. Sitz auf einem Stuhl oder Sitz auf dem Boden)
- Im weiteren Verlauf der Behandlung steht das Anbahnen eines physiologischen Gangmusters im Vordergrund.

Geförderte Stell- und Gleichgewichtsreaktionen
- In den jeweils vom Entwicklungsstand abhängigen Positionen werden Stell- und Gleichgewichtsreaktionen angebahnt, z.B. im Unterarmstütz einen Arm abheben fordert Gewichtsverlagerung zu einer Seite und Gleichgewichtsreaktion am Bein der entlasteten Seite
- Funktionelle Hilfsmittelversorgung zur Unterstützung der Therapie und zur Förderung der Selbständigkeit in Absprache mit den Eltern.

▌ Spastische Tetraplegie

Schwer ausgeprägte, oft an Armen und Beinen gleich starke aber auch seit- oder armbetonte Lähmungserscheinungen als Folge einer globalen ischämischen oder hämorrhagischen Läsion des Gehirns. Die geistige Entwicklung der betroffenen Kinder ist meist schwer beeinträchtigt, oft besteht gleichzeitig ein Anfallsleiden, eine Mikrozephalie findet sich häufig.

 Physiotherapie
☞ 9.2.1, 9.2.2
- Im Vordergrund der Behandlung bei älteren Kindern mit Tetraparese steht eine angepaßte funktionelle Hilfsmittelversorgung zur Vermeidung von Kontrakturen und zur Unterstützung der Selbständigkeit des Kindes
- Individuell sollen für jedes Kind geeignete Positionen bzw. Lagerungen für eine größtmögliche Selbständigkeit gefunden werden, z.B. eine günstige Sitzposition zum Essen oder zur Betätigung in einer aufrechten Haltung.

Athetose

Form einer Hyperkinese mit langsamen, tonischen, wurmartigen, unwillkürlichen, geschraubten Bewegungen, meist distal an den Fingern und Zehen sowie im Gesicht (☞ 6.2.2). Hauptsächlich hervorgerufen durch Schädigung des extrapyramidalen Systems (Kernikterus, Asphyxie, Trauma, degenerative Erkrankung).

 Physiotherapie

Geförderte Perzeption (☞ 9.2.1).

Optimale Tonusregulation
Stimulation nach dem Bobath-Konzept zur Tonusregulation als Vorbereitung für die Bahnung physiologischer Bewegungsmuster.

Geförderte Entwicklung gemäß der sensomotorischen Entwicklung
- Handling
- Schoßbehandlung
- Fazilitieren.

In der Frühbehandlung liegt der Schwerpunkt auf der Verbesserung der Kopf- und Rumpfkontrolle. Wichtig ist die Inhibition in der Symmetrie; wenn das Kind diese Kontrolle übernehmen kann, Bewegungsanbahnung mit kleinen Bewegungen aus der Symmetrie heraus beginnen. Um genügend Stabilität bei freien Bewegungen zu gewährleisten, für jedes Kind je nach Alter und Art der Beschäftigung (Essen, Spielen) günstige Positionen ermitteln. Bei älteren Kindern steht die Eigenkontrolle in hohen Positionen (Sitz, Stand) im Vordergrund.

Geförderte Stell- und Gleichgewichtsreaktionen
Aufgrund der Tonusschwankungen können die Kinder sich nicht auf ihre Stütz- und Gleichgewichtsreaktionen verlassen. Die Schulung dieser Reaktionen erfolgt in für die Kinder wichtigen Positionen (Sitz, Stand) auf der Rolle, dem Schaukelbrett oder anderen labilen Unterlagen.

Optimale Hilfsmittelversorgung
Eine funktionelle Hilfsmittelversorgung soll die Selbständigkeit der Kinder unterstützen.

 Tips & Fallen

9

Die Behandlung der Athetose ist aufgrund der Tonusschwankungen von hyper- bis hypoton sehr schwierig. Für die Kinder bedeutet dies, daß sie sich auf keine Tonusqualität einstellen und verlassen können.

Umschriebene Entwicklungsstörungen

Teilleistungsstörungen bei normaler Gesamtintelligenz und ohne Vorliegen von spezifischen neurologischen Erkrankungen; z.B. umschriebene Leseschwäche (Legasthenie), Rechtschreib-, Rechenschwäche. Häufig auch motorische und neurologische Ungeschicklichkeit, mäßige Körperhaltungs- und Bewegungskontrolle, Hyperkinesien. Zugrunde liegt eine partielle Unreife des Zentralnervensystems. Die Ursachen hierfür sind nicht einheitlich (bei Sprach- und Rechtschreibstörungen genetische Faktoren, Rolle der frühkindlichen Hirnschädigung umstritten).

 Ärztliche Verordnung

Frühförderung durch Physiotherapie, Ergotherapie, Logopädie.

Physiotherapie

Ziele
- geförderte Perzeption
- geförderte Entwicklung gemäß der sensomotorischen Entwicklung
- optimale Koordination und Konzentration
- optimales Gleichgewicht und Geschicklichkeit
- optimale Förderung des Verhaltens.

Maßnahmen
Zur Therapie dieser Kinder eignet sich eine psychomotorische Einzel- oder Gruppenbehandlung oder eine sensomotorische Integrationsbehandlung. Je nach Schwächen der
Kinder entscheiden, welche Übungsangebote notwendig sind. Die Therapie beinhaltet
alle Wahrnehmungsbereiche, die durch die Stimulation von außen, durch motorische
Eigenaktivität oder beides gefördert werden. Zusätzlich Schwimmen oder Hippotherapie (☞ 2.3.24).

▌ Wahrnehmungsstörungen

Wahrnehmung ist Verarbeitung von Sinneseindrücken (Haut, Augen, Ohren, Nase,
Zunge, Propiozeption), wobei affektive, vegetative und motorische Reaktionen zu
beobachten sind. Bei Wahrnehmungsstörungen werden Reize zwar aufgenommen, aber
die Weiterverarbeitung ist gestört.

Das Kind wird eingeordnet nach:
- der Art der Wahrnehmungsstörung: ist es „tendentiell" über- oder unterinformiert?
- dem Grad der Wahrnehmungsstörung: welche Entwicklungsstufen hat es erreicht?
- *!* Das wahrnehmungsgestörte Kind ist immer hypoton.
- *!* Die mangelhafte Bewegungsqualität ist das wesentliche Symptom bei Wahrnehmungsstörungen.

Das Kleinkind mit Wahrnehmungsstörung
Tendenz: es reagiert überinformiert
Das Kind nimmt Reize aus der Umwelt zu intensiv über seine sensorischen Systeme
(s.o.) auf. Die Reizschwelle ist niedrig, es reichen wenige Informationen, um das Kind
zu verwirren. So kann es z.B. Lagewechseln nicht folgen und verarbeiten, es reagiert
mit Schreien.

- Entwicklungsstufen sind häufig altersentsprechend, wenn nur die Endposition
  beurteilt wird
- Bewegungsqualität: sehr langsam, besonders bei Richtungswechsel
- Feinmotorik (Spitzgriff) vorhanden, kein Spielen im Sinne von „Auseinandersetzung
  mit sich und der Umwelt"
- Bezugsperson „handelt" für das Kind, Voraussetzung gute Interaktion.

Grundsätze für die Therapie zu Hause:
- mit Körperkontakt zurückhaltend sein, das Kind über Berührung informieren
- Reize über Eigenstimulation werden sehr viel besser toleriert als über Fremdstimulation (passiv von außen)
- Spielmaterialien mit deutlicher Reizinformation verwenden: nicht zu leicht, mit
  abwechslungsreicher Oberflächengestaltung
- mit Bewegungsspielen in unteren ASTE beginnen.

Tendenz: es reagiert unterinformiert

Das Kind nimmt Umweltreize nicht deutlich oder nur teilweise über sensorische Systeme auf, deshalb kann es nicht angepaßt reagieren. Die Reizschwelle ist sehr hoch, das Kind braucht sehr massive Reize, um reagieren zu können. Z.B. bleibt ein Kind jedesmal an einer hohen Stufe hängen, da über die mangelnde sensorische Wahrnehmung die Erfahrung, den Fuß hochzuheben, nicht aufgenommen und verarbeitet werden kann.

- Entwicklungsverzögerung mit verzögerter Sprachentwicklung (häufig eine auffallend verwaschene Artikulation)
- Bewegungsqualität: tollpatschig, ungeschickt
- stereotypes Spielverhalten
- keine gute Feinmotorik
- quengelig, unzufrieden, keine ausreichend entwickelte Ich-Identität (Trotzalter)
- Kinder organisieren ihre Umgebung mit Charme, durch Pantomime o. ä., daß nicht nur die Bezugspersonen, sondern das ganze Umfeld für sie „handelt"
- Kinder fallen häufig erst im Vor-/Schulalter auf
- evtl. Fehldiagnose: „geistig behindert", v.a. wenn Unselbstständigkeit der Kinder nicht von der Umgebung akzeptiert wird
- Kinder reagieren gut auf eindeutige Fremdstimulation.

Grundsätze für die Therapie und für zu Hause:
- bei Körperkontakt eindeutige Reize setzen, Kinder reagieren gut auf taktile Stimulation
- aktive, zielgerichtete Bewegungen
- Bewegungsspiele durch taktile Reize verstärken
- Spielmaterial mit Eigengewicht und abwechslungsreicher Oberflächengestaltung.

Ziele für die Physiotherapie
- Tonussituation verbessern
- Haltetonus und Bewegungsqualität optimieren
- Eigenstimulation fördern, um Körperschema zu erweitern und vertiefen
- sensorischen Erfahrungsschatz ausbauen.

Maßnahmen
In der Therapie werden keine Symptome behandelt. Bei Außenstehenden kann der Eindruck entstehen, das Kind würde „nur" spielen. Wichtig ist, das Vertrauen des Kindes spielerisch zu erarbeiten. Dies ist die Grundlage für Interaktion und Motivation.

Behandlung im Schulalter
Grundsätzlich bleiben die Ziele die selben. Es ist wichtig, den Kindern Hilfen für den Alltag zu geben. Z.B. Computer, um schnell schreiben zu können, da sie zeitlich oft nicht mit ihren Klassenkameraden mithalten können oder Klettverschlüsse an Schuhen und Kleidungsstücken.

9.3   Genetische Erkrankungen

9.3.1   Morbus Down (Trisomie 21, Down-Syndrom) ————

Häufigste Chromosomenanomalie (Häufigkeit 1 : 650), bei der in den meisten Fällen (95 %) ein dreifaches Chromosom Nr. 21 vorliegt. Das Risiko, ein Kind mit einer Trisomie zu gebären, steigt mit dem Alter der Mutter (z.B.: mit 35 J. beträgt das Risiko 1 %, mit 40 J. 3 %).

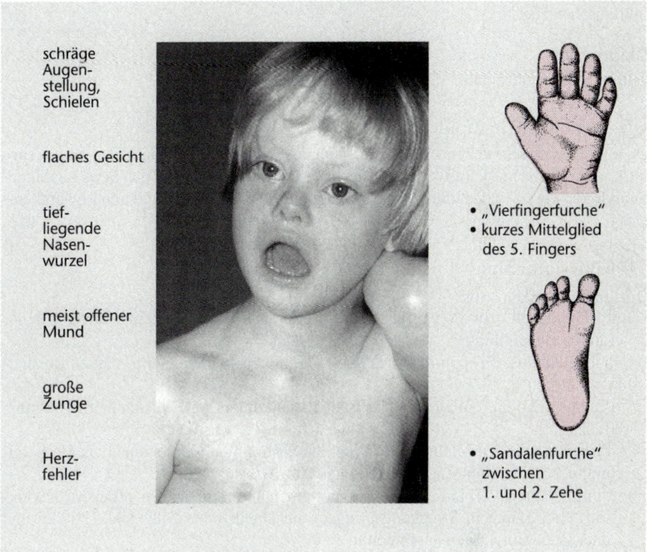

schräge Augenstellung, Schielen

flaches Gesicht

tiefliegende Nasenwurzel

meist offener Mund

große Zunge

Herzfehler

- „Vierfingerfurche"
- kurzes Mittelglied des 5. Fingers

- „Sandalenfurche" zwischen 1. und 2. Zehe

Abb. 9.4: Down-Syndrom [A300-157]

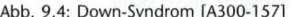

Klinik (☞ Abb. 9.4)
- Gesicht: mongoloide (schräg nach oben stehende) Augenstellung, flaches Gesicht, Epikanthus (sichelförmige Hautfalte am inneren Rand des Oberlides), breite, tiefliegende Nasenwurzel, kleine, im oberen Teil abgewinkelte Ohrmuschel, helle Iris mit kleinen weißen Flecken (Brushfield-Flecken), Schielen, Makroglossie (große Zunge)
- Skelett, Muskulatur, Extremitäten: Minderwuchs, Brachyzephalus, Mikrozephalus, verspäteter knöcherner Schluß der Schädelnähte und Fontanellen, Unterentwicklung der Kiefer und Zähne, erhöhte Gelenkbeweglichkeit, Muskelhypotonie im Neugeborenen- und Kleinkindalter, kurze plumpe Finger (Tatzenhände), kurzes Mittelglied

des 5. Fingers, Vierfinger-Furche an der Handfläche, vergrößerter Abstand zwischen 1. und 2. Zehe (Sandalenfurche)
- innere Organe: häufig angeborene Herzfehler (ca. 50 %), Stenosen und Atresien des Verdauungstraktes, Immunschwäche mit erhöhter Infektanfälligkeit, Neigung zu Malignomen (Leukämien)
- Nervensystem: IQ meist < 50, mit zunehmendem Alter abnehmende Tendenz. Kinder sind meist heiter, froh, anschmiegsam, selten aggressiv, können durch ihren ausgeprägten Nachahmungstrieb einfache Arbeiten erlernen und z.B. in beschützten Werkstätten arbeiten.

Prognose
Abhängig von der Schwere der inneren Fehlbildungen und der Ausprägung der Immunschwäche.

Diagnostik
Chromosomenanalyse. Suche nach Fehlbildungen innerer Organe.

 Ärztliche Therapie

Operative Korrektur der inneren Fehlbildungen (Herzfehler, Darmatresien und -stenosen), evtl. plastisch-operative Korrektur der Makroglossie wegen der Sprachbehinderung, logopädische Behandlung, soziale Integration, Frühförderung durch Physiotherapie.

 Physiotherapie

Optimaler Muskeltonus
- feste Handgriffe zur Steigerung des Muskeltonus beim Handling sowie bei der gesamten Behandlung
- Schoßbehandlung: Tapping, Druck und Vibrationen während der gesamten Behandlung
  - Pressure-Tapping zu Beginn der Schoßbehandlung von den Schultern Richtung Becken
  - Vibrationen in Verbindung mit Druck an bestimmten Körperzonen als Vorbereitung der Behandlung (nach CASTILLO MORALES)
  - Vibrationen in Verbindung mit Zug an Armen und Beinen: Arme (bei 90° Abduktion) oder Beine in Streckung bringen, am Hand- oder Fußgelenk fixieren und unter Zug Vibrationen ausführen.

Geförderte Entwicklung gemäß der sensomotorischen Entwicklung
- Handling (☞ 9.1.1)
- Schoßbehandlung: in Rückenlage mit tonussteigernden Maßnahmen beginnen. Danach Anbahnen und Verbessern der Kopfhaltung über Rotation vom Schultergürtel aus in Verbindung mit Druck- und Stauchimpulsen (= Pressure-Tapping) an der obenliegenden Schulter. Weitere Ausgangsstellungen sind die Seitlage (rechts und links) sowie die Bauchlage. In allen Positionen wird in Verbindung mit der Entwicklungsförderung gleichzeitig die Perzeption gefördert, u.a. Anbahnen von Hand-Hand-, Hand-Auge- und Hand-Mund-Koordination (☞ 9.1.1)
- neuromotorische Entwicklungstherapie und orofaziale Regulationstherapie nach CASTILLO MORALES zur Förderung der Entwicklung und der Mundmotorik

9

- Fazilitieren: bereits erreichte Entwicklungsstufen stabilisieren und die nächsthöheren Entwicklungsstufen anbahnen
  - zum Stabilisieren alternierendes und Pressure-Tapping einsetzen sowie Gleichgewichtsreaktionen provozieren
  - nächsthöhere Entwicklungsstufen durch Anbahnen der Bewegungsübergänge von der Rückenlage bis zum freien Laufen erreichen
- Psychomotorik: bei Kleinkindern ab dem 3./4. Lj. für soziale Integration sowie zur Förderung der Entwicklung und Perzeption
- Säuglingsschwimmen, Kleinkindschwimmen: Wasser hat eine stimulierende Wirkung auf die Oberflächen- und Tiefensensibilität. Im Wasser werden durch die veränderten Bedingungen (z.B. durch den Auftrieb) neue Anforderungen an das Gleichgewichtssystem gestellt
  - verschiedene Schwungübungen gegen den Wasserwiderstand
  - Kind soll den Umgang mit Oberarmschwimmhilfen und verschiedenen Spielmaterialien erlernen.

Geförderte Perzeption
- Säuglingsmassage (☞ 9.1.1)
- Säuglingsschwimmen
- basale Stimulation: zur Stimulation der Hautoberfläche unterschiedliche Alltagsmaterialien einsetzen, z.B. Küchenschwämme, Waschlappen, Noppenbälle, Bürsten.

Optimale Kraft
- Anbahnen von Bewegungsübergängen mit Stops, angepaßtem Widerstand und Tapping
- Beispiel zur Schulung der Bauch- und Rückenmuskulatur: Drehen von der Rückenlage in die Bauchlage, den Bewegungsablauf durch manuellen Widerstand anhalten und den Bewegungsweg gegen angepaßten Widerstand zu Ende führen lassen.
  Weiterhin können zur Schulung der Muskulatur Materialien wie Pezziball, Schaukelbrett und Trampolin eingesetzt werden. Beispiel: Im Langsitz auf dem Schaukelbrett soll das Kind seine Balance halten, während das Brett seitlich hin und her bewegt wird. Dabei kommt es zu vermehrter Anspannung der Rumpf- und Beinmuskulatur und zu Gleichgewichtsreaktionen.

Volle Stütz- und Gleichgewichtsreaktion
Zum Anbahnen der Stütz- und Gleichgewichtsreaktion fazilitieren; entsprechender Einsatz von Materialien (s.o.).

9.3.2 Mukoviszidose (Cystische Fibrose; CF)

Häufigste genetische Erkrankung (ca. 1 : 1500); autosomal-rezessiver Erbgang. Der Defekt ist auf Chromosom Nr. 7 lokalisiert. Die Genetik ist nicht einheitlich, es treten verschiedene Ausprägungen und Verlaufsgrade der Erkrankung auf.

Die Erkrankung ist gekennzeichnet durch eine Dysfunktion der schleimproduzierenden exokrinen Drüsen. Alle Organe sind betroffen, klinisch v.a. Lunge, Pankreas, Leber, Darm und Haut. Die charakteristische Eindickung des Bronchialschleimes führte zu der Bezeichnung ,,Mukoviszidose". Der Ausdruck ,,cystische Fibrose" beschreibt die Gewebszerstörungen der Organe in Form von cystisch-fibrotischen Umwandlungen.

Die Mukoviszidose ist bisher nicht heilbar. Die Prognose der Erkrankung hat sich jedoch verbessert. Die durchschnittliche Lebenserwartung liegt z.Zt. bei über 20 Jahren.

Diagnostik

- Schweißtest (beweisend): Nachweis eines erhöhten Chloridgehaltes im Schweiß. Dieser Test sollte bei jedem chronisch hustenden oder dystrophen Kind durchgeführt werden.
- Bestimmung der pankreatischen Elastase-1 im Stuhl. Vermindert bei Mukoviszidose, aber auch bei exokriner Pankreasinsuffizienz anderer Genese.

Symptome, Komplikationen, Spätfolgen

Lunge

Im Säuglings- und Kleinkindalter rezidivierend auftretende Pneumonien oder schwer verlaufende Atemwegsinfekte. Später chron. Bronchitis, Husten mit reichlich zähem grünlichem Auswurf sowie chron. rez. Sinusitiden. Häufig auch Entwicklung eines Asthma bronchiale (30 %) und einer Inhalationsallergie.

KO: Pneumothorax, Atelektasen (minderbelüftete Bezirke in der Lunge), obstruktives Emphysem. Durch die chronische Ateminsuffizienz kommt es zu Leistungsschwäche, Konzentrationsstörungen und Appetitlosigkeit.

Pankreas

Die Pankreasinsuffizienz führt bereits bei Geburt zu einem Mangel an Enzymen und Bicarbonat. Da der Nahrungsbrei nicht verdaut wird, gärt und fault er im Darm. Blähungen, Schmerzen und hartnäckige Durchfälle (Fettstühle) sind die Folge.

Sekundär: Wachstumsretardierung, Dystrophie, Anämie und Hypoproteinämie. Ausbleiben des präpubertären Wachstumsschubes und der Sexualreifung. Hypovitaminosen durch verminderte Aufnahme (Malabsorption) der fettlöslicher Vitamine A,D,E und K.

Die Kinder haben ein ausladendes Abdomen und dünne Extremitäten.

Der bindegewebige Umbau des Pankreasgewebes führt zunehmend zur Zerstörung der Inselzellen und damit zu Mangel an Insulin und Glucagon. Besonders bei älteren Pat. meist ab dem 20. Lebensjahr entsteht ein Diabetes mellitus. Gleichzeitig kommt es durch fehlende Glucagonwirkung zu Unterzuckerungen besonders nach längerem Fasten, nachts oder nach körperlichen Anstrengungen wie Physiotherapie oder Sport.

Leber und Galle

Häufig Gallensteine. Später bindegewebiger Umbau mit Leberzirrhose (oft Todesursache). Der Pfortaderhochdruck führt zur Ausbildung von Ösophagusvarizen, die lebensgefährliche Blutungen verursachen können. Zusätzlich vermehrte Blutungsneigung durch Abnahme der Gerinnungsfaktoren wegen verminderter Syntheseleistung der Leber und durch Verminderung der Thrombozyten wegen Milzvergrößerung.

Dünn- und Dickdarm

Bei ca. 15 % der CF-kranken Neugeborenen kommt es zum Mekoniumileus, der innerhalb des ersten Lebenstages operiert werden muß. Bei Säuglingen und Kleinkindern kann ein Rektumprolaps entstehen. Auch bei älteren Pat. gestörte Stuhlpassage durch abnormes Darmsekret bzw. bei Diätfehlern: häufig Obstipation oder Darmverschluß.

9

Haut, Schweißdrüsen, Salz- und Wasserhaushalt
Der Kochsalzgehalt im Schweiß der Pat. ist auf das Mehrfache der Norm erhöht. Dies führt zu vermehrtem Salzverlust beim Schwitzen, z.B. bei Hitze, Anstrengungen oder Fieber. Im Extremfall Zusammenbrechen des Wasser- und Elektrolythaushaltes → hypochlorämische Alkalose.

Herz
Rechtsherzversagen bei Cor pulmonale, Rhythmusstörungen.

Skelett
Kyphose, Faßthorax, Trommelschlegelfinger, Uhrglasnägel.

 Ärztliche Therapie

Lunge
- antibiotische Behandlung nach Erregerbestimmung; oft Besiedelung mit Pseudomonas aeruginosa
- Inhalationsbehandlung:
  - atemwegserweiternd: Ipratropiumbromid (z.B. Atrovent), Ipratropiumbromid + Fenoterol (z.B. Berodual)
  - entzündungshemmend: Budesonid (z.B. Pulmicort)
  - schleimlockernd: Amilorid (Krankenhausapotheke)
  - schleimlösend: Dornase Alfa (z.B. Pulmozyme bei gehäuften bakteriellen Infektionen), N-Acetylcystein (z.B. Fluimucil)
  - antibiotisch: Tobramycin (z.B. Gernebcin), Gentamycin (z.B. Refobacin), Colistin (z.B. Colistin), Kombination mit Physiotherapie!
- regelmäßige Physiotherapie, autogene Drainage, Lagerungsdrainage (nicht unmittelbar nach den Mahlzeiten: Gefahr des Erbrechens), PEEP-Atmung, oszillatorische PEEP- Atmung (Flutter VRP 1), Sport (s.u.)
- in vielen Fällen Sauerstoffgabe notwendig
- letzte Maßnahme: Lungentransplantation.

Pankreas
- Enzymsubstitution in Form von magensaftresistenten Pellets (z.B. Kreon), dadurch ist kalorienreichere Ernährung möglich
- Diät: kalorienreiche Kost mit ausreichender Eiweiß- und Vitaminzufuhr. 40 %iger Fettanteil (Kalorienträger) ist anzustreben. Besonders bei Hitze oder vermehrtem Schwitzen reichlich Kochsalz und viel Flüssigkeit zuführen
- bei schwerer chron. Atemnot Anlage einer Ernährungssonde (PEG-Sonde)
- Ernährungsschulung: Pat. lernt Nahrungszufuhr, Enzymgabe und Vitaminsubstitution in physiologischer Menge aufeinander abzustimmen
- bei Diabetes mellitus Ernährungsumstellung: Verzicht auf schnellresorbierbare Kohlenhydrate; Berechnung der Kohlenhydratkalorien; Splitting der Mahlzeiten nach Bedarf, BE, Menge. Vermehrte körperliche Aktivität, Sport, Physiotherapie. Bei Bedarf (intensivierte) Insulinsubstitution.

Leber und Gallenwege
- bei Auftreten von Gallenwegssteinen operative oder endoskopische Entfernung erforderlich
- bei Pat. mit starker Leberbeteiligung häufig Refluxösophagitis: medikamentöse Therapie mit Prokinetika wie Cisaprid (z.B. Propulsin) und Protonenblockern wie Omeprazol (z.B. Antra).

Dünn- und Dickdarm
- bei Mekoniumileus Operation am ersten Lebenstag.
- bei älteren Pat.: Förderung der Passage durch reichlich Flüssigkeit, schlackenreiche, fettreiche Kost und Erhöhung der Enzymdosis. Bei längerem Stuhlverhalt Trinken von Polyethylenglykollösung und Spüleinläufe, seltener Operation erforderlich.

Herz
Medikamentöse Behandlung der Rechtsherzinsuffizienz.

Skelett
- Haltungskorrektur einer evtl. bestehenden Kyphose.
- Allgemein: Anregung zur Ausübung von Sportarten, die die Ausdauer trainieren und den Sekrettransport in den Bronchien anregen, wie z.B. Radfahren, Laufen oder Schwimmen.

Psyche
- Förderung der sozialen Integration
- psychotherapeutische Gesprächsbetreuung
- Eltern-Selbsthilfegruppen (Informationsmaterial über Mucoviszidose e.V., Bendenweg 101, 53121 Bonn).

 Physiotherapie

Das Ziel der physiotherapeutischen Basismaßnahmen ist eine aktive Sekretmobilisation. Die Therapiemaßnahmen, wie z.B. Brustkorbmobilisationen, -vibrationen oder Drainagelagerungen, werden bereits im Säuglingsalter angewendet. Sie sollten so früh wie möglich selbständig durchgeführt werden.

Verflüssigtes Sekret
Inhalation (☞ ärztliche Therapie).

Optimale Sekretmobilisation und -transport
- beim Säugling
  - Drainagelagerungen in Verbindung mit manuellen Techniken: Säugling auf dem Schoß in unterschiedlichen Positionen halten, gleichzeitig manuelle Techniken zur Unterstützung der Sekretmobilisation einsetzen, z.B. Vibrationen auf dem Brustkorb, Schüttelungen des ganzen Körpers vom Becken aus. Die unterschiedlichen Drainagelagerungen für die oberen, mittleren und unteren seitlichen Brustkorbabschnitte beginnen mit Kopfhochlage im Sitz, dann Kopfflachlage in Rücken- und Bauchlage bis Kopftieflage in Rücken-, Bauch- und Seitlage. Die Kopftieflage bei Säuglingen mit Vorsicht einsetzen oder ganz weglassen. Zur Unterstützung der Ausatmung wird zusätzlich die manuelle Brustkorbkompression eingesetzt
  ! Vorsicht bei: Bronchospasmus, hyperreagibles Bronchialsystem.
  - Pezziballbehandlung: Drainagelagerungen sind mit Säuglingen und Kleinkindern gut auf dem Pezziball durchzuführen; gleichzeitig kann dabei gewippt und geschaukelt werden. Schnelle Lagewechsel in Verbindung mit Schüttelungen durchführen, z.B. Drehen von Rücken- in Bauchlage oder aus der Rückenlage über Rotation zum Sitz
- beim Kleinkind
  - Atemtherapie: zur Vertiefung der Atmung mit dem Kind spielerische Übungen durchführen, z.B. Seifenblasen, Papierschlangen aufblasen, Watte pusten, ins Wasser blubbern mit einem Strohhalm, Lieder singen, auf Laute ausatmen. Kontaktatmung wird mit zusätzlicher verbaler Aufforderung durchgeführt, wenn

9

das Kind versteht, daß es die Atembewegungen unter den Händen des Therapeuten vergrößern soll
- therapeutische Körperstellungen (☞ 2.2.7): für kleinere Kinder eignen sich Schraube, Rutschbahn, Kobra, Überschlag, Giraffe und Vögelchen. Für größere Kinder und Erwachsene Rutschbahn, Schraube, Fisch, Überschlag und Knoten
- Autogene Drainage (AD): Die AD kann mit Kindern ≥ 7./8. Lj. erlernt werden. Es ist eine günstige Methode zur Schleimentfernung ohne fremde Hilfe. Zur Durchführung das Kind anleiten, über den aktiven Teil der Ausatmung mit Unterstützung der Bauchmuskulatur den Schleim zum Mund zu transportieren
- Yoga: die unterschiedlichen Yoga-Stellungen bieten eine zusätzliche Möglichkeit in Verbindung mit den therapeutischen Körperstellungen zur Sekretmobilisation
- forcierte Ausatemtechnik (Huffing ☞ 2.2.7): nur bei älteren Kindern und Erwachsenen anwenden, die die Autogene Drainage gut beherrschen. Mit Hilfe des Huffings kann mit 2–3 Atemzügen das Sekret zum Mund transportiert werden
- PEEP-Atemmaske (☞ 1.3): bei Säuglingen und Kleinkindern kann die PEEP-Atemmaske gleichzeitig zur Inhalation und Unterstützung des Schleimtransportes eingesetzt werden. Größere Kinder können mit einem Inhalationsgerät mit angepaßter Stenose für die Ausatmung gleichzeitig inhalieren und die Autogene Drainage durchführen. Durch die angepaßte Stenose (Ausatmung gegen Widerstand) findet zusätzlich eine Schulung der Ausatmung und Erweiterung der Vitalkapazität statt. Mit dem VRP 1 Desitin (Flutter, ☞ 2.2.7) können ältere Kinder und Erwachsene zur selbständigen Bronchial-Reinigung atmen. Die durch die sich bewegende Metallkugel entstehenden Vibrationen des Gerätes übertragen sich auf den Brustkorb und unterstützen so die Sekretmobilisation.

Optimale Brustkorb- und Wirbelsäulenbeweglichkeit
- therapeutische Körperstellungen und Yoga-Übungen
- dynamische Übungen: alle spielerischen Bewegungsabläufe in der Einzel- und Gruppentherapie.

Optimale Haltung und Bewegung
- Haltungschulung: mit Kindern ≥ 7.–8. Lj. kann eine Haltungs- oder Rückenschule durchgeführt werden. Die Anleitungen soll das Kind in seinen Alltag zu Hause und in der Schule umsetzen
- dynamische Muskelarbeit: Bewegungsspiele oder gezielte aktive Übungen zur Kräftigung der Muskulatur oder Dehnung evtl. verkürzter Muskulatur.

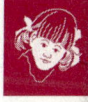

Optimale Ausdauer und Koordination
- für Kleinkinder ≥ 3 Lj.: Trampolinspringen, Kletterparcours, Schaukeln, Balancieren oder Reaktionsspiele zur Schulung der Koordination, Konzentration und Schnelligkeit z.B. in einer Psychomotorikgruppe
- ältere Kinder und Erwachsene: Sportarten, die die Ausdauer und den gesamten Muskelstoffwechsel trainieren, z.B. Radfahren, Skilanglauf, Reiten, Jogging, Schwimmen oder Tischtennis
- Spielerische Wettkämpfe sollen Kinder und Erwachsene zur Freude an der aktiven Freizeitgestaltung anregen und unterstützen gleichzeitig die physiotherapeutische Behandlung.

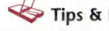 **Tips & Fallen**
- Im fortgeschrittenen Stadium der Krankheit (abhängig vom Schweregrad der Erkrankung) verringert sich die Vitalkapazität. Damit verändern sich auch die Schwerpunkte der Behandlung

• Eine gute Anleitung der Kinder selbst und der Eltern zur Durchführung der Therapie zu Hause ist ein ganz entscheidender Bestandteil der physiotherapeutischen Behandlung.

9.3.3 Muskeldystrophie vom Typ Duchenne

Primär progredient verlaufende Degeneration der quergestreiften Muskulatur mit frühzeitiger, starker Erhöhung der Muskelenzyme im Serum (CK, GOT, GPT, LDH). X-chromosomal rezessiver Erbgang (nur Jungen sind betroffen).

Ursache ist eine Mutation des Gens Xp 21, die den Ausfall des Genproduktes Dystrophin bewirkt. Das Protein Dystrophin ist normalerweise Bestandteil des Sarkolemms der Muskelzelle.

Klinik
Manifestation der Erkrankung zwischen dem 2. und 5. Lebensjahr mit Gangunsicherheit: Watschelgang, Hyperlordose und zunehmende Muskelschwäche beim Treppensteigen oder beim Aufrichten aus der Hocke, wobei sich die Pat. mit den Händen an den Oberschenkeln abstützen (Gower'sches Zeichen). Typisch pseudohypertrophe Waden („Gnomenwaden"). Die Muskulatur wird durch Fett- oder Bindegewebe ersetzt bei ansonsten dünnen Extremitäten. Später ist aszendierend die Muskulatur des Rumpfes, des Schultergürtels, des Nackens und der Oberarme betroffen.

Komplikationen
Beugekontrakturen, Skoliose, zunehmende respiratorische Insuffizienz mit sekundärer Pneumonie durch Hypoventilation. Vermehrte Infektneigung, evtl. Herzmuskelschwäche (Kardiomyopathie).

Diagnostik
Verändertes Elektromyogramm, abgeschwächte Muskeleigenreflexe bei erhaltener Sensibilität, Erhöhung der CK, Aldolase und der Transaminasen im Serum. Muskelbiopsie: Zunächst sind Nekrosen und eine erhöhte Variabilität der Fasergrößen typisch. Zusätzlich Dystrophin Immunoblots. Bei der Duchenne-Muskeldystrophie ist Dystrophin nicht nachweisbar.

Ärztliche Therapie
Eine kausale Therapie ist nicht möglich. Je stärker der Muskel beansprucht wird, desto schneller geht er zugrunde. Schutz vor Infekten, Vermeidung von Bettlägerigkeit, Vermeidung von Adipositas, eiweiß- und vitaminreiche Kost, vorsichtige PT-Übungsbehandlungen. Eine genetische Beratung ist angezeigt. Bei vielen Familien ist es möglich, Merkmalsträger aufzufinden (Stammbaumanalyse, Bestimmung der CK, Geschlechtsbestimmung des Feten, rekombinante DNA-Analyse, Dystrophin-Immunoblotting).

Prognose
Die Pat. sterben meist vor dem 25. Lebensjahr bei zunehmender respiratorischer Insuffizienz an einer Atemwegsinfektion oder an den Folgen einer zusätzlichen Herzmuskelschwäche (Kardiomyopathie).

Physiotherapie

Frühphase (0–3 Jahre)

Geförderte Spontanmotorik im Rahmen der sensomotorischen Entwicklung
- Fazilitieren und Stimulieren zur Bahnung entwicklungsgerechter physiologischer Bewegungen bis zum freien Laufen
- Schwimmen: Wassergewöhnung steht am Anfang des Säuglings- und Kleinkindschwimmens. Psychomotorische Frühförderung im Wasser zur Unterstützung bzw. Bahnung physiologischer Bewegungsmuster. Wenn genügend Stabilität im Schultergürtel vorhanden ist, Schwimmen mit Oberarmschwimmhilfen beginnen
- Psychomotorikgruppe: Integration in eine Psychomotorikgruppe ist von großer Bedeutung, um soziale Kontakte herzustellen. Die Leistungsfähigkeit muß in der Gruppe berücksichtigt werden.

Optimale Kraft, vor allem der Rumpf- und Beinmuskulatur
- dynamische Muskelarbeit in Intervallen, spielerische Übungen auf dem Schaukelbrett, Pezziball, Therapiekreisel oder Bauchliegebrett
- Fahrzeuge für zu Hause: Bauchliegebrett, Dreirad und Roller mit Ballonreifen, Fahrrad mit Stützrädern oder Therapiefahrrad, ,,Holländer" (Vierradfahrzeug mit Antriebshebel für die Arme).

Erhaltene Beweglichkeit, optimale muskuläre Koordination, gute Ausdauer
- dynamische Muskelarbeit in spielerischer Einzeltherapie oder in einer Psychomotorikgruppe
- Spielangebote für zu Hause aus der Therapie übernehmen. Beim Spielen zu Hause darauf achten, daß die Kinder möglichst mit ausgestreckten Beinen auf dem Boden sitzen. Grundsätzlich sollen die Eltern darauf achten, daß die Kinder nicht zu lange in derselben Position verharren.

Erhaltene Vitalkapazität
Für diese Altersstufe keine gezielte Atemtherapie. Vorteilhaft ist das Erlernen eines Blasinstruments.

Spätphase I (3–6 Jahre)

Erhaltene Haltungs- und Bewegungsmuster
Dynamische Übungen zur Erhaltung der Muskelarbeit; Fazilitieren und Stimulieren zur Bahnung physiologischer Bewegungen (BOBATH, ☞ 2.3.2); Neuromuskuläre Fazilitation zur Bahnung physiologischer Bewegungen (PNF, ☞ 2.3.18).

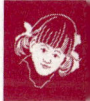

Erhaltene Beweglichkeit
Muskellängsdehnung zur Vermeidung von Kontrakturen, vor allem der Hüft-, Knie- und Sprunggelenksbeuger, die bes. schnell zur Verkürzung neigen.

! Keine Ermüdungstechniken zur Kontrakturbehandlung (begünstigen den Muskelabbau).

Hilfsmittelversorgung
Die korrekte Versorgung mit Hilfsmitteln (Schuhe, Schienen, Korsett u.s.w.) muß früh erfolgen, bevor Fehlstellungen entstehen.

Erhaltene Vitalkapazität
- aktive Atemübungen zur Vertiefung der Atmung, z.B. Ausatmen auf Laute, Wattebälle mit Strohhalm ansaugen, mit Strohhalm ins Wasser blubbern
- dynamische Übungen zur Erhaltung der Brustkorbbeweglichkeit, z.B. therapeutische Körperstellungen, Yoga-Übungen
- weitere Ziele und Maßnahmen wie bei der Frühphase.

Spätphase II (6–10 Jahre)

Erhaltene Steh- und Gehfähigkeit
- dynamische Muskelarbeit in allen Positionen, die das Kind aktiv einnehmen kann, spielerische Übungen mit verschiedenen Materialien in Einzel- und Gruppentherapie
- Schlingentisch als Ergänzung zur Erhaltung der aktiven Bewegungsmuster. Unter Abnahme der Eigenschwere kann das Kind alle Bewegungsmuster aktiv ausführen
- Steh- und Gehtraining (wenn notwendig mit Hilfsmitteln durchführen). Die Gehfähigkeit mit Hilfsmitteln sollte im Interesse der Selbständigkeit des Kindes so lange wie möglich erhalten werden
- Schwimmen, evtl. mit Auftriebskörpern, um dem Kind freie aktive Bewegungen im Wasser zu ermöglichen.

Erhaltene Beweglichkeit
- Dehnen verkürzter Muskulatur (s.o.)
- Nacht- bzw. Ruhelagerung in funktionellen Gelenkstellungen. Für die Lagerung geeignetes Lagerungsmaterial benutzen, damit die funktionellen Stellungen beibehalten werden können
- funktionelle Hilfsmittelversorgung (Korsett, Schuhe, Schienen, Rollstuhl); hierbei darauf achten, daß die Hilfsmittel frühzeitig eingesetzt werden, um Fehlstellungen oder Überlastung zu vermeiden.
- passives Durchbewegen der Gelenke.

Erhaltene Vitalkapazität
- aktive und passive spielerische Übungen zur Vertiefung der Atmung
- Brustkorbmobilisation
- therapeutische Körperstellungen in abgewandelter Form, abhängig davon, welche Positionen dem Kind möglich sind; Halbmondlagerung und Drehdehnlagerung aus der Atemtherapie.

Optimale Durchblutung
Hydrotherapeutische Maßnahmen wie warme oder ansteigende Teilbäder zur Erweiterung der peripheren Gefäße; warme Teilwickel (Fango, Heiße Rolle) für die Unterschenkel und den LWS-Bereich oder Ganzwickel als wärmezuführende Wickel (☞ 2.6.3).

Spätphase III (älter als 10 Jahre)

Erhaltene Steh- und Gehfähigkeit
- dynamische Muskelarbeit (z.B. PNF, BOBATH), um alle aktiven Bewegungsmuster so lange wie möglich zu erhalten
- Geschicklichkeitsübungen zur Erhaltung der Muskelkoordination in den Positionen, die dem Kind möglich sind, z.B. Stand und Sitz
- Gleichgewichtsschulung in unterschiedlichen Positionen (z.B. Sitz, Vierfüßlerstand) auf Rolle, Pezziball oder Schaukelbrett
- statische Muskelarbeit in den Positionen, die dem Kind möglich sind, z.B. Rückenlage, Seitlage, Vierfüßlerstand, Sitz

- passives Durchbewegen der Gelenke
- Steh- und Gehtraining (im fortgeschrittenen Stadium der Erkrankung mit Hilfsmitteln). Hierzu gehören orthopädische Schuhe und dorsale Beinschienen zum Stehen und Gehen im Gehbarren. Später kann ein Stehständer oder Stehbrett mit unterschiedlichen Fixierungen, z.B. für Füße, Knie, Becken und Brustkorb, notwendig sein
- weitere Ziele wie bei Spätphase II.

9.4　Internistische Erkrankungen

9.4.1　Atemwegserkrankungen

▌ Asthma bronchiale

Anfallsweises Auftreten von Atemnot infolge einer variablen und reversiblen Bronchialverengung durch Hyperreagibilität der Atemwege.

Meist Kombination verschiedener Auslöser. Die häufigsten Infekte sind Virusinfekte der Atemwege und Pertussis (Keuchhusten). Der Schweregrad richtet sich nach der Häufigkeit der Anfälle (leicht: weniger als 5 Anfälle pro Jahr; schwer: wöchentliche Anfälle).

Asthmaauslöser (in der Reihenfolge ihrer Bedeutung)	
Kleinkinder	**Schulkinder**
Infekte	Allergene
Unspezifische Reize	Infekte
Allergene	Unspezifische Reize
Anstrengung	Anstrengung
Emotion	Psyche

Klinik
- Hustenreiz bzw. trockener Husten, Atemnot, verlängertes Exspirium
- Auskultation: Giemen, bei sehr starker Obstruktion kein bzw. abgeschwächtes Atemgeräusch
- zäher, glasiger Auswurf
- erhöhter Einsatz der Atemhilfsmuskulatur, Unruhe, Angst, Zyanose
- Zeichen der chronischen Obstruktion: Thoraxdeformierungen, Flankeneinziehungen, Verkürzung der Pektoralismuskulatur.

Diagnostik
- Anamnese: Medikamente und therapeutische Maßnahmen erfragen
- Allergietestung:
  - Hauttest: verschiedene in Frage kommende Allergene (z.B. Pollen, Hausstaub, Tierepithelien) werden direkt auf die Haut aufgebracht oder intrakutan verabreicht. Die Hautreaktion (Durchmesser, Rötung, Quaddel) wird nach einem bestimmten Zeitraum ausgewertet

- Nachweis allergen-spezifischer Antikörper vom Typ IgE im Blut mittels Radio-Allergen-Sorbent-Test (RAST)
- Nachweis der aktuellen Pathogenität eines Allergens durch bronchialen Provokationstest (durch erfahrenen Allergologen). Inhalativ, nasal, konjunktival werden verschiedene Allergene zugeführt und damit möglicherweise ein Asthmaanfall ausgelöst
• Schweißtest (einmalig): Natrium- und Chloridgehalt zum Ausschluß einer Mukoviszidose (☞ 9.5.2)
• Röntgenuntersuchung des Thorax
• Lungenfunktionsprüfung in regelmäßigen Abständen.

 Ärztliche Therapie

Ziele: Reduzierung der Anfallshäufigkeit, Dämpfung der bronchialen Hyperreagibilität, Verhinderung der Spätfolgen (Emphysem, Cor pulmonale).

• Meiden von unspezifischen Reizen: Rauchverbot in Wohn- und Arbeitsräumen, Bettsanierung, Reduzierung von Staubquellen, Verzicht auf Haustierhaltung. Wenn möglich Allergenkarenz, Hyposensibilisierung
• Medikamentöse Ther. der Bronchialobstruktion und Schleimhautschwellung:
  - Inhalation von Cromoglycinsäure (z.B. Intal®), dadurch Stabilisierung der Zellmembranen als vorbeugende Maßnahme
  - Inhalation von Betamimetika, dadurch Relaxation der Bronchialmuskulatur (z.B. Sultanol®)
  - Inhalation oder systemische Gabe von Kortikoiden
  - Theophyllin und/oder Antihistaminika oral
  - schleimlösende Maßnahmen: Inhalationen, schleimlösende Medikamente (z.B. Fluimucil®, Mucosolvan®)
• Infektprophylaxe: Sanierung möglicher Herde im Mund-/Zahn- und Hals-Nasen-Ohren-Bereich
• Psychotherapie bei entsprechender Indikation
• Physiotherapie (Atemtherapie).

Umgang mit Inhalationsgeräten im ambulanten Bereich

Auf eine Reinigung mit Desinfektionsmitteln (Risiko einer chemischen Irritation der Schleimhäute) kann im ambulanten Bereich bei Beachtung der folgenden Leitlinien verzichtet werden:
• geeignete Geräte verwenden: für den Hausgebrauch z.B. Pari-Boy®, Heyer Pro Domo®
• Verneblersystem möglichst erst unmittelbar vor Inhalation zusammensetzen
• Gerät sollte nur von Pat. selbst und nicht von anderen Familienmitgliedern mitbenutzt werden
• vor der Benutzung des Gerätes Hände gründlich reinigen
• als Trägersubstanz nur sterile isotone Lösungen (NaCl-Lösung 0,9 %) oder Fertiginhalate verwenden
• nach jeder Inhalation (die Reinigung 1 x pro Tag ist unzureichend):
  - Verneblersystem in alle Einzelteile zerlegen
  - unter fließendem Wasser abspülen und abtrocknen
  - zum Nachtrocknen mit einem sauberen Tuch abgedeckt mindestens 4 Std. in einem trockenen Raum (möglichst nicht Küche oder Bad) auslegen.

Der Trockenvorgang kann durch Kaltluft auf eine Stunde verkürzt werden.
Vorgehen:
- 30 Sek. Luft aus dem Kompressor des Düsenverneblers applizieren, dabei Durchblasen der Düse, welche für eine Keimbesiedlung besonders prädestiniert ist
- Warmluft (1 Min. alle Einzelteile fönen), Dampfsterilisation.

In jedem Fall jedoch alle Teile 1 Std. nachtrocknen lassen!

Hinweise zur Spraytechnik
- Dosieraerosole sind erst ab dem Schulalter sinnvoll
- Bei Betamimetika und Kombinationen besteht die Einzeldosis oft aus zwei Hüben: Abstand von 5–10 Min. zwischen beiden Hüben einhalten (verbesserte Wirkung in der Peripherie)
- Cromoglycinsäure (z.B. Intal®) bzw. inhalative Steroide einige Minuten nach der Einnahme von Betamimetika
- Durchführung der Medikamenten-Inhalation:
  - Spray schütteln
  - bei längerer Nichtbenutzung den ersten Hub in die Luft sprühen
  - tief ausatmen
  - Mundstück in den Mund nehmen, die Patrone zeigt nach oben
  - bei Beginn der Einatmung Sprayknopf betätigen
  - tief einatmen
  - einige Sekunden die Luft anhalten.

 Tips & Fallen
Mittlerweile gibt es auch Inhalativa ohne Spray, z.B. Turbohaler. Bei Anwendung das Gerät aufrechthalten, das Dosierrad hin- und zurückdrehen. Das Gerät mit den Lippen dicht umschließen und tief einatmen. Nach Inhalationen immer den Mund ausspülen!

 Physiotherapie
Optimale Atemerleichterung
- atemerleichternde Körperstellungen: Im akuten Stadium (Anfall) oder bei auftretender Atemnot dem Säugling und Kleinkind Positionen anbieten, die die Atmung erleichtern, z.B. Bauchlage mit Unterlagerung des Brustkorbs und des Beckens oder ,,Päckchensitz", bei dem der Po auf den Fersen liegt, die Arme im Unterarmstütz auf der Unterlage oder erhöht auf einem Polster liegen und der Kopf auf den Armen abgelegt wird. Größeren Kindern kann zusätzlich noch der Sitz auf einem Stuhl angeboten werden, wobei die Arme nach vorn auf dem Tisch abgelegt werden und der Kopf auf den Armen liegt
- therapeutische Körperstellungen zur Unterstützung und Vertiefung der Atmung im anfallsfreien Stadium oder in abgewandelter Form (nicht in die Endstellungen der Positionen gehen) im Anfall
- Dehnlagerungen: Halbmond- oder Sichellage (☞ Abb. 2.16) und die obere und untere Drehdehnlage zur Erweiterung der unterschiedlichen Thoraxabschnitte
- Atemtherapie zur Verlängerung bzw. Unterstützung der Ausatmung. Um die Atemwege länger offen zu halten, muß die Luft langsam ausströmen. Für kleinere Kinder bieten sich spielerische Übungen an z.B. Seifenblasen, Luftschlangen blasen, Wattebälle wegblasen, gegen einen Spiegel hauchen, mit einem Strohhalm ins Wasser blubbern. Für größere Kinder eignen sich Lippenbremse, wahrnehmende Atmung (,,Kontaktatmung") und Ausatmen auf Laute.

Optimale Sekretlösung und -transport

- Heiße Rolle oder warme Brustwickel und warme Getränke unterstützen die Sekretlösung und führen zum leichteren Sekrettransport. Im akuten Anfall kann der warme Brustwickel mehrmals erneuert werden, während sich das Kind in einer atemerleichternden Stellung befindet
- Drainagelagerungen
- Autogene Drainage (AD) zum besseren Sekrettransport und Abhusten ist unbedingt mit dem Kind zu erlernen (ab dem 6./7. Lj.). Die forcierte Ausatemtechnik (Huffing; ☞ 2.2.7) kann zusätzlich erlernt werden, wenn die AD gut beherrscht wird
- Dehnlagerungen
- Schüttelungen, Vibrationen, Packegriffe: Diese manuellen Techniken werden zur Unterstützung während der Dehnlagerungen oder in Verbindung mit den Drainagelagerungen angewandt.

Erhaltene Thoraxmobilität, korr. Fehlstellungen und Fehlhaltungen

- Atem-, Brustkorbübungen: in Verbindung mit der Atmung werden dynamische Bewegungen des Oberkörpers und der Arme ausgeführt, z.B. im Sitz mit der Einatmung den Oberkörper aufrichten und mit der Ausatmung leicht nach vorne zusammensinken; in Bauchlage auf dem Pezziball (Auflage im Bereich der Hüfte), die Arme befinden sich im Handstütz vor dem Ball und werden abwechselnd nach hinten oben aufgedreht
- Rückenschule für Kinder eignet sich gut zur Behandlung der Kinder mit Asthma, um Haltungsfehler zu vermeiden.

Gesteigerte Abwehr

- Kneipp'sche Anwendungen (☞ 2.6.4)
- Allgemeine Abhärtung: so oft wie möglich zur spielerischen Freizeitgestaltung im Freien aufhalten. Möglichst kein Aufenthalt in überheizten Räumen mit trockener Luft; angepaßte Raumtemperatur, auf genügend Frischluftzufuhr achten.

Optimale Ausdauerleistung

Sinnvoll ist eine Hinführung zu Sportarten, die die Ausdauer und Gesamtkoordination schulen. Auswahl an Sportarten (☞ 10.8).

Asthmatikerschulung für betroffene Familien (z.B. „Luftiku(r)s")

Da durch die chronische Asthmaerkrankung weitreichende psychosoziale Folgen für die betroffenen Familien bestehen, werden von verschiedenen Organisationen, z.B. dem Kinderhospital Osnabrück, Schulungskurse für Asthmatiker und ihre Angehörigen angeboten.

Das Schulungsteam besteht aus ÄrztInnen, PsychologInnen, Pflegepersonal und (Sport-) PhysiotherapeutInnen. Inhalte der Schulungen sind:

- Informationen über die Erkrankung
- Darstellung des Behandlungsspektrums: Medikamente, Physiotherapie, Hilfsmittel (Inhalationsgeräte, Peak-Flow-Meßgeräte)
- Anleitung zu Selbsthilfe: Einweisung in die Benutzung der Dosieraerosole, Selbsteinschätzungsprotokolle, Entspannungs- und Atemtraining
- Erfahrungsaustausch zwischen Betroffenen: Elternerfahrungsgruppe, Rollenspiele
- Kontaktadresse: Gisela Friede, Kursleiterin des „Luftiku(r)s", Kinderhospital Osnabrück, Iburger Str. 187, 49082 Osnabrück.

9

▌ Pneumonien

Pneumonien sind entzündliche Erkrankungen des Lungengewebes. Folgende Formen werden unterschieden:

- primäre, infektbedingte Pneumonien (z.B. durch Bakterien oder Viren); je nach Lokalisation als Segment-, Lappen- oder Bronchopneumonie
- sekundäre Pneumonien: Pneumonien als Folge von z.B. Aspiration, Langzeitbeatmung, Mukoviszidose, Asthma bronchiale, Bronchiektasen, Herzfehler mit Lungenstauung, AIDS, Muskeldystrophie und anderen neuromuskulären Erkrankungen mit Hypoventilation
- nichtinfektiöse Pneumonien: Entstehen im Rahmen von bestimmten Grunderkrankungen oder anderen einwirkenden Ursachen (z.B. allergische Alveolitis, rheumatoide Arthritis, Aspiration, Inhalation von toxischen Substanzen). Hier handelt es sich oft um sog. interstitielle Pneumonien (d.h. die entzündliche Reaktion ist vorwiegend im Bereich des Lungeninterstitiums lokalisiert, die intraalveolären Veränderungen sind meist gering).

Klinik

Beeinträchtigter Allgemeinzustand, Husten, Erhöhung der Atemfrequenz (Tachypnoe) bzw. Atemnot (Dyspnoe) mit Nasenflügelatmung, oft nur angedeutete, vorwiegend periorale Zyanose, geblähtes Abdomen, Bauchschmerzen. Bei Mitbeteiligung der Pleura evtl. endexpiratorisch anstoßende, stöhnende Atmung, Zurückbleiben einer Thoraxseite sowie Dämpfung in der Perkussion.

Diagnostik

- Röntgen: Thoraxaufnahme in zwei Ebenen
- Labordiagnostik: Blutbild, Blutkörperchen-Senkungs-Geschwindigkeit, CRP (Akute-Phase-Proteine), Elektrolyte
- Bei schwer verlaufenden Pneumonien zusätzlich: Blutgasanalyse, Blutkultur, ggf. bakteriologische Untersuchungen (Sputum).

Ärztliche Therapie

Je nach Ätiologie antibiotische bzw. antimykotische Therapie; liegt der Verdacht auf eine Viruspneumonie vor, so kann zunächst auf ein Antibiotikum verzichtet werden, bei erneutem Fieberanstieg nach vorübergehender Besserung jedoch Einleitung einer antibiotischen Behandlung (bakterielle Superinfektion). Außerdem Bettruhe, ausreichende Flüssigkeitszufuhr, Expektorantien, Frischluft, behutsame physiotherapeutische Maßnahmen, Antipyretika, unter Umständen auch O_2-Gabe und Intensivmaßnahmen. Antitussiva sind evtl. in der Phase des trockenen Reizhustens sinnvoll.

Physiotherapie

Wie bei Surfactant-Mangelsyndrom beim Frühgeborenen.

▌ Atemstörungen beim Neugeborenen

Störungen der Atmung beim Neugeborenen können zentral (Apnoe), durch Obstruktion der Atemwege, durch Diffusionsstörungen oder durch andere Ursachen bedingt sein (z.B. Aspirations-Pneumonie, Surfactantmangel, Unreife des Atemzentrums beim Frühgeborenen, Zwerchfellhernie, Pneumothorax, angeborene Herzfehler). Bei nicht zentralen Atemstörungen besteht Atemnot mit Tachypnoe, Zyanose, Nasenflügeln, interkostale, juguläre, subkostale Einziehungen und expiratorisches Stöhnen.

Physiotherapie

Wie bei Surfactant-Mangelsyndrom beim Frühgeborenen.

Surfactant-Mangelsyndrom beim Frühgeborenen

Surfactant ist ein Gemisch von Phospholipiden und Proteinen, welches die Oberflächenspannung der Alveolen vermindert und dadurch den Kollaps der Alveolen verhindert. Frühgeborene produzieren zu wenig Surfactant. Ebenso besteht bei Neugeborenen diabetischer Mütter ein erhöhtes Risiko für Surfactant-Mangel.

Pränatale Diagnostik und Prävention

Durch Fruchtwasserpunktion kann evtl. der Lungenreifegrad beurteilt werden. Die Gabe von Glukokortikoiden oder Mucosolvan® an die Mutter beschleunigt die Lungenreifung.

Symptome

Zyanose und Zeichen der Atemnot (Tachypnoe, Einziehungen, Nasenflügeln, exspiratorisches Stöhnen) kurz nach der Geburt.

 Ärztliche Therapie

Zur Verhütung des Alveolenkollaps während der Ausatmung Atemhilfe in Form eines kontinuierlichen positiven Atemwegsdrucks (CPAP; ☞ 1.3.2), gegen den das Kind ausatmen muß. Bei zusätzlicher Ventilationsstörung muß das Kind maschinell beatmet werden. Rescue-Surfactant-Substitution (falls keine Prophylaxe erfolgte). Breite antibiotische Behandlung bis zum Infektionsausschluß. Verordnung von Physiotherapie.

 Physiotherapie

Bei Pneumonien, Atemstörungen beim Neugeborenen und Surfactant-Mangel-Syndrom.

Ziele
• vermindertes Risiko einer Lungeninfektion
• optimale Sekretmobilisation und Sekrettransport
• verbesserte alveolare Belüftung
• verminderte Atemarbeit.

Maßnahmen
• Feuchtinhalation (☞ 9.3.2)
• Drainagelagerungen; können auch in abgewandelter Form z.B. ohne Kopftief- und Bauchlage durchgeführt werden
• Kopftieflage: wenn erlaubt, werden die Kinder im Anschluß an die Drainagelagen 2–4 Min. lang in eine symmetrische, ca. 30° steile, kopftiefe Rumpfstellung gebracht
• therapeutische Körperstellungen: wie bei den Drainagelagerungen sind auch hier Abwandlungen jederzeit möglich
• Dehnlagerungen
• Unterstützung der Ausatmung: während der Ausatmung leichte Vibrationen mit Kompression auf dem Sternum und den lateralen Thoraxabschnitten. Zur Sekretmobilisation Vibrationen und Ausstreichungen auf dem Brustkorb, bei Früh- und Neugeborenen mit den Fingerspitzen ausführen
• wahrnehmende Atmung: zur Vertiefung der Atmung vorsichtige manuelle Atemführung an Sternum und Rippen

- Fersen ausdrücken: vorsichtig die Fersen des Kindes kneten; dies führt reflektorisch zu einer Vertiefung der Atmung
- segmentale Abflußlagen: bei lokal begrenzten Atelektasen und Pneumonien können die Kinder zusätzlich über längere Zeit (5–20 Min.) in eine auf das Lungen- und Bronchialsegment abgestimmte segmentale Abflußlage gebracht werden. Wahl der Abflußlage nach Befund
- atemerleichternde Lagerungen: Prinzip ist die Lagerung des Brustkorbs in Einatemstellung und die Schaffung von Hohlräumen zwischen dem Körper des Kindes und der Auflagefläche zur Unterstützung der Brustkorberweiterung in verschiedenen Positionen: RL, re. und li. SL und BL (→ Verringerung des Widerstandes)
- Vojta: 1. Phase bei Säuglingen, die nicht mehr von Geräten abhängen.

9.4.2 Gedeihstörungen

Häufige Ursachen (v.a. in Entwicklungsländern) sind Hunger und qualitative Fehlernährung (Milch- und Mehlnährschäden, Eiweiß- und Vitaminmangel), außerdem ungenügende Nahrungsaufnahme durch Passagehindernisse (z.B. Pylorusstenose) oder ungenügende Nahrungsverwertung (Maldigestion, Malabsorption) und Nahrungsmittelproteinintoleranzen (z.B. Zöliakie, Kuhmilchproteinintoleranz). Folgezustände sind:

- Dystrophie (Malnutrition): Zustand einer leichten bis mittelschweren Unterernährung, das Gewicht liegt 15–20 % unter dem Sollgewicht
- Atrophie (Marasmus): Schwerste Form der Gedeihstörung, durch nahezu vollständiges Fehlen des Unterhautfettgewebes und schwere Mangelerscheinung gekennzeichnet. Das Gewicht liegt um mehr als 30 % unter dem Normalgewicht.

Klinik
Untergewicht, reduziertes subkutanes Fettpolster, trockene und faltige Haut (greisenhafte Facies, Tabaksbeutelgesäß, mangelhaft entwickelte Muskulatur, blasses Hautkolorit (Eisenmangelanämie), evtl. Proteinmangelödeme, Wachstumsverzögerung und herabgesetzte Widerstandskraft gegenüber Infektionen.

▌ Zöliakie (chron. Darmerkrankung mit Malabsorption)

Schwere Schädigung der Dünndarmschleimhaut durch Unverträglichkeit des Klebereiweißes (Gluten) in Roggen- und Weizenmehl. Ähnliche Proteine befinden sich auch im Hafer- und Gerstenmehl. Folge: Hochgradiger Zottenverlust der Dünndarmschleimhaut und dadurch Insuffizienz der intestinalen Resorption (Malabsorptionssyndrom).

Die Ursache ist nicht geklärt, wahrscheinlich liegen immunologische Vorgänge zugrunde; in 5–10 % familiärer Befall. Mädchen erkranken 1,5–2 x häufiger als Knaben.

Klinik
Krankheitssymptome ab ca. 4. Mon., meistens jedoch erst im 2. Lebenshalbjahr:
- häufige, massige, übelriechende, fettglänzende Stühle (Steatorrhoe), aufgetriebenes Abdomen, Meteorismus. Die verminderte Resorption von Fettsäuren, Kohlenhydraten und Vitaminen sowie der Kalziumverlust führen zu Minderwuchs, Dystrophie, trockener faltenreicher Haut, Eiweißmangel, Anämie (in leichten Fällen einziges Symptom), Appetitlosigkeit

- verdrießliche Stimmung: die Kinder sind gereizt, antriebsarm, depressiv
- gute Prognose unter Diät, welche auch im Erwachsenenalter eingehalten werden muß. Es besteht ein statistisch höheres Risiko, an Darmtumoren zu erkranken.

Diagnose

Bestimmung von IgG und IgG-AK gegen Gliadin und IgA-AK gegen Endomysium (Screeningmethode). Saugbiopsie der Dünndarmschleimhaut. Hier zeigt sich eine subtotale Zottenatrophie.

Ärztliche Therapie

Elektrolyt- und Glukosesubstitution, Kostaufbau mit viel Traubenzucker, Bananen. Auf keinen Fall Roggen-, Weizen-, Hafer- oder Gerstenmehl. Statt dessen Reis, Mais, Johannisbrotkernmehl (Informationsmaterial über Deutsche Zöliakie-Gesellschaft).

Physiotherapie

Optimale Atemfunktion

- manuelle Atemführung: wahrnehmende Atmung zur Vertiefung der Atmung im Bereich des Sternums und der Rippen
- Vibrationen und leichte Kompression auf dem Sternum und den lateralen Thoraxabschnitten zur Unterstützung der Atmung
- Atemübungen bei größeren Kindern, z.B. Ausatmen auf Laute, Lippenbremse, Seifenblasen.

Geförderte Entwicklung gemäß der sensomotorischen Entwicklung

- Innerhalb des Handlings, der Schoßbehandlung und des Fazilitierens soll das Kind in seiner Entwicklung unterstützt werden. Stabilisation bereits erreichter Fähigkeiten, z.B. das Kopfabheben aus der Bauchlage beim Tragen oder im Unterarmstütz und Anbahnen nächsthöherer Entwicklungsschritte
- Säuglings- und Kleinkindschwimmen ergänzt die Bahnung neurophysiologischer Bewegungsmuster.

Geförderte Perzeption

Wie bei oberer Plexusparese (☞ 9.2.1) oder M. Down (☞ 9.3.1)

Optimale Muskelkraft

- Anbahnen neurophysiologischer Bewegungsmuster: beim Fazilitieren besonders auf die Aktivierung der Rücken- und Bauchmuskulatur achten. Spannungsaufbau durch angepaßten Widerstand und kurze Haltepausen (= Stops) innerhalb eines Bewegungsablaufs oder in einer aktiv gehaltenen Position provozieren
- dynamische Übungen mit Geräten: spielerische Übungsangebote mit unterschiedlichen Geräten wie Pezziball, Trampolin oder Rollbrett, angepaßt an das Alter des Kindes. Kleine Spiele in der Einzel- oder Gruppensituation zur Schulung der Muskelkoordination
- Psychomotorikgruppe: Weiterführung der Behandlung bei Kindern ab 3 Jh.

9.4.3 Adipositas (Fettsucht)

Def. der Adipositas bei Kindern: Übergewicht mehr als 20 % über dem Sollgewicht entsprechend den Perzentilkurven. Später gilt als Grundlage für die Beurteilung einer Adipositas der Body-Mass-Index (BMI, s.u.). BMI > 27 = Adipositas. In der Regel liegt auch ein Großwuchs vor (Adiposogigantismus). Ursache: In ca 99 % der Fälle alimentär durch erhöhte Kalorienzufuhr bedingt. Seltene Ursachen: verschiedene endokrine Erkrankungen (STH-Mangel, Hyperkortisolismus, Hypothyreose, Hyperinsulinismus) oder Dysmorphiesyndrome (Down-Syndrom, Turnersyndrom).

$$BMI = (Gewicht\ in\ kg)/(Körperlänge\ in\ m)^2$$

Diagnostik
Ernährungsanamnese, Gewicht der Eltern (bei einem adipösen Elternteil Risiko 40 %, bei beiden Eltern 60 %), Blutzuckerwerte, bei V.a. endokrine Erkrankung entsprechende Hormonparameter.

 Ärztliche Therapie
Diät, Bewegungstherapie, psychologische Betreuung besonders bei reaktiver Fettsucht (familiäre Konflikte, Scheidung).

 Physiotherapie

Ziele
- optimale Ausdauerleistung
- herabgesetzte schnelle Ermüdbarkeit
- angemessene Muskelkraft
- geförderte Flexibilität, Koordination und Konzentration.

Maßnahmen
- Dauergymnastik im submaximalen Bereich
- dynamische Muskelarbeit: In der Einzel- oder Gruppentherapie Schulung der Ausdauerleistung im submaximalen Bereich. Behandlungszeit anfangs 2–3 x tgl. 10–15 Min., auf 2–3 x tgl. 30–40 Min. steigern. Günstig für einen Einstieg in die Therapie ist ein Kuraufenthalt von 4–6 Wo., je nach Alter der Kinder mit oder ohne Eltern. Zusätzliche Beratung und Anleitung der Eltern, um die Therapie zu Hause weiterzuführen. Vorteilhaft für die Kinder ist eine aktive Freizeitgestaltung in Sportgruppen. Die Motivation wird durch die Teilnahme in Gruppen stärker gefördert
- Günstige Sportarten sind solche ohne großen Wettkampfcharakter und ohne lange Wartepausen (☞ 10.8).

 Tips & Fallen
Wichtig ist, parallel zur physiotherapeutischen Behandlung eine Diät durchzuführen und genau auf die Einhaltung des Tagesablaufs zu achten.

9.4.4   Diabetes mellitus

Aufgrund mangelnder Insulinsekretion oder -wirkung entsteht eine mangelnde Gluko-severwertung mit Hyperglykämie und Glukosurie. Beim Typ I Diabetes (juvenile Form) produziert die Bauchspeicheldrüse kein oder sehr wenig Insulin, beim Typ II Diabetes (Erwachsenenform) wird Insulin produziert, die Insulinwirkung ist jedoch reduziert (periphere Insulinresistenz). Außerdem setzt die Wirkung oft verzögert ein (sog. Sekretionsstarre).

Beim sog. sekundären Diabetes kann eine Mehrsekretion antiinsulinärer Hormone (z.B. STH, Glukokortikoide) aber auch Erkrankungen des exokrinen Pankreas (Mukoviszidose) die Ursache sein. 98 % der Kinder haben einen Typ I Diabetes.

Die Ursache des Typ I Diabetes ist nicht völlig geklärt, es scheint eine Vergesellschaftung mit Auto-Antigenen und exogenen Faktoren (Viren) zu geben, die zu einer Zerstörung der Betazellen der Bauchspeicheldrüse führen.

Klinik

Bei langsamer Entwicklung zunächst Durst, vermehrtes Wasserlassen, Gewichtsabnahme, Mattigkeit, Leistungsschwäche, Infektanfälligkeit. Bei schneller Verlaufsform zusätzlich Übelkeit, Erbrechen, abdominelle Beschwerden, Geruch der Atemluft nach Azeton, Kussmaul'sche Atmung und schließlich Bewußtseinsstörungen mit Coma diabeticum. Häufige Erstmanifestation bei Kindern ist das ketoazidotische Koma: Der Blutzucker beträgt über 300 mg/dl, der pH < 7,3, die Kinder sind somnolent bis komatös.

Komplikationen

* Ketoazidose: z.B. hervorgerufen durch psychischen Streß, hormonelle Umstellung (Pubertät) und Infekte
* Auftreten von Hypoglykämien
* Spätkomplikation: Mikroangiopathie, Makroangiopathie, diabetische Nephropathie und Neuropathie sowie Retinopathie nach ca. 10–20 J. Krankheitsdauer.

Diagnostik

* Blutzucker, Blutgasanalyse, Blutbild, (Hämatokrit meist erhöht)
* Cholesterin, Triglyzeride, Harnstoff, Kreatinin
* Urin: Zucker und Ketonkörper
* Inselzell- und Insulin-Autoantikörper
* oraler Glukosetoleranztest
* HbA1c: Aussage über die Blutzuckereinstellung in den vorangegangenen 3 Mon.
* Fructosamin: Aussage über die Blutzuckereinstellung in den vorangegangenen letzten zwei Wochen
* C-Peptid: Indikator für die Restaktivität der insulinproduzierenden Zellen.

🩺 Ärztliche Therapie

Die Initialtherapie hängt von der Schwere der Entgleisung ab. Wenn keine Ketoazidose besteht, reicht die Gabe von Altinsulin s.c. und perorale Gabe von Flüssigkeit bis zur Normalisierung des Blutzuckers. Die diabetische Ketoazidose ist lebensbedrohlich → intensive Überwachung von Kreislauf- und Blutwerten (Blutzucker, pH-Wert, Elektrolyt- und Wasserhaushalt). Ziele der Langzeitbehandlung sind Insulintherapie, Diätbehandlung und Stoffwechselkontrolle (Glucose im Urin, Blutzuckerkontrolle).

Physiotherapie

Ziele
- optimale Ausdauerleistung
- herabgesetzte schnelle Ermüdbarkeit
- angemessene Muskelkraft
- geförderte Flexibilität, Koordination und Konzentration
- optimale Selbsteinschätzung (Ausdauer, Belastbarkeit).

Maßnahmen
- Dauergymnastik im submaximalen Bereich
- dynamische Muskelarbeit, Schwimmen: in Einzel- oder Gruppentherapie aktive Übungen mit und ohne Geräte durchführen. Bei der Auswahl der Übungen darauf achten, daß die Kinder Spaß haben beim Mitmachen (Motivation wecken). Ausdauerleistung im submaximalen Bereich schulen, keine Schnellkraft trainieren. Kinder neigen dazu, Übungen ruckhaft und schnell auszuführen; deshalb bei der Anleitung genau auf die Durchführung achten.

! Zur weiterführenden Therapie außerhalb der Klinik Kinder in Psychomotorikgruppen oder ältere Kinder in Sportgruppen integrieren. Die Kinder sollen je nach Neigung entscheiden, was sie an sportlichen Angeboten nutzen wollen. Günstig sind Sportarten ohne großen Wettkampfcharakter und ohne zu lange Wartepausen, z.B. Schwimmen, Radfahren, Reiten, Waldlauf, Rudern.

9.4.5 Juvenile chronische Arthritis

Vor dem 16. Lebensjahr auftretende, länger als 6 Wo. andauernde Arthritis. Unterteilung in verschiedene Subtypen:

Subtypen der juvenilen chron. Arthritis					
	Systemisch M.Still	Polyartikulär (symmetrisch)		Oligoartikulär (asymmetrisch)	
	Typ 1	Typ 2	Typ 3	Typ 4	Typ 5
Symptome	systemischer Beginn, hohes Fieber, Leukozytose, Polyserositis, Exanthem	10–15 % progrediente systemische Arthritis, Anämie	50 % progrediente symmetrische Polyarthritis, Übergang in Erwachsenenform möglich	Oligoartikulär, große Gelenke befallen, 50 % Iridozyklitis (Gefahr der Er blindung)	häufig Sacroiliitis, große Gelenke befallen, 10 % Iridozyklitis
Alter	frühe Kindheit	ges. Kindheit	spätes Kindesalter	Kleinkindalter	Schulalter
w : m	8 : 10	8 : 1	6 : 1	7 : 1	1 : 10
ANA	neg.	25 % pos.	75 % pos.	50 % pos.	selten pos.
RF	neg.	neg.	100 % pos.	neg.	neg.
HLA		HLA Drw8	HLA Dr4		HLA B27 zu 75 % pos

Ätiologie

Genetische Prädisposition: je nach Form der juvenilen chron. Arthritis gehäuft bestimmte HLA-Typen, (☞ Tab).

Klinik und Befund

(vgl. Tab.)
- Oligo-/Polyarthritis: meist asymmetrisch
- Polyarthritis der MCP und PIP ähnlich der Erwachsenenform, eher selten
- systemische Begleitsymptome: Fieber, Hepatosplenomegalie, Lymphadenopathie, pulmonale und kardiale Symptome
- Iridozyklitis: Gefahr der Erblindung
- bei Sacroiliitis tiefsitzender Kreuzschmerz
- bei Zervikalarthritis Kopfschmerzen und zervikale Myelopathie
- Daktylitis: ,,Wurstfinger/-zehen", Endgelekbefall
- Haut: subkutane linsen- bis erbsengroße Knötchen an den Streckseiten der Extremitäten im Verlauf der langen Sehnen, bes. bei Typ 3 (Rheumaknoten).

Diagnose

- Anamnese: Polyarthritis, Oligoarthritis, Sakroiliitis; systemische Manifestation, (☞ Tab.); Bein- bzw. Armlängendifferenz durch beschleunigtes Knochenwachstum des entzündeten Gelenkes oder Wachstumsretardierung.
- Labor: BSG beschleunigt, Anämie; ANA, Rheumafaktor, HLA-Typen in Abhängigkeit vom Subtyp (vgl. Tab.).
- Rö.: Arthritische Weichteil-, Direkt- und Kollateralzeichen. Oft frühzeitiger Verschluß der Wachstumsfuge im entzündeten Gelenk.
- Sono.: Nachweis eines Gelenkergusses bzw. Synovialisverdickung.
- DD.: reaktive Arthritis, Poststreptokokkenrheumatismus, parainfektiös (z.B. Hepatitis, Röteln, Zytomegalie), infektiöse Arthritis, Osteomyelitis, familiäres Mittelmeerfieber, juvenile Kollagenosen, Coxitis fugax (Entzündung der Hüftgelenkskapsel, häufig im Anschluß an einen Infekt auftretend, reversibel nach 1–2 Wo.), Arthralgien bei hämatologischen Erkrankungen: Leukämie, Thalassämie, Hämophilie, Maligno-me (Ewingsarkom, Neuroblastom), M. Perthes, Epiphyseolysis capitis femoris, Osteochondrosis dissecans, Sarkoidose, Trauma.

Ärztliche Therapie

- medikamentöse Therapie: nichtsteroidale Antirheumatika (NSAR) z.B. Naproxen (Proxen), Diclofenac (Voltaren), Indometacin (Amuno), Basistherapeutika: Methotrexat (z.B. Lantarel) mit gutem Effekt und wenig Nebenwirkungen
- ! Steroide: Indiziert nur bei visceralen Komplikationen. Stoßtherapie besser als Dauermedikation
- operative Therapie: Synovektomie selten. Umstellungsosteotomien, Endoprothetik nach abgeschlossenem Knochenwachstum
- Orthopädietechnik: Handschienenversorgung, Schuhversorgung, Korsett
- Verordnung von Physiotherapie, Ergotherapie, physikalische Therapie: Anpassung an Krankheitsaktivität, Alter und psychosoziale Belastung, Kindergarten bzw. schulische Betreuung.

Physiotherapie

Unterbrechung des Schmerzkreislaufes unter Erhaltung bestmöglicher Gelenkbeweglichkeit und Kraft

Um reflektorischen Gelenkeinschränkungen vorzubeugen ist die Unterbrechung des Schmerzkreislaufes wichtig. Kinder brauchen Vertrauen zum Therapeuten und eine gesicherte Struktur, damit sie in der Phase, in der Schmerzen auftreten, keine Angst haben.

- Kühlen überwärmter Gelenke
- langsames Bewegen unter Abnahme der Schwere (passives Bewegen unter Traktion, Schlingentisch).

Optimale Gelenkbeweglichkeit
- Durchbewegen der betroffenen Gelenke unter Berücksichtigung der Schmerzgrenze
- Dehnen der zu Verkürzung neigenden Muskulatur
- gute Lagerung der betroffenen Gelenke, wenn notwendig mit Handschienen und Nachtlagerungsschienen für eine funktionelle Stellung der Gelenke der unteren Extremitäten.

Bestmögliches muskuläres Gleichgewicht
- Entspannung und Dehnung der Muskeln, die in die Fehlstellung ziehen und Aktivierung und Kräftigung der Muskeln, die aus der Fehlstellung ziehen; möglichst über gezielte kindgerechte Bewegungen
- Über aktive spielerische Übungen soll das Kind dazu angehalten werden, seine funktionelle Gelenkbeweglichkeit auszuschöpfen.

Fehlstellungen vermeiden und beseitigen
- Für eine optimale Entlastung der betroffenen Gelenke sorgen. Hüpfen und Springen sollte vermieden werden bei betroffenen Fuß- Knie- Hüftgelenk; keine schweren Lasten an die Gelenke hängen
- gute und frühzeitige Orthesenversorgung wie Einlagen, Schuhversorgung, Handschienen
- Gelenkschutzmaßnahmen, Prinzipien des Gelenkschutzes (☞ 5.1).

9.5 Orthopädische Erkrankungen

9.5.1 Muskulärer Schiefhals

Häufig schon beim Neugeborenen, deutlicher beim jungen Säugling. Neigung des Kopfes zur betroffenen Seite und Drehung zur Gegenseite. Auf der Seite, zu der der Kopf geneigt ist, ist der M. sternocleidomastoideus derb, aber nicht druckschmerzhaft.

Ursachen

Ischämische Schädigung aufgrund einer intrauterinen Fehllage oder eine traumatische Schädigung mit Hämatombildung unter der Geburt, genetisch bedingt. Sonographisch Nachweis eines Hämatoms des M. sternocleidomastoideus. Bei Verdacht auf knöcherne, ophthalmologisch oder neurologisch bedingte Schiefhaltung des Kopfes weitere Abklärung. Eine unbehandelte Fehlhaltung kann zu einer sekundären Gesichts- und HWS-Skoliose führen.

Ärztliche Therapie

Frühzeitig einsetzende PT (Lagerungs- und Bewegungsübungen). Bei narbiger Umwandlung des M. sternocleidomastoideus mit Verkürzung kann nur durch chirurgische Spaltung eine Besserung erzielt werden. Günstiger OP-Zeitpunkt zwischen dem 1. und 3. Lebensjahr.

 Physiotherapie

Frühphase

Symmetrische Kopfhaltung

- Lagerung in RL: eine kleine Rolle oder ein kleines Polster seitlich am Kopf auf der geschädigten Seite, um Seitneigung und Drehung des Kopfes zu vermeiden. Wenn das Kind kompensatorisch eine Lateralflexion im Rumpf ausführt, muß auch dieser seitlich durch eine Rolle fixiert werden
- Lagerung in SL auf der geschädigten Seite, wenn der akute Zustand (Hämatom, Schwellung, Schmerz) abgeklungen ist (Unterlagerung des Kopfes ist meistens nicht notwendig). Dabei daran orientieren, wie weit eine passive Dehnung der verkürzten (geschädigten) Seite vom Kind zugelassen wird (darauf achten, daß die Schulter nicht eingeklemmt, sondern in Protraktion gebracht wird)
- Lagerung in SL auf der nicht geschädigten Seite: auch hier an der zugelassenen Dehngrenze orientieren; das Kind darf keinen Schmerz äußern, dadurch kann es zu einer reflektorischen Anspannung kommen
- Lagerung in BL: Kopf soll entgegen dem gewohnten Muster abgelegt werden. Wenn diese Position vom Kind toleriert wird, kann die Bauchlage als Schlafposition genutzt werden → optimale Dehnung für die betroffene Muskulatur.

Geförderte Entwicklung gemäß der sensomotorischen Entwicklung

- vorbereitende Maßnahmen: lokale Wärme auf der geschädigten Seite (warmer Waschlappen oder Wärmflasche)
- Streichungen in Verbindung mit passiver Dehnung der verkürzten Muskulatur
- Querfriktionen der verkürzten Muskulatur
- Handling: im Umgang mit dem Kind beim Tragen, Spielen und Füttern immer auf eine symmetrische Kopfeinstellung achten. Das Kind z.B. beim Füttern auf den Schoß legen, die Flasche von vorne unten anbieten und darauf achten, daß der Kopf symmetrisch in der Kuhle zwischen den Beinen liegt
- Schoßbehandlung: Kopf passiv oder aktiv vom Kind selbst in die Symmetrie bringen. Aktivität vom Kind immer wieder über „Verfolgen des Blickkontaktes", oder durch Anbieten von Spielzeug fordern. Günstige Ausgangsstellungen hierbei sind die Rücken-, Bauch- und Seitlage
- Fazilitieren: mit Hilfe von Stimulation versuchen, die symmetrische Kopfhaltung so lange wie möglich zu halten. Erarbeiten der symmetrischen Kopfhaltung in Rückenlage durch Disoziieren vom Becken aus oder Provozieren der aktiven Kopfeinstellung über Anreize von außen.

Geförderte Perzeption

- Säuglingsmassage: v.a. Ausstreichungen am Hals aufwärts zum Hinterhaupt
- Säuglingsschwimmen: beim Durchführen verschiedener Schwungübungen auf die Kopfeinstellung entgegen der gewohnten Haltung achten
- basale Stimulation: dem Kind Unterstützung geben, vor allem seine geschädigte Seite besser wahrzunehmen.

9

Spätphase
Wenn in der Spätphase noch eine Behandlung nötig ist, Übungsbehandlung in einer Psychomotorikgruppe oder eine gezielte kindliche Rückenschule durchführen. Übungsangebote für die Psychomotorikgruppe oder für zu Hause sollen darauf abzielen, vom Kind eine symmetrische Haltung zu fordern, z.B. mit beiden Händen einen großen Ball zu fangen oder zu werfen.

9.5.2 Arthrogryposis multiplex congenita (AMC) ————

Multiple angeborene Gelenkkontrakturen mit fibröser Ankylose. Heterogenes, nicht erbliches Leiden, welches in der Ausprägung sehr unterschiedlich ist und nicht progressiv verläuft.

Formen
* teramel (Arme und Beine betroffen)
* kabimel (beide Beine betroffen)
* alleiniger Befall der Arme selten.

Klinik
Häufig Flexionskontrakturen in einem oder mehreren Gelenken. Gleichzeitig Gelenkkontrakturen in Extension. Große Hauteinziehungen (Fossettes cutanées) über den Gelenken infolge der Muskelatrophie. Häufig Equinovarusdeformierung der Füße, Klumphände in Ulnardeviation, Karpalsynostose und Hüftgelenksluxation. Gelegentlich zusätzlich Gaumenspalte, Kryptorchismus, Herzfehlbildungen. Intelligenz meist normal.

Ärztliche Therapie
Ziel der Behandlung: Erlangen der Geh- bzw. Sitzfähigkeit.

Operativ: Korrekturosteotomien und Arthrodesen nach Wachstumsabschluß. Klumpfußoperation (Weichteileingriffe, Talusextirpation). Bei Streckkontraktur der Ellenbogengelenke evtl. Arthrolyse im Kleinkindalter.

! Physiotherapeutische Frühbehandlung und konsequente jahrelange physiotherapeutische Behandlung.

Physiotherapie
Optimale Mundmotorik
Wenn die Mundmotorik gestört ist, sollte mit orofazialer Therapie begonnen werden, da sie die Muskulatur vorbereitet und die Koordination unterstützt.

Optimale Aktivierung der Nervenzellen und Muskulatur zur Funktionsverbesserung der Gelenke
* Vorbereitung: warme Wickel und Massagen. Um die erreichte Gelenkbeweglichkeit zu erhalten, werden Schienen in Zusammenarbeit mit Ergotherapeuten angepaßt. Die Schienen müssen genau kontrolliert werden und im Säuglingsalter oft erneuert oder verändert werden
* Betroffene Gelenke mehrmals täglich durchbewegen, damit die erreichte Beweglichkeit erhalten werden kann. Eine Zeitlang die Dehnstellung am Bewegungsende halten

- Lagerung für die Schlafphasen der Säuglinge sollte individuell auf die erreichten Gelenkstellungen abgestimmt sein. Es gibt die Möglichkeit, mit einfachen Hilfsmitteln wie Lagerungskissen (z.B. Corpomed) eine stabile Position zu schaffen. Lagerung in Seitenlage und Rückenlage abwechselnd. Wenn es notwendig ist, kann eine Liegeschale angefertigt werden, um gute Gelenkstellungen für eine spätere Vertikalisierung zu erreichen
- Handling muß auf die aktuellen Gelenkstellungen abgestimmt werden. Dies bedeutet, daß sich die Bewegungsabläufe im alltäglichen Umgang mit dem Kind immer wieder verändern. Aufgrund geringer Flexion der Hüfte und des Beckens kann das Kind z.B. nicht in Rückenlage gewickelt werden. Es muß deswegen mit der erreichten Flexion auf die Seite gedreht werden
- Außerdem bieten sich Therapiekonzepte an, die auf der Grundlage der neuromuskulären Bahnung arbeiten (BOBATH, VOJTA, Castillo-Morales).

Geförderte Perzeption
Aufgrund der eingeschränkten motorischen Erfahrungen kommt es zu einem Defizit der Wahrnehmung. Um das auszugleichen, eignen sich die Säuglingsmassage, das Säuglingsschwimmen, sowie gezielte Stimulation des taktil-kinästhetischen-Systems wie z.B. Stimulation in einem Tuch, um die Körpermitte zu finden, Begrenzung des Körpers durch Materialkissen zur Entwicklung des Körperschemas.

Anleiten der Bezugspersonen
- Für das Erreichen einer bestmöglichen Gelenkbeweglichkeit und Perzeption ist es von großer Bedeutung, daß die Eltern gut angeleitet werden. Die Anleitung der Eltern verlangt von den Therapeuten Einfühlungsvermögen und die Fähigkeit, die Belastbarkeit der Eltern einzuschätzen, damit es nicht zur Überforderung der Eltern kommt
- Die Therapeuten müssen immer wieder die Durchführung der Therapie überprüfen und dürfen es nicht versäumen, neue Übungen aufzunehmen.

Optimale Selbständigkeit
- Im Verlauf der Entwicklung soll die größtmögliche Selbständigkeit erreicht werden. Für das Erreichen diese Zieles wird es notwendig sein, individuell auf das Kind abgestimmte Therapiekonzepte (PT, Ergo, Früherziehung, Logo) zu erarbeiten
- Der Einsatz von Hilfsmitteln soll die Selbständigkeit des Kindes optimal unterstützen. Darum sollte frühzeitig darüber nachgedacht werden, welche Hilfsmittel für eine altersentsprechende Entwicklung nötig sind.

9

✑ Tips & Fallen
Die Behandlung dieser Kinder stellt immer wieder neue Anforderungen an die Therapeuten, weil jedes Kind andere Fehlstellungen der Gelenke hat und eine andere Kombination der betroffenen Gelenke zeigt. Wichtig ist es, alle Gelenke genau auf ihre Funktion hin zu untersuchen und die WS nicht zu vergessen.

Die Indikation für eine operative Korrektur der betroffenen Gelenke muß sehr genau überlegt werden. Inzwischen gibt es einige Erfahrungswerte, die genutzt werden sollten, um abzuwägen, ob eine OP die erhofften positiven Veränderungen bringt.

9.6   Hyperkinetisches Syndrom (HKS)

Aufmerksamkeits- und Konzentrationsstörungen mit Hyperaktivität. Ursache ungeklärt. Eine kausale Therapie ist nicht möglich.

Symptome
- motorische Unruhe, ständiger Bewegungsdrang
- leichte Ablenkbarkeit, geringe Ausdauer und Konzentrationsfähigkeit
- Neigung zu impulsivem Verhalten, Stimmungsschwankungen, geringe Frustrationstoleranz
- Teilleistungsschwächen, z.B. in der visuellen und der auditiven Wahrnehmung
- Hyperaggressivität und gestörtes Sozialverhalten.

 Ärztliche Therapie
- Änderung der erzieherischen Erwartungen der Eltern zur Entlastung des Kindes
- heilpädagogisches oder verhaltenstherapeutisches Training der Selbstkontrolle und der sozialen Anpassungsfähigkeit
- gezielte Förderung bei Teilleistungsschwächen: Psychomotorische Übungsbehandlung, Motopädie, Physiotherapie, ggf. Rechtschreib- und Lesetraining.

 Physiotherapie
Ziele: Geförderte Entwicklung gemäß der sensomotorischen Entwicklung, geförderte Perzeption, optimal geschulte Konzentration und Koordination, gefördertes Sozialverhalten.
- Fazilitieren mit viel Stimulation zur Unterstützung der Wahrnehmung (z.B. propriozeptive Reize über Approximation; ☞ 2.3.18)
- Säuglings- und Kleinkindschwimmen zur Frühförderung im Wasser (Psychomotorik im Wasser) nach dem Konzept von R. CHEREK. Zu diesem Programm gehören spezielle Übungen für Säuglinge und Kleinkinder, die aufeinander aufbauen und die motorische Entwicklung und die Wahrnehmungsentwicklung unterstützen
- Säuglings- und Kleinkindmassage zur Stimulation der Wahrnehmung. Die Massage für Kinder nach dem Konzept von G. KESPER/C. HOTTINGER umfaßt unterschiedliche Griffe zur Wahrnehmungsförderung
- basale Stimulation, Psychomotorik, Sensorische Integration (SI): Behandlung dieser Kinder umfaßt einen Zeitraum von mehreren Jahren. Für die Behandlung ein gezieltes Programm zur Stimulation der unterschiedlichen Wahrnehmungsbereiche erstellen. Der tägliche Ablauf muß einen festen Rahmen bekommen, die Eltern übernehmen zu Hause einzelne gezielte Maßnahmen. Eine gute Anleitung zur Therapie bietet das Konzept von G. KESPER/C. HOTTINGER.

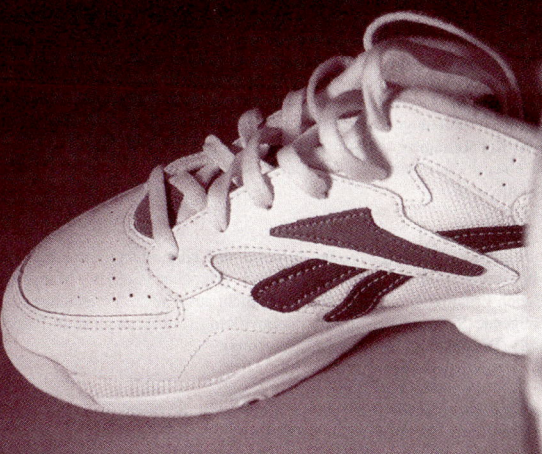

Sportmedizin und Sportphysiotherapie

10.1 Sportverletzungen, Überlastungsschäden, Überlastungsfolgen

Die Sportphysiotherapie dient der Prävention und der Behandlung von Fehl- und Überbelastungen bzw. Verletzungen, der Betreuung von SportlerInnen in Training und Wettkampf und der Rehabilitation von Sportverletzungen. Ca. 4 % aller SportlerInnen erleiden pro Jahr einen Unfall beim Training (ca. 25 % der Unfälle) oder Wettkampf (ca. 75 % der Unfälle).

Ursachen

- endogen: unzureichender Trainingszustand, geistiger und körperlicher Ermüdungs-zustand (u.a. bei vorbestehenden Erkrankungen, z.B. grippalen Infekten), Mangel-zustände bezüglich Ernährung, Elektrolythaushalt; nicht ausgeheilte Verletzungen
- exogen: ungenügende Sportausrüstung, Fremdeinwirkung (Foul), ungünstige Rah-menbedingungen (Bodenbelag, Sportgeräte, Witterung).

Prophylaxe

Optimierung des Trainingszustandes, sorgfältige Trainings- und Wettkampfvor- und -nachbereitung (Aufwärmen, Dehnen, Abwärmen), geeignete Sportausrüstung (Schuh-werk, Schutzkleidung), ausgewogene Ernährung (ggf. ergänzende Zufuhr von Grund-nährstoffen, Mineralien, Vitaminen), Einschränkung der Belastung bei Ermü-dungszuständen in Folge von allgemeinen Erkrankungen oder bei noch nicht vollständig ausgeheilten Verletzungen.

Sofortmaßnahmen am Unfallort

Bei geschlossenen Verletzungen der Haltungs- und Bewegungsorgane:
PECH-Schema nach BÖHMER
- **Pause:** Abbruch der sportlichen Tätigkeit, Untersuchung zur Schadensfeststellung
- **Eis-"Wasser"** zur Schmerzlinderung: Kompressionsverband mit Eiswasser oder kaltem Wasser anfeuchten, sofern keine offene Wunde besteht
- **Compression:** Druckverband mit mäßiger Spannung
- **Hochlagerung** des verletzten Körperabschnittes.
Gegebenenfalls weitere Diagnostik einleiten (Röntgen, Ultraschall).

10

 Tips & Fallen
- Eine Eistherapie zur Schmerzlinderung sollte nach neueren Erkenntnissen nur in den ersten 15–20 Min. nach Verletzungsbeginn erfolgen. Im weiteren Verlauf (24–48 Std.) stören Kälteanwendungen die physiologische Wundheilung (Wingerden 1992)
- Nach jeder Verletzung eine vollständige sportmedizinische Untersuchung durchfüh-ren, um Begleitverletzungen auszuschließen.

10.1.1 Vorbeugung von Muskelverletzungen

Ziel ist die Prävention von Muskelverletzungen durch sinnvollen Trainingsaufbau, gute Wettkampfvorbereitung und -betreuung und das Vermeiden und Minimieren von Risikofaktoren.

Risikofaktoren

- ungenügende Startvorbereitung: zu kurze oder ungeeignete Aufwärmphasen
- unzureichender Trainingszustand: Er muß dem geforderten Belastungsprofil angepaßt sein. Dazu gehört ein sinnvoller Trainingsaufbau nach den Grundlagen der Trainingsprinzipien (☞ 11.1.3)
- muskuläre Dysbalancen (☞ 10.4): Tonische und phasische Muskeln stehen in einem bestimmten Funktionsverhältnis zueinander. Besonders nach Verletzungen neigen phasische Muskeln (Schnellkraft) zu Abschwächung, während tonische Muskeln (Statik) sich verkürzen. Diese Dysbalancen, werden sie nicht erkannt, tragen zu einer erhöhten Verletzungsgefährdung bei
- aktuelle oder nicht vollständig ausgeheilte Erkrankungen: Ungenügend ausgeheilte Verletzungen des Bewegungsapparates, Infektionskrankheiten („banale Grippe"), Infektionsherde (vereiterte Tonsillen oder Zahnwurzeln) können zu Muskelverletzungen führen
- Ernährungsmangel und Flüssigkeitsverluste (Schwitzen): Elektrolytstörungen (Magnesium, Kalium, Kalzium, Natrium) führen zu Leistungsbeeinträchtigungen, Muskelkrämpfen, neuromuskulärer Übererregbarkeit und vorzeitiger Ermüdbarkeit
- ungeeignete Sportausrüstung: witterungsangepaßte Sportkleidung auswählen, geeignete Schuhe (☞ 10.2.3), Sportausrüstung vor Training und Wettkampf überprüfen.

Prophylaxe

- funktionelle Gestaltung der Aufwärmphase (☞ 10.2.2)
- richtiger Einsatz passiver und aktiver Dehnungstechniken
- sportspezifisch optimale (nicht unbedingt maximale!) Ausprägung motorischer Grundeigenschaften
- physiologisch sinnvolles Verhalten in Trainings- und Wettkampfpausen.

10.1.2 Muskelkater

Vorübergehende belastungsabhängige Muskelschmerzen durch Mikrotraumen von Muskelfasern, welche mit einer zeitlichen Latenz von ca. 8–24 Std. nach Überbeanspruchung auftreten. In der Regel spontanes Abklingen innerhalb von Tagen.

Diagnose

Druck- und Dehnungsschmerz der betroffenen Muskulatur, Muskelverhärtungen.

 Tips & Fallen

- Muskelkater führt zu verminderter Muskelkraft. Bis zum Abklingen der Schmerzen Trainingsintensität verringern
- Vor schweren, ungewohnten (besonders exzentrischen) Belastungen anfangs mit kürzeren Trainingsphasen und geringeren -intensitäten beginnen.

10.1.3 Muskelkrämpfe

Treten meist während oder nach extremer Belastung auf (in Ruhe, nachts). Oberschenkel- und Wadenmuskulatur sind am häufigsten betroffen. Begünstigende Faktoren: extremer Flüssigkeits- und Elektrolytverlust, lokale Durchblutungsstörungen (zu enge Schuhe oder Strümpfe, Varizen, Infektionen), unzureichender Trainingszustand.

Prophylaxe

Ausreichende Flüssigkeits- und Elektrolytversorgung, v.a. bei warmer Witterung und lang andauernden sportlichen Belastungen. Bei häufigem Auftreten Ausschluß von Ursachen wie Kalzium- und Magnesiummangel, Durchblutungsstörungen, neurologischen Erkrankungen (z.B. Polyneuropathien), Stoffwechselstörungen (z.B. M. Cushing, M. Addison).

 Physiotherapie

- Unterbrechung der sportlichen Aktivität
- passive Dehnung oder besser aktive Kontraktion der antagonistischen Muskulatur und somit Detonisierung der synergistischen Muskulatur bis zur Krampflösung
- Substitution von Magnesium, Kalzium als Tabletten oder Getränk
- bei Krämpfen der Beinmuskulatur:
  - evtl. Schuhe wechseln
  - Dehnungsübungen unter Einbeziehung der Zehenbeuger und der übrigen hinteren Unterschenkelmuskulatur. Übungsbeispiele:
    Stand: mit Zehenspitzen z.B. auf einer Treppenstufe stehen, Heben und Senken des Körpers durch Einsatz der Unterschenkelmuskulatur, beim Senken erfolgt eine Dehnung der hinteren Wadenmuskulatur.
    Auf schiefer Ebene (Schrägbrett) stehen, Zehen Richtung Beugen anspannen und so lange wie möglich halten.

10.1.4 Myogelosen

Stoffwechselentgleisungen in vorwiegend statisch beanspruchten Muskeln (z.B. M. trapezius, M. erector trunci, M. soleus) mit reaktiver muskulärer Verhärtung.

Diagnose

Druckschmerzhafte knötchen- bis spindelförmige Verhärtungen der Muskulatur, Fehlstatik, Schmerzen bei Überbelastungen der betroffenen Muskulatur, schmerzreflektorische Muskelverspannung, schmerzhaft eingeschränkte Bewegungen.

 Ärztliche Therapie

Antiphlogistika (z.B. Voltaren®, 3 x 50 mg, 2–3 Tage), fibrinolytische Enzyme (z.B. Wobenzym® 3 x 2 Drgs. über 2–3 Wo.), Muskelrelaxantien (z.B. Muskel Trancopal®, 1 x 1 Tbl. zur Nacht), Infiltration mit Lokalanästhetika.

 Physiotherapie

- optimale Entspannung: Wärme (Heißluft, Fango), Bewegungsbad; leichte schmerzfreie Massage

10

• optimal gedehnte Muskulatur: Stretching (verbesserte Durchblutung), auch umgebende Muskulatur mitdehnen, z.B. bei Verspannungen des M. trapezius auch Brust- und Armmuskulatur zur Vermeidung einer Schmerzschonhaltung beachten.

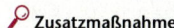 **Zusatzmaßnahmen**

Entspannungstechniken (z.B. nach JACOBSEN ☞ 2.3.11), Hydrotherapie.

10.1.5   Muskelprellung

Direkte Gewalteinwirkung mit konsekutiver Hämatombildung, reaktiver Muskelverhärtung, Zelluntergang und narbiger Abheilung.

Diagnose
Sofortiger Schmerz, Lähmungsgefühl, schmerzbedingte Bewegungseinschränkung, Hämatombildung (evtl. mit Fluktuation). Bei starker Muskelverhärtung und Hämatombildung Gefahr eines Kompartmentsyndromes (☞ 4.18.2).

 Ärztliche Therapie
Lokale abschwellende Salbenverbände, Antiphlogistika (z.B. Voltaren®, 3 x 50 mg, 2–3 Tage), Muskelrelaxantien im Verlauf der ersten drei Tage (z.B. Muskel Trancopal®, 1 x 1 Tbl. zur Nacht), fibrinolytische Enzyme (z.B. Wobenzym® 3 x 2 Drgs. über 2–3 Wo.).

 Physiotherapie
• Je nach Größe des Hämatoms ca. 48 Std. Belastungspause und aktive Bewegungen im schmerzfreien Bereich, danach Belastungssteigerung
• Bei ausgedehnteren Hämatomen Nachbehandlung entsprechend dem Vorgehen bei Muskelzerrung (☞ 10.1.6).

10.1.6   Muskelzerrungen, Muskelfaserriß, Muskelriß

Folge einer plastischen Verletzung der betroffenen Muskeln bzw. Muskelanteile. Während bei der Muskelzerrung die anatomische Strukur erhalten bleibt, kommt es beim Muskel- oder Muskelfaserriß zu einer zunehmend mit bloßem Auge erkennbaren Kontinuitätsunterbrechung.

Ursachen
Unzureichende Aufwärmung, kalte Witterung vor sportlicher Belastung, Neigung zu Muskelverhärtungen in der Anamnese.

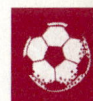

Alle drei Verletzungsfolgen sind auf eine muskuläre Störung in Folge einer muskulären Dekompensation (Ermüdung, Stoffwechselentgleisung) und/oder neuromuskulärer Fehlsteuerung (Störung der reziproken Innnervation, Dysbalancen; ☞ 10.4) zurückzuführen.

Symptome
- Zerrung: rasch zunehmender, krampfartiger Schmerz
- Faserriß/Riß: akut auftretender, stechender Schmerz. Schnelle Bewegungsabläufe werden abgebrochen.

Spätkomplikationen
Zystenbildung, narbige Ausheilung mit Funktionsverlust, Myositis ossificans, Reruptur.

Diagnose
- Druck-, Dehn- und Anspannungsschmerz
- Schonhaltung
- Zerrung: evtl. spindelförmige, abgrenzbare Zone tastbar
- Faserriß, kommpletter Muskelriß: evtl. äußerlich sichtbares Hämatom distal der Verletzung. Tastbare Delle (Frühstadium), partieller bis kompletter Funktionsverlust
- Sonographie: Lokalisation und Ausdehnung der Läsion bzw. des Hämatoms.

🖐 Ärztliche Therapie
Konservativ:
- sofortige (innerhalb Minuten!) Maßnahmen nach dem PECH-Schema (☞ 10.1)
- 1.–3. Tag: Elektrotherapie (Galvanisation, Iontophorese, ☞ 2.8.2), funktionelle Verbände (Tape, elastische Binde, ☞ 12.3.5), abschwellende Salbenverbände (z.B. Voltaren Emulgel®), orale Antiphlogistika (z.B. Diclofenac® 1–2 x 100 mg, Vorsicht bei Magenbeschwerden), fibrinolytische Enzyme (z.B. Wobenzym® 3 x 2 Drgs. über 2–3 Wo.), Muskelrelaxantien (z.B. Muskel Trancopal®, 1 x 1 Tbl. zur Nacht), ab 4. Tag Interferenzstrom, Ultraschall
- sofortige Belastung, sofern dies schmerzfrei möglich ist.
- ! Keine passive Dehnung oder Massage der verletzten Muskulatur innnerhalb der ersten 2–3 Wo. (Gefahr einer Myositis ossificans).

Operativ:
Indikationen zur operativen Versorgung: Muskelrisse von mehr als einem Drittel des Querschnittes, erhebliche Diskontinuität, ausgedehntes Hämatom. Zu erwartender erheblicher Funktionsverlust insbesondere bei Hochleistungssportlern.
- OP-Technik: Ausräumung des Hämatoms, Adaptation der rupturierten Enden mit durchgreifenden resorbierbaren Nähten
- postoperativ Ruhigstellung für ca. 4 Wo.
- Teilbelastung mit Steigerung zur Vollbelastung bis ca. zur 12. postoperativen Woche.

🦘 Physiotherapie

Bei konservativer Therapie
- 48 Std. lang den Muskel in leichter Verlängerung ruhigstellen. Beispiel: Wadenmuskulatur in 90° Dorsalextension, M. quadriceps in 90° Knieflexion (Sitzen und Schlafen); ischiokrurale Muskulatur mit gestrecktem Knie
- Nach 48 Std. Ruhe sofort Beginn mit schmerzfreien, funktionellen Bewegungsübungen. Ziel ist das schnellstmögliche Erlangen des normalen Bewegungsausmaßes (sollte nach ca. 14 Tagen erreicht sein).

10

Übungsbeispiele
1.–14. Tag:
- bestmögliches Gangbild: Schmerzgrenze beachten, ggf. mit Unterarmgehstützen gehen
- optimale Beweglichkeit: sofort mit aktiven Bewegungsübungen beginnen; ggf. auch passive Übungen
- optimale Belastungsfähigkeit: Belastung langsam steigern
- optimale Kraftausdauer: mit wenigen Gewichten beginnen, hohe Anzahl an Wiederholungen, kurze Pausendauer; Radfahren; Bewegungsbad: Aqua-Jogging: Kann in zwei Varianten durchgeführt werden: beim Joggen im tiefen Wasser schwebt der Pat. mit Hilfe einer speziellen Auftriebsweste im Wasser, so daß die Füße keinen Bodenkontakt haben. Vorteil ist eine weitestgehende Entlastung der unteren Extremitäten. Beim Aqua-Jogging mit Bodenkontakt im brusttiefen Wasser kann der Pat. auf geeignetem Untergrund über propriozeptive Stimulierung im Sinne des achsengerechten Haltungsaufbaues sowie der neuromuskulären Koordinationsschulung unter Teilbelastung funktionelle Bewegungsabläufe erarbeiten.

Sportartspezifische Trainingsbeispiele für verschiedene Sportarten
- Laufsport: auf verschiedenen Untergründen (Sand, Rasen, Schotter usw.) laufen; Steigerungsmöglichkeiten: Hindernisse, Steigungen, Widerstand durch Gummiband (Thera- oder Deuserband) um die Hüfte
- **!** Möglichst mehrere Schuhpaare verwenden, besonders bei täglichem Training. Begründung: In den verschiedenen Schuhpaaren werden jeweils geringfügig unterschiedliche propriozeptive Reize vermittelt, was zur Prävention von Verletzungen beitragen kann.
- Ballsportarten: Augenmerk auf Fuß- und Beinarbeit richten, Absprünge mit verschiedenen Anläufen (kurz, lang, schnell, verzögert usw.) trainieren - wettkampfnah
- **!** Als Rechtsfüßer oder -händer auch mit links (und umgekehrt) trainieren, um die Gesamtkoordination zu verbessern.

Bei operativer Therapie
PT-Maßnahmen in Absprache mit dem OperateurIn festlegen. Vorgehen wie bei PT bei konservativer Therapie, Steigerung allerdings langsamer.

Sportliche Belastung
Bei Schmerzfreiheit zunehmende Belastungssteigerung. Volle sportliche Belastung der betroffenen Gliedmaße bei Zerrung nach 2–4 Wo., bei Faserriß nach 4–6 Wochen, bei Muskelriß (operativ versorgt) nach 12 Wo.

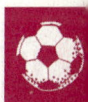

10.1.7   Tendopathien und Insertionstendopathien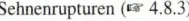

Sehnenrupturen (☞ 4.8.3)

Reaktive, schmerzhafte Entzündungsreaktionen der Sehne bzw. der Sehneninsertion, häufig mit degenerativen Veränderungen dieser Gewebebereiche.

Klinik
Erstes Auftreten von Sehnenschmerzen häufig am Tag nach extremen bzw. ungewohnten sportlichen Belastungen, bei schlechtem Trainingszustand, grippalem Infekt, ungewohntem Bodenbelag, neuem Trainingsgerät (z.B. Tennisschläger) und anderen

Begleitumständen. In der Folge Anlaufschmerzen, die unter Belastung verschwinden, dann anhaltende Schmerzen unter Belastung.

Komplikationen
Chronifizierung, Ossifikation im Bereich der Sehne (Tendinosis calcarea) und des Sehnenansatzes (Spornbildung).

Tendopathien		
Betroffene Muskulatur	**Insertion**	**Bevorzugte Belastungen**
M. supraspinatus (☞ 5.7.7)	Tuberculum majus humeri	Wurfsportarten, Tennis, Volleyball
M. subscapularis	Tuberculum minus humeri	Wie bei M. supraspinatus
Finger- und Handexten-soren ("Tennisellbo-gen"; ☞ 5.6.6)	Epicondylus lat. humeri	Wie bei M. supraspinatus
Finger- und Handflexo-ren ("Golferellbogen")	Epicondylus med. humeri	Wie bei M. supraspinatus, Golf
Oberschenkel adduktoren	Os pubis	Fußball, Leichtathletik
Ischiokrurale Muskulatur	Os ischii distale Ansätze	Laufsportarten (Langstrecke, Sprint)
M. rectus femoris	Spina iliaca ant. inferior	Fußball
M. quadriceps femoris ("jumper's knee")	Oberer u. unterer Patella-pol, Tuberositas tibiae	Sprungsportarten, Basketball, Volleyball
M. triceps surae	Tuber calcanei	Alle lauf- und sprung-belastenden Sportarten
Plantarfaszie, M. flexor digitorum	Tuber calcanei	Alle lauf- und sprung-belastenden Sportarten

Diagnose
Lokaler Druck- und Dehnungsschmerz, Schmerzen bei Belastung gegen Widerstand, Verhärtung und Verkürzung der Erfolgsmuskulatur.

🕮 Ärztliche Therapie
- Sportkarenz, solange die Beschwerden andauern (unter Umständen 3–6 Mon.)
- im Akutstadium (3–4 Tage): Entlastung bzw. Teilbelastung im schmerzfreien Bereich, ggf. funktionelle Verbände, E-Therapie (Galvanisation, Iontophorese; ☞ 2.8.2), antiphlogistische Verbände (z.B. Diphlogont®), Antiphlogistika (z.B. Voltaren®, 3 x 50 mg/Tag über 2–3 Tage), fibrinolytische Enzyme (z.B. Wobenzym® 3 x 2 Drgs. über 3–6 Wo.). Evtl. Achillodyn-Bandage®
- im postakuten Stadium: Muskeltonisierende PT, E-Therapie (Interferenzstrom; ☞ 2.8.12), Ultraschall (☞ 2.8.14), Massage, aktives Stretching (Nutzung der deto-nisierenden Wirkung der Antagonisten), ggf. ergänzt durch 2–3 Injektionen mit z.B. Peroxinorm® und Carbostesin® im Bereich des Sehnenansatzes
- bei erfolgloser Therapie: operative Entlastung des Sehnenansatzes, Entfernung degenerativer, narbiger Sehnenveränderungen
- sportliche Belastung: bei Schmerzfreiheit statisch orientiertes Muskelaufbautraining, kontrollierter Bewegungsablauf, ausreichende Trainingspausen.

10

! Selbst bei Schmerzfreiheit ist das Risiko einer erneuten Überlastung groß (wegen Muskeldefiziten). Beschwerden treten dann mit Verzögerung etwa am Tage nach dem Training auf.

! Keine Injektion von Kortikoiden wegen erhöhter Rupturgefahr.

 Physiotherapie

Beschwerden werden oft bagatellisiert. Auch wenn keine Verdickung im Sehnenbereich nachweisbar ist, ca. 3 Wo. Ruhe, d.h. während dieser Phase betreffende Sehne nicht so stark belasten, jedoch aerobe Belastung im schmerzfreien Bereich: Laufen, Radfahren, Aqua-Jogging (☞ 10.1.6).

Nach der Ruhephase wieder langsam mit sportartspezifischem Krafttraining beginnen.

10.1.8   Periostitis (Knochenhautentzündung)

Häufigste Lokalisation: mediale Tibiakante.

Ursachen

Muskelverhärtungen in Verbindung mit hohen Laufbelastungen auf ungewohnten, harten Bodenbelägen, zu abrupter Übergang auf Laufbelastung mit Spikes, ungünstige Fußstabilisierung und verstärkte Pro- und Supinationsstellung, unökonomische Lauftechnik, ungeeignete Laufschuhe.

Klinik

Verspannung der Unterschenkelmuskulatur, belastungsabhängige Schmerzen, die sich mit dem Aufwärmen der Muskulatur reduzieren.

Diagnose

Druckschmerz, Schwellung, Schmerzverstärkung, z.B. bei Dorsalflexion des Fußes gegen Widerstand. Ergänzende Diagnostik (Röntgendiagnostik) bei Persistieren der Beschwerden über mehr als 6 Wo. DD: Ermüdungsfraktur.

 Ärztliche Therapie

Reduktion der sportlichen Belastung (Aktivität nur im schmerzfreien Bereich), keine Ausdauerbelastung. Lokale Therapie (Salbenverband z.B. mit Voltaren Emulgel®) und Antiphlogistika (z.B. Voltaren®, 3 x 50 mg, 2–3 Tage), fibrinolytische Enzyme (z.B. Wobenzym® 3 x 2 Drgs. über 2–3 Wo.).

 Physiotherapie

- ca. 10 Tage leichte Belastungen (unterhalb der Schmerzgrenze)
- Querfriktionen
- Stretching
- bei Ödemfreiheit Durchführung sogenannter Kryokinetics: 5–7 Zyklen Eisapplikation je 30–45 Sek. und im Anschluß 3–5 Min. aktive Übungen im schmerzfreien Bereich (durch die kurzzeitige Eisapplikation kommt es zu einer reflektorischen Mehrdurchblutung und somit zu einer Stoffwechselaktivierung innerhalb des gekühlten Bereiches).

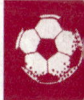

10.2   Prävention von Sportverletzungen

Primäre Prävention: alle einer Verletzung oder Überbelastung vorbeugenden Maßnahmen. In dieser Phase ist noch keine Verletzung vorhanden.

Sekundäre Prävention: nach einer Sportverletzung soll durch ein entsprechendes Training verhindert werden, daß eine erneute Verletzung eintritt.

10.2.1   Sportarten allgemein

Präventionsmaßnahmen bei Sportverletzungen

Sportmedizinische Untersuchung: SportlerIn auf anatomische Varianten untersuchen: z.B. Coxa valga antetorta, Beinlängendifferenz, Muskelschwäche/-verkürzung, muskuläre Dysbalancen (☞ 10.4), Fußdeformitäten (z.B. Senk-, Platt-, Spreizfuß); Bandinstabilitäten, Crura valga/vara. Ausschluß kardialer Risiken (z.B. Myokarditis), Ausschluß grippaler Infekte mit erhöhter Körpertemperatur.

Trainingsanalyse: Trainingsintensität und Dauer, Zahl der Wiederholungen, Böden/Schuhe und Sportgerät (z.B. Schlägerbespannungen, Stabhärte des Stabhochsprung-Stabes).

Passive Schutzmaßnahmen: Sportartspezifische, intakte Ausrüstung. Beispiele: Helme, Stutzen, Tibiaschutz, Knie- und Ellenbogenschoner, Mund- und Gesichtsschutz, geeignete Schuhe. Schutzkleidung (Football, Fechten, Eishockey, Reiten usw.); entsprechende Sport- und Wettkampfstätten (Böden und Rasenflächen sollen den Sportarten angepaßt sein); regelmäßige sportmedizinische Untersuchungen (vor Beginn der Saison, vor Wettkämpfen: z.B. zum Ausschluß von Herz-Kreislauf-Erkrankungen, Infektionen).

Aktive Schutzmaßnahmen:
- entsprechendes „Background-Wissen" der SportlerIn bezüglich Grundlagen, Regeln, Trainingslehre, Verletzungsmöglichkeiten und -risiken der gewählten Sportarten, Grundprinzipien der Ernährungslehre (Vitamine, Mineralstoffe, Proteine, Fette, Kohlenhydrate)
- optimaler Trainingszustand: Kraft, Ausdauer, mentale Vorbereitung, Abstimmung der Trainingsintervalle, -inhalte und -intensitäten auf die Wettkampfphase (Timing)
- optimale Koordination und propriozeptives Training (☞ 2.3.18)
- adäquate Aufwärmphasen
- optimal gedehnte Muskulatur
- ausreichende Regenerationsphasen
- Betreuung der SportlerIn im Wettkampf.

Aspekte eines sekundären Präventionstrainings
- Nach einer Verletzung stufenweises Heranführen an sportartspezifische Bewegungsmuster, normale Trainingsbelastung und Wettkampffähigkeit
- Präventive mechanische Schutzmaßnahmen: z.B. Tapeverbände für Sprunggelenke nach Außenbandverletzungen.

10

Präventives Tapen (☞ 12.3.5)
- Einschränkung und Festlegung von möglichen Gelenkbewegungen (z.B. unteres Sprunggelenk: Einschränkung der Supination und Begrenzung der Pronation, Dorsalextension und Plantarflexion bleiben frei erhalten)
- gezielte Entlastung von Kapsel, Bändern, Muskeln, Sehnen und Sehnenscheiden
- Verletzungsprophylaxe.

! Präventive Tape-Verbände können zu einer Abhängigkeit führen (wie auch verschiedene Bandagen), im Leistungssport aber sinnvoll sein. Beispiel: In den USA werden die Sprunggelenke der Basketball-Profis präventiv getaped. Die Verletzungszahlen sind seitdem deutlich gesunken.

10.2.2 Betreuung der SportlerIn in Training/Wettkampf ──

Warming up
Wichtige Vorbereitung auf sportliche Belastung. Die Aufwärmphase dient der optimalen Abstimmung aller funktionellen Systeme (physiologische, psychische und koordinative Elemente) → Steigerung der Leistungsfähigkeit. Eine durch das Aufwärmen erhöhte Muskeltemperatur führt zu einer vermehrten Stoffwechselaktivierung sowie zu einer erhöhten Nervenleitgeschwindigkeit mit einer gesteigerten Kontraktionsgeschwindigkeit der Muskulatur.

Grundlagen: Zur Aktivierung des Herz-Kreislauf-Systems sollte mindestens ein Sechstel der Gesamtmuskelmasse einbezogen werden. Die Herzfrequenz sollte zwischen 100 und 130 Schlägen pro Minute liegen. Folgende Aktivitäten erfüllen diese Bedingung: Einlaufen, Einschwimmen, Einfahren. Dehntechniken je nach Sportart wählen (☞ 11).

Aufwärmzeit: Optimal sind 25–30 Min., die Wirkung der Aufwärmung hält nur eine begrenzte Zeit an. Nach ca. 45 Min. besteht keine Wirkung im Sinne einer Stoffwechselaktivierung mehr. Daher sollte die eigentliche sportliche Leistung unmittelbar im Anschluß an die Aufwärmphase folgen.

Sportartspezifische Vorbereitung: Gezielte Vorbereitung auf die ausgeübte Sportart nach der allgemeinen Aufwärmphase. Bei Wurfsportarten gezieltes Aufwärmen und Dehnen der Schultergürtelmuskulatur: Bsp. Speerwerfer: federnde Bewegungen mit dem Speer aus Wurfposition (zur Tonuserhöhung vor dem Start). Bei Laufsportarten gezieltes Aufwärmen und Dehnen der Beinmuskulatur. Sprinter üben beispielsweise Startantritte und federnde Bewegungen in Startposition im Startblock vor dem Start (zur Tonuserhöhung). Die gewählte Dehntechnik ist unter anderem abhängig vom gewünschten Ziel.

Durch **mentale Einstellung und Entspannungstechniken** können Athleten vor dem Wettkampf die Durchblutung steigern und somit die Muskelstoffwechselsituation optimieren.

 Tips & Fallen
- Vermeidung der häufigsten Fehler beim Aufwärmen: zu kurze und zu intensive Vorbereitung
- Nach dem Aufwärmen die durchgeschwitzte Sportbekleidung gegen trockene austauschen.

Abwärmen (cool down)

Ziel ist eine Überführung der adrenergen (katabolen) Ausgangslage zu einer anabolen Stoffwechsellage. Im Anschluß an hohe Belastungsintensitäten beschleunigen lockere Abwärmübungen und Dehnübungen die Regenerationsphase. Bei aktiver Nachbelastung sinken Laktatwerte schneller als bei Passivität. Die Muskulatur ist früher wieder optimal belastbar. Beispiele: lockeres Auslaufen, Ausschwimmen, Ausradeln, leichte Dehnübungen zur Senkung des Muskeltonus, Dauer ca. 10–15 Min.

▌ Optimale Wettkampfbetreuung

Voraussetzungen für eine optimale Wettkampfbetreuung sind Kenntnisse der allgemeinen Trainingslehre (☞ 11.1) mit den Schwerpunkten Trainingsinhalte, Trainingsmethoden, Trainingsplan und Belastungsprinzipien.

▌ Optimale Trainingsbetreuung

Jede Sportart hat ihre spezifischen Trainingsanforderungen. Prinzipiell werden leistungslimitierende Faktoren verringert, sowie die sportartspezifische Ausdauer-, Kraft- und Schnelligkeitsform trainiert. Beispielsweise kann ein schwerpunktmäßig auf Muskel- und Kraftzuwachs ausgelegtes Training für einen Hochspringer ungünstig, für einen Gewichtheber jedoch die Trainingsform der Wahl sein.

10.2.3 Prävention von Fehl- und Überbelastungen am Beispiel des Laufsportes

Das Laufen hat einen hohen Stellenwert und eine große Anhängerzahl im Breitensport. Das Aktivitätsniveau der Teilnehmer reicht vom gelegentlichen „Joggen" bis zur regelmäßigen Teilnahme an Marathonläufen. Aufgrund der zunehmenden Verbreitung besteht ein vermehrtes Verletzungspotential. Verletzungen im Bereich des Bewegungsapparates sind (mit abnehmender Häufigkeit): Sprung-, Knie- und Hüftgelenksverletzungen. Beeinträchtigungen im Bereich des Herz-Kreislauf-Systems entstehen, wenn eine Diskrepanz zwischen Leistungsanforderung und Trainingsniveau besteht.

▌ Trainingsanalyse

- z.B. Laufgewohnheiten der SportlerIn:
  - Kilometer/Woche
  - hauptsächliche Untergrundbeschaffenheit: Straße, Wald, Schotter, Sand, Halle
  - Gewicht des Läufers
  - Ernährung
  - Konditionsniveau
  - sonstige Sportarten
- Laufmuster, z.B. Abrollverhalten: Sprinter sind Vorfußläufer, im Gegensatz zu Mittel- und Langstreckenläufern.

10

Normales Abrollverhalten

- Landephase: Fersenkontakt hinten-außen in leichter Supination des Fußes (Aktivität von M. tibialis anterior und M. peronaeus longus) - Körpergewicht wird vom Talus übernommen - Beginn der Pronation - Vorfußlandung in Pronationsstellung
- Stütz-/Standphase: Pronation wird beendet (gebremst durch M. tibialis post. und ant., M. soleus) - Beginn der Supination - mit der Ablösung der Ferse beginnt die Abstoßphase
- Abstoßphase: erfolgt in verriegelter Supination mit Gewichtsbelastung innen auf dem 1. und 2. Zehenstrahl - kräftiger Abdruck - nächster Schritt - erneuter Fersenkontakt in leichter Supination.

Sonderformen des Abrollverhaltens

Überpronationsläufer

Bei 65 % der Läufer: Fersenkontakt in Supination mit unmittelbarem Übergang in Pronation (oft Innenrotation auch im Hüftgelenk → große Spannung des M. sartorius) - nach Gewichtsverlagerung von Ferse auf Vorfuß bleibt Pronation zu lange und zu ausgeprägt bestehen - Supination wird erst nach Verlust des Fersen- und Zehenkontakts eingeleitet - M. tibialis post. (Funktion: Supination im oberen Sprunggelenk) wird überdehnt und muß aus dieser Position beim Abstoß aktiv sein. Die Folge ist eine chronische Überlastung mit erhöhter Verletzungsgefahr.

 Physiotherapie

- systematische Dehnung der Fuß- und Wadenmuskulatur und besonders der Hüft- innenrotatoren
- Kräftigung des M. tibialis anterior und M. peronaeus longus: Laufschulung
- richtige Auswahl der Schuhe: s.u.
- Z.B. Kniehebel- und Hopserläufe. Dabei ganz bewußt Fuß- (vor allem Fußaußenrand) nachziehen.

Supinationsläufer

Die Supinationsstellung des Fußes nach dem Fersenkontakt am Boden bleibt zu lange erhalten. Beim Lösen der Ferse und der Zehen vom Boden erfolgt die plötzliche Verlagerung des Gewichts nach medial mit Überlastungsgefahr für den M. peronaeus longus.

 Physiotherapie

- Kräftigung der Zehenbeuger und Pronatoren
- Dehnung der Fuß- und Wadenmuskulatur
- Laufschulung (s.u.)
- richtige Auswahl der Schuhe (s.u.).

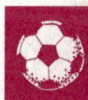

Pronationsläufer

Selten: Landung mehr auf der Fersenmitte in Pronationsstellung, die während der Gewichtsverlagerung und Abdruckphase beibehalten wird (= verriegelter Senkfuß). Diese Läufer klagen häufig über Überdehnungsschmerz („Fuß durchgetreten", bei jedem Schritt ziehende Schmerzen im Waden- und Achillessehnenbereich).

Physiotherapie

- systematische Dehnung der Fuß- und Wadenmuskulatur und besonders der Hüftinnenrotatoren
- Kräftigung des M. tibialis anterior und des M. peronaeus longus: Laufschulung (s.u.)
- richtige Auswahl der Schuhe (s.u.)
- Ermüdungspunkt beachten: bei Übermüdung erfolgt verstärkte Überbelastung mit erhöhten Verletzungsgefahr für die ohnehin schon überbeanspruchte Muskulatur.

Laufschulung

- Laufen auf verschiedenen Untergründen: Minitrampolin, Weichmatte, Sand, Rasen
- Laufen in verschiedenen Geschwindigkeiten: Steigerungsläufe
- Laufen über Hindernisparcours
- Laufen mit steigenden Widerständen: Partnerübungen mit Thera-Band (ein um das Becken gelegtes Band wird von dem einen Partner festgehalten, während der andere sich gegen den elastischen Widerstand fortbewegt).

Auf gut gedehnte Unterschenkel- und Fußmuskulatur achten!
Bei Wadenmuskeldehnung die Zehenbeuger mit einbeziehen.
Übungsbeispiel:
Stand mit den Zehenspitzen auf einer Treppenstufe - langsam Fersen so weit wie möglich absinken lassen - in der Endstellung die Spannung so lang wie möglich halten (gleichzeitig auch Krafttraining für die Wadenmuskulatur), 10–20 Wiederholungen.

▌ Empfehlung für die Auswahl geeigneter Schuhe

- alte, gebrauchte Laufschuhe beurteilen: Wo ist die Untersohle abgelaufen (medial oder lateral)? Druckstellen? Wie steht Fersenkappe? Wo ist Mittelsohle am meisten eingedrückt? (Normalzustand: hinten-außen)
- Jeder Schuh sollte gute Fersenkappen haben, die aber weder zu fest noch zu hoch (Aussparung für Achillessehne) sein sollen
- Wichtig ist eine Zwischensohle mit Dämpfungssystemen
- ! Zuviel Dämpfung kann die Gelenkstabilität auch negativ beeinflussen, weil dadurch die propriozeptive Wahrnehmung vermindert wird (das bedeutet, daß die Gelenkposition und der Druck nicht richtig vom ZNS beurteilt werden können). Die Folge ist, daß zuviel Kraft ohne muskulären Schutz auf das Gelenk einwirkt.
- Schuharten
  - Neutralschuh: einfarbige Zwischensohle, geeignet für Läufer mit normaler Fußabwicklung
  - Anti-Pronationsschuh: Korrektur in die Supination, medial mit festerer Zwischensohle ausgestattet, welche meist von dunklerer Farbe ist als die übrige Sohle
  - Anti-Supinationsschuh: Korrektur in die Pronation, im Kleinzehenbereich ist eine festere Zwischensohle eingearbeitet
- Wahl des Einsatzbereiches des Schuhs: Straße, Gelände, Training, Wettkampf
- auf Körpergewicht achten: je schwerer der Läufer, um so härter(!) die Dämpfung
- Wer öfter als zwei mal pro Woche läuft, sollte aus orthopädischen Gründen öfter den Laufschuh wechseln
- Beim Anprobieren auf richtige Größe achten. 1 Daumenbreite Platz zwischen großem Zeh und vorderem Schuhrand
- Gute Fachgeschäfte bieten Video- und Laufbandanalyse an, um das persönliche Abrollverhalten zu dokumentieren (Supination-Pronation!).

10

10.3   Rehabilitation von Sportverletzungen

Ziel: Bestmögliche und ausreichende Wiederherstellung der Funktions- und Sportfähigkeit durch Behebung der verletzungsbedingten Defizite sportmotorischer Fähigkeiten (Koordination, Beweglichkeit, Kraft und Ausdauer).

10.3.1   Immobilisationsschäden

Eine Ruhigstellung nach Verletzungen führt in kürzester Zeit zu einer Beeinträchtigung
aller betroffenen Strukturelemente (Immobilisationsschäden). Immobilisationszeiten
daher so kurz wie möglich halten und frühfunktionelle Behandlung so schnell wie
möglich einleiten.

Übersicht über Immobilisationsschäden		
Struktur-element	**Immobilsationsschaden**	**Kompensation durch Aufbautraining**
Muskel	• Atrophie der Muskelfasern: die roten Muskelfaser neigen zu vermehrter Atrophie • Kraftabnahme: die Kraftabnahme erfolgt etwa 4 x schneller als die Kraftzunahme	• Kraft- und Dickenzunahme durch Muskelaufbautraining • Trainingsziele in Abhängigkeit von den Rehabilitationsphasen: Kraft-Ausdauer, Maximalkraft
Kapsel-Band-Apparat	• Kapselschrumpfung: Verminderung der Gelenk-beweglichkeit • Gelenkerguß durch synoviale Reizzustände • Verminderte Kapseldurchblutung • Gelenkinstabilität durch Ab-schwächung der ligamentären Strukturen • Verklebungen (Adhäsionen)	• Kapseldehnung: Verbesserung der Mobilität • Lymphdrainage: Verbesserung der Mobilität, Verminderung der Schmerzen • Stoffwechselanregende Maßnahmen: Bewegungstraining, Kälte- oder Wärmeapplikation • Hypertrophie, Zunahme der Belastungsfähigkeit durch Muskelaufbautraining • Vorbeugung durch früh-funktionelle Übungsbehandlung
Knorpel-gewebe	• Abnahme des Wassergehaltes → Elastizität ↓,Dicke ↓ • Ernährungsdefizite durch fehlende Bewegungsreize • Zerstörung der Knorpelsubstanz durch proteolytische Enzyme der Synovia	• Intermittierende leichte Kompressionsbehandlung mehrmals täglich über 10 Min. • Dosierte leichte Belastungen: z.B. Fahrradergometer mit leichter Belastung (maximal 40 Watt) über mindestens 15 Min.
Sehnen	• Verminderte Ernährung: Abnahme von Dicke, Elastizität • Verkürzung und Verklebung der Sehnen und Sehnen-scheiden durch Inaktivität oder Ruhigstellung	Intermittierende Dehnung, Querfriktionen; vorsichtig und nach Rücksprache mit Arzt nach Sehnenrissen dosieren
Neuro-muskuläres System	Störung und Verlust der intra-/ Intermuskulären Koordination	Verbesserung der Koordination und des Zusammenspiels der beteiligten Muskelgruppen durch Komplexübungen

▌ Prinzipien der Rehabilitation

- Rehabilitationsbeginn bereits zum Zeitpunkt der Versorgung einer Verletzung durch Training der nicht verletzten Körperabschnitte
- Sobald wie möglich Einbeziehung der verletzten Gliedmaßenbereiche durch primär statisch ausgerichtete Trainingsprogramme
- Übergang zu dynamischen Muskelübungen erst, wenn die statische Belastung schmerzfrei möglich ist
- Medizinisches Aufbautraining mit Geräten, wenn die statische und dynamische Belastung schmerzfrei und kontrolliert stattfindet
- Isokinetisches Krafttraining (☞ 11.1.4), wenn die Belastung beschwerdefrei toleriert wird
- Konditionstraining zur Vorbereitung auf die früheren sportlichen/beruflichen Aktivitäten
- Koordinationstraining zur Integration und Stabilisierung des Trainingserfolges (Gangschule, Mattenprogramm)
- sportartspezifisches Training: Heranführen an das Leistungsniveau, das vor der Verletzung erreicht wurde.

10.3.2 Sportfähigkeit nach Operationen ───────────

Einteilung des Belastungsaufbaus nach operativ versorgten Verletzungen in folgende Phasen:

- Therapie: postoperative Nachsorge, ggf. Ruhigstellung, ergänzende medikamentöse und physikalische Therapie
- Rehabilitation: möglichst frühzeitig sportliche Beanspruchung sowohl der nicht verletzten Gliedmaßenbereiche als auch der in Heilung befindlichen Gliedmaßenabschnitte zur Erhaltung der Koordination und Kondition (Fahrradergometer, Schulterergometer, Stepper, Rudergerät, Laufband, Schwimmen)
- sportartspezifisches Training: koordinativ und konditonell ausgerichtetes Training, Belastungssteigerung nur bei ausreichender Bewegungskontrolle, d.h. Belastung ohne wesentliche Ausweichbewegungen, Steigerung in den Ermüdungsbereich nur bei vollständiger Bewegungskontrolle
- Wettkampftraining/Wettkampf erst, wenn extreme sportliche Belastung schmerzfrei und ohne nachfolgende Reizzustände der betroffenen Extremität möglich ist und wenn keine Angst mehr vor der, der Verletzung vorausgegangenen, Belastung besteht.

10

Rehabilitation nach OP			
Verletzung (operative Versorgung)	**Therapie für [Wo.]**	**Rehabilitation ab [Wo.]**	**Sportspezifische Belastung ab [Wo.]**	**Wettkampffähigkeit nach [Mon.]**
Oberarmfraktur (OS)	12–14	15./16.	17./18.	4–6
AC-Gelenksprengung (OS, Bandnaht)	7–8	9./10.	11./12.	3–4
Komplexe Ellbogenfraktur (OS)	8–10	9.–12.	13./14.	4–5
Unterarmfraktur (OS)	6–7	7./8.	9.–12.	3–4

Rehabilitation nach OP				
Verletzung (operative Versorgung)	Therapie für [Wo.]	Rehabilitation ab [Wo.]	Sportspezifische Belastung ab [Wo.]	Wettkampffähigkeit nach [Mon.]
Spondylolisthesis (Spondylodese)	bis 1 J.	13./14. Mon.	14./15. Mon.	18–24
Femurfraktur (OS)	12–16	13./14.	14.–16.	6–8
Patellafraktur (OS)	10–12	11./12.	13./14.	4–6
Kreuzbandruptur (Naht, Plastik)	10–12	12.–14.	14.–18.	6–12
Knieseitenbandruptur	8	9./10.	11./12.	4–6
Meniskusläsion, keine Naht (arthroskopische OP)	3–4	4–6	5–8	1–3
Unterschenkelschaftfraktur (OS)	12–14	13./14.	15./16.	4–6
OSG-Fraktur (OS) Außenbandruptur, Naht funktionell-konservativ	10–14 4–6 3–4	15./16. 7./8. 3.–4.	17./18. 9./10. 3.–4.	4–6 2–3 4–6
Achillessehnenruptur (Naht)	12	12.	16.	5–6
Fußwurzelfrakturen	12	16.	16./26	12–15
Metatarsalfraktur	8	11./12.	11./16.	4–6

10.3.3　Beispiel: Inversionstrauma oberes Sprunggelenk ——

Aufbau eines Rehabilitationstrainings, das sich nach den Phasen der Wundheilungsprozesse richtet, am Beispiel eines konservativ versorgten Inversionstrauma des Fußgelenks (Bandruptur).

▌ 1. Phase: Entzündungsphase 0.–5. Tag

Unmittelbar nach der Verletzung erfolgt eine Vasokonstriktion und Blutpfropfbildung im verletzten Gebiet. In der Umgebung der Verletzung kommt es zur Vasodilatation (Ödembildung). Nach 2 Std. beginnt die Kapillarisierung im Wundgebiet und die Makrophagenaktivierung. Nach 48 Std. besteht eine volle Durchblutung im Verletzungsgebiet. Neubildung des Gewebes beginnt nach 24 Std.

 Physiotherapie

- Dem Organismus Zeit lassen, um die physiologischen Stadien Entzündung, Ödembildung und -resorption zu durchlaufen (→ 48 Std. Übungspause). Therapie in dieser Phase: Hochlagerung mit leichter Kompressionsbandage
- Zur Förderung des Lymphabflusses direkt vom Zeitpunkt des Traumas an im schmerzfreien Bereich aktiv bewegen. Wenn aktive Bewegungen nicht möglich sind, passive Bewegungen durchführen zum Erhalt der Beweglichkeit und zur Verbesserung der Durchblutung

- Medikamente sind meistens nicht nötig, eine hohe Vitamin C-Zufuhr kann die Heilungsdauer verkürzen (Förderung der Kollagensynthese). Ein nach 2 Tagen immer noch bestehendes größeres Ödem weist auf eine zu frühe/zu starke Belastung oder auf eine Gelenkbeteiligung hin. In dieser Phase kann eine medikamentöse Therapie angezeigt sein: orale Antiphlogistika (z.B. Diclofenac® 2–3 x 50 mg/Tag, 1–2 Wo., Vorsicht bei Magenbeschwerden), fibrinolytische Enzyme (z.B. Wobenzym® 3 x 2 Drgs. über 2–3 Wo.)
- Nach 2 Tagen Gehübungen, bei Schmerzen mit Unterarmgehstützen im teilbelasteten 3-Punkte-Gang (☞ 2.2.5)
- Beweglichkeit mit aktiven und passiven Bewegungsübungen normalisieren, damit die Muskelfasern sich in funktioneller Richtung ausrichten
- Anlage eines therapeutischen Tape-Verbandes (☞ 12.3.5) nach 2–4 Tagen, wenn die Schwellung abgeklungen ist; oberes Sprunggelenk dabei passiv in 0-Stellung halten, erst Klebebandage und dann Tape anlegen. Der Patient muß mit dem therapeutischen Tape normal gehen können. Die aktive Plantarflexion muß annähernd möglich sein, der Zehenstand ist leicht eingeschränkt. Tape alle 10 Tage erneuern, zwischen den Wechseln mindestens zwei Stunden Pause lassen, damit sich die Haut etwas regenerieren kann.
- ! Bei Beschwerden (Schmerzen, Stauung, Kribbeln), die bei Hochlagerung der Extremität nicht zurückgehen, Tape umgehend entfernen.

▌ 2. Phase: Proliferationsphase (Kollagenphase) 6.–21. Tag

Der Körper baut zunächst kollagene Fasern vom Typ 3 auf, diese Fasern werden dann langsam zu den Typ-1 Fasern umgewandelt; erst nach 300–500 Tagen sind kollagene Fasern wieder optimal belastungsfähig. Durch spezifische Belastung und viel propriozeptives Training kann eine so gute Adaption erreicht werden, daß eine volle Belastung früher möglich ist.

 Physiotherapie

- aerobes Training: Durchblutung nicht nur lokal fördern, sondern gesamtes Herz-Kreislaufsystem anregen, damit ausreichend oxigeniertes Blut in den Verletzungsbereich gelangt
- Ausdauer und Koordination trainieren, funktionell in komplexen Bewegungsmustern: Fußtraining, Laufschulung (evtl. leichte Dauerläufe, wenn der Patient diese Belastung beschwerdefrei toleriert)
- progressive propriozeptive Neuorientierung mit Übungsgeräten (z.B. ,,labiles Holzbrett'': Herstellung durch einen längshalbierten Rundstab, der auf ein ca. 20 x 30 cm großes Holzbrettchen genagelt wird. Ausführung: Patient steht mit dem betroffenem Fuß auf dem Brettchen und versucht das Brett in der Waagerechten zu halten. Der Therapeut steht vor dem Patienten und stabilisiert im Schulterbereich. Dauer: 5 x 1 Min., mind. 3 x tgl. (Pat. übt allein). Solche Übungen können auch in den Alltag integriert werden (z.B. beim Zähneputzen). Vorbereitend kann diese Übung auch auf der Weichmatte durchgeführt werden
- Kryokinetics: Wenn das Ödem abgeklungen ist (etwa ab dem 2. Tag), kann mit kryokinetischen Übungen begonnen werden: 30–40 Sek. den verletzten Bereich mit Eis abreiben. Die Folge ist eine reaktive Hyperämie mit gleichzeitiger Anregung des Lymphsystems, danach 3–5 Min. im schmerzfreien Bereich aktiv bewegen lassen (z.B. Fahrrad fahren); 5–7 x hintereinander, 2 x täglich durchführen
- PNF (☞ 2.3.18): bilaterale und reziproke Pattern

10

• kon- und exzentrisches Krafttraining: vorsichtig beginnen, Beispiel: Kraftmaschine - Leg press, sitzend: physiologische Bewegung, durch den Fußkontakt (geschlossene Kette) werden ganze Muskelketten des Beines angesprochen. Das „Wegdrücken" der Fußplatte entspricht der konzentrischen und das „Herankommenlassen" der exzentrischen Kraftentwicklung des M. quadriceps. Zunächst mit leichten Gewichten und hohen Wiederholungszahlen beginnen und Gewichte allmählich steigern.

 3. Phase: Organisationsphase (Remodellierung) ab 21. Tag

Umbau von Kollagen-Typ 3 in Kollagen-Typ 1.

Physiotherapie

• Langsam die durch Stütz- bzw. Tapeverbände hervorgerufene Stabilisierung abbauen und zur „kollagenen Belastungsphase" übergehen (Anpassung an normale Belastung), z.B. Trampolinspringen, Sportkreisel (mit beiden Beinen und später mit einem Bein Gleichgewicht trainieren: mit den Rändern langsam im Wechsel von medial nach lateral den Boden berühren)
• sportartspezifisches Koordinationstraining: Angst abbauen, evtl. Ursache/Entstehungsmechanismus des Traumas trainieren: z.B. Basket-/Volleyballer auf Brettchen springen und Reaktionstraining durchführen lassen
• Dehntechniken anwenden: bei Verkürzungen (☞ 11.2)
• sportartspezifisches Training.

10.4   Häufige Probleme und Behandlungstips

 Patella-Spitzen-Syndrom (Jumpers Knee)

Insertionstendopathie am oberen und/oder unteren Patellapol sowie Tuberositas tibiae. Betroffener Muskel: M. quadriceps femoris.

Physiotherapie

• Patellamobilisation, auch unter Kompression.
ASTE: Kniegelenk in leichter Flexion (Unterlagerung mit weicher Rolle). Patella mit Kompression (die komprimierende Hand greift von oben auf die Patella) nach kaudal gleiten lassen, bei dem „Rückweg" nach kranial keine Kompression ausüben, Schmerzprovokation vermeiden. Dosierung: 15–20 Wiederholungen, 2–3 Serien, 1 x täglich. Danach den Patienten 20–30 Min. radfahren lassen (Fahrradergometer; leichte bis mittlere Intensität: 40–60 Watt). Ziele dieser Knorpelbehandlung sind Stoffwechselverbesserung und Anreiz zur Matrixneubildung
• Quadrizepsdehnung in Bauchlage: z.B. postisometrische Relaxation (☞ 2.2.4)
• evtl. Training umstellen.

■ Beschwerden im LWS/Iliosakralgelenk-Bereich

 Physiotherapie

Adduktoren testen (vor allem bei Läufern), diese sind häufig verkürzt und verspannt. Da diese Muskeln am Becken (im Tuber-Bereich) ansetzen, können sie indirekt auch Spannung auf das Iliosakralgelenk (ISG) ausüben und zu schmerzhaften Blockierungen in diesem Abschnitt führen. Auch der M. iliopsoas tendiert zur Verkürzung und kann dann aufgrund seines Verlaufes von den Querfortsätzen der unteren Lendenwirbeln zum Trochanter minor zu Beschwerden in der Leiste oder im LWS-Bereich führen. Bei Verkürzung dehnen, z.B. mit postisometrischer Relaxation (☞ 2.2.4).

■ Leistenprobleme bei Fußballern

 Physiotherapie

Testen der Beckenmuskeln. Auch hier häufig Verkürzung/Verspannung des M. iliopsoas. Dehnung in verschiedenen Flexions- und Adduktions-Stellungen des Beines. Beispiel: ASTE Rückenlage, ein Bein in Hüfte und Kniegelenk passiv beugen, in Adduktion und Abduktion führen, um die Position herauszufinden, welche die entsprechenden Beschwerden in der Leiste hervorruft. An diesem Punkt so lange wie möglich gegenspannen lassen.

Periostitis Tibiae (Skinsplints; ☞ 10.1.8).

10.5 Sportfähigkeit

10.5.1 Sportmedizinische Untersuchung

Klinische Untersuchung zur Beurteilung der sportlichen Belastbarkeit (Sportmediziner, Orthopäde). Ziel: Prävention von Sportverletzungen und Sportschäden durch:
- individuelle Beratung über geeignete Sportarten
- Mitwirkung an der Trainingsgestaltung unter Berücksichtigung sportphysiotherapeutischer Gesichtspunkte
- Beratung zu gesundheitlichen Effekten und Risiken der gewählten sportlichen Betätigung.

Vorgehen: orthopädisch-internistische Anamnese, Sportanamnese (Trainingsgestaltung, -intensität, Leistungsentwicklung), Untersuchung des gesamten Haltungs- und Bewegungsapparates unter Berücksichtigung von Fehlformen, Bewegungsdefiziten und Muskeldysbalancen.

10

Muskeldysbalancen

Unausgewogene Funktionszustände der Skelettmuskulatur (kein Ungleichgewicht der Muskelkräfte!), die die tonische und phasische Muskulatur betreffen (☞ 11.1.3). Ursache ist ein insuffizientes Stabilisierungsvermögen der Rumpf-Muskulatur. Eine aktive, vollständige Nutzung der physiologischen Bewegungsausmaße wird verhindert und zwar auch dann, wenn eine freie passive Beweglichkeit gegeben ist.

Eine Muskeldysbalance liegt vor, wenn ein verkürzter tonischer Muskel seinen phasischen Gegenspieler (Antagonisten) und/oder Mitspieler (Synergisten) hemmt. Eine maximale Aktivierung und damit die optimale Trainierbarkeit wird dadurch verhindert.

! Verkürzung und Bewegungseinschränkungen lassen sich durch Muskelfunktionstests (z.B. nach JANDA) nachweisen.

Beispiel: Eine Verkürzung der ischiokruralen Muskulatur (tonisch) verhindert die optimale Trainierbarkeit des M. quadriceps → vor dem Quadrizepstraining Dehnung der ischiokruralen Muskulatur.

10.5.2 Orthopädische Kontraindikationen für Wettkampf-sportteilnahme

Eine Wettkampfsportart kann nicht ausgeübt werden bei:
- sekundären Sportschäden: Muskel-, Sehnen- und Gelenkverletzungen bzw. Erkrankungen mit fehlender funktioneller Kompensation
- hochgradigen Formfehlern und Anomalien von Rumpf bzw. Extremitäten
- aseptischer Knochennekrose (☞ 5.4.9): Beschwerden bei sportartspezifischer Exposition und fehlenden Kompensationsmöglichkeiten
- M. Scheuermann (☞ 5.8.10): bei der Notwendigkeit einer Korsett- oder operativen Versorgung und besonderer sportlicher Exposition sowie bei progredientem Verlauf oder floridem Stadium
- doppelseitiger Spondylodese, Spondylolisthesis (☞ 5.8.11): nicht kompensierbare Belastungsbeschwerden beim Sport (Kunstturnen, rhythmische Sportgymnastik, Delphin-Schwimmen, Gewichtheben)
- Skoliose (☞ 5.8.3): bei Korsett- oder operativer Versorgung. Sportarten mit erheblicher Beanspruchung der Wirbelsäule (z.B. Kunstturnen)
- Hüftgelenksluxation (☞ 4.10.2, 5.4.4): bei sportartspezifischer Exposition.

10.5.3 Belastungsprobleme im Freizeitsport

Belastungsprobleme im Freizeitsport entsprechen denen im Wettkampfsport und im Schulsport. Sie lassen sich reduzieren durch regelmäßige (mindestens 3–4 x/Woche) sportliche Betätigung nach dem Motto: Lieber häufiger und kürzer als einmal zu lang! Bei fast jeder Erkrankung des Bewegungsapparates ist eine freizeitmäßige, individuell ausgerichtete und dosierte Belastung möglich.

Trainingsempfehlungen für Freizeitsportler

- Aufwärmphase: 10–15 Min. vor einer sportlichen Aktivität den Körper aufwärmen (Radfahren, Seilspringen, leichter Dauerlauf), funktionelle Gymnastik zur Verbesserung der Beweglichkeit und Koordinationsfähigkeit
- Dehnen: alle Hauptmuskelgruppen dehnen
  - passiv-dynamisch: Dehnstellung einnehmen, in dieser Position 15–30 Sek. verweilen; ruckhafte Bewegungen vermeiden; ruhig und gleichmäßig atmen
  - Anspannungs-Entspannungs-Dehnen: Dehnstellung einnehmen, in dieser Position Muskel/Muskelgruppe gegen Widerstand isometrisch 5–7 Sek. anspannen, Spannung lösen, etwas weiterdehnen und wieder anspannen. Diesen Vorgang 2–3 x wiederholen
- Trainingsphase: als Ausdauersportart Laufen, Radfahren, Rudern, Schwimmen, Skilanglauf
- Abwärmphase: leichte Dauerbelastung für 10–15 Min. zum Abschließen des Trainings (Radfahren, Seilspringen, leichter Dauerlauf).

10.5.4 Sport mit Endoprothesen

Ziel: Verbesserung von Leistungsfähigkeit und Lebensqualität.

Individuelle Beurteilung der Sportfähigkeit: Allgemeinerkrankungen, Zustand der Haltungs- und Bewegungsorgane, Mobilität insbesondere des durch eine TEP versorgten Gelenkes, Lokalisation der Prothese in Bezug zur sportlichen Betätigung, Ausgangssituation des versorgten Gelenkes, Prothesenmodell und -technik (zementiert, unzementiert). TEP-Patienten, die dosiert Sport treiben, haben in der Regel weniger Beschwerden und Schmerzen (v. STREMPEL et al. 1992).

Sportartempfehlungen bei Prothesen des Hüft- und Kniegelenkes

Geeignet

- Schwimmen: temperiertes Wasser, beim Brustschwimmen statt Schwunggrätsche dosierte Stoßgrätsche einsetzen, Wechselbeinschlag in der Brust- oder Rückenlage, ggf. mit Schwimmflossen. Beste Diziplinen: Kraulschwimmen, Rückenschwimmen
- Radfahren: gut geeignet für Hüft-TEP, weniger gut geeignet für Kniegelenk-TEP; wegen Sturzgefahr Heimtrainer empfehlenswert. Wichtig: optimale Einstellung von Sattel- und Lenkerhöhe, keine Rennhaken oder Körbchen zur Fixierung der Füße verwenden (zusätzliche Unfallgefahr bei Sturz!)
- Gymnastik: geeignet, sofern das Ziel die Erhaltung und Verbesserung der muskulären Leistungsfähigkeit und nicht die Beweglichkeitsverbesserung ist. Keine extreme Bewegungen des operierten Kniegelenkes
- Rudern: geeignet sowohl für Hüftgelenks- als auch Kniekelenks-TEP, sofern eine übermäßige Hüft- und Kniebeugung vermieden wird
- Segeln, Paddeln, Wandern: ohne Einschränkungen möglich.
- ! Sturzgefährdung bei Segelmanövern.

10

Bedingt geeignet
- Skilanglauf: prinzipiell günstig für Hüft- und Knie-TEP bei ausschließlicher Diagonaltechnik. Empfehlung zur Benutzung von breiten Wanderskiern
- Dauerlauf: geeignet nur bei guter Lauftechnik, weichem Boden, stoßabsorbierenden Laufschuhen, zeitlicher Begrenzung und ohne Muskelermüdung
- Golf: problemlos bei guter Spieltechnik, d.h. kontrollierter Torsionsbelastung im LWS- und Hüftbereich, unterstützt durch Schuhe ohne Spikes.

Nicht geeignet
Sportarten mit Belastungen im Schnelligkeits-Ausdauer-Bereich oder abrupten, schnellen Richtungswechseln, Kampfsportarten, Sprungdisziplinen, Ballspiele (Ausnahme Prellball, Schlagball), Rückschlagspiele (Tennis nur dann sinnvoll, wenn z.B. in kontrollierter Form von der Grundlinie gespielt wird), alpiner Skilauf.

10.5.5 Sport nach Gliedmaßenamputationen ——————

Armamputierte
- Laufen: Belastung eher im Ausdauerbereich. Sprinten wegen Sturzgefahr weniger geeignet
- Sprungdisziplinen: Weitsprung, Hochsprung (Flop-Technik)
- Rückschlagspiele (bei einseitiger Amputation): Faustball, Prellball, Fußball, Tennis, Tischtennis
- Schwimmen: einseitige Amputation - Brustschwimmen; beidseitige Amputation - Rückenschwimmen.

Beinamputierte
- ohne Prothese: Schwimmen, bei beidseitiger Amputation mit Schwimmflosse, Ballspiele im Sitzen oder Rollstuhl (Volleyball, Basketball, Prellball)
- mit Prothese: Geschicklichkeitsgehen (verschiedene Hindernisse, Schulung im Umgang mit der Prothese), bei sicherer Beherrschung der Prothese: Wurfdisziplinen und Ballspiele im Stand
- mit Spezialausrüstung: Angeln, alpiner Skilauf mit Krückenski oder Monoski.

Prinzipiell gilt: Ergänzung der sportlichen Betätigung durch rumpfstabilisierende Gymnastik. Sport sollte mit und ohne Prothese erfolgen. Informationen: Deutscher Behindertensportverband (☞ 13).

Bernard Kolster

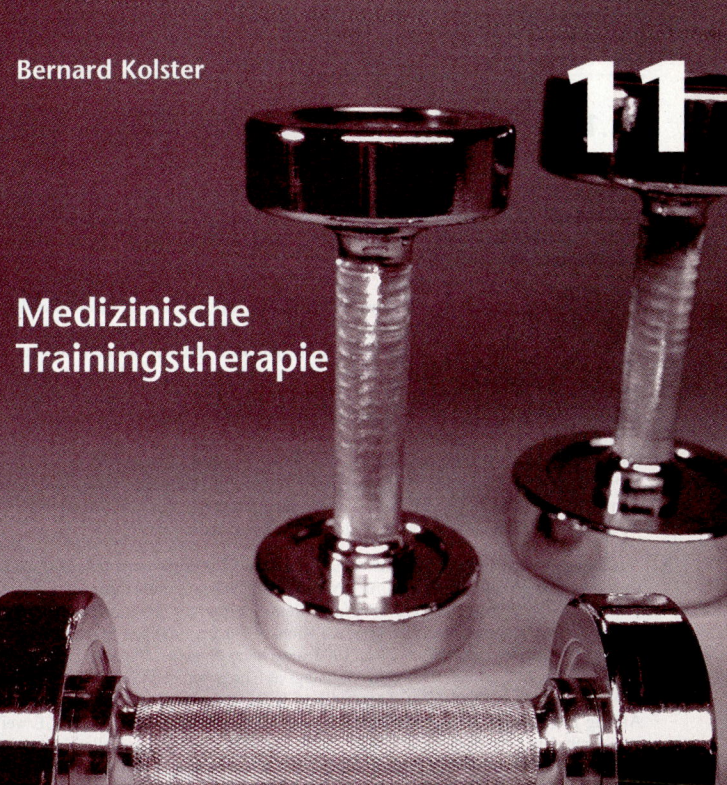

Medizinische Trainingstherapie

11

11.1   Grundlagen

Die MTT entspricht weitgehend dem sogenannten Aufbautraining. In den frühen achtziger Jahren wurde erkannt, daß ein intensives Aufbautraining bei Hochleistungssportlern nach Verletzungen des Bewegungsapparates zu einer bedeutend schnelleren Wiederherstellung und damit Wettkampffähigkeit führte. Kennzeichen dieser Trainingsform sind die

- Intensität des Trainings: Trainingseinheiten von bis zu drei Stunden pro Tag, mindestens dreimal pro Woche
- Komplexität: Nicht nur der verletzte Körperteil wird trainiert, sondern der ganze Körper unter Berücksichtigung der wesentlichen Elemente der modernen Trainingslehre
- interdisziplinäre Zusammenarbeit von ÄrztInnen, PhysiotherapeutInnen und SportlehrerInnen
- sportartspezifische Trainingsinhalte
- Prävention von erneuten Verletzungen: Verletzungsauslösende Momente, z.B. muskuläre Dysbalancen, aber auch sportartspezifische verletzungsauslösende externe Faktoren, können unter Trainingsbedingungen kontrolliert werden.

Aus diesem Grund entschlossen sich zunächst die Berufsgenossenschaften (BG), diese kostenintensive Maßnahmen auch für „Nicht-SportlerInnen" zu übernehmen, da unter dem Strich durch die schnellere berufliche Reintegration von „NormalpatientInnen" wieder Kosten eingespart wurden (kürzere Krankheitsdauer, niedrige Invaliditätsrate). Diese Therapieform wurde bis Ende 1993 unter dem Namen „Besonders indizierte Therapie (BiTh)" geführt. Das Genehmigungsverfahren war jedoch sehr kompliziert und umständlich, so daß diese Therapieform keine nennenswerte Verbreitung fand. Anfang 1994 wurde die Verordnungsregelung vereinfacht: unter dem Begriff „Erweiterte Ambulante Physiotherapie (EAP)" kann diese Therapieform von allen D-ÄrztInnen verordnet werden. Die Durchführung darf jedoch nur in speziell zugelassenen Zentren, welche die personellen, räumlichen und apparativen Anforderungen der BGs erfüllen, erfolgen. Informationen über diese Anforderungen sind erhältlich unter anderem beim „Zentralverband Ambulanter Therapieeinrichtungen (ZAT)" (Adresse ☞ 13).

11.1.1   Ziele und Indikationen

Indikationen

Prinzipiell alle operativ und konservativ versorgten Verletzungen des Bewegungsapparates, bei denen eine EAP sinnvoll und und angemessen erscheint. Das früher von der BG aufgestellte Indikationsverzeichnis ist nicht mehr gültig. Die verordnende ÄrztIn (in der Regel D- oder H-ÄrztIn) trifft die Verordnung nach den Kriterien der Angemessenheit. Die ÄrztIn muß gleichzeitig gegebene Kontraindikationen berücksichtigen. Insgesamt ist eine Zusammenarbeit zwischen den TherapeutInnen und der zuweisenden ÄrztIn über eine regelmäßige Befunddokumentation vorgesehen.

11

Ziele der MTT
- völlige Schmerzfreiheit
- Wiederherstellung der bestmöglichen muskulären Funktion: Kraft, Ausdauer und Koordination
- Wiederherstellung der bestmöglichen Funktionen von Gelenken sowie der am Gelenkaufbau beteiligten Strukturen (Bänder, Sehnen, Knorpel)
- Wiedererlernen alltags- und sportspezifischer Bewegungsmuster
- Prävention von erneuten Verletzungen.

11.1.2 Aufbautraining

Das Aufbautraining beginnt im allgemeinen nach der Phase der postoperativen physio-therapeutischen Behandlung. Voraussetzung für die Durchführung des Aufbautrai-nings ist die Diagnose mit einem Behandlungsplan der zur Verordnung berechtigten ÄrztIn (D- oder H-ÄrztIn). Turnusmäßige Untersuchungen (Eingangs-, Zwischen- und Enduntersuchung) durch die ÄrztIn dokumentieren den Therapieverlauf. Im Behand-lungsverlauf durchläuft der Rehabilitant nacheinander 4 Rehabilitationsphasen:
1. Phase - Mobilisation: frühfunktionelle Therapie
2. Phase - Stabilisation: funktionelle Therapie
3. Phase - funktionelles Muskelaufbautraining: uneingeschränkte Funktionsfähigkeit
4. Phase - Muskelbelastungstraining: uneingeschränkte Belastungsfähigkeit.

Die zeitliche Definition der Phasen (☞ Tabelle) ist abhängig von unterschiedlichen Faktoren:
- Art der Verletzung
- Operationsverfahren
- postoperativer Heilungsverlauf
- individuelle Kondition
- klinikinterne Nachbehandlungsrichtlinien.

Phasenübersicht für Aufbautraining (nach FREIWALD)				
Verletzungsbereich/-art	1. Phase	2. Phase	3. Phase	4. Phase
Meniskus	1.–2. Wo.	2.–4. Wo.	4.–6. Wo.	6.–8. Wo.
Kreuzbänder	1.–4. Wo.	5.–8. Wo.	8.–13. Wo.	13.–17. Wo.
Seitenbänder	1.–3. Wo.	3.–5. Wo.	5.–7. Wo.	7.–10. Wo.
Achillessehne	1.–3. Wo.	3.–6. Wo.	6.–10. Wo.	10.–16. Wo.
Sprunggelenk/Bänder	1. Wo.	2. Wo.	3.–4. Wo.	4.–5. Wo.
Sprunggelenk/Fraktur	1.–2. Wo.	2.–5. Wo.	5.–7. Wo.	7.–12. Wo.

1. Phase – Mobilisation: Frühfunktionelle Therapie
Dem Trainingsbeginn geht in den meisten Fällen eine Zeit körperlicher Inaktivität voraus. Daher steht in dieser Phase ein Training der allgemeinen (kardio-vaskulären) Leistungsfähigkeit (Ausdauer) als Grundlage für alle weiteren Maßnahmen an vorder-ster Stelle. Ein Muskelaufbautraining ohne eine Basis-Kondition ist nicht sinnvoll.

- Trainingsziele: Verhinderung bzw. Beseitigung der verletzungsbedingten Muskelatrophie; optimale Schmerzbekämpfung; Optimierung der Muskelkraft; Verbesserung der koordinativen Fähigkeiten, Verbesserung der Beweglichkeit und der allgemeinen Ausdauer
- Trainingsmethoden und -inhalte: Kryotherapie; Lymphdrainage; Gangschulung; Muskeldehnung; Ausdauertraining; isometrisches Training; dynamisches Training
- Trainingsmittel: Fahrradergometer; Schulter-Arm-Ergometer; Sprossenwand; Matte; diverse Trainingsgeräte für bestimmte Körperregionen (Beine, Gesäß, Rumpf, Schultern, Arme)
- Trainingsdosierung
  - ca. 60 Min. pro Trainingseinheit
  - LeistungssportlerInnen: bis zu 1 Trainingseinheit pro Tag
  - FreizeitsportlerInnen: mindestens 2 Trainingseinheiten pro Woche
  - Zeitraum: 1–3 Wo.

2. Phase – Stabilisation: Funktionelle Therapie

- Trainingsziele: Ausbau der unter Phase 1 genannten Ziele (Stabilisierung der Muskulatur; Verbesserung der Kraft, Verbesserung der Ausdauer und der Koordination)
- Trainingsmethoden und -inhalte: Kryotherapie; Lymphdrainage; Gangschulung; Muskeldehnung; Ausdauertraining; isometrisches, isotonisches, isokinetisches, auxotonisches Training
- Trainingsmittel: wie unter Phase 1, zusätzlich isokinetische Test- und Trainingssysteme (z.B. Cybex®, Biodex®, Lido®)
- Trainingsdosierung:
  - 60–90 Min. pro Trainingseinheit
  - LeistungssportlerInnen: 2 Trainingseinheiten pro Tag
  - FreizeitsportlerInnen: 1 Trainingseinheit pro Tag
  - Zeitraum: 1–5 Wo.

3. Phase – Funktionelles Muskelaufbautraining

- Trainingsziele: Ausbau der unter Phase 2 genannten Ziele
- Muskelaufbau → uneingeschränkte Funktionsfähigkeit
  - Optimierung der Reaktionsschnelligkeit
  - Bahnung funktioneller Bewegungsmuster und Integration von Teilbewegungen zu Gesamtbewegungen (z.B. Gehen, Laufen)
  - Training sportartspezifischer Bewegungsmuster
  - psychische Vorbereitungen auf sportliche Belastungen
- Trainingsmethoden: Muskeldehnung; Gangschule; Lauftraining (zunächst auf Weichmatte, -boden); Ausdauertraining; isometrisches, isotonisches, isokinetisches, auxotonisches Training; intensives und extensives Intervalltraining; Komplextraining
- Trainingsmittel: wie in Phase 2, zusätzlich Weichboden, Laufmatte, Mini-Trampolin
- Trainingsdosierung:
  - 60–90 Min. pro Trainingseinheit
  - LeistungssportlerInnen: 2 Trainingseinheiten pro Tag
  - FreizeitsportlerInnen: 1 Trainingseinheit pro Tag
  - Zeitraum: 2–6 Wo.

11

4. Phase – Muskelbelastungstraining

- Trainingsziele: Ausbau der unter Phase 3 genannten Ziele.
  - Optimierung von Reaktionsschnelligkeit und Sprungkraft
  - Optimierung von Kraft- und Schnelligkeitsausdauer
  - volle uneingeschränkte Belastbarkeit
  - volle psychische Stabilität während der Belastungen
- Trainingsmethoden: isotonisches Training, auxotonisches Training, isokinetische Test- und Trainingsmethoden, Schnelligkeits- und Ausdauertraining, Sprungkraft. Sportartspezifische Trainingsformen: Lauftraining, Sprints, Steigerungsläufe, Tempowechselläufe, Sprungkraftserien
- Trainingsmittel: wie unter Phase 3, zusätzlich Laufband, verschiedene Bodenformen und -beläge (Waldboden, Sandboden); Sportgeräte
- Trainingsdosierung:
  - 60–90 Min. pro Trainingseinheit
  - LeistungssportlerInnen: 2–3 Trainingseinheiten pro Tag
  - FreizeitsportlerInnen: 1–2 Trainingseinheit pro Tag
  - Zeitraum: 2–6 Wo.

11.1.3   Trainingsprinzipien

Grundlage: Aufbau des Skelettmuskelgewebes

Das elementare Bauelement des Skelettmuskels ist die quergestreifte Muskelfaser, eine vielkernige Riesenzelle von einer Länge von bis zu 15 cm und einem Durchmesser bis ca. 0,1 mm.

Die Muskelfasern lassen sich in zwei Fasertypen unterscheiden:
- Typ 1: Slow-Twitch Fibers (ST-Fasern, „rote Fasern"). Langsam zuckende, wenig ermüdbare Muskeln, mit vorwiegend aerober Energiebereitstellung
- Typ 2: Fast-Twitch Fibers (FT-Fasern, „weiße Fasern"). Schnell zuckend, schnell ermüdbar, vorwiegend anaerobe Energiegewinnung.

Daraus ergeben sich drei Muskelgruppen:
- tonische Muskulatur (Typ-1-Fasern)
- phasische Muskulatur (Typ-2-Fasern)
- gemischte Muskulatur.

Tonische Muskulatur dient als Haltemuskulatur der Stabilisation und tendiert zur Verkürzung. Phasische Muskulatur dient der Fortbewegung (Schnellkraft, Mobilität) und neigt zur Abschwächung. Tonische und phasische Muskulatur existieren jeweils als Mischform, wobei entweder die eine oder die andere Komponente überwiegt.

Merkmale der verschiedenen Muskelfasern		
Merkmale	**tonische Muskulatur**	**phasische Muskulatur**
Fasertyp	ST-Fasern („rote Fasern")	FT-Fasern („weiße Fasern")
Energiebereitstellung	vorwiegend aerob	vorwiegend anaerob
Erregbarkeit	langsamer	schneller
Mitochondrien	viele	weniger
Kontraktions-geschwindigkeit	langsam	schnell
(Haupt)-Auswirkung von Inaktivität	Verkürzung	Abschwächung
Funktion	Statik, Stützmotorik, (überwiegend tonische Muskulatur)	Fortbewegung, Zielmotorik, (überwiegend phasische Muskulatur)
Beispiele	M. pectoralis major M. biceps brachii M. erector spinae M. iliopsoas Mm. ischiocrurales M. rectus femoris Mm. adductores M. triceps surae	Mm. rhomboidei M. triceps brachii M. abdominis Mm. glutaei max., med., Min. Mm. vasti lat., med. M. tibialis anterior
Ermüdbarkeit	langsam	schnell

Grundsätze zu Durchführung und Dosierung des Aufbautrainings

Grundlagen für den Trainingsplan
• Art und Versorgung der Verletzung
• Diagnose
• Aktivitätsgrad: HochleistungssportlerInnen, FreizeitsportlerInnen, Untrainierte.

Regelmäßige Überprüfung des Trainingserfolges
(und gegebenenfalls Modifkation des Trainingsplanes):
• Überprüfungszeitpunkte:
  – Trainingsbeginn (Eingangsuntersuchung)
  – alle 10 Therapieeinheiten (Zwischenuntersuchungen)
  – Abschluß der Rehabilitationsmaßnahme (Abschlußuntersuchung).
• Untersuchungsparameter
  – klinischer Befund: Schmerz, Schwellung
  – Beweglichkeitsausmaß: Neutral-0-Methode (☞ hintere Umschlagseite)
  – Muskelumfang: in cm (☞ 2.1)
  – Muskelkraft in Nm: isokinetisches Testverfahren (☞ 11.1.4).

! Die Untersuchungsintervalle und -parameter sind von den meisten Kostenträgern vorgeschrieben.

Trainingsumfang und Übungsauswahl
So steigern, daß ein kontinuierlicher Muskelaufbau stattfindet. Eine zu hohe Anfangsbelastung vermeiden, da durch eine damit verbundene vorzeitige Muskelermüdung das Trainingsziel nicht erreicht wird.

Trainingsplanung
Die Reihenfolge der Trainingsinhalte, Übungsauswahl und -intensität müssen sich an der individuellen Belastungsfähigkeit (maßgebend sind Eingangs- und Zwischenuntersuchungen) und an den Grundlagen der Trainingslehre orientieren. Reihenfolge der Trainingsinhalte:
1. Aufwärmphase
2. Differentialbehandlung: physiotherapeutische Behandlung bezogen auf die verletzte Region
3. Aufwärmen und Dehnen unmittelbar vor isokinetischer Belastung
4. Schnelligkeits- und Koordinationstraining: Durchführung vor dem Krafttraining, da durch Krafttraining eine Ausschöpfung der Energiereserven erfolgt. Die Folge ist eine ermüdete und geschwächte Muskulatur, bei gleichzeitig erhöhtem Verletzungsrisiko
5. Dehnung (☞ 2.2.4): aktive Dehnung (☞ 11.2.2) aller distal und proximal der Verletzung befindlichen Muskelgruppen auch auf der gesunden Seite
6. Ausdauertraining (☞ 11.1.4)
7. Krafttraining (☞ 11.1.4)
8. Abwärmphase (Cool Down; ☞ 10.2).

Beispiel Kniegelenk
Z.n. Kreuzbandersatzplastik mit Patellarsehne rechts, Ende der Phase 1 (☞ 11.1.2).
Befund: Atrophie der gesamten Beinmuskulatur rechts, M. quadriceps vastus med. am stärksten betroffen, Beuge- und Streckdefizit, Schwellung und belastungsabhängige Schmerzen des Kniegelenkes.

Sinnvoller Behandlungsaufbau im Rahmen des Aufbautrainings:
- allgemeine Aufwärmphase:
  Fahrradergometer: 15 Min. mindestens 50 Watt. Da Schwellung und Schmerz im rechten Kniegelenk bestehen, sollte das rechte Bein nicht mittreten, sondern auf einem Hocker abgestützt werden.
  Handkurbelergometer: 10 Min. 50 Watt
- Differentialbehandlung: Lymphdrainage, Muskeldehnung (☞ 2.2.4), Kräftigung: PNF (☞ 2.3.18), Schnelligkeits- u. Koordinationsübungen (☞ 11.1.4)
- Kräftigung (☞ 10.2)
- Abwärmphase: analog der Aufwärmphase.

Trainingsdosierung
Durch regelmäßiges Training erfolgt eine schnellere Belastungsanpassung. Unregelmäßige Trainingsintervalle (z.B. einmal und weniger pro Woche) verzögern den Rehabilitationserfolg.

- allgemein: Dauer einer Therapieeinheit 60–90 Min., mindestens drei Therapieeinheiten/Wo.
- individuelle Dosierung in Abhängigkeit vom Aktivitätsgrad: HochleistungssportlerIn, FreizeitsportlerIn, Untrainierte. HochleistungssportlerInnen können zwei (bis drei) Therapieeinheiten pro Tag durchführen (ab Phase 3; ☞ 11.1.2).

Tips & Fallen

- Zur optimalen Regeneration zwischen den Trainingseinheiten mind. 6 Std. Pause einhalten. Innerhalb der Therapieeinheiten Schwerpunkte setzen: z.B. eine Therapieeinheit Krafttraining, die andere Therapieeinheit Lauftraining
- Die Belastungsdosierung ist eines der entscheidenen Kriterien der MTT. Die Dosierung ist abhängig von der Belastungsfähigkeit, der Motivation und dem Engagement des Patienten und von der Erfahrung und dem „Fingerspitzengefühl" der BehandlerIn.

! Ziel ist es, den (schmalen) Pfad zw. Unter- und Überforderung zu finden.

11.1.4 Trainingselemente

Motorische Leistungen setzen sich aus mehreren ineinander verzahnten Teilkomponenten zusammen: Kraft, Beweglichkeit (Flexibilität, Koordination), Ausdauer. Im gesunden Zustand stehen diese Teilkomponenten im ausgewogenen Verhältnis zueinander.

▌ Krafttraining

Statisches Training
Die Länge des Muskels bleibt bei einer Kontraktion konstant (isometrisch). Die Kontraktion erfolgt gegen einen fixierten Widerstand. Die Trainingsleistung erfolgt durch Halte- oder Widerstandsarbeit. Der Querschnitt des Gesamtmuskels wird vergrößert, jedoch nicht die Kraft pro cm^2.

Vor- und Nachteile des statischen Trainings
- Vorteile: frühzeitig post-operativ als Atrophieprophylaxe durchführbar, gute Fixierungsmöglichkeiten, selektive Auswahl von Muskelgruppen, gute Dosierbarkeit
- Nachteile: keine Einbeziehung der koordinativen Elemente einer Bewegung, daher unphysiologische Trainingsform, Training der phasischen (langsamen) Muskelfasern, keine Trainingswirkung der Schnellkraft.

Krafttrainingsmethoden
Verbesserung
- der Maximalkraft
- der Kraftausdauer
- der intramuskulären Koordination.

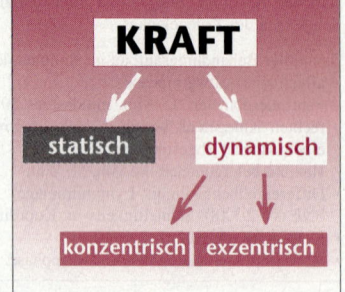

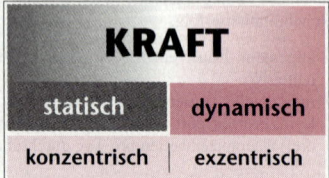

Abb. 11.1: Krafttrainingsmethoden [A300]

11

Übersicht: Statistisches Training		
Anwendungsbereiche	Belastung (%)	Belastungsdauer
Maximalkraft Zunahme des Muskelquerschnittes: • Atrophieprophylaxe • Phase 1 des Muskelaufbaues	75–90	7–12 Sek.
Kraftausdauer	30–50	25–130 Sek.
Intramuskuläre Koordination	85–100	3–5 Sek.

Dynamisches Krafttraining

Längenänderung der Muskulatur bei konstanter Spannung durch Verkürzung oder Verlängerung der kontraktilen Elemente des Muskels.

• konzentrische Kontraktion: Anspannung unter Verkürzung des betreffenden Muskels. Beispiel: Stemmen einer Langhantel in Rückenlage erfolgt durch konzentrische Kontraktion der Mm. triceps brachii
• exzentrische Kontraktion: Anspannung unter Verlängerung des betreffenden Muskels. Dabei wird eine negativ-dynamische Arbeit verrichtet. Beispiel: Das Herablassen der Hantel im vorangehenden Beispiel führt zu einer exzentrischen Kontraktion der Mm. triceps brachii
• auxotonische Kontraktion: Diese Muskelkontraktion ist eine Kombination aus isometrischer und isotonischer Kontraktionsform (Spannungs- und Längenänderung) und stellt die häufigste Trainingsform im Kraftsport dar.

Vor- und Nachteile des dynamischen Krafttrainings
• Vorteile: Training physiolog. und komplexer Bewegungsformen, variable Belastungsparameter (Belastungsintensität, Anzahl der Wdhl., Pausenintervalle)
• Nachteile: häufig großer apparativer Aufwand (Trainingsgeräte, Kraftmaschinen); Betreuung der Pat. personell aufwendig; Verletzung bzw. Überlastungsschäden durch unsachgemäße Anwendung der Trainingsgeräte.

Krafttrainingsmethoden
• dynamisch-schnell
• dynamisch bremsend (exzentrisch).

Übersicht dynamisches Krafttraining		
Anwendungsbereiche	Belastung (%)	Wiederholungen
dynamisch-schnell		

• **Maximalkraft**
  - Muskelquerschnitt
  - intramuskuläre Koordination
• **Kraftausdauer**
• **Schnellkraft**
	
	65–90 %
	80–100 %
	
	40–50 %
	30–60 %
		
		5–13
		1–6
		
		20–40
		10–20

dynamisch bremsend (exzentrisch)		
• **Maximalkraft** intramuskuläre Koordination • **Schnellkraft**	 100 % 60–90 %	 1–6 6–12

Isokinetisches Training

Die Isokinetik ist eine (Sonder-)form der dynamischen Trainingsform. Die einzige Vorgabe ist eine Winkelgeschwindigkeit. Der Widerstand wird durch den Pat. selbst erzeugt und über eine mechanische Einrichtung – den Dynamometer – gewissermaßen gespiegelt. Der Patient erhält genau den Widerstand, den er selbst am Gerät erzeugt. Isokinetische Bewegungsführung wird durch den Dynamometer ermöglicht (ab Muskelkraft > Grad 3).

Vergleich der isotonischen und isokinetischen Arbeitsweise	
Isokinetik	**Isotonie**
festgesetzte Geschwindigkeit	festgesetzter Widerstand
veränderter, sich vollkommen anpassender Widerstand an • Muskel-Skelett-System • Schmerz • Ermüdung (diese Ziele werden durch den Dynamometer erreicht)	unterschiedliche, unbekannte Faktoren (z.B. Geschwindigkeit)
Pat. vollendet mit jeder Bewegung den gesamten Bewegungsbereich	Widerstand = Gewicht Das Gewicht ist über den gesamten Bewegungsbereich gleich, ohne Rücksicht auf Änderung der Hebelkraft, Ermüdung, Schmerz
Übungen mit funktionellen Geschwindigkeiten sind möglich	Verringerung des Bewegungsbereiches durch Ermüdung

Isokinetik kann sowohl als Trainingsmittel als auch als Testsystem eingesetzt werden und liefert folgende Meßparameter: Bewegungsbereich, Drehmoment, Leistung, Beschleunigungsenergie.

Dynamisches Ramping

Sondermodus bei dem Einsatz der Isokinetik als Trainingsmittel. Die Winkelgeschwindigkeit paßt sich an die Eigen-(anfangs-)geschwindigkeit des Patienten an. Diese Geschwindigkeit ist etwas niedriger als die Anfangsgeschwindigkeit und dient als eine Art Führungswiderstand. Dadurch wird eine schonende Adaptation an die jeweilige Trainingsgeschwindigkeit gewährleistet.

! Wenn möglich (geräteabhängig), sollte immer mit dyn. Ramping trainiert werden (schonender). In der Diagnostik (Testverfahren) ohne den Modus dyn. Ramping üben, um möglichst exakte Testergebnisse zu erhalten.

11

Grundsätzliches zum isokinetischen Training

Zwischen Geschwindigkeit und Kraftentfaltung gelten folgende Zusammenhänge:
• Tiefe Geschwindigkeiten ermöglichen hohe Kraftleistungen und damit hohe Belastungen für das Gelenk (z.B. Winkelgeschwindigkeit 0 Grad/Sek. entspricht isometrischer = maximaler Belastung). Daher immer die Geschwindigkeit dem gewünschten Krafteinsatz anpassen
• Bewegungsbegrenzung: Je kleiner der Bewegungsbereich desto kleiner sollte die Geschwindigkeit sein.

Geschwindigkeitsdefinitionen		
Grad/Sekunde	**Geschwindigkeit**	**Belastung**
0–90	niedrig	hoch
90–180	mittel	mittel
180–300	hoch	niedrig
> 300	funktionell	niedrig

Praktische Hinweise für den Einsatz isokinetischer Systeme
Für gute Test- und Trainingsresultate ist ein Vertrautwerden im Umgang mit dem zunächst ungewohnten Gerät erforderlich.
- Die TherapeutIn sollte sich selbst mit dem Gerät vertraut machen, indem sie Test- und Trainingsformen an sich selbst ausprobiert
- Dem Patienten gute und verständliche Anweisungen geben, dies kann in standardisierter, möglichst für alle Patienten gleicher Weise erfolgen: ,,Die Bewegung gleichmäßig durchführen!" ,,Die Bewegung nicht plötzlich abstoppen!" ,,Streckung und Beugung in einem gleichmäßigen Ablauf durchführen!"
- Vor einem Test sollte der Patient die Bewegung probeweise durchführen zwecks Gewöhnung an die jeweilige Testgeschwindigkeit.

Vor- und Nachteile des isokinetischen Trainings
- Vorteile:
  - Test- und Trainingsverfahren
  - genaue Trainingsdosierung
  - Protokollierung und Analyse des gesamten Trainingsfortschrittes
  - gute und schnelle Trainingswirkung
  - vielfältige Anwendungsgebiet, z.B. Muskelaufbau nach unterschiedlichsten Erkrankungen, Hochleistungssport
  - Widerstand dem Patienten angepaßt
  - hohe Winkelgeschwindigkeiten ermöglichen ein gutes Training der intra- und intermuskulären Koordination sowie der Ausdauer
  - konzentrische und exzentrische Trainingsformen (geräteabhängig) möglich
- Nachteile:
  - Betreuung der Patienten personell aufwendig
  - Verletzung bzw. Überlastungsschäden durch unsachgemäße Anwendung der Trainingsgeräte
  - isokinetische Geräte in der Anschaffung sehr teuer und daher wenig verbreitet
  - Einsatz ab Phase 3 (Funktionelles Muskelaufbautraining: uneingeschränkte Funktionsfähigkeit) bzw. nach Rücksprache mit (sachkundiger) ÄrztIn.

Durchführung
- vor isokinetischem Test oder Training gut aufwärmen, z.B. 10–15 Min. Fahrradergometer, 50–70 Watt
- entsprechende Muskelgruppen dehnen
- bei Schmerzen im entsprechenden Gelenk Training oder Test sofort unterbrechen
- bei Gelenkerguß keine isokinetischen Test- oder Trainingseinheiten durchführen.

Übersicht isokinetisches Training		
Anwendungsbereiche	**Grad/Sekunde**	**Wiederholungen**
Test		
Beispiel Oberschenkelstrecker und -beuger	300	2–3
	240	2–3
	180	2–3
	90	2–3
	45	2–3
Training		
Maximalkraft (Beispiel Oberschenkelmuskulatur, Phase 4; ☞ 11.1.2)	180	10
	45	6
	60	8
	90	10
Schnelligkeit (Beispiel Oberschenkelmuskulatur, Phase 4; ☞ 11.1.2)	180	10
	300	20
	240	20
	270	25
	300	20

Tips & Fallen

Die Trainingsdosierung hängt allein vom situativen Befund ab und muß für jeden Patienten „maßgeschneidert" werden. Keine „fertigen" Programme unkritisch übernehmen.

▌ Ausdauer

Die Widerstandsgröße gegenüber Ermüdung stellt die Ausdauer dar. Unterschieden werden allgemeine und lokale Ausdauer. Je nach Art der Energiebereitstellung werden Leistungen aerob, anaerob-laktazid oder anaerob-alaktazid vollbracht.

Folgende Energielieferanten stehen dem Organismus zur Verfügung (vereinfacht):
- Kreatinphosphat-System (KPS) – anaerob-alaktazid
  Kreatinphosphat + ADP → Kreatin + ATP.
  Dieser Vorrat reicht für etwa 50 Kontraktionen und ist das Energiesystem für kurzzeitige Höchstbelastungen. Beispiel: 100 m-Lauf
- Anaerobe Glykolyse – anaerob-laktazid
  Glykogen → Glukose → ATP + Laktat.
  Die anaerobe Glykolyse setzt mit einer kurzen Verzögerungszeit von etwa einer halben Minute nach der Kreatininphosphatspaltung ein. Diese Form der Energiegewinnung ist für den Körper energetisch ungünstig (2 mol ATP/mol Glukose) und wird durch die Menge an anfallenden Laktats begrenzt. Daher setzt bei leichter Tätigkeit nach rund einer Minute die aerobe Glykolyse ein
- Aerobe Glykolyse: Glukose + Sauerstoff + ADP → ATP (36 mol ATP/mol Glukose) + Kohlensäure + Wasser.
  Wenn diese Energiequelle ausgeschöpft ist, läuft die anaerobe Glykolyse neben dem aeroben Glukoseabbau weiter
- Fettabbau: Energie wird auch durch den Abbau von Fetten bereitgestellt:
  Fett + Sauerstoff + ADP → ATP + Wasser + Kohlensäure.
  Auch dieser Prozeß ist aerob und der Haupt-Energielieferant bei Ausdauerleistungen, z.B. Langstreckenlauf, Marathon.

11

Die verschiedenen Energiebereitstellungsfomen müssen beim Trainingsaufbau berücksichtigt werden. Wenn der Energiebedarf so groß ist, daß dieser durch die aerobe Energiebereitstellung nicht gedeckt werden kann, entsteht im anaeroben Stoffwechselweg Laktat.

Folgen der Laktatbelastung

- Übersäuerung der Arbeitsmuskulatur: Normalisierung nach 24–96 Std.
- Schmerzen in den Armen oder Beinen
- Verringerung des Koordinationsvermögens
- Vergrößerung der Verletzungsgefahr
- Beeinträchtigung der Regeneration des Kreatinin-Phosphat-Systems
- Die Leistung kann nicht mehr auf dem anfänglichen Niveau gehalten werden, es kommt zum „Leistungsknick".

 Tips & Fallen

- Die Laktat-Konzentration im Breitensport-orientierten Ausdauertraining sollte zwischen 3–4 mmol/l liegen (Bereich der aeroben Belastungsfähigkeit)
- Die Kontrolle wird möglich mit der ambulanten Laktatmessung, d.h. mit einem kleinen transportablen Meßgerät. Dies kann im Hochleistungssport bzw. bei der Rehabilitation von HochleistungssportlerInnen eine sinnvolle Trainingsoptimierung darstellen. Im Rehabilitationsbereich ist eine Trainingssteuerung über Belastungsintensität und Herzfrequenzkontrolle ausreichend, da sich die Herzfrequenz auf lange Strecke proportional zum Laktatanstieg verhält.

Herzfrequenz und Laktatspiegel stehen in einer Beziehung zueinander (☞ Abb. 11.2). Da die Laktat-Messung standardmäßig nicht überall zur Verfügung steht, kann die submaximale Herzfrequenz als Maß für die Belastungsgröße herangezogen werden. Ermittelung über Faustregel:

- Pulsschlag beim Laufen: 200 minus Lebensalter
- Pulsschlag beim Rudern: 180 minus Lebensalter
- Pulsschlag beim Schwimmen: 170 minus Lebensalter.

Vorteil: einfaches Abschätzen der Belastungsgrößen.
Nachteil: ungenau, nicht für Hochleistungssport geeignet.

Laktatkonzentrationen bei verschiedenen Trainingsformen		
	Freizeit-/Gesundheits-sportlerInnen	LeistungssportlerInnen
aerobes Ausdauertraining (z.B. Laufen, Radfahren, Schwimmen)	• nicht spezifisch ausdauertrainiert: 3–4 mmol/l • ausdauertrainiert: 2,5–3 mmol/l	2,5–3 mmol/l • intensiv: 2,5–3 mmol/l • extensiv: 2 mmol/l • regenerativ: 1–1,5 mmol/l
Kraftausdauertraining	bis 4 mmol/l	bis 4 mmol/l
Muskelaufbautraining	4–6 mmol/l	4–6 mmol/l

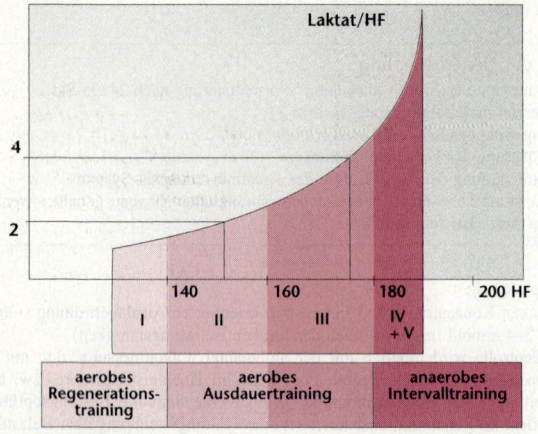

Abb. 11.2: Laktat-Herzfrequenz-Kurve [A300]

Ausdauertraining

Optimales Training				
Belastungs-dauer (Sek.)	**HF: Intensität (% vom max.)**	**Pausendauer**	**Laktat-bereich (mmol)**	**Bemerkungen**
Kreatinphosphatsysteme (KP-System)				
5–10, max. 20	80–90	> 1 Min.	max. 6	Ziele: • Zunahme des KP-Speichers • Trainingskurve mit Puls- und Laktatmessung
Training des Milchsäuresystems				
20–180	> 80	30–60	über 6	Intensive Anstrengung von kurzer Zeitdauer • starke Übersäuerung • Beeinträchtigung der aeroben Ausdauerleistung
20–60 Min.	etwas über Umschlag-punkt	länger	über 6	Intensive Anstrengung von längerer Zeitdauer: Beeinträchtigung des Ausdauervermögens

▌ Beweglichkeit (Flexibilität)

Beweglichkeit ist das willkürliche Ausmaß des Bewegungsbereiches zwischen den Partnern eines (Ellenbogengelenk) oder mehrerer Gelenken (Wirbelsäule).

Der Bewegungsumfang ist abhängig von:
- Dehnfähigkeit der elastischen Strukturen (Muskeln, Bänder, Sehnen)
- Form der beteiligten Gelenkflächen
- Muskelkraft.

Der Bewegungsumfang wird durch aktive und passive Beweglichkeit definiert. Die passive ist immer größer als die aktive Beweglichkeit. Eine übermäßige Förderung der aktiven und passiven Beweglichkeit kann zu einer Instabilität (Hypermobilität) mit nachteiligen Folgen (Schmerz, erhöhter „Verschleiß") im Bewegungssegment führen.

Indikation
Hypomobilität, Regenerationsmaßnahme innerhalb der MTT.

Kontraindikation
Frische Band- oder Muskelverletzungen, Hypermobilität.

Zeitpunkt
- nach der Aufwärmphase
- am Ende einer Trainingseinheit, um ermüdete Muskulatur wieder auf die normale Länge zu bringen.

Dehnformen (passive therapeutische Mobilisation ☞ 2.2.4)

Dehn-form	Durchführung	Anspannung (Sek.)	Wdh.	Bemerkungen
dyna-mische Dehn-technik	Dehnung durch Wippen, Schwingen oder Federn	sehr kurz	sehr viele	häufig praktiziert
	Nachteil: durch die ruckhaften, kurzen Dehnungsimpulse werden Muskelkontraktionen durch Eigenreflexe ausgelöst, die der Dehnung entgegenwirken. Hierdurch wird eine optimale Dehnung verhindert, daher ist diese Dehnform nicht sinnvoll.			
passiv-statische Dehnung (Stretch-ing)	Nach Einnehmen der entspr. Dehnstellung wird in dieser Position die Dehnung nur Min. verstärkt. Dabei Zunahme des Widerstandes, der sich als „Dehngefühl" bemerkbar macht. Ziehen ist erlaubt, Schmerzen sind zu vermeiden.	15–30	2–4	• durch die langsame Dehnung soll der Dehnreflex vermieden werden • gleichmäßige Atmung während der Dehnung beibehalten • effektive Dehnmethode
Anspan-nungs-Entspan-nungs-Dehnung	• Einnehmen der Dehnstellung und isometrische Anspannung über 3–8 Sek. • entspannen und dabei ca. 10 Sek. weiterdehnen • In dieser Postion erneute isometrische Anspannung mit nachfolg. Entspannung und Dehnung	3–8	2–4	• therapeutische Maßnahme bei verkürzter Mukulatur • effektive Dehnmethode

Dehnformen (passive therapeutische Mobilisation ☞ 2.2.4)				
Dehn-form	Durchführung	Anspan-nung (Sek.)	Wdh.	Bemerkungen
aktiv-stati-sches Dehnen	• Einnehmen der Dehnstellung • Anspannen des Antagonisten, dadurch Verstärkung der Dehnung • 10–25 Sek. halten • entspannen.	10–20	2–3	

✎ **Tips & Fallen**

Dehnung sollte fester Bestandteil in jeder Trainingseinheit sein. Nur regelmäßige Dehnung (mindestens 2–3 x pro Woche von jeweils 10–15 Min. Dauer) verspricht den gewünschten Erfolg.

11.2 Praxisteil

11.2.1 Muskelaufbautraining ─────────────

Praktische Tips zum Muskelaufbautraining	
Tip	Begründung
vor dem Training Aufwärmen	• Anregung des Herz-Kreislaufsystems • Vorbereitung der Strukturen (Muskel, Sehnen, Bänder, Gelenke) auf die Belastung • psychische Vorbereitung
nach dem Aufwärmen und zw. den Übungen dehnen	Verhinderung von (Überlastungs-)schäden wie Muskel-zerrungen, -risse
mit niedrigen Intensitäten beginnen	• vor jeder Trainingseinheit, schonende Anpassung des Organismus an die Trainingsreize • wichtig für untrainierte Personen
bei der Ausführung der Übun-gen auf korrekte Technik ach-ten	• endgradige Bewegungsausführung • gleichmäßige Geschwindigkeit • gleichmäßige Atmung bei den Übungen. Prinzip: Bei Belastung ausatmen, bei Entlastung Einatmen; dadurch Vermeidung von Pressatmung
Dysbalancen erkennen und vermeiden	☞ 10.5
sinnvolle Programmauswahl	Herz-Kreislauf-Training als Basis für alle Kraftarten ist Bestandteil aller Übungsprogramme
keine einseitige Kräftigung	Arme und Beine lassen sich nur auf Basis einer trainierten Rumpfmuskulatur aufbauen
Integration des gesamten Körpers bei den Übungen	Verbesserung der Koordination
Abwärmphase (Cool Down) nach jeder Trainingseinheit	Verkürzung der Regenerationszeit

11

Vergleich der Trainingsgeräte		
Gerät	**Vorteile**	**Nachteile**
Hanteln		
• Fausthantel: Gewicht nicht variierbar • Kurz- und Langhanteln: Gewicht durch aufsteckbare Scheiben veränderbar	• geringer Geräteaufwand • großes Spektrum möglicher Übungen • koordinative Beanspruchung der Muskulatur	• höheres Verletzungsrisiko bei nicht sachgemäßer Ausführung der Übungen • erhöhter Zeitaufwand für Veränderungen der Belastungsintensitäten (Scheibenwechsel)
Kraftmaschinen		
• Geräte für alle Muskelgruppen • Bewegungsführung vorgegeben	• relativ hoher Sicherheitskomfort bezüglich des Verletzungsrisikos • Handhabung einfach • Belastungsintensitäten schnell veränderbar	durch isoliertes Training weniger Muskelgruppen (z.B. Oberarmbeuger und -strecker) geringe koordinative Anforderung
isokinetische Test- und Trainingsgeräte (☞ 11.1.4)		

Ermittlung der Belastungsintensität

Besonders im Reha-Bereich ist die „Dosierung" und Quantifizierung der Trainingsintensität für eine adäquate Trainingssteuerung erforderlich. Da ein Maximalkraftest (d.h. die Leistung, die bei maximaler Anstrengung einmal wiederholt werden kann) in der ersten Phase des Rehabilitationstrainings nicht durchgeführt werden kann, wird eine Abschätzung über folgende Tabelle empfohlen:

Abschätzung der Belastungsintensität	
Belastungsintensität in %	**Wiederholungszahl**
100	1
95	2
90	3–4
85	5–6
80	7–8
75	9–10
70	11–13
65	14–16
60	17–20
55	21–24
modifiziert nach Rᴜʜʟ, 1992	

Anwendungsbeispiel

Die Armstreckung in Rückenlage mit einer Langhantel von 20 kg ist für den Trainierenden gerade 18 mal durchführbar. Daraus errechnet sich seine Maximalkraftleistung wie folgt:

Ist-Leistung laut Tabelle: 20 kg = 60 %

$$\text{Maximalkraft – Kraftleistung (kg)} = \frac{\text{Maximale Belastungsintensität (100 \%) x Ist–Gewicht (20 kg)}}{\text{Ist–Intensität (60 \%)}} = 33 \text{ kg}$$

Trainingsintensitäten für Kraft- und Konditionstraining*			
Trainingsintensität	Kraft (% der Maximalkraft)	Ausdauer (% der besten Laufzeit)	Pulsfrequenz/Min.
gering	30–50	30–50	130
leicht	50–70	50–60	140
mittel	70–80	60–75	150
submaximal	80–90	75–90	165
maximal	90–100	90–100	180
* für mittelmäßig Trainierte 20–30jährige (nach RÜHL 1992)			

11.2.2 Dehntechniken

Dehnprogramm Beinmuskulatur I – Hintere Unterschenkelmuskulatur

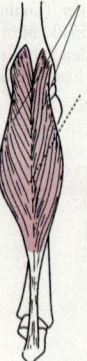
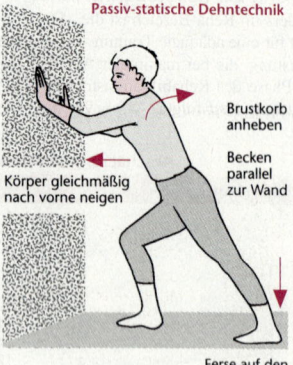

M. gastrocnemius:
zweigelenkiger Muskel,
optimale Dehnung bei
gestrecktem Knie

M. soleus: (verdeckt)
eingelenkiger Muskel,
gezielte Dehnung bei
gebeugtem Knie

M. triceps surae:
(M. gastrocnemius und
M. soleus zusammen)
tonischer Muskel,
neigt zur Verkürzung,
stärkster Supinator des
Fußes, bei Verkürzung
erhöhtes Risiko eines
Supinationstraumas

Achillessehnenschmerzen:
Dehnübungen für
M. triceps surae

Passiv-statische Dehntechnik

Körper gleichmäßig
nach vorne neigen

Brustkorb
anheben

Becken
parallel
zur Wand

Ferse auf den
Boden drücken
Fuß in Mittelstellung

Spannung 20–30 Sek. halten
3 Wiederholungen jede Seite

Abb. 11.3: Hintere Unterschenkelmuskulatur [A300-157]

11

Dehnprogramm Beinmuskulatur II – Vordere Oberschenkelmuskulatur

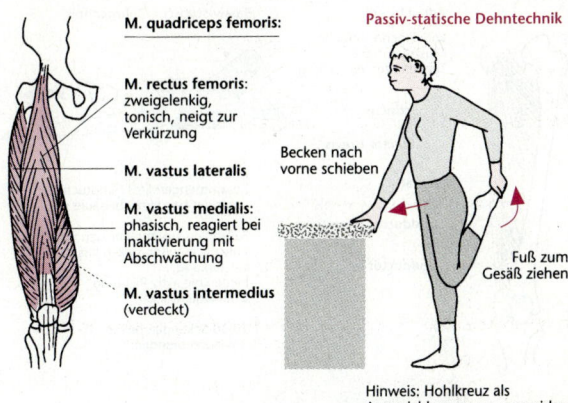

M. quadriceps femoris:

M. rectus femoris:
zweigelenkig,
tonisch, neigt zur
Verkürzung

M. vastus lateralis

M. vastus medialis:
phasisch, reagiert bei
Inaktivierung mit
Abschwächung

M. vastus intermedius
(verdeckt)

Passiv-statische Dehntechnik

Becken nach
vorne schieben

Fuß zum
Gesäß ziehen

Hinweis: Hohlkreuz als
Ausweichbewegung vermeiden

Dehnprogramm Beinmuskulatur III – Hintere Oberschenkelmuskulatur

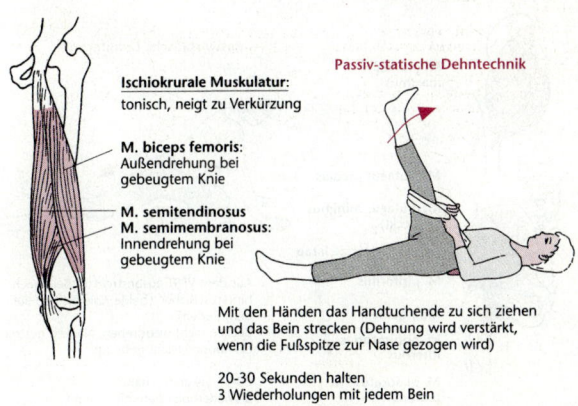

Ischiokrurale Muskulatur:
tonisch, neigt zu Verkürzung

M. biceps femoris:
Außendrehung bei
gebeugtem Knie

M. semitendinosus
M. semimembranosus:
Innendrehung bei
gebeugtem Knie

Passiv-statische Dehntechnik

Mit den Händen das Handtuchende zu sich ziehen
und das Bein strecken (Dehnung wird verstärkt,
wenn die Fußspitze zur Nase gezogen wird)

20-30 Sekunden halten
3 Wiederholungen mit jedem Bein

Lendenwirbelsäule mit zusammengelegtem
Handtuch unterlagern

Abb. 11.4 und 11.5: Vordere Oberschenkel- und Hintere Oberschenkelmuskulatur
[A300-157]

Dehnprogramm Beinmuskulatur IV – Innere Hüftmuskulatur

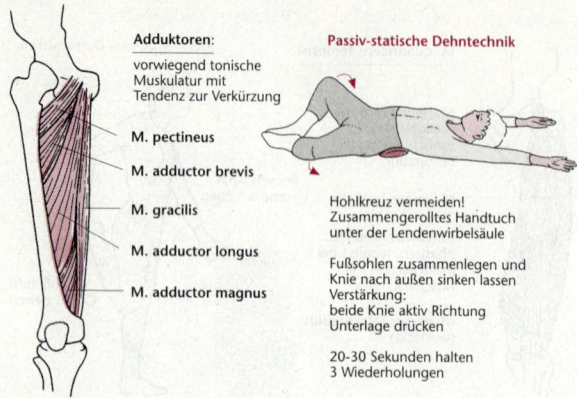

Adduktoren:

vorwiegend tonische
Muskulatur mit
Tendenz zur Verkürzung

M. pectineus

M. adductor brevis

M. gracilis

M. adductor longus

M. adductor magnus

Passiv-statische Dehntechnik

Hohlkreuz vermeiden!
Zusammengerolltes Handtuch
unter der Lendenwirbelsäule

Fußsohlen zusammenlegen und
Knie nach außen sinken lassen
Verstärkung:
beide Knie aktiv Richtung
Unterlage drücken

20-30 Sekunden halten
3 Wiederholungen

Dehnprogramm Beinmuskulatur V – Hintere Hüftmuskulatur

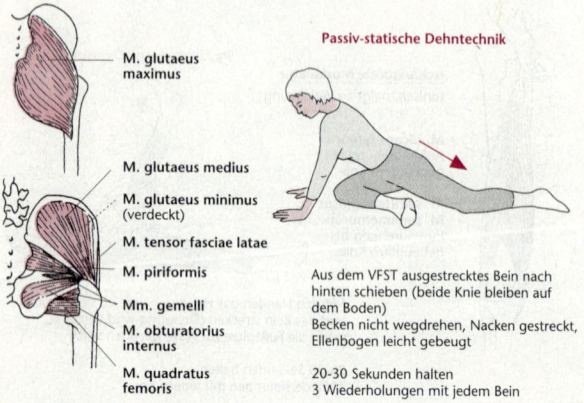

M. glutaeus
maximus

M. glutaeus medius

M. glutaeus minimus
(verdeckt)

M. tensor fasciae latae

M. piriformis

Mm. gemelli

M. obturatorius
internus

M. quadratus
femoris

Passiv-statische Dehntechnik

Aus dem VFST ausgestrecktes Bein nach
hinten schieben (beide Knie bleiben auf
dem Boden)
Becken nicht wegdrehen, Nacken gestreckt,
Ellenbogen leicht gebeugt

20-30 Sekunden halten
3 Wiederholungen mit jedem Bein

11

Abb. 11.6 und 11.7: Innere Hüftmuskulatur und hintere Hüftmuskulatur [A300-157]

Dehnprogramm Beinmuskulatur VI – Vordere Hüftmuskulatur

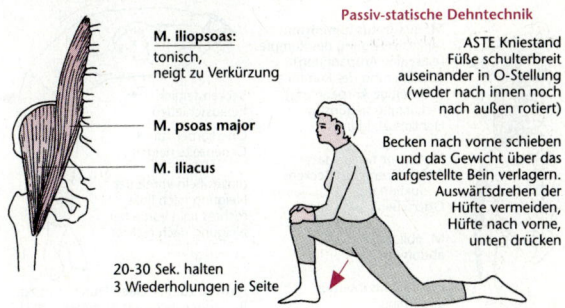

Passiv-statische Dehntechnik

M. iliopsoas:
tonisch,
neigt zu Verkürzung

M. psoas major

M. iliacus

ASTE Kniestand
Füße schulterbreit
auseinander in O-Stellung
(weder nach innen noch
nach außen rotiert)

Becken nach vorne schieben
und das Gewicht über das
aufgestellte Bein verlagern.
Auswärtsdrehen der
Hüfte vermeiden,
Hüfte nach vorne,
unten drücken

20-30 Sek. halten
3 Wiederholungen je Seite

Dehnprogramm Rückenmuskulatur

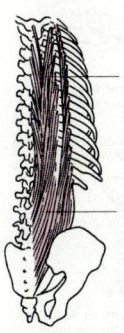

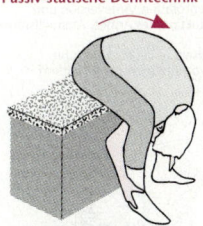

Passiv-statische Dehntechnik

M. erector spinae thoracalis:
Extension im BWS-Bereich,
überwiegend phasisch,
Neigung zur Abschwächung,
Folgen: Rundrücken,
Haltungsschwäche

M. erector spinae lumbalis:
Extension im LWS-Bereich,
überwiegend tonisch,
Verkürzung führt zu
Hohlkreuz, Kreuzschmerzen

mit Ziehen der Arme
Rundrücken verstärken,
Dehngefühl wird im Bereich
der LWS wahrgenommen,
Pressatmung vermeiden,
Übung nicht durchführen bei
akuten kardiovaskulären Er-
krankungen (z.B. Myokardinfarkt)

11.8 und 11.9: Vordere Hüftmuskulatur und Rückenmuskulatur [A300 157]

Dehnprogramm Seitliche Rumpfmuskulatur

Passiv-statische Dehntechnik

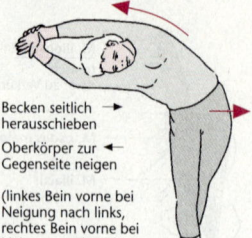

M. quadratus lumborum:
seitliche Neigung des Rumpfes
(einseitige Anspannung)
Stabilisierung des Rumpfes
(beidseitige Anspannung)
Verkürzung begünstigt
Hohlkreuzbildung

M. tensor fasciae latae:
Stabilisierung des Beckens,
Abduktion des
Oberschenkels

M. obliquus externus
abdominis

M. obliquus internus
abdominis

Becken seitlich →
herausschieben

Oberkörper zur ←
Gegenseite neigen

(linkes Bein vorne bei
Neigung nach links,
rechtes Bein vorne bei
Neigung nach rechts)

Hinweis zur korrekten Durchführung:
Bewegungsrichtung ist genau seitlich,
Schulter- und Beckengürtel dürfen bei
der Ausführung nicht gegeneinander
rotiert werden

Dehnprogramm Brustmuskulatur

Aktiv-statische Dehntechnik

M. pectoralis major:
Stabilisierung des Schultergelenks,
Innenrotation, Anteversion und
Adduktion des Armes, Atemhilfsmuskel

Beidseitige Verkürzung führt
zu vornübergeneigter Haltung

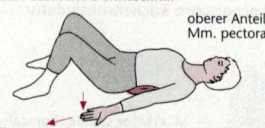

oberer Anteil des
Mm. pectorales

Finger strecken und spreizen, Arme lang
machen und auf die Unterlage drücken

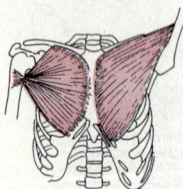

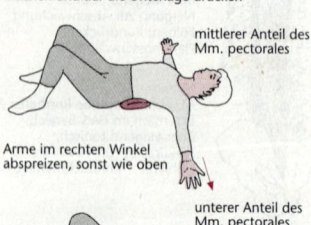

mittlerer Anteil des
Mm. pectorales

Arme im rechten Winkel
abspreizen, sonst wie oben

unterer Anteil des
Mm. pectorales

20-30 Sek. halten
3 Wiederholungen je Position

Hohlkreuz vermeiden,
LWS unterlagern

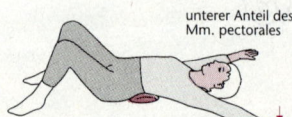

Arme V-förmig über den Kopf strecken,
sonst wie oben

11

Abb. 11.10 und 11.11: Seitliche Rumpfmuskulatur und Brustmuskulatur [A300-157]

Dehnprogramm Schultergürtelmuskulatur

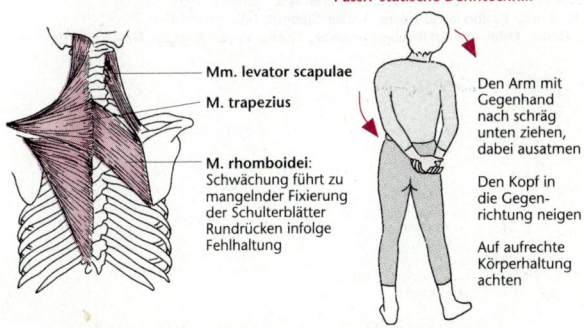

Passiv-statische Dehntechnik

Mm. levator scapulae

M. trapezius

M. rhomboidei:
Schwächung führt zu
mangelnder Fixierung
der Schulterblätter
Rundrücken infolge
Fehlhaltung

Den Arm mit
Gegenhand
nach schräg
unten ziehen,
dabei ausatmen

Den Kopf in
die Gegen-
richtung neigen

Auf aufrechte
Körperhaltung
achten

Anmerkungen: Nackenschmerzen, Hinterkopfschmerzen können durch eine
Abschwächung der (überwiegend phasischen) Mm. rhomboidei und durch
Verkürzung der (überwiegend tonischen) M. levator scapulae und
M. trapezius pars descendens mitverursacht werden.
Bei geschwächten Mm. rhomboidei werden die Schulterblätter ungenügend
fixiert. Wenn zusätzlich die Pectoralismuskulatur verkürzt ist, werden die
Schultern nach vorne gezogen.

Dehnprogramm Armmuskulatur – Hintere Oberarmmuskulatur

Passiv-statische Dehntechnik

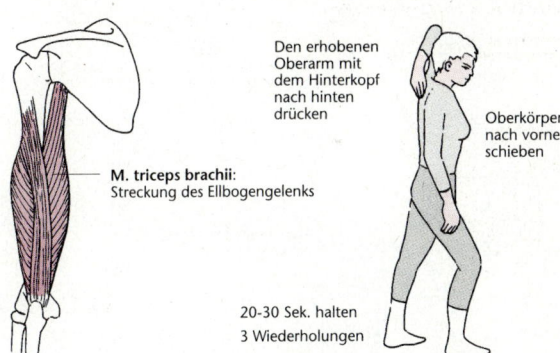

Den erhobenen
Oberarm mit
dem Hinterkopf
nach hinten
drücken

Oberkörper
nach vorne
schieben

M. triceps brachii:
Streckung des Ellbogengelenks

20-30 Sek. halten
3 Wiederholungen

Hinweis: Wichtige Dehnübung für Wurf- und
Schlagsportarten wie Volleyball, Tennis, u.a.

Abb.-11.12 und 11.13: Schultergürtelmuskulatur und Hintere Oberarmmuskulatur
[A300-157]

Literatur

EHRICH D. u.a.: Aufbautraining nach Sportverletzungen; 3. Aufl. Philippka; Münster; 1992

FREIWALD, J.: Prävention, Rehabilitation im Sport; Rowohlt, Hamburg; 1992

JANSSEN, P.G.J.M.: Ausdauertraining, 2. Aufl.; Perimed, Nürnberg; 1993

KUNZ, H.-R. u.a.: Krafttraining; Thieme Verlag; Stuttgart; New York, 1990

SPRING, H. u.a., Dehn- und Kräftigungsgymnastik; Thieme Verlag; Stuttgart, New York, 1986

Marc Anderson

11

Hilfsmittel und Verbände

Die zahlreichen Modelle und Varianten der Hilfsmittel werden in 34 Gruppen (entsprechend dem Gesundheitsreformgesetz von 1993) eingeteilt. Diese Produktgruppen haben Positionsnummern (ersichtlich aus den Prospekten der Vertriebe) und werden von den Krankenkassen erstattet. Für Produkte, die keiner dieser Produktgruppen angehören, muß ein Privatrezept ausgestellt werden. Der Pat. trägt dann die Kosten selbst.

☞ 2.2.5 Gehhilfen, 4.19.1 Prothese, 5.1 Gelenkschutz.

12.1 Orthesen

Heil- und Hilfsmittel (orthopädische Prothesen) zum Funktionsausgleich des Bewegungsapparates. Sie umfassen u.a. Schienen, Bandagen, Korsette, Stützmieder, Spreizhosen, Innenschuhe, Einlagen.

12.1.1 Rumpforthesen

Zervikalstützen
Ind. z.B. bei Schleudertraumen und degenerativen HWS-Veränderungen:

• Schanzscher Kragen: Watteverband zirkulär um den Hals geschlagen. Ind. z.B. Osteochondrose der HWS
• Henßge-Krawatte: Schaumstoffkragen mit Trikotüberzug und dorsalem Klettverschluß (Immobilisation, Wärme, Entlastung). Verschiedene Größen → ausmessen.

Korsett
Medizinische Stützvorrichtungen für die Wirbelsäule, z.B. in der Skoliosetherapie.

Boston-Korsett
Anpassung in Modulbauweise (Baueinheiten aus Kunststoff) direkt am Pat. Ein Dreipunkt-Korrektursystem (durch eingearbeitete Pelotten; ☞ Abb. 12.1) bewirkt die derotierende und korrigierende Funktion der Orthese (Derotationsorthese). Typisch ist der Rückenverschluß und die kräftige Bauchpelotte, die den Bauch zurückdrängt (Korrektur der Lendenlordose). Das Korsett wirkt im Bauchbereich stark abgeflacht (Achtung: gelegentlich treten Verdauungsprobleme auf).

Ind.: thorakolumbale Skoliosen (20°–50° nach COBB, maximale Scheitelhöhe Th 8–10), bei höheren Skoliosen i.d.R. zusätzliche Einarbeitung eines Milwaukee-Aufbaus (s.u.).

12

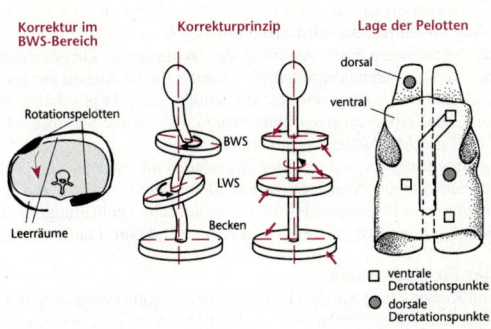

Abb. 12.1: Bostonkorsett [A300–190]

Chêneau-Korsett

(Chêneau-Münster-Toulouse-Derotations-Orthese): besteht aus einem symmetrischen, rumpfumfassenden Kunststoffkorsett mit integrierten Zonen für die Korrektur und Gegenkorrektur. Anpassung durch ein Gipsmodell, auf dem Korrekturpelotten und gefensterte Freiräume einmodelliert werden. Die Verschlüsse des Korsetts sind vorn.
Ind.: lumbale Skoliosen (bis 40° nach COBB), thorakolumbale Skoliosen (bis 50° nach COBB), thorakale Skoliosen (bis 45° nach COBB), Grenzindikation besteht ab Th 6.

Milwaukee-Korsett

Es besteht aus einem Beckenkorb, auf dem Verbindungsstäbe paarweise vom dorsalen und ventralen Beckenkorb bis zum Kopf angebracht sind. An diesen Verbindungsstäben (längsverstellbar) ist am oberen Ende ein Kopfring mit jeweils einer Hinterhaupt- und Kehlkopfpelotte angebracht. An den Verbindungsstäben sind Derotationspelotten angebracht, die durch ein Schulter-Kummet (schulterumgreifende Pelotte) einen Gegenhalt finden. Anfertigung nach Gipsabdruck.
Ind.: hochsitzende thorakale Skoliosen (50° nach COBB), idiopathische Skoliosen, thorakale Kyphosen.
! Geringe Akzeptanz des Milwaukee-Korsetts, da es unter der Kleidung sehr aufträgt und das Kopfteil zu sehen ist. Bei entsprechender Ind. häufig Verordnung eines Boston-Beckenkorbs mit Milwaukee-Aufsatz.

Umgang mit einem Korsett

- tägliche Tragezeit: 23 Std., 1 Std. für Hautpflege und Physiotherapie
- Tägliches Duschen oder Baden ist möglich. Danach keine Körperlotionen zum Eincremen des Rumpfes verwenden, da durch Schwitzen die Gefahr von Scheuerstellenbildung besteht. Rote Stellen mit Puder oder Franzbranntwein behandeln. Verminderung der Druck- und Scheuerstellenbildung durch Tragen eines nahtlosen Baumwollunterhemdes unter dem Korsett (Baumwollstoff saugt Schweiß auf, nahtlos zur Vermeidung von Druck- und Scheuerstellen)
- Um Taille und Hüften können sich dunkle Bereiche bilden (Aufsatzpunkte des Korsetts). Rückbildung nach dem Abschulen des Korsetts.
- Korsettpflege: 1 x tgl. auswaschen und abtrocknen

- zur Eingewöhnung des Korsetts erfolgt i.d.R. eine stationäre Aufnahme (seltener ambulante Versorgung)
- Sportarten: alle Sportarten, die mit Korsett möglich sind
- Entwöhnung bei Kindern nach Abschluß des Wachstums. Zuerst stundenweise Entwöhnung, häufig während der Schulzeit. Später wird das Korsett nur noch nachts getragen. Während der Anfangszeit der Abschulung verstärkt physiotherapeutische Maßnahmen (Stabilisationsübungen) durchführen, da sich die Skoliose erfahrungs-gemäß während der Abschulung verschlechtert.
- ! Abschulung am günstigsten während der Tageszeiten mit mäßiger körperlicher Be-lastung (u.a. Schwimmen, Spazieren gehen). Beim langfristigen Sitzen kommt es durch Ermüdung zum Haltungszerfall in die skoliotische Fehlhaltung. Ebenso wird die Skoliose bei starken körperlichen Tätigkeiten (z.B. Sport, Laufen) begünstigt.

Indikation der Physiotherapie
Der Einsatz von Korsetts (und Mieder) indiziert eine physiotherapeutische Behandlung zur Aktivierung der Rumpfmuskulatur. Ziel ist die Verhinderung einer Muskel-insuffizienz im Rumpfbereich. Abhängig vom Krankheitsbild sind weitere Zielsetzun-gen zu verfolgen (z.B. Skoliosebehandlung: aktive Korrektur der Fehlstellung).

12.1.2   Orthesen der oberen Extremität ────────────

Fingerschienen
(z.B. Kunststoffschienen)
Zur Ruhigstellung des Gelenkes, über dem sich der subkutane Streck-sehnenabriß befindet. Die Nachbar-gelenke bleiben frei.

DAHO-Handorthesen-system
(DAHO = Deutscher Arbeitskreis für Handorthesen). Dynamische konservative prä- und postoperative Behandlung des 2.–4. Fingers und des Handgelenkes (☞ Abb. 12.2). Vorteil: geringes Gewicht, indivi-duelle Anpassung/Einstellung durch die Modulbauweise.

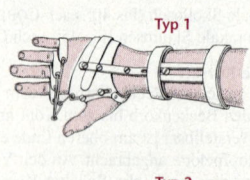

Typ 1

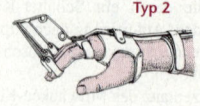

Typ 2

Abb. 12.2: DAHO-Handorthesensystem
[A300–190]

3 Grundmodelle
- Typ 1: Handgelenk ist beweglich oder fixiert. Die MCP-Gelenke erhalten von dorso-radial einen dynamischen Zug (☞ Abb. 12.2), Ind.: Ulnardeviation von Hand und Fingern
- Typ 2: Handgelenk erhält eine dynamische Extension und ist in Flexion aktiv beweglich, ebenso die DIP-, PIP- und MCP-Gelenke (Versorgung mit dynamischen Extensionszügel; ☞ Abb. 12.2). Ind.: periphere Nervenschädigungen (Fallhand)
- Typ 3: Handgelenk ist fixiert. Flexionszügel ermöglichen eine aktive Extension der Finger. Befestigung der Flexionszügel an den Fingernägeln (künstliche Fingernägel oder aufgeklebte Häkchen). Ind.: Kräftigung der Extensorenmuskulatur.

12

Handlagerungsschienen
Die Gestaltung richtet sich nach der Aufgabe: Anfertigung in Funktions- oder Korrekturstellung. Anlage erfolgt von dorsal oder volar (mit oder ohne Daumeneinschluß) durch Fixierung mit zirkulär verschließbaren Klettverschlüssen. Ind.: Lagerung post-OP, Handfehlstellungen.

Schulterabduktionsorthesen
* Briefträgerkissen: keilförmiges Kissen, das unter der Achsel getragen wird. Schulter- und Brustgurt sind verstellbar, Hand- und Ellenbogenfixation durch aufknüpfbare Stofflaschen. Ind.: leichte Abduktionslagerung in späteren Behandlungsphasen
* Abduktionskeil: Schaumstoffkeil, der mit Gurten zwischen Arm und Brustkorb befestigt ist. Hand und Unterarm werden mit Klettverschlüssen fixiert. Ind.: vordere Schulterluxation, post-OP
* Thoraxabduktionsschiene (verstellbare Abduktionsorthese): Schalenförmige Armauflage mit auswechselbarer Polsterung sowie Schulter- und Brustgurte. Ind.: z.B. nach Schulterluxation.

12.1.3   Orthesen der unteren Extremität

Fußorthesen
* Einlagen: zur Therapie von Fußfehlstellungen. Keine leichtfertige Verordnung von Einlagen bei Kindern mit Knickfüßen. Sinnvoller ist eine regelmäßige aktive Fuß- und Beingymnastik (unter Beachtung der Rotationsachsen des Beines)
* Kunststoffspangen. Anwendung z.B. bei Hallux valgus als Nachtschiene
* Innenschuh: zur statischen und dynamischen Verbesserung der Gehsicherheit durch eingearbeitete Korrekturen. Der aus Leder gefertigte Innenschuh kann im Konfektionsschuh getragen werden → erspart häufig Anfertigung von orthopädischen Maßschuhen (insbesondere bei einseitiger Versorgung)
* Fußpelotte (nach BRÜGGER), retrocapitale Abstützung: zur Aktivierung der Fußflexoren → Aufrichtung insbesondere des Quergewölbes (keine passive Orthese). Anfertigung eines Ovals aus Polycushon (schaumstoffähnliches Material, das fester u. feiner ist). Größe am Pat.-Fuß ausmessen: Länge proximal der Metatarsophalangealgelenke bis ins Längsgewölbe des 2. und 3. Strahls (z.B. bei Schuhgröße 39 ca. 2 x 4 cm).

Schuhzurichtung
Modifikation an Absatz, Laufsohle, Brandsohle, Vorder-, Hinterkappe und Schaft.
* Schmetterlingsrolle: Entlastung der Metatarsalköpfchen II–IV. Gleichzeitige Weichbettung der Mittelfußköpfchen und Aussparung der Brandsohle sinnvoll.
  Ind.: Bursitis bei rheumatoider Arthritis, rheumatischer Spreizfuß, Morton-Neuralgie, Dornwarzen
* Pufferabsatz: Anbringung an Konfektionsschuh, auch als Abrollhilfe verwendbar.
  Ind.: Achillodynie, OSG-Arthrose, Gonarthrose, Koxarthrose
* Ballenrolle: Verbesserung der Abrollfähigkeit.
  Ind.: Hallux rigidus, Tarsometatarsalarthritis, Talonavikulararthritis
* Mittelfußrolle: Abrollhilfe zur Erleichterung der Schrittfolge.
  Ind.: Ankylose und Bewegungseinschränkungen im Mittel- und Rückfuß
* Zehenrolle: Scheitel vor den Zehengrundgelenken.
  Ind.: Quadrizepsschwäche, Kniebandläsionen

- Negativabsatz: Abänderung des Absatzes oder Kauf eines Schuhes mit Negativabsatz. Ind.: Retropatellararthrose
- Pronationskeil: Außenranderhöhung der Laufsohle von 0,5–1 cm.
  Ind.: Varusgonarthrose, Außenbandläsion
- Supinationskeil: Innenranderhöhung der Laufsohle von 0,5–1 cm.
  Ind.: Valgusgonarthrose, Innenbandläsionen
- Schafterhöhung und keilförmige Erweiterung der Fersenkappe: Druckentlastung am Achillessehnenansatz durch Aussparung der Fersenkappe.
  Ind.: Achillodynie, Tenosynovitis und Bursitis, Haglund-Exostose
- Absatzerhöhung: Schuheinlage, Absatzverringerung der Gegenseite und Absatzerhöhung mit oder ohne Ballenrolle je nach Ausmaß (bis 5 cm).
  Ind.: Beinlängendifferenz. Stufenweiser Ausgleich ist wichtig.

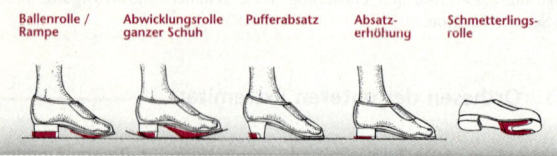

Ballenrolle / Rampe   Abwicklungsrolle ganzer Schuh   Pufferabsatz   Absatzerhöhung   Schmetterlingsrolle

Abb. 12.3: Schuhzurichtung [A300–190]

Ausgleich von Beinlängendifferenzen (Verkürzung)	
bis 0,5 cm	Absatzverringerung am Konfektionsschuh auf der Gegenseite
bis 1 cm	Einlage im Schuh auf betroffener Seite
1–2 cm	• 1 cm im Schuh durch eine Einlage und den Rest als Absatzerhöhung • Komplette Absatzerhöhung
2–3 cm	Absatzerhöhung in Kombination mit einer Ballenrolle
3–7 cm	• Absatzerhöhung mit Ballenrolle am geeigneten Schnürstiefel • Orthopädischer Schnürstiefel
7–12 cm	2 orthopädische Schuhe mit Innenschuh und eingebautem Ausgleich der Verkürzung, evtl. Pufferabsatz
> 12 cm	Verkürzungsorthese (kniehohe Orthese zur Beinverlängerung) mit unterbautem Kunstfuß für Konfektionsschuhe

Peronaeus-Orthesen

Es gibt zahlreichen Varianten und Ausführungen zur Versorgung der peripheren Läsion des N. peronaeus. Gängige Varianten sind:
- einfache Peronaeusschiene: Material Metall oder Kunststoff; konfektionierte Einlage; Federbügel, aufgestecktes Wadenband mit Klettverschluß, Ind.: z.B. Fußheberschwäche, Peronaeuslähmung
- Heidelberger Winkel: orthopädischer Maßschuh. Es gibt Alternativen, die in der Anfertigung preisgünstiger sind

12

- Valenser-Schiene: medial verlaufende Schiene mit Gelenk in Höhe des Sprung-gelenks, tragbar mit verschiedenen Schuhen. Zur Versorgung von Hemiplegiepat. Evtl. in Kombination mit dem Bally-Valens-Schuh®
- Bally-Valens-Schuh®: konfektionierter Schuh für hirngeschädigte Pat. mit spasti-scher Lähmung
- Aercast: Synthetik- Schienen (med. und lat. Maleolus) mit Luftkissen. Fixation durch Klettbänder. Funktion: Stabilisierung des Talus, Calcaneus und os naviculare. Einsatz bei z.B. Supinationstraumen oder Hemiplegiepatienten.

Kniegelenksorthesen (☞ Abb. 12.4)

Dynamische Orthesen sind für sportlich aktivere Pat. mit gutem Muskelkorsett, passive Orthesen für weniger aktive Personen (z.B. ältere Menschen) geeignet. Konfektionierte Orthesen werden direkt am Pat. angepaßt (Beinmaße ermitteln und entsprechende Größe auswählen). Ansonsten Anfertigung eines Gipsabdrucks für die Erstellung und Anpassung der Orthese.

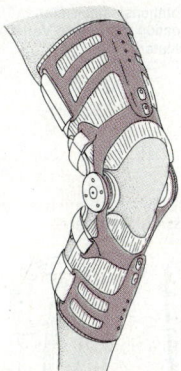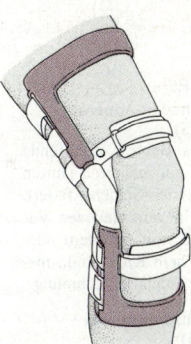

Abb. 12.4 Passive Knieführungsorthese [A300–157]

Varianten und Modelle der Kniegelenksorthesen		
Orthesentyp	**Aufbau**	**Funktion**
Elastische Bandagen	Gummizug-Bandagen mit eingearbeiteten Verstärkungen (z.B. eingenähten Bändern), Polstergruppen, Silikoneinlagen und seitlichen Gelenken	Verbesserung der Gelenk- und Patella-stabilisation, bei leichteren Sportverletzungen wie Distorsionen ohne weitere Folgeschäden, nach Abnahme von Gipsverbänden, allgemein bei Arthrose und Knorpel-verletzungen.
Passive Knie-führungs-orthesen	Hülsenbauweise für Ober- und Unterschenkel mit seitlichen, einachsigen Gelenken	Erreichen einer Gelenkführung (keine größere Korrektur): zur Nachbehandlung operativ versorgter Bandinstabilitäten. Frühzeitiger Ersatz des Gipses ab ca. 3. Behandlungswoche mit allmählicher Freigabe des Bewegungsausmaßes.
Dynamische Orthesen (aktiv und teilaktiv)	Hülsenbauweise für Ober- und Unterschenkel, mit Bändern, Patellaführung, Korrekturzügeln und mehr-achsigen Gelenken.	Führung und/oder Begrenzung von Gelenkbewegungen bei Instabilitäten in einer Ebene oder um mehrere Achsen. Z.B. Rotationsinstabilitäten in Kombination mit Valgus-Varus-Instabilitäten.

Stützapparate

Schienen-Schellen-Apparat
(☞ **Abb. 12.5**)
Beidseits des Beines verlaufende Schiene, die mit mehreren Gurten das Bein an der Schiene fixiert. Ausführung in verschiedenen Variationen (z.B. mit fixiertem oder frei beweglichem Knie). Ind.: insbesondere bei schlaffer Lähmung.

Schienen-Hülsen-Apparat
(☞ **Abb.12.5**)
Beidseits des Beines verlaufende Schiene. Fixation des Beines an die Schienen durch eine Ober- und Unterschenkelhülse (z.B. Gamaschen aus Walkleder). Gute Kraft-übertragung auf das Schienenge-stänge durch die Fläche der Hülsen. Entlastung durch die Hülsen mit Tuberaufsitz und Kniebettung. Ind.: Alle Erkrankungen, die die Belastungsfähigkeit des Beines herabsetzen, z.B. fortgeschrittene Kniegelenksarthrose.

Thomasschiene (Thomassplint)
Ähnlich dem Schienen-Schellen-Apparat. Durch den zusätzlichen

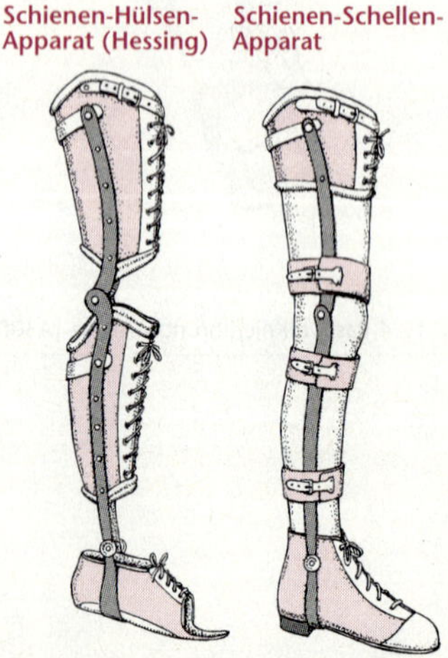

12

Schienen-Hülsen-Apparat (Hessing)   Schienen-Schellen-Apparat

Abb. 12.5: Lähmungsapparate [A300–190]

rsitz und die locker um das Bein gegurteten Riemen (Schellen) wird das Bein und Fuß schwebend in der Schiene gehalten. Die Hüftkopfepiphyse wird entlastet. Ein Abrollgehbügel ermöglicht das Gehen. Ein Beckengurt (evtl. Schultergurt) dient als Tragehilfe und Sicherheit. Wichtig ist die Schuherhöhung des gegenseitigen Beines. Ind.: Hüft- und Kniegelenkserkrankungen, z.B. M. Perthes (☞ 5.4.5).

Allgöwerapparat
Unterschenkelorthese in Modul-Bauweise. Durch Umfassen der Kondylen und Patellaabstützung schwebt der Fuß in der Orthese. Das Körpergewicht wird über einen Abrollgehbügel vom Knie direkt auf den Boden übertragen. Eine Teilbelastungsvorrichtung kann entsprechende Belastungen auf den Fuß übertragen. Wichtig: Längenausgleich (Schuherhöhung) des gegenseitigen Beines. Zur Vorbeugung von Unterschenkelödemen (venöse und lymphatische Stauungen) Bein öfter am Tag hochlagern. Unterziehstrumpf häufig wechseln. Regelmäßige Kontrolle des Abrollgehbügels und des Stollens auf Abnutzung und Lösung von Schrauben durchführen. Ind.: z.B. Frakturen im Bereich des Fußes bis zum distalen Unterschenkel.

Orthesen zur Behandlung von Hüftdysplasie und Hüftgelenksluxation

- Spreizhose (☞ Abb. 12.6): Spreizteil, der durch Hüft- sowie Schultergurte fixiert wird. Ind.: Pfannendysplasie ohne Luxation oder Subluxation des Hüftkopfes
- Pavlikbandage (Retentions- und Repositionsbandage, ☞ Abb. 12.6): Brustteil mit Beinzügeln, die die Streckung und Adduktion der Beine verhindern. Ind.: Subluxation und geringgradige Luxation in den ersten Lebensmonaten.

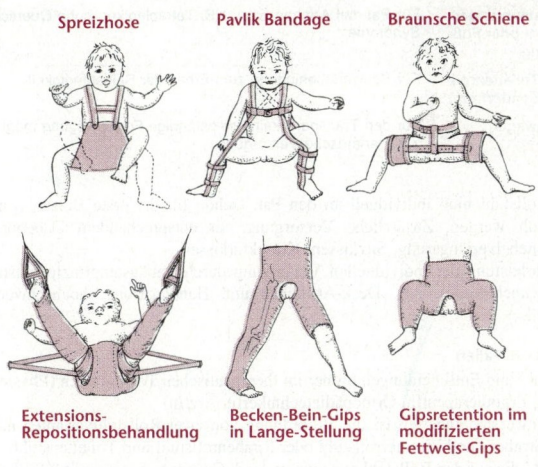

Spreizhose   Pavlik Bandage   Braunsche Schiene

Extensions-   Becken-Bein-Gips   Gipsretention im
Repositionsbehandlung   in Lange-Stellung   modifizierten
Fettweis-Gips

Abb. 12.6: Therapieformen bei Hüftdysplasie/-luxation [A300–190]

12.2 Rollstuhlversorgung

12.2.1 Indikationen

- Gehbehinderungen mit funktioneller Beeinträchtigung der oberen Extremität (z.B. geriatrische Rollstuhlversorgung)
- Behinderungen der unteren Extremität ohne neurologische Erkrankungen (z.B. Doppelamputation) oder mit neurologischen Erkrankungen (z.B. Querschnitt-Syndrom)
- Mehrfachbehinderungen mit/ohne geistige Behinderungen.

Indikationen zur Rollstuhlversorgung	
Rollstuhlvarianten	**Indikation**
Aktiv-/Sportrollstühle	Dynamische/junge Menschen, z.B. bei Querschnittslähmung
Standardrollstühle (Faltrollstuhl)	Häufig zur geriatrischen Versorgung
Handbetriebsselbstfahrer mit mechanischem Handantrieb	Zur selbständigen Überwindung längerer Strecken für Pat. mit ausreichender Oberkörper- und Armkraft (Belastungstraining)
Elektrorollstühle	Zur Überwindung von Strecken für Pat. mit geringem körperlichem Leistungsvermögen
Kinderrollstühle	Für Kinder, z.B. bei Spina bifida
Sondersteuerungen, z.B. Kinn- oder Fußsteuerung	Für Pat. mit Armhandicap, z.B. Tetraplegiker, hohe Querschnitt-Syndrome
Dusch-/Toilettenrollstühle (Sonderform)	Für Schwerstbehinderte zum Erhalt der Selbständigkeit
Schiebewagen	Für den Transport (keine selbständige Fortbewegung möglich), z.B. geriatrische Versorgung.

- Der Rollstuhl muß individuell an den Pat. (schon für die erste Belastungsphase) angepaßt werden. Zusätzliche Versorgung mit entsprechendem Zubehör, z.B. Bremshebelverlängerung, Sitzkissen, Korrekturkissen
- Gewährleistung der individuellen Versorgung durch Baukastenprinzip (austauschbare Zubehörteile), z.B. Desk-Armlehne und Handlagerung, hochschwenkbare Beinteile.

 Tips & Fallen

- Auswahl und Entscheidungen immer im therapeutischen Team treffen (PhysiotherapeutIn, ErgotherapeutIn, OrthopädietechnikerIn, ÄrztIn)
- bei Schwerstbehinderten ist die Verordnung von zwei Rollstuhlvarianten möglich (z.B. Straßen- und Zimmerrollstuhl oder Straßenrollstuhl und Toilettenstuhl)
- bei Pat., die auf den Rollstuhl angewiesen sind, Grundausstattung mit 2 Rollstühlen, da Rollstühle oft reparaturanfällig sind; ohne sofortigen Ersatz sind Pat. bettlägerig.

12

12.2.2 Rollstuhlaufbau

Variable Faktoren des Rollstuhls
- Sitzbreite und Sitztiefe
- Sitzhöhe (vom Boden gemessen) und -gefälle
- Höhe und Verstellbarkeit der Rückenlehne
- Abstand Sitzhöhe-Armlehnenoberkante
- unterschiedliche Armlehnen
- Art und Verstellbarkeit der Fußstützen
- Art der Räder (klein/groß, z.B. klein für Schiebewagen)
- Position der großen Räder
- Radstand (Achsverlagerung nach hinten, z.B. zur Sicherung vor Rückwärtskippen beim Bergauffahren für Oberschenkelamputierte)
- Art der Bereifung (Vollgummi- oder Luftreifen)
- Variationen der Greifreifens
- Art der Bremse (z.B. Trommelbremse, Winkelhebelbremse)
- Gesamtlänge (je kürzer, desto kleiner der Wendekreis)
- Gewicht (u.a. abhängig von der Rahmenverstärkung).

Gängige Rollstuhlausstattung (Auswahl)
- Spezialsitzkissen (Anzahl entsprechend der vorhandenen Rollstühle plus 1 „Reservekissen")
- Spezialrückenkissen
- durchgehende Dekubitusschutzauflage aus Synthetik oder Naturfell (insbesondere für Pat., die ganztägig den Rollstuhl nutzen)
- Hilfsmittel, z.B. für den Transfer (Rutschbrett, Drehscheibe).

12.2.3 Techniken der Rollstuhlhandhabung

Rollstuhltraining bei Querschnittslähmung
Patientenschulung (meist Gruppentraining) in der Rollstuhlhandhabung.

Rollstuhlgewöhnung
- erstes Umsetzen in den Rollstuhl erfolgt mit 2 Personen
- Pat. vor erstem Transfer auf mögliche Kreislaufschwäche und Gegenmaßnahme (Ankippen des Rollstuhls über die Hinterräder) hinweisen
- zu Beginn Gesäßentlastung ca. alle 15 Min. durchführen
- Kontrolle der belasteten Hautareale (Druckstellen).

Vorbedingungen für ein Rollstuhltraining
- Fahren kurzer, ebener Strecken
- Bedienen der Bremsen.

Inhalte
Abhängig von Ausfallerscheinung

- hohe Halsmarkläsion (C4/5): i.d.R. mehrstündiges Sitzen im Rollstuhl möglich
- mittlere Halsmarkläsion (C5/6/7): bedingtes Selbständigwerden mit dem Rollstuhl
- tiefe Halsmarkläsion und Brustmarkläsion (unter C7): Pat. können mit d. Rollstuhl selbständig werden.

Inhalte des Rollstuhltrainings	
Paraplegiker	**Tetraplegiker**
1. Hallentraining: Handhabung des Roll-stuhls beim Fahren, Kippen, Befahren der Schrägen und Überwinden einer Stufe 2. Training im Gelände 3. Instruktion von Angehörigen	1. Hallentraining: Handhabung der beweglichen Rollstuhlteile, des Rollstuhls beim Fahren, Vortraining zur Bewältigung von baulichen „Hindernisse" (z.B. Öffnen von Türen etc.), Fahren einer längeren Strecke/Zeit 2. Umsetzen der Fähigkeiten außerhalb der Halle 3. Instruktion von Angehörigen

Paraplegiker (Auswahl)

- Vorwärts-/Rückwärtsfahren: an den höchsten Punkt des Greifreifens greifen lassen, Rad in entsprechende Richtung in Schwung bringen, Hände lösen, Arme schwingen vor, erneuter Griff an den höchsten Punkt des Greifreifens, usw.
- Auf der Stelle drehen: beide Räder gegenläufig bewegen oder eines festhalten und das andere bewegen (unterschiedlicher Wendekreis), z.B. beim Slalomfahren
- Kippen (z.B. zum Drehen auf engem Raum): Hände liegen auf dem höchsten Punkt des Greifreifens, Reifen gemeinsam vor und schnell zurück bewegen ohne die Hände zu lösen (durch das Abbremsen heben sich die Vorderreifen ab), Oberkörper in die Rückenlehne drücken und Räder vorrollen lassen, so daß die Hände wieder auf dem höchsten Punkt des Greifreifens sind. Senken sich die Vorderräder, das Rad vorwärts bewegen. Vor dem Überkippen nach hinten Räder nach hinten bewegen und Oberkörper nach vorn verlagern. Training an Turnringen oder mit hinter dem Rollstuhl gebundenen Pezziball (Sicherung gegen Überkippen nach hinten)
- Befahren der Schrägen: auf die Schräge mit Schwung zufahren, Räder mit kurzen, schnellen Grifffolgen auf der Schrägen antreiben, evtl. Oberkörper/Kopf etwas vorverlagern. Abwärts läuft das Greifrad durch die bremsenden Hände, evtl. den Oberkörper/Kopf nach hinten nehmen
- Springen mit dem Rollstuhl: beide Reifen greifen. Bei der Auftaktbewegung des Rumpfes (mit Armbewegung unterstützen) den Rollstuhl an den Rädern hochziehen
- Bewältigung einer Stufe (Üben am Podest) 3 Möglichkeiten:
  - rückwärts herunter: Greifreifen langsam, bremsend durch die Hände gleiten lassen, so daß die Reifen an der Kante abrutschen, Oberkörper vorneigen
  - gekippt vorwärts herunter: gekippt vor der Stufe stehen, Greifreifen langsam, bremsend durch die Hände gleiten lassen, so daß die Reifen an der Kante abrutschen
  - vorwärts hinauf (Durchführung in schnellem Tempo): mit Tempo an die Stufe heranfahren, Rollstuhl im Fahren ankippen, dadurch setzen die Vorderräder auf die Stufe auf, Oberkörper vorlegen, Hinterräder rollen auf die Stufe, Oberkörper aufrichten.

Tetraplegiker (Auswahl)

- Handhabung der beweglichen Rollstuhlteile: Bedienung der Bremse (evtl. über verlängerten Bremshebel) und der Fußrasten, Herausnehmen/Einsetzen der Seitenteile, etc.
- Vorwärts-/Rückwärtsfahren: zum Räderantieb werden spezielle Handschuhe benötigt (Gumminoppenbelag auf der Volarseite), zum Schutz vor Handverletzungen und zum Erleichtern des Radantriebs. Der Antrieb erfolgt über die großen Räder oder den Greifreifen (abhängig von der Läsionshöhe)
- auf der Stelle Drehen: wie bei Paraplegie (s.o.)
- Anheben der Vorderräder: möglich nur mit Läsionen unterhalb C7

12

- Befahren einer Schrägen (mit geringem Gefälle): wie bei Paraplegie
- bauliche „Hindernisse": Türen öffnen, Lichtschalter betätigen, etc.
- Fahren über eine längere Zeit als Ausdauertraining.

! Auf sicheren, freien Sitz (z.B. für den Transfer in/aus dem Rollstuhl) und physiologische Belastung des Bewegungsaparates achten.

Patiententransfer Sitz → Sitz

Rollstuhl steht seitlich z.B. zur Bank. Seitenteile herausnehmen. Sitzhöhe von Rollstuhl und z.B. Bank sollten sich etwa entsprechen. Auswahl der Transfertechniken u.a. nach dem Leistungsstand des Patienten (z.B. Stehfähigkeit) und Möglichkeiten des Therapeuten (z.B. Beherrschen von Transfertechniken, Konstitutionstyp). Modifizierung der Transfertechniken nach Bedürfnissen von Patient und Therapeut durchführen.

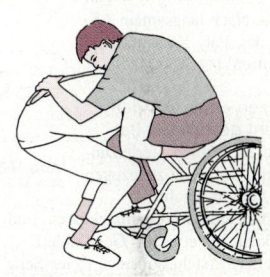

Abb. 12.7: Patiententransfer Sitz-Sitz [A300–157]

- sehr viel Hilfe (2 Helfende): 1 Th. steht hinter dem Rollstuhl, greift unter den Armen durch und greift über dem Bauch verkreuzte Pat.-Arme (an den Unterarmen). Banknahes Bein auf die Bank stützen (mit Knie). 2. HelferIn steht seitlich des Pat. und unterfaßt mit seinen Unterarmen die Pat.-Beine (unter den Kniekehlen und Achillessehnen). Auf gemeinsames Kommando Pat. umsetzen
- viel Hilfe („Wippe", 1 Th.): Frontal zum sitzenden Pat. stehen. Pat. sitzt an der Vorderkante des Rollstuhls. Pat.- Knie von vorne umfassen, Hände liegen unter den Sitzbeinhöckern, Pat. liegt mit Oberkörper über der TherapeutInnenschulter, Ellenbogen auf den eigenen Knien abstützen, über Gewichtsverlagerung (eigenes Gesäß fußwärts absenken) Pat.-Gesäß anheben, Pat. um 90° drehen und auf Sitzgelegenheit absetzen (☞ Abb. 12.7). Absichern des Sitzes! Alternative der Grifftechnik: Therapeut umfaßt an Stelle der Sitzbeinhöcker den Brustkorb des Pat. Der Pat. legt die Arme auf die Schultern des Therapeuten (Gefahr der Umklammerung Pat. entsprechend instruieren)
- unterstützend (Transfer mit Rutschbrett): Brett dicht an das Gesäß anlegen/darunterstecken, seitlich vor den Reifen zur Bank laufen lassen. Vor oder hinter dem Pat. stehen und unter die Sitzbeinhöcker greifen, um von dort die Rutschbewegung zu unterstützen. Transfer mit Rutschbrett auch bei schwergewichtigen Pat.
- selbständig: Pat. stützt sich auf dem höchsten Punkt des Reifens und der Bank ab, hebt das Gesäß über Stemmen an und setzt es auf die Bank. Hand setzt vom Reifen auf die Rollstuhlsitzfläche (um Gesäß weiter auf die Bank umzusetzen).

Gesäßentlastung

Hinter dem Rollstuhl stehen, unter den Armen des Pat. durchgreifen, über dem Bauch verkreuzte Arme des Pat. von kopfwärts umfassen. Dabei den Pat.-Rumpf nach vorne neigen. Zusätzlich drücken die Unterarme an den seitlichen Brustkorb des Pat. (zusätzliche Fixation). Durch Beinstreckung den Pat. anheben. Nach langsamem Absetzen des Pat. Kontrolle der Sitzposition! (☞ Abb. 12.8).

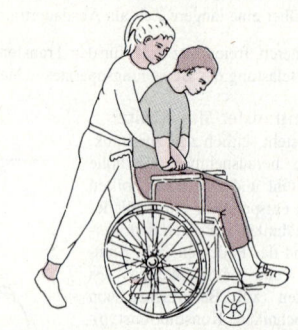

Abb. 12.8: Gesäßentlastung [A300–157]

Aufsetzen eines aus dem Rollstuhl gestürzten Pat.

Pat. hat sich keine Verletzungen durch den Sturz zugezogen und ist voll ansprechbar.

- Rollstuhl rückwärts umgekippen und seitlich an den Pat. parallel heranlegen (Rückenlehne etwa auf Gesäßhöhe)
- 1. HelferIn (steht auf noch freier Seite des Pat.): beide Knie mit einem Unterarm unterfassen. Mit dem anderen Arm über den Pat. herübergreifen und Hand unter die Gesäßhälfte schieben. Pat.-Beine beugen und Gesäß vom Boden zu sich hinrollen
- 2. HelferIn: Rollstuhl mit Rückenlehne unter den Pat. schieben, Bremsen feststellen
- Beide HelferInnen gehen in Einbeinkniestand und setzen den Rollstuhl auf (am Handgriff, später am Lehnengestell fassen). Pat.-Sicherung: zu Beginn des Aufrichtens Kopf und Schultern des Pat. unterstützen. Beim weiteren Aufrichten Pat. am Brustbein sichern
- Bei ausreichender Hand- und Schultergürtelfunktion kann der Pat. den Aufrichtevorgang durch Betätigung der Reifen unterstützen und den 2. Helfer ersetzen.

Rollstuhlkippen bei Kreislaufinsuffizienz

Bremsen feststellen! Therapeut steht hinter Rollstuhl (Schrittstellung). Rollstuhl (über Handgriffe) zurückkippen. 2. HelferIn kann Beine anheben. Beim Vorkippen in die Ausgangsstellung Pat. am Brustbein sichern.

12

12.3 Verbände

12.3.1 Verbandsarten

Verbandsarten und ihre Indikationen		
Verbandart und Grad der Immobilisation	**Material**	**Indikation**
Wundverbände (Keine/geringe Immobilisation)	Wundauflage: Kompressen, Gaze, Tupfer, Binden Fixationsmaterial: Heftpflaster, Klebemull, Verbandstoffkleber	Alle Arten von Wunden, Dekubitus
Leichte Stützverbände (Geringe Immobilisation)	Nichtklebende Kurz-, Mittel- oder Langzugbinden, Schlauchbandagen	Nachbehandlung der Gipsabnahme, kühlende und wärmende Verbände, Salbenverbände, Venenerkr. (Kompressionsstrümpfe, -verbände)
Zirkuläre Stützverbände (Leichte Immobilisation)	Elastische Klebebinden, Zink-Binden	Leichte Distorsionen, Tendopathien, Verstauchungen, Venenerkr. (Kompressionsverbände)
Funktionelle Tapeverbände/Redressionsverbände (Mittlere bzw. partielle Immobilisation)	Unelastische Klebebinden/Tapes, ggf. kombiniert mit elastischen Klebebinden/Tapes	Muskelüberdehnungen, -zerrungen, -faserriß; Kontusionen, Distorsionen, Kapsel-Band-Läsionen, Bandinstabilitäten, Knochenfissuren, Periostitis, Tendopathien, Bursitis, prophylaktische Verbände (Sport), postoperative Entlastungsverbände
Extensionsverbände, Schienenverbände, Rucksackverbände (Starke Immobilisation)	Unelastische Klebebinden/Tapes, Schlauchverbände und Schlauchbandagen, ggf. komb. mit Klebebinden	Bestimmte Frakturen und Luxationen; schwere Bänderzerrungen, -risse; Muskelrisse
Gipsverbände Schienenverbände (Totale Immobilisation)	Gipsbinden, synthetische Hartverbände, Schienen	Frakturen, Luxationen, Deformitäten; Bänderrisse, schwere Muskelrisse; schwere Infektionen

12.3.2 Wundverbände

Aufgabe

- Schutz der Wunde vor mechanischen und infektiösen Einwirkungen
- Begünstigung eines der Wundheilung förderlichen Milieus
- Aufnahme von Wundflüssigkeiten.

Arten der Wundverbände (Einteilung nach dem Wirkprinzip)

Die alte Ansicht, Wunden müßten „atmen" ist falsch. Insbesondere Schürfwunden, Verbrennungen und chronische Wunden (Dekubitus!) heilen besser, wenn sie vor dem Austrocknen geschützt werden. Dies geht z.B. mit Feucht- und Okklusionsverbänden oder neuartigen Hydrokolloid- oder Hydrogelverbänden:

- Feuchtverbände (herkömmlich): sterile Mullkompresse, die mit steriler Flüssigkeit angefeuchtet ist. Fixierung der Wundauflage z.B. mit einer Binde. Alle zwei Stunden Verbandwechsel/Nachfeuchten
- Okklusivverbände: verhüllender, druckloser Deckverband (z.B. Augenverband). Eine feuchte Kompresse wird mit wasserdampfundurchlässigem Material abgedeckt. Nachteil: Gefahr von Sekretstau und Infektion
- Hydrokolloid- und Hydrogelverbände: Prinzip der Okklusivverbände. Als Wundabdeckung fungiert ein Pflaster (mit/ohne Kleberand) mit Wirkschicht, die eine Sogwirkung ausübt (Aktivierung der Wundsekretion). Sekret, Bakterien und Verschmutzungen werden in die Wirkschicht „gesaugt". Sie bildet ein Gel, das die Wunde ausfüllt. Optimales Ausheilen der Wunde in diesem feucht-warmen Klima. Ein Verbandswechsel erfolgt, wenn sich eine Blase oder Verfärbung auf dem Pflaster gebildet hat, spätestens aber alle sieben Tage
- Salbenverbände: Wundabdeckung (Mullkompresse) ist mit einer Salbe versehen, die das Verkleben mit der Wunde verhindert
- Trockenverbände: Einsatz von Mullkompressen, Gaze und anderen Materialien. Anwendung bei primär heilenden (geschlossenen) Wunden (primäre chirurgische Wundversorgung). Achtung: bei der Abnahme kann die Auflage mit der Wunde verklebt sein.

12.3.3 Leichte Stützverbände

Kompressionsverbände

Einwandfreier Sitz nur bei guter Wickeltechnik. Angemessene Thrombosestrümpfe sitzen meist besser und bieten mehr Tragekomfort.

- Ind.: Thrombose, venöse Rückflußstörungen (Varizen, venöses Ulcus cruris), Thromboseprophylaxe
- KI: arterielle Durchblutungsstörungen, Herz- und Lungenerkr. mit zu großer Belastung des rechten Herzens, massives Beinödem, fixierte Lymphgefäßerkr.
- Material: Kurzzug- und Langzugbinden
- Vorbereitung: ausreichend Material bereitlegen (Binden, evtl. Polster-Material, Klebestreifen). Entspannte Lagerung des Pat. Wenn die Beine entstaut werden müssen (z.B. bei Varizen), diese einige Minuten hochlagern
- Wickeltechnik:
  - Bandagenrolle direkt auf der Haut abrollen, ohne sie langzuziehen oder abzuheben. Durch Langziehen und Abheben entstehen Einschnürungen im Verband, die zu Stauungen führen können
  - Bandage so abrollen wie sie „läuft" (ihr keinen Verlauf aufzwingen). Dabei kann zwischen den einzelnen Touren Haut- und Fettgewebe hervorquellen. Dies wird auf der rückläufigen Tour überdeckt
- Fixation: mit zwei Klebestreifen, nicht zirkulär um das Bein schlingen (Gefahr von Abschnürungen). Keine „Schwiegermütter" (Metallklammern) einsetzen.

12

Durchführung

Die Bandagen werden in 3 Abschnitten gewickelt.

- Fuß/Unterschenkel: Einsatz einer 6 oder 8 cm breiten Kurzzugbinde. Mit der Fixationstour am Vorfuß beginnen (Tourenverlauf links herum). Die Binden ohne Zug auf den Patientenfuß, den Unterschenkel bis zum Knie zirkulär abrollen. Richtung Fuß in gleicher Weise zurückwickeln (Tour verläuft rechtsherum). I.d.R. ist ab dem Knie eine weitere Kurzzugbinde nötig (Anfang der neuen Binde unter das Ende der gewickelten Binde legen). Ohne Dirigieren der Binden werden die herausschauenden „Hautröllchen" automatisch überdeckt. Das Bandagenende mit zwei Klebestreifen am Fußende fixieren
- Knie: Einsatz einer 10 cm breiten Langzugbinde (Kurzzugbinden schränken die Mobilität ein und führen zu Einschnürungen). Eine Fixationstour auf Patellahöhe um das Knie schlagen. Bandage in Achtertouren einmal oberhalb und unterhalb der Fixationstour abrollen. Jede neue Tour um ca. die Hälfte der Bandagenbreite überlappen lassen. Das Bandagenende mit zwei Klebestreifen fixieren
- Oberschenkel: Einsatz einer 10 oder 12 cm breiten Kurzzugbandage. Mit einer Fixationstour auf der proximalen Kniebandage beginnen (Tour verläuft links herum). Die Bandage bis auf Leistenhöhe abrollen. Ab dort wird eine neue Bandage benötigt (Ansetztechnik s.o.). Die Rücktour erfolgt nach distal bis zum Knie (Tourenverlauf rechts herum). Dort das Ende mit zwei Klebestreifen fixieren
- Kritische Stellen sind Knie und Ferse. Bei leichtem Lösen der Bandage kann die Region mit einem Klebestreifen (Fixierung entlang der Längsachse des Beines) gesichert werden.
  - Knie ist gebeugt. Den Klebestreifen vom ventralen Oberschenkel über die Patella zum ventralen Unterschenkel kleben
  - Ferse: Sprunggelenk ist in 90° Dorsalextension. Den Klebestreifen vom dorsalen Unterschenkel über die Achillessehne und die Ferse bis auf die Fußsohle kleben.

„Sitz" des Verbandes überprüfen

Sitz des Verbandes unter Bewegung, am besten unter Belastung (Gehen), überprüfen. Kriterien:

- druck- und schmerzfreier Sitz
- keine Zeichen von Minderdurchblutung (blaue Zehen)
- gute Paßform (kein Einschnüren oder Lösen der Bandagen)
- Verbandwechsel: spätestens alle 12 Std.

Kompressionsstrümpfe

- Ind.: Thromboseprophylaxe, Varizen, Thrombose
- KI: arterielle Durchblutungsstörungen, fixierte Lymphgefäßerkrankungen, Herz- und Lungenerkrankungen mit extremer Rechtsherzbelastung (z.B. Lungenödem, dekompensierte Rechtsherzinsuffizienz), massive Beinödeme
- Bestimmung der Strumpfgröße: ☞ Herstelleranweisung. I.d.R. den Unterschenkelumfang und die Beinlänge (Ferse bis Gesäßfalte) ausmessen. Bei der Größe „XL" zusätzlich den Oberschenkelumfang messen
- Anziehen des Strumpfes:
  - von oben in den Strumpf greifen und die Ferse fassen
  - Fersenteil durch den Strumpf ziehen, so daß dieser bis auf das Fußteil linksherum gewendet ist
  - Rechtsherum liegende Fußteil zusammen mit dem Fersenteil über den Patientenfuß stülpen. Das Zehenloch des Strumpfes zeigt nach oben

- restlichen links herum gezogenen Strumpf über den Fuß ziehen
- Strumpf von oben aufraffen
- Strumpf über die Wade, das Knie und den Oberschenkel ziehen. Der Strumpf-abschluß soll die Gesäßfalte erreichen
- durch Zug am Zehenloch den Fuß faltenfrei ausstreichen
- Liegedauer: 24 Stunden, keine Nachtpause, Wechsel nach Bedarf (ca. alle 3 Tage).

12.3.4   Zirkuläre Stützverbände

Sie entsprechen den leichten Stützverbänden, das Verbandsmaterial klebt (→ bessere Stützfunktion).

Elastischer Sprunggelenksverband

- Indikation: allgemein zum Stützen, Bandinsuffizienzen, Kapseleinriß, Zerrungen
- Material: selbstklebende Kurzzugbinden, Unterzug (bei zusätzlich benötigter Kompression), evtl. Polster.

Anlage des Verbandes

- am distalen Vorfuß beginnen (vom äußeren Fußrand über den Fußrücken nach medial zur Fußsohle)
- in ca. 1 1/2–2 zirkulären Touren nach proximal weiterarbeiten, Ferse einschließen
- Binde von der lateralen Ferse aus vor dem Sprunggelenk herum nach dorsal führen
- von der Außenseite des Sprunggelenkes die Bandage an der Ferse entlang unter die Fußsohle ziehen (Sicherung der Pronation)
- Bandage unter der Fußsohle durchziehen, am medialen Fußrand aufsteigen lassen und vor dem Sprunggelenk herum über den äußeren Knöchel führen
- Bandage hinter dem Sprunggelenk herum, an der inneren Fersenseite absteigend, unter dem Fußgewölbe hindurch, zum äußeren Fußrand führen (Sicherung der Supination)
- vor dem Sprunggelenk die Bandagen zum inneren Knöchel führen
- oberes Sprunggelenk mit 3 Kornährenumwicklungen stabilisieren und mit einer zirkulären, möglichst weit proximalen Tour enden
- Liegedauer: bis zu 10 Tage.

12.3.5 Tape-Verbände

Spezielle Verbandstechnik (Tape = Pflasterbinde) zur gezielten Führung, Ruhigstellung und Entlastung gestörter, erkrankter oder verletzter Abschnitte des Bewegungsaparates durch:
- passive Stabilisation („Stütz- und Begrenzungshülle"): abhängig vom verwendeten Material und der Zugrichtung der Verbandstechnik
- aktive Stabilisation durch eine erhöhte Kontraktion der Muskeln, die unter dem Verband liegen.

Ziele und Wirkungen von Tapeverbänden

Ziel	Wirkung
Einschränkung und Festlegung von möglichen Gelenkbewegungen (z.B. unteres Sprunggelenk: Einschränkung der Supination und der Pronation, Dorsalextension und Plantarflexion bleiben frei erhalten)	• Gezielte Entlastung von Kapsel, Bändern, Muskeln, Sehnen und Sehnenscheiden • Verletzungsprophylaxe
Stützen der Gelenkstrukturen	Begrenzte Funktionsübernahme von Kapsel und Bändern
Blutungsstillung (z.B. bei Muskeln)	Kompression
Schnellere Resorption von Ödemen und Hämatomen	Erhöhung der Wirkung der Muskelpumpe

Indikationen von Tape-Verbänden

Strukturen	Posttraumatisch	Degenerative Erkr.	Postoperativ
Muskeln	Überdehnung, Zerrung, Quetschung, Entzündung, Faserrisse, Bündelrisse, Faszienrisse, bedingt Teilrupuren	Muskelatrophien, Überlastungsschäden	Keine spezielle Ind. (im Einzelfall abwägen).
Sehnen, -scheiden, -gleitgewebe	Zerrung, Entzündung (Tendovaginits), Sehnenansatzreizung	Überlastungsschäden	Indikationsbeispiele: • früh-funktionelle Nachbehandlung • Ersatz oder Verkürzung einer Immobilisation
Bänder, Kapsel, Gelenk	Überdehnungen, Einrisse, Quetschungen, Zerrungen, Teilruptur, reponierte Luxationen und Subluxationen. Immobilisationsnachbehandlung nach konservativer Versorgung	Instabiler Kapsel-Band-Apparat, frühe Arthrose, Überlastungsschäden, statische Veränderung von tragenden Gelenken (Fuß)	• Nachbehandlung nach einer totalen Immobilisationsphase (Muskelatrophie)
Knochen, Knorpel	Leichte Knorpeldefekte, Knochenhautreizung, Entzündungen, Frakturen ohne Dislokationen	Überlastungsschäden, beginnende Arthrose	

Versorgungsindikation anhand der Tapeeigenschaften			
Materialart	Belastung	Indikationsbeispiele - Therapie	Indikationsbeispiele - Prophylaxe
Elastische Pflasterbinden	Allgemeine, alltägliche Belastung	Geringe Überdehnungen von Bändern ohne Hämatom, Sehnenreizungen, Arthrosen, leichte Muskelüberdehnungen	Unsicherheitsgefühl leichte Bandinsuffizienzen
Kombination von elastischen und unelastischen Pflasterbinden	Bei andauernden und starken Belastungen	Muskelzerrungen, -entzündungen, Insertionstendopathien, mittelschwere Distorsionen mit Hämatom, Veränderung der Fußstatik	Verletzungsprophylaxe im Breitensport, in der Freizeit und im Beruf
Unelastische Tapes, evtl. unterstützt mit längselastischen Pflasterbinden	Extreme Belastung	Muskelfaserriß, -bündelriß, -teilriß, komplette oder inkomplette Sehnenruptur, schwere Distorsion mit Hämatom, Kapsel-Band-Läsion	Verletzungsprophylaxe im Hochleistungssport

Kontraindikationen

Allgemein: ausgedehnte Hämatome, alle Hautschäden und großflächige Hautverletzungen.

Spezielle KI:
* Muskulatur: Muskelrupturen (Komplettrupturen, Teilrupturen nur bedingt), ausgedehnte Faserrisse; massive Muskelquetschung; Muskelverletzungen mit art. Blutungen und großen Hämatomen; ausgedehnte Muskelentzündung; entzündlicher Rheumatismus
* Bänder, Kapseln, Sehnen: Gicht; komplette Rupturen von Kapsel, Band und Sehne; Ausrisse von Bändern und Sehnen; nicht reponierte Luxationen und Subluxationen
* Knochen: Frakturen, Knochennekrosen; ausgedehnte Knochenhautfissuren; Ermüdungsfrakturen, knöcherne Bandausrisse
* Knorpel: Knorpelruptur, Arthritis; fortgeschrittene Arthrose, massive Knorpeldefekte.
! Bei unklarer oder noch nicht gestellter Diagnose nicht tapen.

Anlagedauer

Die Anlagedauer richtet sich nach Behandlungsziel und der Grunderkrankung.
* Prophylaxe: über den gesamten Belastungszeitraum
* Erstversorgung: Anlagedauer max. 1 h, entsprechend Situation und Ausmaß des Schadens
* Therapie: abhängig von Ind., Heilungstendenz und zusätzlich angewandten Verbandarten. Max. 8 Tage ohne Unterzug, mit Unterzug max. 10–14 Tage
* Rehabilitation: Variationen je nach Ind. des Tapens und zusätzlich angewandten Maßnahmen.

12

Anlage des Tape-Verbandes

Vorbehandlung der Haut
* Bestehen kleinere Hautwunden, vor dem Tapen Wundversorgung durchführen
* Reinigung der Haut von Schweiß, Fett, Öl und Puder durch Waschen. Anschließend die Haut trocknen und ggf. mit Benzin nochmals reinigen (Tapes kleben sonst nicht auf der Haut)
* Rasur der Haut nur bei starker Behaarung, ansonsten Sprühkleber verwenden. Bei sehr empfindlicher Haut oder bei langer Liegedauer des Verbandes einen Haut-unterzug verwenden (Allergieschutz).

Bestandteile des Tape-Verbandes
(in der Reihenfolge der Anlage)
* Haftvermittler: Sprühkleber zum Hautschutz und der Verbesserung der Haftung zwischen Verband und Haut
* Polsterung: zum Ausgleich von Vertiefungen/Erhebungen, z.B. bei der Fußsohle zum Stützen des Gewölbes, und als Medikamententräger. Nur bei Bedarf polstern, da der Verband instabiler wird (keine Haftung zwischen Haut und Verband). Als Mittel dienen z.B. Schaumstoffpolster und Filz (Zuschnitt in entsprechender Größe)
* Unterzug: zum Hautschutz, Polsterfixation und Allergieschutz (verhindert den Hautkontakt des Tapes). Unterschiedliche Materialien, z.B. längs- und querelastische Pflasterbinden, ggf. mit zusätzlicher Kompressionswirkung
* Ankerstreifen: unelastische Tapes zur Aufhängung für die Zügel. Die Anlage erfolgt ohne Zug am Ende des Verbandes. Die Laufrichtung anhand der Gewebsanatomie und der zu schützenden Funktionen festlegen
* Basistour (,,Grundverband") mit elastischen Pflasterbinden ist erforderlich, wenn zusätzliche Kompression erwünscht ist. Die Anlage erfolgt mit dosiertem Zug
* Zügel: begrenzen und führen die Bewegungen und stützen und entlasten den Bewegungsapparat. Verlauf wird durch die jeweilige Aufgabe bestimmt. Die Anzahl der Zügel ist individuell unterschiedlich, je nach Größe des Gebietes und der zu leistenden Aufgabe. Die Anlage erfolgt teilweise unter Zug (individuell verschieden). Als Mittel elastische oder nichtelastische Pflasterbinden mit großer Klebkraft verwenden
* Fixierstreifen: unelastische Pflasterverbände halten die Zügel am Verband und auf den Ankern. Die Anlage erfolgt i.d.R. quer zum Zügelverlauf und halbzirkulär
* Verschalungsstreifen: elastische oder unelastische Pflasterbinden bilden eine stabile Hülle
* Sicherungsstreifen: unelastische Pflasterbinden oder hautfarbenes Verbandpflaster zum Belastungsschutz bes. beanspruchter Stellen. Die Anlage erfolgt direkt auf den Verschalungsstreifen
* Überzug aus Schlauchverband zum Schutz vor Verschmutzung.

Tapehandhabung
* unelastische Tapes: Vor Verwendung Kontrolle der Klebefähigkeit. Benötigten Streifen von der Rolle abziehen und applizieren (entweder unter Zug oder auflegen und andrücken). Bei Korrektur von Fehlstellungen evtl. den Tapestreifen mit unterschiedlichem Zug anlegen. Bei zirkulärer Anlage Muskulatur max. anspannen lassen und Tape ohne Zug anlegen (Tape nur andrücken). Bei Neigung zur Schwellung nur halbzirkulär tapen
* elastischer Tape: Handhabung entsprechend der Herstellerangabe. I.d.R. elastische Tapes mit 1/2 der Maximaldehnung applizieren
* entsprechend ihrer Rückseitenverklebung Tape v. d. Rolle aufkleben oder abschnitts-weise von der Rolle abziehen und aufkleben (z.B. bei starker Rückseitenverklebung)

- Reihenfolge der Handhabung: 1. Abmessen der ca. benötigten Länge. 2. Ansetzen des gespannten Tapes am Ansatzpunkt und exakt benötigte Lage feststellen. 3. Abreißen der tatsächlich benötigten Länge. 4. Tape anlegen (i.d.R. physiologischer Verlauf). 5. Anmodellieren des Tapes durch leichten Druck.

Gelenkeinstellung beim Tapen

- Die korrekte Gelenkstellung ist i.d.R. die Null- oder Funktionsstellung. Kriterien einer anderen Ausgangsstellung als der Null- oder Funktionsstellung sind:
  - Lokalisation der zu entlastenden Strukturen
  - Schmerzsituation und Schmerzlokalisation
  - zu erwartende Belastungen.
- bei der Anlage hält der Pat. die Gelenkeinstellung aktiv (passives Unterstützen ist möglich)
- Während Anlagevorgang die Gelenkeinstellung nicht verändern (Ausnahme: Verbände, die in Entlastung begonnen und in Belastung beendet werden).

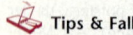 **Tips & Fallen**

Bei lymphatischen und venösen Abflußstörungen muß der Verband geschlossen sein:
- Bein: Verband reicht vom Großzehengrundgelenk bis mindestens zum Knie
- Arm: Verband soll unter Umständen die Mittelhand und Finger mit einschließen.

Kontrolle des Verbandes

- durch aktive Belastung (Funktionsaufgaben) auf Einschnürungen und korrekten Sitz prüfen
- Länger anliegende Verbände im Abstand von einigen Tagen wiederholt kontrollieren. Hat sich der Verband gelockert, leicht anfeuchten und vorsichtig trocknen lassen (nicht mit Heißluft fönen). Durch das Trocknen schrumpft er. Auf korrekten Sitz kontrollieren.

Informationen für PatientInnen

Pat. zum richtigen Umgang mit dem Verband veranlassen (Komplikationen vermeiden und den Verband erhalten). Bei Komplikationen sollen die Pat. in der Lage sein, sich der Situation entsprechend richtig zu verhalten. Es empfiehlt sich, nachfolgende Punkte zu besprechen, sie als Merkblatt zu erstellen und mitzugeben.

Sofortiges Abnehmen des Verbandes bei

- zunehmenden, starken Schmerzen
- starken Schwellungen sowie Blau- und Weißverfärbung (insbesondere von Fingern und Zehen), die bei Hochlagerung nicht zurückgehen, „Ameisenkribbeln", Taubheitsgefühl, eintretende Bewegungseinschränkungen.

Alltagshinweise

- Tapeverbände vor Wasser schützen (z.B. beim Duschen Plastikhaube über den Verband ziehen). Beim Trocknen schrumpft der Verband i.d.R. und kann dadurch schnüren (Schwellungsgefahr)
- Nasse Verbände nicht mit Heißluft (z.B. heißem Fön) trocknen. Der Verband kann seine Klebefähigkeit verlieren. Mit gut saugenden Stoffen leicht ausdrücken und den feuchten Abschnitt warm halten bis er getrocknet ist
- **!** Cave: Gefahr der Unterkühlung durch Verdunstungskälte.
- bei Schwellungen Gliedmaßen hochlagern
- bei Handverbänden keine Ringe, bei Fußverbänden keine Zehenringe tragen. Kommt es zur Schwellung können diese Durchblutungsstörungen verursachen

12

- Juckreiz unter dem Verband kann auf eine Hautreaktion deuten. Erneute Kontrolle ist erforderlich (evtl. Anlage eines neuen Verbands mit Hautschutz)
- Kleidung über dem Verband soll bequem sein. Bei Bein- und Fußverbänden flache Schuhe tragen.

Verbandabnahme

Hilfsmittel
Scharfe Verbandschere mit flacher, abgewinkelter Spitze; Vaseline zum Einfetten der Scherenspitze; Rasierer (bei Behaarung); gereinigtes Waschbenzin und Verbandswatte; Hautfunktionscreme.

Durchführung
- An einer Stelle den Rand des Verbandes anheben (mit einem Finger unter den Rand des Verbandes gehen), die gefettete Scherenspitze unterschieben, Verband weiter anheben und Stück für Stück aufschneiden. Die Schere dabei nicht über Knochenkanten führen

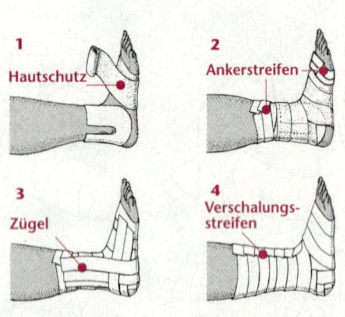

- Den aufgeschnittenen Verband in Wuchsrichtung der Haare abziehen. Dabei mit einer Hand auf der Haut einen Gegendruck ausüben (Hautentlastung)
- Sollten beim Abziehen des Verbandes Stellen stärkerer Behaarung unter dem Verband festgestellt werden, kann

Abb. 12.9: Sprunggelenk-Tapeverband [A300–190]

der Verband durch Abrasieren der Haare abgelöst werden (Verband vorsichtig Stück für Stück anheben und darunter rasieren)
- Eine andere Möglichkeit zur schonenden Lösung des Verbandes ist das Einweichen des Verbandes mit Waschbenzin (sehr zeitaufwendig)
- Polster vor Abnahme, soweit mit Haftspray fixiert, mit Waschbenzin anlösen
- Klebereste mit Waschbenzin von der Haut entfernen
- Haut mit Funktionscreme eincremen (Unterstützung der Hautregeneration).

 Tips & Fallen
- Soll nach der Abnahme neu getaped werden, auf das Eincremen verzichten, oder abwarten bis die Hautcreme eingezogen ist
- Allergische Hautreaktion auf Pflasterbestandteile. Tip: Unterzug mit hypoallergischer Klebemasse (z.B. Polycrylat-Basis) oder Sprühkleber (Haftkleber)
- Mechanische Hautbeanspruchung (z.B. häufiger Verbandswechsel oder Anlage mit zu hoher Zugkraft). Tip: Reize meiden, z.B. bei häufigem Verbandswechsel Hautschutz verwenden oder zur besseren Zugkraftverteilung flächig verteilen
- Chemische Hautreizung (z.B. durch nicht völlig verdunstetes Reinigungsbenzin), die nicht durch Pflasterbestandteile hervorgerufen wurden. Haut vor dem Tapen gut säubern, Reinigungsmittel gut ablüften lassen, Wundbenzin DABB® verwenden.

Beispiele für Tapeverbände

Sprunggelenk (☞ Abb. 12.9), Ellenbogengelenk (☞ Abb. 12.10), Handgelenk (☞ Abb. 12.11), Kniegelenk (☞ Abb. 12.12).

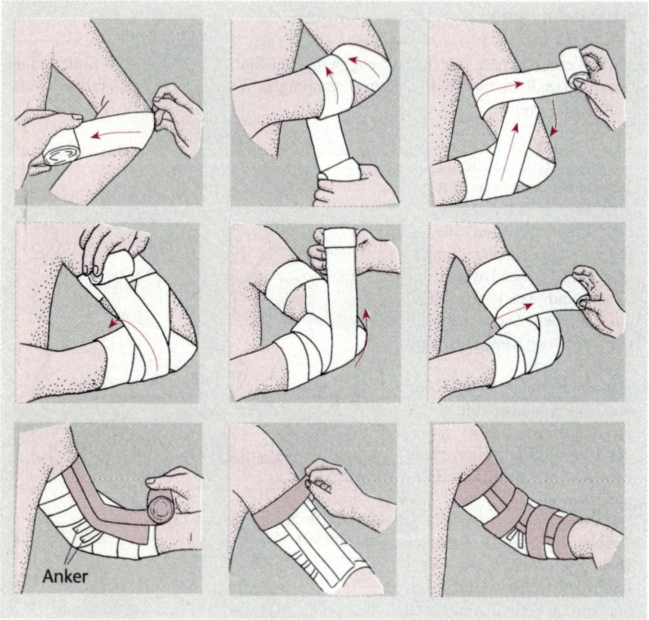

Anker

Abb. 12.10: Ellenbogengelenk-Tapeverband [A300–157]

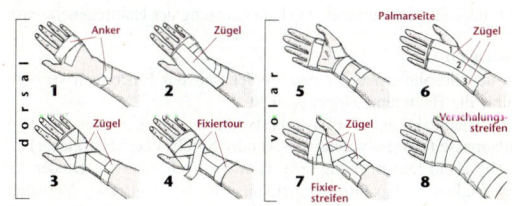

Abb. 12.11: Handgelenk-Tapeverband [A300-157]

12

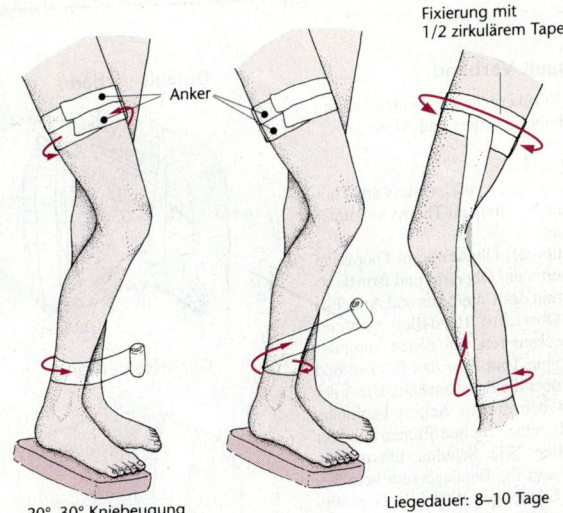

Fixierung mit
1/2 zirkulärem Tape

Anker

20°–30° Kniebeugung

Liegedauer: 8–10 Tage

Abb. 12.12: Kniegelenk-Tapeverband [A300-157]

F

12.3.6   Fixationsverbände

▎Desault-Verband

Ind.: Vorübergehende Ruhigstellung des Schultergelenkes und Armes.

Wickeltechnik

- Fixation des Achselpolsters am Thorax: in 3 Touren um Thorax und unter Achsel
- Fixation des Oberarms am Thorax: in 3 Touren um Oberarm und Brustkorb
- Fixation des Unterarms und Anheben des Oberarms: Herstellen mehrerer Dreieckstouren, bei denen automatisch eine Tour über den Rücken und eine über die Brust entsteht. Unter der nicht betroffenen Achsel beginnen. Die Bandage zur betroffenen Schulter abrollen. Die Schulter überqueren. Von dort die Bandage zum betroffenen Ellenbogen (90° Ellenbogenflexion) führen, den Ellenbogen unterqueren und zurück zur nicht betroffenen Achsel führen (☞ Abb. 12.13). Merkhilfe für die Reihenfolge: Das Wort „Asche" (Achsel, Schulter, Ellenbogen)
- Abschlußtour bildet eine Schlinge, die vom Rücken über die nicht betroffene Schulter, zum Handgelenk (des betroffenen Arms) läuft.

▎Gilchrist-Verband

Ind.: Vorübergehende Ruhigstellung des Schultergelenkes und Armes.

Durchführung

- Schlauchmull abmessen (bei herabhängendem Arm 3 x die Länge der Strecke Fingerspitze - Halsansatz abmessen und abschneiden)
- von einer Seite 2/3 abmessen und den Schlauchmull quer zur Hälfte einschneiden
- betroffenen Arm durch den quergesetzten Schnitt in das lange Ende des

Desault-Verband

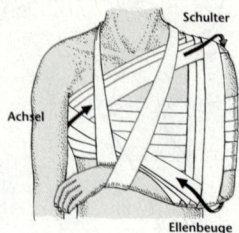

Gilchrist-Verband

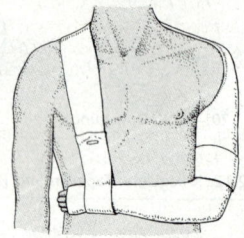

Rucksackverband

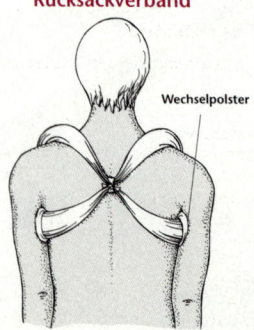

Abb. 12.13: Fixationsverbände [A300–190]

Kein Index ist perfekt!
Falls Sie Stichworte vermissen, so schreiben Sie dem Physiotherapie-Lektorat des Gustav Fischer Verlages in 23552 Lübeck, Fleischhauerstr. 37.
Ihr Anliegen wird bei der nächsten Auflage berücksichtigt.

Abbildungsnachweis

Die Angaben in eckigen Klammern am Ende der Abbildungslegenden verweisen auf die Abbildungsquellen.

A300   Reihe Klinik- und Praxisleitfaden, Gustav Fischer Verlag

A300–157   S. Adler, Lübeck, in Verbindung mit der Reihe Klinik- und Praxisleitfaden, Gustav Fischer Verlag

A300–114   H. Zaender, in Verbindung mit der Reihe Klinik- und Praxisleitfaden, Gustav Fischer Verlag

A300–153   Ch. Mächler, Marburg, in Verbindung mit der Reihe Klinik- und Praxisleitfaden, Gustav Fischer Verlag

A300–154   St. Lindenau, Schwartbuck, in Verbindung mit der Reihe Klinik- und Praxisleitfaden, Gustav Fischer Verlag

A400   U. Bazlen, T. Kommerell, N. Menche, A. Schäffler, S. Schmidt und die Reihe Pflege konkret, Gustav Fischer Verlag

A400–190   G. Raichle, Ulm, in Verbindung mit U. Bazlen, T. Kommerell, N. Menche, A. Schäffler, S. Schmidt und der Reihe Pflege konkret, Gustav Fischer Verlag

K162   B. Löffert, Rodgau

T126   Dr. Brügger-Institut, Zürich

Kapitelanfangsphotos

DOEHRINGs, Lübeck: Kap. 1,3,5,8,9,10,11,12,13

W. Kunz, Bilderberg, Hamburg: Kap. 2

R. Bühler, Giengen/Brenz: Kap. 4

W. Krüper, Bielefeld: Kap. 7

✎ Notizen

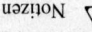
Notizen

Im Handumdrehen

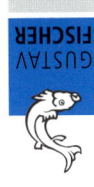

Preisänderungen und Irrtümer vorbehalten.

1997. 368 S., 210 Abb., geb.
DM 64,– / öS 467,– / SFr 58,–
ISBN 3-437-45260-6

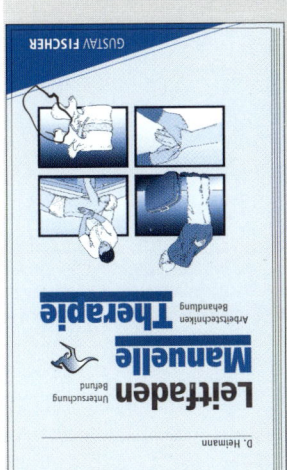

- Praxisorientierte Präsentation der gesamten Manualtherapie
- Präzise und anschauliche Darstellung der einzelnen Untersuchungs- und Behandlungstechniken
- Mehr als 200 Abbildungen zur exakten Orientierung
- Übersichtliche Gliederung nach Extremitäten-Gelenken bzw. Wirbelsäulenabschnitten
- Kurzdarstellung der anatomischen Grundlagen
- Eigenes Kapitel zu Muskeldehntechniken für Extremitäten und Wirbelsäule
- Aktuelle Hinweise zu Ausbildung, rechtlichen Grundlagen, Verordnung und Abrechnung
- Ausführliches Adressverzeichnis

Bewegungsausmaße (Normalwerte)

Werte beziehen sich auf Erwachsene mit durchschnittlicher Beweglichkeit

Normalwerte Wirbelsäule

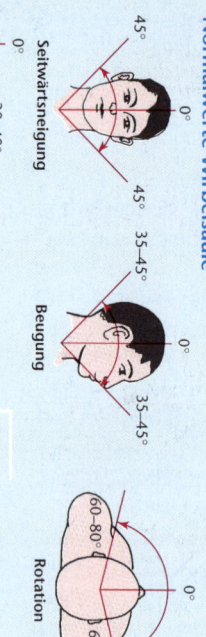

Seitwärtsneigung
0°
45°   45°

Beugung
0°
30°   35–45°   35–45°

Seitwärtsneigung
bei fixiertem Becken
0°   30–40°

Rotation
bei fixiertem Becken
0°   30°

Rotation
0°
60–80°   60–80°

Normalwerte Hüftgelenk

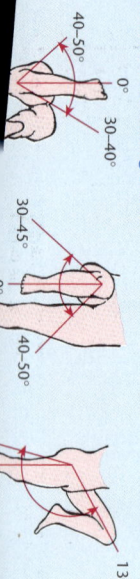

0°   30–40°
40–50°

30–45°   40–50°

130–140°

Normalwerte Kniegelenk

Extension/Flexion
5°–10°/0°/120°–150°
120–150°   5–10°   0°

Normalwerte Ellenbogengelenk

Extension/Flexion
10°/0°/150°
150°   0°   10°

Unterarmdrehung
auswärts/einwärts
80°–90°/0°/80°–90°
80–90°   0°   80–90°

Normalwerte Handgelenk

Dorsalextension/Palmarflexion
35°–60°/0°/50°–60°
35–60°   0°   50–60°

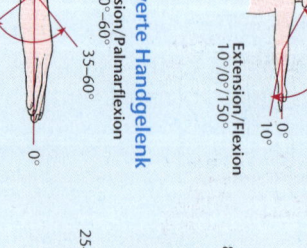

Ulnarabduktion/
Radialabduktion
30°–40°/0°/25°–30°
25–30°   0°   30–40°

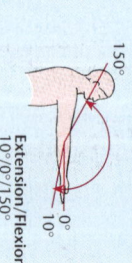
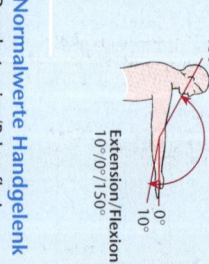
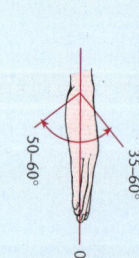
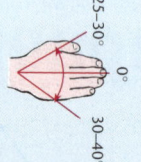

Wirbelsäulenbeweglichkeit

Untersuchung nach (Schober, Ott, FBA)